KUNSTDENKMÄLER IN ITALIEN

SIZILIEN

Wagner

KUNSTDENKMÄLER IN ITALIEN

EIN BILDHANDBUCH

HERAUSGEGEBEN VON
REINHARDT HOOTZ

SIZILIEN

TEXT UND BILDAUSWAHL
VON
WOLFGANG KRÖNIG

WISSENSCHAFTLICHE BUCHGESELLSCHAFT
DARMSTADT

CIP-Kurztitelaufnahme der Deutschen Bibliothek

Kunstdenkmäler in Italien: e. Bildhandbuch
/ hrsg. von Reinhardt Hootz. – Darmstadt:
Wissenschaftliche Buchgesellschaft
NE: Hootz, Reinhardt [Hrsg.]
Sizilien / Text u. Bildausw. von Wolfgang
Krönig. – 1985
ISBN 3-534-08444-6
NE: Krönig, Wolfgang [Bearb.]

Bestellnummer 8444-6

Satz: Maschinensetzerei Janß, Pfungstadt
Reproduktionen, Druck und Einband:
Wissenschaftliche Buchgesellschaft, Darmstadt
Printed in Germany
Schrift: Linotype Garamond, 9/11

ISBN 3-534-08444-6

INHALT

VORWORT

Der vorliegende Band über Sizilien in der Reihe des „Bildhandbuchs der Kunstdenkmäler in Italien“ stellte den Verfasser vor eine Aufgabe von besonderer Verantwortung: eine repräsentative Dokumentation des gesamten künstlerischen Erbes der Insel von drei Jahrtausenden in einem Band, dessen Umfang durch das Konzept der Buch-Reihe vorgegeben war. Bedenkt man die geographische und zeitliche Ausdehnung, die das Thema „Sizilien“ umfaßt, so war Vollständigkeit von vornherein ausgeschlossen. Welches konnten unter diesen Umständen die Gesichtspunkte sein, nach denen eine angemessene Bildauswahl zu treffen war? Kein Zweifel konnte darüber bestehen, daß allgemein bekannte und anerkannte Hauptwerke nicht fehlen durften. Andererseits sollte bewußt eine gewisse gleichmäßige Breite der Dokumentation auch kleinerer Zentren und verstreuter Kunstdenkmäler angestrebt werden, schließlich auch eine Ausgewogenheit der Dokumentation aller Epochen sowie aller Kunstgattungen. Dieses Ziel, bei etwa doppelter Anzahl der Abbildungen leicht erreichbar, konnte bei gegebener Sachlage nur mit Kompromissen und bedauerlichen Verzichten verwirklicht werden. So war es unvermeidbar, daß manches Gleichrangige nicht im Bild erscheinen konnte, daß andererseits öfter Wünschenswertes nicht in guten Fotos zu beschaffen war. Gleichwohl dürfte im ganzen eine eindrucksvolle Dokumentation erreicht sein, die mit Kunstdenkmälern an 96 Orten des Landes Sizilien erheblich hinausgeht über bisherige ähnliche Versuche und Zeugnis gibt von Bedeutung, Umfang und geschichtlicher Leistung Siziliens auf dem Felde der Kunst; die zugleich im Zeitalter erleichterter Zugänglichkeit auch entlegener Orte auf weniger bekannte Bauten und Kunstwerke aufmerksam machen kann.

Der Begriff Kunstdenkmäler meint in erster Linie die ortsgebundenen Werke der Architektur; sie stehen im Zusammenhang von Landschaft und Geschichte; Architektur ist „Sprache der Geschichte“. Hinzugehörig sind aber auch die für einen bestimmten Ort geschaffenen beweglichen Kunstwerke vornehmlich der Skulptur und Malerei, also die zur ursprünglichen Ausstattung von Sakral- und Profanbauten gehörigen Kunstwerke. Dazu zählen auch manche Werke auswärtiger Künstler, die wesentlich sind für

das Gesamtbild Siziliens. Der Museumsbesitz konnte gemäß Anlage der Bildhandbücher nicht berücksichtigt werden.
Die Einleitung gibt die knappe Skizze einer Geschichte der Kunst in Sizilien im Rahmen der Gesamtgeschichte, wobei entsprechend dem Gesamtkonzept die Architektur das Rückgrat bilden mußte. Eine Geschichte der Malerei und Plastik konnte nicht Aufgabe des Buches sein; ebensowenig die Einbeziehung des vorgriechischen und gesamten vorgeschichtlichen Siziliens, dessen Kenntnis sich erst in neuster Zeit erheblich erweitert hat. – Der Einleitung folgt der Bildteil in alphabetischer Anordnung nach Orten; innerhalb der Orte, je nach dem Bestand an Kunstdenkmälern, zuerst die kirchlichen Denkmäler, beginnend mit dem Dom, alle weiteren in alphabetischer Reihenfolge ihrer Titel-Heiligen; sodann die profanen Bauten. Dieselbe Anordnung, zugleich in entsprechender Nummern-Folge, hat auch der Text-Teil der Erläuterungen zu den Bildern. Die abgebildeten Bauten und Kunstwerke sind im Text *kursiv* gedruckt.
Die besondere Qualität eines „Handbuchs" besteht in der Fülle des gebotenen Materials seines jeweiligen Themas und dessen überschaubarer Anordnung. Das gleiche ist auch für den Text angestrebt. Für fast alle abgebildeten Bauten und Kunstwerke ist daher jeweils zusätzlich in knapper Form diejenige wissenschaftliche Literatur mit ihren jüngsten Ergebnissen angegeben, die dem interessierten Leser Kontrolle und weiteres Studium ermöglicht, ergänzt durch eine Auswahl wichtigster allgemeiner Literatur am Schluß des Buches. Das Handbuch erfüllt damit nicht nur für den Bild-Teil, sondern auch für den Text-Teil seine Aufgabe: die straffe Zusammenfassung von Dokumentation und Wissen.
Das Auffinden der Orte auf der Karte (am Schluß des Bandes) ermöglichen die bei jedem Orts-Artikel in eckigen Klammern stehenden Quadratnetzbezeichnungen.
Den befreundeten sizilischen Fotografen und den amtlichen Denkmalämtern Siziliens möchte der Verfasser seine Dankbarkeit bezeugen für Verständnis und Hilfe bei der langwierigen und schwierigen Beschaffung des Bildmaterials und der Erfüllung so mancher besonderer Wünsche.

Wolfgang Krönig

EINLEITUNG

Siziliens geographische Lage ist sein geschichtliches Schicksal: es ist Insel, doch nicht genug Insel, wie man gesagt hat, vom italienischen Festland nur durch eine schmale Wasserstraße getrennt. Sizilien ist Mitte in mannigfacher Hinsicht: Mitte des Mittelmeers, Mitte zwischen Europa und Afrika, Mitte zwischen verschiedenen Völkern und Kulturen. Es ist immer wieder begehrte Mitte gewesen, und zwar von verschiedenen Seiten und verschiedenen Völkern, und es hat dieses Schicksal erdulden, erleiden müssen. So müßte am Anfang stehen eine Schilderung dessen, was Sizilien so begehrenswert machte durch alle Zeiten: Gunst und Schönheit seiner Lage, seiner Landschaft, seines Klimas; Fruchtbarkeit seiner Erde, Glanz seiner von Bergen hinterfangenen Küsten und Ebenen.

Heute gehört Sizilien zu Italien; doch ist es im Rahmen dieser Zugehörigkeit auf seine Selbständigkeit als „regione“ bedacht. Zu Sizilien gehören auch die umliegenden kleineren Inseln, die Liparischen oder Äolischen im Norden, die Egadischen im Westen und entferntere vereinzelte weitere. Doch Sizilien selbst ist groß; es ist reich an Gegensätzen landschaftlicher, geologischer Art. Fruchtbare Landstriche und reiche, blühende Fruchtgärten finden sich ebenso wie kahle, fast unzugängliche Gebirgszonen – und es kommt hinzu die ständige Bedrohung aus dem Inneren der Erde; nicht nur der Etna, der sich zu 3300 m erhebende höchste tätige Vulkan Europas, der mit seinen Ausbrüchen und Lavaströmen immer wieder Zerstörung anrichtete, sondern auch die häufigen Erdbeben, die in schrecklicher Unberechenbarkeit die Insel heimgesucht haben und von denen nur drei genannt seien: das furchtbare des Jahres 1693 im Südosten der Insel, das 32 Städte und Ortschaften zerstörte; das Erd- und Seebeben vom 28. Dezember 1908, das in einem Augenblick die Städte Messina und Reggio di Calabria gänzlich vernichtete; das Erdbeben von 1968 im Tal des Belice im Westen Siziliens, das mehrere Orte vollständig zerstörte. Immer wieder aber erheben sich Menschen und Städte zu neuem, blühendem Leben aus allem Verderben.

Gegensätzliches zeigt sich auch in den Menschen Siziliens, in den ethnischen Verschiedenheiten seiner Bevölkerung zu vielen Zeiten, in den

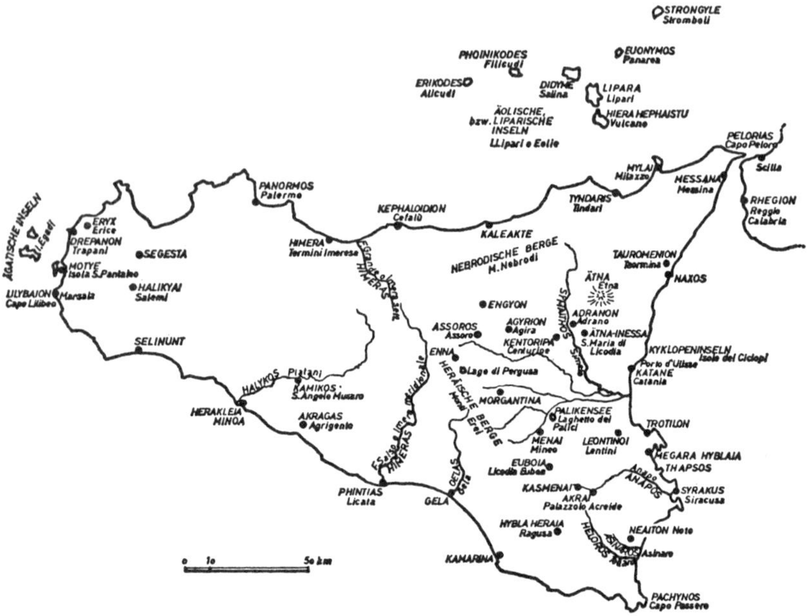

Karte des griechischen Sizilien

künstlerischen Äußerungen, die von diesen Menschen Zeugnis ablegen. Es sind die Griechen, deren großartiger Hinterlassenschaft, den Tempeln in erster Linie, Einheimische und Fremde als frühester Schicht solch monumentaler Vergangenheit begegnen. Seit dem späten 8. Jh. v. Chr. beginnt die Landnahme der Griechen an den fruchtbaren Küsten Unteritaliens und Siziliens. Von Osten kommend, besiedeln sie vor allem den Ostteil der Insel, die jonische Küste, und sehr bald auch die südliche, die afrikanische Küste und, wenn auch weniger, da minder geeignet, die nördliche, tyrrhenische Küste. Es sind die noch heute klangvollen Namen griechischer Siedlungsstätten und ihrer schnell hintereinander erfolgenden Tochtergründungen, von denen die wichtigsten mit ihren Gründungsdaten genannt seien: an der jonischen Küste Messina (Messana) etwa 730 v. Chr.; Naxos 733. v. Chr.; Lentini (Leontinoi) 730 v. Chr.; Catania (Katane) 729 v. Chr.;

Syrakus 734 v. Chr. und im Hinterland, von Syrakus gegründet, Akrai (Palazzolo Acreide) 664 v. Chr. An der tyrrhenischen ist Milazzo (Mylai) älteste Gründung, 716 v. Chr. von Messina aus; Tindari (Tyndaris) 396 v. Chr. von Syrakus gegründet; etwa um dieselbe Zeit auch Cefalù (Kephaloidion); die westlichste der Griechenstädte ist hier Himera, 648 v. Chr. von Messina gegründet. An der günstigere Siedlungsmöglichkeiten bietenden afrikanischen Küste sind es: Gela 689 v. Chr.; Agrigent (Akragas) 582 v. Chr. und die westlichste der Griechenstädte Selinunt, für welche die Überlieferung zwei Daten angibt, 651 und 628 v. Chr., und das seinerseits im 6. Jh. Heraclea Minoa gründete. Schließlich ist noch die 580 v. Chr. erfolgte Gründung auf Lipari zu nennen.

In Sizilien trafen die Griechen auf die Phönizier, das Handelsvolk aus dem östlichen Mittelmeer, deren Kolonisation an den Küsten des westlichen Mittelmeers nach Aussage der antiken Quellen älter war als die der Griechen. In Sizilien zogen sie sich bei dem Erscheinen der Griechen zurück auf die drei Stützpunkte im Westen der Insel: Mozia (Motya), die kleine, einen vorzüglichen Hafen bietende Insel in der Lagune vor der Küste, Palermo und Solunt. Erst Karthago, die phönizisch-punische Großmacht im Norden Afrikas, wird nun seit dem 6. Jh. immer stärker der große Gegner der Griechen in den lang dauernden, wechselvollen kriegerischen Konflikten. Im Jahre 480 v. Chr. siegten die vereinten Griechen in der Schlacht bei Himera über die Karthager; es ist das gleiche Jahr, in dem die Griechen des Mutterlandes in der Schlacht bei Salamis den Angriff der persischen Großmacht abwehren konnten. Die Reste des in Himera nach dem Sieg errichteten Zeus-Tempels künden noch heute von diesem Ereignis. Der Gegenangriff der Karthager führte im Jahre 409 v. Chr. zur Zerstörung sowohl von Himera wie von Selinunt. Damit war die Blütezeit dieser Stadt, die sich nach Aussage ihrer monumentalen baulichen Reste und der Ruinen ihrer nicht weniger als 7 großen Tempel für die Jahre seit etwa 550 v. Chr. erkennen läßt, endgultig zu Ende. Durch Erdbeben wie hingemäht, ist die teilweise Wiederaufrichtung der Tempel in der Gegenwart noch in Gange. Die Metopen-Reliefs der Tempel sind seit langem bedeutsamer Besitz des Archäologischen Museums in Palermo.

Der unvollendet gebliebene Tempel von Segesta, nördlich von Selinunt im Gebiet der Elymer gelegen, ist Zeuge für eine weitgehende Hellenisierung

auch der nicht-griechischen einheimischen Bevölkerung, die für große Teile der Insel gilt. Im übrigen sind die bedeutendsten Zeugnisse griechischer Architektur und Kunst noch heute in Agrigent und Syrakus zu finden, in Tempelbauten und Museen, in geringerem Maße auch in Gela. Insbesondere aber Syrakus erweist sich als die Hauptstadt der sizilischen Griechen, ihre wichtigste Basis, durch die Fülle seiner Baudenkmäler.
Auf der westlichen Gegenseite der Insel hat das phönizisch-karthagische Mozia erst in neuester Zeit eine stattliche Anzahl archäologischer Tatsachen zur Kenntnis auch dieser Kultur erbracht. Zugleich haben sich die Erkenntnisse über die Kultur der gesamten vor-griechischen Perioden der einheimischen Bevölkerung der Sikuler und der Sikaner durch archäologische Bodenforschung erheblich erweitert, und zwar sowohl auf Sizilien als auch auf den Liparischen Inseln.
Das Phänomen menschlicher Behausungen und auch Kultstätten, in Felsen ausgehöhlt, ist in frühen Kulturen weit verbreitet; in Sizilien gleichfalls in vorgeschichtlicher und dann auch in griechischer Zeit, in Einzelgrabstätten und in ganzen Nekropolen. Die berühmtesten sind im Hinterland von Syrakus die großen Nekropolen von Pantalica im Tal des Anapos.
Gegnerschaft und kriegerische Auseinandersetzung mit Karthago wurden gleichsam ein von den Griechen übernommenes Erbe für die Römer. So gelangte Sizilien im Jahre 241 v. Chr. im ersten der drei Punischen Kriege zwischen Rom und Karthago unter römische Herrschaft; es wurde für Jahrhunderte eine Provinz des Römischen Reiches und die „Kornkammer Roms", der Hauptstadt und Großstadt, die sich nicht mehr selbst ernähren konnte; es mußte aber auch im 1. Jh. v. Chr. die skrupellose Ausplünderung seiner Heiligtümer und Kunstschätze durch den korrupten römischen praetor Verres hinnehmen, gegen den sich die berühmten Reden des Staatsmanns Cicero richteten. Unter den als spezifisch römisch zu bezeichnenden Bauten Siziliens sind die Reste der Amphitheater in Syrakus, Catania und Termini Imerese zu nennen, ferner auch die gewaltigen Aquädukte von etwa 7 km Länge der Thermenanlage von Termini Imerese. Der spätrömischen Zeit des 4. Jh. zugehörig sind die überaus prächtigen Villen-Anlagen großer Latifundien-Besitzer, von denen diejenige bei Piazza Armerina wegen ihrer umfangreichen Boden-Mosaiken mit Recht besonderen Ruhm erlangt hat. Ähnlich an Ausmaß und Bedeutung sind die Mosaiken

weiterer solcher Villen-Anlagen; die eine nahe der Nordküste bei Patti, die andere als „Villa del Tellaro“ bekannt, im Tal dieses Flusses im Südosten der Insel. Beide warten noch auf weitere Freilegung, Veröffentlichung und Zugänglichkeit. Von mannigfachen Resten weiterer solcher Anlagen seien noch die Boden-Mosaiken in Castroreale und Mazara genannt.

Versucht man, Denkmäler und künstlerische Zeugnisse frühchristlicher Zeit, etwa seit dem 4. Jh. und weiter bis hin zum 11. Jh., der beginnenden Normannenzeit Siziliens, sich zu vergegenwärtigen, so scheint zunächst eine auffallend große Lücke monumentaler Architektur vorzuliegen. Es gilt daher zunächst, die geschichtlichen Ereignisse dieser Zeit zu besserem Verständnis zu bedenken. Rom ist nicht mehr die Hauptstadt des Reiches, sondern Konstantinopel. Die Völkerwanderung führt im 5. Jh. die Wandalen auch nach Sizilien, später folgen die Ostgoten. Im Jahre 535 gelingt dem Feldherrn Belisar des Kaisers Justinian die Rückeroberung Siziliens, das von da an Teil des Oströmischen, des Byzantinischen Reiches ist, auf seine Hauptstadt Konstantinopel bezogen. Aus solcher in Stichworten angedeuteten geschichtlichen Gesamtlage wird es verständlich, daß alle Voraussetzungen für Großbauten in Jahrhunderten nicht gegeben waren. Doch hat die Forschung der letzten Jahrzehnte bedeutsame Denkmäler-Gruppen dieser Periode bekannt gemacht: Katakomben und frühchristliche Grabstätten (mit Resten von Wandmalereien), ähnlich wie in Rom, unter denen diejenigen von Syrakus die bedeutendsten sind; kleine Grotten und Felsoratorien als bescheidene christliche Kultstätten sowie eine größere Anzahl kleiner byzantinischer Kirchenbauten verschiedener Form und geringer Abmessungen; darunter auch kleine Kuppelbauten und solche in Dreikonchen- (Kleeblatt-)Form („Cellae trichorae“). Besondere Erwähnung verdient neben anderen kleineren Bauten im Umkreis von S. Croce Camerina an der Südostküste die durch Grabung freigelegte kleine Basilika wohl des 6. Jh., deren Boden-Mosaiken im Museum zu Ragusa bewahrt werden. Nicht zufällig ist Hauptverbreitungsgebiet der Osten Siziliens, stets dem Griechischen stärker zugewandt.

Im Rahmen einer Würdigung der Baudenkmäler dieser frühchristlichen Jahrhunderte verdient die Umwandlung heidnischer Kultbauten in christliche Kirchen besonderes Interesse. An zweien der besterhaltenen griechischen Tempel ist der geschichtliche Tatbestand von Kontinuität und

Wandel besonders eindringlich sichtbar. Der sog. Concordia-Tempel in Agrigent wurde im 6. Jh. in eine dreischiffige Basilika verwandelt durch Vermauerung der Interkolumnien des Peripteros und Öffnung der Cella-Mauern durch Arkaden; erst 1748 dem Kult wieder entzogen unter weitgehender Herstellung des ursprünglichen Bestandes. Der Dom zu Syrakus, der den Peripteros des Athena-Tempels durch ein gleiches Vorgehen in eine dreischiffige Basilika verwandelte, hat diesen Tatbestand bis heute bewahrt, ein einzigartiges exemplum, wobei sowohl im Außenbau als auch im Inneren beide Elemente klar hervortreten. In weiteren, kleineren griechischen Tempeln sind christliche Kirchen in die Cella hineingebaut: die Kirche S. Pancrazio in Taormina in den des Jupiter Serapis; in Agrigent die Kirche S. Biagio in den Antentempel der Demeter und Persephone (12. Jh.).

Im Jahre 827 begann von Afrika aus die arabische Besitzergreifung Siziliens mit der Landung im äußersten Westen, in Mazara – als historische Tatsache zugleich eine eindrucksvolle Parallele zur phönizisch-punischen Besitzergreifung Siziliens von Karthago aus an gleicher Landungsstelle, die der afrikanischen Küste ja am nächsten liegt. 831 wurde Palermo erobert, das dann bald Hauptstadt wurde und es bis heute geblieben ist. Erst 878 fiel Syrakus, 902 Taormina und als letztes christliches Bollwerk im Nordosten das hoch gelegene Rometta sogar erst im Jahre 965. Auf die Zeit der arabischen Herrschaft Siziliens geht die bis weit ins 19. Jh. geltende Gliederung der Insel in die drei Provinzen („Valli") zurück: Val die Mazara im Westen; Val di Noto im Südosten und Val Dèmone im Nordosten (etwa die heutige Provinz Messina umfassend).

Die ethnische Zusammensetzung in diesen drei Landesteilen wurde durch die arabische Eroberung stark verändert: Im westlichen wurde der arabisch-berberische Anteil überwiegend, bedeutend auch im südöstlichen, nur sehr gering im nordöstlichen. Hier überwog weiterhin das griechische Element, das Sprache und Religion bewahren konnte, zumal es in der vorangehenden Zeit vermehrten Zuzug aus dem Osten erhalten hatte.

Die Eroberung Siziliens durch die Normannen begann 1061 im äußersten Nordosten der Insel bei Messina, nachdem sie sich in den 50 vorangegangenen Jahren in ganz Unteritalien eine Machtposition aufgebaut hatten. Führer waren die Söhne des Tancred von Hauteville (Altavilla): Robert

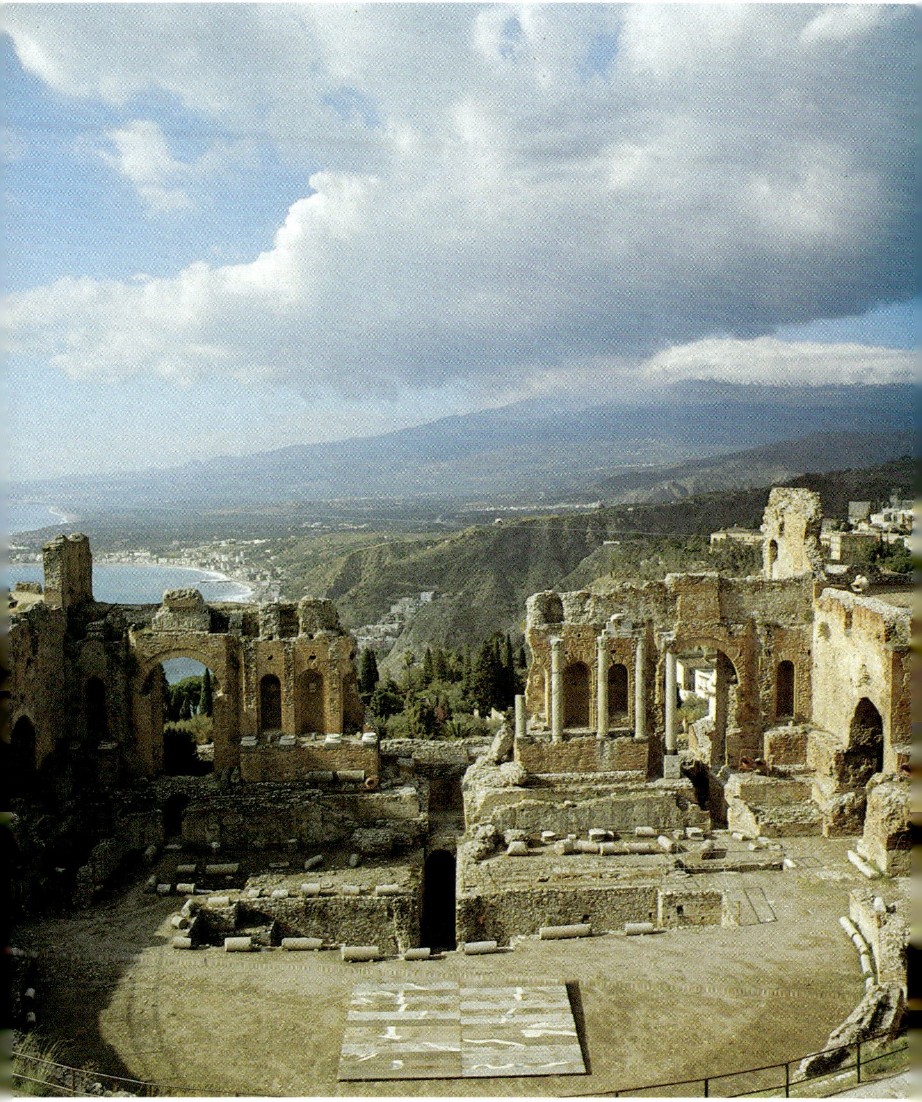

I Taormina. Griechisches Theater

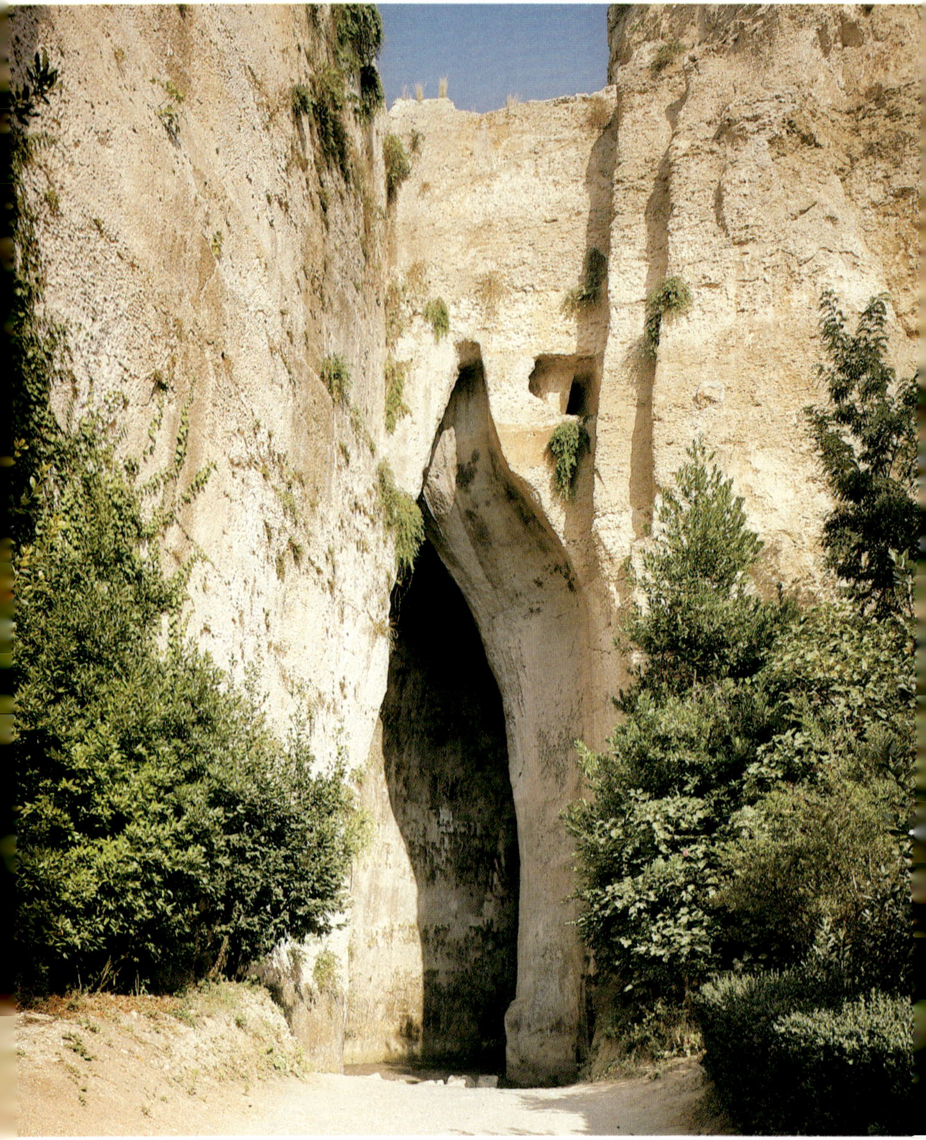

II Syrakus. „Latomia del paradiso“: „Ohr des Dionysos“

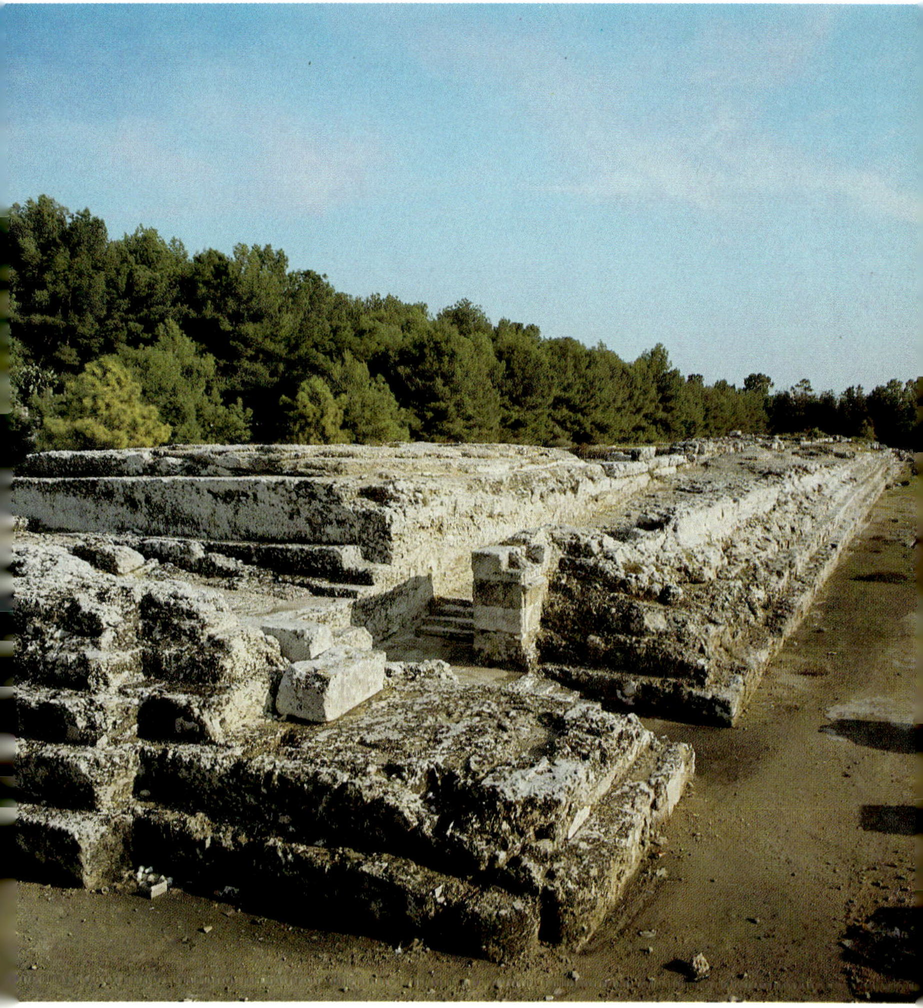

III Syrakus. Altar Hierons II.

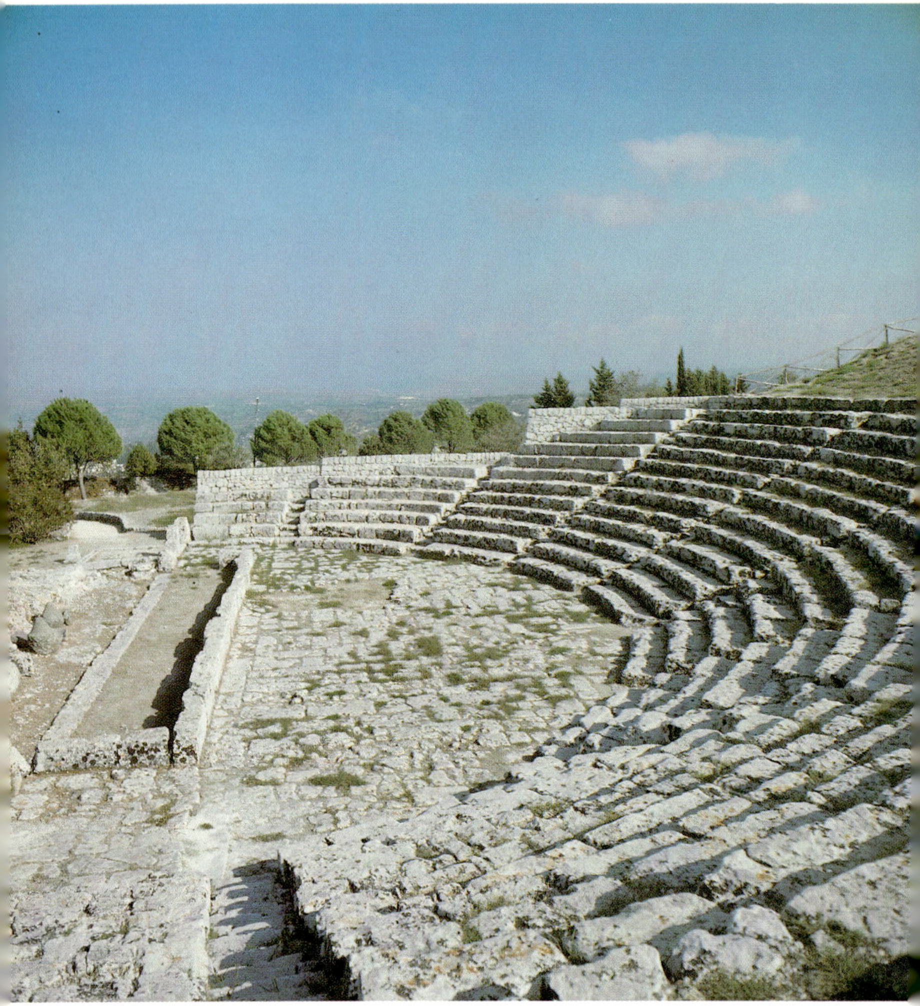

IV PALAZZOLO ACREIDE. Griechisches Theater

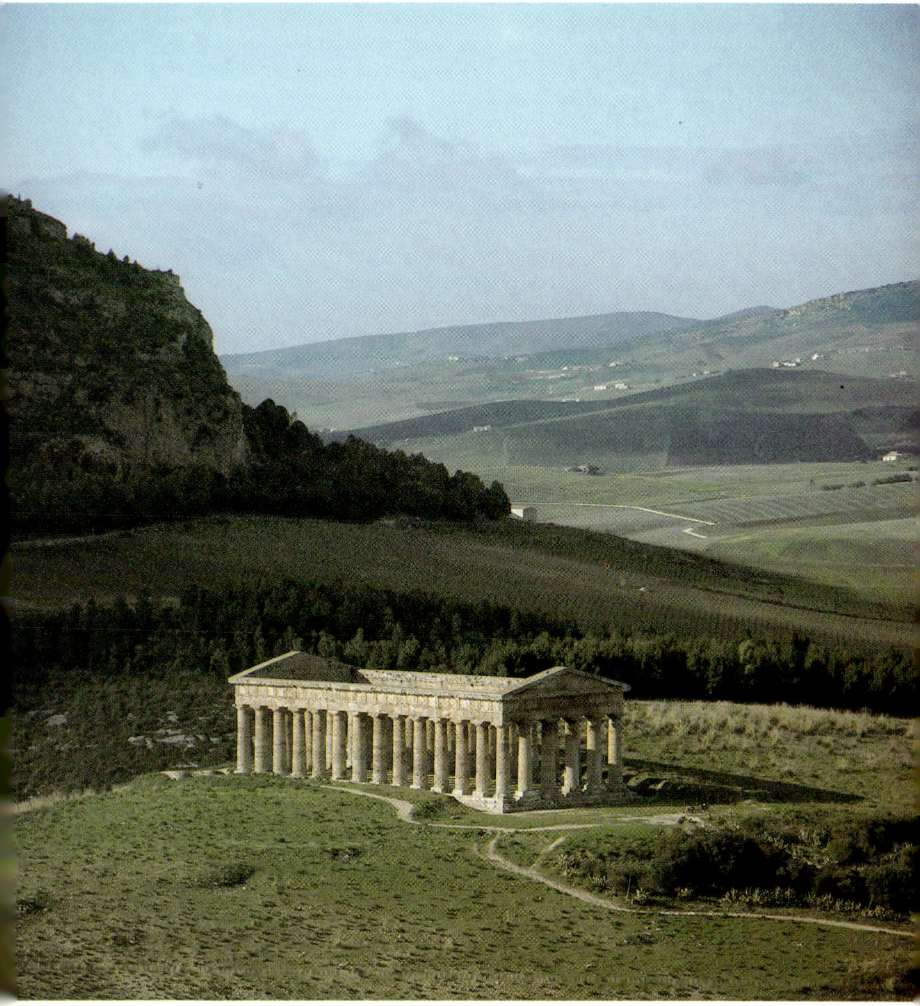

V SEGESTA. Tempel in der Landschaft

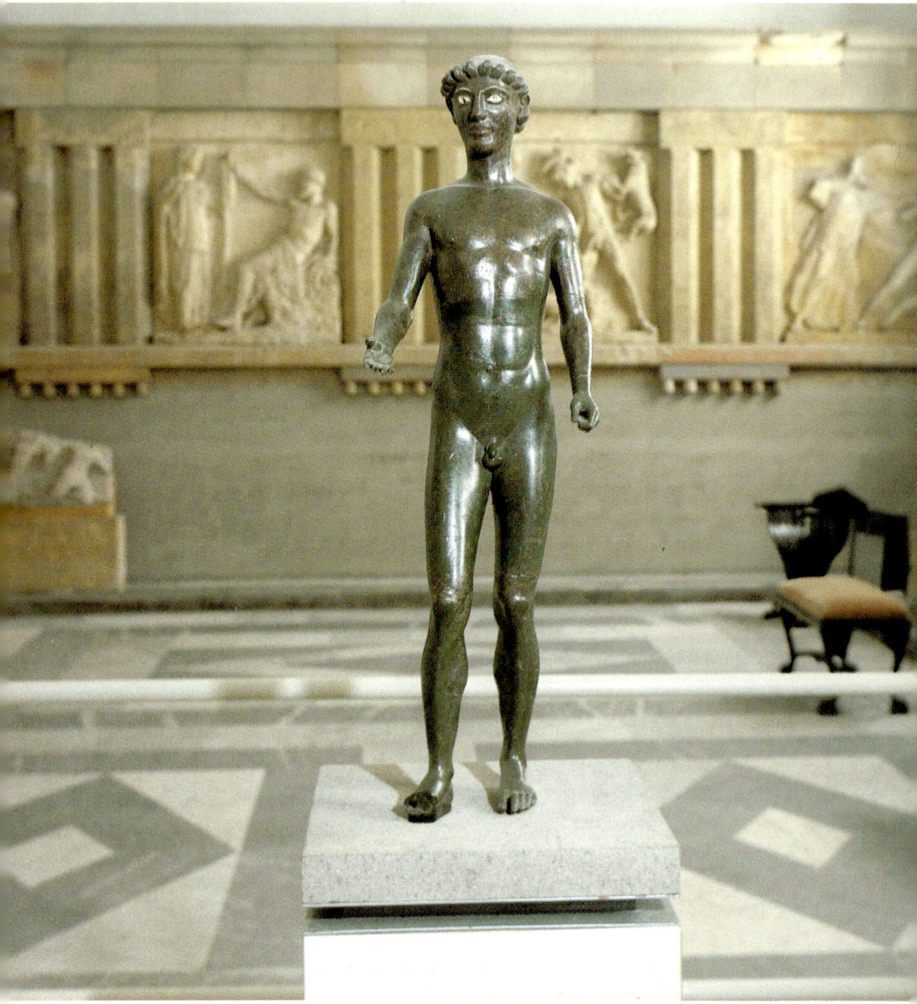

VI Selinunt. Griechischer Ephebe und Metopen des Tempels (Palermo, Archäol. Museum)

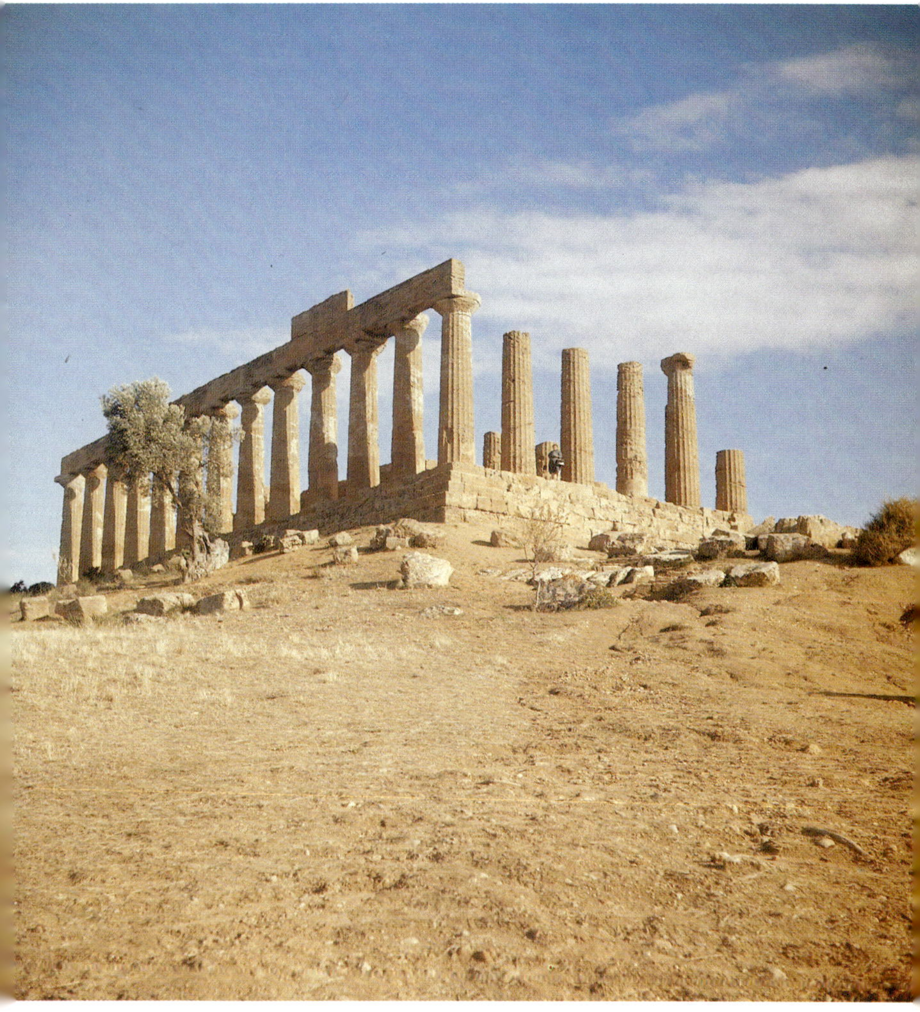

VII Agrigent. Tempel der Juno Lacinia

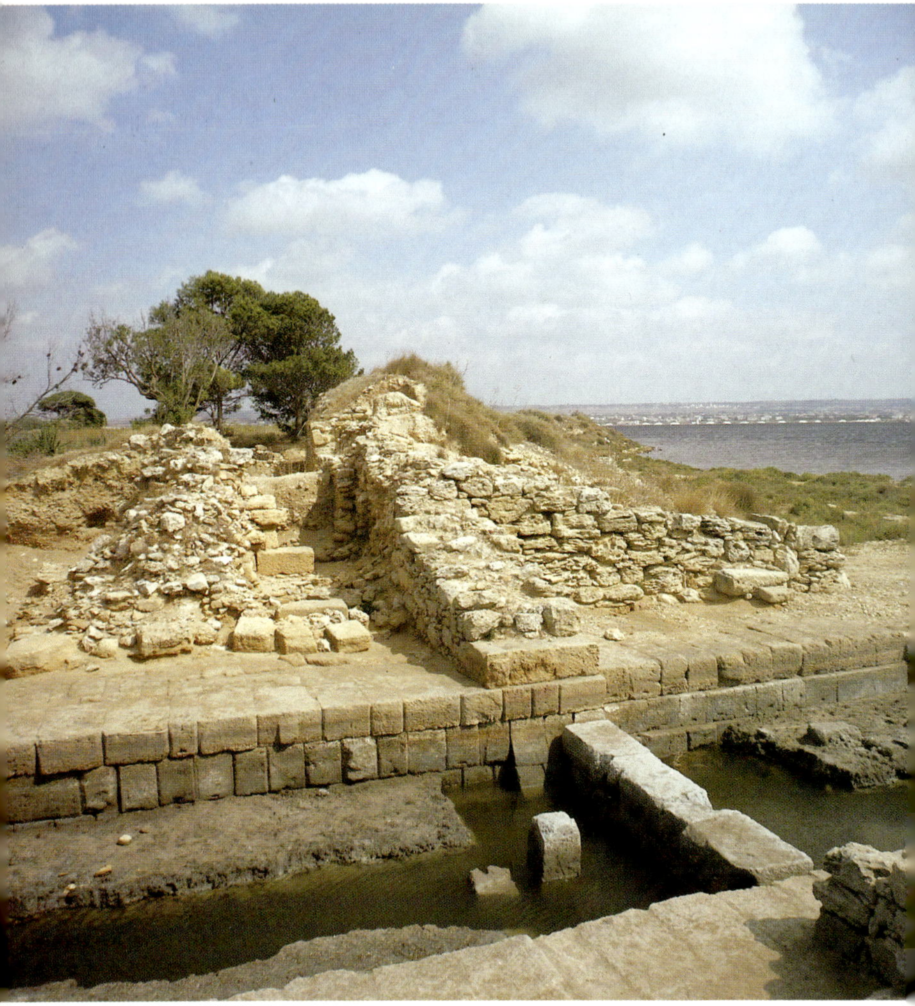

VIII Mozia (Motya). Archäologische Reste auf der Insel

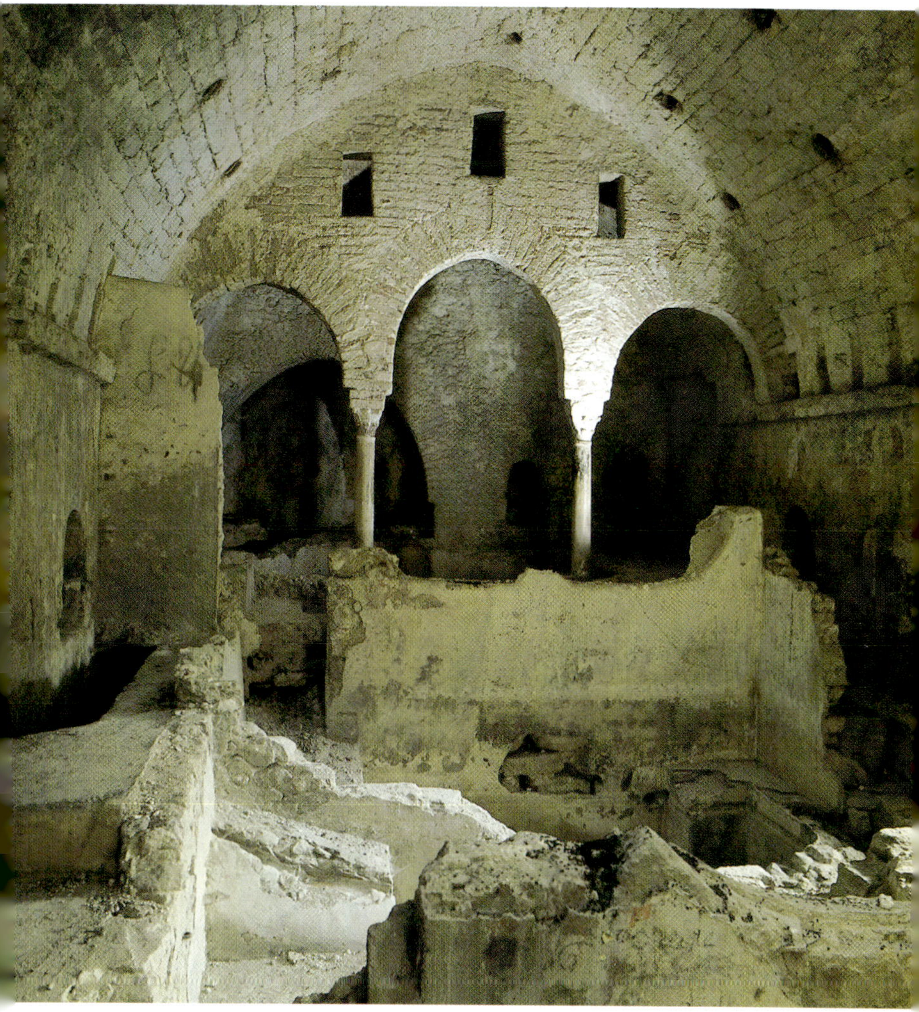

IX CEFALÀ. Arabisches Bad

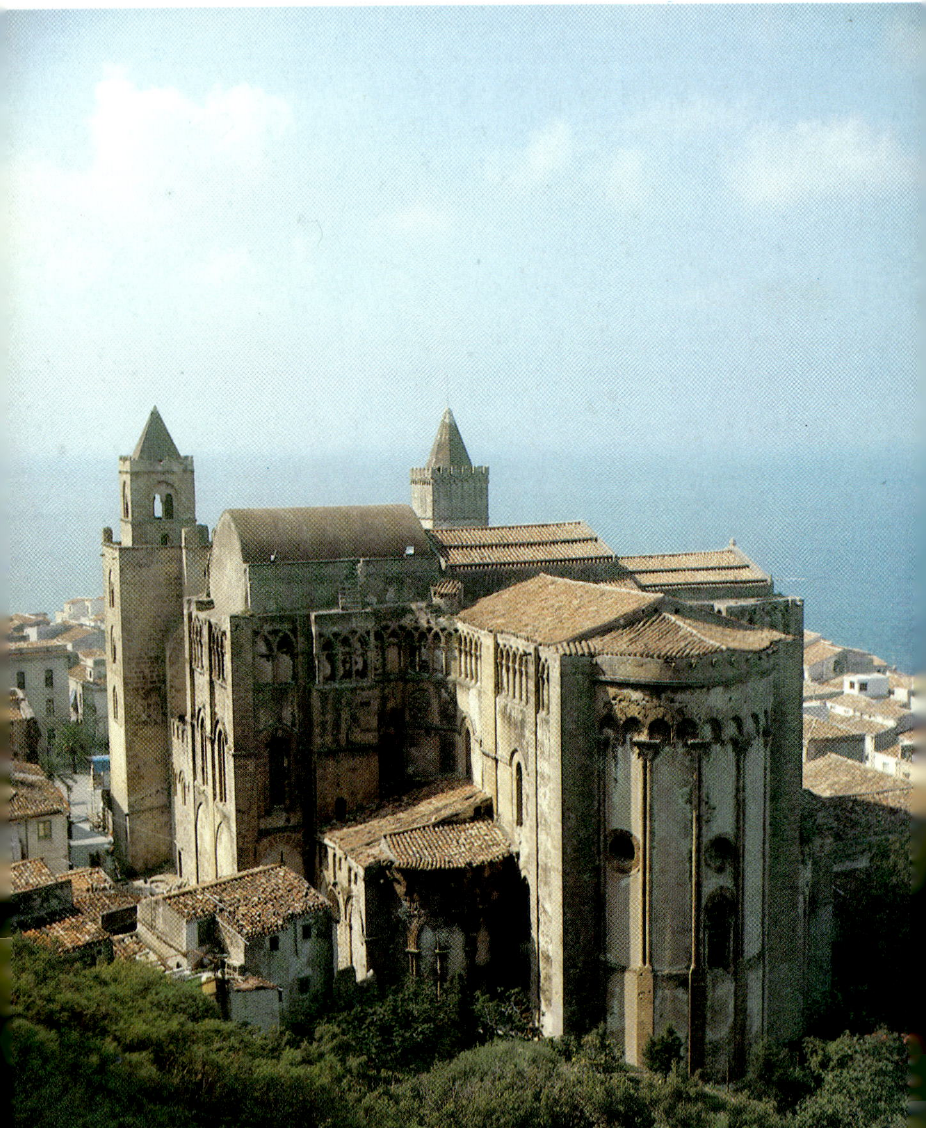

X Cefalù. Dom: Gesamtansicht

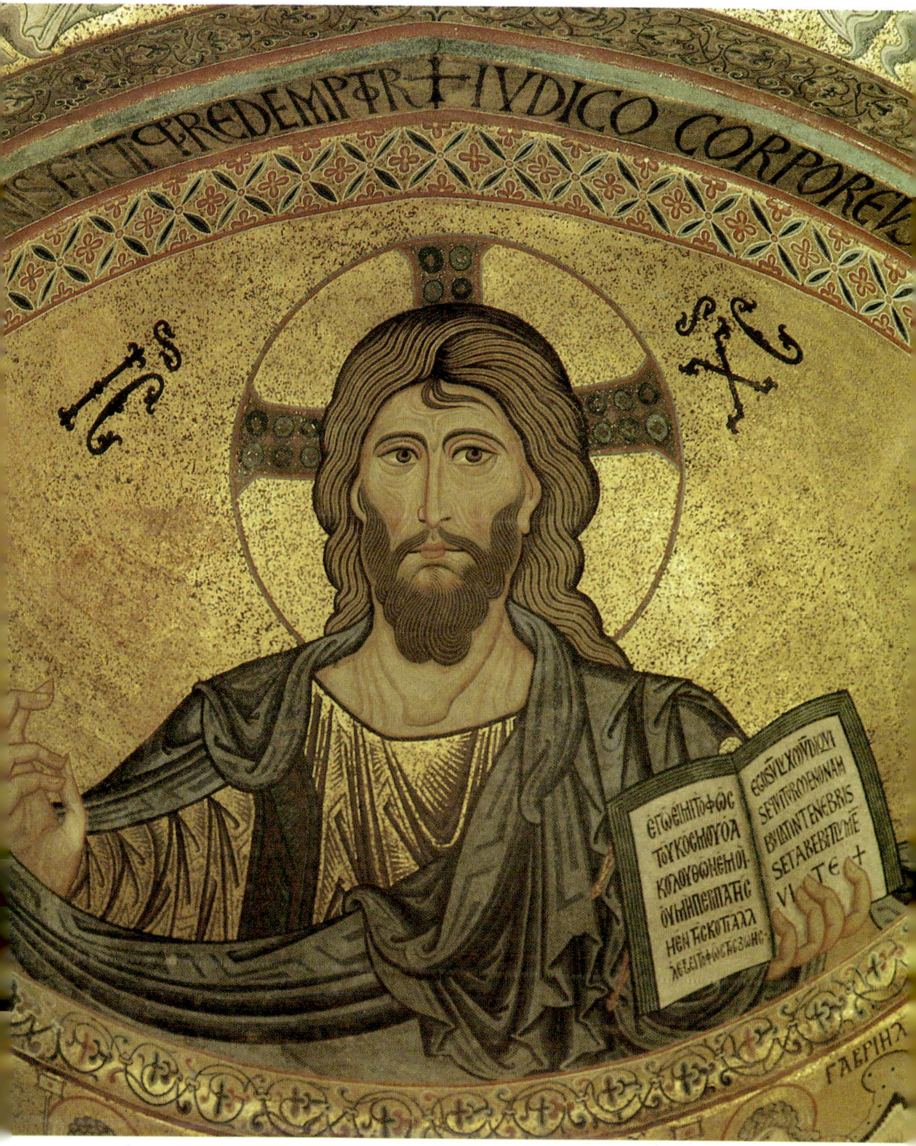

XI Cefalù. Dom. Apsis-Mosaik: Christus-Pantokrator

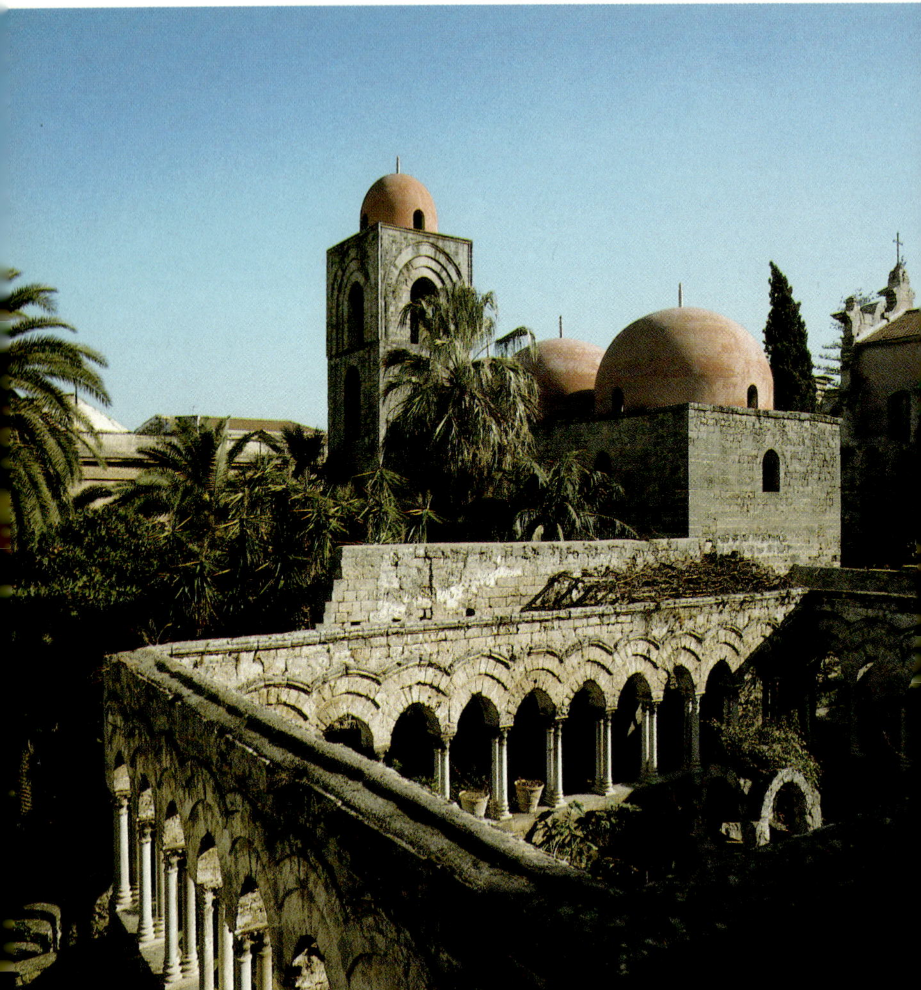

XII Palermo. S. Giovanni degli Eremiti: Kirche und Kreuzgang

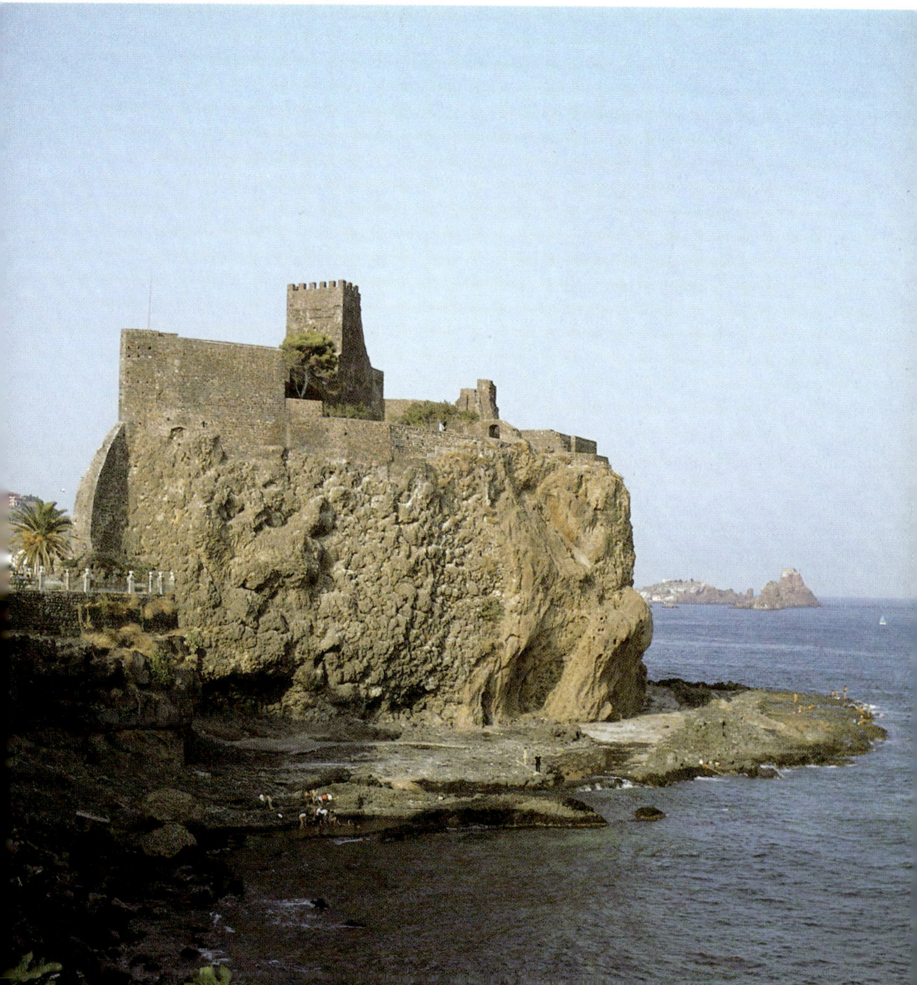

XIII Aci Castello. Mittelalterliches Kastell

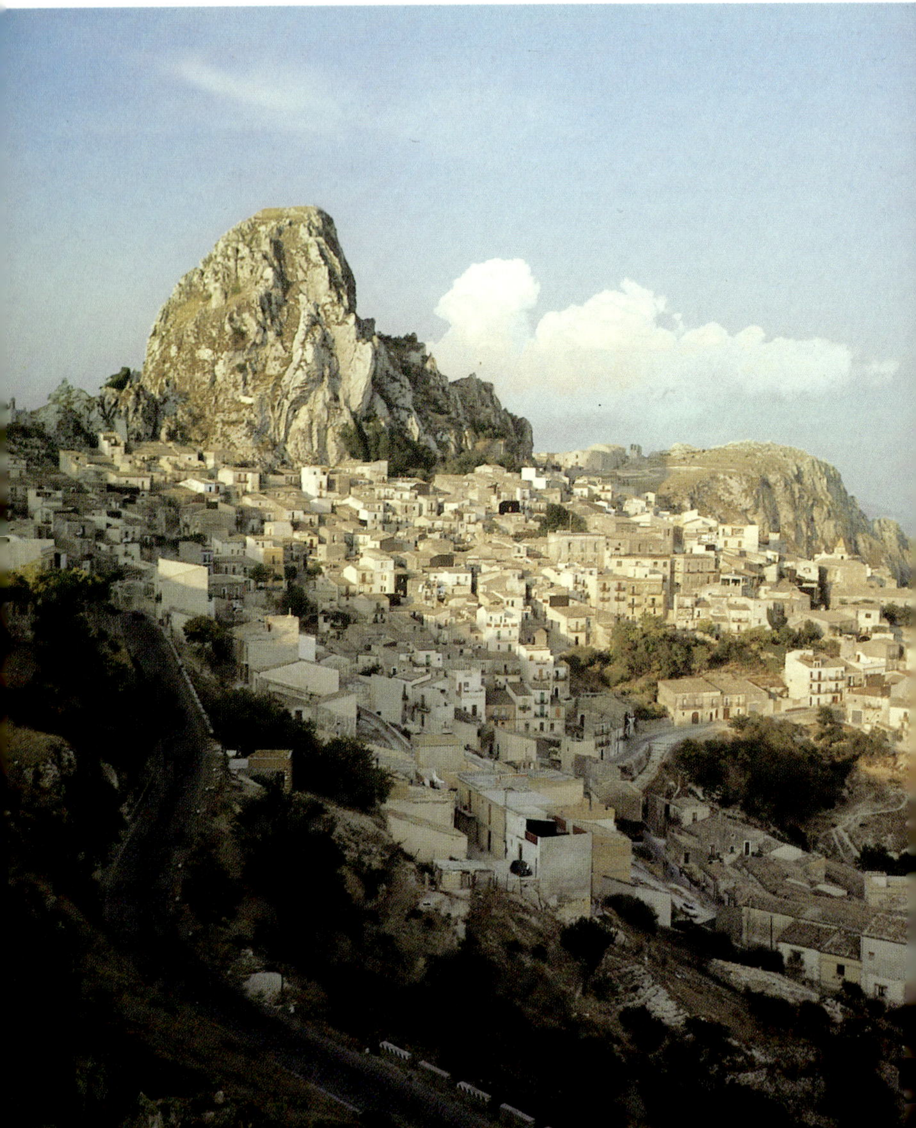

XIV Caltabellotta. Ansicht der Stadt

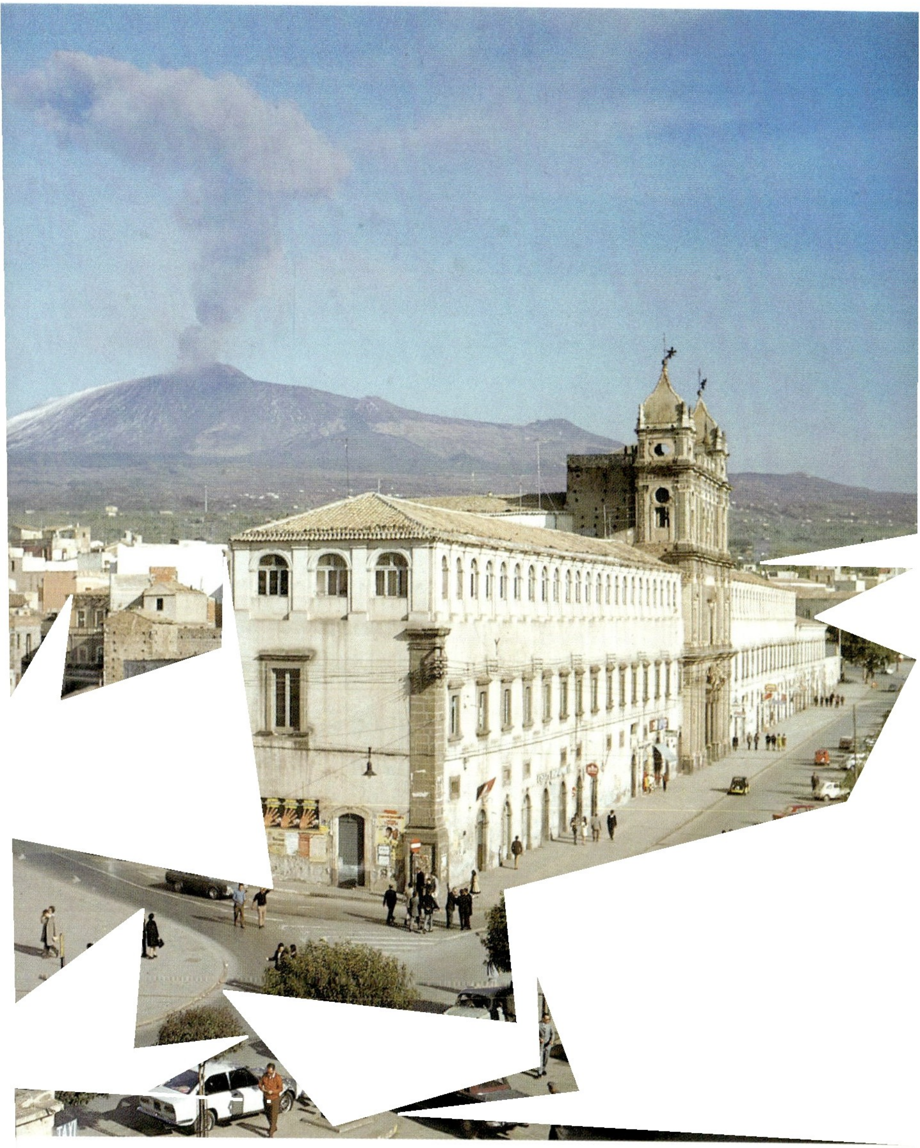

XV ADRANO. Klosteranlage S. Lucia und Etna

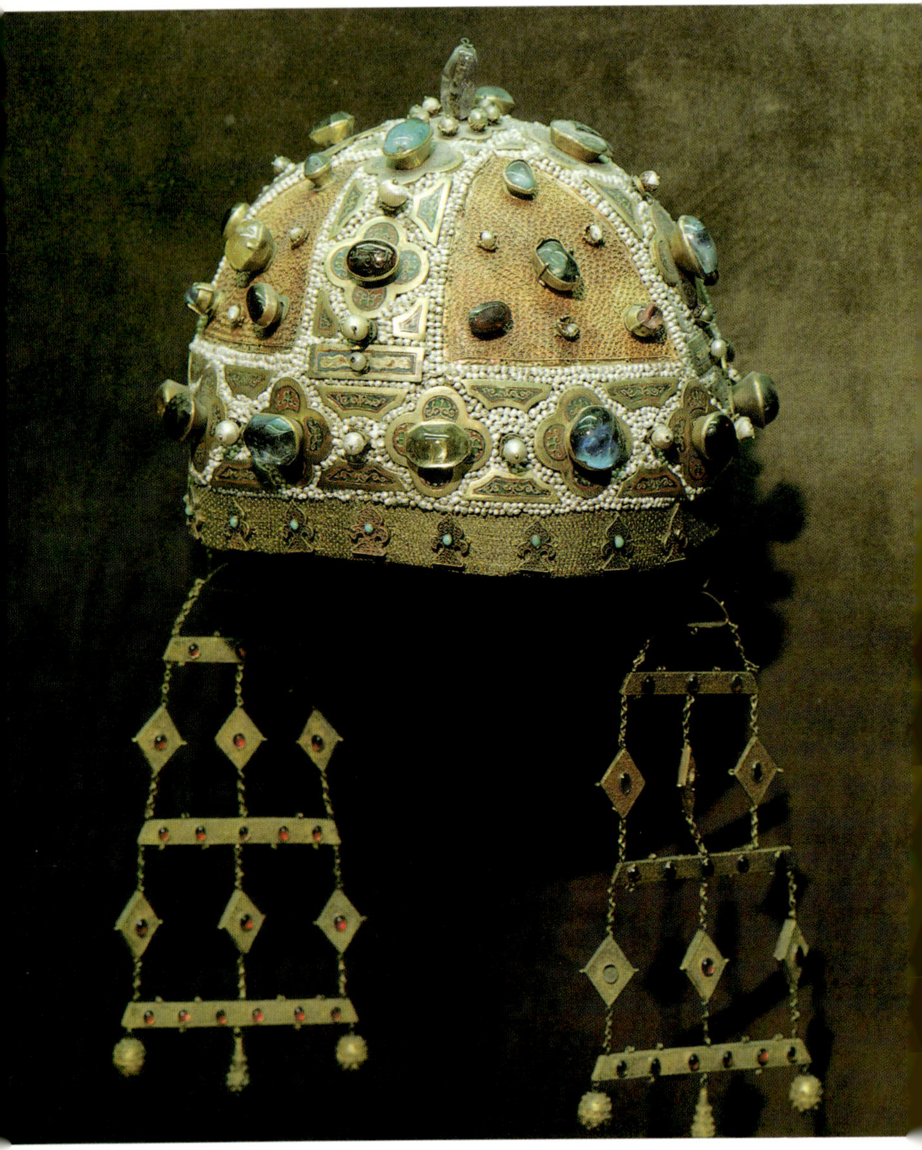

XVI Palermo. Kathedrale. Schatzkammer: Kaiserkrone Friedrichs II.

Guiscard und Roger, welch letzterem die sizilische Aufgabe zufiel. 1072 wurde Palermo genommen. Während aber Graf Roger (I.) kaum vier Jahre benötigte für die Besetzung des Val Dèmone, war die Eroberung des Val di Mazara und des Val di Noto erst nach weiteren 26 Jahren beendet, im Jahre 1091. Erklärung dafür ist die Tatsache, daß im Ostteil der Insel die Normannen weitgehend als Befreier begrüßt wurden durch eine Bevölkerung, die vorwiegend griechisch und teils auch lateinisch war. So erklärt sich auch die besondere Förderung, die schon bald Roger I., obwohl selbst katholisch-lateinischer Christ, in seiner Kirchenpolitik den orthodoxen Griechen und ihren Klöstern in ganz Sizilien, vor allem im Val Dèmone, zuteil werden ließ, zumal auch den neu gegründeten Basilianer-Klöstern, deren Anzahl zunächst sogar die der Benediktiner übertraf. In der gleichen Gegend erfolgte 1081 die erste Bistumsgründung der Normannen zu Troina (die allerdings schon 1096 mit Messina vereinigt wurde) und ebendort 1088 auch die folgenreiche Begegnung von Roger mit Papst Urban II. Die bald nach der Eroberung einsetzende Politik einer klugen Toleranz gegenüber den drei nach Sprache und Religion verschiedenen Teilen der Bevölkerung wurde nach dem Tode Rogers I. im Jahre 1101 fortgesetzt von seiner Witwe Adelaide als Regentin bis 1112 und sodann von dem Sohn Roger II., der sich als genialer Herrscher erweisen sollte. Zeugen dieses dem griechischen Element weiterhin so günstigen „Klimas“ sind die zahlreichen Basilianer-Klöster und -Kirchen an der jonischen und tyrrhenischen Küste des Val Dèmone und ihres gebirgigen Hinterlandes. Von den zumeist dem 12. Jh. angehörenden und unterschiedlich gut erhaltenen Bauten seien einige ausdrücklich genannt: an der Ostküste Mili, Itàla und die schöne Kirche im Tal des Agrò; an der Nordküste wenigstens S. Filippo di Fragalà, S. Fratello und S. Marco d'Alunzio.

Mit diesem ersten Blick auf einen Teil-Abschnitt der normannischen Epoche Siziliens ist bereits deutlich geworden, welches die staatsmännischen Fähigkeiten und zugleich die in „Kunstdenkmälern“ noch heute sich darstellenden Ergebnisse dieses Staatswesens waren. Es ist wesentlich Verdienst und Wirkung der Persönlichkeit Rogers II., dem es im Jahre 1130 gelang, seiner tatsächlich vorhandenen Macht die Zuerkennung der Königswürde durch den Gegenpapst Anaklet II. hinzuzufügen und Herr seiner Kirche zu bleiben. Die kirchliche Organisation und Festigung seines Lan-

des hatte schon sein Vater, der „Gran Conte" Roger I., begonnen. Die Kathedralen von Messina, Catania und Mazara sind Neu-Gründungen schon des späten 11. Jh.; die Kathedrale von Palermo, seit langem den Christen entzogen, wurde ihnen 1072 sogleich zurückgegeben. Benediktiner und Augustiner-Chorherren, großenteils aus der nordischen Heimat der Normannen, waren wichtige Helfer beim Aufbau dieses Staates. Roger II. setzte diese Politik fort, indem er gleich nach seiner Königskrönung 1130 einerseits den Abt des Basilianer-Klosters S. Salvatore in Messina zur Würde des Archimandriten, andererseits den Bischofssitz Messina zum Erzbistum erhob, dem zweiten des Landes außer demjenigen der Hauptstadt Palermo; ihm wurden die neu gegründeten Bistümer Cefalù und Lipari-Patti als Suffragane unterstellt. Der Dom zu Cefalù, dessen Grundstein 1131 gelegt wurde, erfreute sich besonderer Förderung durch den König; als königliche Grabeskirche ausersehen, ließ Roger im Jahre 1145 hier zwei Porphyr-Sarkophage aufstellen (heute im Dom zu Palermo).
Für die Bauformen der großen Bischofskirchen mußte sich ganz selbstverständlich eine lateinisch-westliche Formen-Tradition ergeben, geprägt durch die normannisch-französische Herkunft vieler Kleriker, durch die Benediktiner zumal und die durch die großen Namen von Cluny und den Cluniazensern sowie durch Monte Cassino verkörperten Programme. Der Typus der dreischiffigen Basilika mit Querschiff und ausgebildeter Chorpartie (gemäß cluniazensischer Reform) und Doppelturmfassade nördlicher Vorbilder verbindet sich jedoch von Bau zu Bau mit Elementen verschiedener Art und Provenienz zu spezifisch sizilischen Lösungen, in denen die Säulenbasilika mediterraner Form (Monte Cassino) sich verbindet mit arabischen Baumotiven. Im Dom zu Cefalù gewinnt die Synthese franco- und anglonormannischer Elemente mit mediterranen und orientalischen eine besonders großartige Form. Es kommt hinzu, daß der Ehrgeiz des königlichen Stifters das Innere mit einem großartigen Bildzyklus von Mosaiken ausstatten ließ (freilich nur im Chor zur Ausführung gelangt). Dieser kostbare Bildschmuck von zweifellos eigens zu diesem Zweck berufenen griechischen Künstlern gibt nach Programm und Form die große Thematik ostchristlicher mittelbyzantinischer Kirchen, die stets in einer Kuppel kulminierten (wie es gleichzeitig in den Mosaiken der „Marienkirche des Admirals" zu Palermo, des orthodoxen höchsten Staatsbeamten

unter Roger II., bedeutend verwirklicht wurde); hier in Cefalù dagegen mußte sich dieses Bildprogramm einer Basilika lateinischen Kults einfügen, in welcher nur die Apsis würdigster Ort für das Christusbild sein konnte.

In der Gleichzeitigkeit baulicher Unternehmungen ergibt sich ein vielfältiges Bild wechselseitiger Beeinflussung und Verschränkung byzantinischer und romanisch-westlicher Formen, zu denen sich als weitere, dritte Komponente die arabisch-islamische gesellt. Es ist der Westen der Insel, der Val di Mazara, vor allem Palermo selbst, wo diese Begegnung mit der islamischen Kultur stattfinden mußte. Es erweist sich, daß Kirchenbauten des orthodox-griechischen Ritus, wie die byzantinischen Kreuzkuppelkirchen (S. Maria dell'Ammiraglio in Palermo; S. Trinità bei Castelvetrano; S. Nicolò in Mazara), aber auch solche des katholisch-lateinischen Ritus, wie die längsgerichteten Bauten verschiedenen Typs (S. Giovanni degli Eremiti und S. Cataldo in Palermo), zwar in Grundriß und sogar teils auch im Aufriß den Erfordernissen ihrer Auftraggeber entsprachen, in der Durchführung des Ganzen und in allen Einzelheiten jedoch sich als vom islamischen Formenkanon bestimmt erweisen; sie sind von islamischen Baumeistern und Werkleuten errichtet. Kennzeichnend sind: die vorzügliche Mauertechnik glatter Quadern; die zarte Zurückstufung der Wandflächen und ihrer Gliederung; die Anwendung des Spitzbogens sowie der Trompen (Ecknischen) bei der Kuppelwölbung. Vollends aber zeigt sich die Faszination, die die islamische Kultur auf die normannischen Eroberer ausüben mußte, im Bereich einer gehobenen Wohnkultur, wie sie sich Roger II. und seine Nachfolger nunmehr in ihren Schlössern, Villen und Gartenanlagen zu eigen machten. Der Königspalast in Palermo und die Sommer-Villa der Favara, von Roger bald nach Erlangung der Königswürde 1130 begonnen, sowie die Bauten seiner Nachfolger Wilhelm I. und II., wie unter anderem Zisa und Cuba, sind als Meisterwerke islamischer Kunst zugleich Zeugnisse einer sizilischen Kultur, in welcher die verschiedenen ethnischen Gruppen dieses Mehr-Völker-Staats mit ihren spezifischen Fähigkeiten zu Entfaltung und Darstellung gelangen konnten.

Rückblickend ergibt sich für den Historiker die Frage nach Kunstdenkmälern aus der vorangehenden Epoche arabischer Herrschaft in Sizilien, die ja mehr als zwei Jahrhunderte gedauert hatte. Am Vorhandensein solcher

Bauten und Kunstwerke ist nach Aussage der Quellen nicht zu zweifeln. Wenn heute fast nichts mehr erhalten zu sein scheint, so muß dies weitgehend der Zerstörung zuzuschreiben sein, die beim ersten Aufeinanderprallen der normannischen Eroberer mit ihren Gegnern erfolgte. Wiederverwendete Säulen mit arabischen Inschriften in christlichen Kirchen zu Palermo, vor allem aber das Gebäude eines arabischen Bades bei Cefalà Diana (freilich ungewisser Datierung) sowie geringe verstreute Baureste sind die einzigen Zeugnisse. Im Lichte dieser Erwägungen muß das in der Normannenzeit zu einer Selbstdarstellung gelangende arabisch-islamische Element um so höher bewertet werden.
Zu den islamischen Bauten der christlichen Herrscher Siziliens gehören jeweils auch Kapellen. Unter ihnen hat die Cappella Palatina, die Palastkapelle Rogers II. in Palermo, einen besonderen Rang durch den durchdachten Reichtum von architektonischer Gestalt und prachtvoller Ausschmükkung; in dem Zusammenwirken aller Künste und besten Fähigkeiten der drei kulturellen Komponenten des Normannen-Staates erscheint sie selbst als höchster Ausdruck, als unübertreffbare Synthese dieser Kultur. Als lateinisch hat zu gelten der Grundplan der Kapelle als einer Säulenbasilika, kombiniert mit einem „griechischen“ kuppelüberwölbten Sanctuarium sowie dem Bildschmuck eines alle Wände bedeckenden byzantinischen Mosaiken-Zyklus und der reichen, holzgeschnitzten islamischen Stalaktiten-Decke mit ihrem einzigartigen malerischen Schmuck.
Von den beiden zur gleichen Zeit neu erbauten großen Bischofskirchen der späten Normannenzeit, den Domen von Palermo und Monreale, ist ersterer in den Jahren seit 1780 im Inneren in einen spätbarocken Kirchenraum verwandelt worden, im Außenbau jedoch im ganzen noch wesentliche Elemente seines ursprünglichen Bestandes aus dem späten 12. Jh. bewahrend. In der Neugründung des Domes zu Monreale seit 1174 wird von Wilhelm II. noch einmal der Versuch unternommen, die großen Traditionen und Ambitionen Rogers II. fortzuführen und zu übertreffen: Benediktiner-Abtei und Sitz eines Erzbischofs, dynastische Grablege, verbunden mit einem Königspalast. Noch einmal sind alle verschiedenen künstlerischen Kräfte des Normannen-Staates in einem Zusammenwirken vereint, das mit den größten aller aus dem Mittelalter erhaltenen Mosaik-Folgen und mit dem Kreuzgang, durch den plastischen Reichtum seiner Kapitelle

und die Harmonie seiner architektonischen Anordnung ebenfalls einzigartiges exemplum seiner Gattung im Mittelalter, gleichsam das Vermächtnis des normannischen Siziliens schuf. Geschichtlich bedeutet die sizilisch-normannische Kultur des 12. Jh. die Rückgewinnung Siziliens für das Christentum und die abendländisch-westliche Kultur, überdies auch die italianità Siziliens.
Mit der normannischen Dynastie erlischt zugleich auch die Kunst, die so sehr Ausdruck, ja geradezu Form dieses Staates gewesen war. Gleichwohl standen diese Werke weiterhin vor aller Augen, und es hat den Anschein, als habe Sizilien zum ersten Mal in seiner Geschichte in ihnen sich selbst wiedergefunden, sich als in ihnen repräsentiert angesehen. Denn in den folgenden Zeiten mehren sich die Anzeichen, daß man auf sie Bezug nimmt, zu ihnen gleichsam zurückkehrt, von ihnen Anregung und erneuten Ausgang nimmt.
Die nachfolgende staufische Periode, die epoca sveva, beginnt mit dem Zug Kaiser Heinrichs VI. nach Sizilien im Jahre 1194 und der teilweise grausamen Besitzergreifung seines normannischen Erbes, das ihm durch seine Heirat mit Konstanze, der spät geborenen Tochter Rogers II., zugefallen war. Da er schon 1197 in Messina starb, wurde Friedrich, der 1194 geborene Sohn Heinrichs und der Konstanze, Enkel Rogers II. und Kaiser Friedrichs I. „Barbarossa“, sein Erbe. Vierjährig König des Normannenreiches, seit 1220 als Kaiser, hat Friedrich II. in seinem bewegten Leben Sizilien nur selten besucht, sich aber gleichwohl als Sohn dieses Bodens gefühlt und bei seinem 1250 in Apulien erfolgten Tod seine Beisetzung im Dom zu Palermo bestimmt, an der Seite seiner normannischen Vorfahren. So richtet sich die Aufmerksamkeit sogleich auf die großartigen Grabdenkmäler der normannischen und staufischen Herrscher, die im Tode vereint im Dom zu Palermo ihre gemeinsame Stätte gefunden haben. Schwierige geschichtliche Umstände hatten es verhindert, daß Roger II. gemäß seinem eigenen Willen im Dom zu Cefalù beigesetzt wurde, in seiner eigenen Gründung, in die er im Jahre 1145 zwei Porphyr-Sarkophage hatte bringen lassen. Als er im Jahre 1154 zu Palermo starb, ließ ihn der Erzbischof im dortigen Dom bestatten, und zwar in einem neu gearbeiteten Porphyr-Sarkophag, dessen einfache Kastenform auf 4 mal 2 skulptierten steinernen Trägerfiguren ruht. Die beiden in Cefalù ungenutzt gebliebenen Sarko-

phage ließ Friedrich im Jahre 1215 nach Palermo bringen, sie für sich und seinen Vater bestimmend und damit zugleich dem langjährigen Streit zwischen den Dom-Kapiteln von Cefalù und Palermo ein Ende bereitend. So sind es vier von Baldachinen überwölbte Prophyr-Grabmäler im Dom zu Palermo: für Roger und seine Tochter Konstanze, ihren Gatten Heinrich VI. und beider Sohn Friedrich II., wobei das einzige auch in seinem Baldachin aus Porphyr gearbeitete Grab das ursprünglich für Roger bestimmte ist, nunmehr dasjenige Friedrichs, der um 1215 die drei anderen Baldachine hatte herstellen lassen mit ihren Säulen farbiger Mosaik-Inkrustation, an die Formen des Kreuzgangs in Monreale anknüpfend.

Entschiedener ist in den sizilischen Bauten der Zeit Friedrichs II. die Wende zum Abendländisch-Westlichen zu spüren. Man sollte sich dabei auch vergegenwärtigen, daß der arabische Bevölkerungsteil allmählich fast ganz abgewandert war, daß dagegen ein lang anhaltender, wenn auch nach Zeit und Anzahl sehr unterschiedlicher Einstrom vom Festland erfolgte, meist „lombardisch“ genannt. Auf dem „Bausektor“ tritt der neue Orden der Zisterzienser auf den Plan, dessen straffe Organisation die Verbindung mit den burgundischen Mutterklöstern vorsah und der damit zugleich die weite Verbreitung bestimmter Architekturformen verwirklichte. Der Kaiser begünstigte diesen Orden besonders und bediente sich auch seiner Werkleute, der Konversen. Zwar waren schon im 12. Jh. die Zisterzienser mit Niederlassungen in Palermo vertreten, doch wird ihre spezifisch burgundische Formensprache erst in zwei unvollendet gebliebenen Kirchen des frühen 13. Jh. sichtbar: in der basilica del Murgo bei Lentini und in S. Nicolò in Agrigent, dessen tonnengewölbter, einschiffiger Bau nichts anderes ist als der allein zur Ausführung gekommene rechte Querschiffarm mit seinen nach Osten gerichteten Chorkapellen, einziger Teil eines unvollendet gebliebenen, typisch zisterziensischen, gewaltigen Kirchenbaus. In die Zeit nach der Rückkehr Friedrichs vom Kreuzzug, in die Jahre nach 1230, fällt die Errichtung der großen Kastelle in Syrakus, Catania und Augusta, der in ihrem Namen sich als kaiserliche Stadtgründung Friedrichs erweisenden Stadt; alle sollten der Sicherung der wichtigen Häfen an der Ostküste dienen.

Trotz unterschiedlicher Erhaltung ist die ursprüngliche Gestalt dieser Bauten vollkommen deutlich: alle drei haben die Grundform eines reinen Quadrats mit Rundtürmen an den vier Ecken, ferner in der Anordnung weiterer Türme sowie der gesamten inneren Aufteilung eine weitgehende Regelmäßigkeit, verbunden mit einer konsequenten Anwendung der gotischen Wölbungsformen (Kreuzrippengewölbe über quadratischen Raumteilen), wobei beides sich gegenseitig bedingt. Erstaunlich ist es dazu, wie innerhalb dieser strengen Bindung in keinem Falle eine Wiederholung der einmal gefundenen Lösung gegeben wird, vielmehr in einem angespannten Willen zur Gestaltung von einem Bau zum anderen die architektonischen Plangedanken abgewandelt werden. Das Kastell in Syrakus ist besonders ausgezeichnet durch die ungewöhnliche Schönheit und Sorgfalt des mörtellosen Quadermauerwerks außen wie innen und des prachtvollen Portals mit dreifachem Rücksprung seines Gewändes und kräftigem Spitzbogen durchaus zisterziensisch-gotischen Gepräges. Der quadratische Grundriß aber, anscheinend so selbstverständlich in seiner mathematischen Form, ist in der abendländischen Wehrbaukunst selten und neu; er ist nur zu erklären durch eine Berührung mit antik-römischer Tradition und ihrer orientalisch-islamischen Weiterführung, wie sie einerseits in Sizilien gegeben zu sein scheint (es ließ sich die Ruine eines arabischen Kastells von Mazzallaccar bei Sambuca nachweisen), andererseits in der Person Friedrichs II. und seinen Orient-Erfahrungen im Kreuzzug. Die Festigung und Regelmäßigkeit des quadratischen Grundrisses im Verein mit gotischen Bauformen im einzelnen muß daher als antike und zugleich gotische Stileigenschaft gedeutet werden. In dieser sizilischen Bautengruppe sind überdies auch die Voraussetzungen gegeben für den 1240 begonnenen Achteckbau von Castel del Monte in Apulien, der mit Recht als die Krönung der kaiserlichen Baukunst zu bezeichnen ist.

Das einschneidende Ereignis in der Geschichte Siziliens im späteren 13. Jh. ist weniger der Tod König Manfreds, Sohn Friedrichs II., in der Schlacht bei Benevent gegen Karl von Anjou im Jahre 1266, als vielmehr der Aufstand gegen die nur kurze Herrschaft der Franzosen in der „Sizilianischen Vesper" des Jahres 1282 und ihre Vertreibung. Denn herbeigerufen wurde nun König Peter III. von Aragon, Schwiegersohn Manfreds, und damit eine Jahrhunderte währende Lösung Siziliens vom Festland und Hinwendung zu Spanien eingeleitet. Wenngleich 1302 im Frieden von Caltabellotta eine lange kriegerische Auseinandersetzung endgültig zugunsten Spaniens beigelegt wurde, so war doch die Königsmacht in Sizilien nunmehr nur noch eine mittelbare. Die Sizilianer blieben Angehörige eines eigenen Königreichs. So wurde das 14. Jh. eine Epoche der großen Feudalherren, gekennzeichnet allerdings durch die Spannungen zwischen alteingesessenen Familien und neu mit Besitz in Sizilien ausgestatteten aragonesischen und katalanischen. Herausragender Name ist die Familie der Chiaramonte, die sogar in der historischen Epochen-Benennung neuerer Zeit den Namen für das ganze Jahrhundert abgeben mußte: normannisch (12. Jh.), staufisch (= svevo; 13. Jh.) und „età chiaramontana", „stile chiaramontano" (14. Jh.).

Die Chiaramonte sind in der Tat die mächtigsten der großen Feudalherren Siziliens im 14. Jh. Ihr Ursprungsgebiet ist die Gegend um Agrigent. Burgen der Familie befinden sich in Palma di Montechiaro, Naro, Racalmuto, Mussomeli und Favara. Der ungeheure Machtzuwachs seit dem späten 13. Jh. in großen Teilen Siziliens wird außer in Kastellen auch in der Stiftung von Klöstern und Kirchen sichtbar. Favara ist einer der Stammsitze der Familie. Der Palazzo Chiaramonte erhebt sich in der Mitte des Orts, eine quadratische Anlage von etwa 31 m Seitenlänge mit innerem Hof, wohl aus dem späteren 13. Jh. In seiner allseitig freistehenden Form nimmt er einen – historisch gesehen – wichtigen Platz ein: zwischen kastellartiger Burg (Kastell) und palastartiger Residenz. Ein Zusammenhang mit den quadratischen Kastellbauten Friedrichs II. (Syrakus, Catania, Augusta) ist um so eher anzunehmen, als auch in Favara alle Räume gewölbt sind. Die kleine Kapelle im Obergeschoß ist von einer ungewöhnlich reichen Formgebung auf engem Raum in Portal, Kuppel und Apsisdekor mit Säulchen; alles läßt überraschendes Aufnehmen von Motiven der Normannenzeit des späten 12. Jh. erkennen.

Der seit 1307 errichtete Palazzo Chiaramonte in Palermo, bekannt unter dem Namen lo Steri (von hosterium), ist der weitaus bedeutendste Palastbau des Mittelalters in Sizilien seit der Normannenzeit. Nunmehr ein großer Stadtpalast, auch seinerseits ein quadratischer Block von 40 m Seitenlänge mit voll ausgebildetem quadratischem Säulenhof in zwei Geschossen übereinander, in allen Räumen jedoch Balkendecken; berühmt durch seine Deckenbilder aus den Jahren 1377–80, vor allem durch ihr erzählerisch-inhaltliches Interesse.

In Palermo ist der Palazzo Sclafani demjenigen der Familie Chiaramonte kaum nachstehend; beide sind in ihrer Monumentalität eindrucksvolle Zeugen eines architektonischen Anspruchs, der sich nicht nur in Italien, sondern auch im internationalen Vergleich behaupten kann.
Noch im Ausgang des 14. Jh. ist als eine für den Zisterzienser-Orden relativ späte Neugründung das Kloster Baida bei Palermo zu nennen. Stifter ist Manfredo Chiaramonte im Jahre 1388. Von den aus dieser Zeit noch stammenden Bauten ist vor allem der Kreuzgang erhalten, dessen reiche plastische Doppelkapitelle einen unmittelbaren Anschluß an das große Vorbild von Monreale aus dem 12. Jh. erkennen lassen. Im übrigen ist auffallend die stattliche Anzahl von architektonisch reich gerahmten Portalen an Kirchen und Burgen des ganzen 14. Jh.; es hat geradezu den Anschein, als ob sich hierin die wesentliche Gestaltungskraft des Architektonischen konzentriert hätte. Es sind zumal Hauptmotive der Normannenzeit (das Zick-Zack-Band) sowie solche der nachfolgenden staufischen Periode, die vielfach vereint weiterhin das Grundmuster abgeben.
Seit dem Jahre 1415 sind es spanische Vizekönige, von denen Sizilien regiert wird, und zwar bis 1712. Diese Verbindung mit Spanien bestimmt daher auch im 15. Jh. die Kunst, vor allem die Architektur in Sizilien, das erst allmählich sich den neuen Ideen und Formen der „Renaissance" auf dem italienischen Festland öffnete. Es ist eine spezifisch mediterrane späte Gotik, die nicht zu Unrecht in der sizilischen Architektur des 15. und auch bis weit in das 16. Jahrhundert hineinreichend den Namen einer „katalanischen Gotik" erhalten hat. Ein Hauptwerk ist die große Vorhalle an der Nordflanke der Kathedrale zu Palermo (um 1465). – Dem letzten Jahrzehnt des 15. Jh. gehören die beiden großen Paläste Abatellis und Ajutamicristo in Palermo an, bedeutende Werke des aus Noto gebürtigen Architekten Matteo Carnilivari. Innerhalb der kirchlichen Baukunst derselben Zeit um 1500 muß als Meisterwerk hervorgehoben werden die Kirche S. Maria della Catena. Die eigentümliche Mischung verschiedener Stilformen zu einer Einheit bei feinster Durchbildung der Einzelformen verleiht diesem Bau und dieser Stilstufe einen besonderen Reiz. Vollends wird man eine besondere Qualität und Originalität einer Gruppe von nur kleinen kirchlichen Zentralbauten etwa gleicher Zeit zuerkennen müssen, meist Kapellen an größeren Kirchen, sowohl im westlichen als auch im südöstlichen Sizi-

lien verbreitet, in welcher die Stilmischung von Formen verschiedener Art und Herkunft zu Lösungen geführt hat, die so nur auf dem Boden Siziliens möglich wurden. Einige dieser Kapellen seien genannt: Alcamo (cappella Spirito Santo in der Chiesa Madre); Trapani (die Kapellen der Marinai, seit 1514, und der Pescatori, 1481, an der Ss. Annunziata); Mazara, S. Egidio (1525). Im Val di Noto: Modica (Cappella del Sacramento in S. Maria di Betlemme, um 1500); Comiso (Cappella Naselli in S. Francesco, 1517). Auch die achtseitige Grabkapelle der Ventimiglia in S. Francesco in Castelbuono (um 1500) verdient in diesem Zusammenhang eine Erwähnung. In diesen Zentralbauten sind Wölbungsformen und Schmuckmotive aus dem normannischen (das bereits seinerseits „komplex“ ist), gotischen und Renaissance-Stil- und Zeitbereich miteinander in jeweils verschiedener Form verbunden, so daß es kaum möglich ist, ihnen eine kunsthistorisch zutreffende Benennung zu geben.
Mit dieser Schwierigkeit verbunden ist ein spezifisches Problem der Kunstgeschichte Siziliens überhaupt. Es ist die Unterschätzung, ja Abwertung mancher künstlerischer Phänomene einfach auf Grund der Tatsache, daß fast alle bedeutenden Stile ihre Entstehung außerhalb Siziliens haben und daß öfter ihr Erscheinen auf der Insel mit einer bemerkenswerten zeitlichen Verspätung stattfindet. Es wird deshalb in Fortsetzung unserer knappen Skizze einer Kunstgeschichte auf dem Boden Siziliens bei zunehmender Fülle der vorhandenen Kunstdenkmäler nur noch ein Auswahlverfahren möglich sein, bei dem der Text sich notwendig beschränkt auf Heraushebung des Besonderen der sizilischen künstlerischen Lösungen und Leistungen. Dies mußte bereits gelten für die genannten Paläste und Kirchen um 1500 in Palermo; es gilt auch für die im späteren 16. Jh. nunmehr mit dem architektonischen Formen- und Gliederkanon der italienischen Renaissance errichteten Kirchen der Hauptstadt.
Die Kirche S. Maria dei Miracoli (seit 1547) ist erbaut über dem zentralen Grundriß einer byzantinischen Kreuzkuppelkirche mit vier tragenden Säulen im mittleren Quadrat, das ganze in die leichte und fast anmutig zu nennende Sprache schlanker architektonischer Glieder übersetzt, etwa in der Art der Florentiner Frührenaissance. Die Kirche S. Giorgio dei Genovesi (seit 1576) nimmt als dreischiffige Basilika ein anderes Vorbild aus dem 12. Jh. auf, nämlich das Stützensystem des normannischen Domes der

Stadt (das durch den Barockumbau seit 1780 verloren ist): Pfeiler, bestehend aus vier Säulen mit gemeinsamem Sockel und Architravblock. Die Vierungspfeiler verdoppeln die Säulen in einer zweiten Ordnung (auch dieses Motiv ist Kirchen des 12. Jh. eigentümlich), so daß man von der Übersetzung aus der mittelalterlichen Architektursprache in diejenige der Renaissance (auch hier!) sprechen kann, die in geistreicher Variante ein verändertes Aussehen von schlanker Feinheit verwirklicht hat. Zumal dieser Bau muß als originaler Beitrag Siziliens zur Renaissance-Architektur des 16. Jh. gewertet werden, verwandt derjenigen des Architekten Giorgio Spavento in Venedig, der im 16. Jh. in der Kirche S. Salvatore ebenfalls eine Art von Architektur-Variation über das byzantinische Formen-Thema der Markuskirche gestaltet hatte.

Bei den Kirchen in Palermo ist zugleich auch die Entstehungszeit zu bedenken; verglichen mit der Architektur-Entwicklung des Festlandes scheint die stilgeschichtliche Verspätung groß, und um so größer, als die Formensprache in ihrer Feingliedrigkeit viel eher dem Quattrocento entspricht. Auch die Kirche in Trecastagni am Etna als in Sizilien seltenes Beispiel einer fast klassisch zu nennenden, herben Pfeilerbasilika toskanischer Ordnung vom Ende des 16. Jh. hat im ganzen teil an der Zartheit und Leichtigkeit der architektonischen Glieder. Selbst die Säulenbasiliken vom Ende des 16. Jh. in Alì Superiore und Randazzo mit ihren hohen Gebälkstücken, vergleichsweise herbe und reine Zeugnisse einer Renaissance-Architektur, haben auf dem Festland kaum Vergleichbares. Gleichwohl wird das Phänomen der Verspätung dort deutlich, wo charakteristische Bauaufgaben wie Kreuzgänge und Palasthöfe im späten 16. Jh. sozusagen erstmals in der neuen Form auf sizilischem Boden errichtet werden, die – nicht ohne Reiz – einer sehr viel früheren Stufe des Festlandes entsprechen, wie etwa in den Kreuzgängen der Klöster S. Agostino in Palermo und von S. Placido Calonerò (Prov. Messina).

Besondere Beachtung verdient auch in Sizilien der große Bereich der militärischen oder Wehr-Architektur, zumal gerade er von spezifischer historischer Bedeutung und Aussagekraft ist. Leider stehen hier wie überhaupt einer angemessenen Darstellung und Bewertung besondere Schwierigkeiten entgegen: die durchgehend schlechte Erhaltung einerseits und die Notwendigkeit spezifisch wehrtechnischer Kenntnisse für die richtige

Beurteilung andererseits. Im Rahmen dieser einleitenden Skizze konnten nur gelegentliche Hinweise auf solche Bauten erfolgen, die ein ausgesprochenes architektonisch-künstlerisches Interesse beanspruchen. Der Typus des rechteckigen normannischen „donjon", wie er im späten 11. und 12. Jh. in Frankreich und England zu finden ist, wurde mit der normannischen Eroberung auch in Sizilien heimisch, freilich in seiner heutigen Erscheinung erst späterer Zeit (meist 14. Jh.) angehörend (Adrano, Paternò, Motta S. Anastasia; Montelepre). In der Zeit Kaiser Friedrichs II. führte die Gruppe quadratischer Kastellbauten mit Ecktürmen zu weitreichenden Erwägungen über Herkunft und Bedeutung dieser Bauform. Was die zahlreichen Burgbauten meist des 14. Jh. (italienisch „castello" oder „rocca" genannt) betrifft, als „Höhenburgen" vielfach dem Gelände angepaßt, so konnte nur auf besonders bedeutende Beispiele hingewiesen werden (Mussomeli, Naro, Sperlinga u. a.).
Die großen Festungs-Anlagen der Neuzeit seit dem 16. Jh., die mit mächtigen Bastionen, Bollwerken, vorspringenden Außenwerken nunmehr dem Zeitalter der Artillerie und neuzeitlicher Waffentechnik Rechnung tragen, konnten leider keine Darstellung erhalten. Doch seien (sozusagen in beispielhafter Auswahl) die gewaltigen wehrtechnischen Ausbauten und Erweiterungen des staufischen Kastells von Augusta im 16. und 17. Jh. ausdrücklich erwähnt sowie die neue Befestigung der Stadt Palermo seit 1535 durch Zufügung von Bastionen zum vorhandenen älteren Mauerring im Laufe des 16. Jh. Ebenso führten die vom 14. bis zum 17. Jh. stetig anwachsenden wehrtechnischen Erfordernisse bei der Festungsinsel „La Colombaia" vor dem Hafeneingang von Trapani zu einer eindrucksvollen Gesamterscheinung der Anteile verschiedener Epochen. Im gleichen geschichtlichen Zusammenhang dieser Maßnahmen steht die Tatsache einer Sicherung der ganzen Insel Sizilien gegen die furchtbare Bedrohung aller Küsten durch die Türken und die seeräuberischen Korsaren der afrikanischen Küsten. Seit der Eroberung von Konstantinopel im Jahre 1453 und dem Untergang des byzantinischen Kaiserreichs waren die Türken in unaufhaltsamem Vordringen. Der Zustand ständiger Unsicherheit aller Küsten Siziliens und Italiens wurde weder durch den siegreichen Feldzug Kaiser Karls V. in Tunis von Sizilien aus im Jahre 1535 noch auch durch die mühevolle Abwehr des Türken-Angriffs auf Malta im Jahre 1565 und

die siegreiche Seeschlacht von Lépanto (= Naupaktos) im Jahre 1571 beseitigt. Das System einer Verteidigung durch die Errichtung von Türmen längs der Küsten zum Zweck der Überwachung mit Hilfe von Feuersignalen wurde durch den Vizekönig Giovanni de Vega (1547–57) begonnen und durch lange Zeit fortgesetzt, ergänzt und erneuert. Wesentlichen Anteil hatte dabei im späten 16. Jh. als „ingegnere del regno" der Toskaner Camillo Camilliani († 1603); er war der Sohn des Bildhauers Francesco Camilliani, dessen großen Brunnen, von der Stadt Palermo erworben, er seit 1574 in Jahre langer Arbeit dort aufgestellt hatte. Die Tatsache dieser fortifikatorischen Maßnahmen ist jedoch zugleich tragischer Beweis für den Rückgang von Handel und Wirtschaft Siziliens und seine zunehmende Isolierung. Nicht unwichtig die Feststellung, daß erst durch die Besetzung Algeriens durch Frankreich im Jahre 1830 dieses Verteidigungs-System überflüssig wurde, dessen noch heute festzustellenden 197 Türme und Turmreste sich auf eine Küstenstrecke von etwas mehr als 1000 km verteilen, mit einer durchschnittlichen Entfernung voneinander von etwa 5,3 km, die sich bei größeren Städten, wie zumal bei Palermo, auf etwa 2 km verdichtet und verringert. Wenngleich verschiedenen Typs, so ist doch vorherrschend die gleichsam klassische Form der mehrgeschossigen, etwa quadratischen Anlage mit einem geböschten, fensterlosen Sockelgeschoß ohne jede Öffnung, mit wulstartigem horizontalem Gesims sich absetzend von dem senkrecht aufsteigenden Hauptgeschoß mit gewölbten Räumen; darüber die Plattform.

Ein auch nur knapper Überblick über die Leistungen der Skulptur auf sizilischem Boden muß noch einmal die so vielseitigen und bedeutenden Werke der späteren normannischen Periode vergegenwärtigen: die Kreuzgänge von Cefalù und Monreale; die Grabdenkmäler der Herrscher im Dom zu Palermo; die liturgische Ausstattung der Kirchen in Taufbecken (Cefalù), Kanzeln und Osterleuchtern (Palermo, Palatina und Dom); das Paar der Portal-Elefanten vom Dom zu Mazara; die drei Bronzetüren (Palatina und Monreale), wenngleich die in Monreale aus festländischen Werkstätten importiert sind. Am Ende dieser Epoche steht die erstaunliche Tatsache eines Kirchenportals mit dem reichen plastischen Schmuck seiner Archivolten, einzigartiges Beispiel einer allein im Poitou beheimateten Form romanischer Portale: in Messina, an der Kirche S. Maria degli Ale-

manni, wohl um 1190 entstanden (als Ruine restauriert; die Skulpturen im Museum); nicht zufällig, so scheint es, in dieser Stadt, wichtigster Hafen Siziliens im Zeitalter der Kreuzzüge mit Verbindungen zugleich nach Osten und Norden.
In staufischer Zeit finden sich an den Kastellen nur wenige Möglichkeiten bauplastischen Schmucks von Konsolen und Schlußsteinen, diese jedoch von besonderer Qualität. Im ganzen ist aber das fast vollständige Fehlen monumentaler Skulptur in mehr als zwei Jahrhunderten auffallend. An die Stelle treten offenbar „Importe“ von Kunstwerken, sowohl von Werken der Skulptur als auch der Malerei, wie sie namentlich für die Handelsbeziehungen zwischen Pisa und Sizilien (Palermo) bestanden haben. Aus Pisa stammt die „Madonna von Trapani“, das am meisten verehrte und berühmteste Wallfahrtsbild Siziliens; es ist eine wohl mit Recht dem Nino Pisano zugeschriebene lebensgroße Marmorstatue der Muttergottes mit dem Kind aus dem 14. Jh., die im 15. Jh. in zahlreichen, meist freien „Kopien“ auch von namhaften Bildhauern wiederholt worden ist.
Es sind Bildhauer von dem Festland, die nunmehr die neue künstlerische Formensprache der Renaissance nach Sizilien bringen: Domenico Gagini – der erste einer Familie von Bildhauern, die in Sizilien ansässig wurden und fortan den Stil prägte – seit 1459 hier tätig und 1492 auch hier sein Leben beschließend. 1468 kommt auch Francesco Laurana nach Sizilien, der in S. Francesco zu Palermo ein erstes Hauptwerk schuf. Mit Antonello Gagini (1478–1536), dem Sohn und bedeutendsten Künstler der Familie, der seine Laufbahn in Messina beginnt (1498–1507), wird die schon von seinem Vater begründete Werkstatt-Tradition in ihrem Schaffen kaum übersehbar umfangreich, sich bis in die entlegenen Orte der Insel ausbreitend. In Palermo erhält er 1507 den größten Auftrag seines Lebens: die Ausstattung der Tribuna des Domes. Die Arbeit an diesem großen Skulpturen-Zyklus hat über den Tod Antonellos hinaus gedauert; er ist erst von seinen Söhnen vollendet und fand durch Vincenzo Gagini 1574 seinen Abschluß. Der spätbarocke Umbau des Domes seit 1780 hat dieses Ensemble total beseitigt und seine zahlreichen Einzelteile im ganzen Dom verstreut. Es erweist sich aber als notwendig, die außerordentliche geschichtliche Bedeutung und Wirkung dieses leider nicht erhaltenen, riesigen plastischen Bild-Zyklus darzulegen. Erklärt werden kann das ungewöhnlich ehrgeizige

Programm einer totalen vollplastischen Ausschmückung des Chores durch den Wunsch des auftraggebenden Erzbischofs, die beiden königlichen Dom-Gründungen der Normannenzeit des 12. Jh. von Cefalù und Monreale mit dem Mosaiken-Schmuck ihrer Choranlagen zu übertreffen. So entstand in der Tat ein Werk, das in der gesamten Skulptur der Renaissance nicht nur in Italien einzigartig war, dessen Wirkung jedoch wegen seiner relativen Abseitigkeit auf Sizilien beschränkt bleiben mußte. Um so wichtiger ist aber die historische Wertung, daß dieses Werk eine spezifische Leistung ist, allein aus sizilischen Voraussetzungen erwachsen. Zum Verständnis hilfreich und wichtig ist dabei der Hinweis auf das häufig anzutreffende historische Phänomen einer Steigerung aller Formate, eines Willens zur monumentalen Form gerade in geschichtlich jüngeren, weil abgelegenen Landschaften. Dies ist in besonderem Maße zutreffend auch für Sizilien, das öfter das jeweilige Ursprungsland zu überbieten suchte; so schon in der Kunst der Westgriechen (Zeus-Tempel in Agrigent; Tempel G in Selinunt); in der Normannenzeit (Monreale); im Barock (z. B. Benediktinerkloster in Catania) und in dem hier vorliegenden Fall, in der Skulptur der Renaissance.
Das Bestreben einer vollständigen bildplastischen Ausschmückung des gesamten kirchlichen Innenraums, vor allem aber des Sanctuariums mit Einschluß der Apsis, wie es im Dom zu Palermo verwirklicht worden war, erwies sich letzten Endes erst dadurch ganz realisierbar, daß nach Vollendung der plastischen *Marmor*gliederung der *Wand*zonen (im Jahre 1541) schließlich das zentrale Gottesbild der Apsis-Kalotte in den höheren Realitätsgrad einer *plastischen* Darstellungsform nur durch die neue Technik der Stuckfiguren vollendet werden konnte. Mit der großformatigen Plastik in Stuck war in der Tat ein neuer Weg beschritten. Die einheitliche, allein in Stuck ausgeführte figürliche Ausstattung im Chor der Chiesa Madre zu Ciminna durch Scipione Li Volsi (seit 1621) mit der ganzfigurigen Gestalt Gottvaters in der Apsis-Kalotte gibt die Anschauung einer freien Variante der nicht mehr erhaltenen Lösung des Domes von Palermo. An die Seite zu stellen ist die Stuckplastik gleicher Thematik in der Apsis-Kalotte der Chiesa Madre zu Isnello (1607) von Giuseppe Li Volsi. Zeitlich vorausgegangen war die überaus figurenreiche stuckplastische Ausschmückung in S. Domenico zu Castelvetrano durch Antonino Ferraro aus Giuliana

(1574–80); sie zeigt in der Differenzierung aller plastischen Grade von Reliefs bis zu freiplastischen Gruppen in bühnenartigen Gehäusen, daß mit dem leicht zu handhabenden Material des Stuck eine „Enthemmung" der planenden und ausführenden Phantasie stattfinden konnte. In der Tat ist daher der Dom zu Palermo mit der ganzheitlichen plastischen Ausgestaltung des Altarraums und seiner Wände durch die spätere Generation der Gagini Ausgangspunkt einer spezifisch sizilischen Kunstform geworden, die in eben dieser totalen plastischen Ausgestaltung ganzer kirchlicher Innenräume seit dem späteren 16. Jh. zumal im westlichen Sizilien ihre Verwirklichung fand. Dies geschah nicht zufällig durch die in spezifisch handwerklicher Tradition arbeitenden Familien der Bildhauer-stuccatori, von denen die Namen der Ferraro (aus Giuliana) und der Li Volsi genannt wurden. In dieser Tradition steht auch Giacomo Serpotta (1656–1732), der bedeutendste Name einer Familie gleicher Kunstübung mit Söhnen und Nachfolgern. In seinem Werk ist diese Kunst im 17. und ganzen 18. Jh. zu voller Entfaltung, zu einem Höhepunkt geführt worden, die aus volkstümlichen Wurzeln sich entfaltend den Rang großer Kunst erreichte.

Diese spezifisch sizilische Vorliebe für einen überströmenden Reichtum schmuckreicher Ausgestaltung alles Architektonischen fand außer in der Stuckplastik eine weitere ebenbürtige Verwirklichung in der ebenso auf eine totale Gestaltung abzielenden Technik der farbigen Marmor-Inkrustation (la decorazione a mischio, i marmi misti), die seit dem frühen 17. Jh. nachweisbar ist. Sie erstreckt sich auf alle Teile der Architektur, auf Wände und Fußböden, ebenso auch auf Altäre, und verbindet sich dazu vielfach mit plastischem Dekor. Im Laufe des 17. und bis weit in das 18. Jh. hinein erlebt sie eine stetige Steigerung und Verfeinerung. In kleinen Kapellenräumen, wie der Cappella del Rosario in S. Francesco und der gleichnamigen in S. Zita, beide zu Palermo, in der Kirche der Immacolata ebendort, vollends aber in der Gesamtausstattung der beiden Kirchen S. Caterina und der Casa Professa der Jesuiten, erreicht sie einen überwältigenden Höhepunkt. In ihrem Erfindungsreichtum und ihrer bewundernswerten handwerklichen Virtuosität sind diese Räume vollendeter Ausdruck des sizilischen Barock, was an dieser Stelle gleichsam vorweggenommen sei. Denn trotz gewisser Ähnlichkeiten und Beziehungen zum Kunstschaffen des Barock in Neapel bleibt doch entscheidend der gerade hier

mögliche Nachweis einer eigenen, weiter zurückreichenden sizilischen Tradition.
Zunächst aber ist in diesem Zusammenhang noch einmal die Bedeutung von Messina zu betonen, neben Palermo stets die bedeutendste Stadt Siziliens, zumal sie meist Einfallstor vom Festland aus war, und zwar auch für Künstler und Ideen. Da Messina durch die Naturkatastrophen von 1783 und vollends von 1908 des größten Teils seiner monumentalen Vergangenheit beraubt ist, besteht die Gefahr, ihre auch in dieser Hinsicht vorhandene historische Bedeutung zu unterschätzen, und dies betrifft sowohl Architekten wie Bildhauer und ihre Werke. In Messina wurde im späteren 16. Jh. in Architektur und Skulptur zuerst der Anschluß an die künstlerische Kultur der Toscana gewonnen: Giovanni Angelo Montorsoli (1507–63), der Schüler Michelangelos, weilte von 1547 bis 1557 in der Stadt; sein Werk ist der bedeutende Entwurf des sogen. „Apostolato", der Folge monumentaler Altäre mit den Statuen der Apostel in beiden Seitenschiffen des Domes; er ist der Schöpfer der beiden monumentalen Brunnen von Messina, des Orion- und des Neptun-Brunnens, mit denen die Stadt ihren Anspruch auf den Rang einer Hauptstadt in alter Rivalität mit Palermo sichtbar machen wollte. Und es ist bemerkenswert, daß die Stadt Palermo in offensichtlichem Wettstreit mit Messina im Jahre 1573 den großen Brunnen des Florentiners Francesco Camilliani erwarb und in der Stadtmitte aufstellen ließ. Ähnlich dem Brunnen behauptet in Messina das Denkmal und Bronzestandbild des Don Giovanni d'Austria, des Siegers gegen die Türken in der Seeschlacht von Lépanto (1571), seinen Rang als erstes individuelles Standbild eines Lebenden. Es ist Werk des Andrea Calamecca aus Carrara (1524–89), der, als Bildhauer und Architekt tätig, sein Leben in Messina beschloß, zusammen mit Camillo Camilliani und Jacopo del Duca, dessen architektonische Werke den Erdbeben zum Opfer fielen. Von diesen verlorenen Werken ist aber vor allem zu nennen das frühe und bedeutende Jesuitenkolleg (1604) des Ordensarchitekten Natale Masuccio (1561–1619), der auch dasjenige von Trapani (1614) errichtete; sodann das großartige städtebauliche Projekt der „Palazzata". Es ist die 1622–24 in nur zwei Jahren von dem Architekten Simone Gullì errichtete, weitgedehnte Palastfront, welche die ganze Hafenbucht zum Meer hin einnahm und einheitlich gestaltete (nach dem Erdbeben von 1783 seit 1809 neu errichtet).

Je mehr sich der Versuch einer geschichtlichen Übersicht über das noch heute erhaltene künstlerische Erbe der Gegenwart nähert, um so größer – so scheint es – wird der Bestand an Kunstdenkmälern. Das entspricht – so scheint es ebenfalls – der Tatsache, daß um so weniger bewahrt werden kann, je weiter es zurückliegt. Gleichwohl erweist sich bei genauerer Überprüfung aller historischen Aspekte, daß Bewahrung und Ausmaß des Überkommenen auch von anderen Faktoren abhängig sind. Sizilien dürfte für solche Erwägungen durch seine dramatische und wechselvolle Geschichte und auch Naturgeschichte mehr Anlaß geben als andere Regionen. Zunächst aber gilt die Feststellung: es gibt in der Tat fruchtbare und auch sterile Epochen der Kunst, aus welchen Gründen auch immer. Der sizilische Barock allerdings, dem wir uns nunmehr zuwenden (womit im groben die Zeit etwa vom 2. V. des 17. Jh. bis in die Spätzeit des 18. Jh. gemeint ist), bietet eine Fülle von Werken, reicher als jede andere Epoche in Sizilien. Dieser Reichtum des Barock, der mit Recht als eine echte Blütezeit bezeichnet werden darf, beruht zweifellos auf der Grundlage einer umfassenden Beteiligung und breiten Zustimmung, wie sie so in anderen Epochen nicht immer gegeben war; darauf wird noch näher einzugehen sein. Der Reichtum an Kunstdenkmälern im ganzen Südosten Siziliens, im historischen „Val di Noto", beruht jedoch entscheidend auf der konkreten Tatsache der furchtbaren Erdbeben-Katastrophe des Jahres 1693, um nur diese eine herauszuheben. Sie zerstörte nicht nur eine große Provinz und zahlreiche Städte (man zählt meist 32), sondern sie hat andererseits das Phänomen großartiger Kraftanspannung eines Wiederaufbaus in den darauffolgenden Jahrzehnten herbeigeführt, das dort heute vor Augen steht. Es sollte jedoch bedacht werden, daß ganze Gruppen von Kunstdenkmälern, Zeugnisse ganzer Epochen durch solche Katastrophen ausgelöscht wurden, ohne daß es uns und der nachforschenden Wissenschaft gelingen kann, ein ausreichendes Bild des Verlorenen zurückzugewinnen. Während nun eine ausgreifende kunstgeschichtliche Forschung der Epoche des Barock in ganz Europa seit längerer Zeit alle wichtigen Zusammenhänge weitgehend geklärt und vielseitig dargestellt hat, ist das Interesse – auch das forscherliche – für den sizilischen Barock erst relativ jungen Datums. Obwohl es nicht mangelt an zahlreichen Einzelbeiträgen, fehlt noch allzu viel an Grundlagen für ein wirklich fundiertes Gesamtbild. Im Rahmen dieser einführenden Skizze kann es sich daher nur darum handeln, Hinweise zu geben auf Bauten und Kunstwerke, auf besondere Charakterzüge, die mit Recht als spezifische Zeugnisse eines ganzen Landes zu gelten haben.

Das Barockzeitalter in Sizilien steht im Zeichen einer außerordentlichen kirchlichen Bautätigkeit, die lange andauert. Für das von spanischen Vizekönigen verwaltete Land ist nunmehr Rom der entscheidende kulturelle Faktor; es ist das Rom der siegreichen Gegenreformation, die sich in einer bedeutenden architektonisch-künstlerischen Sprache vor aller Augen entfaltete. Eine umfassende Neubelebung des kirchlichen Lebens und damit auch des Bauens ging aus von den kirchlichen Orden, die jeweils verschiedene Kreise der Bevölkerung zu erfassen suchten. Zugleich wurde auch der Weltklerus aktiv; zusammen mit dem Adel war er in den Städten gleichfalls als Auftraggeber beteiligt. An erster Stelle sind die Jesuiten zu nennen, der neue, das aktive Wirken der Kirche verkörpernde Orden. Durch ihr Schulsystem und ihre Kollegienbauten sowie durch die zentrale Organisation des Ordens erlangten sie großen Einfluß, wobei sie sich überdies der besonderen Förderung durch die königliche Verwaltung erfreuten. Wichtig war auch, daß der Orden mit eigenen Architekten auf den Plan treten konnte. Darüber hinaus ist es von Bedeutung, daß überhaupt viele Architekten Ordensleute und Priester waren. Dadurch wird der gehobene Anspruch einer Ausbildung verständlich, die in den Bauten selbst deutlich erkennbar ist.

Die Benediktiner als der Orden einer großen und ehrwürdigen Tradition ergänzten sich vorwiegend aus den angesehenen einheimischen Familien und wurden zunehmend repräsentativ für den Adel; sie verfügten daher auch über beträchtliche Mittel, was Größe und Vornehmheit ihrer Klosteranlagen zu erkennen geben. Des weiteren sind als wichtige Beteiligte einer Bautätigkeit zu nennen die Theatiner, die Oratorianer oder Filippini (des hl. Filippo Neri), die Crociferi oder Camilliani (des hl. Camillo de Lellis), die Dominikaner und Franziskaner und die in ihrem Wirken volksnahen und volkstümlichen Kapuziner. Zunehmend bedeutsam waren auch die weiblichen Orden, die durch die eingebrachten Stiftungen ihrer Mitglieder vielfach über reiche Mittel verfügten und auf die repräsentative Gestaltung ihrer Kirchen bedacht waren.

Eine große Breite aktiven Interesses an künstlerischer Selbstdarstellung ergab sich des weiteren durch die Fülle kirchlicher Organisationen von Laien in Bruderschaften und Gemeinschaften mannigfacher Art auf parochialer und lokaler Ebene, wobei dem Klerus zugleich wichtige Aufgaben zufielen. Eigene kirchliche Räume wie Kapellen und Oratorien und deren Ausstattung neben den bestehenden Kirchen oder auch unabhängig von ihnen wurden wichtige künstlerische Aufgaben und eine Quelle des Wetteifers. Die künstlerische Erscheinung des Giacomo Serpotta (1656–1732) hat in diesem Bereich ihr großartiges Wirkungsfeld. Seine Stuckplastik in Vollfigur, Relief und Dekoration ist in ihrem strömenden Reichtum der Gestalten eine architektonisch-ganzheitliche, die in ihrer Bedeutung zusammengesehen werden muß mit der Entfaltung der gesamten architektonischen Kultur der gleichen Zeit; sie ist wie diese von großem Erfindungsreichtum und gestalterischer Kraft und zugleich volkstümlich-realistisch und expressiv, dabei eingebettet in einen breiten Strom ihm vorausgehender, gleichzeitiger und nachfolgender stuccatori mit gleichen Aufgaben.
Im vorangehenden wurde bereits auf die weiter zurückreichende spezifisch sizilische Tradition hingewiesen, in welcher dieses Schaffen zu sehen ist. Kein Zweifel freilich kann darüber bestehen, daß auch die Wesenszüge dieser Kunst eingebettet sind in den größeren geschichtlichen Zusammenhang des europäischen Barock-Zeitalters, innerhalb dessen sie gleichsam mit einer Sonderleistung erscheinen. Dies betrifft die allgemeine Tendenz zum Gesamtkunstwerk in dem Sinn eines Zusammenwirkens aller Künste, zu welcher der sizilische Barock seine besonderen Lösungen aufzuweisen hat. Es ist ausdrücklich zu betonen, daß zumal im Verlauf des 18. Jh. in Sizilien der Anteil auch der monumentalen Decken- und Wandmalerei in den Innenräumen sowohl der kirchlichen als auch der Palast-Architektur einen immer steigenden Anteil gewonnen hat.
In Palermo ist der bedeutendste Bau der Jesuiten (die schon 1549 hierher kamen und im Laufe der Zeit insgesamt sechs Niederlassungen in der Stadt hatten), die Kirche der Casa Professa, des Ordenshauses, des Gesù, schon im 16. Jh. begonnen worden. Im Laufe von mehr als 150 Jahren öfter umgebaut und bereichert, ist das Endergebnis ein geradezu überwältigender Reichtum der Ausstattung, der ein Gesamtkunstwerk erstehen ließ, in welchem alle Künste mitwirkten. Die Aktivität und Bedeutung der Jesuiten

zeigt sich in der Größe und Monumentalität ihrer Kollegiengebäude mit zugehöriger Kirche in vielen größeren und selbst kleineren Städten Siziliens; so in Messina (1908 zerstört), Marsala, Trapani, Naro, Sciacca, Alcamo, Caltagirone, Calanissetta, Catania, Noto.
Ein Überblick über die ganz erhebliche Anzahl der kirchlichen Bauten in Sizilien gelangt zu der Feststellung, daß für die großen Kirchen der Orden ebenso wie für die Haupt- und Mutterkirchen vieler, ja der meisten Städte der Typus der dreischiffigen Säulenbasilika mit Querschiff und Vierungskuppel absolut vorherrschend ist. Diese Tatsache hat in erster Linie als das absichtsvolle Bewahren einer bedeutenden Tradition zu gelten, das zugleich angemessen die praktischen Bedingungen größerer Volkskirchen erfüllte, wobei zweifellos von besonderem Einfluß die Tatsache war, daß alle großen Bischofskirchen normannischer Zeit als exempla der Säulenbasilika vor Augen standen. Beispielhaft sei allein Palermo genannt. Säulenbasiliken sind hier außer S. Matteo auch die großen Ordenskirchen der Karmeliter (Chiesa del Carmine), der Dominikaner (S. Domenico), der Filippiner (S. Ignazio Martire all'Olivella) und der Theatiner (S. Giuseppe), welch letztere zweifellos die bedeutendste Lösung darstellt. Es verdient daher Beachtung, daß innerhalb des gleichen Typus ein Spielraum künstlerischer Gestaltung doch bestehen bleibt. Beachtung verdient auch der Versuch, für die Säulenbasilika durch Einführung des Motivs der sog. Serliana, den Wechsel von Säulen mit Architrav und solchen mit Archivolten, eine rhythmische Variante zu gewinnen (Trapani, Jesuitenkirche; Catania, S. Francesco Borgia). Die Bauzeit vieler dieser Kirchen zog sich meist durch Jahrzehnte hin; die Vollendung der Kuppel, auf die man ungern verzichtete, wollte manchmal nicht mehr gelingen. Sich im Stadtbild zu zeigen und zu behaupten war jedoch ein wichtiges Anliegen, für das die mannigfach verschiedene Außengestaltung des Kuppel-Tambours ebenso zeugt wie der farbige Majolika-Schmuck der Kuppeln selbst.
Auch die Kirchen der weiblichen Orden, fast stets einschiffige Saalkirchen mit Westempore über dem Eingang, verzichten nicht auf monumentale Gestaltung verbunden mit reicher Ausstattung, was zumal von den Benediktinerinnen gilt. In Palermo sind wiederum gerade diese Kirchen herausragende Beispiele dieser Eigenschaften: S. Caterina, S. Maria della Pietà und S. Teresa alla Kalsa; in Mazara S. Michele Arcangelo.

Die am meisten auffallende Ausprägung der gesamten kirchlichen Architektur erfährt zweifellos der Außenbau. Zwar war schon von der Kuppel die Rede, doch gilt die stärkste Konzentration der Gestaltung der Fassaden. Es ist nicht leicht möglich, dem Reichtum origineller Lösungen des sizilischen Barock auf diesem Felde gerecht zu werden; denn hier will nicht nur das zeitliche Element einer Entwicklung bedacht werden, sondern auch die individuelle Leistung einiger bedeutender Architekten; im besonderen aber die jeweilige städtebauliche Situation und der Ausdruckswert, der dem weithin wirkenden Antlitz des wichtigsten Gebäudes für das – manchmal nur kleine – Gemeinwesen zukommt.

Eine Skizze wird die auf römischer Erfahrung und Kenntnis beruhenden Fassaden des Giacomo Amato (1643–1732) der Kirchen S. Maria della Pietà und S. Teresa alla Kalsa in Palermo als bedeutende Lösungen nennen müssen. Die Doppelturmfassade der Kirche zu Palma di Montechiaro, Werk des Jesuiten Angelo Italia (1628–1700), hat in Palermo in S. Domenico und S. Ignazio Martire bedeutende weitere Lösungen gefunden, in der Chiesa Madre und der Chiesa del Purgatorio zu Marsala; zu voller Wirkung gelangt sie auch in der Chiesa Madre zu Noto, seit 1844 Bischofskirche, über breiter Freitreppe auch breit sich entfaltend.

In der Nachfolge römischer Erfahrungen wird in all diesen Fassaden von dem System der Säulenordnungen nobler und variierender Gebrauch gemacht. Doch erst im 18. Jh. beginnt man in der Nachfolge von Borromini konkav und konvex gekrümmte Fassaden zu errichten, nunmehr aber in einer Kühnheit erfindungsreicher Kompositionen, die über alles auch in anderen Regionen Verwirklichte hinausgeht (Palermo, S. Anna; die Kirchen in Catania der Architekten G. B. Vaccarini und S. Ittar). Es ist der Südosten Siziliens, wo die meist dreiteilige Fassade in ihrer Mitte turmartig überhöht wird durch den Aufsatz eines Glockengeschosses. Die Steigerung der Wirkung ist in Kirchen wie S. Sebastiano in Acireale, aber auch in den Hauptkirchen kleinerer Städte wie Grammichele und Vittoria evident. Eine weitere Steigerung der Wirkung wird durch die vollplastisch vor die Fassade vortretenden Säulen mit verkröpften Gebälken erreicht und durch eine starke plastische Tiefenstaffelung der Fassade insgesamt, wie derjenigen des Domes von Syrakus. Während aber die Fassade der Kirche im allgemeinen auf eine Straße oder einen Platz ausgerichtet ist, gewinnt sie als

Zielpunkt eines ansteigenden Geländes oder in einer bewußt genutzten Hügellage ein zusätzliches Element der Wirkung. Eine solche meisterhafte Nutzung ist in den Bergstädten des Südostens oftmals erfolgt. Die konvex vorbuchtenden, über hohen Freitreppen in Hanglage sich erhebenden Kirchenfassaden von S. Giorgio in Ragusa und die ähnliche, sich über fünfachsigem Unterbau noch steiler in der Mitte emportürmenden von S. Giorgio in Modica, beide Werke des Rosario Gagliardi, sind Meisterwerke des sizilischen Barock, zu denen auch seine Kirchen in Noto zählen. Doch nicht minder bewunderswert ist die kühne Steilheit der Fassaden in der Höhenlage von S. Giovanni Battista in Monterosso Almo und S. Antonio in Buccheri, um nur diese von manchen anderen zu nennen, denen als bedeutend S. Paolo in Palazzolo Acreide hinzugefügt werden muß.

Im Kirchenbau des Barock wurden außer der dominierenden Form der dreischiffigen Basilika und der einschiffigen Saalkirche eine schwer übersehbare Anzahl von Kirchen zentraler Grundrißform erbaut, wie sie oft als kleinere und mittelgroße Bauten für kirchliche Gemeinschaften geeignet erscheinen mußten. Die erfindungsreiche Fülle der verschiedenen Formen ist erstaunlich. Die Mannigfaltigkeit der Lösungen kann nur mit einigen Hinweisen angedeutet werden. Es gibt ovale Grundrisse, kreisförmige, achteckige, kreuzförmige, solche in Sechspaß-Form sowie verschiedene kombinierende Formen. Auf die Gefahr hin, Gleichwertiges auszulassen, seien wenigstens einzelne, besonders reiche, kombinierende Raumgebilde genannt: S. Francesco Saverio in Palermo (Architekt Angelo Italia); S. Antonio in Ferla (unbekannter Baumeister) und die beiden Kirchen S. Agata und S. Giuliano in Catania, beide Werke des G. B. Vaccarini.

Der umfassende Neubeginn eines Bauens, das zugleich Wiederaufbau war, wird auf eindringliche Weise sichtbar in der Neuanlage ganzer Städte im Südosten Siziliens nach der Erdbebenkatastrophe von 1693. Voraussetzung dafür war ein einheitlicher Wille mit Verfügungsmacht, der in einem feudalen System gegeben war. Zugleich ist in diesen Planungen ein neuzeitliches rationales Element enthalten, das in den vorhandenen Neuanlagen statt der ummauerten Stadt nunmehr das Konzept der offenen Stadt treten läßt und im modernen Sinn städtebauliche Planung ermöglicht. Klassisches Beispiel für diesen Neubeginn war in Palermo die zentrale Platzanlage zweier sich kreuzender Straßenachsen in der Stadtmitte: die Piazza Vigliena, bekannt unter dem Namen der „Quattro Canti", seit 1608 im Bau. Damit war zugleich der Anschluß gewonnen an Ideen und Anlagen, wie sie bereits auf dem Festland bestanden. Die zahlreichen Neuanlagen kleinerer Städte im Südosten Siziliens in der Grundrißgestalt eines Sechsecks (Beispiele: Avola, Grammichele) oder auch in Rasterform (Pachino) mit Aussparung eines zentralen Platzes und einem regelmäßig angelegten Straßennetz sind bedeutende Beispiele einer neuen städtebaulichen Konzeption, bei der meist sogleich auch Hauptkirche und Rathaus in der Stadtmitte vorgesehen waren (Grammichele). Einen besonderen Rang beansprucht die Neuplanung der Stadt Noto mit ihrer Hanglage und dem vorzüglichen System ihrer Straßen, die einerseits ebenerdig parallel geführt, andererseits senkrecht dazu ansteigend eine wirkungsvolle Disposition aller Hauptbauten ermöglichte.

Hauptaufgaben der Baumeister im 17. und vor allem im 18. Jh. waren außer der Errichtung von Kirchen, Klöstern und Konventen die Paläste des Adels und der vornehmen Familien in der Stadt, sodann auch deren Villen außerhalb der Stadt auf eigenem Landbesitz. Der Typus des palazzo, wie er nunmehr vor allem in der Hauptstadt Palermo ausgebildet wurde, hatte seine feststehenden Grundformen: mit der Fassadenfront zur Straße und stattlich betontem Portal, meist mit einem Balkon darüber; das Erdgeschoß unbewohnt, praktischen Zwecken dienend; ein Mezzaningeschoß für Verwaltung, Angestellte und Dienerschaft; darüber der piano nobile als Wohngeschoß. Ferner Ausbildung eines repräsentativen Arkaden-Hofes und eines Treppenhauses. Diese zumal, den Zugang zu den repräsentativen Räumen vermittelnd, erfuhr bedeutende und einfallsreiche architektonische Lösungen, die zudem noch in der Blickachse des Eintretenden lagen. Als besonders bemerkenswert seien drei Treppenhäuser von Palermitaner Palästen herausgehoben: Palazzo Bonagia (Architekt Andrea Giganti, im letzten Krieg 1943 zerstört); Palazzo Cutò (Architekt Giacomo Amato) und Palazzo Gangi. Dieses Treppenhaus ist die besonders geistreiche Konzeption eines unbekannten Architekten, der in der Achse des Hofes zwei getrennte Treppenläufe in mehrfachen, vielfältigen Wendungen diagonaler Führung auf gemeinsame Plattform im piano nobile gelangen läßt.

Größe der Anlage, Ausdehnung imposanter Straßenfronten mit reicher Gliederung der Fensterrahmungen, Varianten in der Gestaltung der Höfe ergeben ein eindrucksvolles Gesamtbild anspruchsvoller Baukultur der Hauptstadt. Doch auch viele andere und nicht nur größere Städte haben ähnlich bedeutende Paläste aufzuweisen. Catania konnte nach der Zerstörung von 1693 in seinem Wiederaufbau am umfassendsten ein neues Gesicht gewinnen, an welchem Sakral- und Profanarchitektur in gleichem Maße beteiligt sind. Aus der Fülle der Bauten lohnt es, die Aufmerksamkeit auf den Neubau der altangesehenen Universität zu lenken, 1730 von G. B. Vaccarini erbaut; ein großer quadratischer Baublock mit quadratischem, doppelgeschossigem Arkadenhof, ist es eine zugleich festliche und sachliche Architektur, mit welcher ein bedeutsamer Typus des Universitätsgebäudes geschaffen wurde, ähnlich, aber doch unterschieden vom Typus des Palastes und des Jesuitenkollegs.

In der Palast-Architektur von Syrakus, Palazzolo Acreide und Noto muß auf die ungemein reiche plastische Form der großen Balkon-Konsolen hingewiesen werden, in deren grotesken figürlichen Motiven volkstümliche Phantasie „zu Worte kommt“, sich dem monumentalen Anspruch der Architektur verbindend – ein charakteristischer Wesenszug des Sizilischen. Im übrigen verdient es besondere Beachtung, daß auch in vielen kleineren Orten der landbesitzende Adel sich Paläste baute, wie etwa in dem hoch gelegenen Polizzi Generosa der Palazzo Carpinello. Städte wie Ragusa, Scicli und Vizzini seien des weiteren beispielhaft genannt unter zahlreichen anderen, zumal gerade hier mehrfach originelle und erstaunliche architektonische Leistungen zu finden sind.

Allein in Palermo aber ergab sich die Notwendigkeit, für die in der Hauptstadt ihre Paläste besitzende Aristokratie die zusätzliche Möglichkeit des Landaufenthalts in den Sommer-Monaten zu schaffen. Der Bau von Villen inmitten eigenen Grundbesitzes in der näheren Umgebung zielte im wesentlichen in zwei Richtungen (wenn man von der Straße nach Monreale absieht): der sog. Piana dei Colli an der Flanke des Monte Pellegrini und in Bagheria. Im ganzen erst um 1700 begann der Bau dieser Villen. Die Anlage besteht aus dem Herrenhaus, dem Casino, das von untergeordneten Nebengebäuden umgeben ist, das Leben auch auf dem Lande mit Angestellten und Dienerschaft anschaulich vor Augen führend. Die Front des Hauses, so verschieden sie auch gestaltet sein mochte, erhielt ihren entscheidenden architektonischen Akzent durch die stets axial angelegte

doppelläufige Freitreppe, die in das allein bewohnte Obergeschoß, den piano nobile, führte. Der Reichtum der Erfindung, der zum Teil schon den Treppenhäusern im Innern der Stadt-Paläste zugute gekommen war, wird hier in der so viel freieren Entfaltung von Außentreppen in immer neuen Varianten zum bestimmenden Motiv des Ganzen gemacht. Der Villenbau in Sizilien, beträchtlich später einsetzend als in den anderen Kunstlandschaften Italiens, zeigt daher entsprechend den gleichzeitigen Formen des späten Barock alle Möglichkeiten kurvierter, komplizierter Grundriß-Gestaltung, die ohne Beispiel ist. Im ganzen darf man von einer bedeutenden künstlerischen Sonderleistung auf sizilischem Boden sprechen.
Gegen Ende des 18. Jh. bietet Sizilien in seiner künstlerischen Entwicklung ein eigentümlich komplexes Bild. Nicht unmittelbar betroffen von den neuen Ideen der Aufklärung und den umwälzenden politischen Ereignissen, wird die kirchliche Bautätigkeit in der Formensprache des Barock fortgesetzt, teilweise bis in das 19. Jh. hinein; und das geschieht, obwohl im zeitlichen Gleichklang mit europäischer Entwicklung die Formensprache des Klassizismus seit bald nach 1760 in bedeutenden Architekten und Bauten auch hier vernehmlich ist. Andererseits geschieht eine Fortsetzung auch großer kirchlicher Bauvorhaben im Rahmen bisheriger Planungen, jedoch in Hinwendung zur neuen klassizistischen Formensprache. Während in anderen Teilen des alten Europa das Ende der bisherigen kirchlichen Bauaufgaben zusammenfällt mit dem Ende des Barock, äußert sich in der andersartigen Verschränkung von Aufgabe und Form in Sizilien die spezifisch kontradiktorische geschichtliche Situation des Landes. Hinweise auf einige konkrete Tatsachen mögen dies erhellen.
Größe und Vornehmheit einiger Klosteranlagen der Benediktiner sind zugleich Hinweis auf die überwiegend aristokratische Herkunft und Zusammensetzung sowie die reichen Mittel des angesehenen Ordens. Während im siebenten Jahrzehnt des 18. Jh. die Jesuiten des Landes verwiesen werden, sind zwei der umfangreichsten und traditionsreichsten Klosteranlagen der Benediktiner in Sizilien mitten in Bautätigkeit begriffen. S. Martino delle Scale bei Palermo beginnt bald nach 1760 mit der Neuerrichtung wesentlicher Teile des Klosterkomplexes nach den weit ausgreifenden Plänen von Venanzio Marvuglia in frühklassizistischen Stilformen.
Der riesige Bau der Benediktinerabtei S. Nicolò zu Catania, einer der

größten in Europa, nach dem Etna-Ausbruch von 1669 und dem Erdbeben von 1693 in Neuplanung und durch mehr als ein Jahrhundert in gewaltigem Maßstab fortgesetzt, mußte trotz reicher Mittel und langer Bauzeit unvollendet bleiben, zumal mit dem Ende des Jahrhunderts ein historischer Zeitpunkt überschritten war, der das geistige Klima verändert hatte. Beide bedeutenden Baukomplexe sind überdies mit großartigen Treppenhäusern versehen; in Catania erst um 1794, in klassizistischen Formen gleichsam die barocke Tradition fortsetzend. Damit wird der für Sizilien typische Tatbestand deutlich, daß historische Strukturen des Barock in ein neues Zeitalter hineingezogen, in ihm noch fortgesetzt werden, daß sie aber zugleich als von der Entwicklung der Zeit gleichsam überholt erscheinen.

Vollends manifestiert sich ein neues Zeitalter in einer neuen Bauaufgabe ebenso wie in ihrem Auftraggeber. Es ist das in den Jahren 1746–72 nunmehr im Auftrag König Karls III. errichtete riesige und zugleich noble „Armenhaus", der „Albergo dei Poveri" zu Palermo. Eine soziale Maßnahme und neue Bauaufgabe, die sich in ihrer Durchführung auf bezeichnende Weise „noch" als stark geprägt erweist durch die beiden für das 18. Jh. charakteristischen architektonischen Leitmotive „Palast" und „Kloster", fast gleichzeitig geplant mit weiteren solchen Bauten in anderen Regionen, zumal dem in Neapel von demselben Auftraggeber ins Werk gesetzten.

Im übrigen ist Sizilien in der Architektur des Klassizismus vor allem mit dem vielseitigen Lebenswerk des Architekten Venanzio Marvuglia auf bedeutende Weise repräsentiert. An der architektonischen Gestaltung des 1785 neu gegründeten Botanischen Gartens in Palermo ist er gemeinsam tätig mit dem Franzosen Léon Dufourny. Dieser errichtete das monumentale Eingangstor, bei dem die Aufnahme der griechischen dorischen Ordnung erstmals in Sizilien mit programmatischer Klarheit verwirklicht wurde, wie sie erst im späten 18. Jh. seit der Wiederentdeckung der griechischen Tempel in Sizilien und Süditalien in ganz Europa Tatsache wurde.

Von 1799 bis 1815 wurde Palermo noch einmal für kurze Zeit Residenz durch das Exil des Neapler Königshofes. Ferdinand IV. war im Dezember 1798 mit seiner Familie vor den politischen Unruhen und der Besetzung durch die Franzosen nach Sizilien geflohen. Durch den Architekten

G. V. Marvuglia ließ er außerhalb von Palermo im Bereich der Sommervillen des sizilischen Adels auf der Landseite des Monte Pellegrino die „Palazzina Cinese“ erbauen inmitten des weiten „Parco della Favorita“ sowie ferner das Jagdschloß Ficuzza in einem höher gelegenen Waldgebiet gleichen Namens, beides Bauten von charaktervoller Originalität. Erwähnt sei auch die älteren vorhandenen Bauten hinzugefügte Sommer-Residenz am Meer von Sólanto in Form eines zweigeschossigen Palastes in streng klassizistischen Formen.
Ein weiteres Dokument dieses Exils betrifft Sir John Acton, den Admiral und Staatsmann, Minister Ferdinands IV. in Neapel seit 1778. Er starb 1811 in Palermo, wo ihm in der Kirche S. Ninfa ein Epitaph errichtet wurde. Seit 1804 lebte er im Ruhestand als „Duca di Modica“ mit weitem Besitz. Ähnlich hatte auch der Admiral Lord Nelson, der Sieger von Trafalgar, den Titel eines „Duca di Bronte“ erhalten für seine umfassende politische Hilfe. Sizilien wurde weder von der Französischen Revolution noch von einer französischen Besetzung erreicht. Im Gefolge der Restauration kehrte Ferdinand aus seinem sizilischen Exil nach Neapel zurück und nahm 1815 den Titel eines Königs beider Sizilien an. 1860 erfolgte die Landung von Garibaldi und seiner Freischar in Marsala mit dem anschließenden Sieg bei Calatafimi, der das Ende der Bourbonen-Herrschaft einleitete und den Anschluß Siziliens an das Königreich Italien zur Folge hatte.
Für das 19. Jh. als das sogen. Zeitalter des Historismus in der Architektur muß das Teatro Massimo zu Palermo, Hauptwerk des Architekten G. B. Basile und seines Sohnes Ernesto, errichtet in den Jahren 1875 bis 1897, als ein auch im europäischen Vergleich Achtung gebietender Bau gewürdigt werden.
Den architektonischen und dekorativen Leistungen des „Jugendstils“ um 1900, des „Art Nouveau“ oder „Stile Liberty“, wird neuerdings mit Recht zunehmende Aufmerksamkeit gewidmet, zumal in Palermo beachtliche Bauten und Beispiele sich finden.
Erwähnung verdient in jüngster Zeit der erstaunliche und mutige Versuch, nach den schweren Zerstörungen mehrerer kleiner west-sizilischer Städte in der Valle del Belice durch das Erdbeben von 1968 einen von jeder Tradition unbeeinflußten, unbelasteten Neuaufbau der Stadt Gibellina an neuer Stelle zu verwirklichen. Dabei wurden neuzeitlich genormte und gereihte

Klein-Häuser verbunden mit gezielter Abwechslung; verschiedenartige Platzgestaltungen erhielten ungegenständlich-räumliche Skulpturen mehrerer lebender Bildhauer unter besonderer Beteiligung von Pietro Consagra (geboren 1920).

BILDTEIL

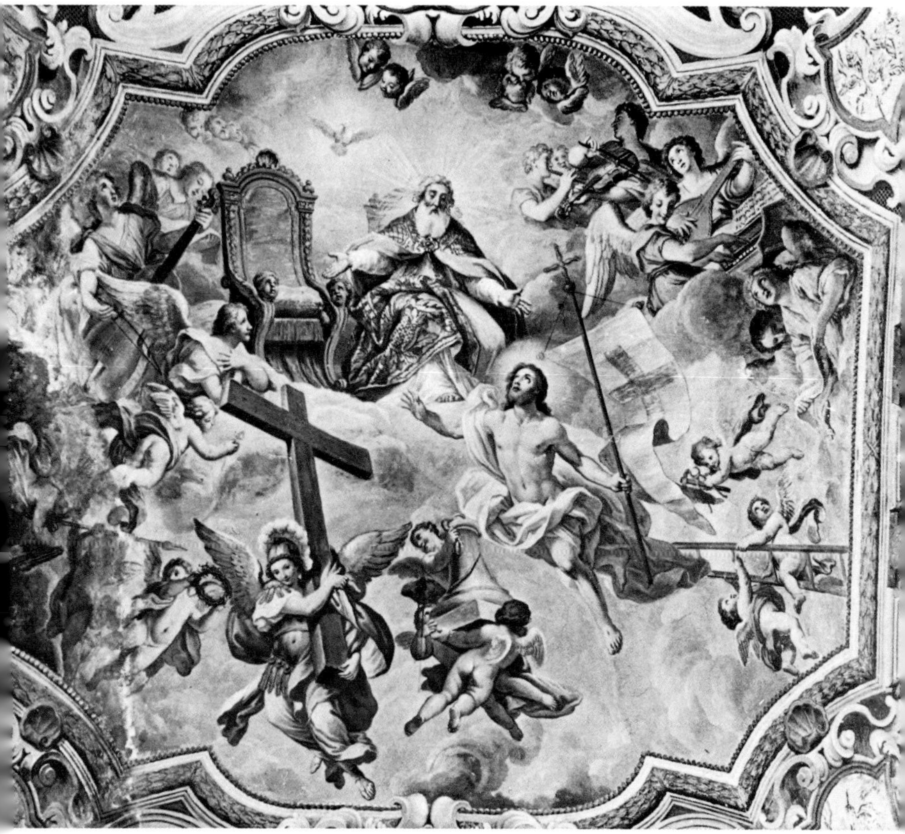

1 Acireale. S. Sebastiano: Hl. Dreifaltigkeit. Deckenfresko

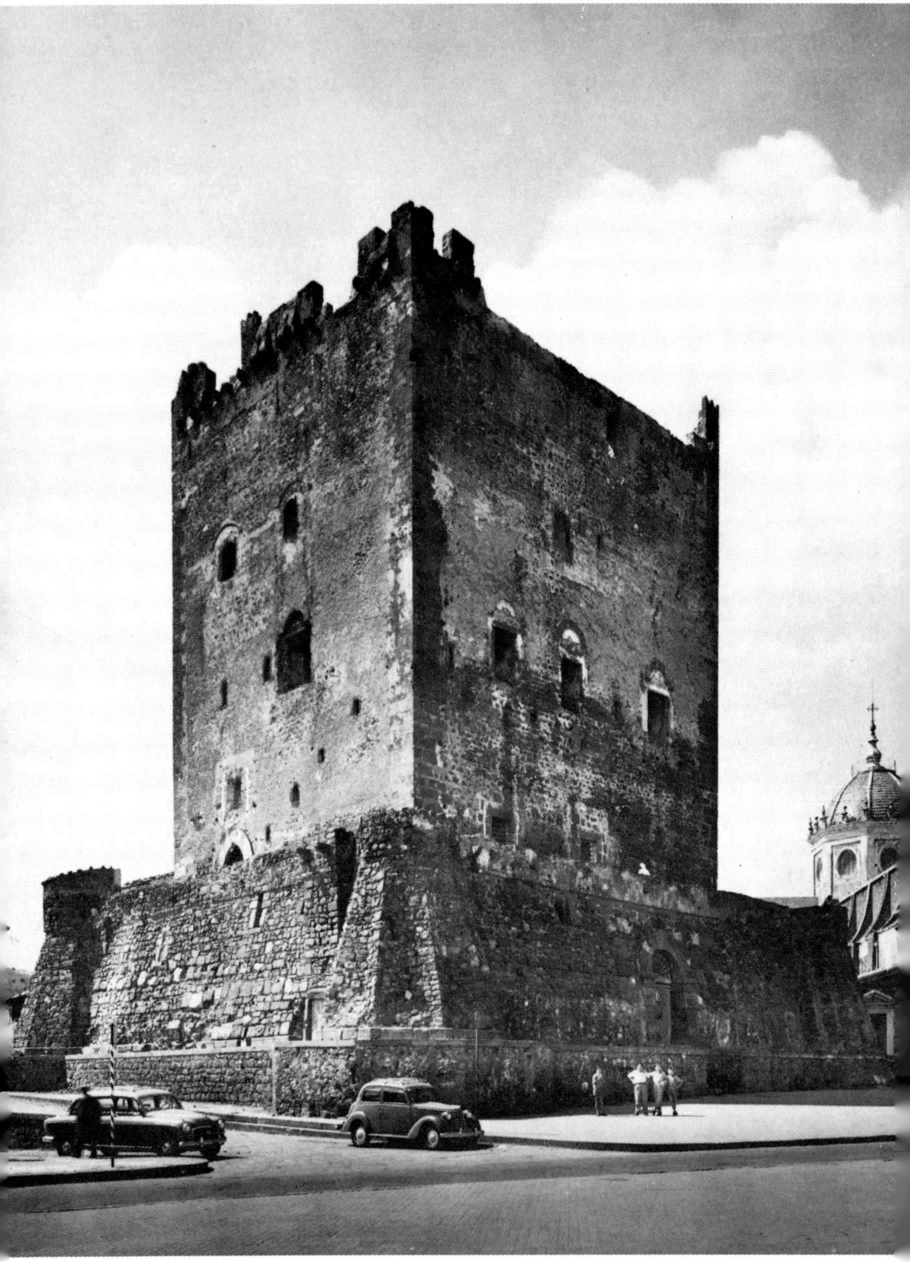

2 Adrano. Normannisches Kastell

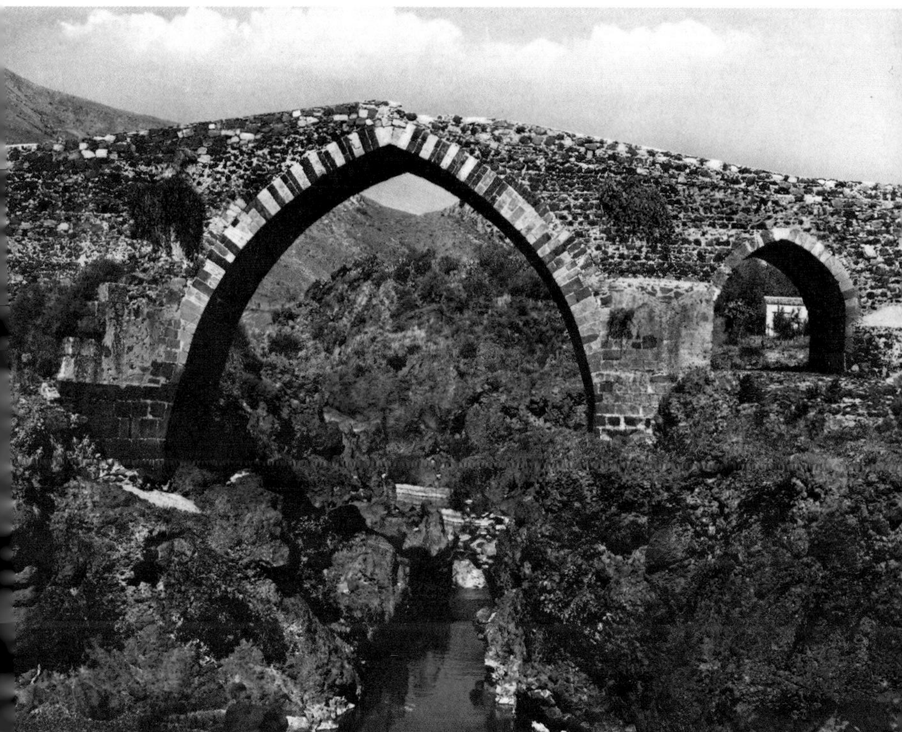

3 Adrano. Mittelalterliche Brücke

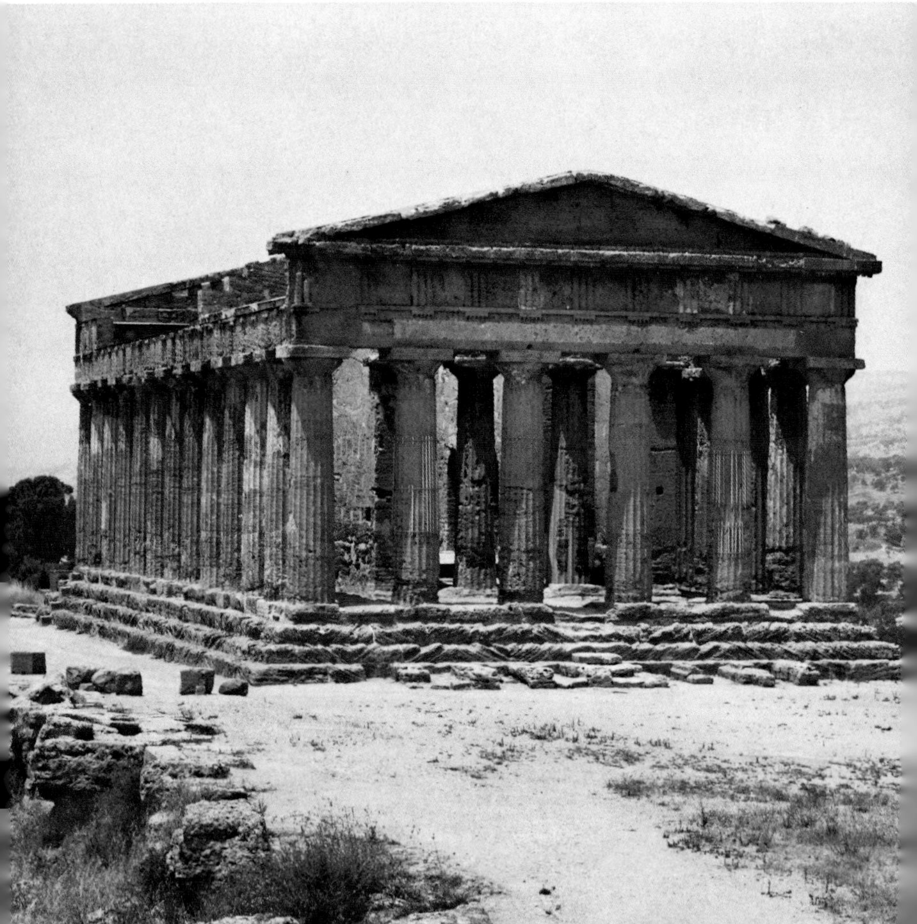

4 Agrigent Tempel der Concordia

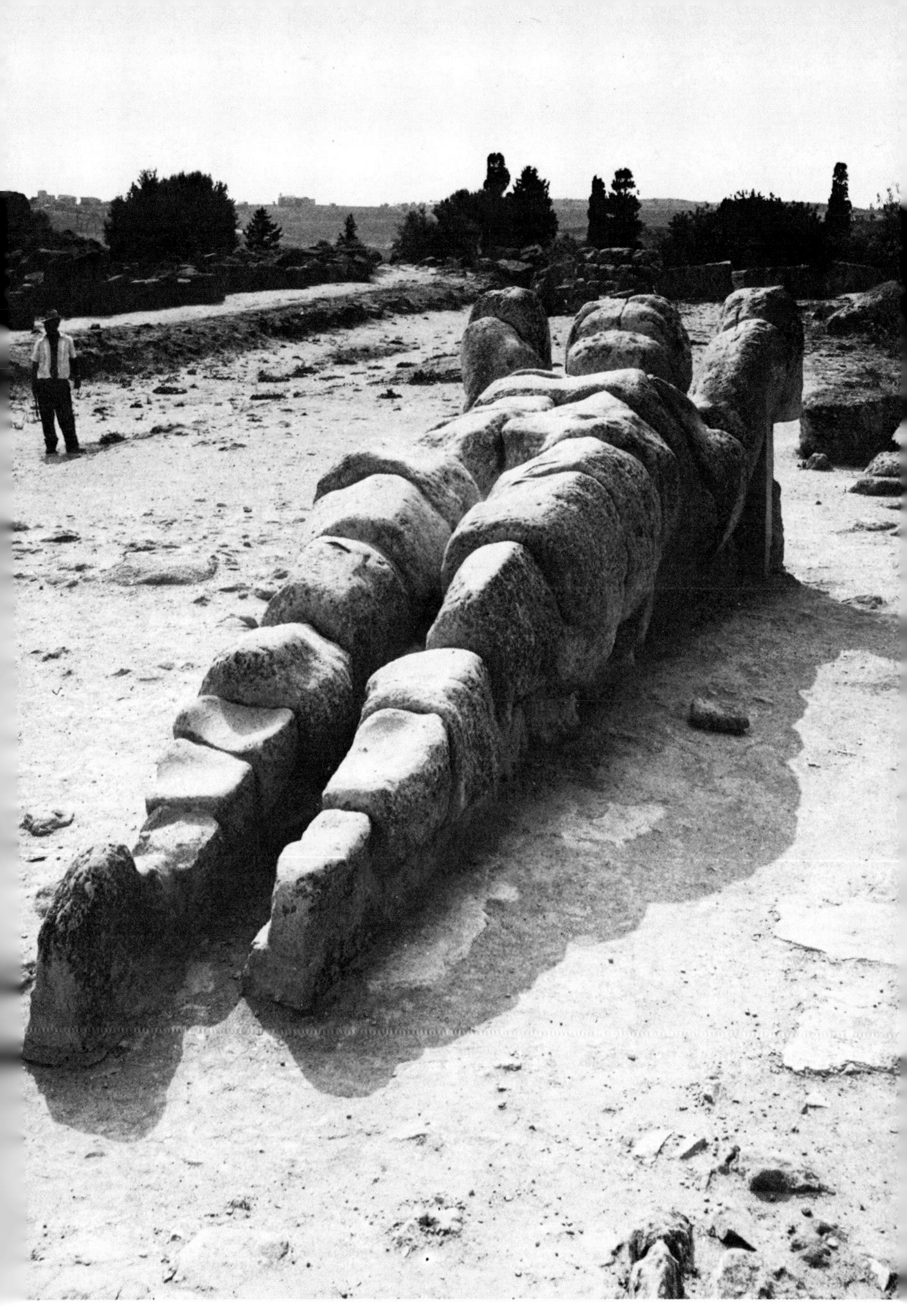

5 Agrigent. Atlanten-Figur vom Zeus-Tempel

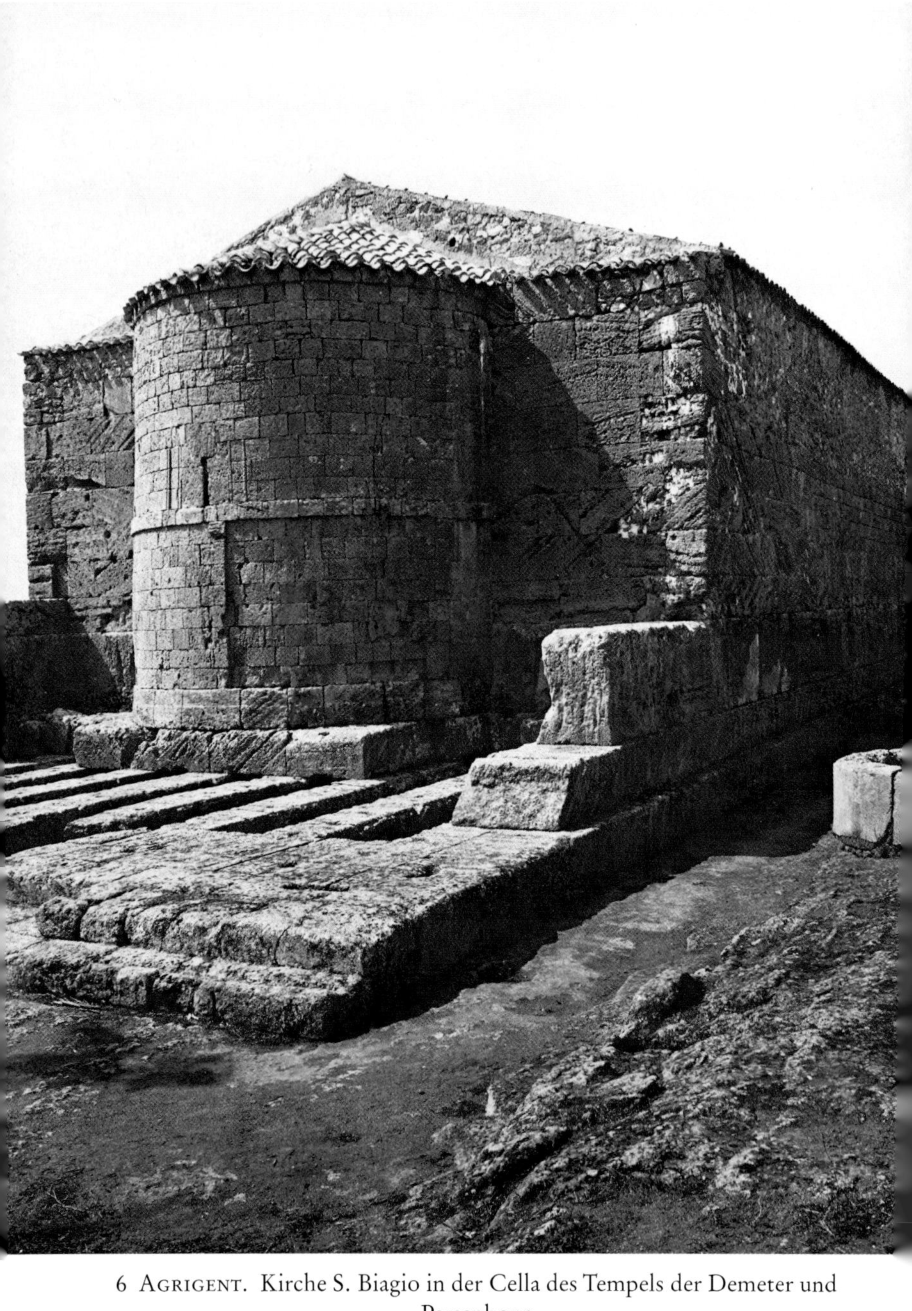

6 Agrigent. Kirche S. Biagio in der Cella des Tempels der Demeter und Persephone

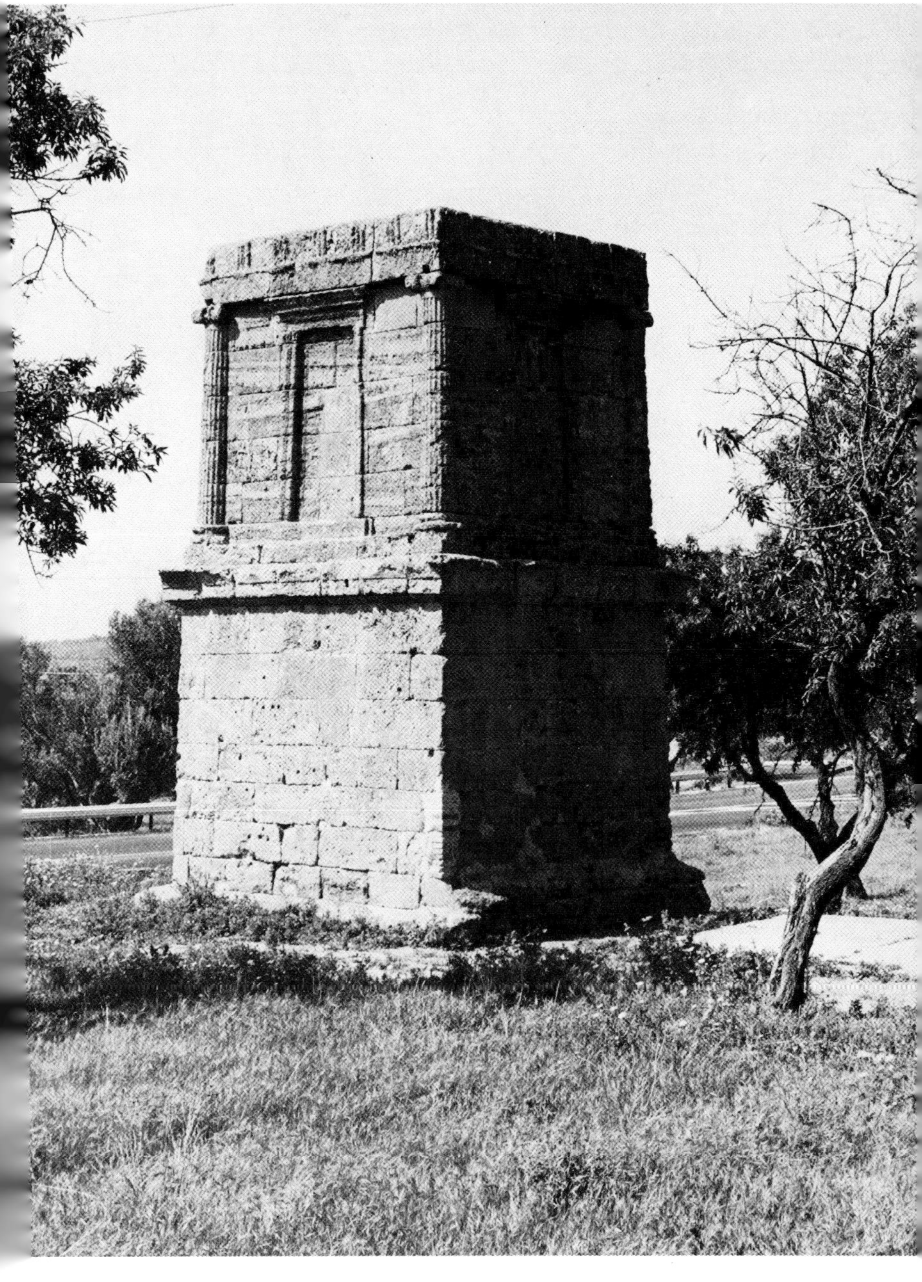

7 Agrigent. Sog. Grabmal des Theron

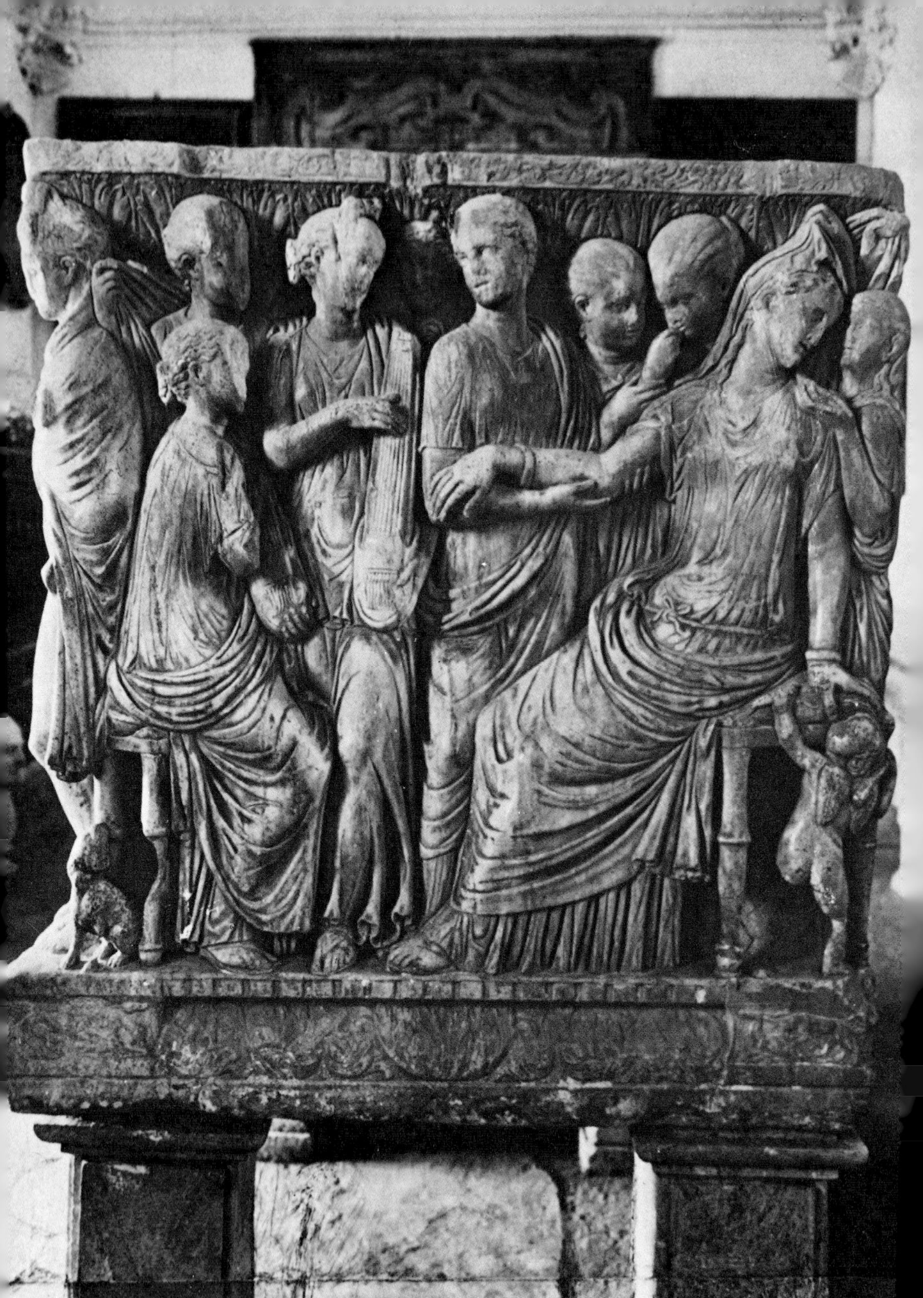

8 Agrigent. Griechischer Sarkophag mit Geschichte der Phaidra

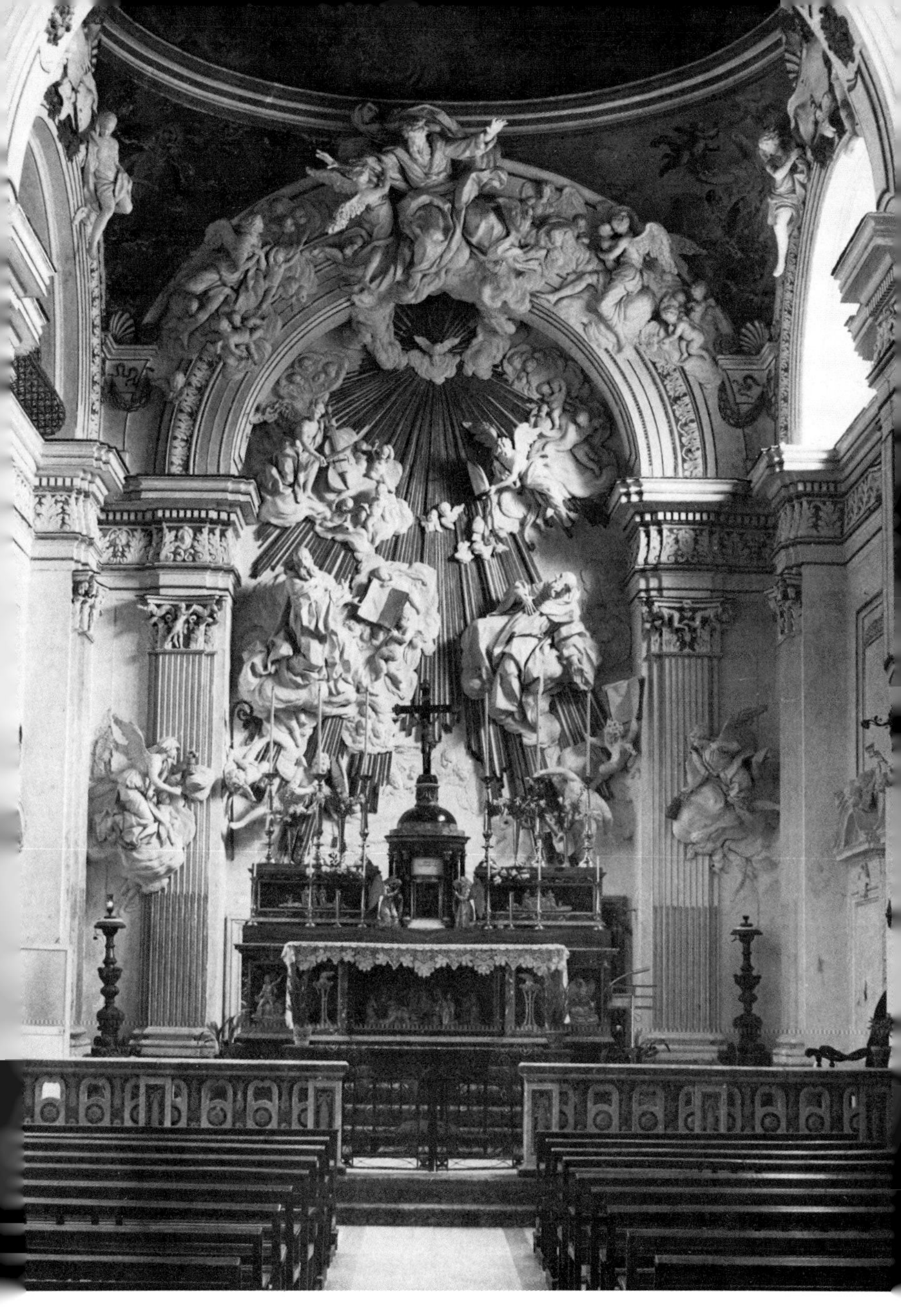

9 Agrigent. S. Spirito. Altarraum: Ausgießung des Hl. Geistes

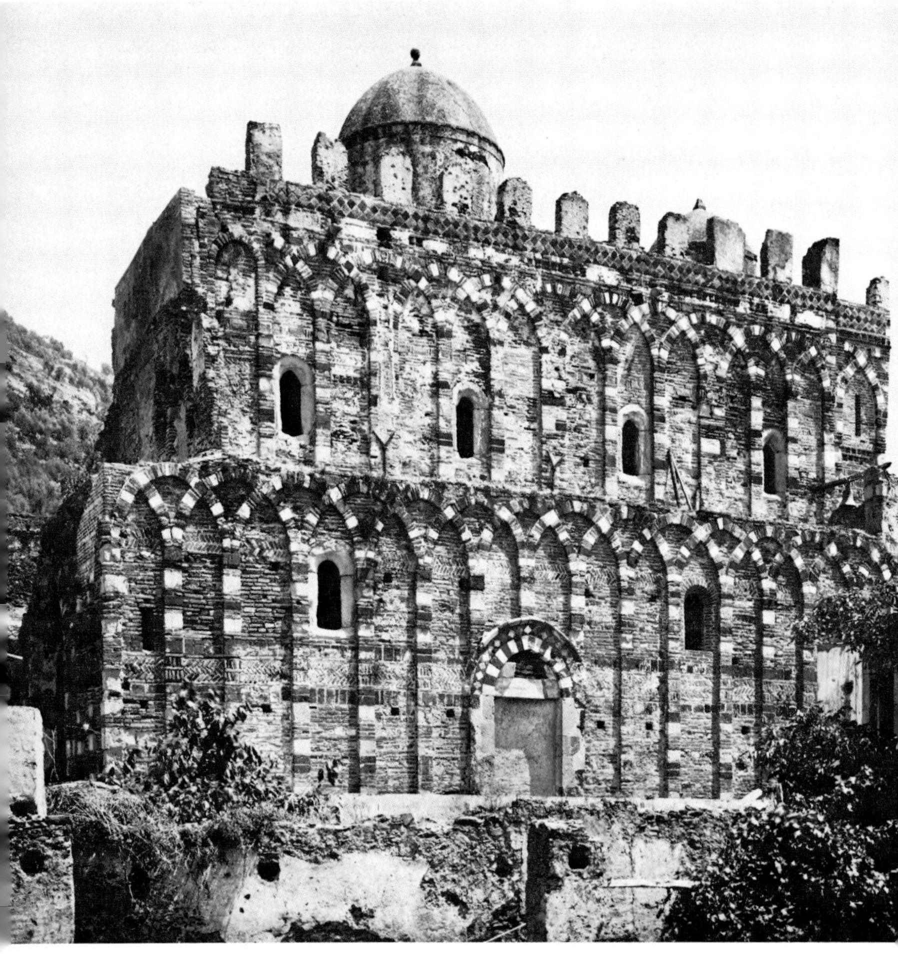

10 Agrò (im Tal des Flusses). Ehem. Basilianerkirche: Südseite

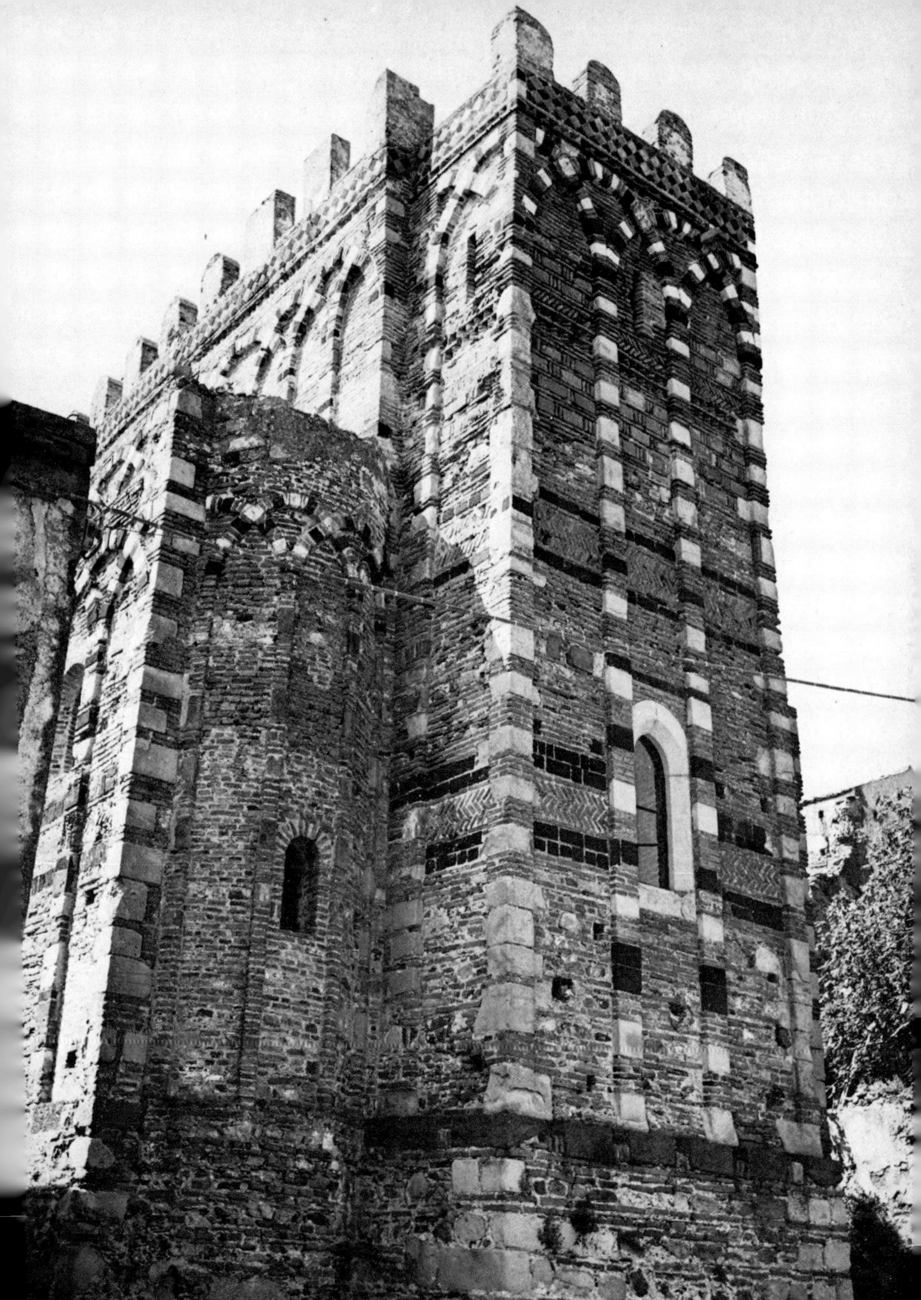

11 Agrò (im Tal des Flusses). Ehem. Basilianerkirche: Apsiden

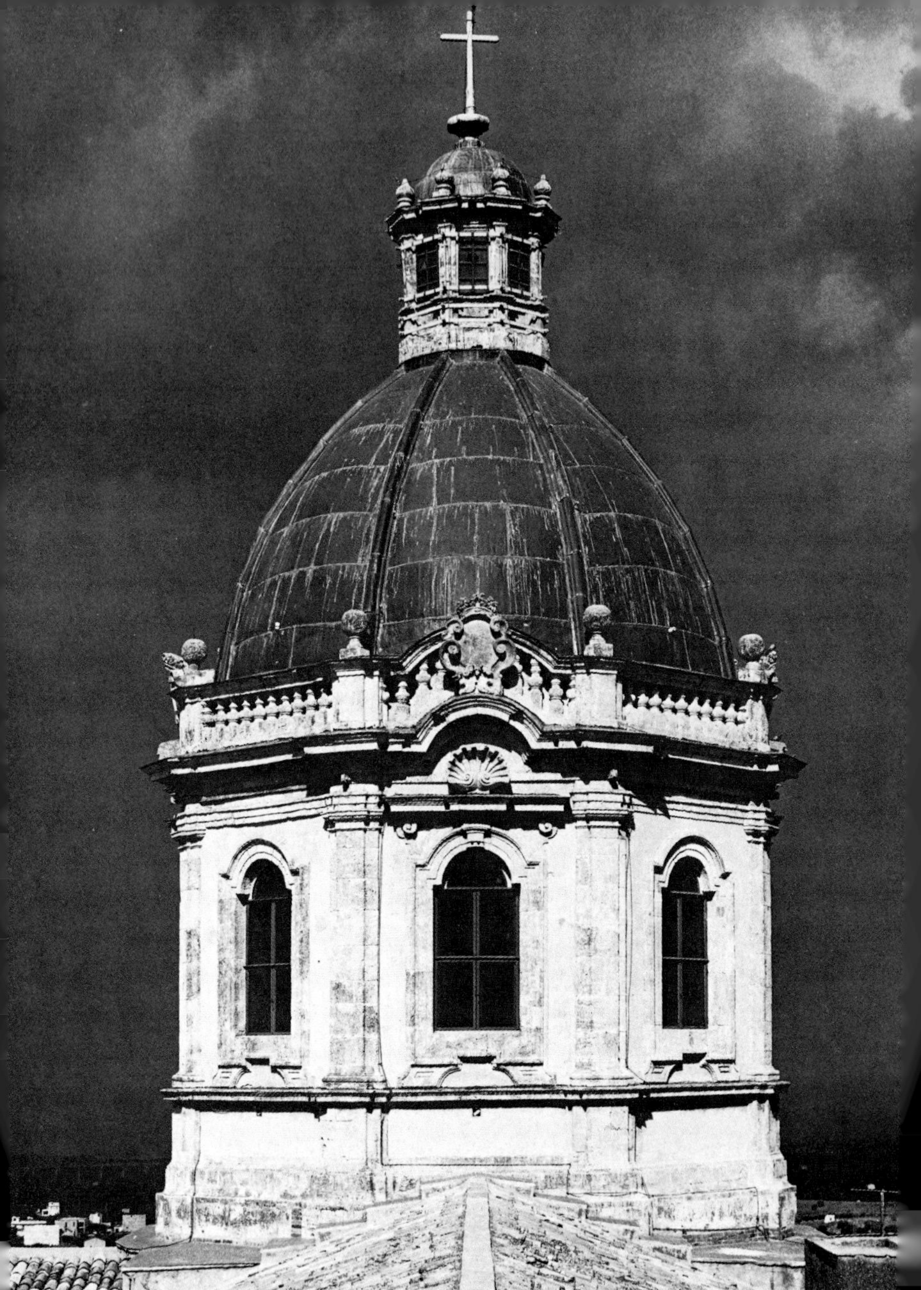

12 Alcamo. S. Maria Assunta (Chiesa Madre): Vierungskuppel

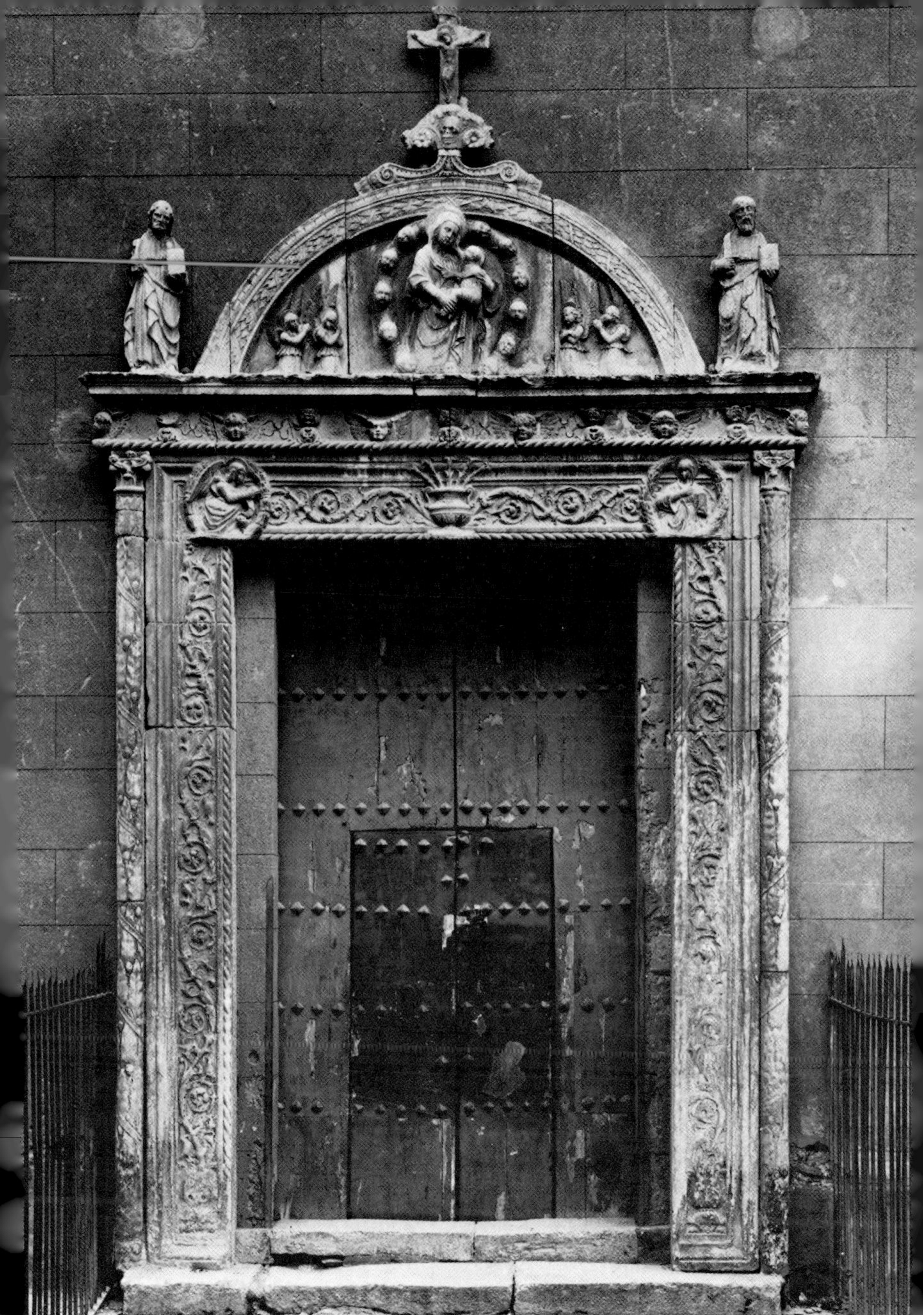

13 Alcamo. S. Maria Assunta (Chiesa Madre): Seitenportal, 1499

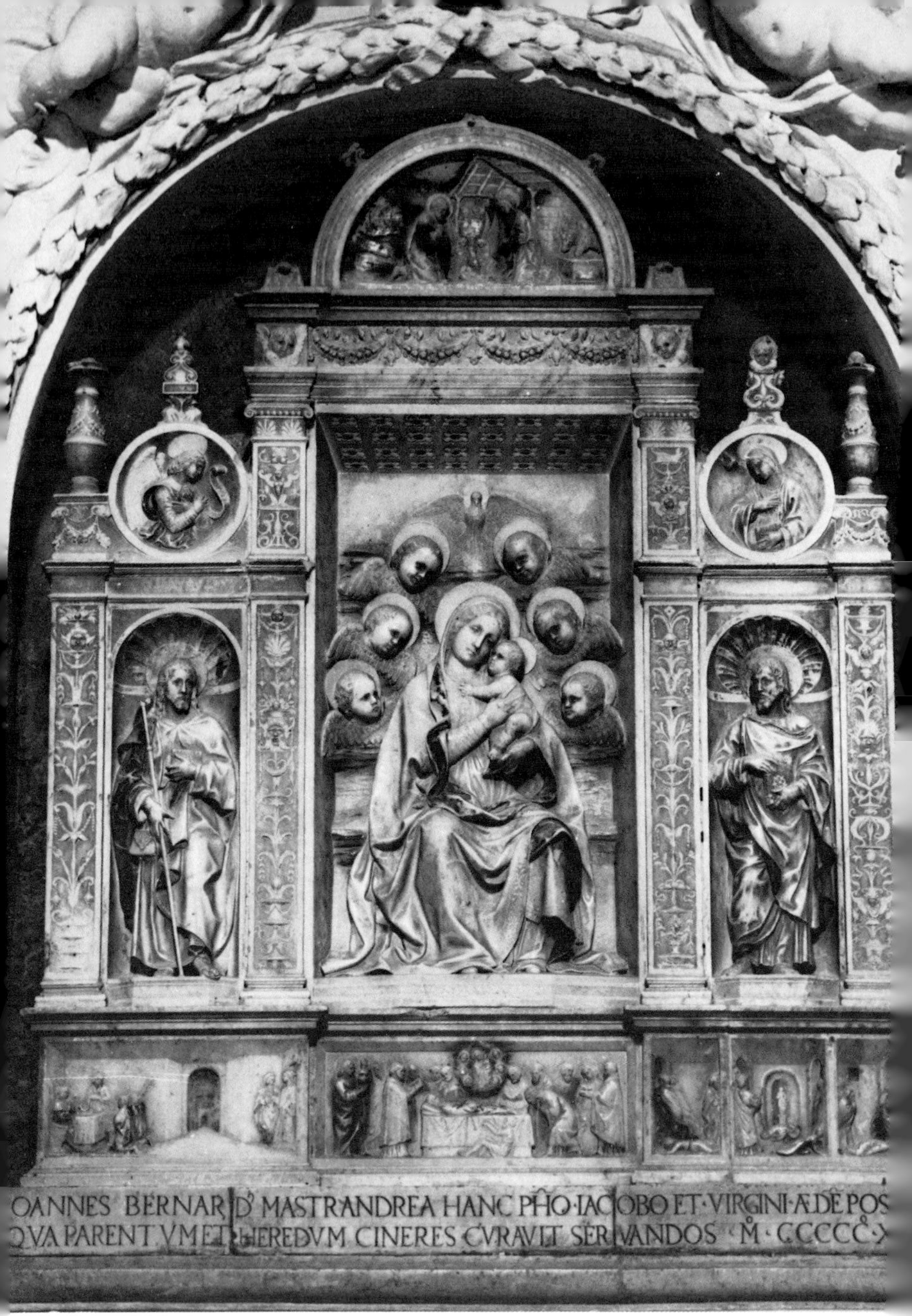
OANNES BERNAR D^S MASTRANDREA HANC PHO·IACOBO ET·VIRGINI·AEDE POS
QVA PARENTVMET HEREDVM CINERES CVRAVIT SER VANDOS M·CCCCC·X

14 Alcamo. S. Maria Assunta (Chiesa Madre): Altarretabel von Antonello Gagini

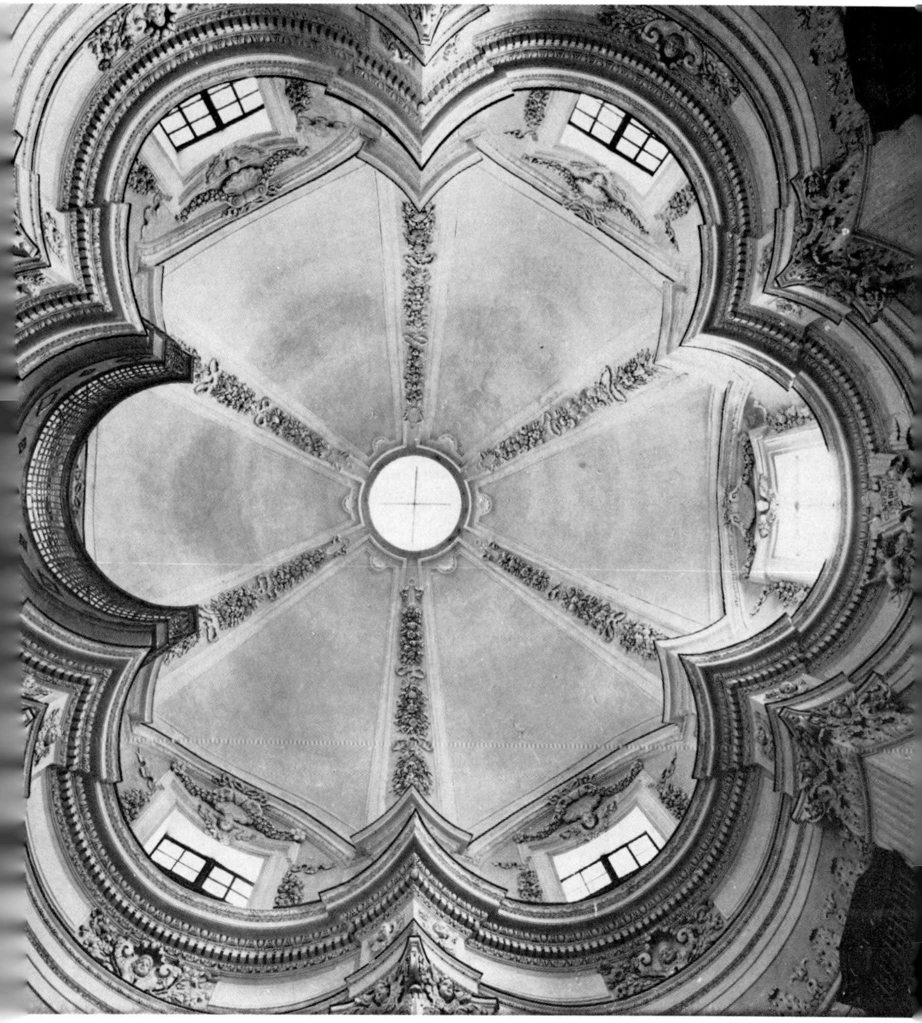

15 Alcamo. S. Chiara: Kuppelraum der Kirche

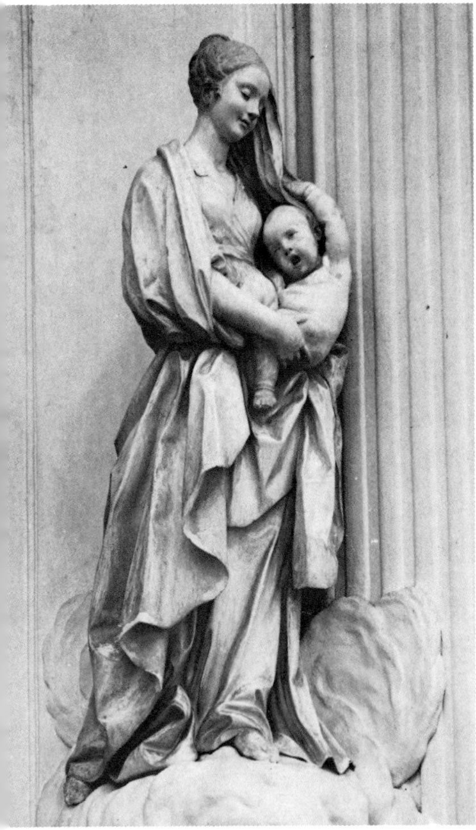

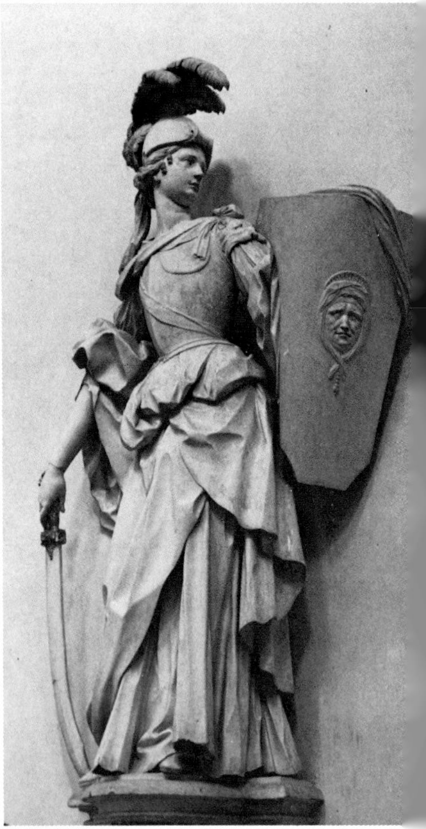

16a Alcamo. S. Chiara: „Caritas“ von Giacomo Serpotta
16b Alcamo. S. Francesco di Paola: „Fortitudo“ von Giacomo Serpotta

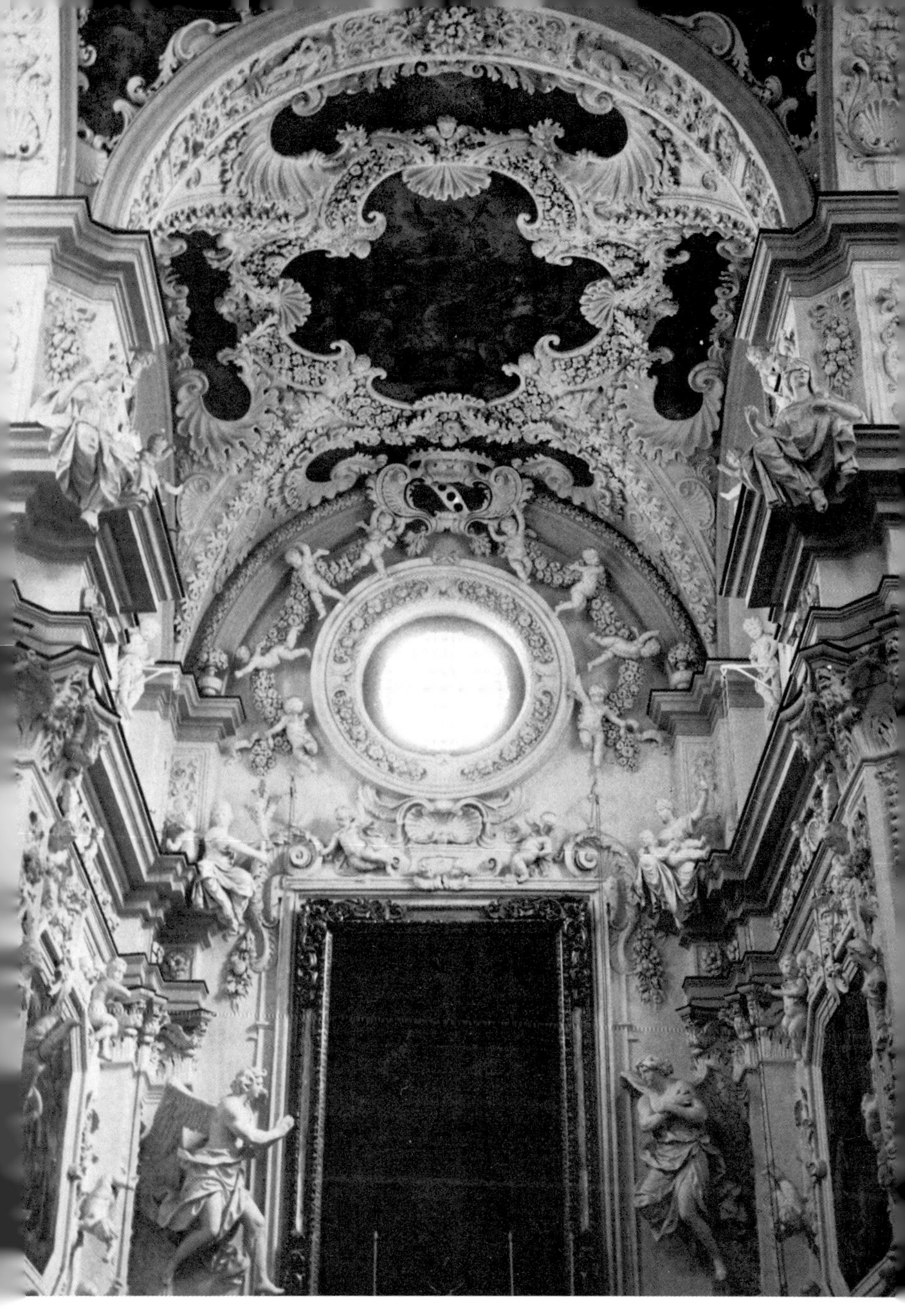

17 Alcamo. S. Paolo: Inneres gegen den Hochaltar

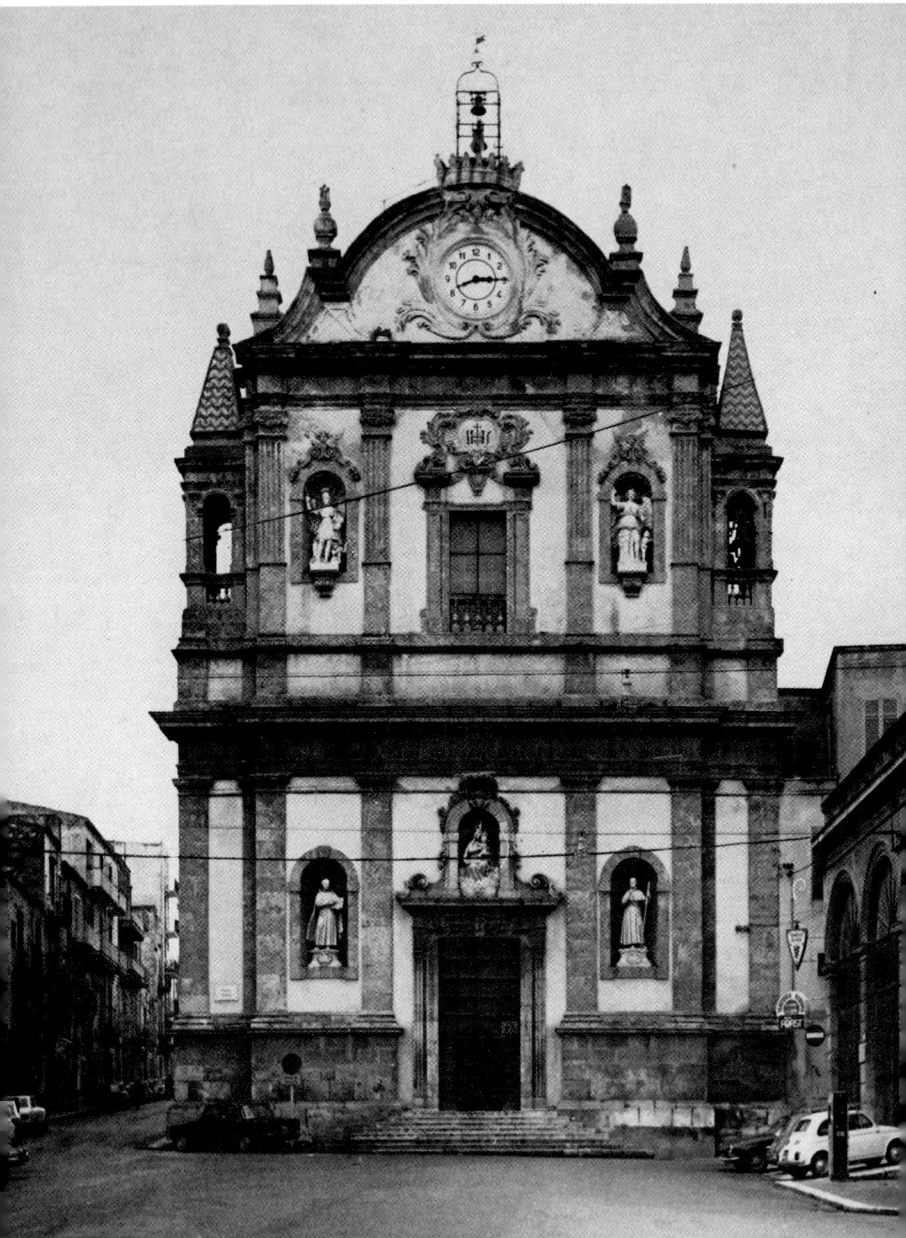

18 ALCAMO. Chiesa del Collegio: Fassade

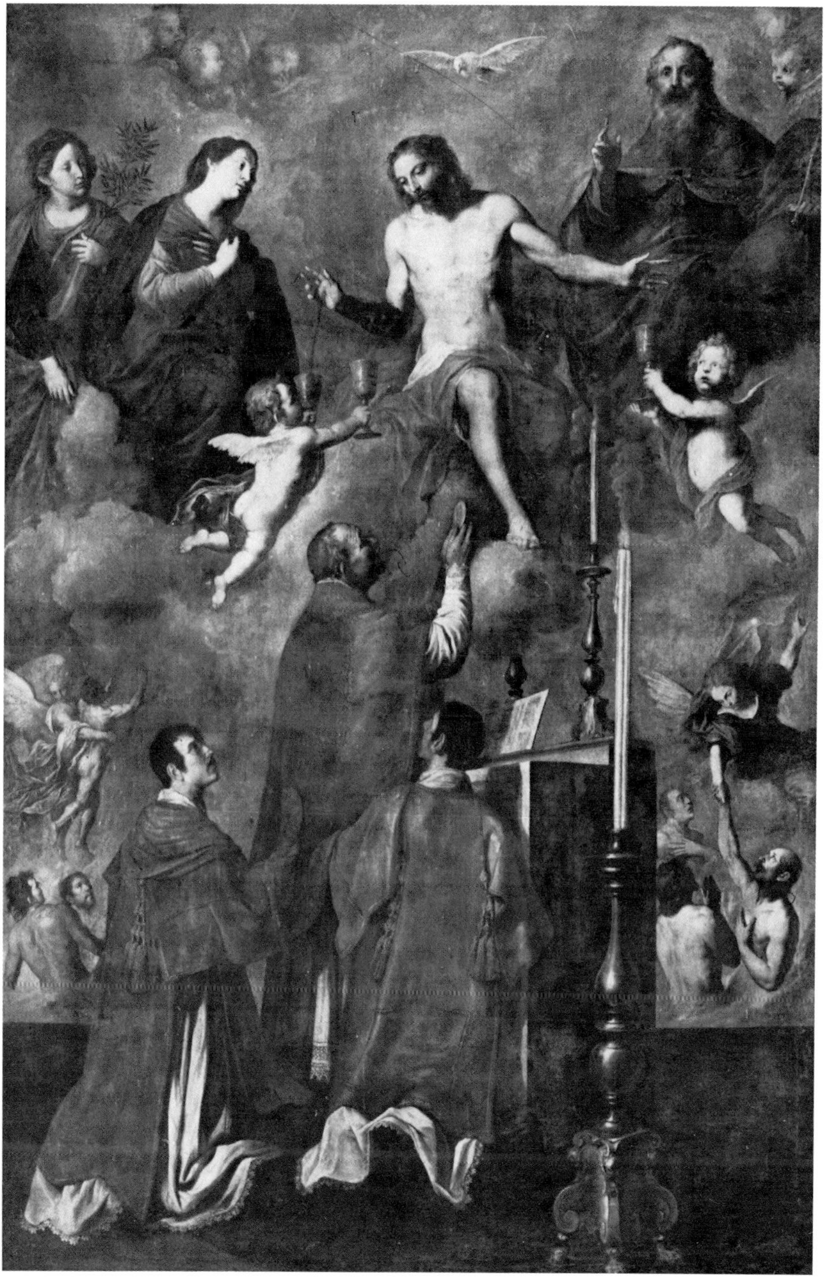

19 ALCAMO. S. Oliva: Altarbild von Pietro Novelli: Fürbitt-Messe für die Seelen im Fegefeuer

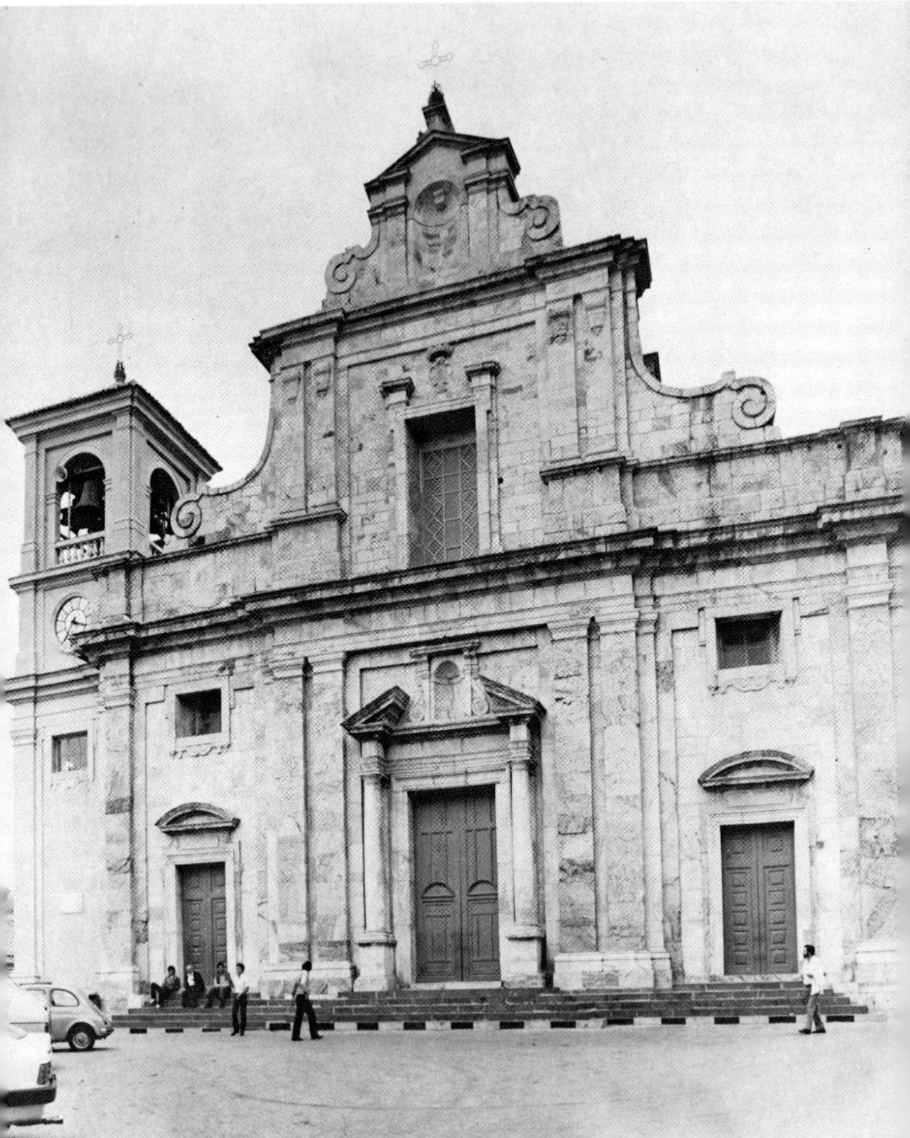

20 Alì Superiore. S. Agata (Chiesa Madre): Fassade

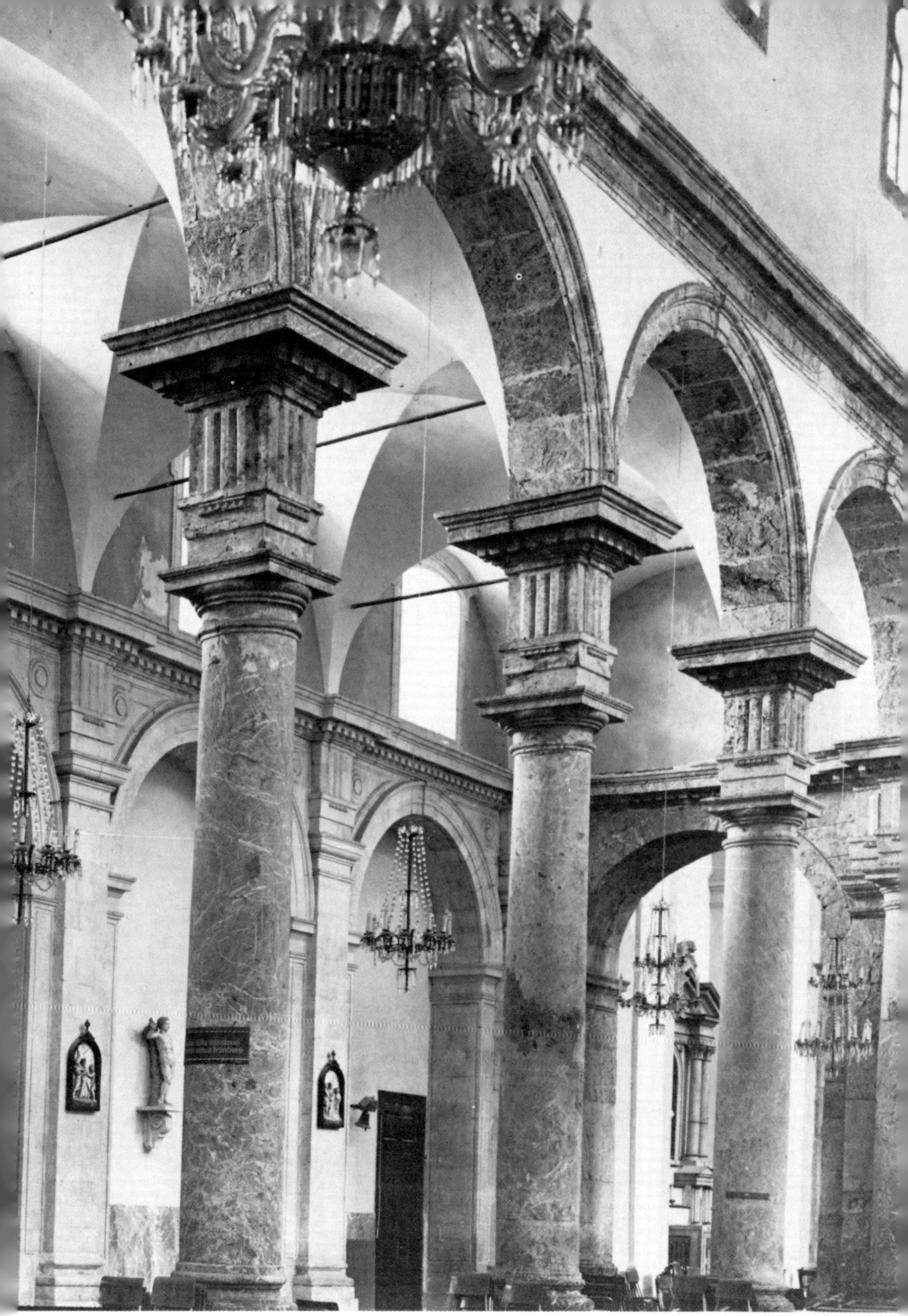

21 Alì Superiore. S. Agata (Chiesa Madre): Inneres

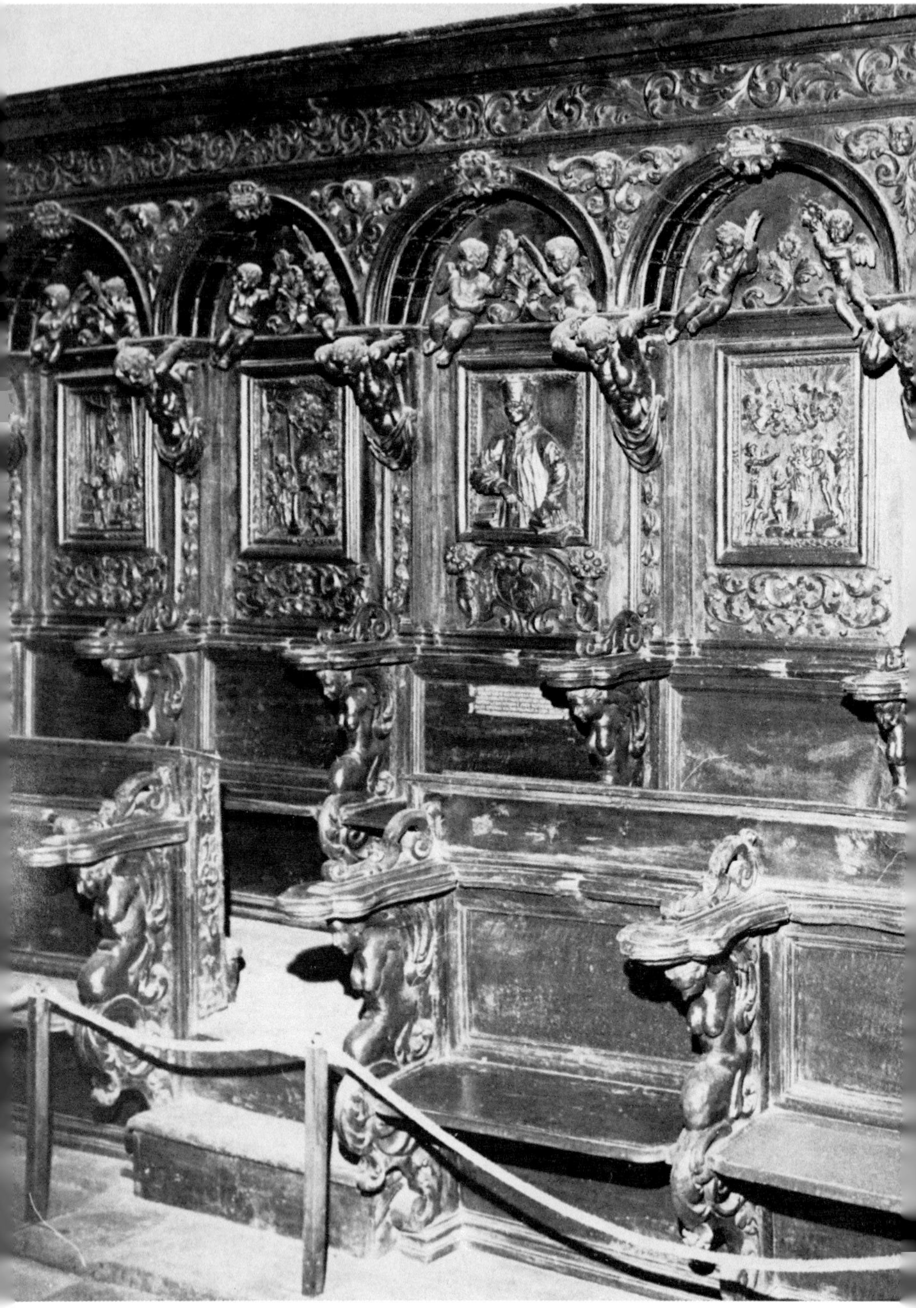

22 Alì Superiore. S. Agata (Chiesa Madre): Chorgestühl

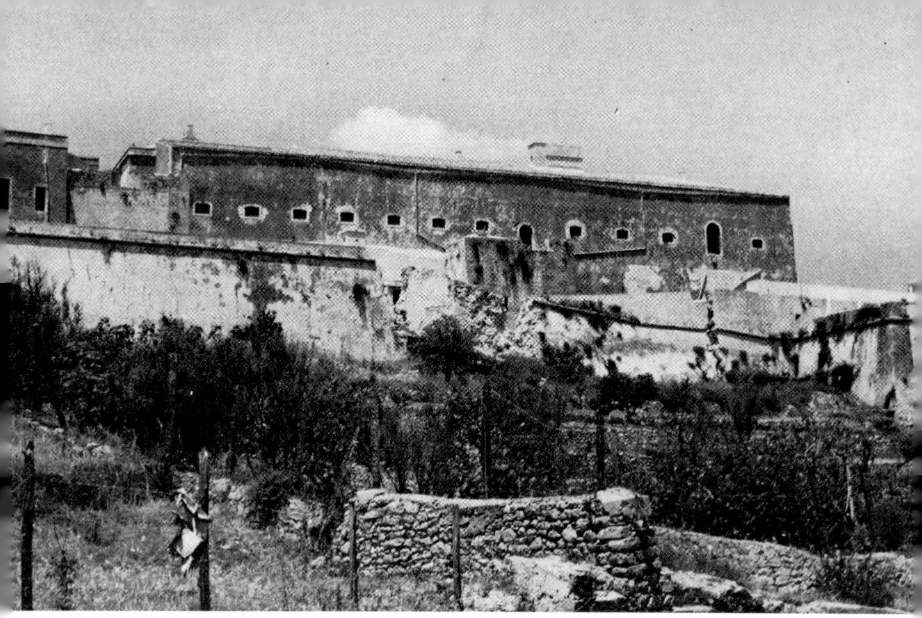

23a Augusta. Staufisches Kastell: Festungsanlage des 17. und 18. Jh., vom Meer aus

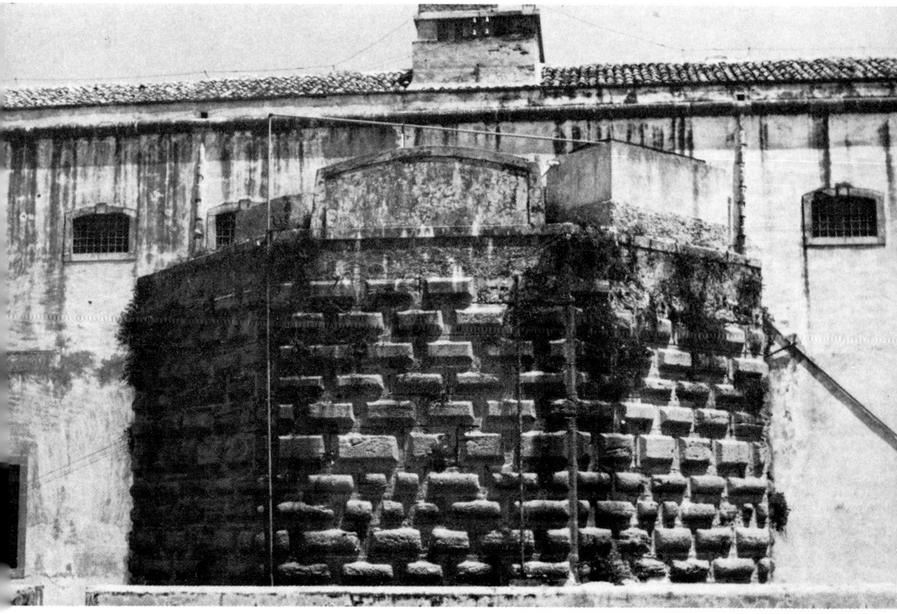

23b Augusta. Staufisches Kastell: Polygonturm einer Seitenmitte

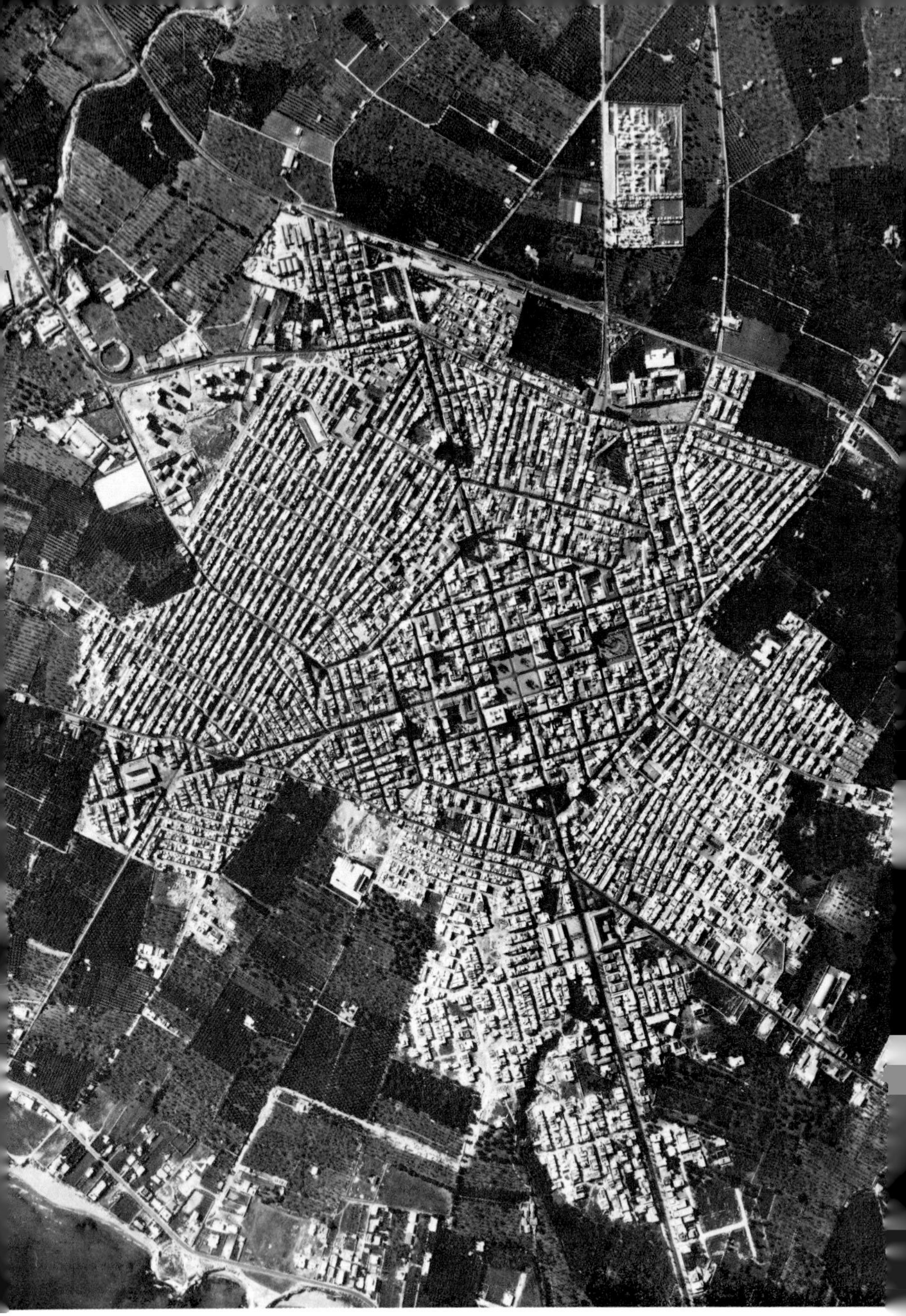

24 Avola. Luftaufnahme der Stadt

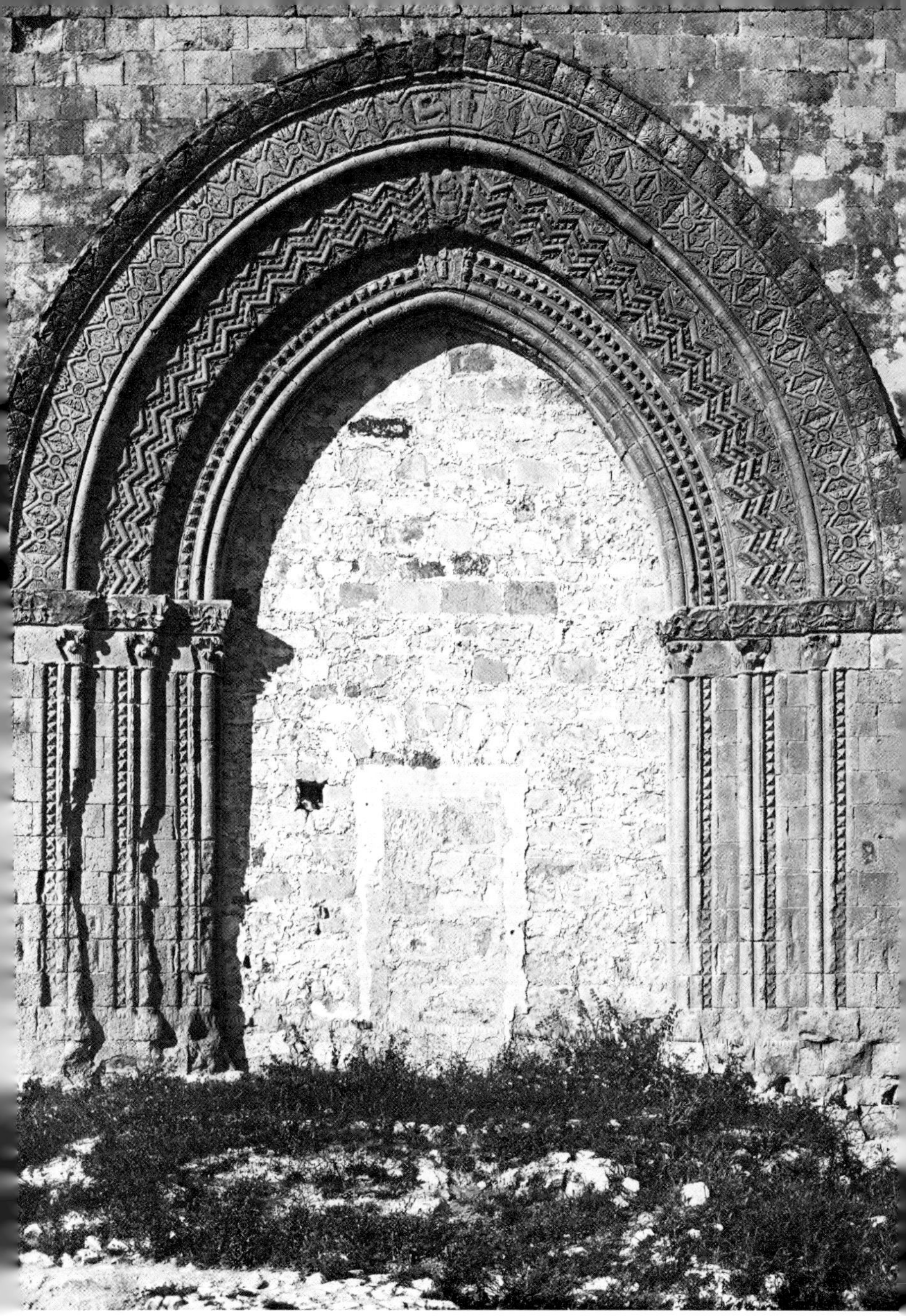

25 Bivona. Chiesa Madre: Portal

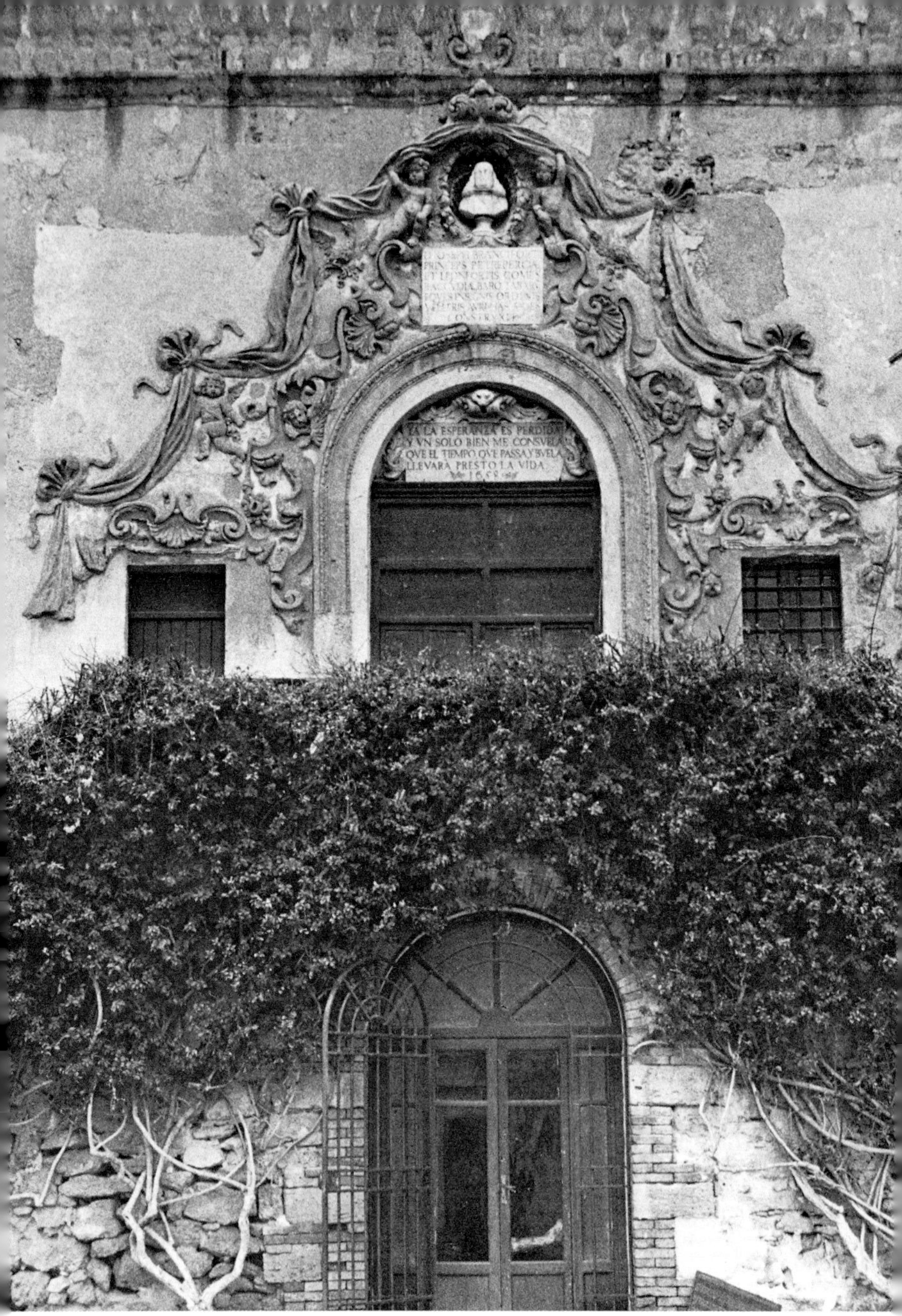

26 Bagheria, Villa Butera: Mitte der Hoffront

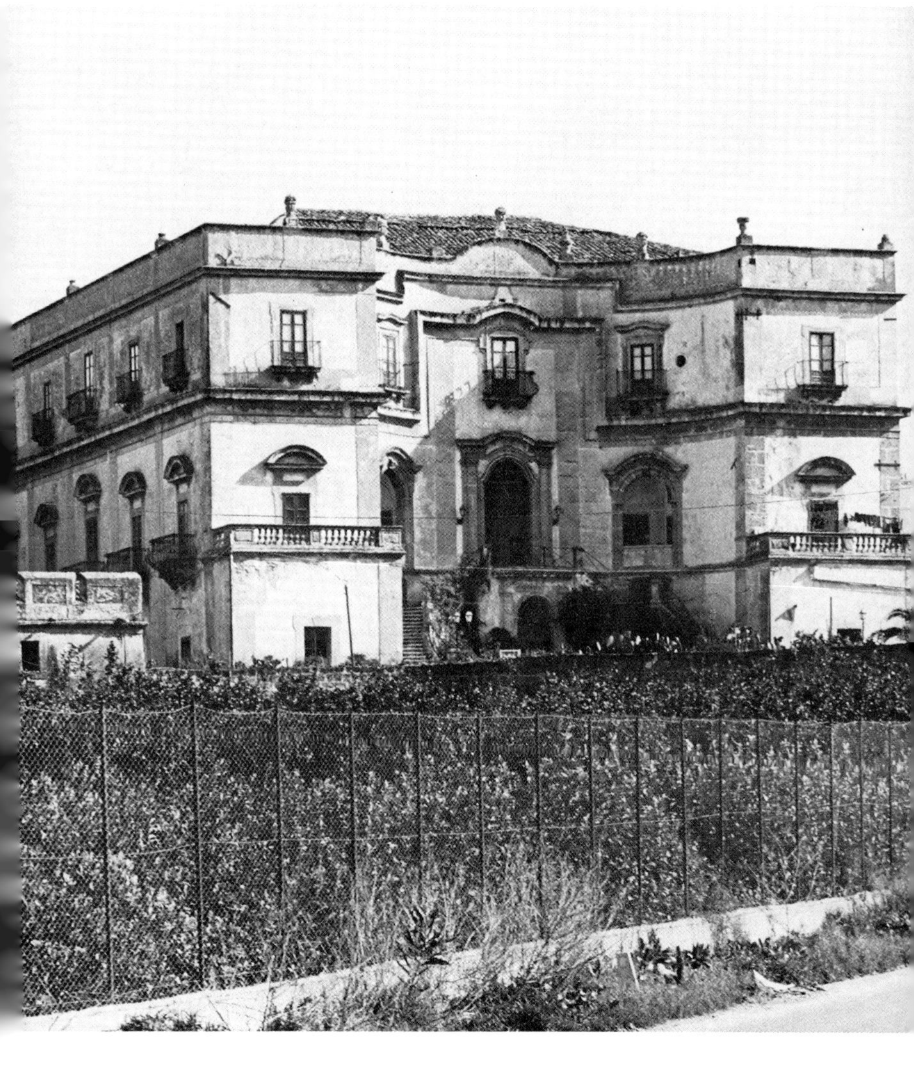

27 Bagheria. Villa Cattolica: Eingangsseite

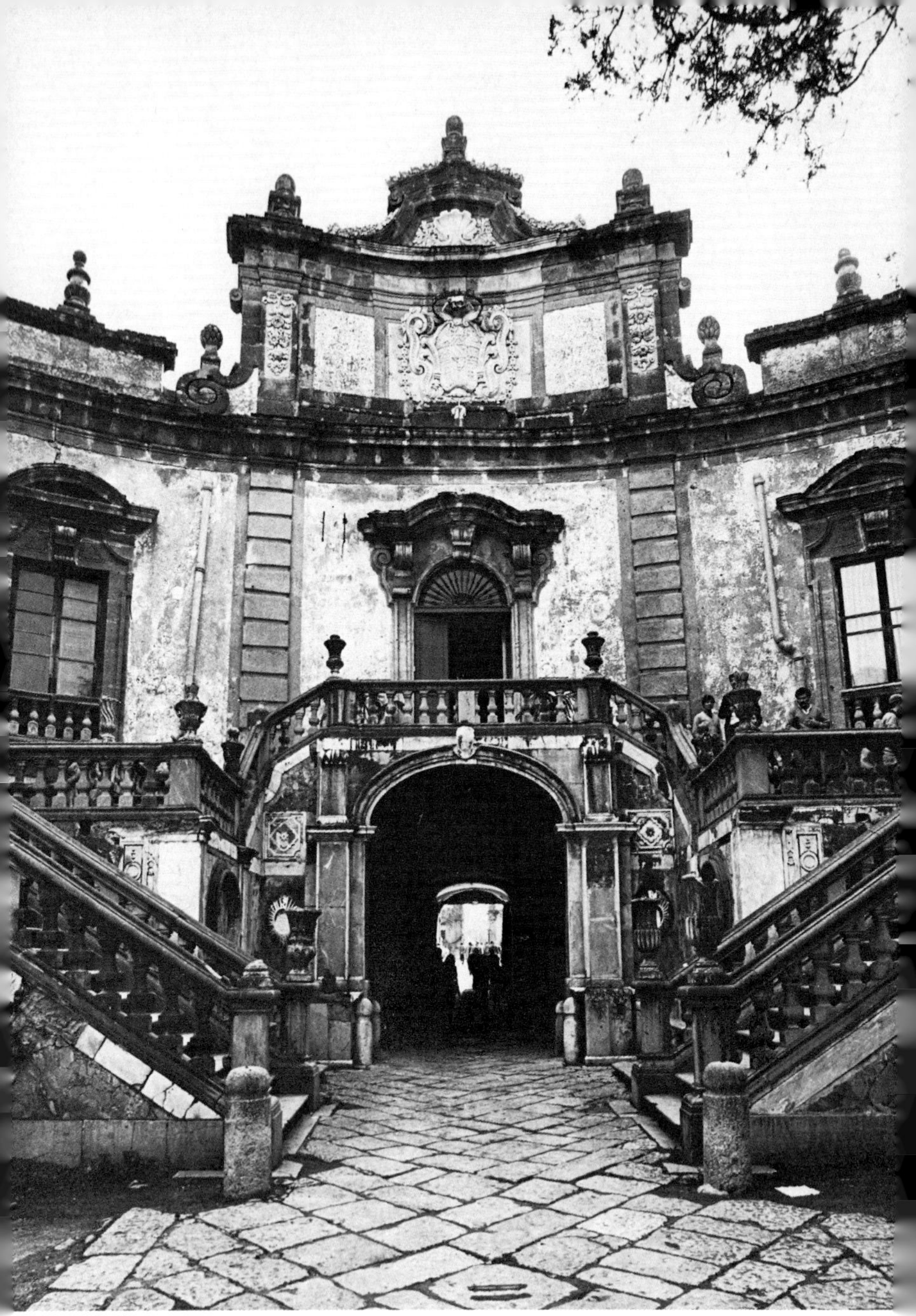

28 BAGHERIA Villa Palagonia. Gartenseite

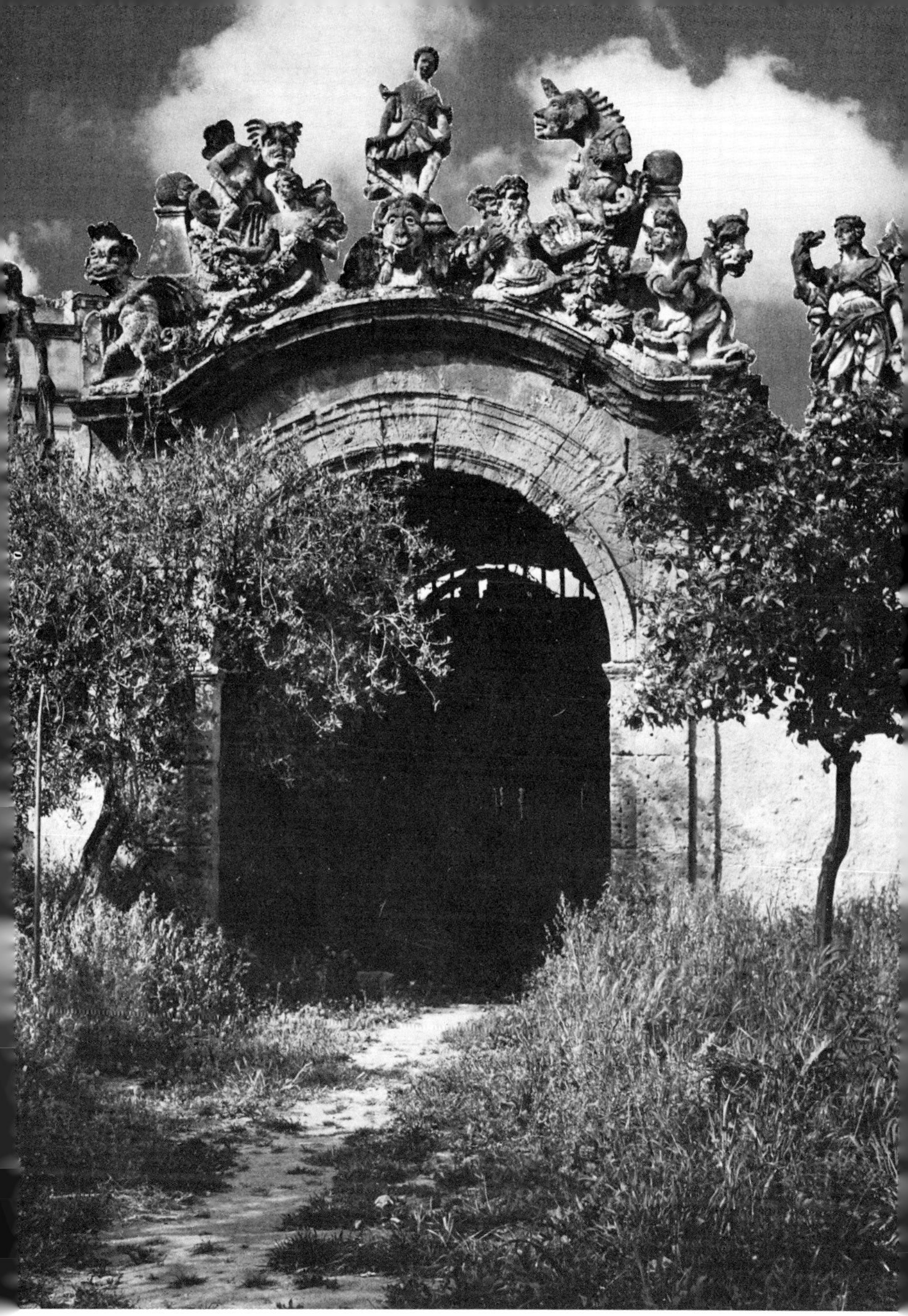

29 Bagheria. Villa Palagonia: Figuren auf der Gartenmauer

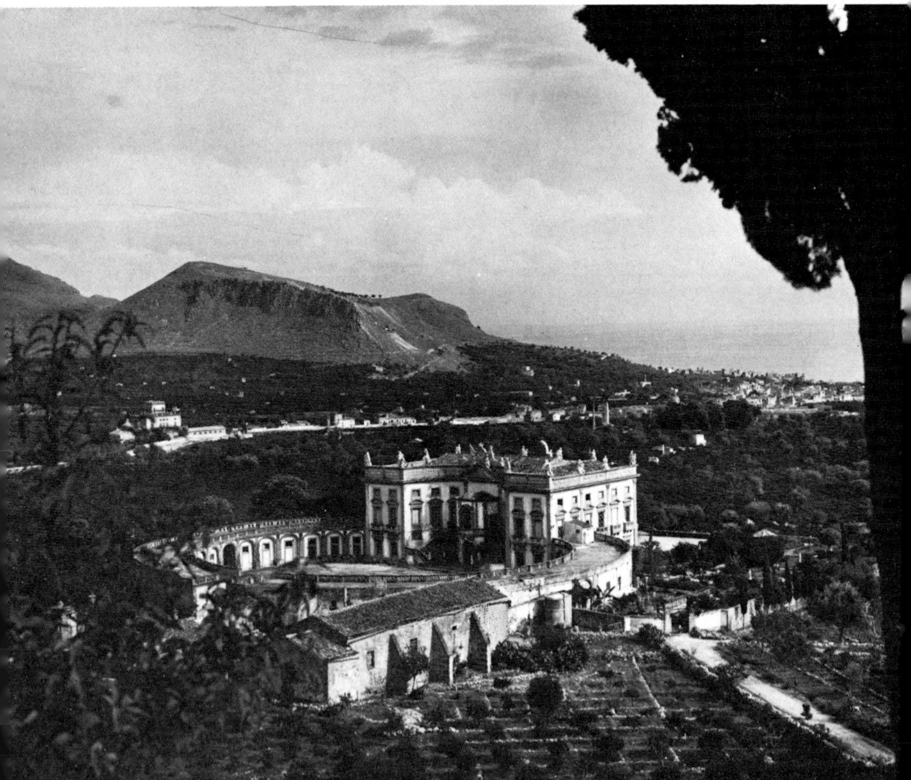

30 Bagheria. Villa Valguarnera: Gesamtansicht

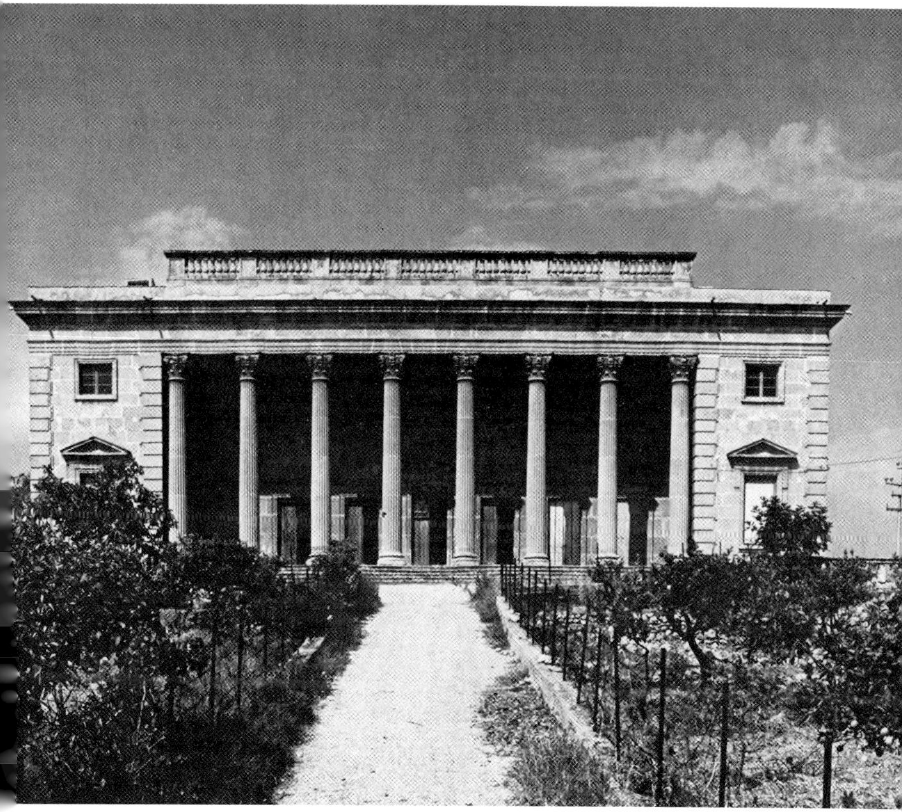

31 Bagheria. Villa Villarosa: Eingangsseite

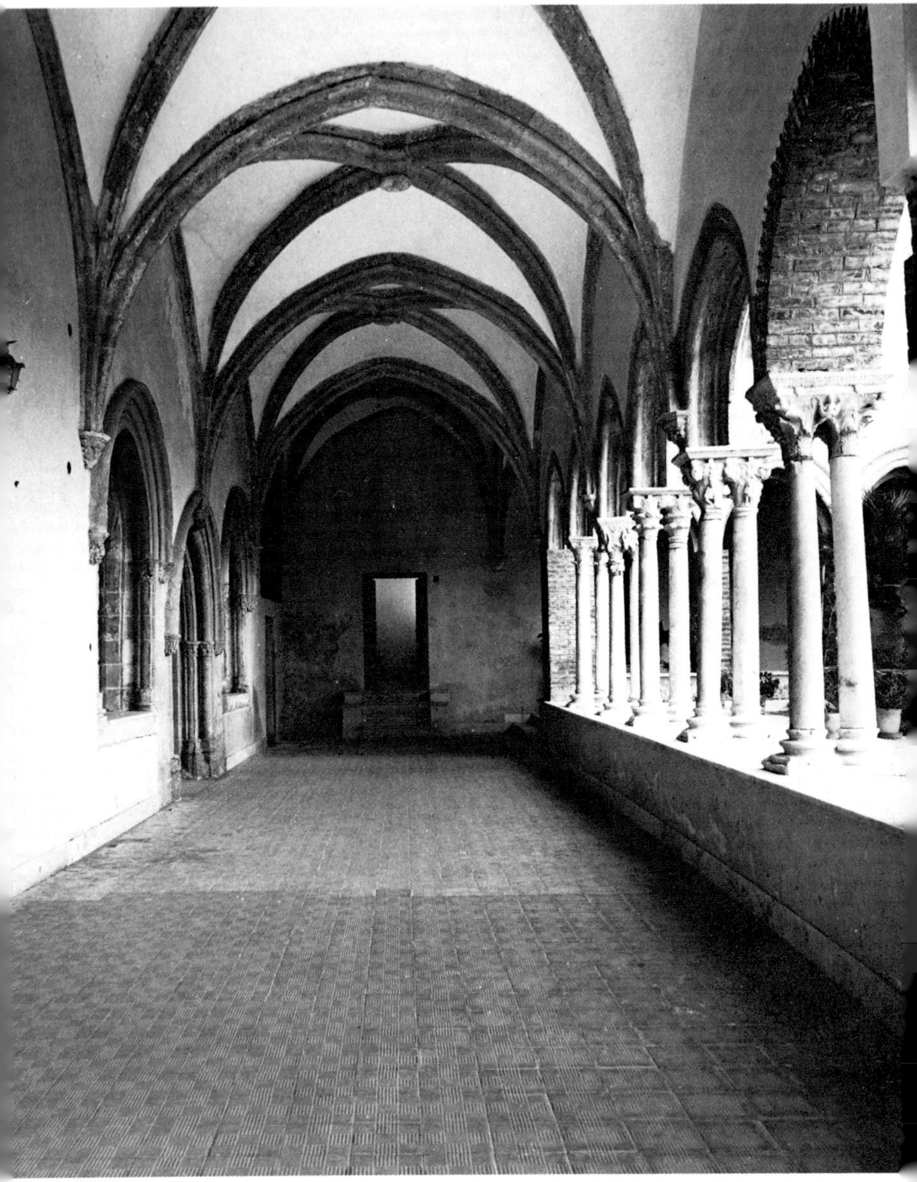

32 BAIDA, Ehem. Zisterzienserkloster: Ostflügel des Kreuzgangs

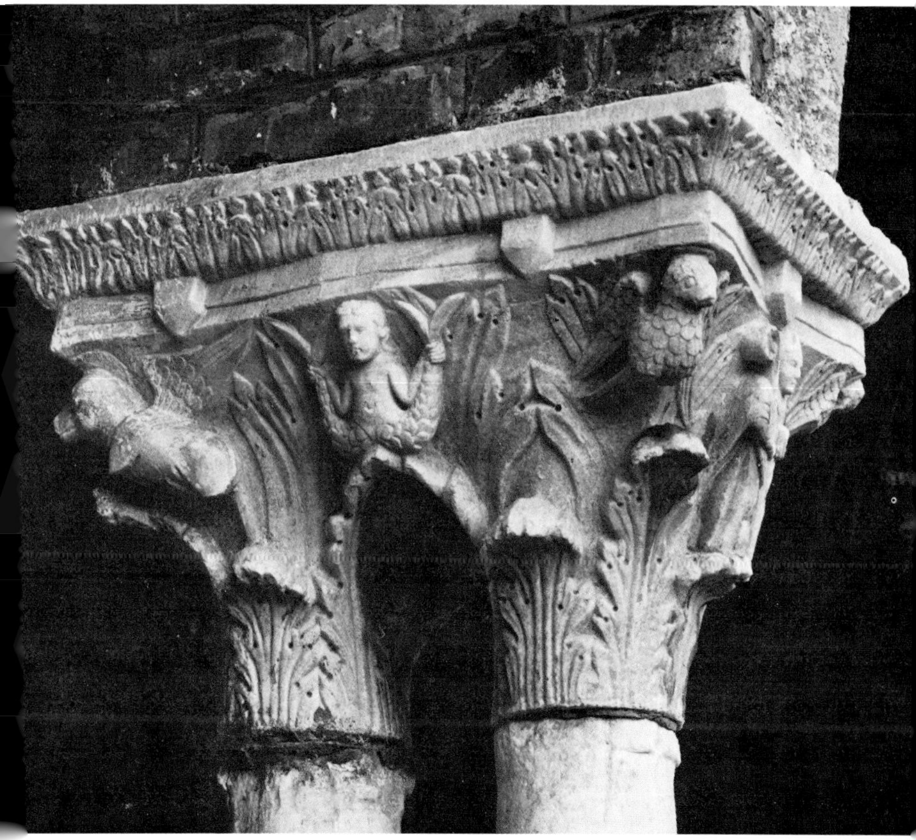

33 BAIDA. Ehem. Zisterzienserkloster: Doppelkapitell im Kreuzgang

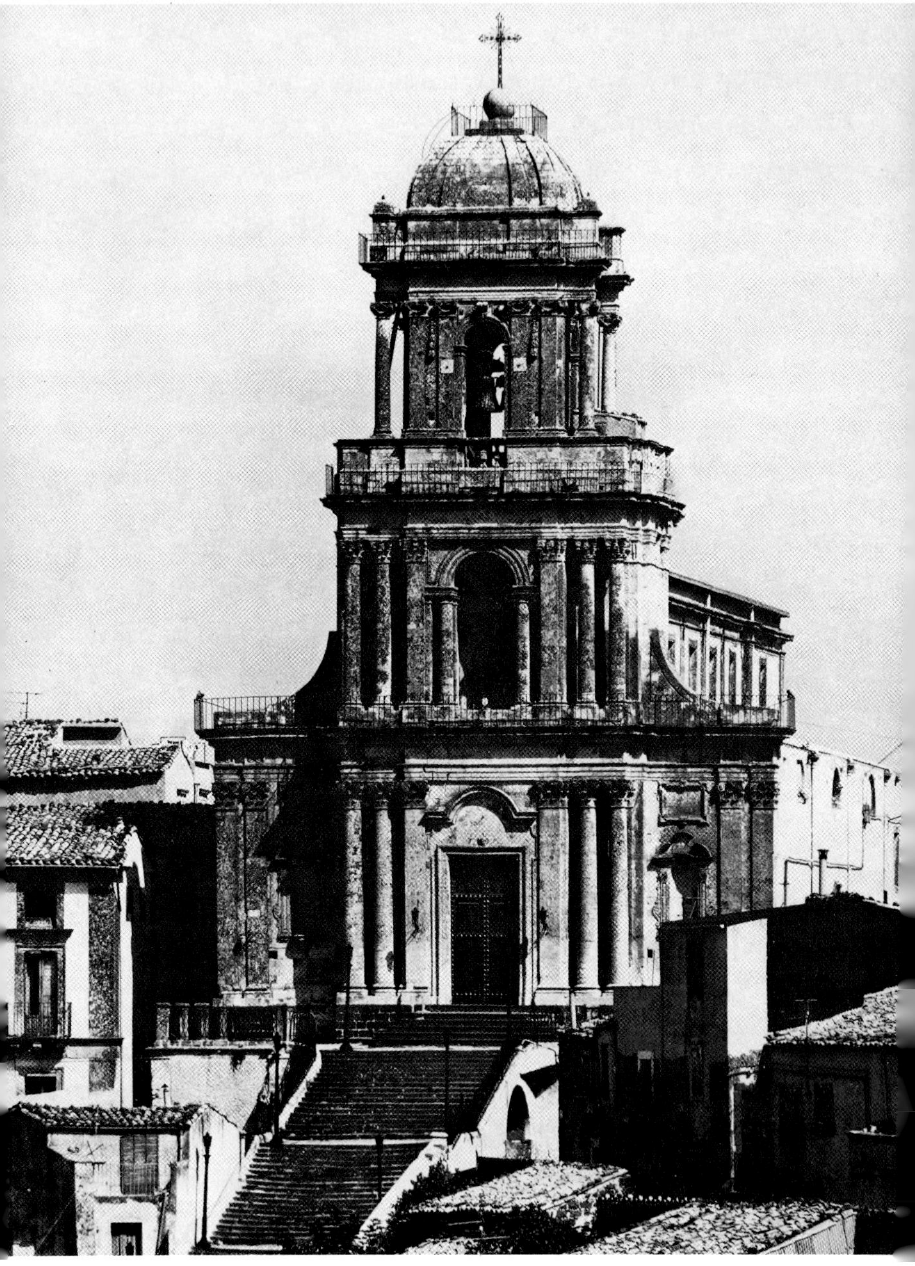

34 Buccheri. Chiesa della Maddalena: Fassade

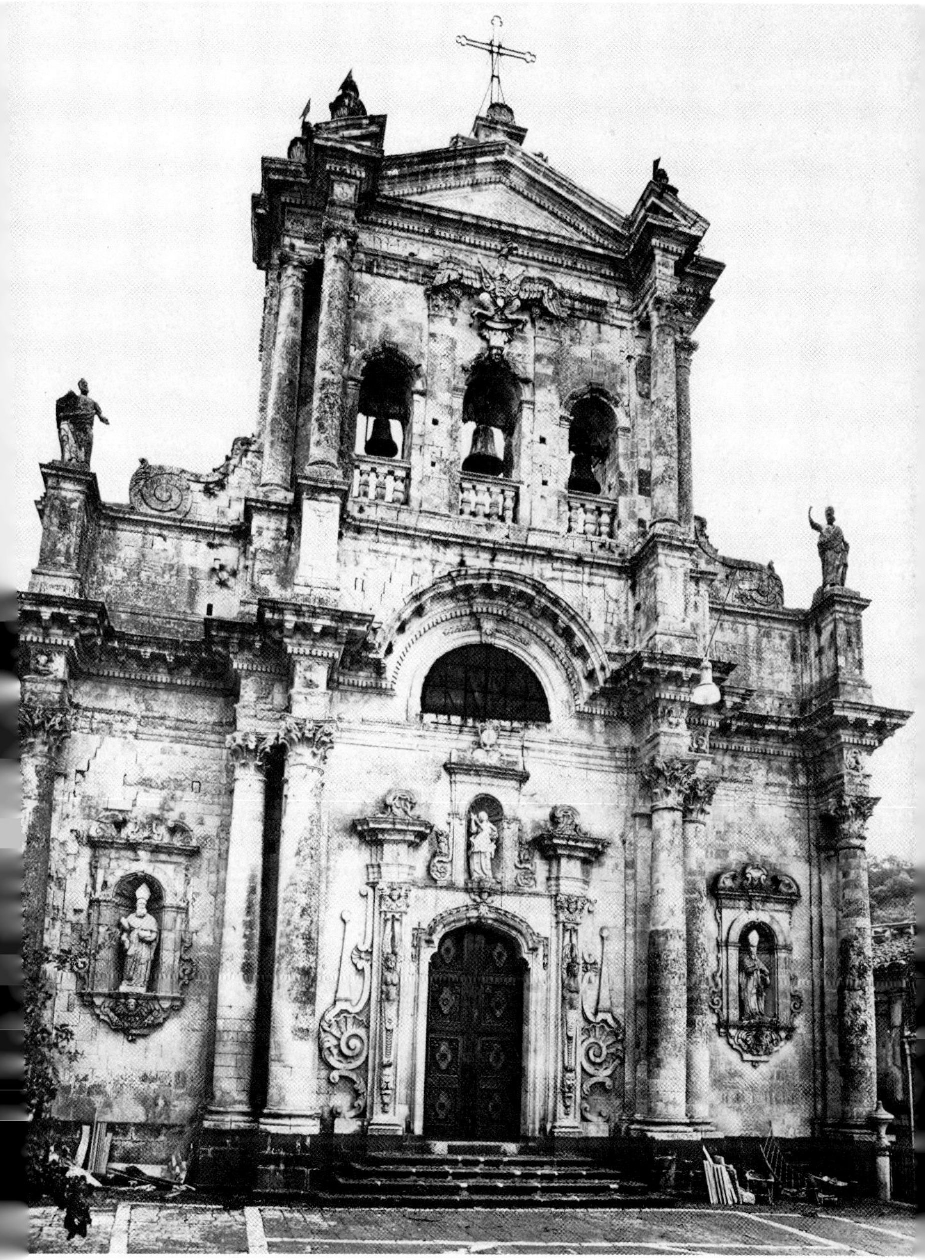

35 Buccheri. S. Antonio Abate: Fassade

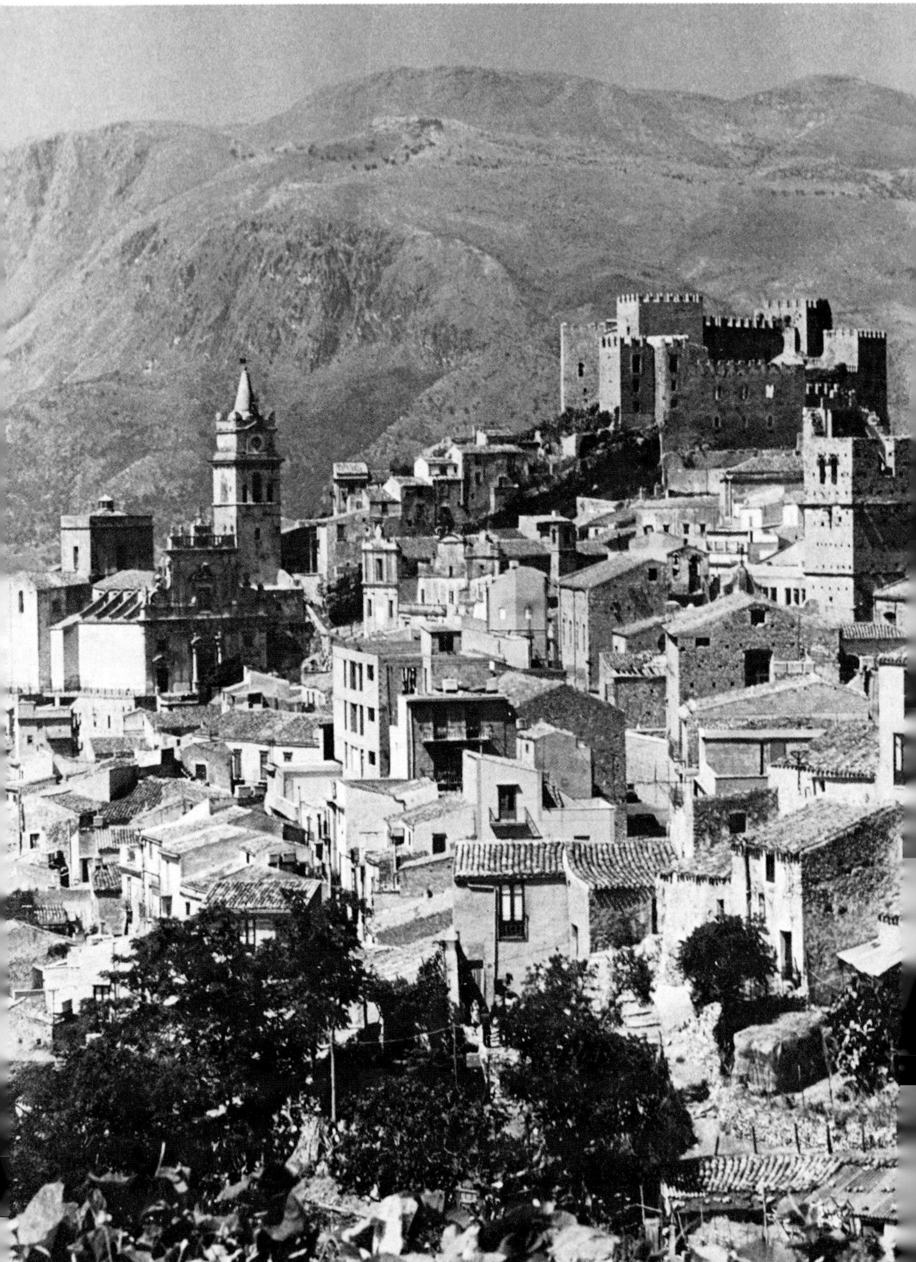

36 Caccamo. Stadt mit Kastell und Hauptkirche S. Giorgio

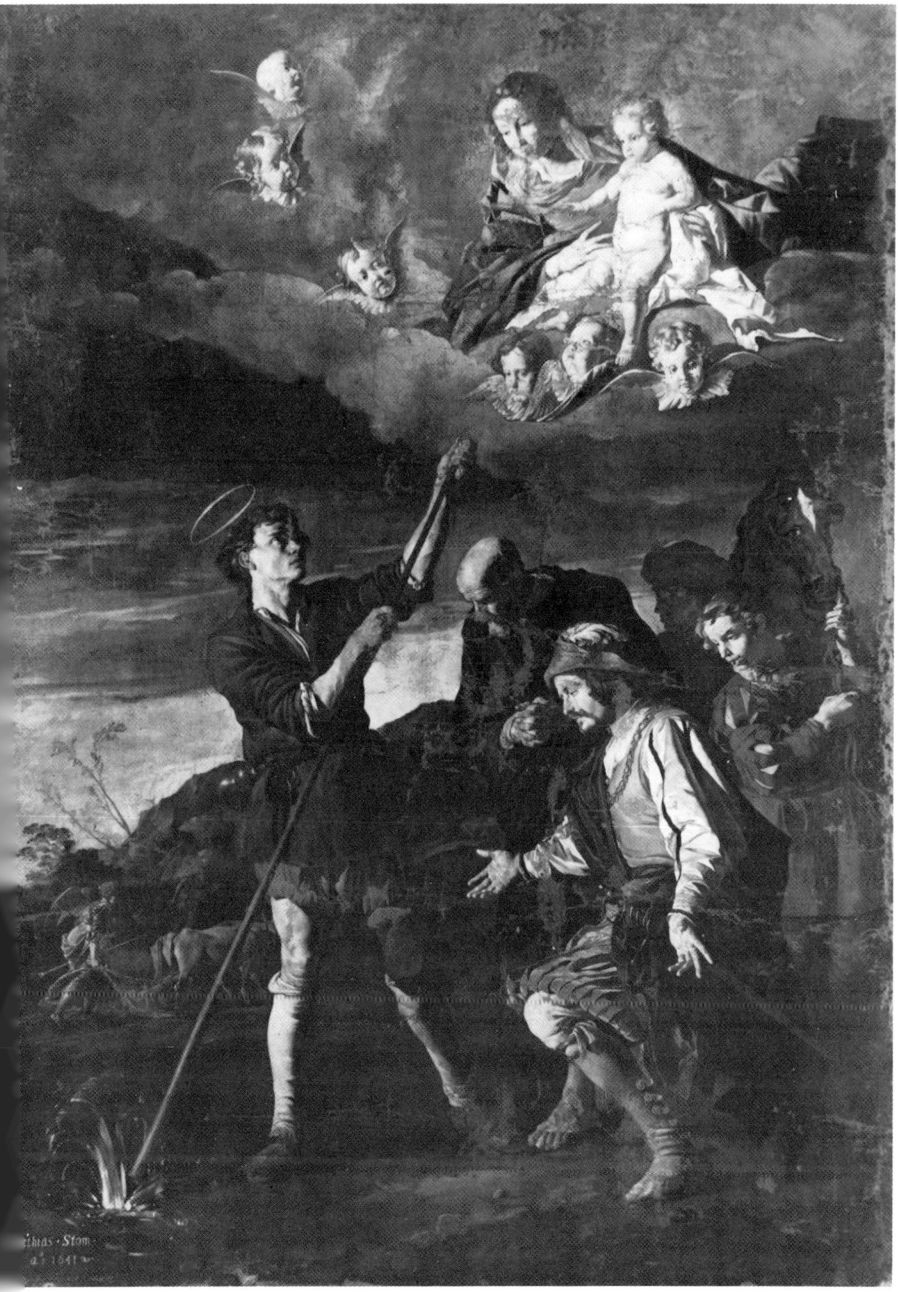

37 Caccamo. S. Agostino: Wunder des hl. Isidor, Altarbild von Matthias Stomer

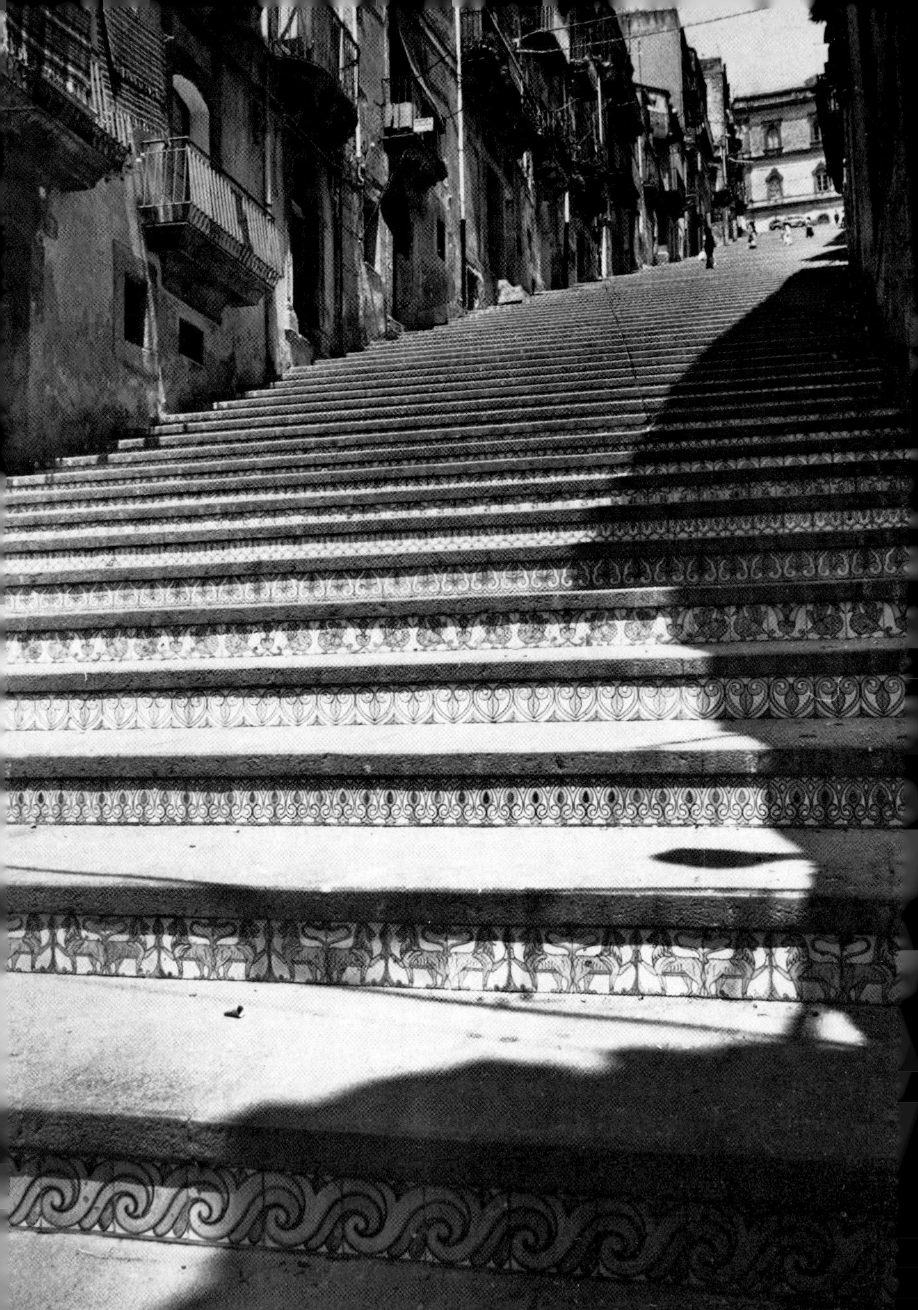

38 Caltagirone. Die große Treppe

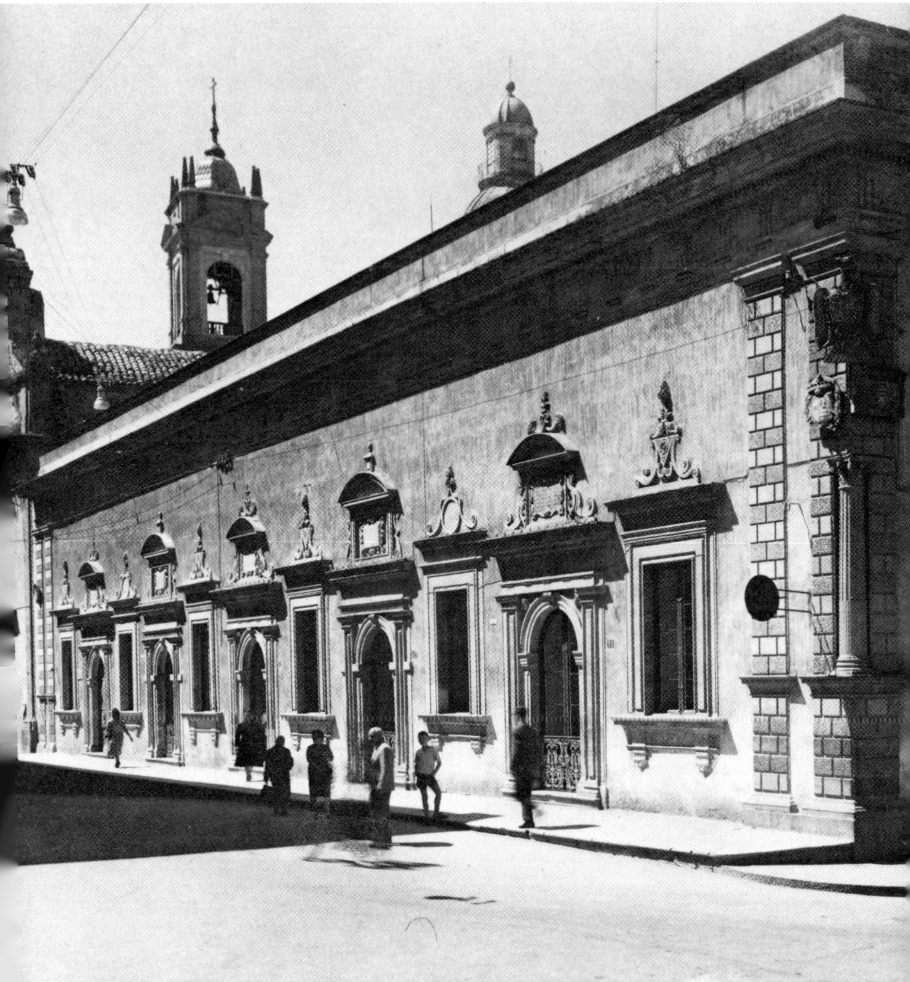

39 CALTAGIRONE. Palazzo della Corte Capitaniale

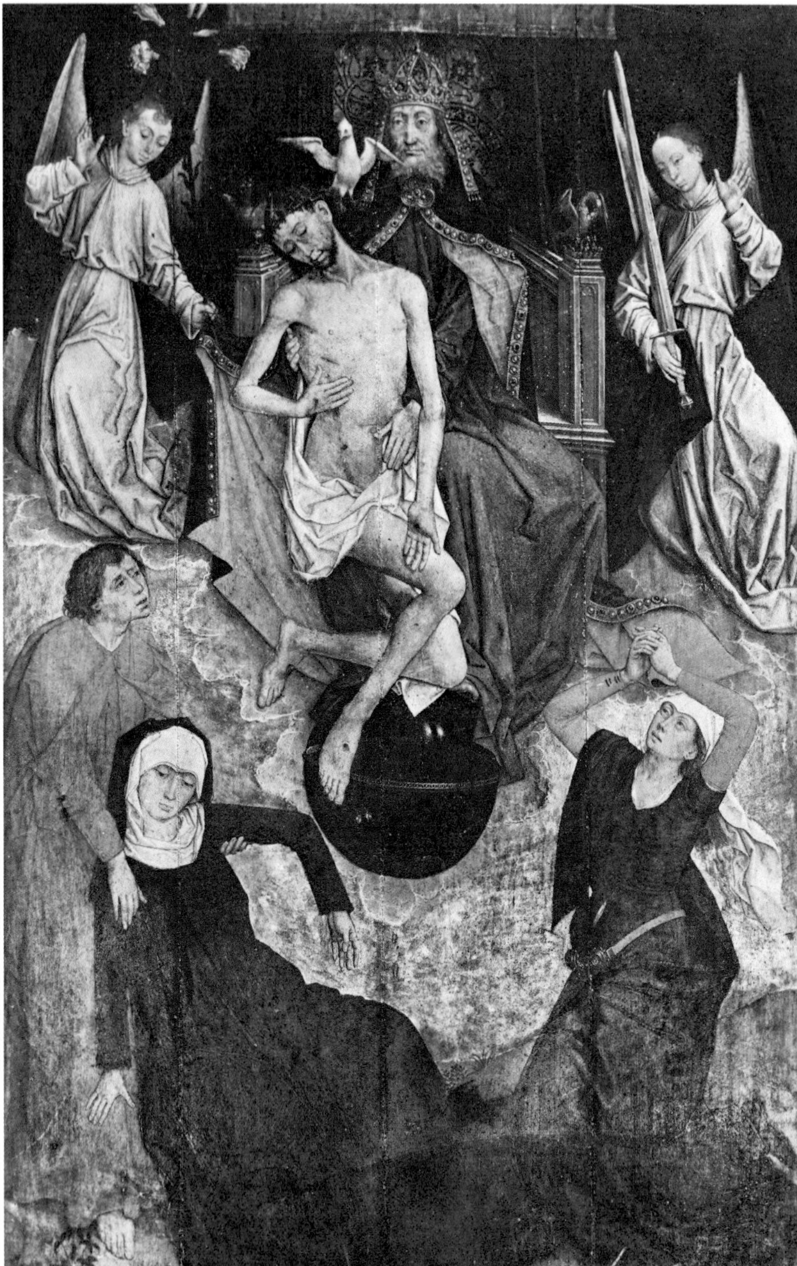

40 CALTAGIRONE. S. Giorgio: „Gnadenstuhl“, Tafelbild des Vrancke van der Stockt

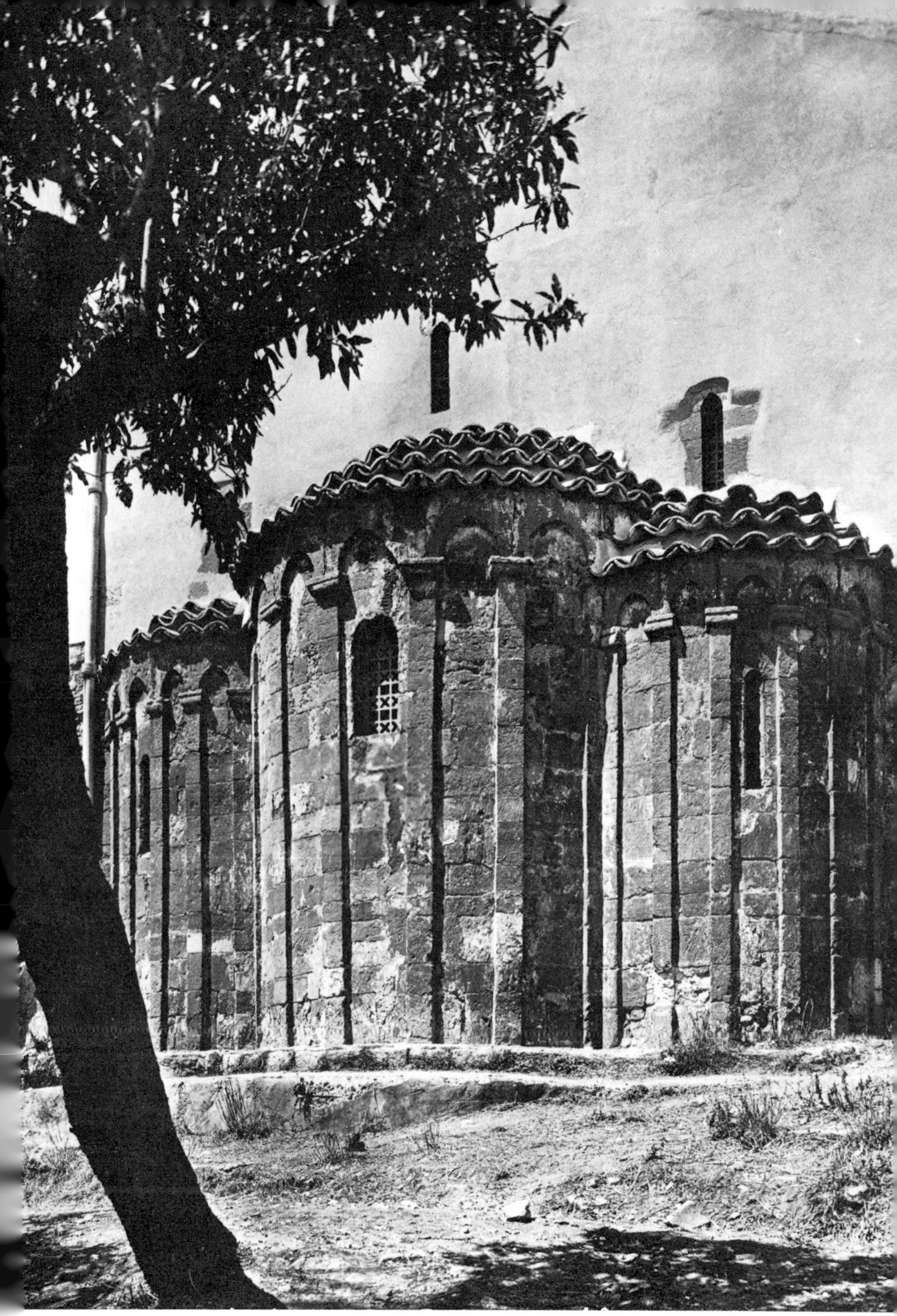

41 CALTANISSETTA (Umgebung). S. Spirito: Apsiden

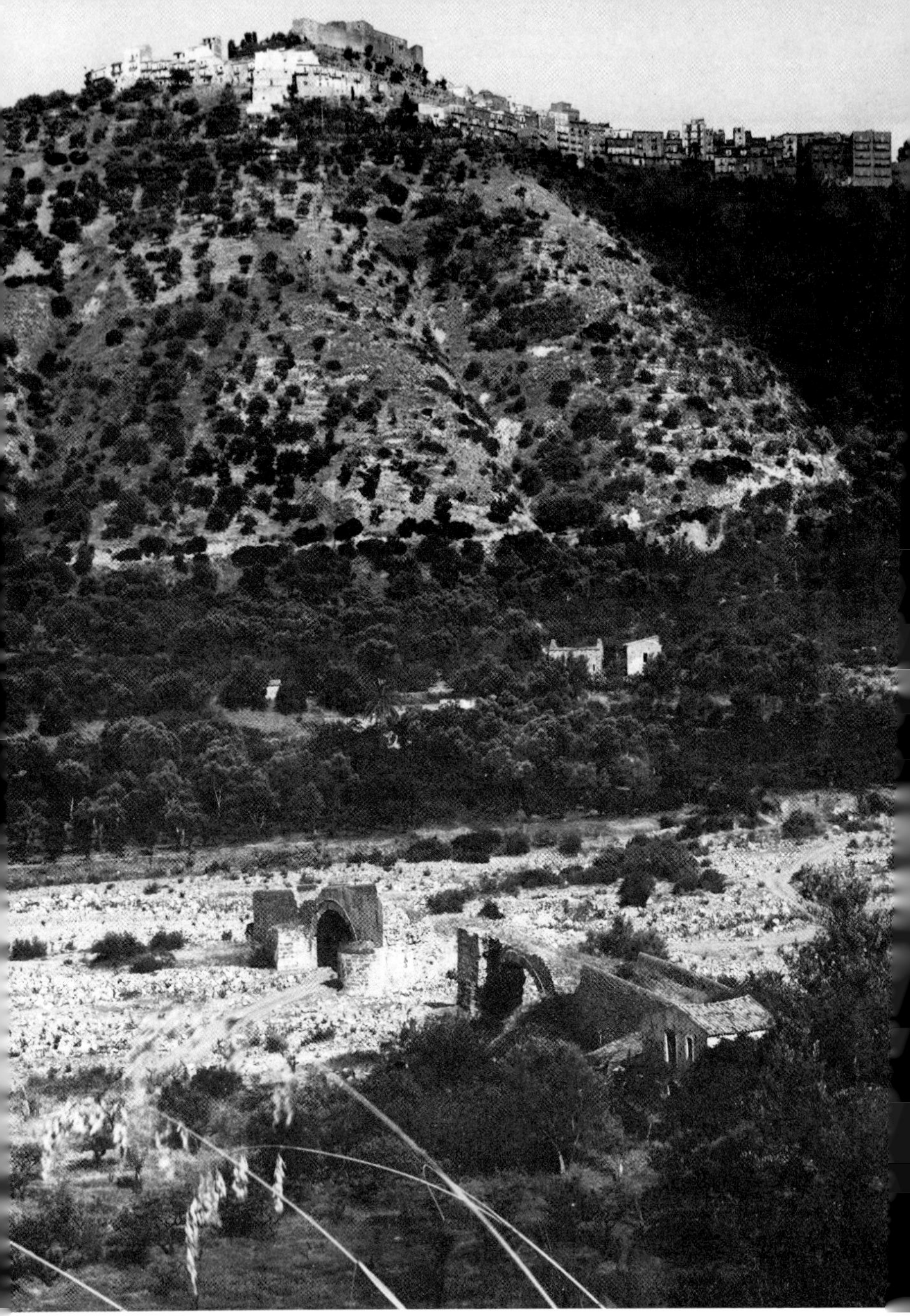

42 Caronia. Fluß mit römischer Brücke, Ort und Kastell

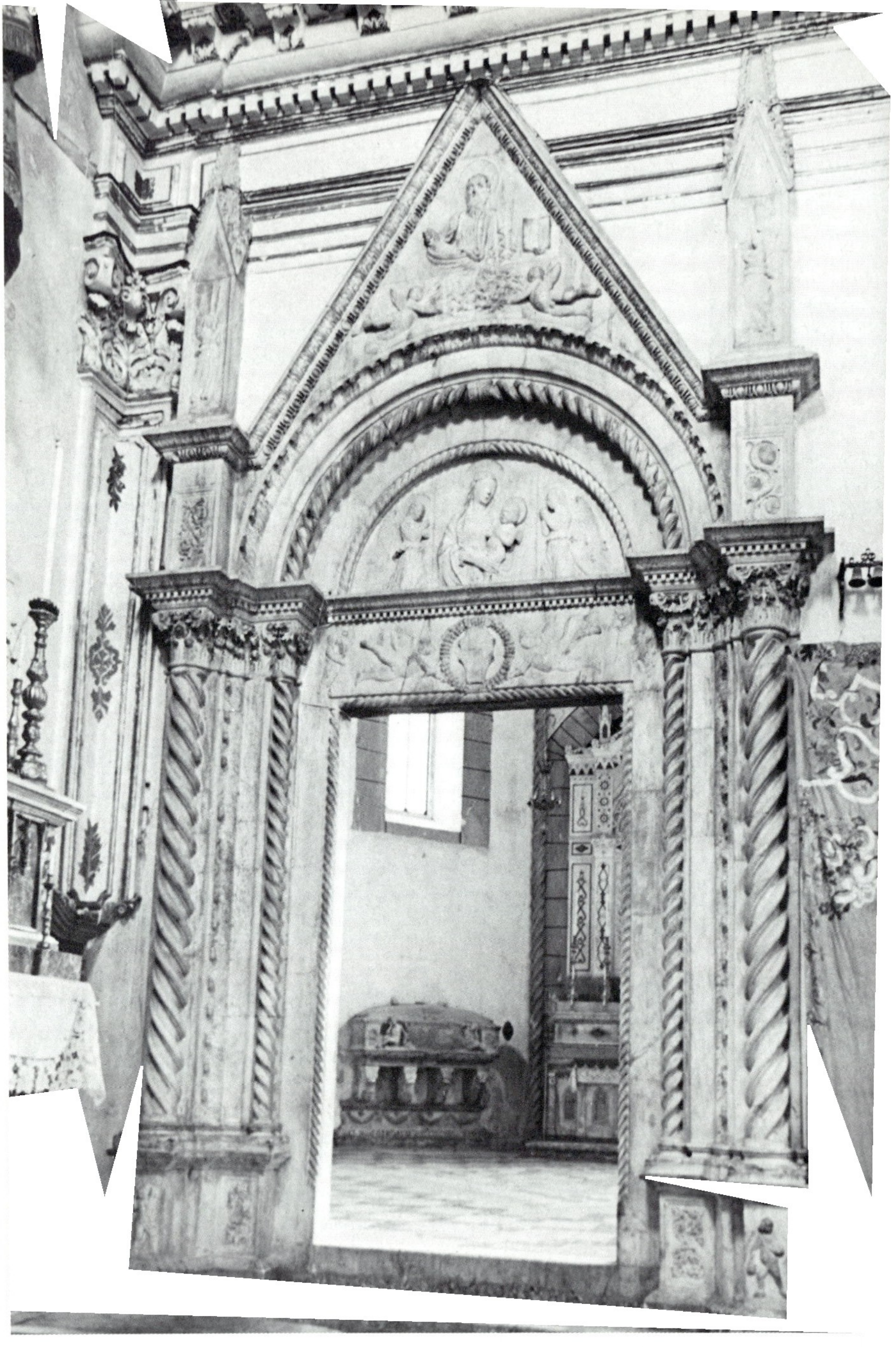

44 Castelbuono. S. Francesco: Eingang zur Grabkapelle der Ventimiglia

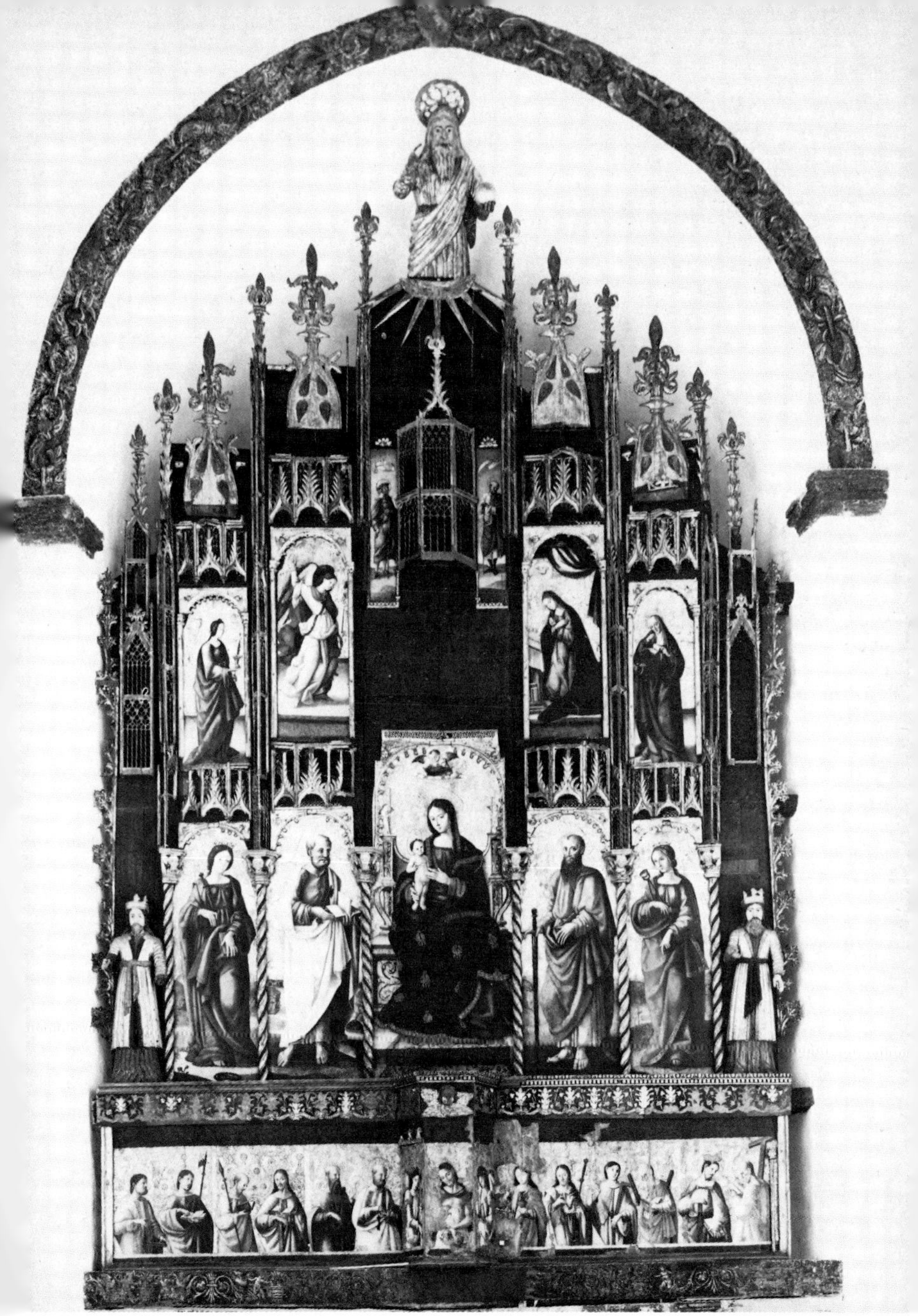

45 Castelbuono. Matrice Vecchia: Altarretabel von Pietro Ruzzolone

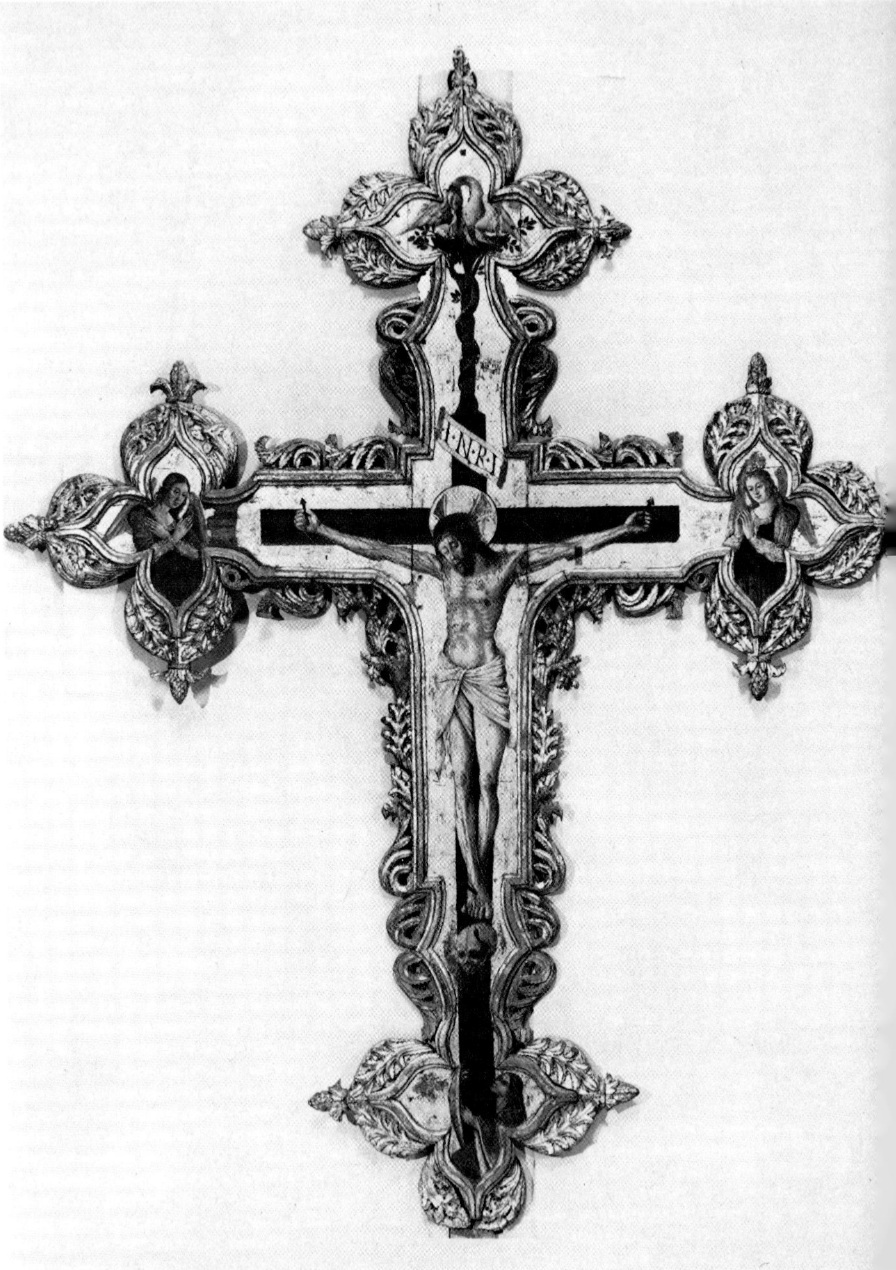

46 Castelbuono. Matrice Nuova: gemaltes Kruzifix

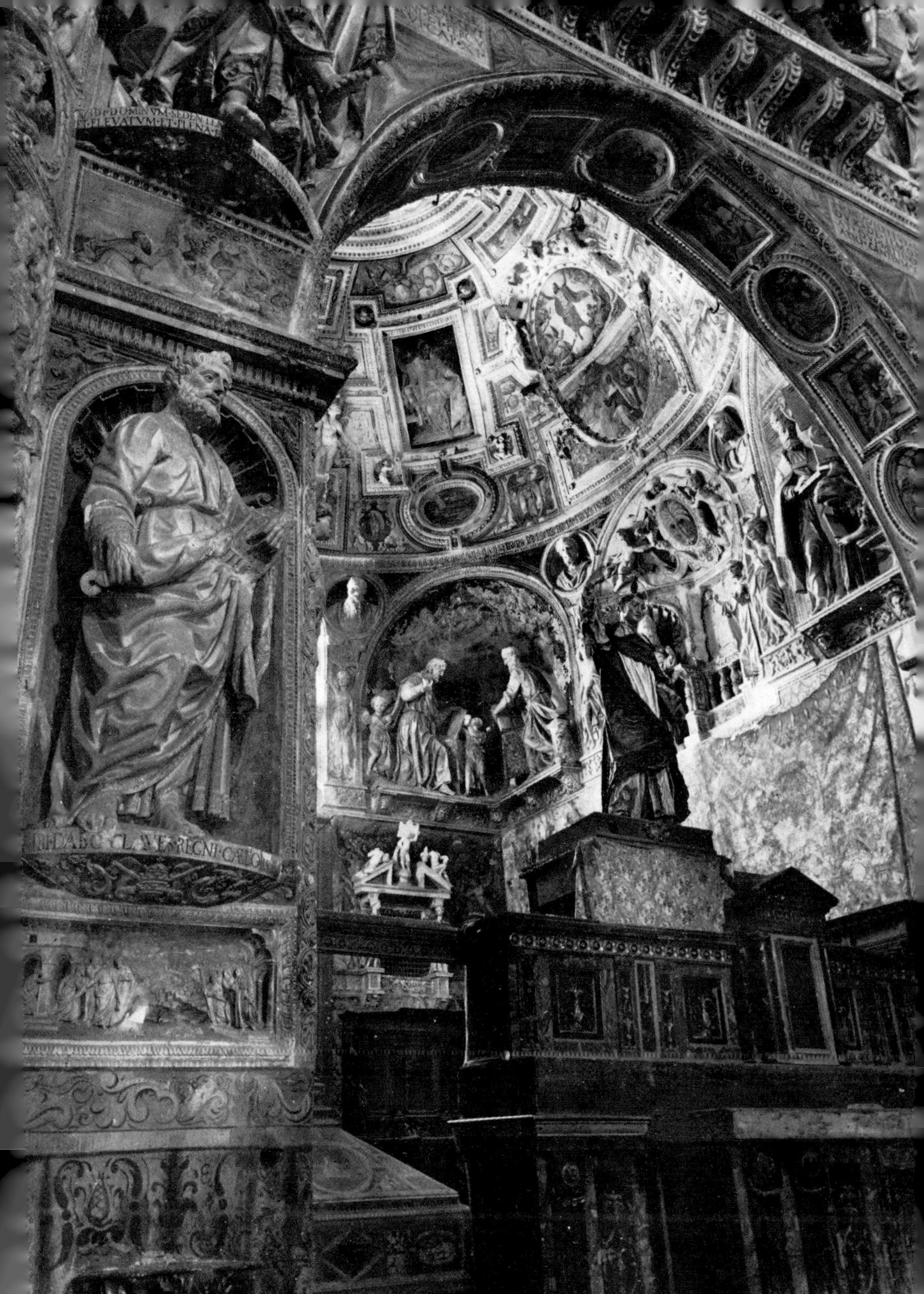

47 Castelvetrano. S. Domenico: Blick in den Chorraum

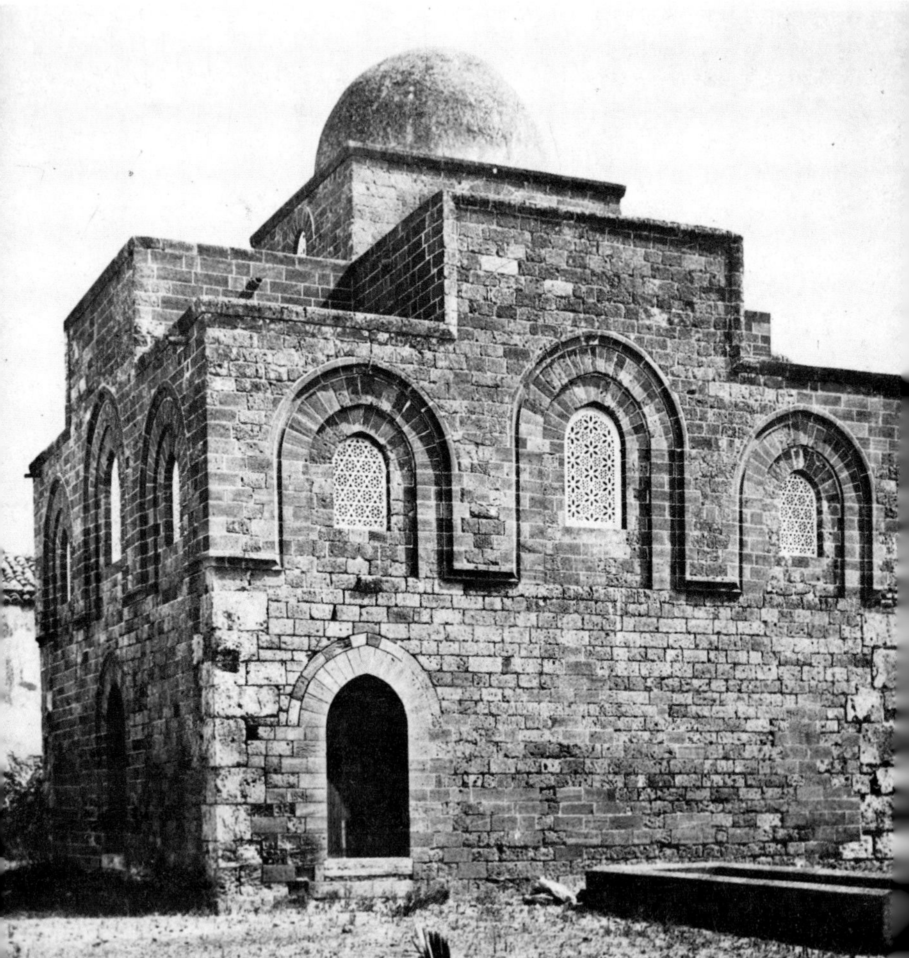

48 Castelvetrano (bei). S. Trinità di Delia

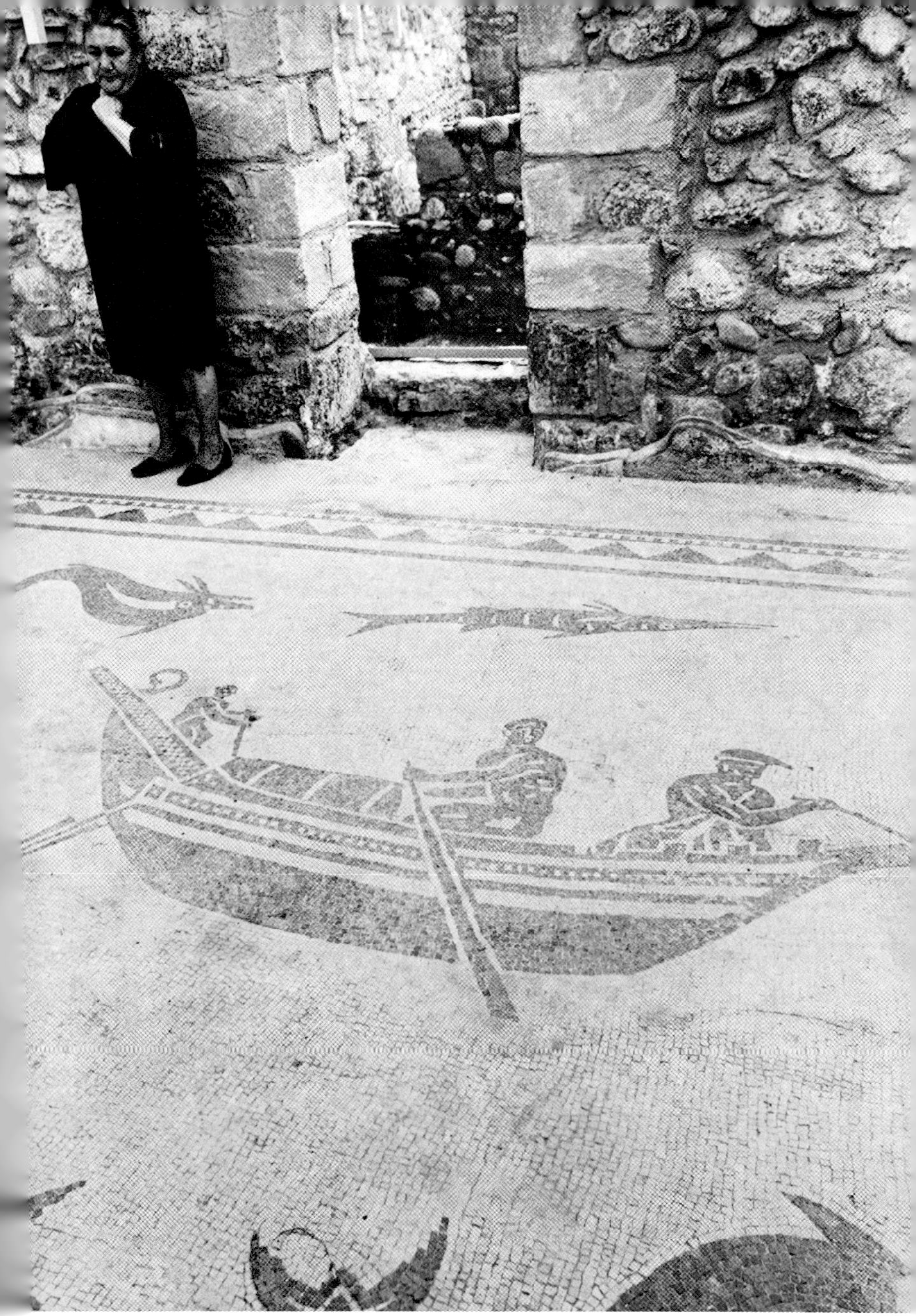

49 Castroreale. Römischer Mosaikfußboden

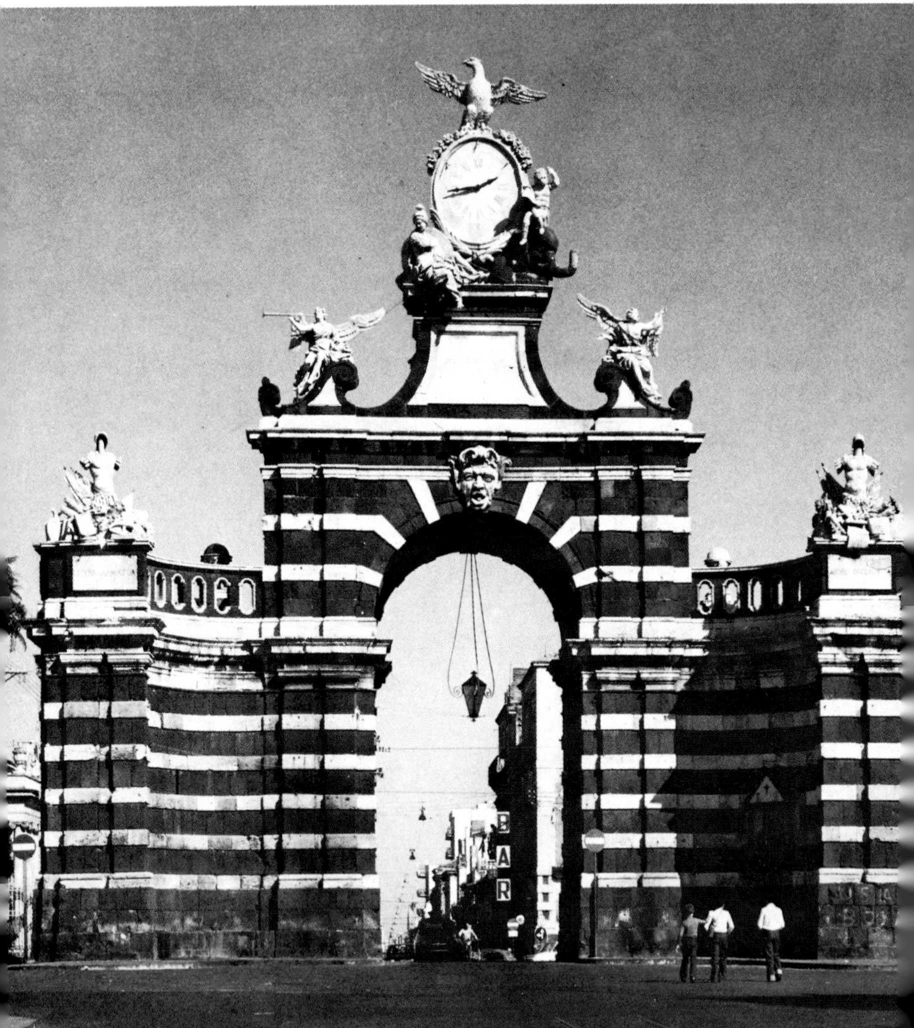

50 CATANIA. Porta Garibaldi: Außenseite

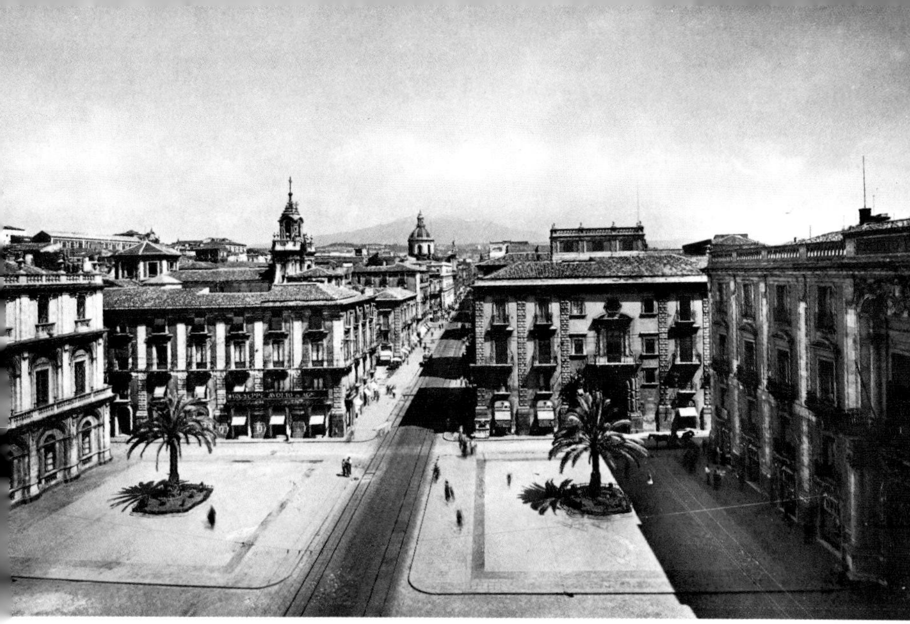

51a Catania. Piazza dell'Università

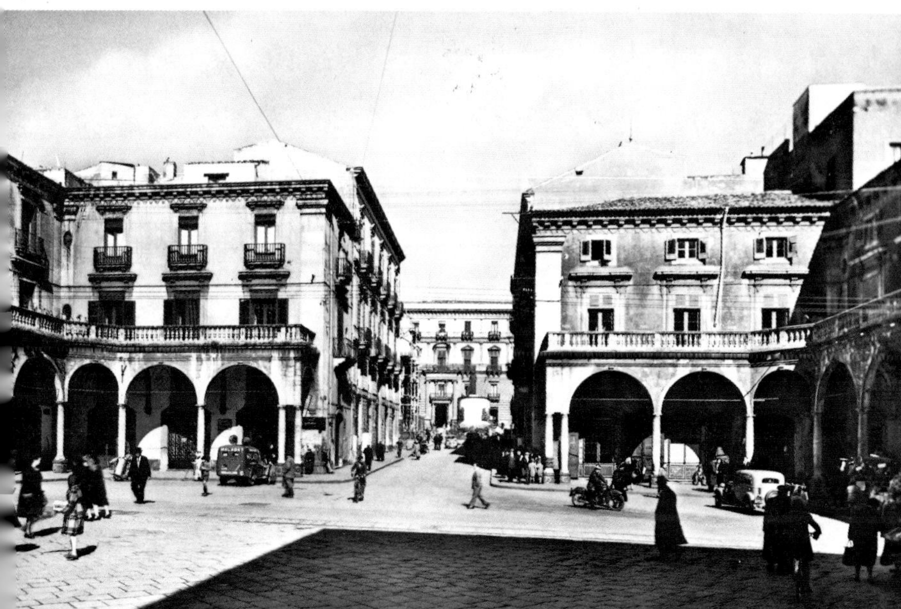

51b Catania. Piazza Mazzini (urspr.: Piazza San Filippo)

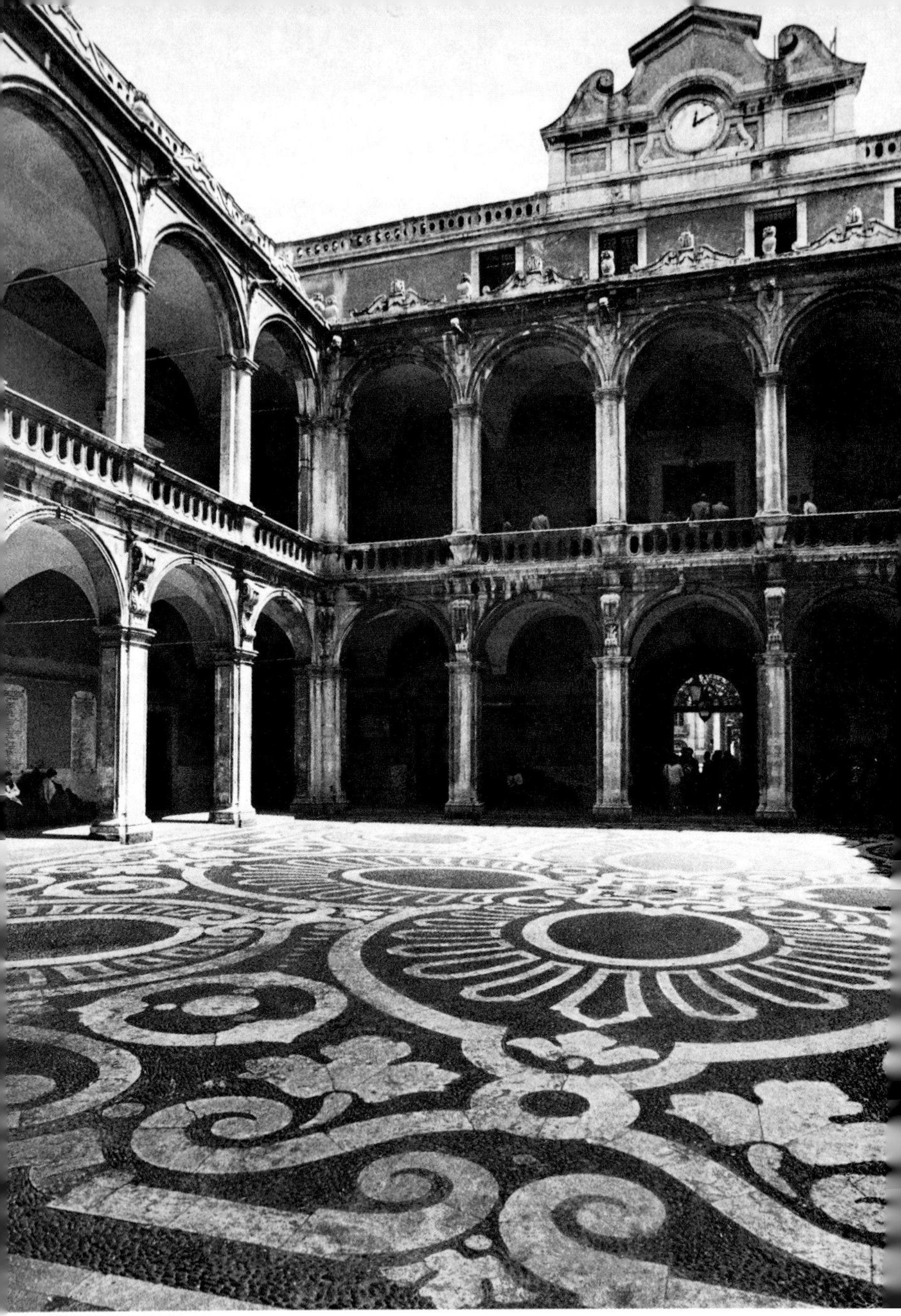

52 Catania. Hof der Universität

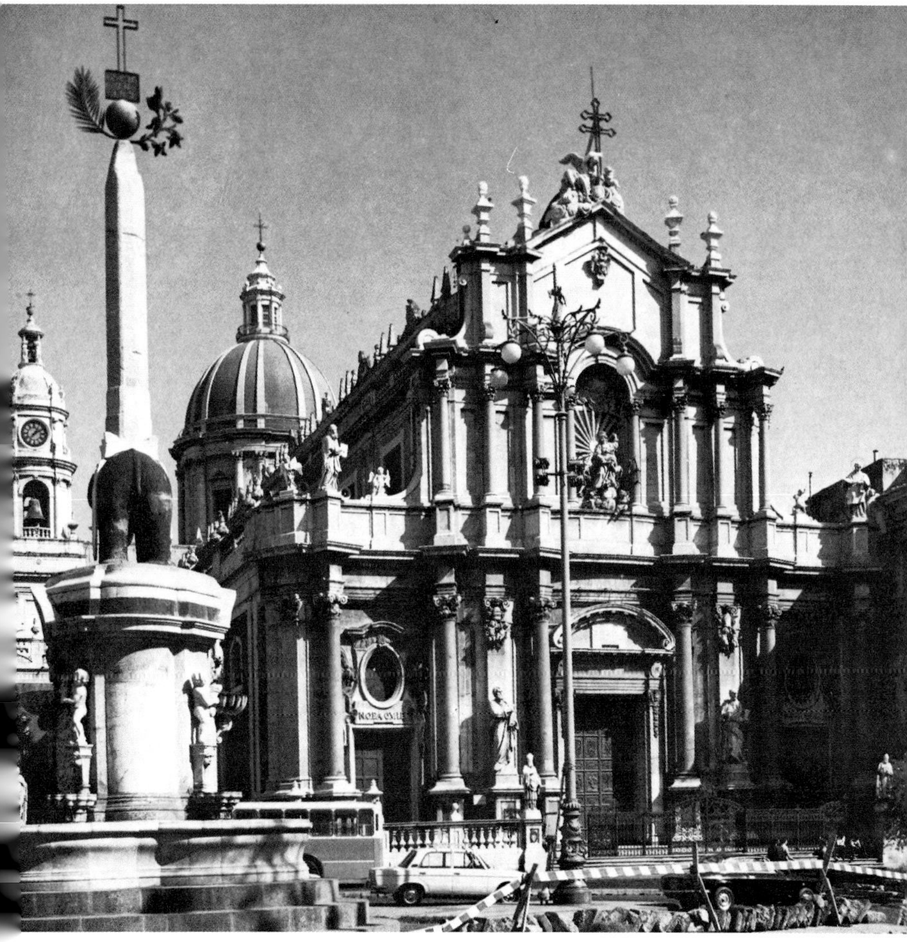

53 Catania. Dom: Fassade und Fontana dell’Elefante

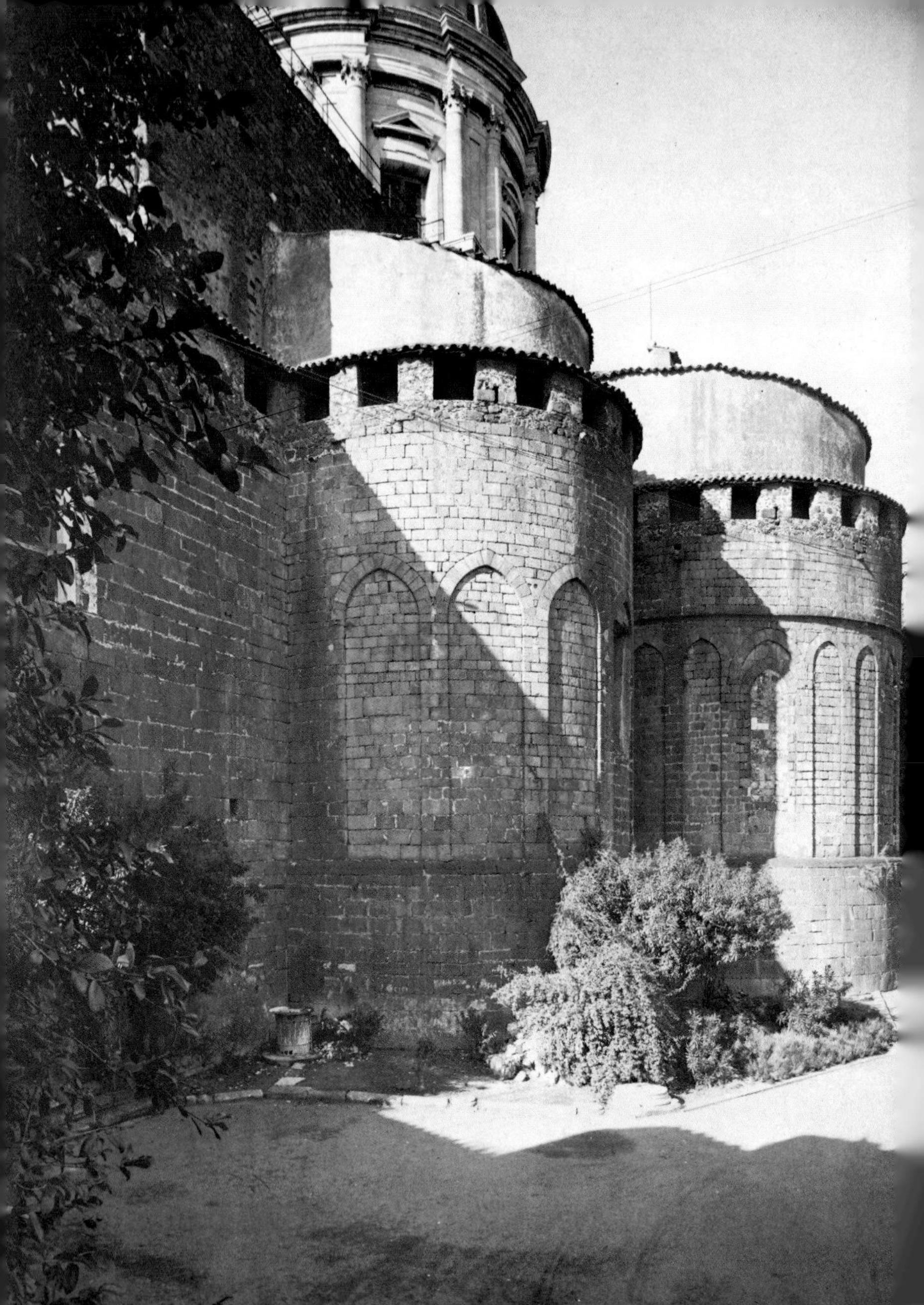

54 Catania. Dom: Apsiden

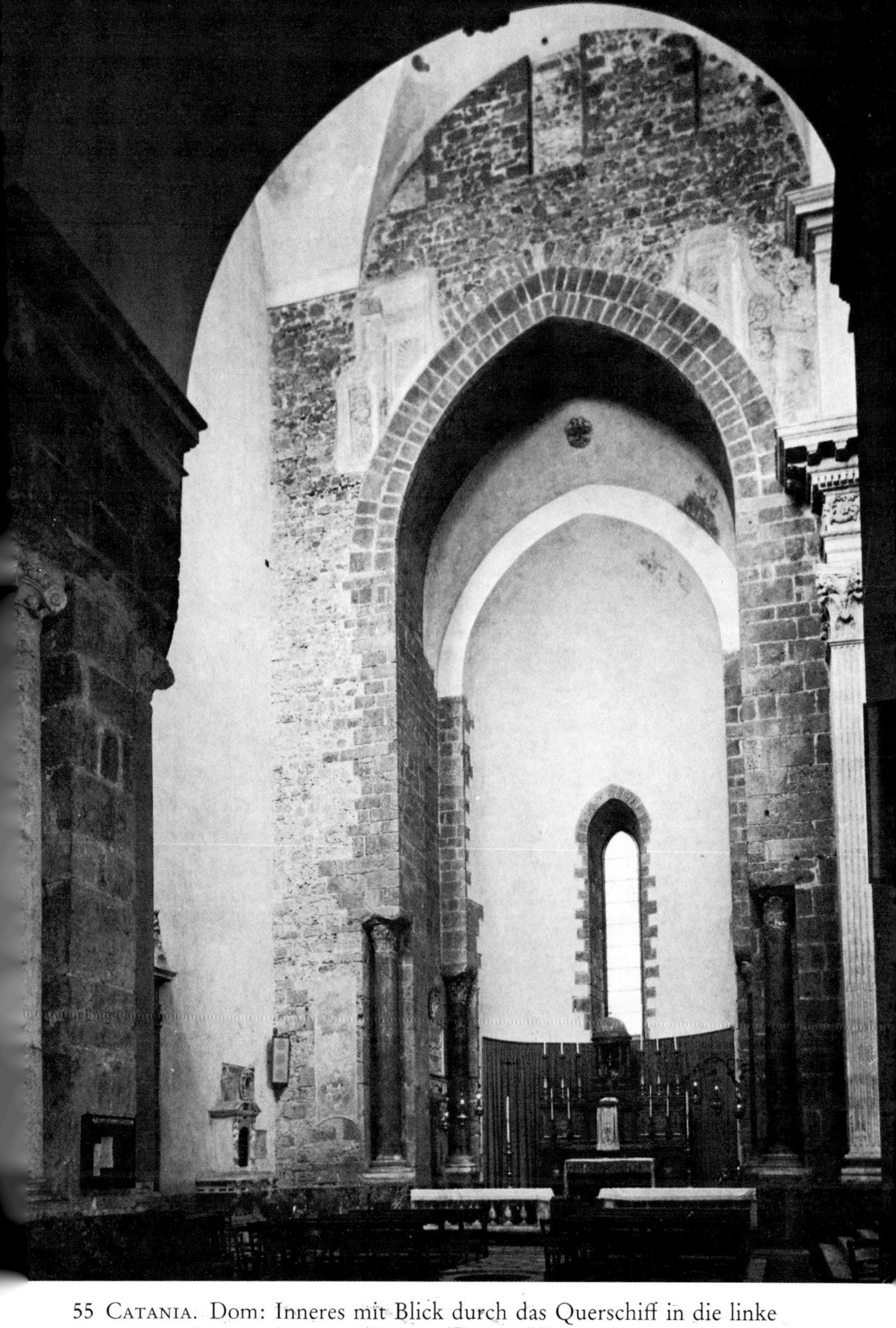

55 Catania. Dom: Inneres mit Blick durch das Querschiff in die linke (nördliche) Apsis

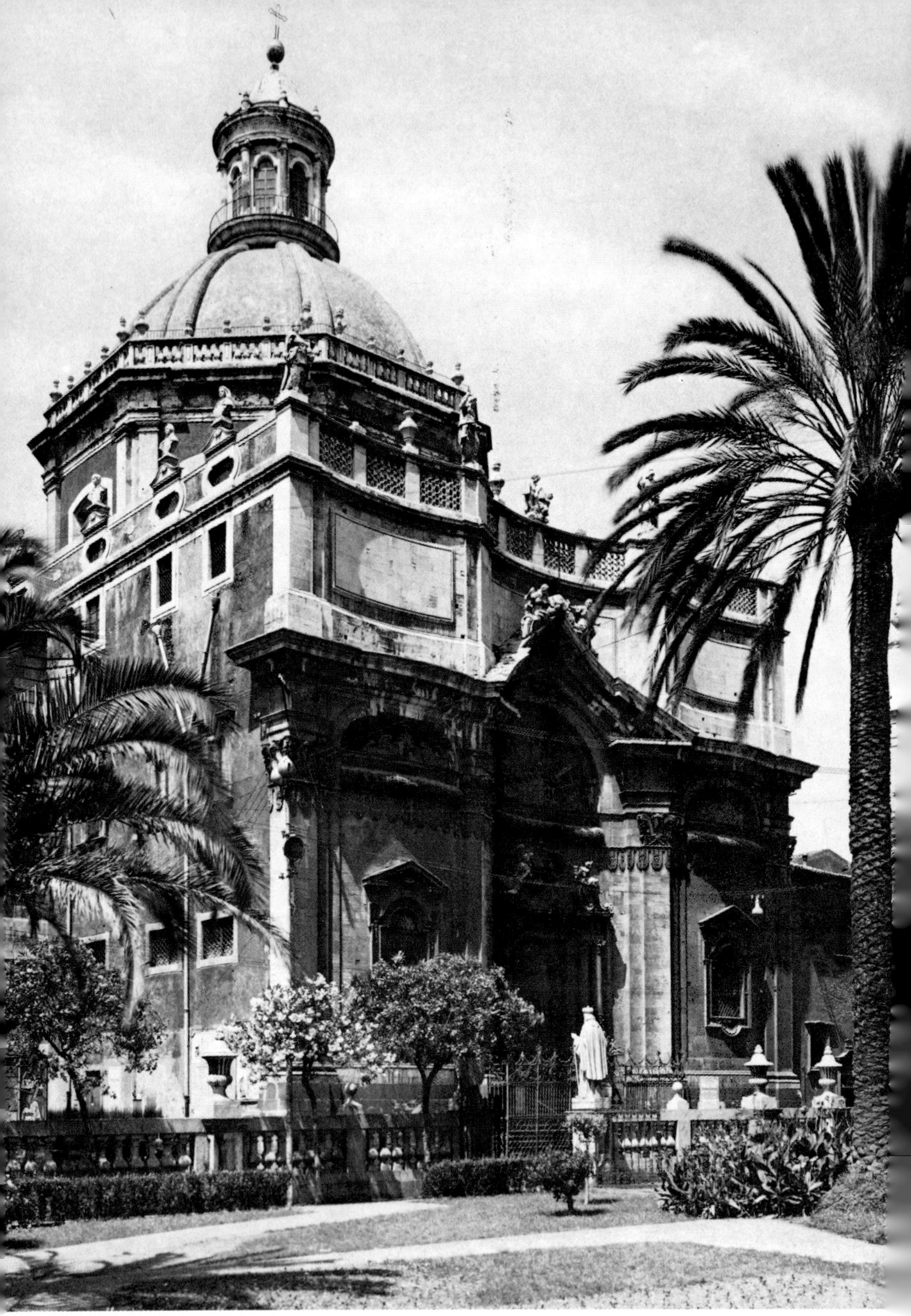

56 Catania. Sant'Agata

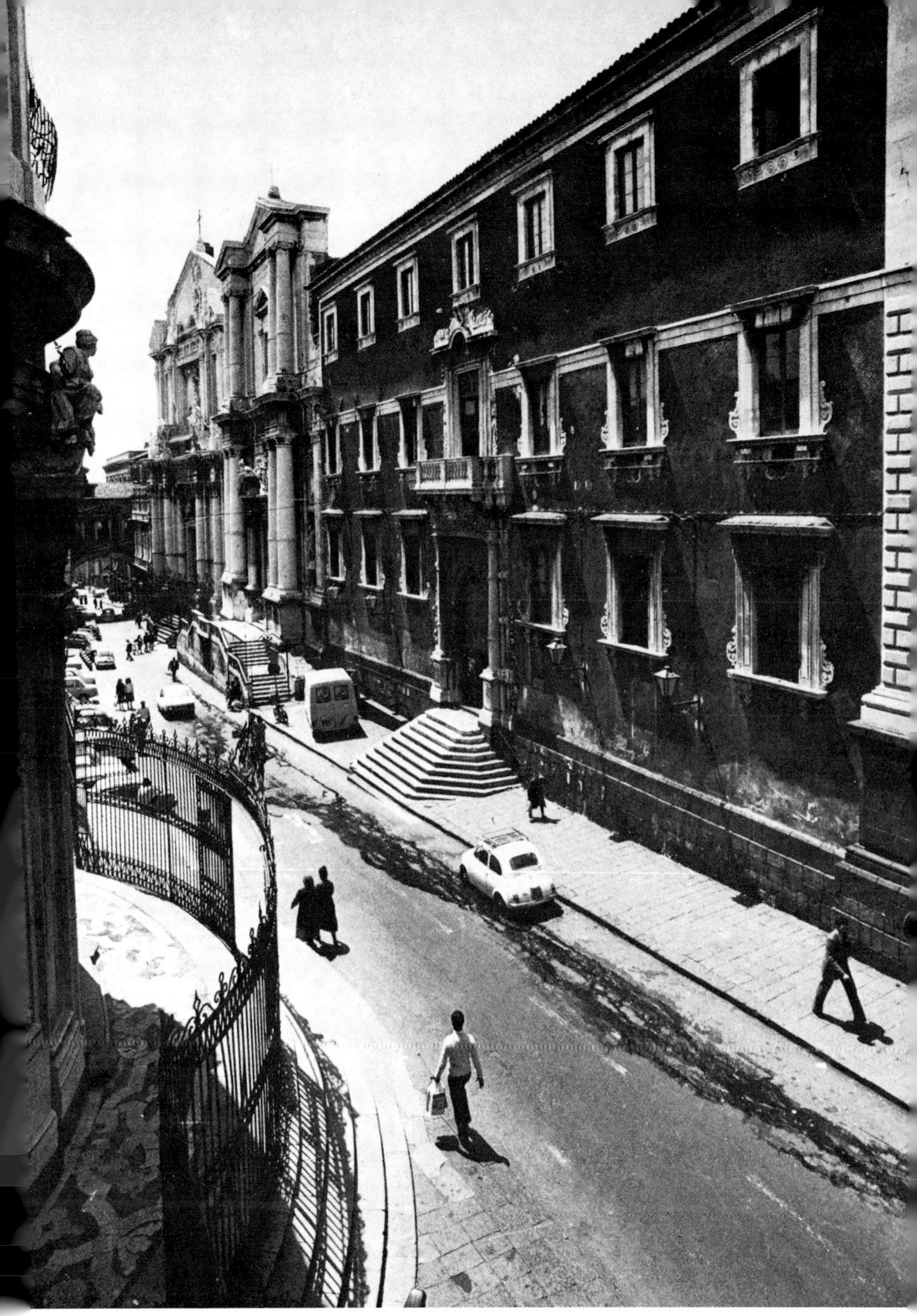

57 Catania. Via dei Crociferi: Jesuiten-Kolleg mit Kirche, daneben Fassade von S. Benedetto

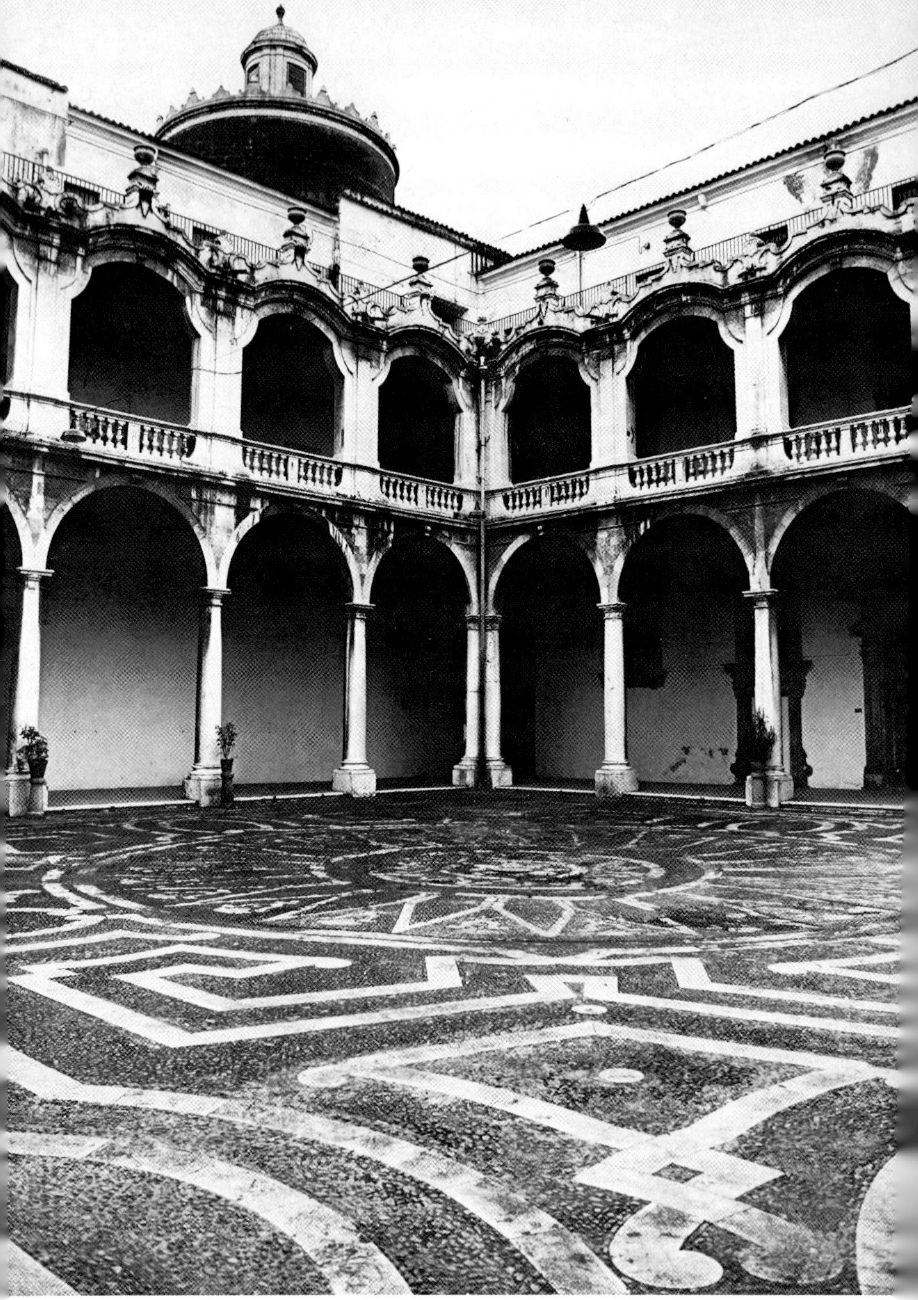

58 Catania. Jesuiten-Kolleg: Hof

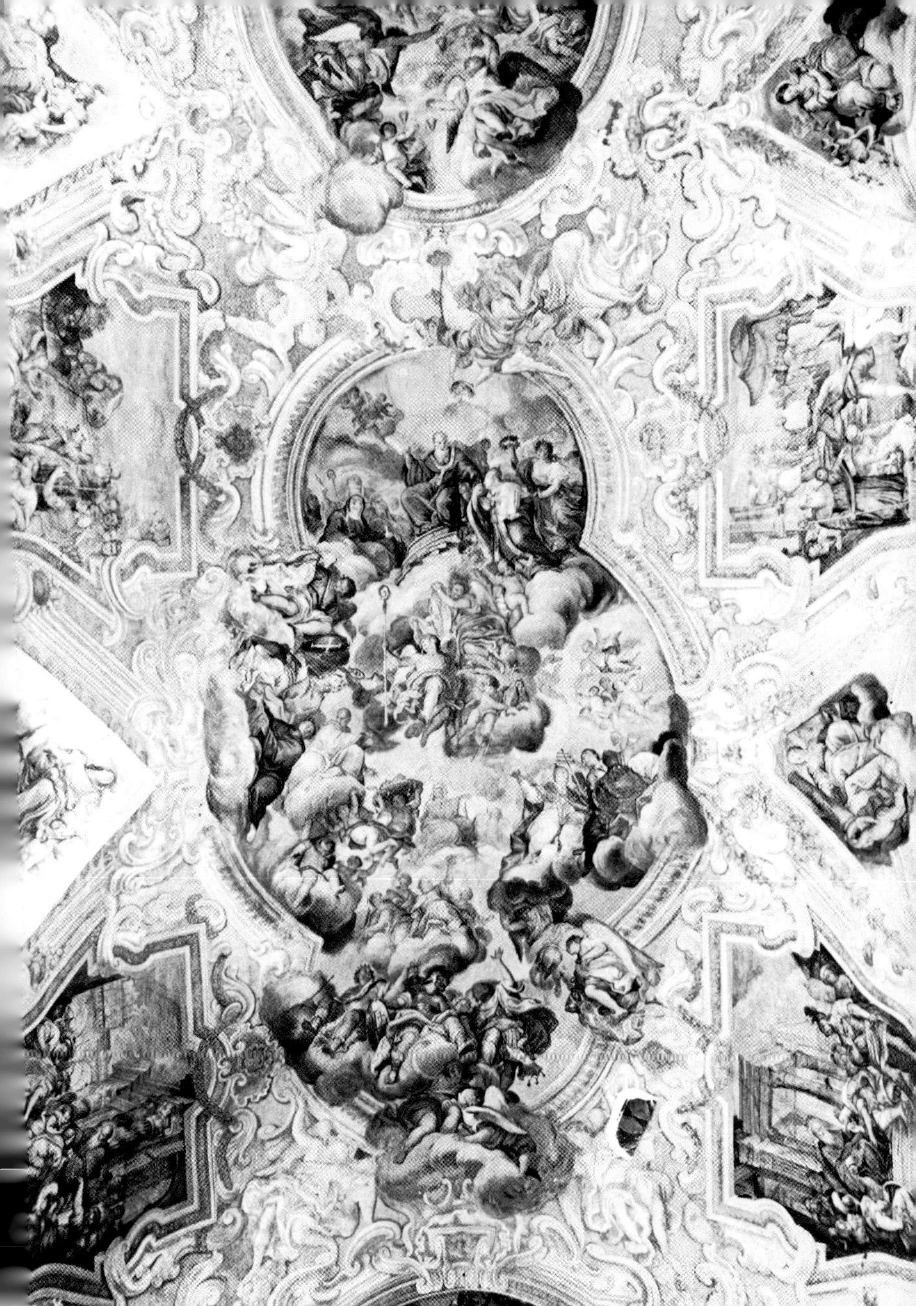

59 Catania. S. Benedetto: Deckengemälde von Giovanni Tuccari

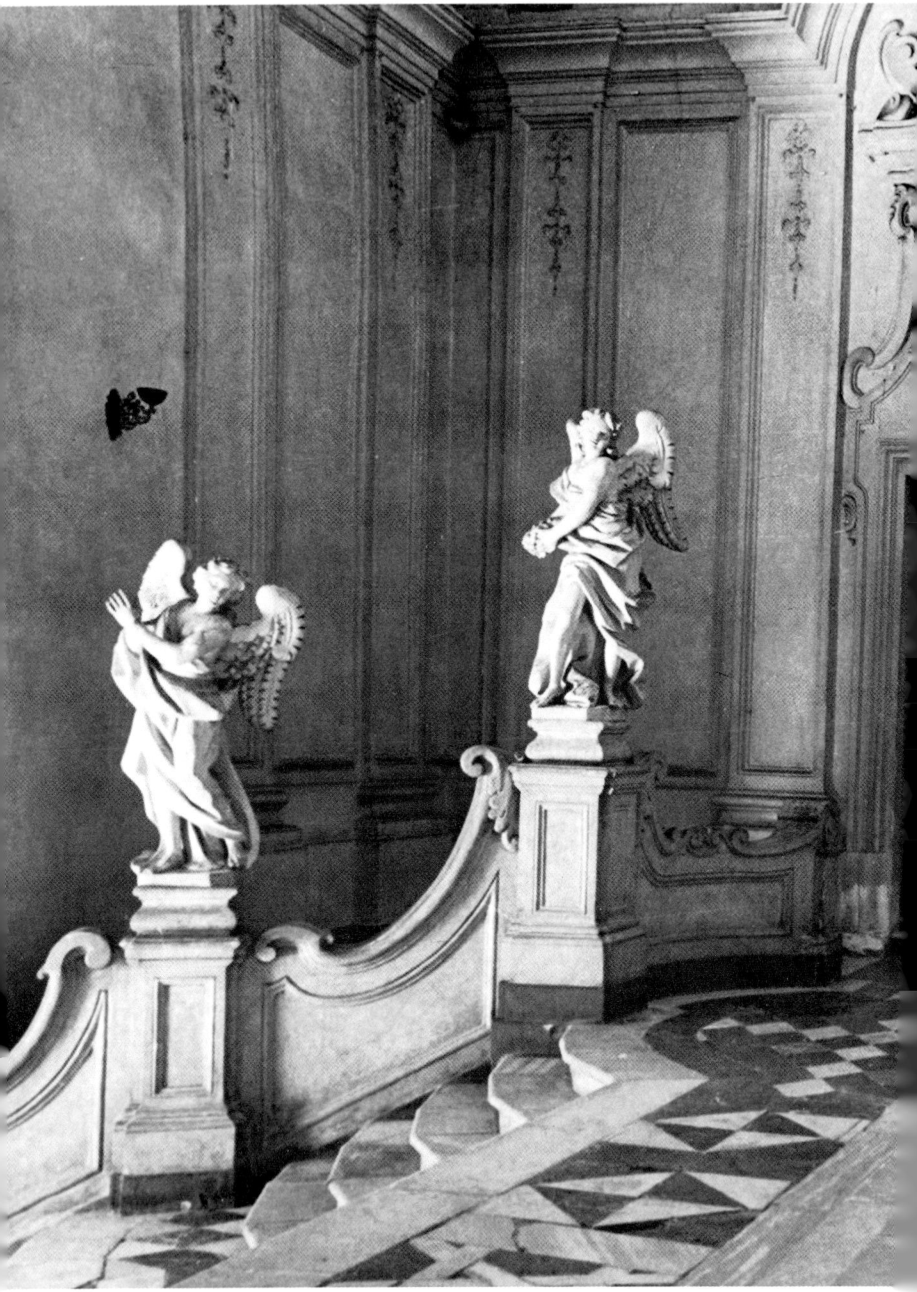

60/61 Catania. S. Benedetto: Vorhalle mit Treppe zur Kirche

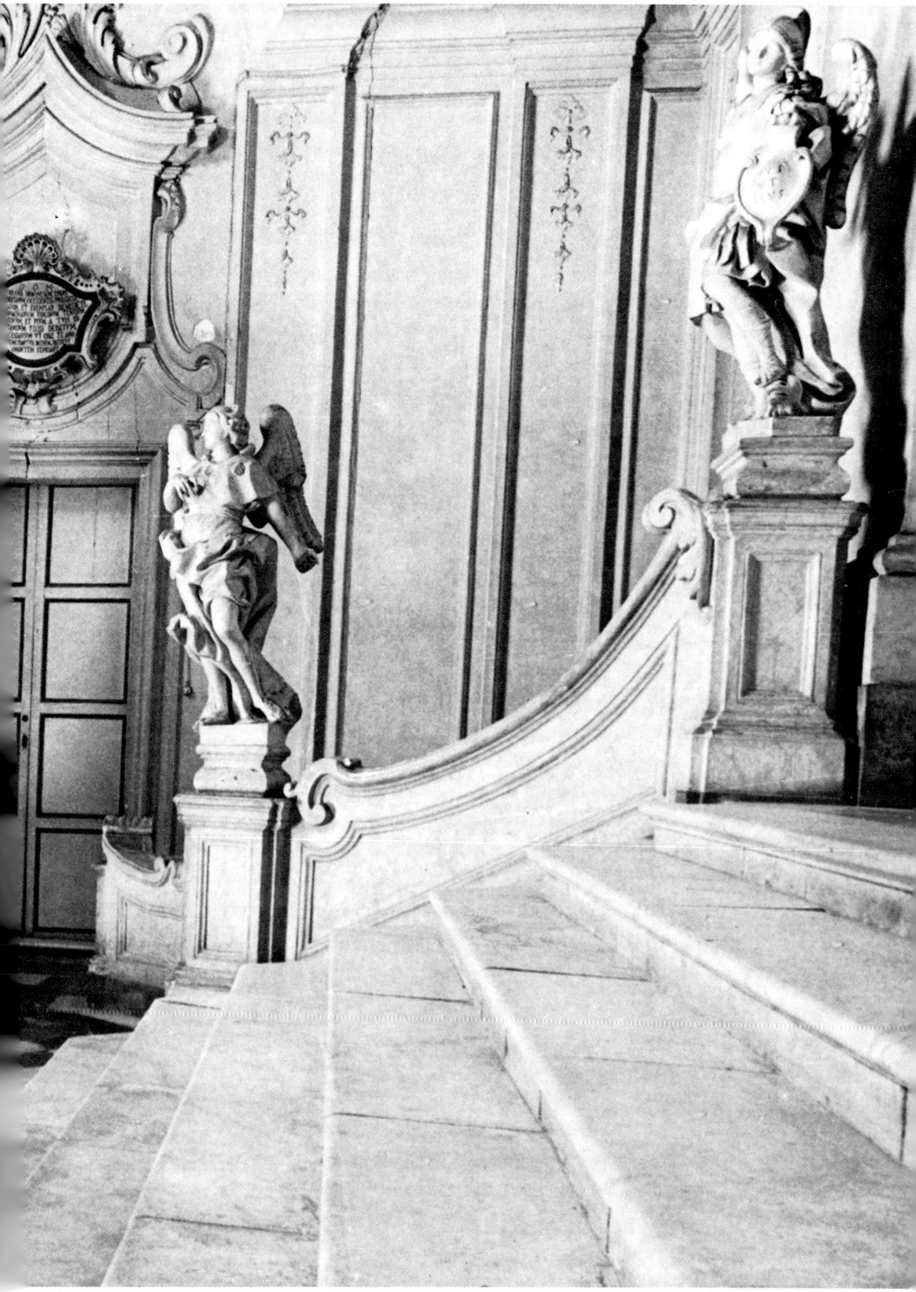

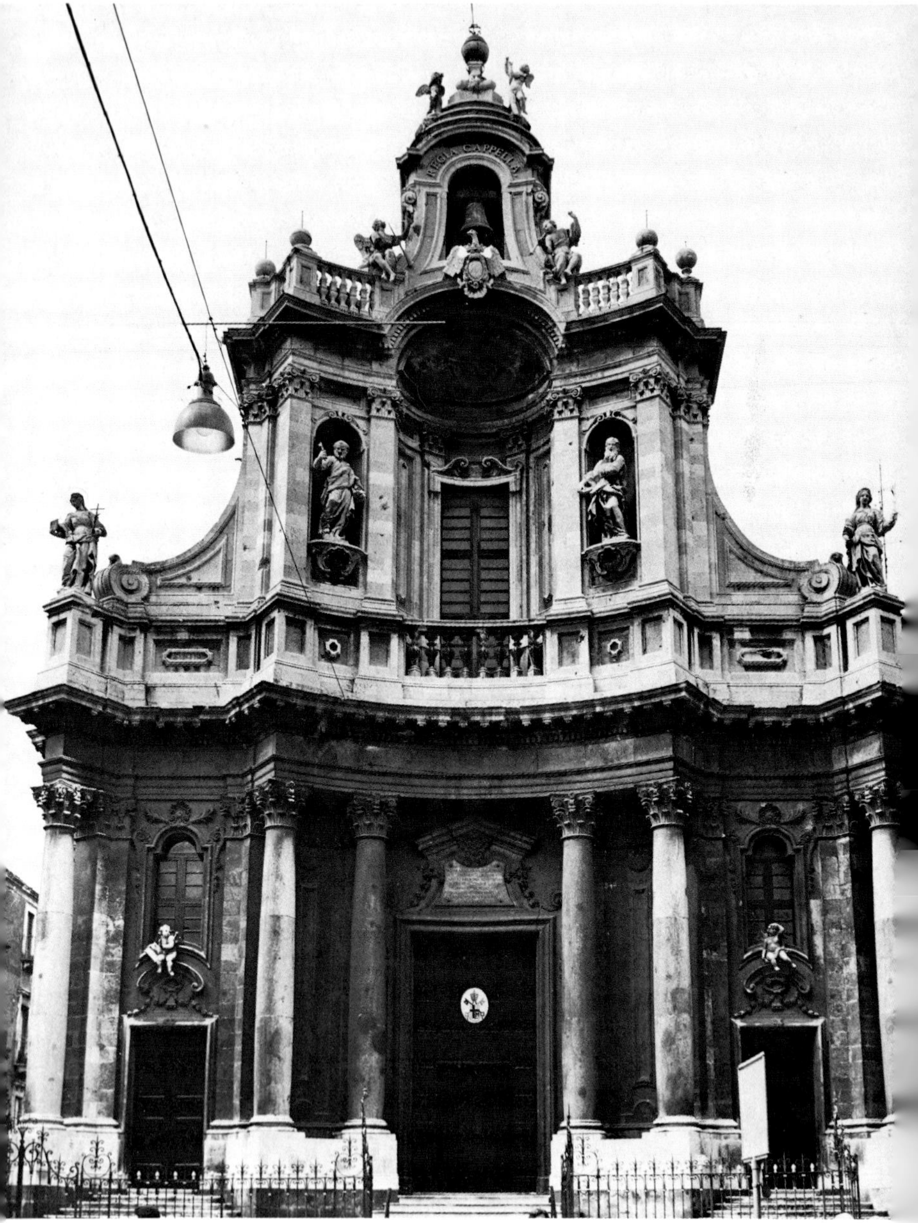

62 Catania. La Collegiata (S. Maria dell'Elemosina); Fassade

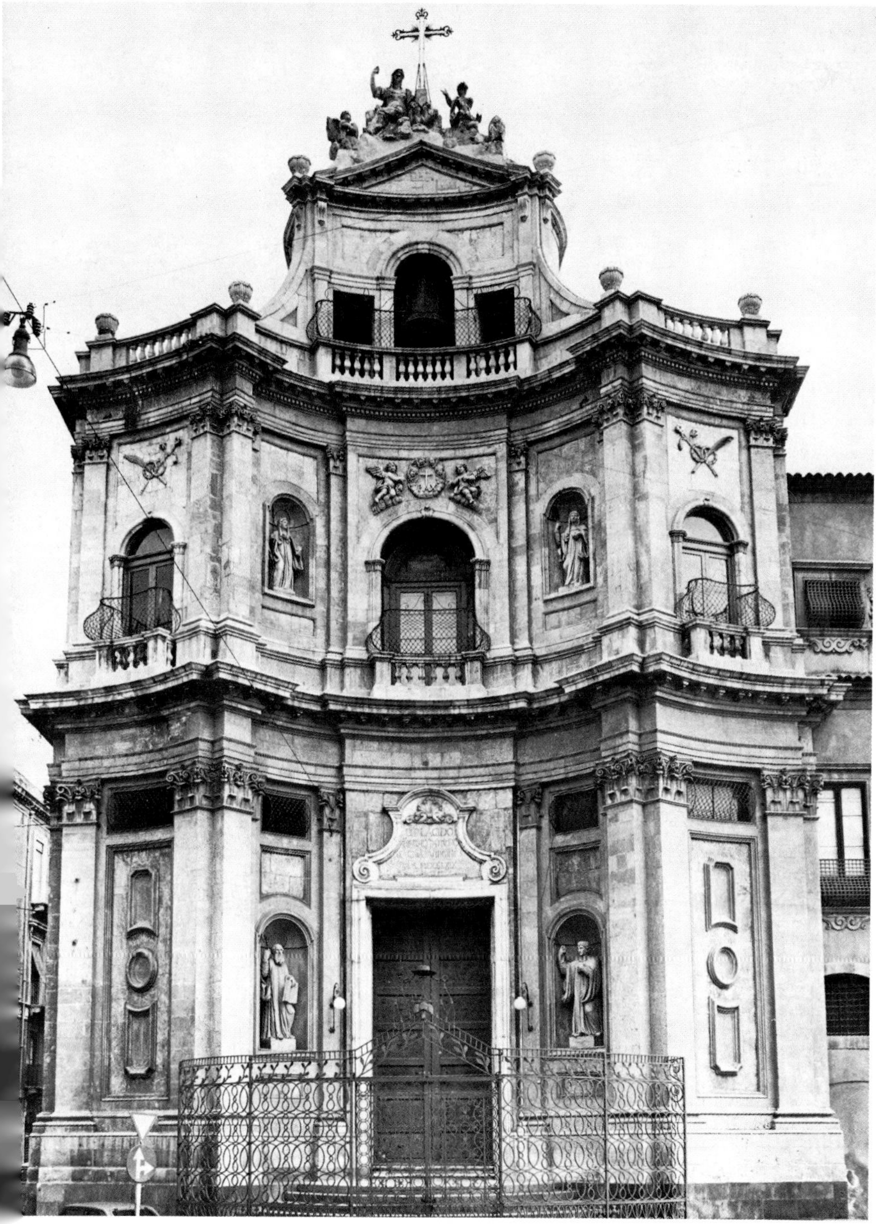

63 Catania. S. Placido: Fassade

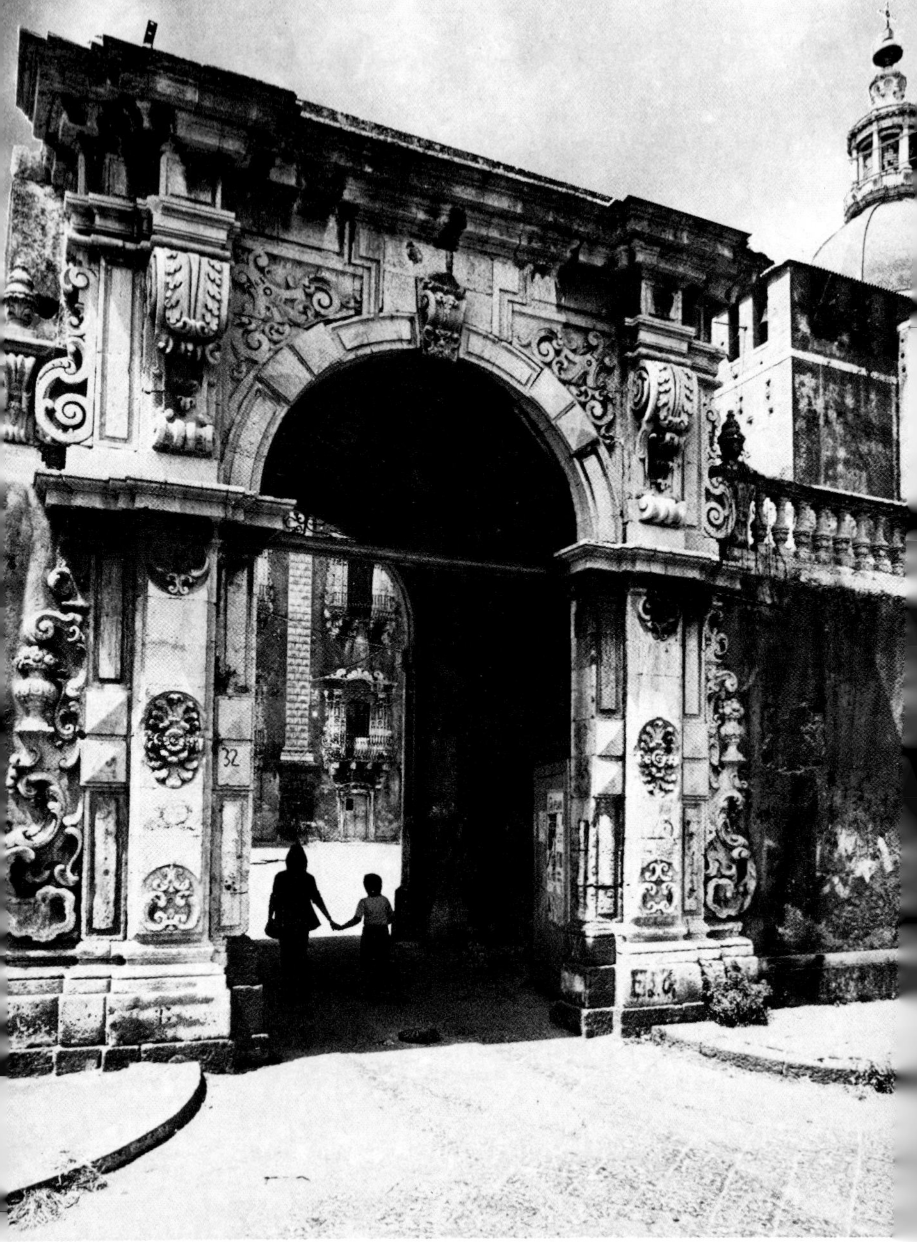

64 CATANIA. Benediktiner-Kloster: Eingangstor

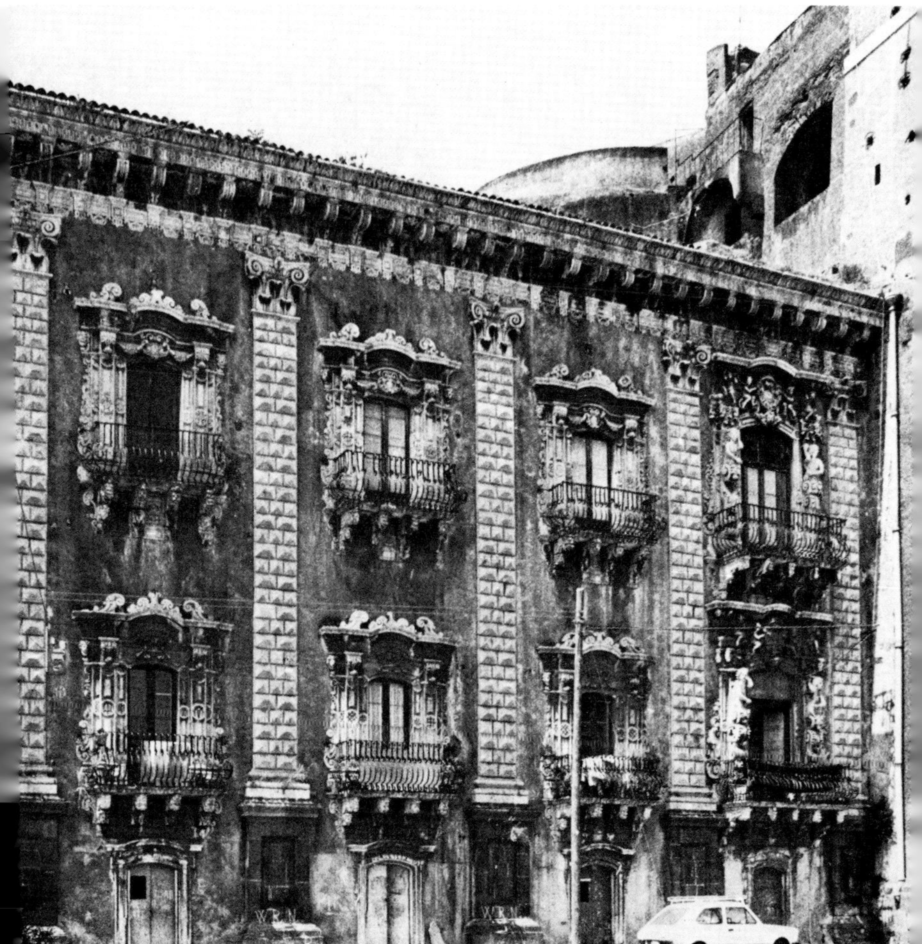

65 Catania. Benediktiner-Kloster: Fassade

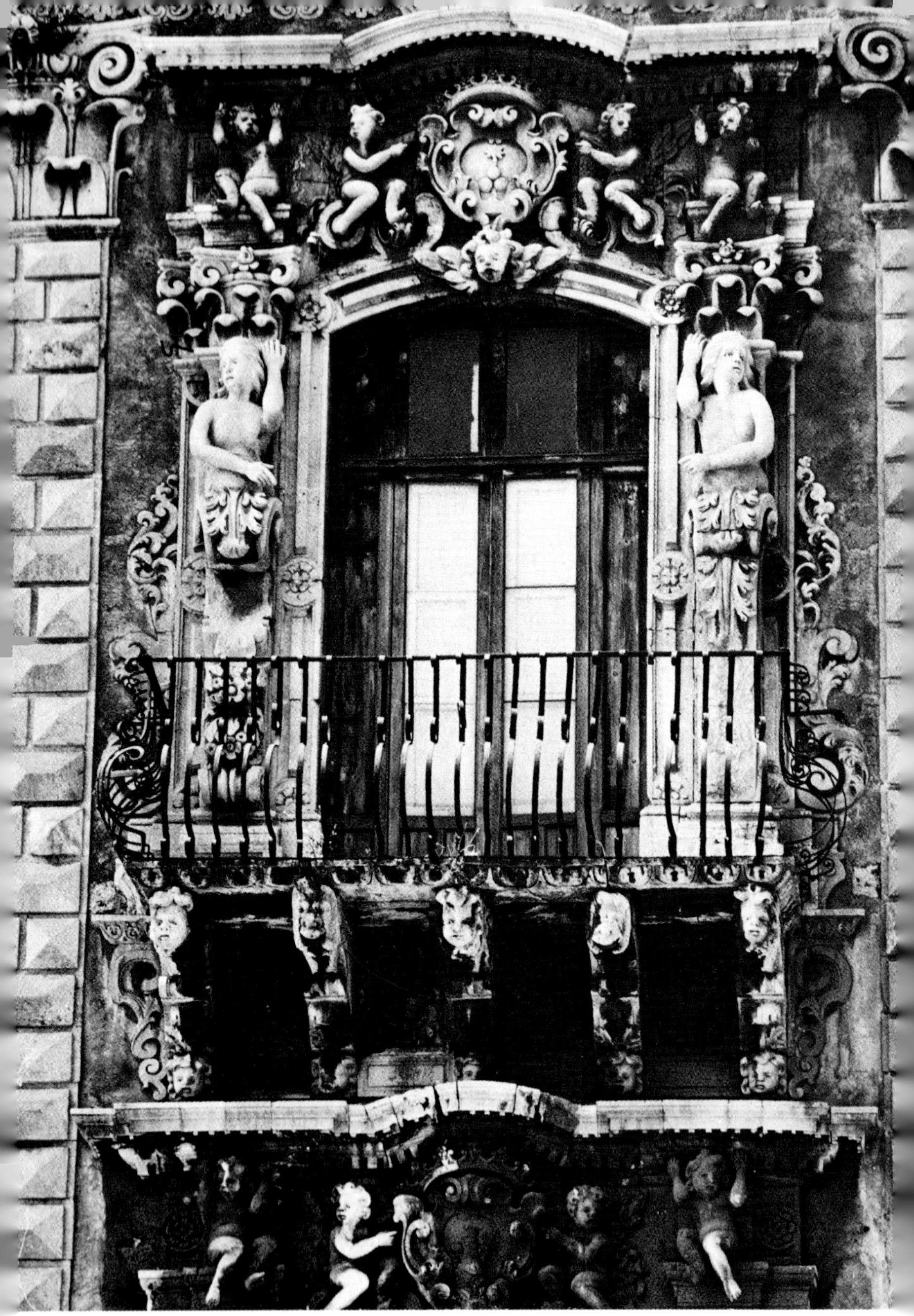

66 Catania. Benediktiner-Kloster: Fenster von der Fassade

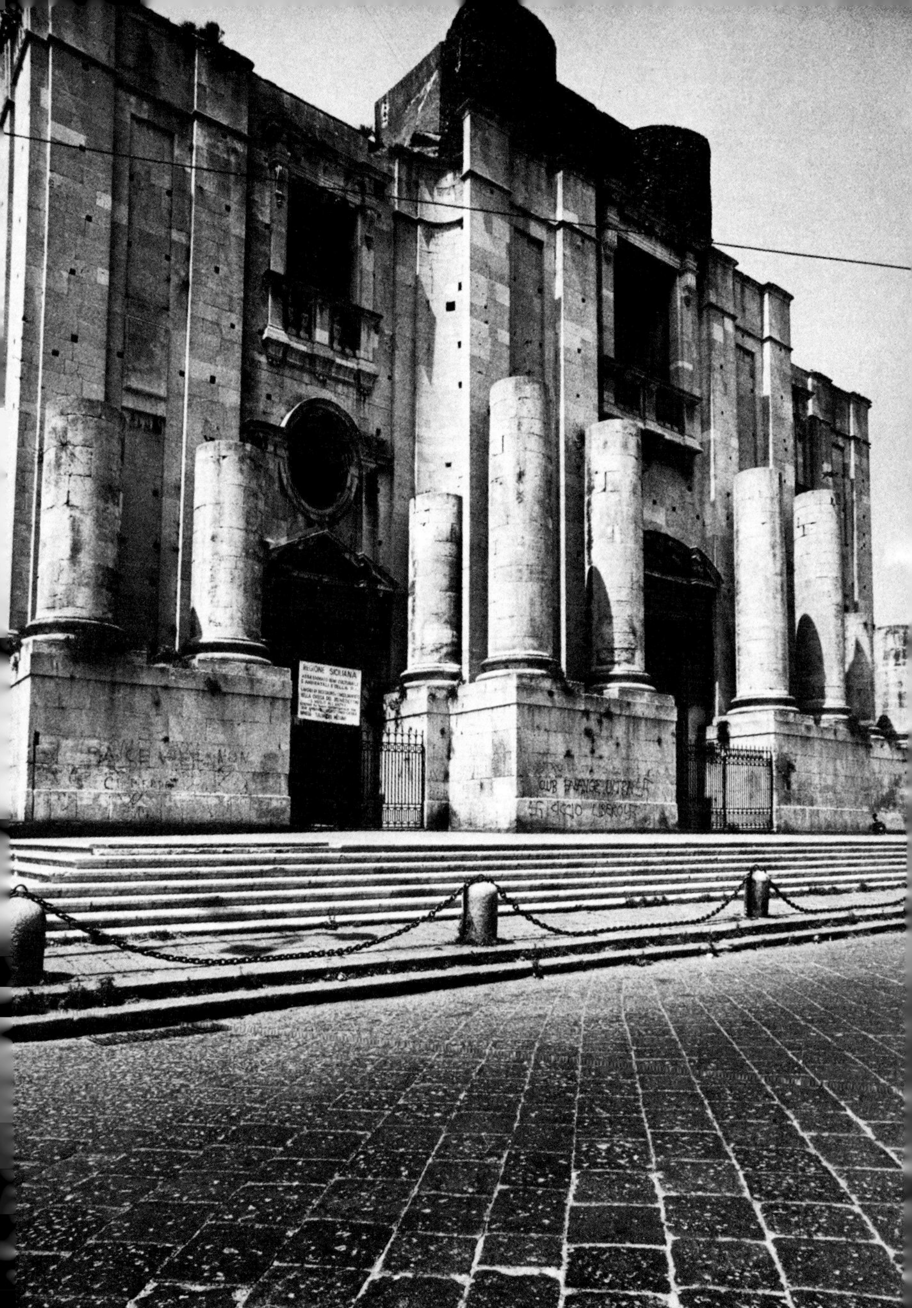

67 Catania. Benediktiner-Klosterkirche S. Nicolò l'Arena: Fassade

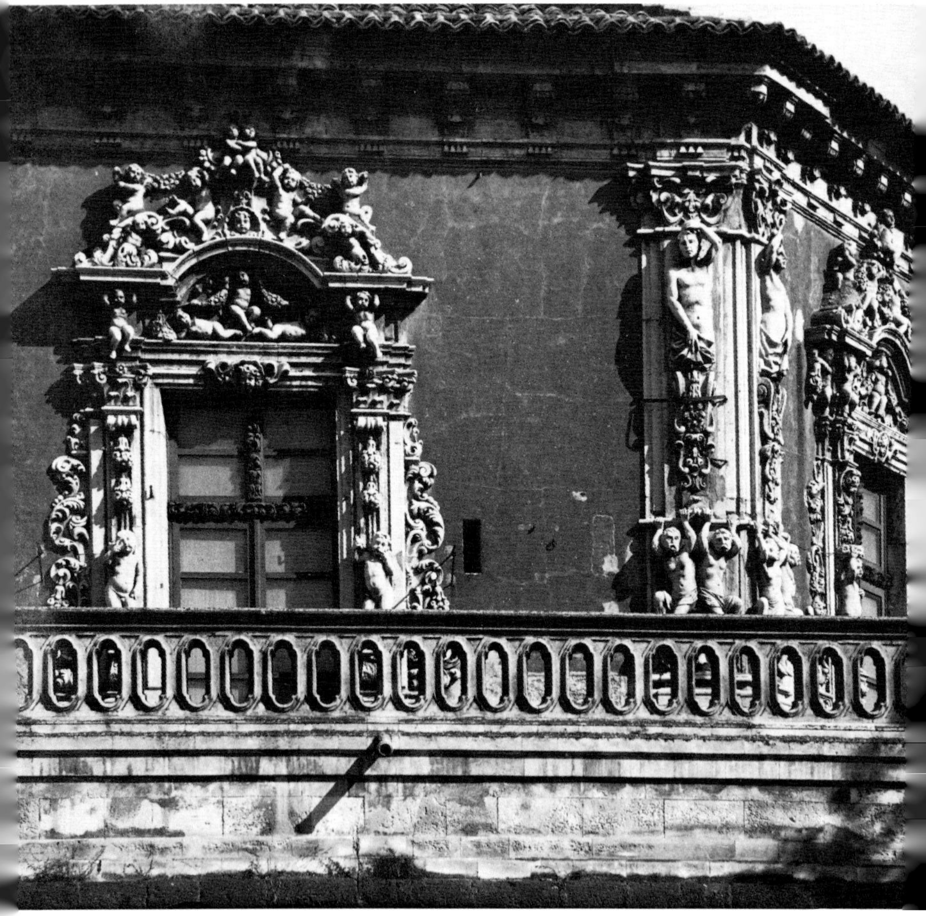

68 CATANIA. Palazzo Biscari. Teil der Fassade

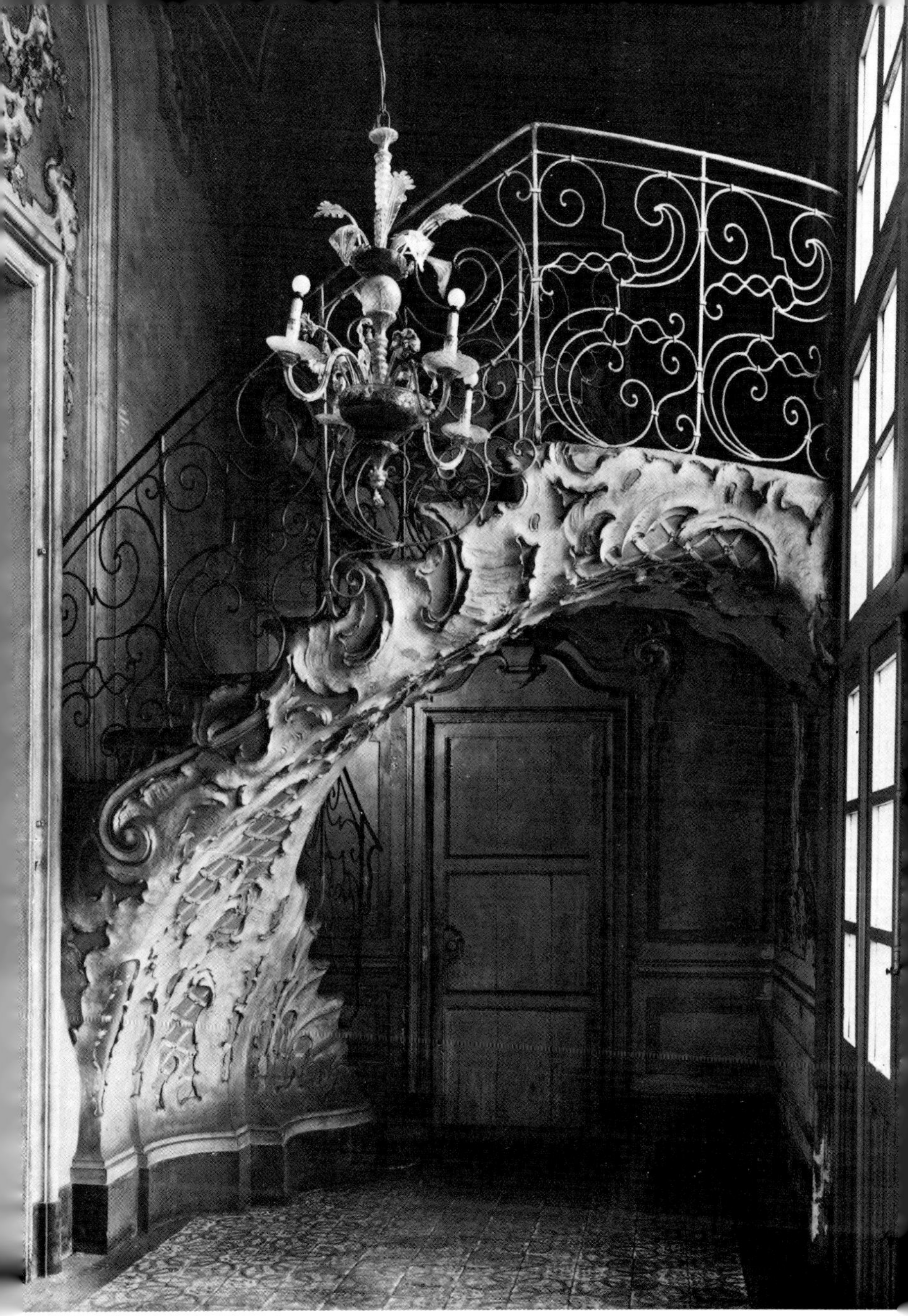

69 CATANIA. Palazzo Biscari: Treppe zur Galerie der Musiker

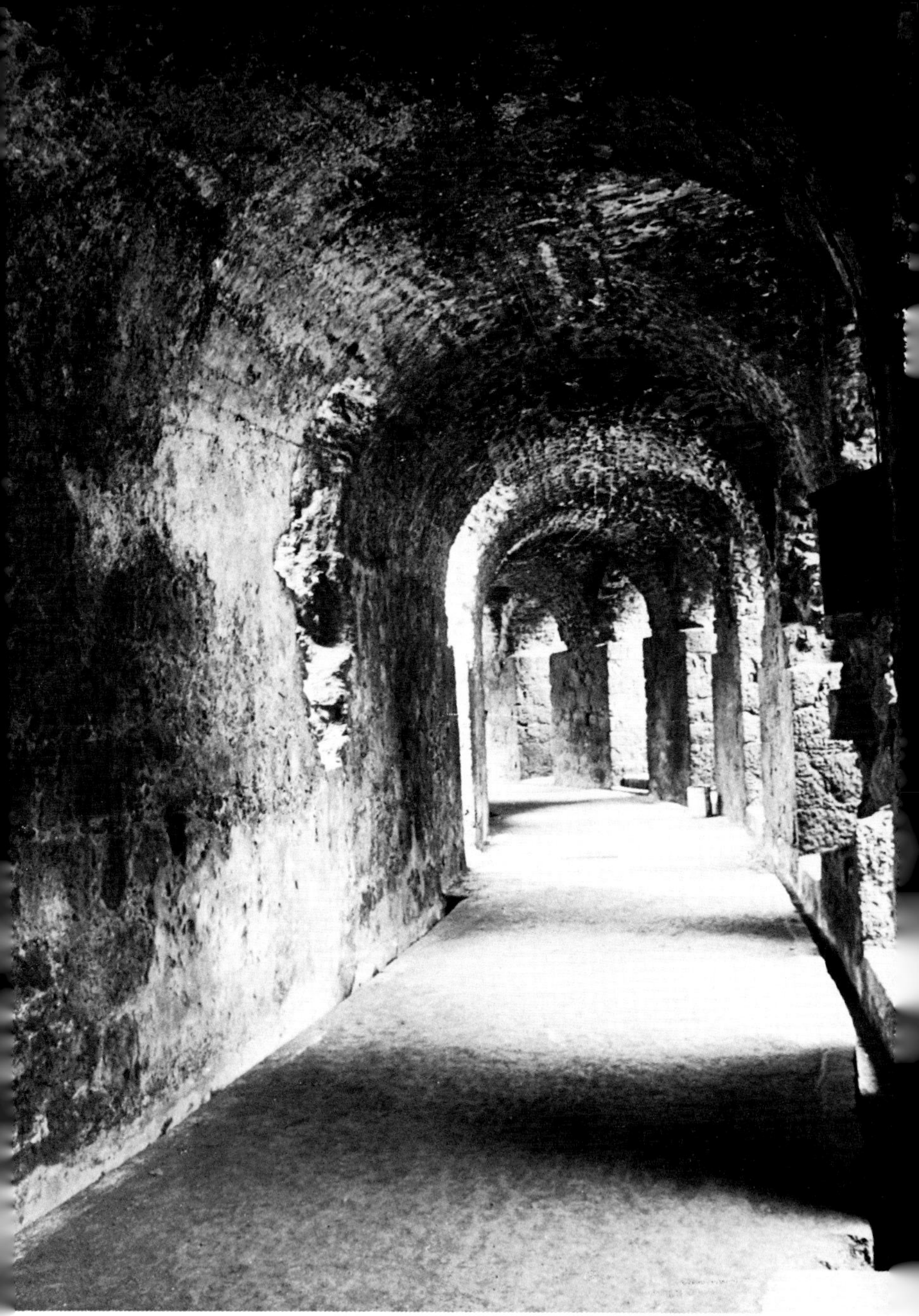

70 Catania. Römisches Amphitheater: Korridor

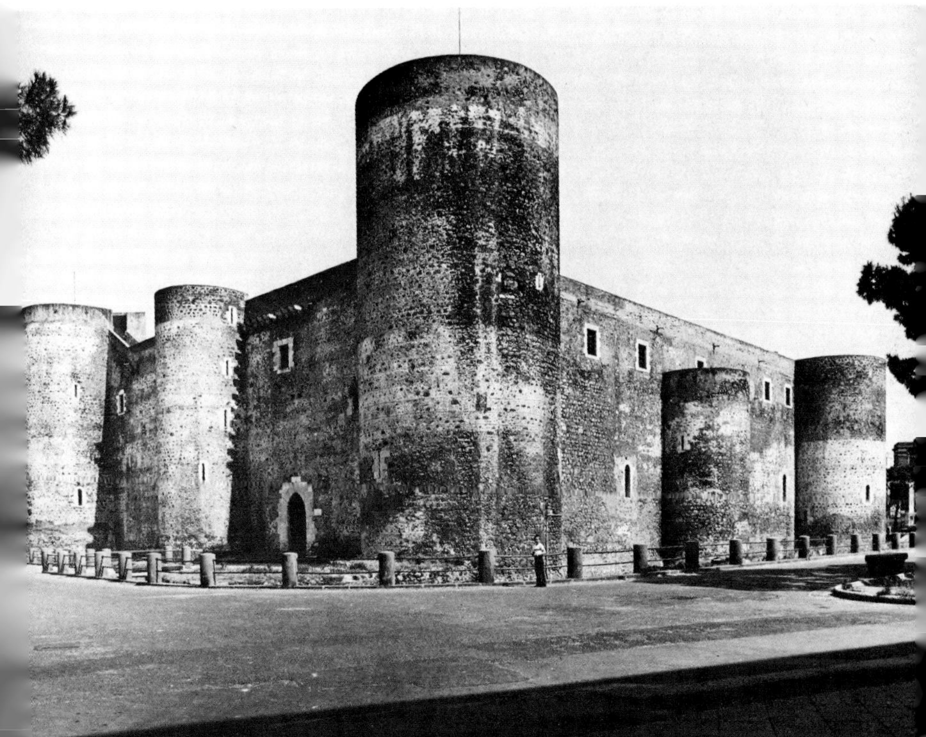

71 Catania. Staufisches Kastell

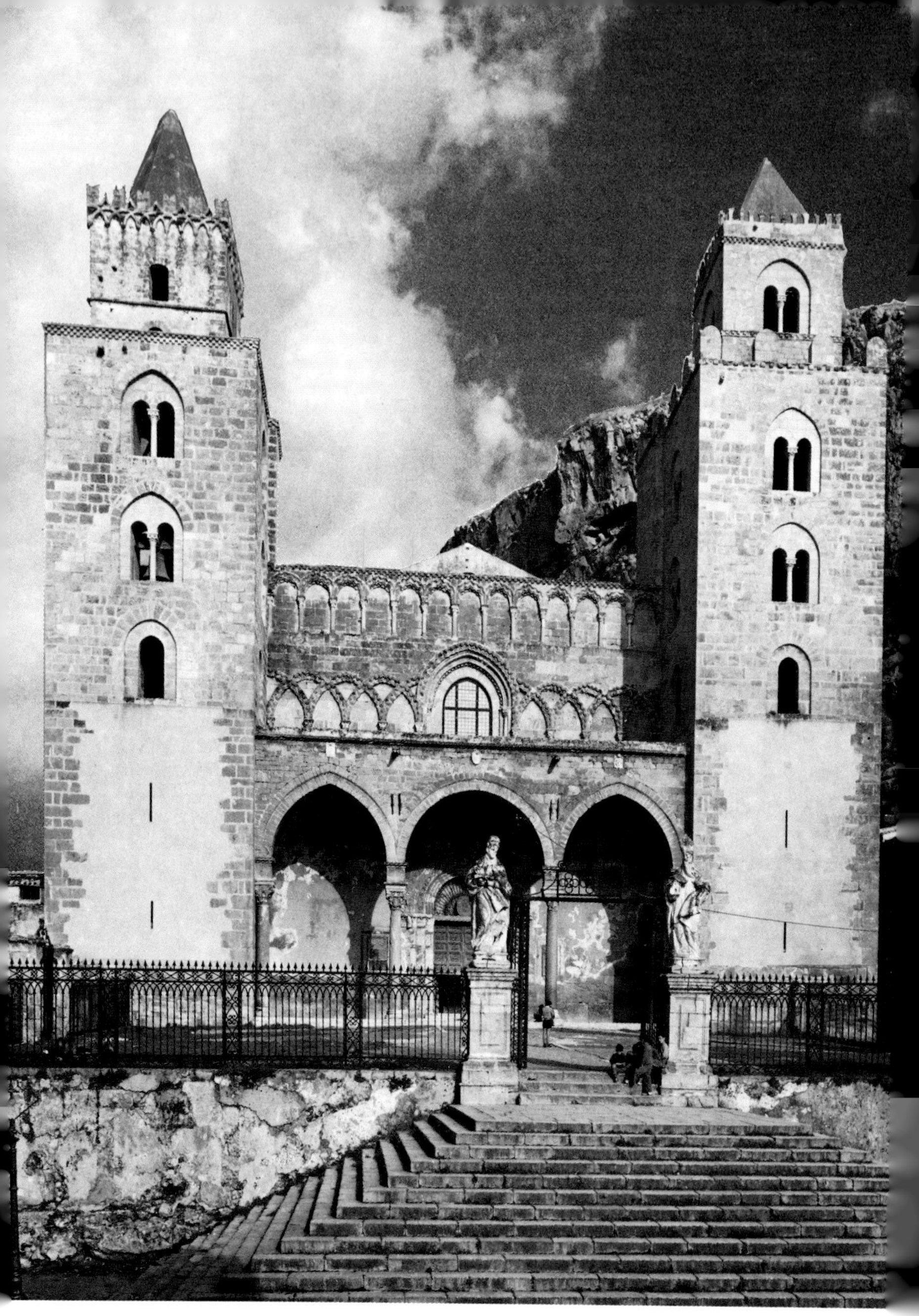

72 Cefalù. Dom: Fassade

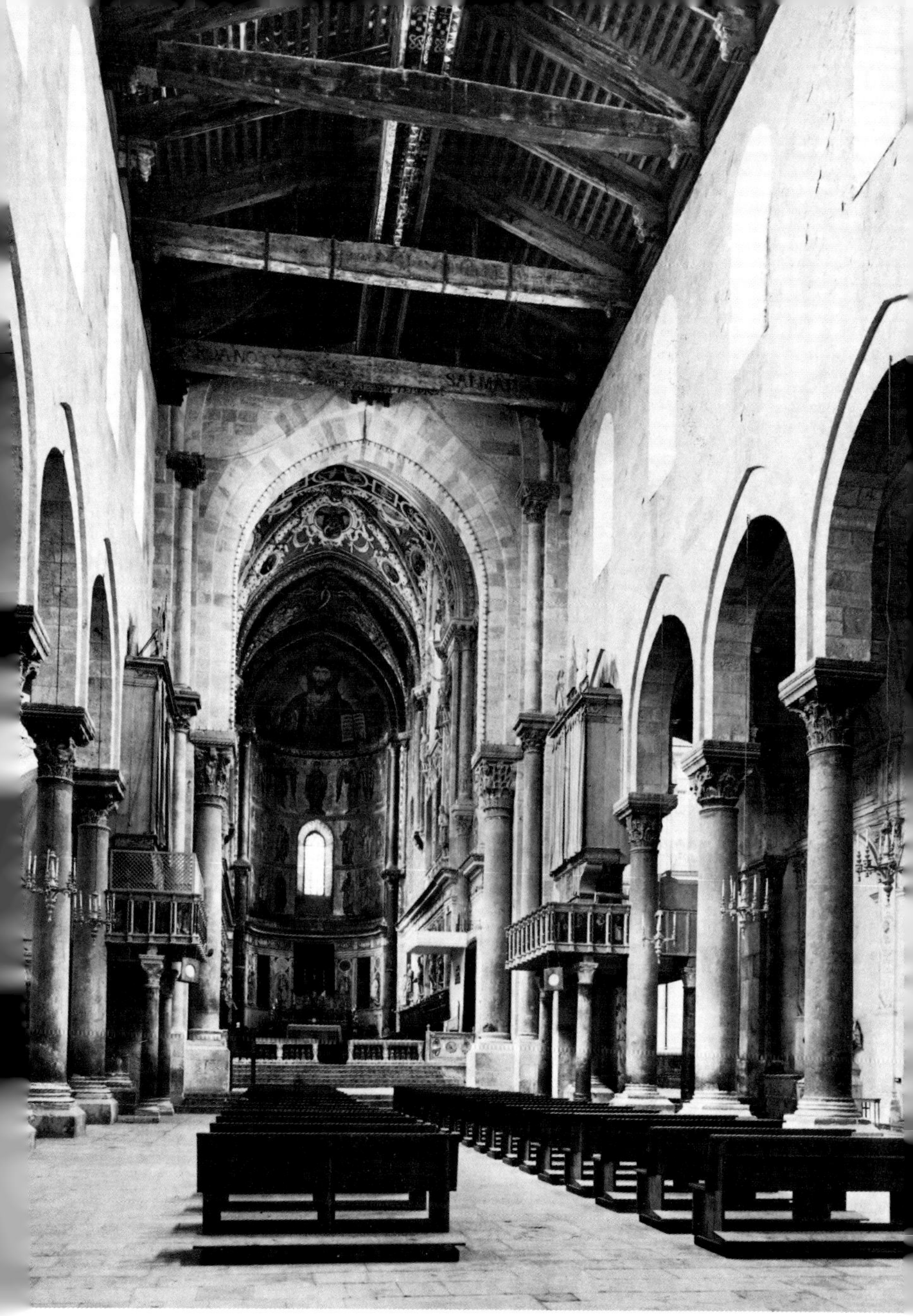

73 Cefalù. Dom: Inneres nach Osten

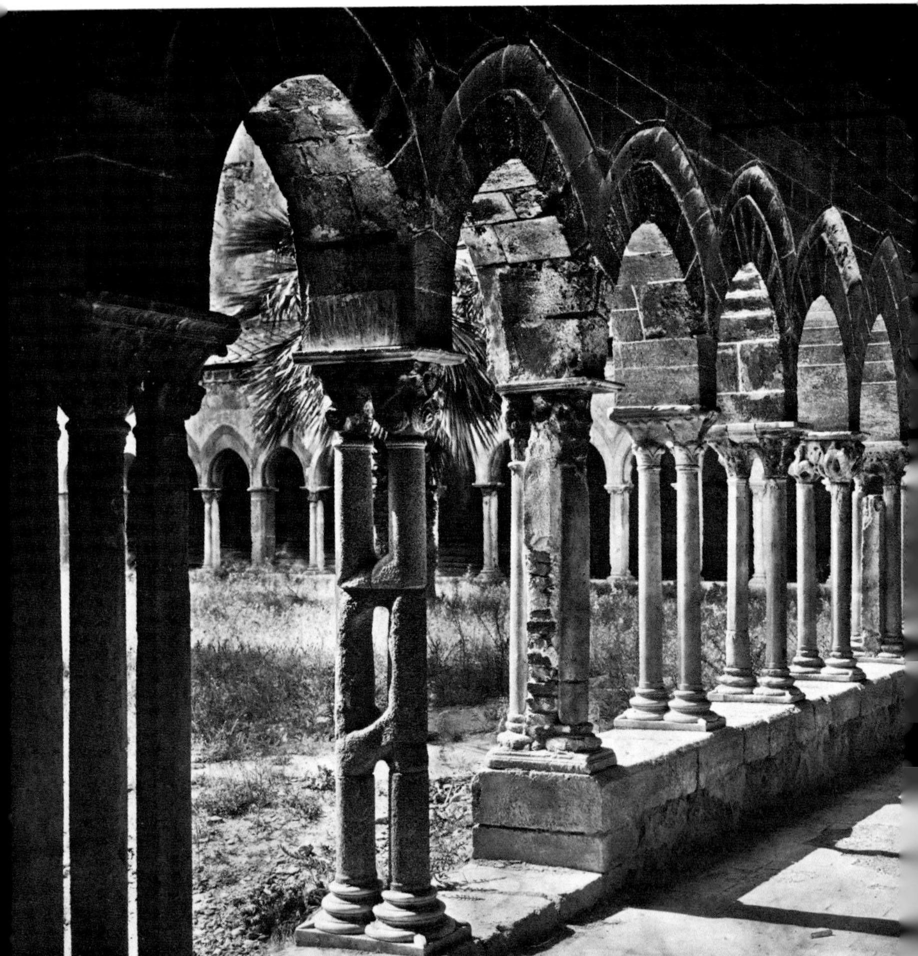

74 Cefalù. Kreuzgang des Domes

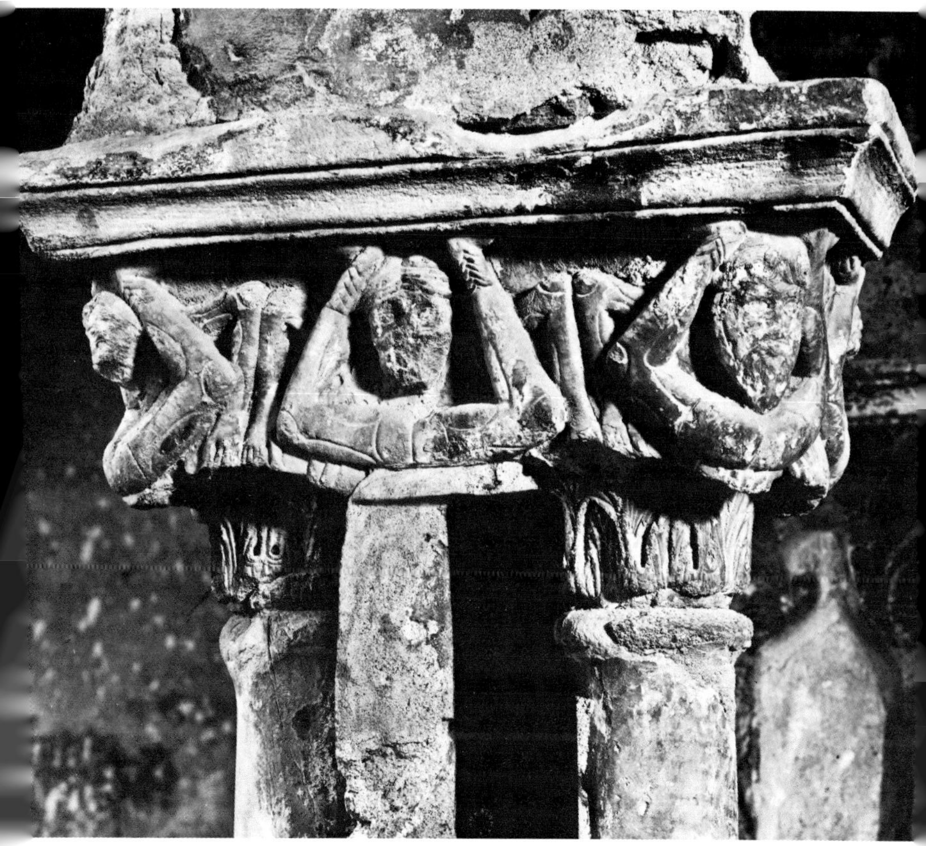

75 Cefalù. Kreuzgang des Domes: Doppelkapitell mit Gauklern

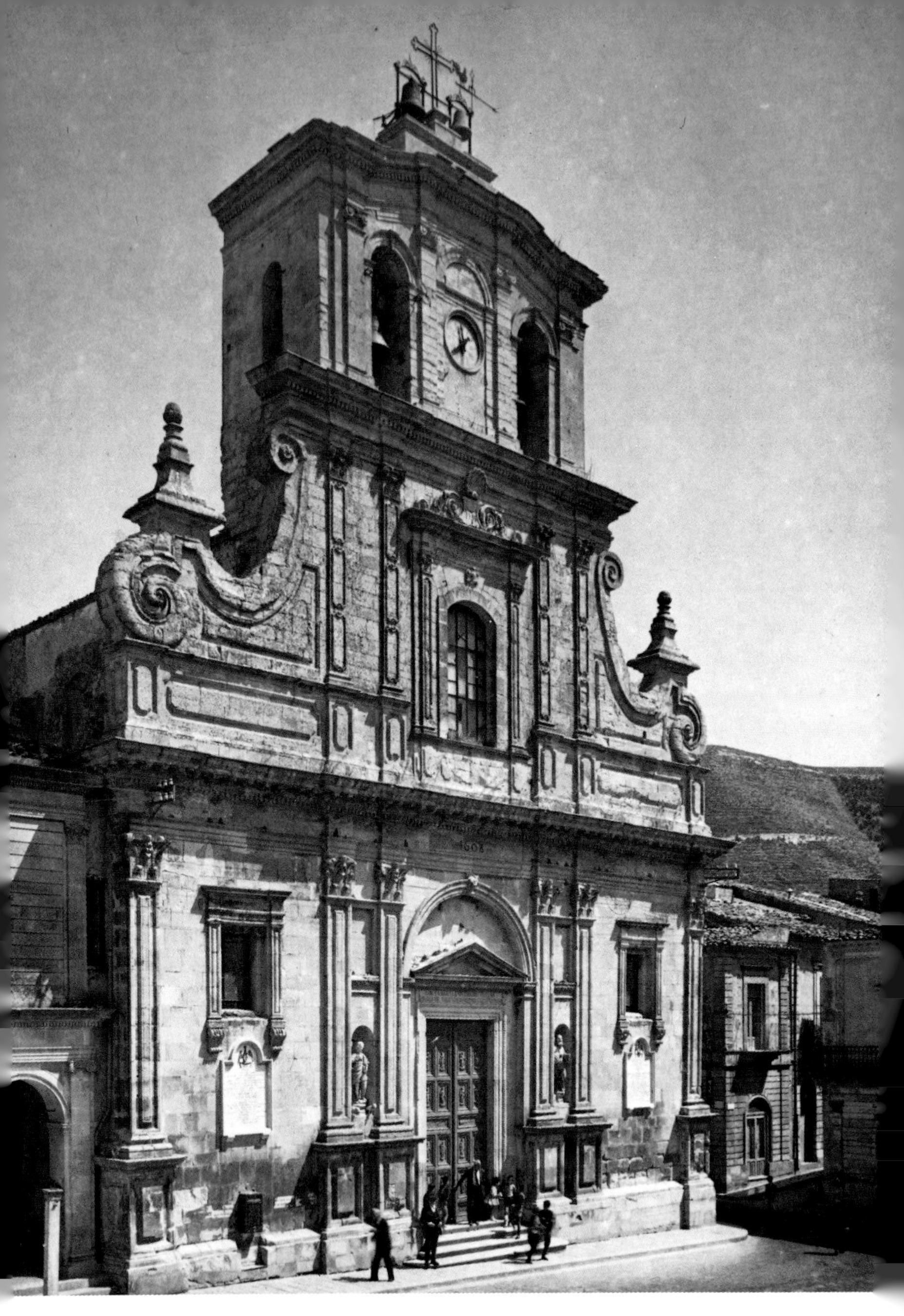

76 Chiaramonte Gulfi. Chiesa Madre: Fassade

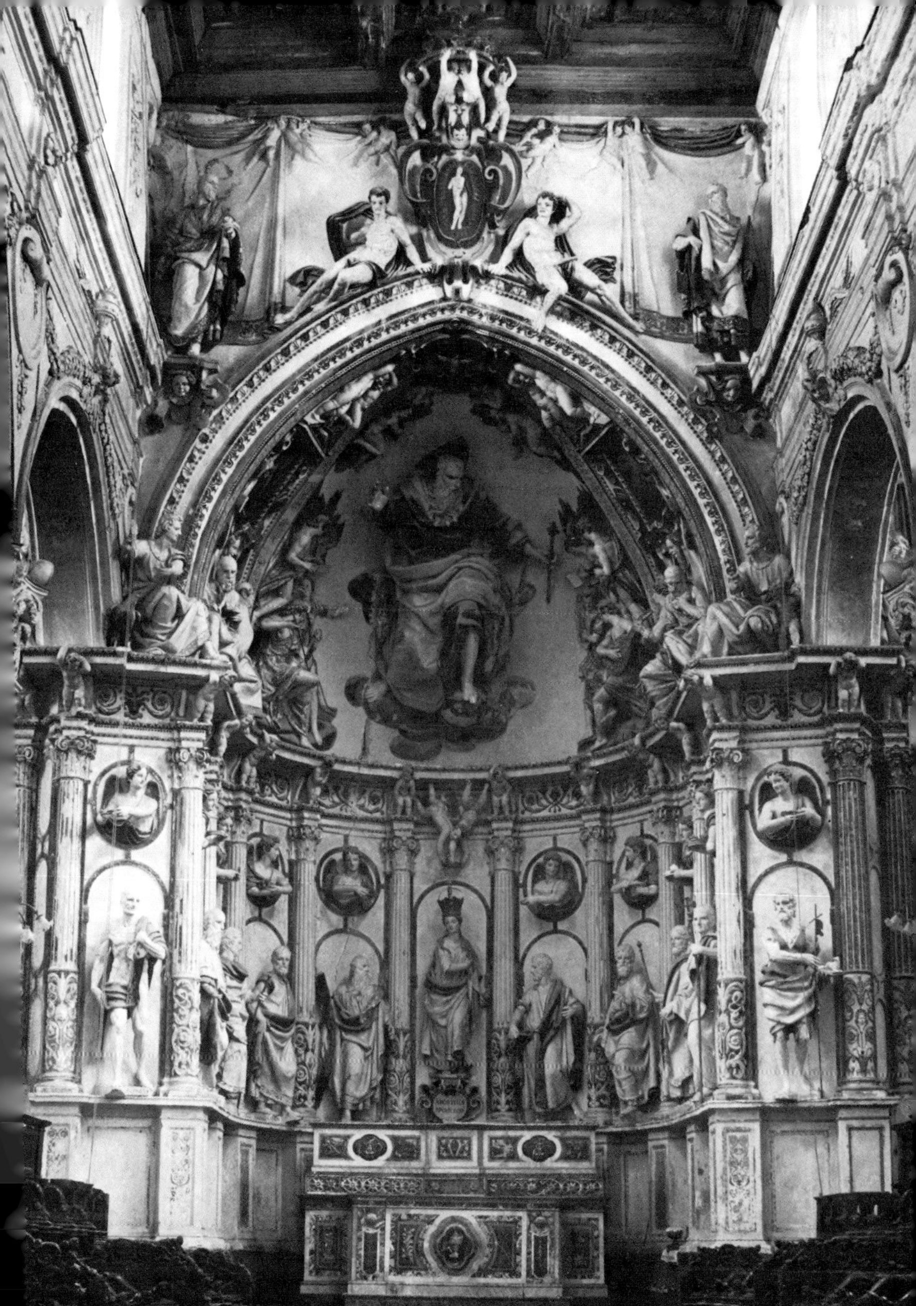

77 Ciminna. Chiesa Madre: Chordekoration von Scipione Li Volsi, 1622

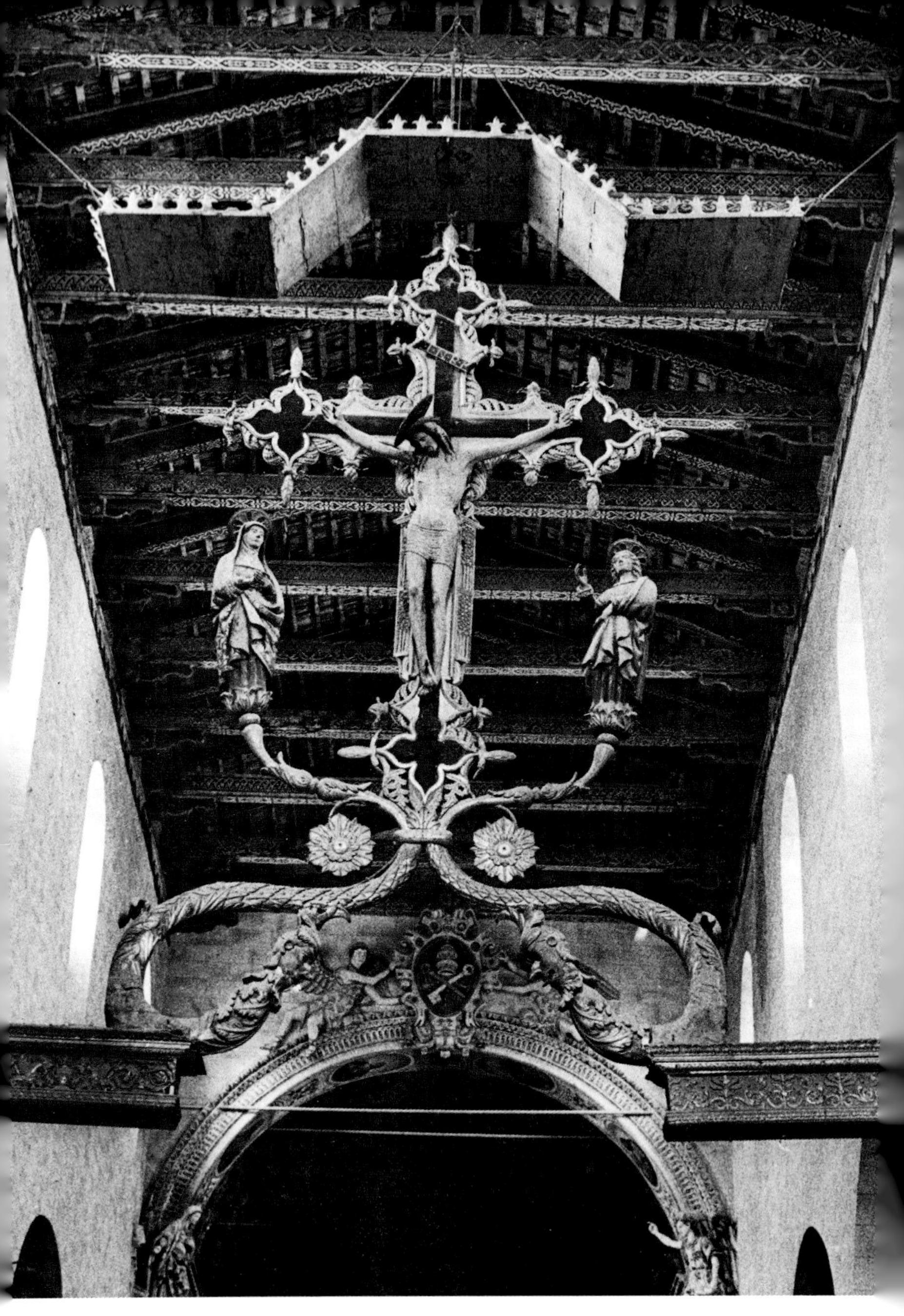

78 Collesano. Chiesa Madre: Triumphkreuzgruppe

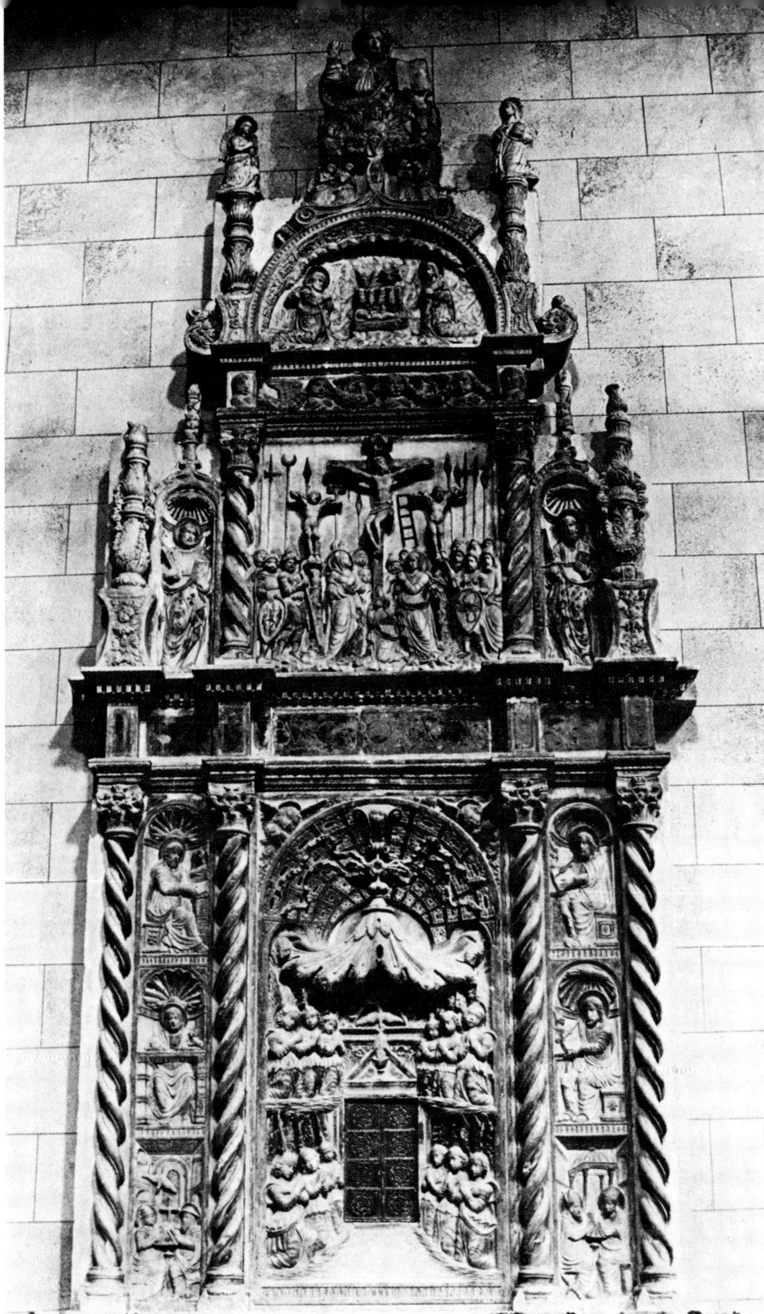

79 Collesano. Chiesa Madre: Sakramentstabernakel, 1488

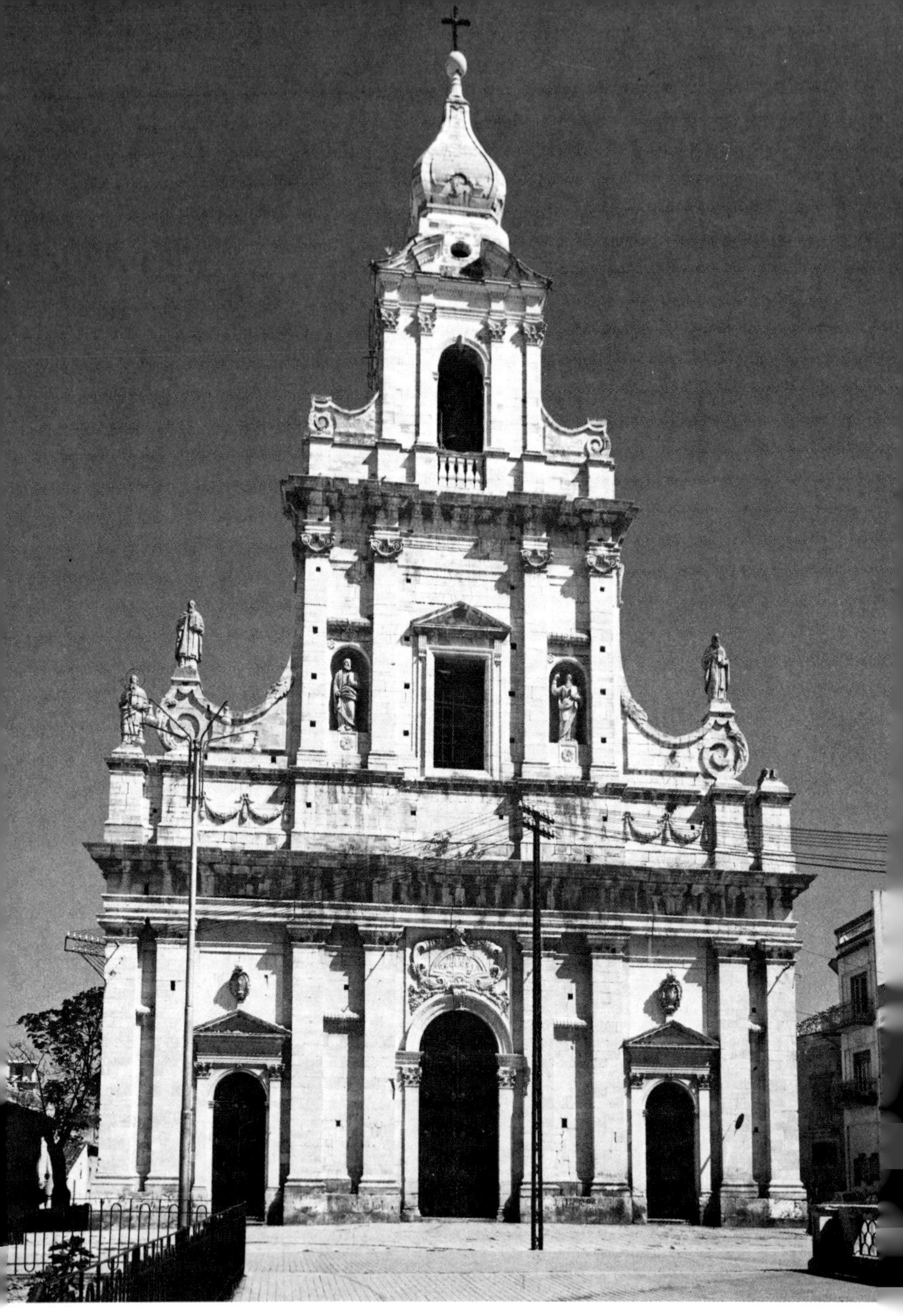

80 Comiso. Chiesa Madre: Fassade

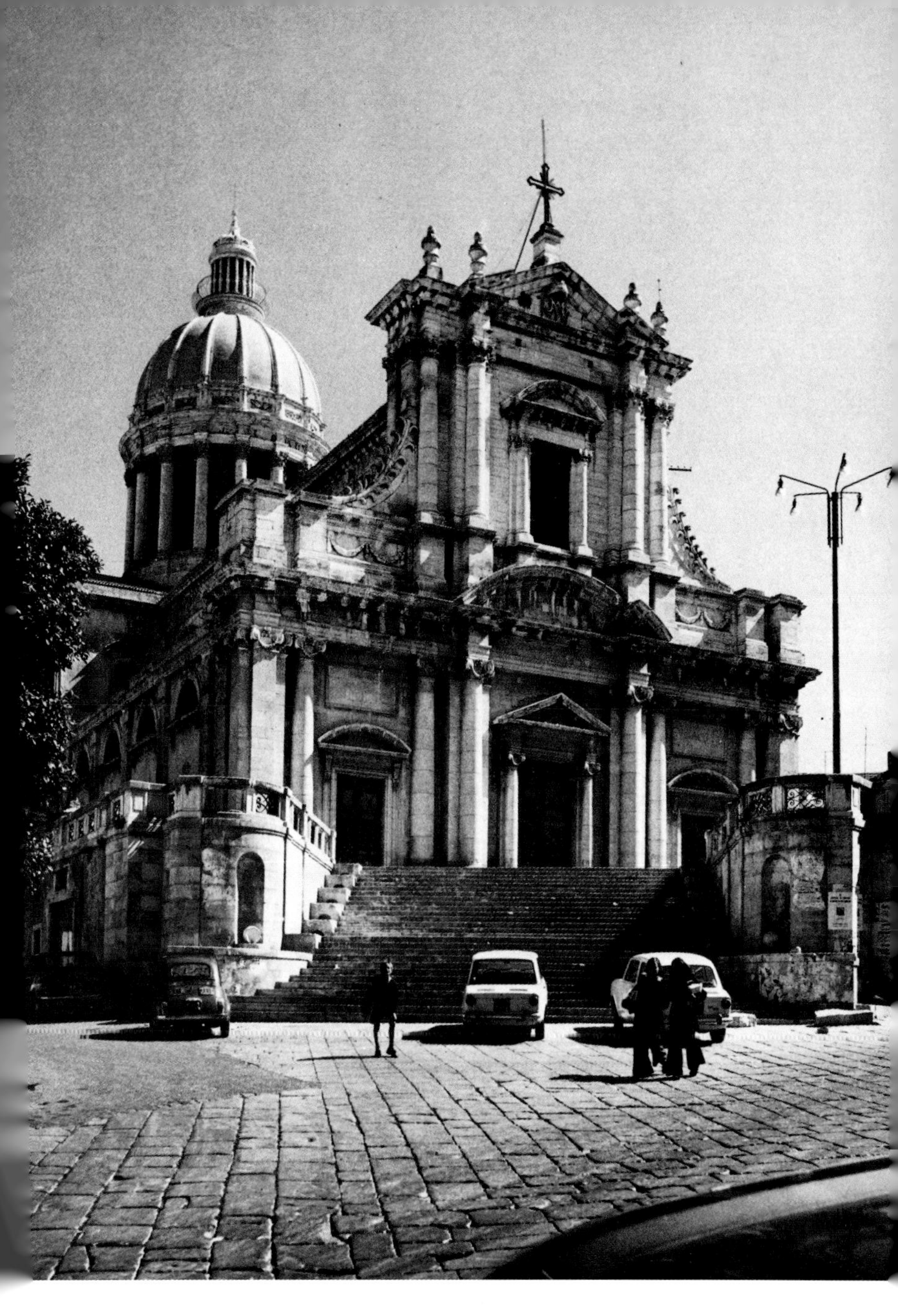

81 Comiso. SS. Annunziata: Fassade

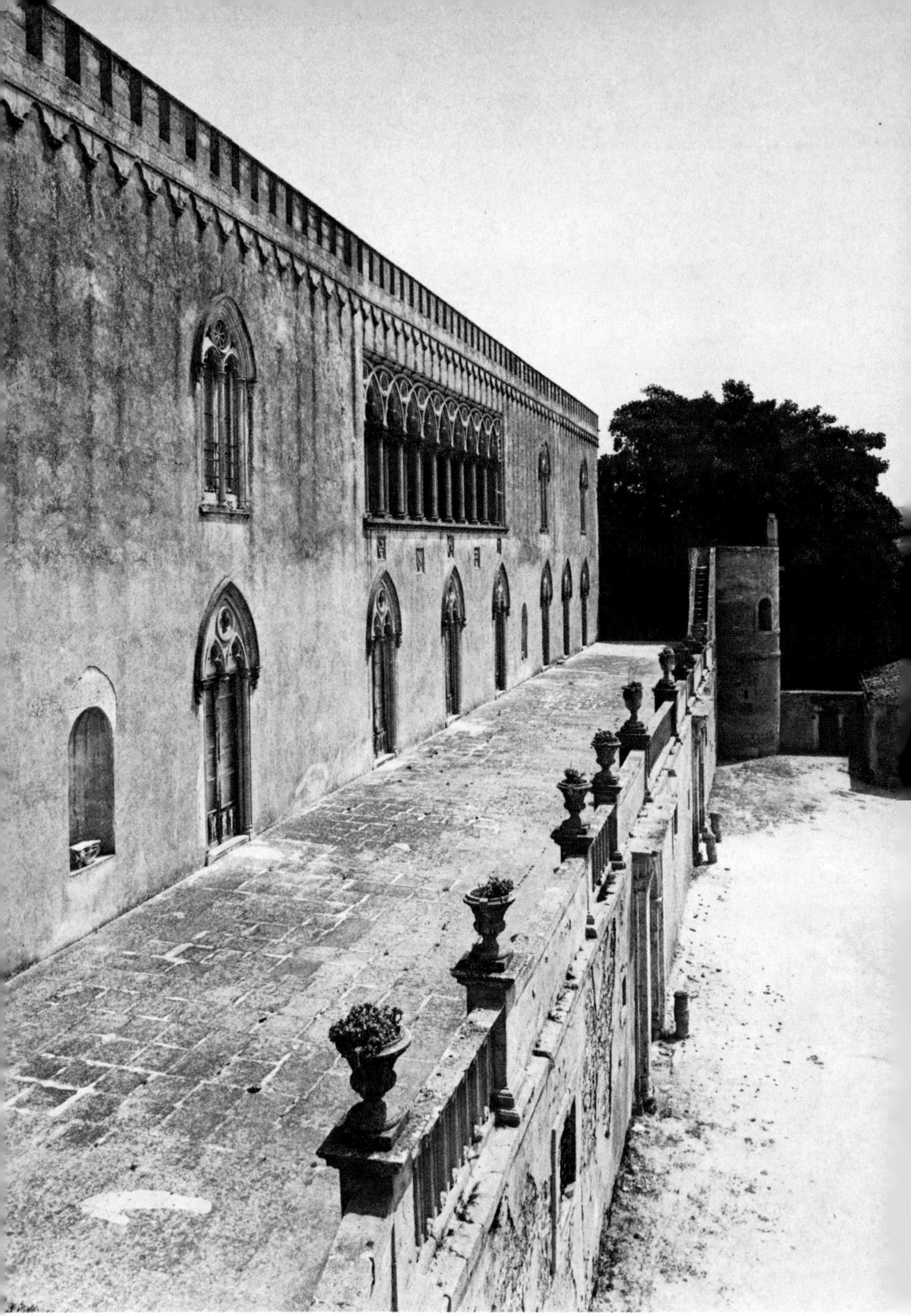

82 Donnafugata. Schloß

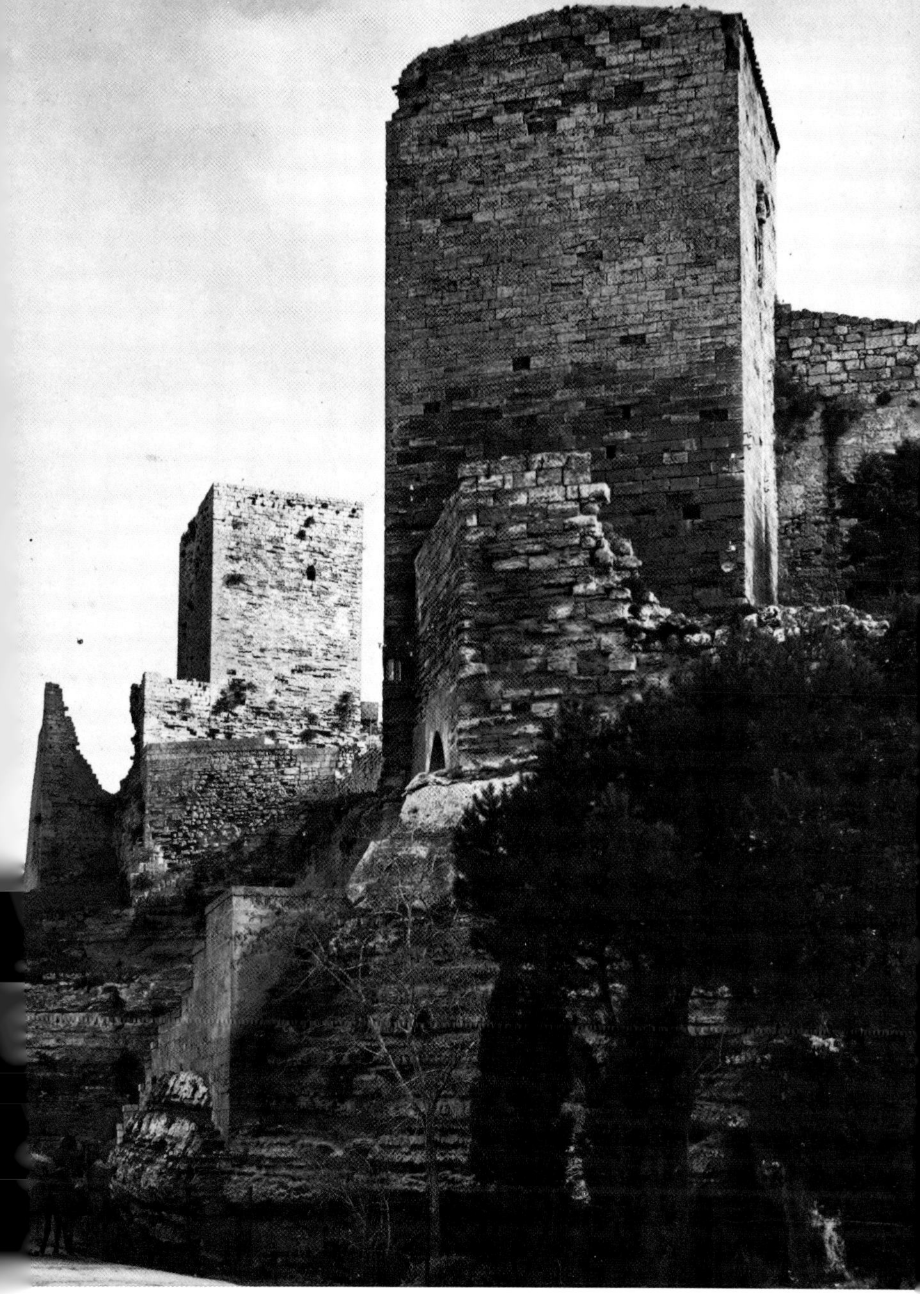

83 Enna. Kastell

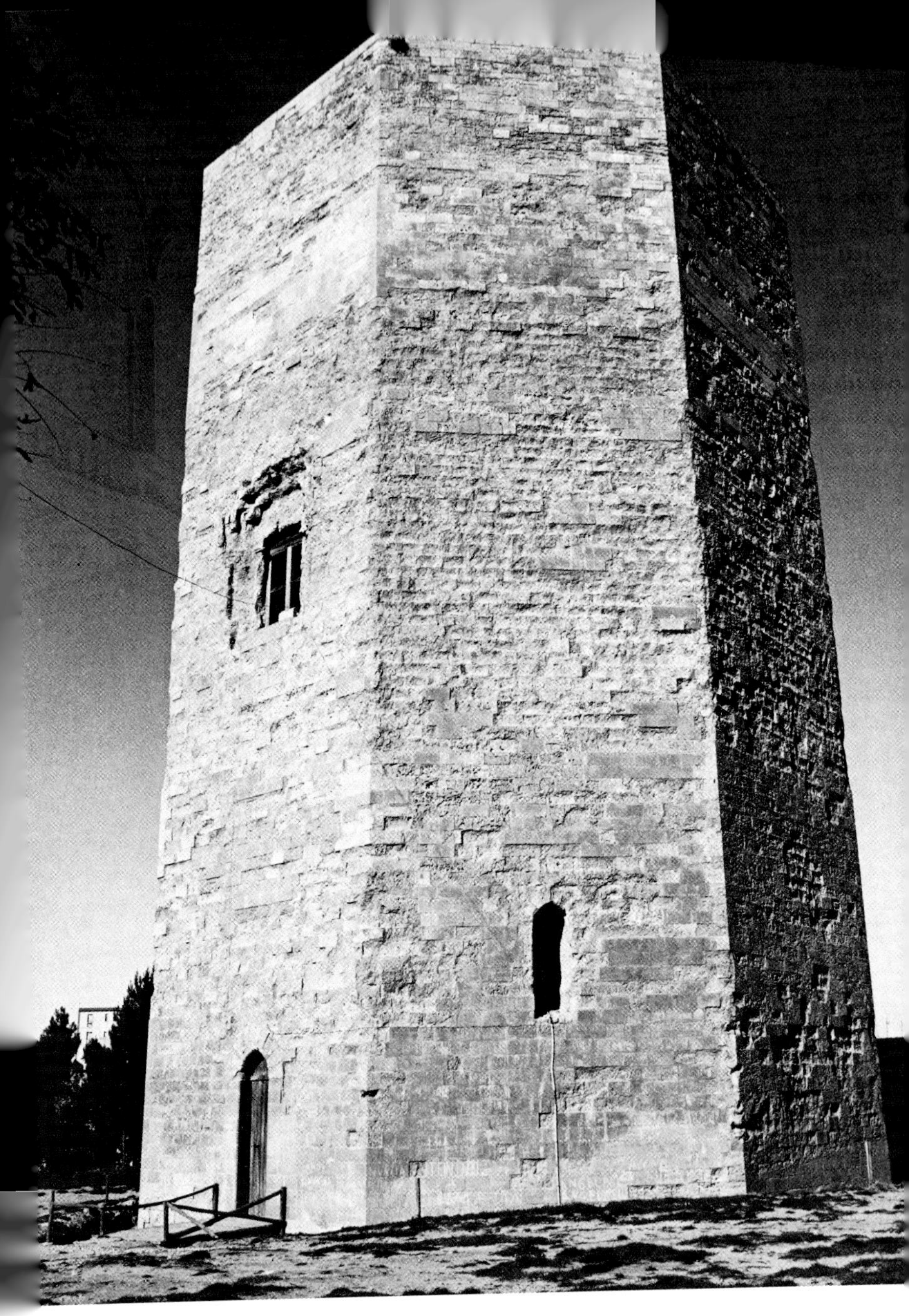

84 Enna. „Torre di Federico“

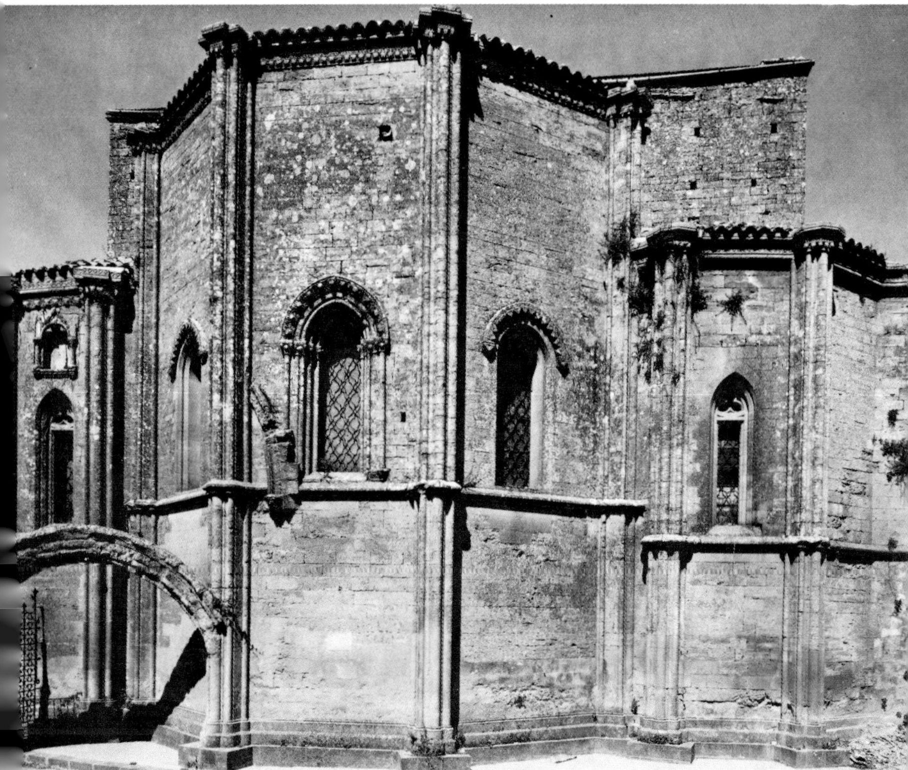

85 Enna. Dom: Apsiden

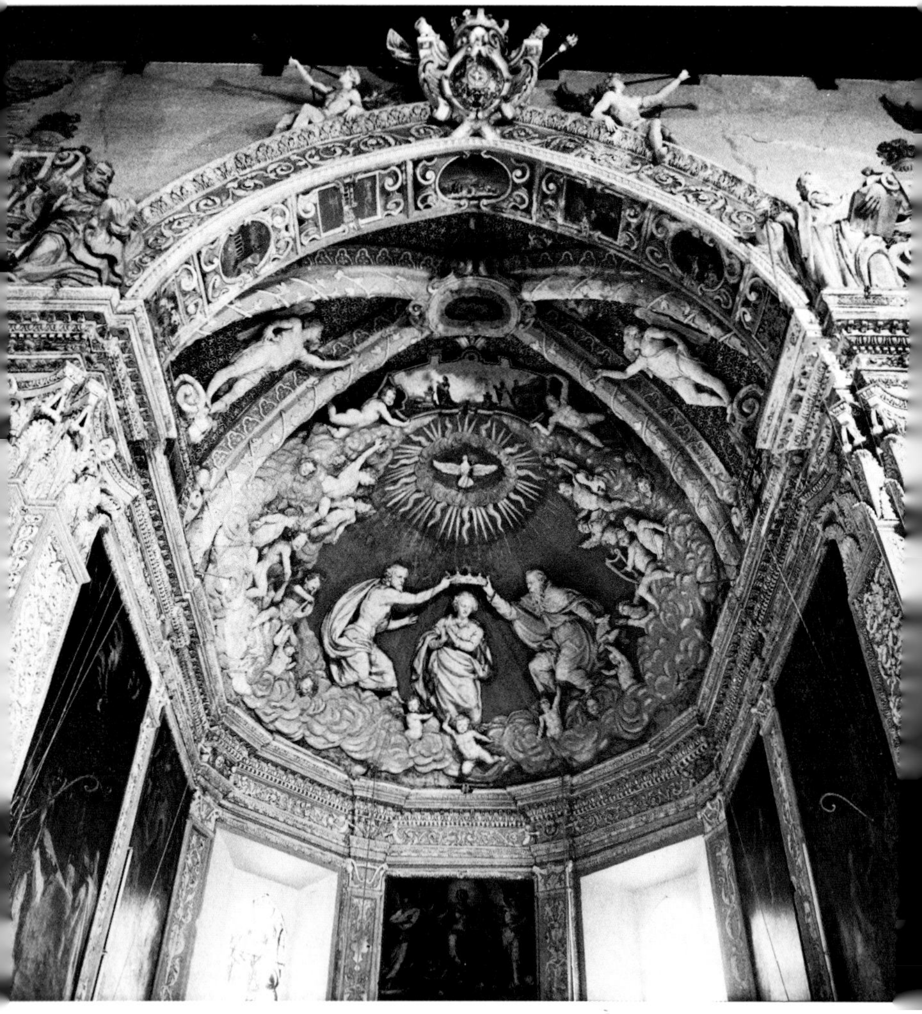

86 ENNA. Dom: Marienkrönung im Gewölbe der Hauptapsis

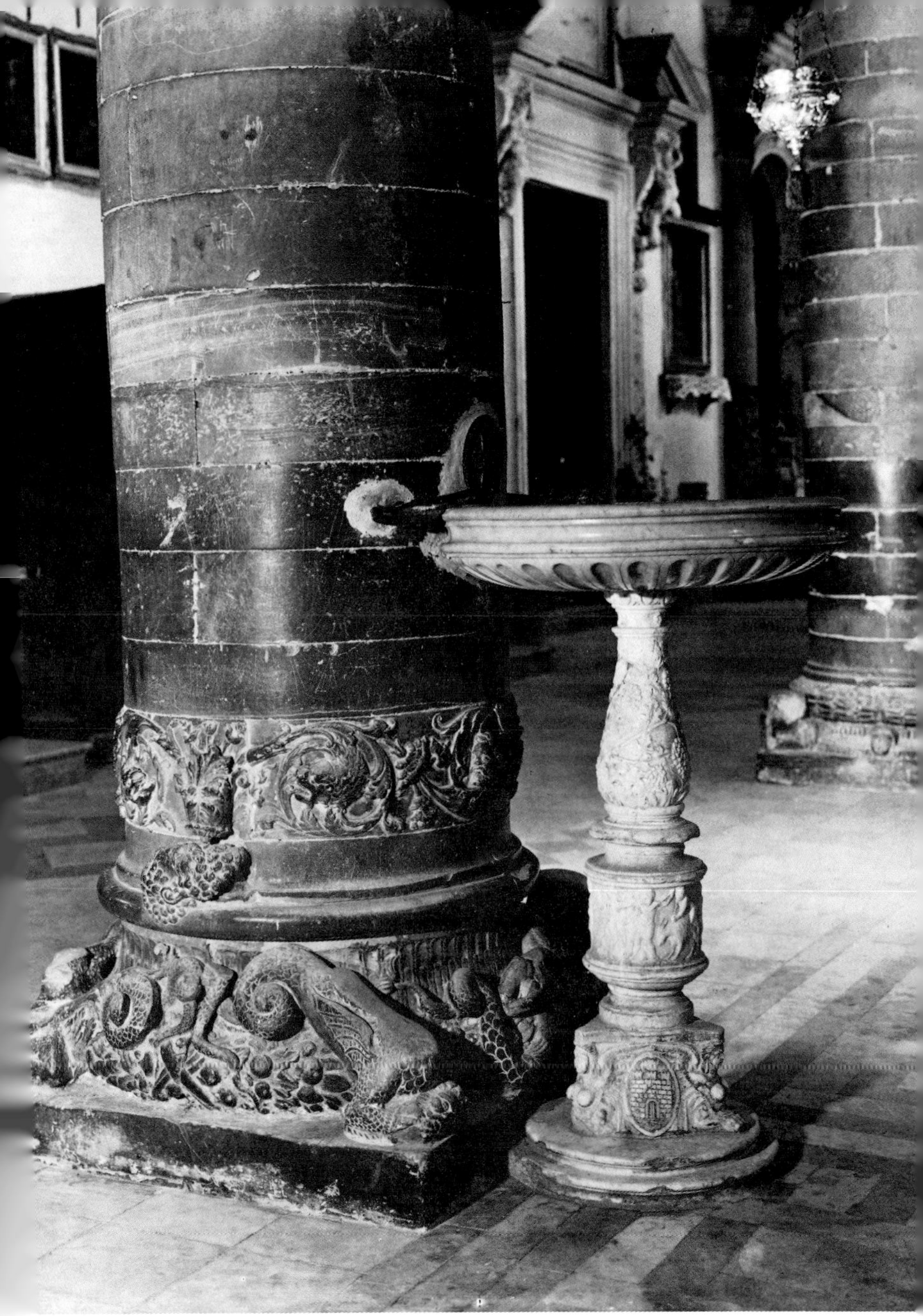

87 ENNA. Säulenbasis, 1560, und Weihwasserbecken

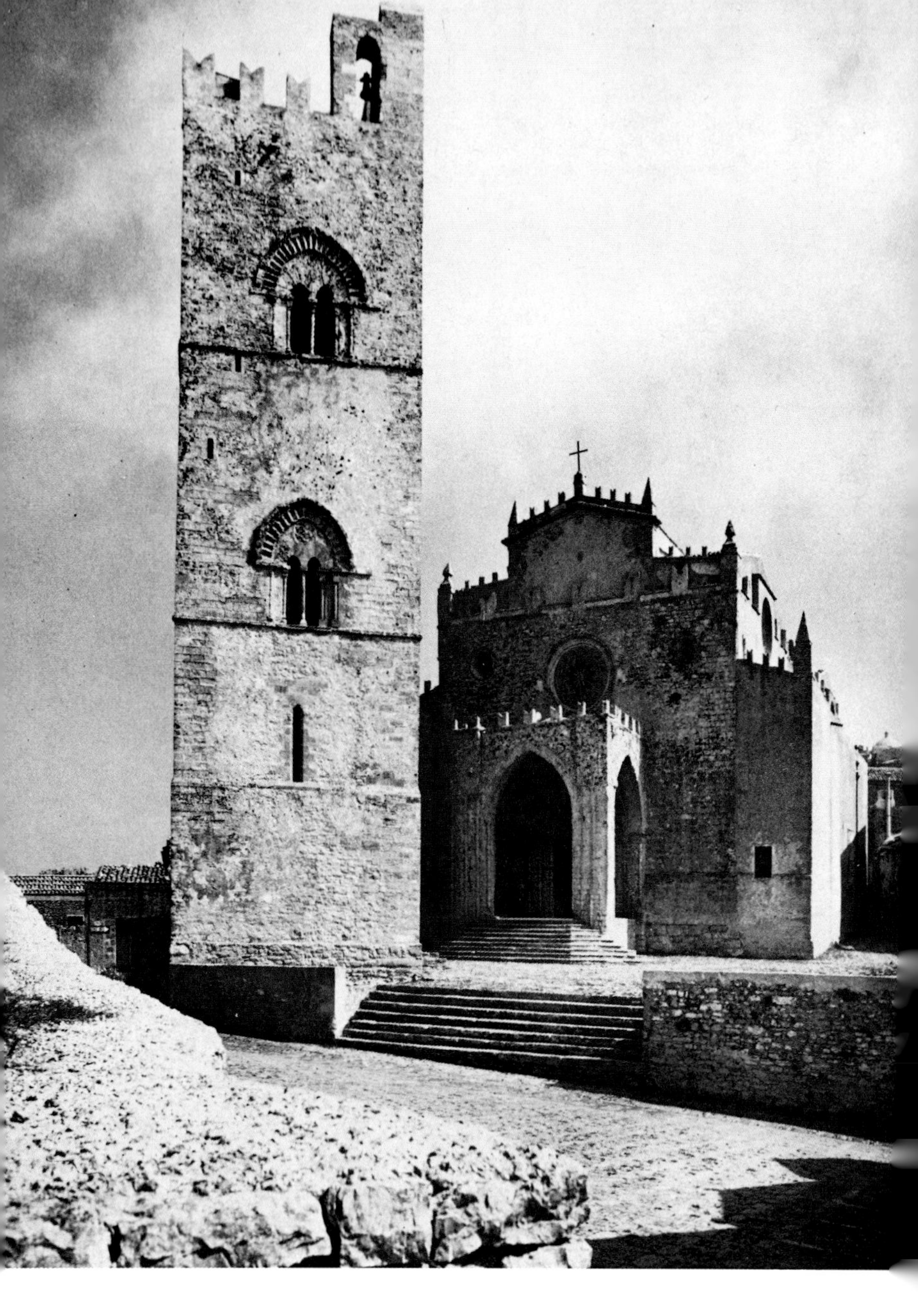

88 Erice. Chiesa Madre und Campanile

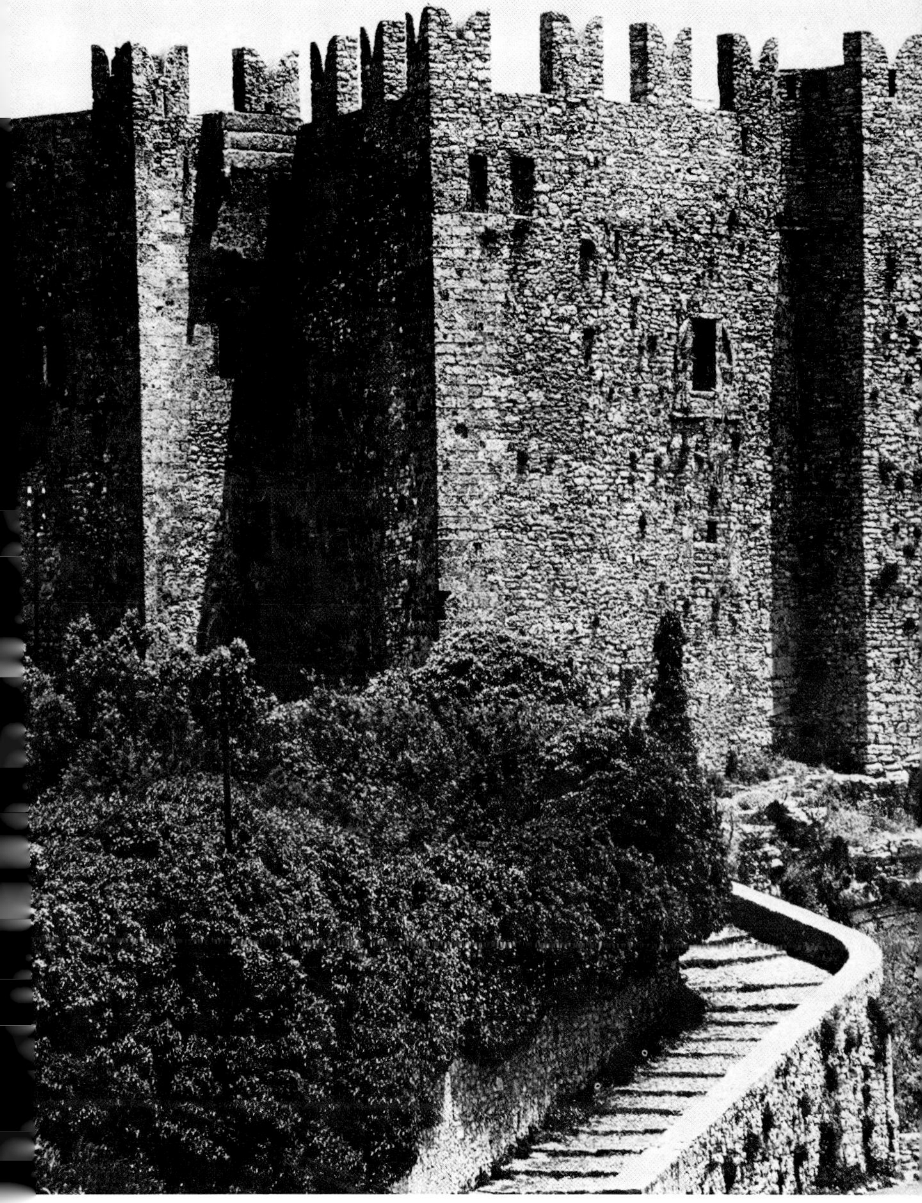

89 Erice. Kastell

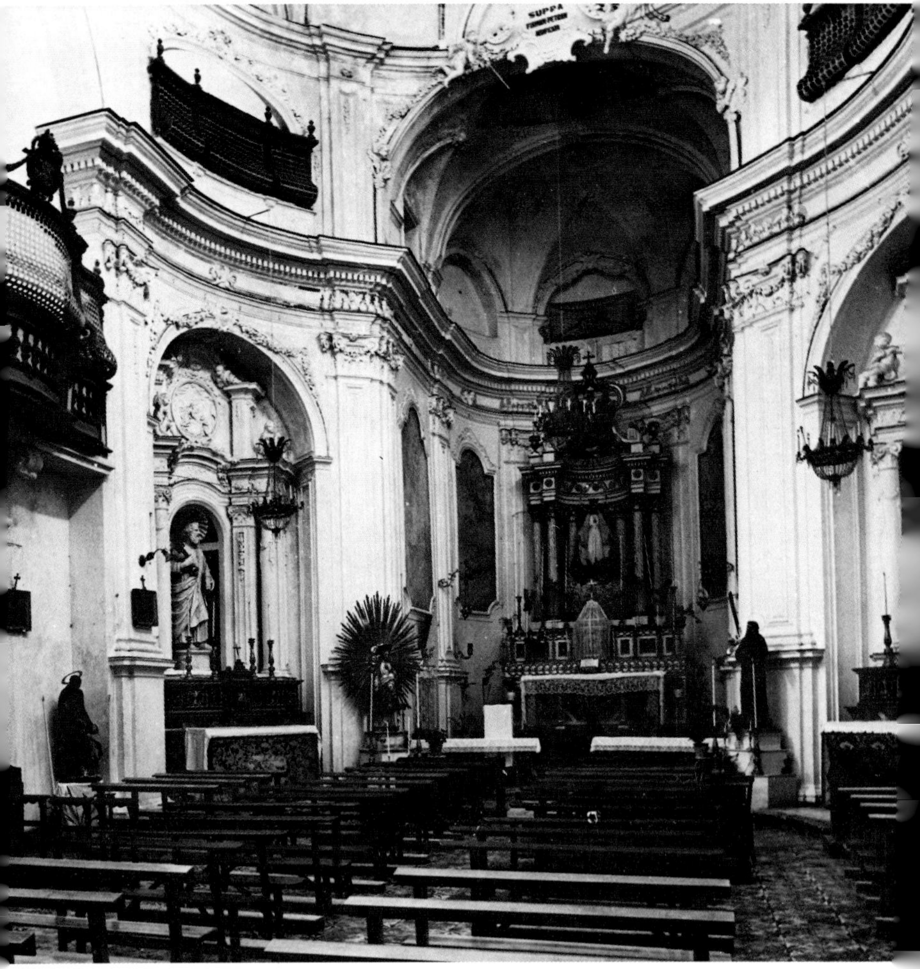

90 Erice. S. Pietro: Inneres

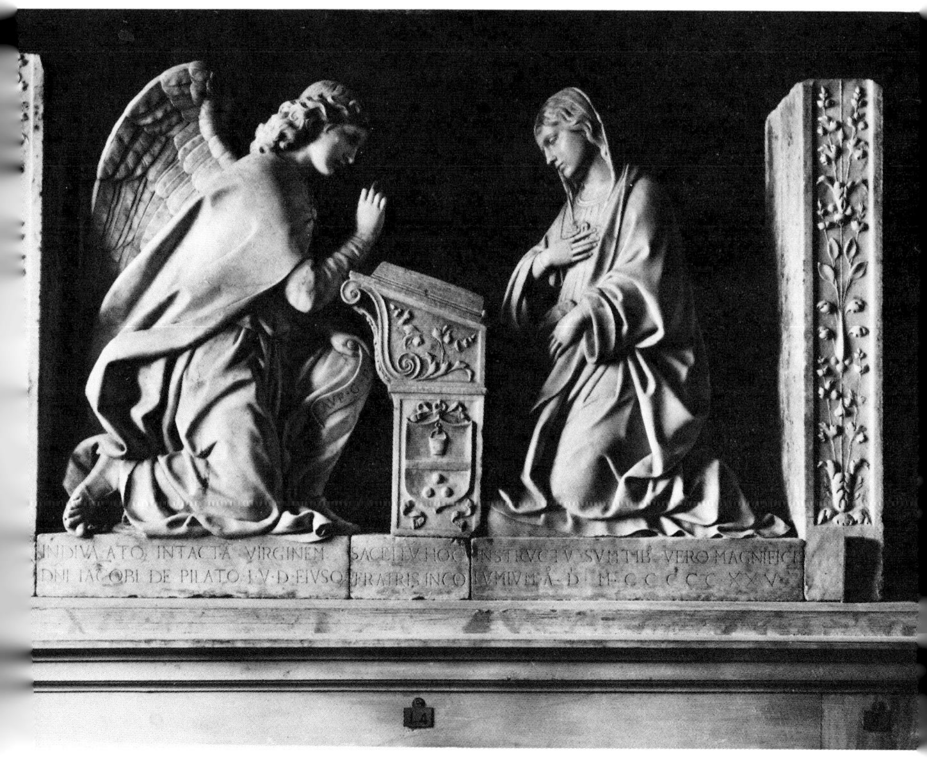

91 ERICE. Municipio: Verkündigung Mariens von Antonello Gagini

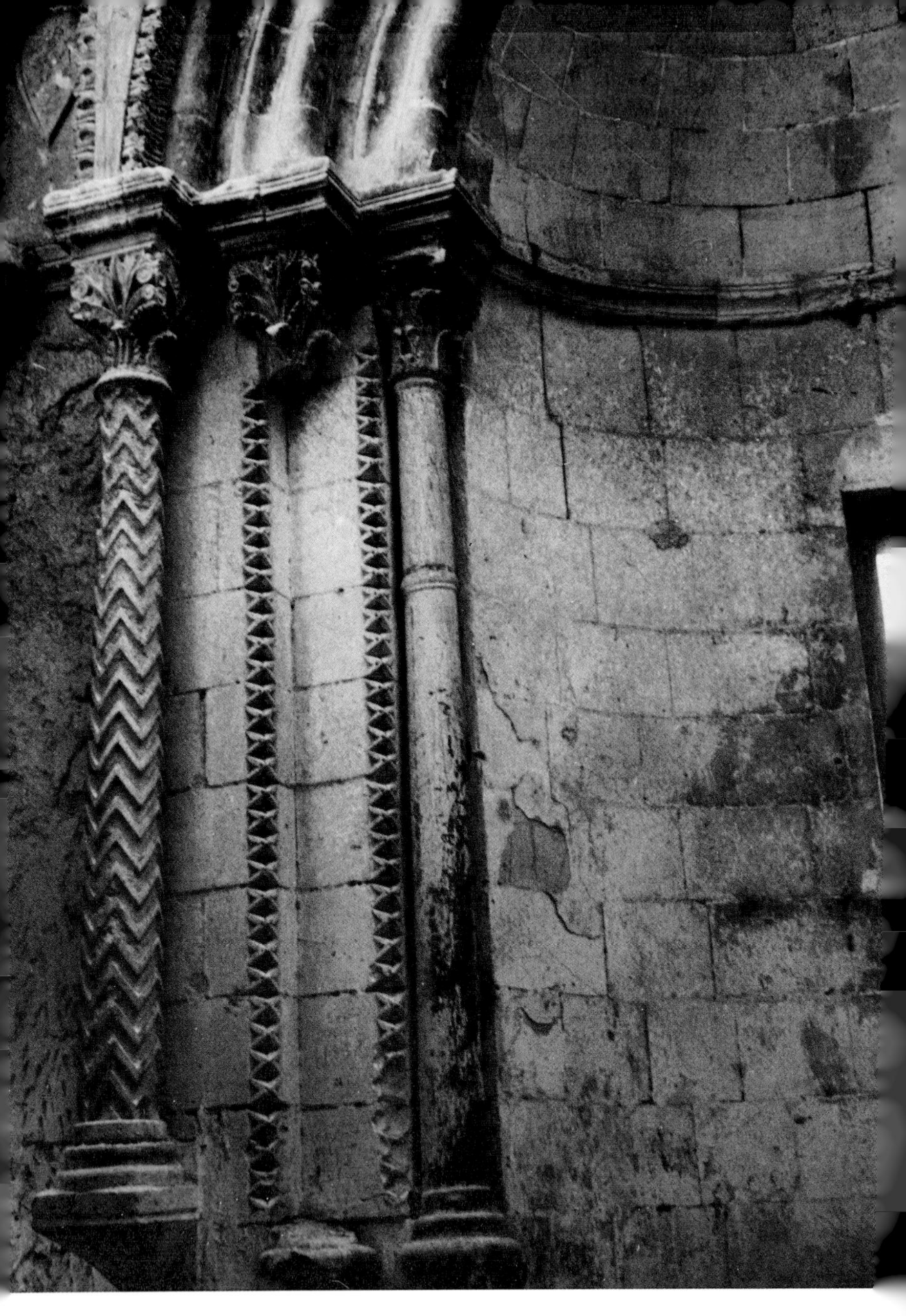

92 Favara. Kastell: Apsis der Kapelle

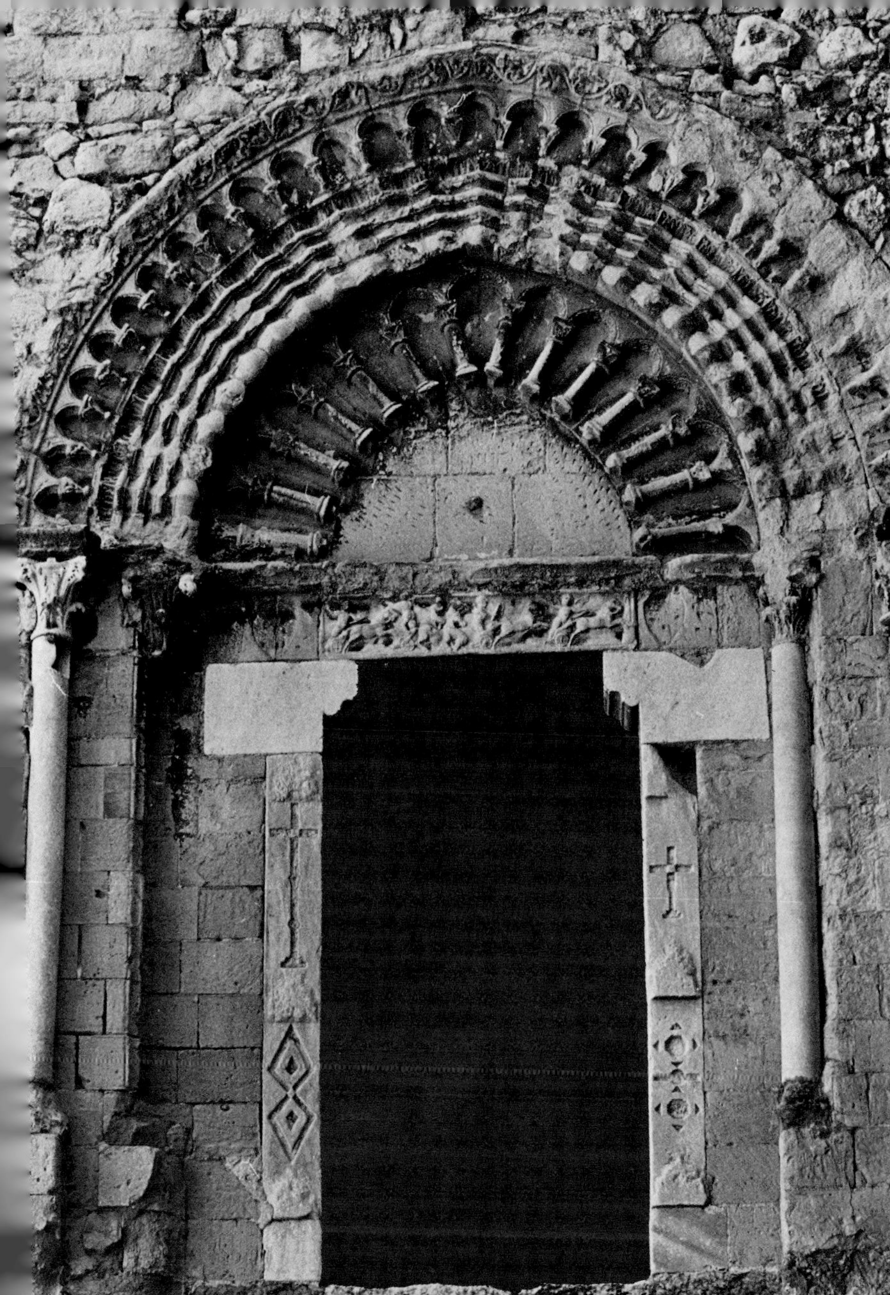

93 Favara. Kastell: Portal der Kapelle

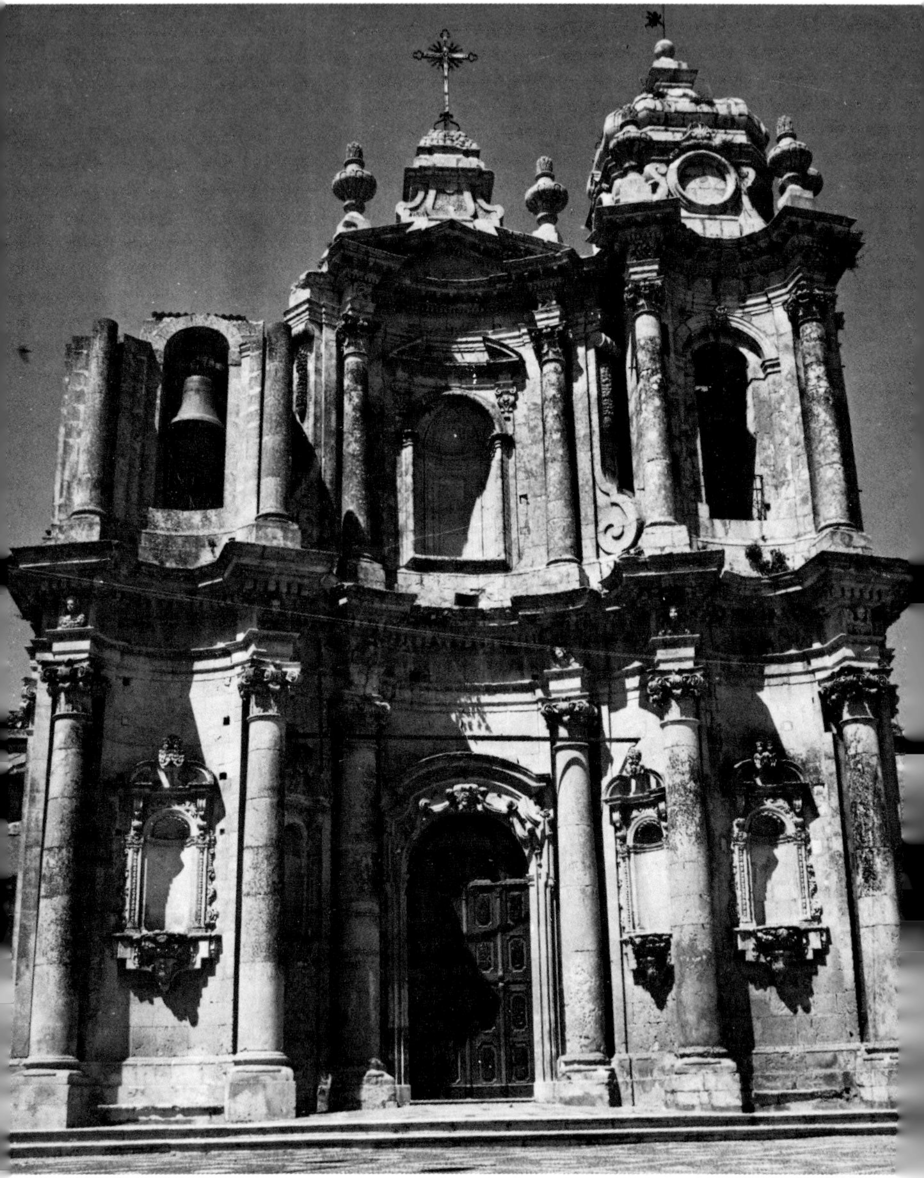

94 Ferla. S. Antonio Abbate: Fassade der Kirche

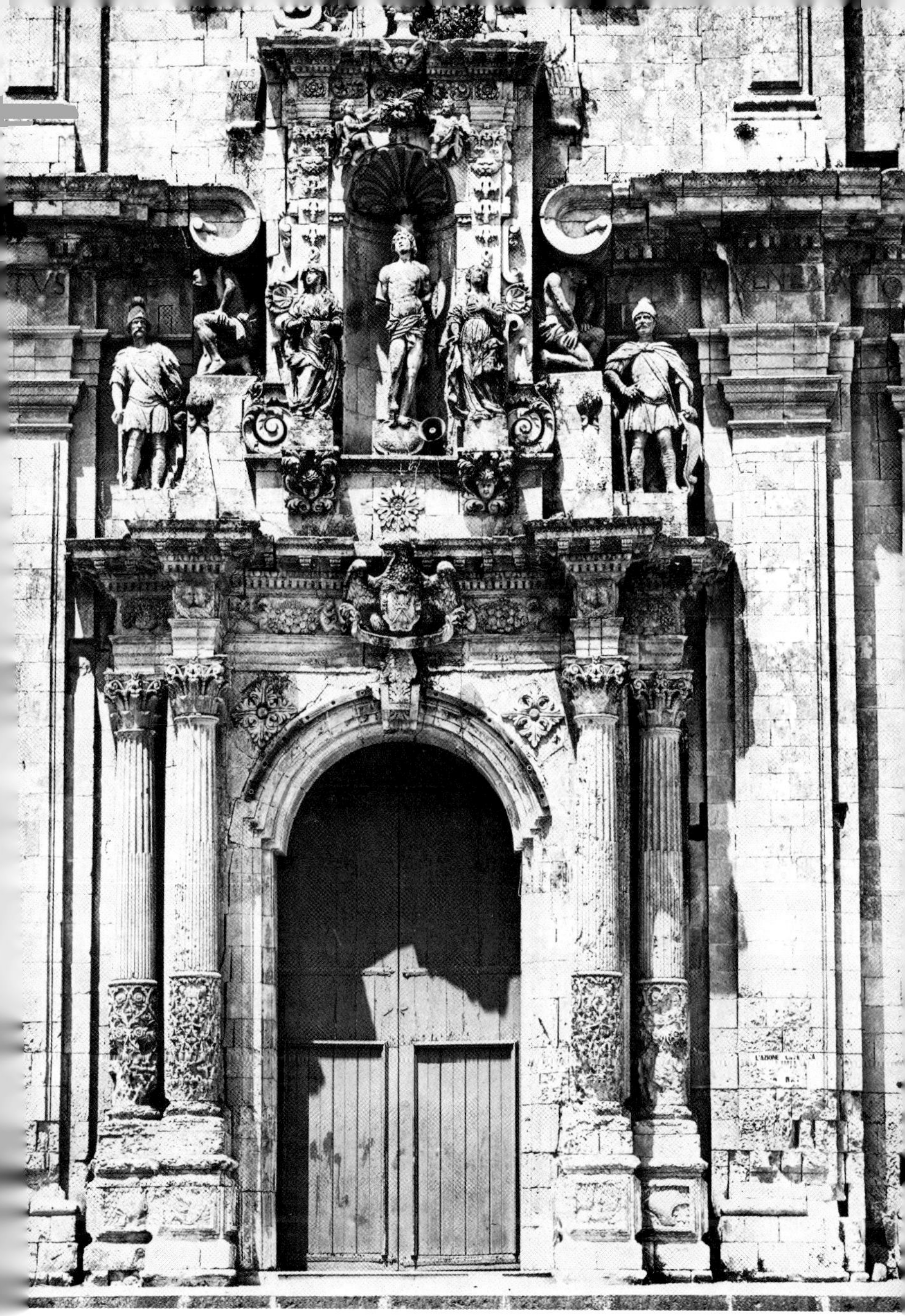

95 Ferla. S. Sebastiano: Hauptportal der Kirche

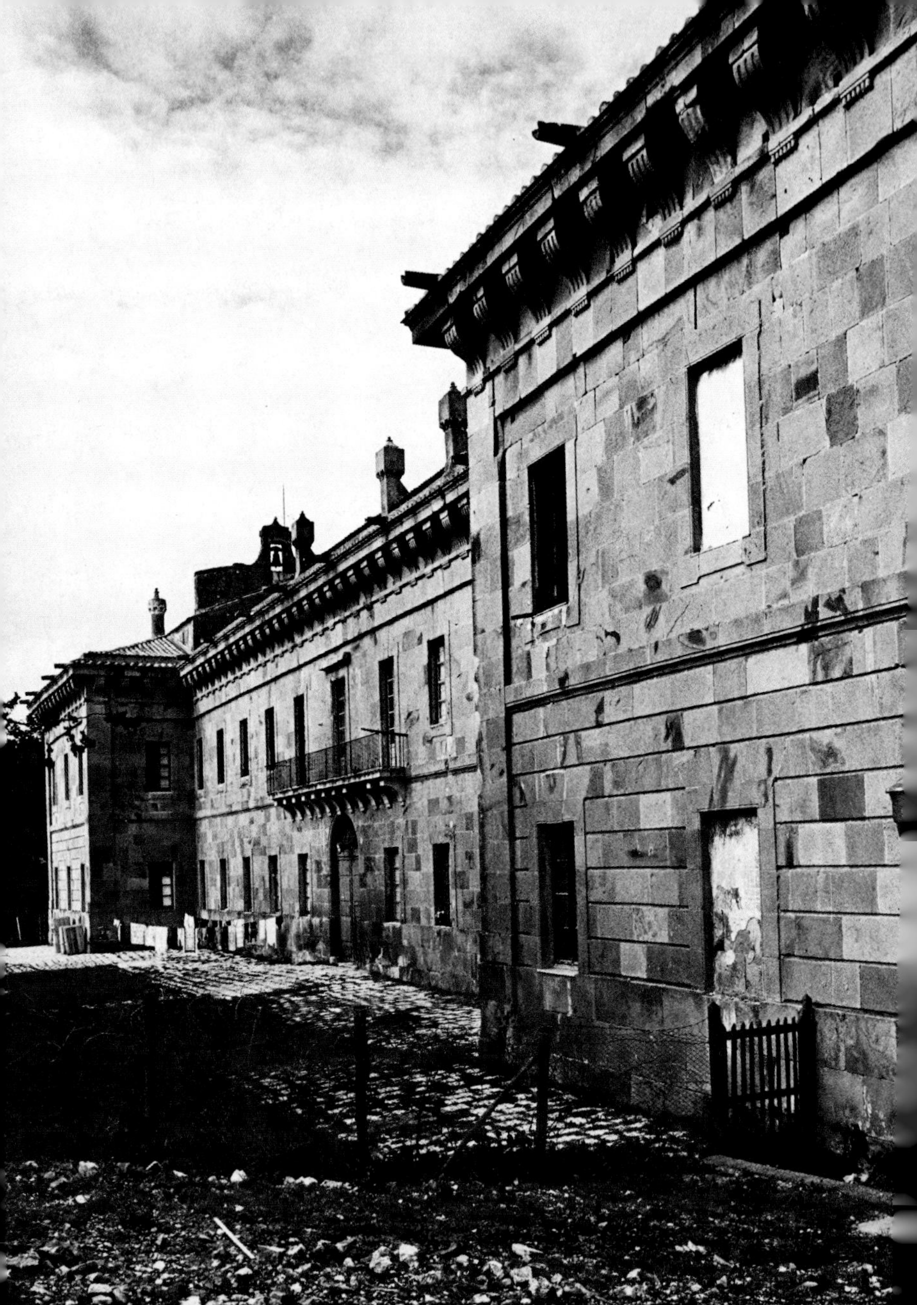

96 Ficuzza. Ehem. Königliches Jagdschloß

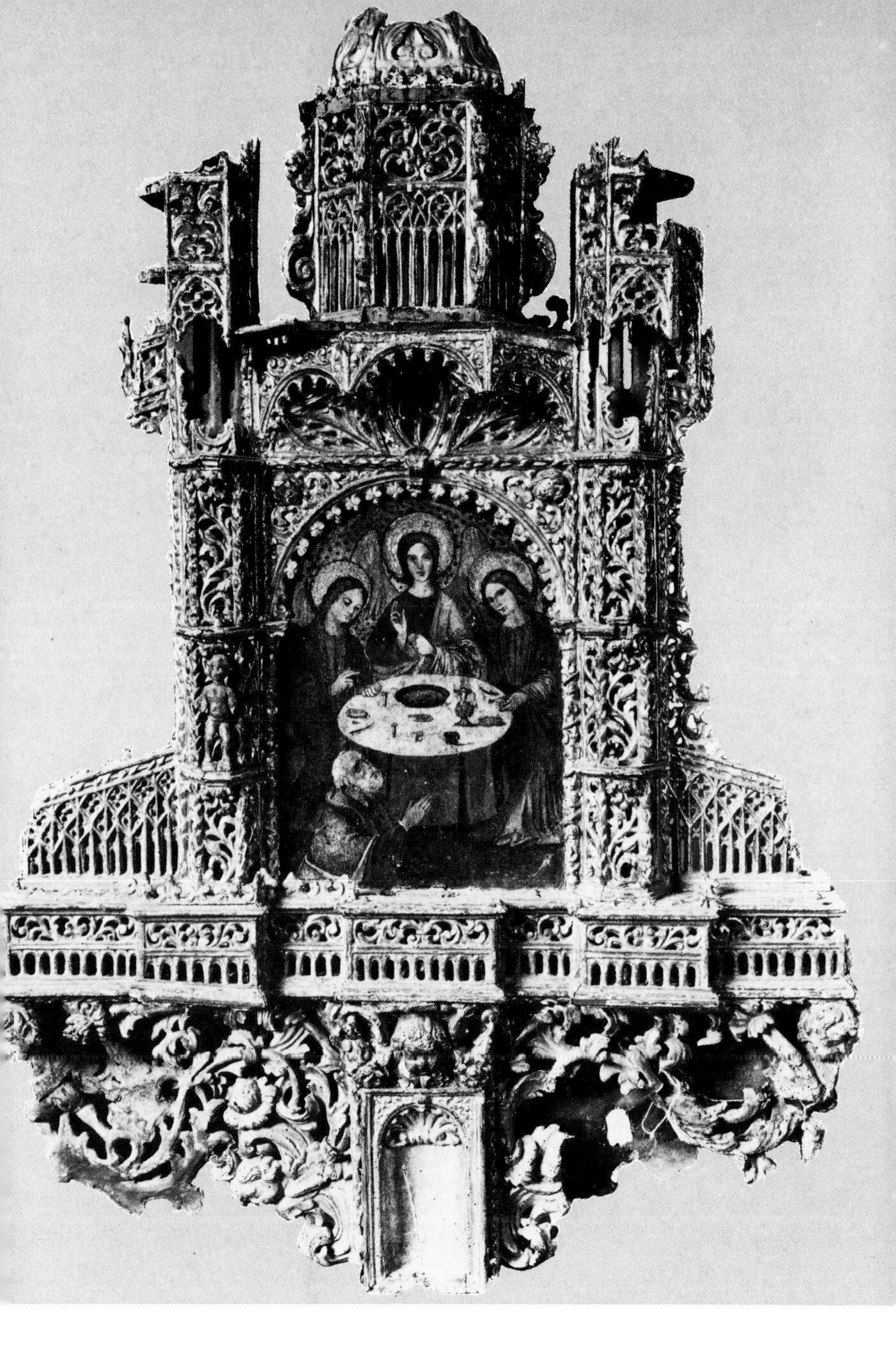

97 Forza d'Agrò. Chiesa della Triade: Prozessions-Banner

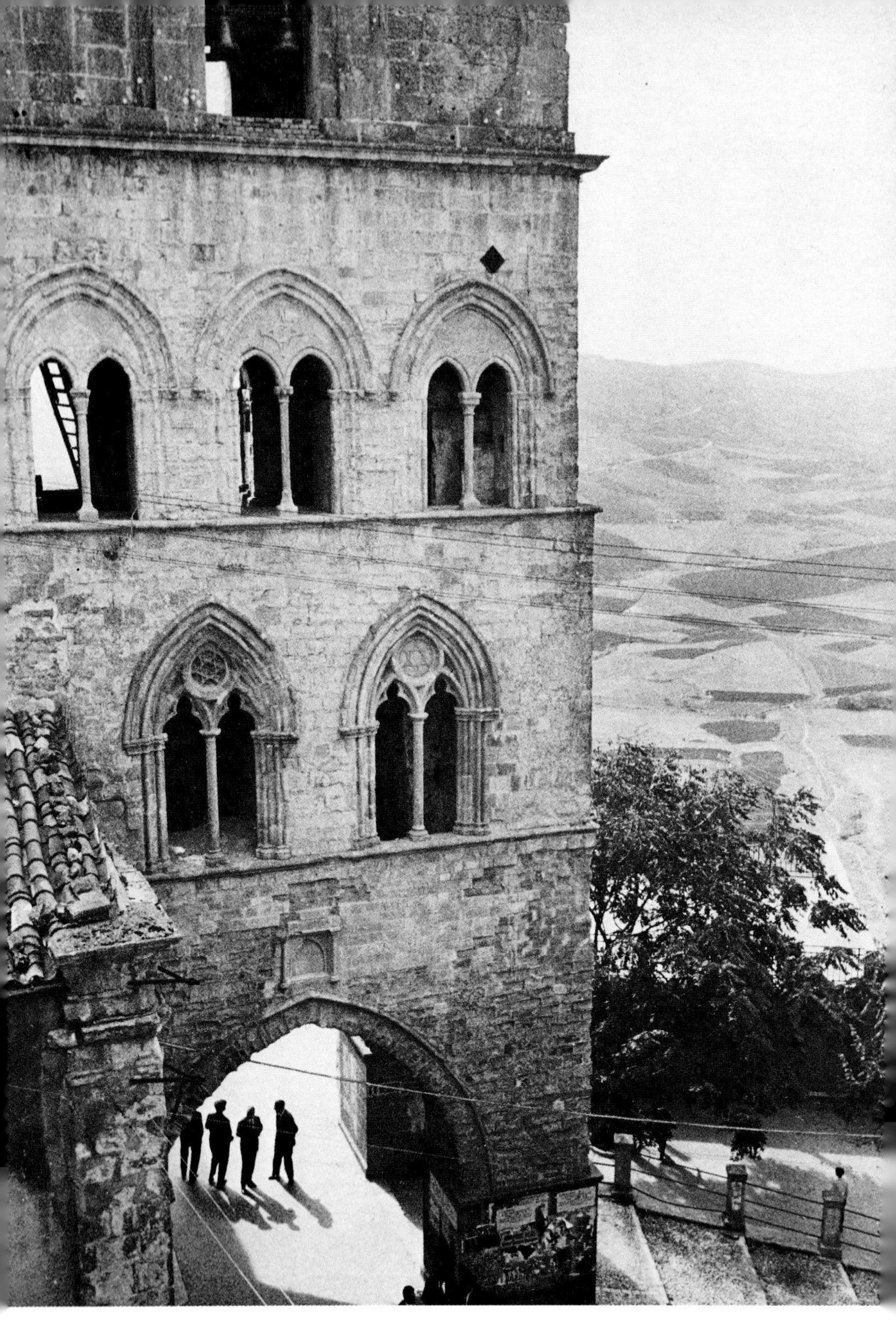

98 GANGI. Turm

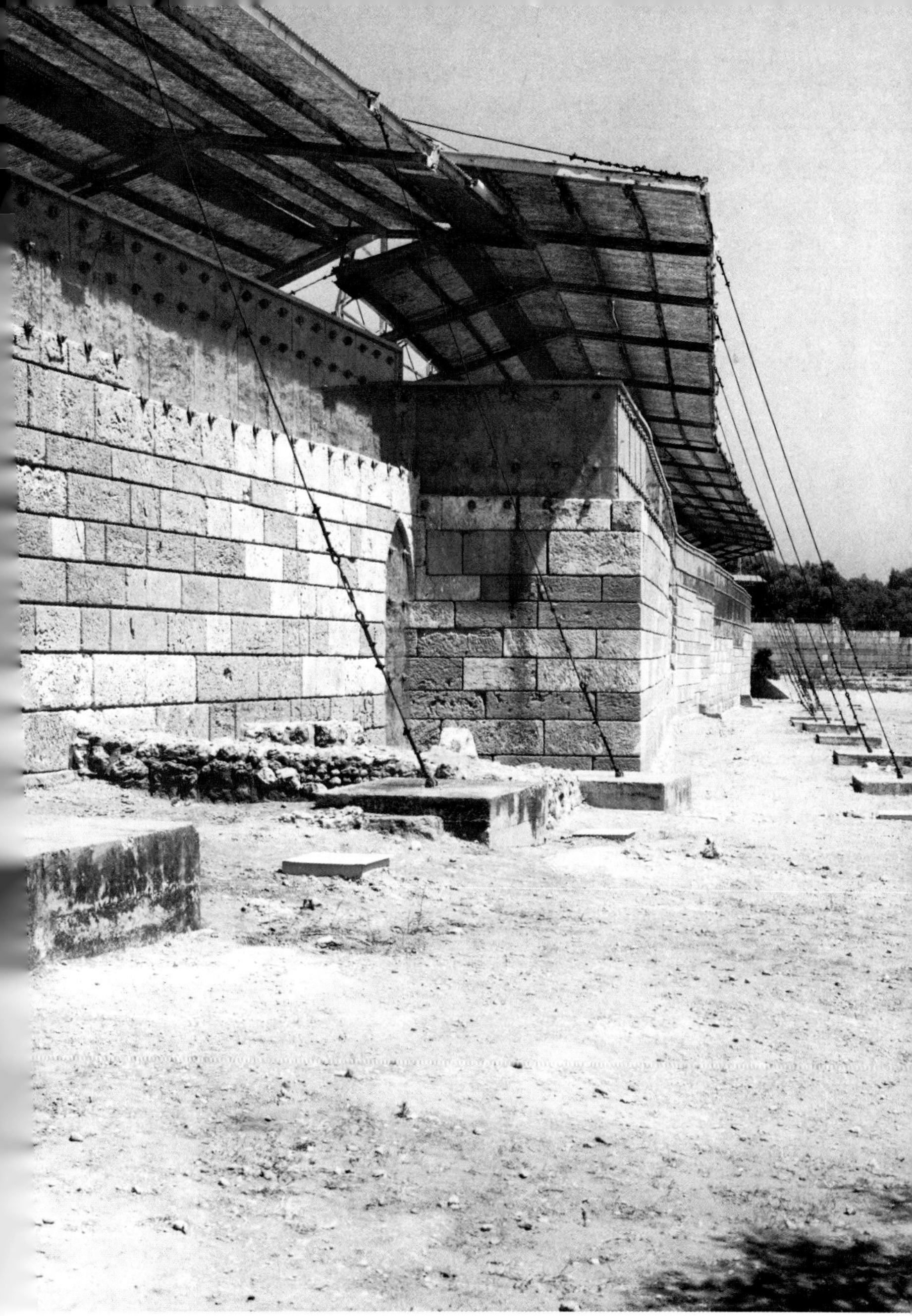

99 GELA. Griechische Festungsmauer

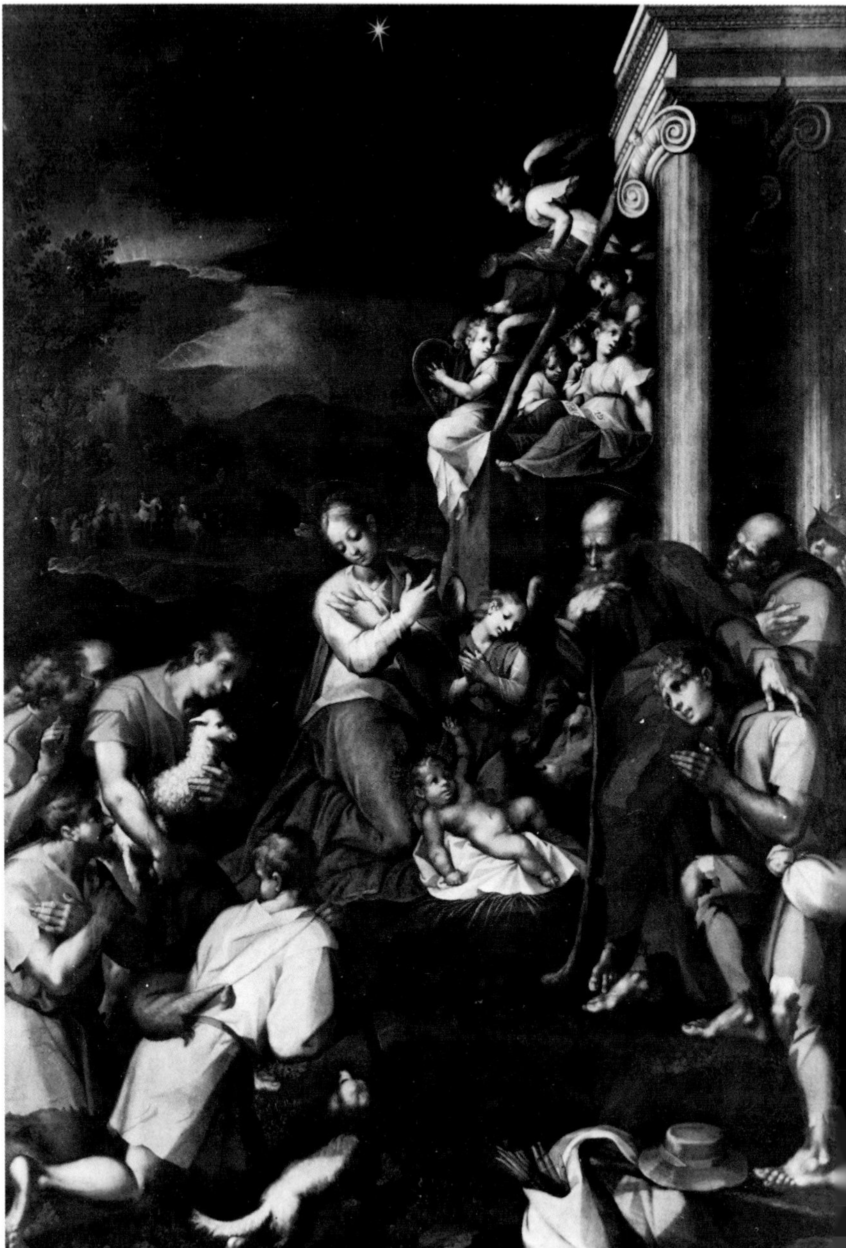

100 Gesso. Chiesa dei Cappuccini: Anbetung der Hirten, Altarbild von Antonio Catalano d. Ä.

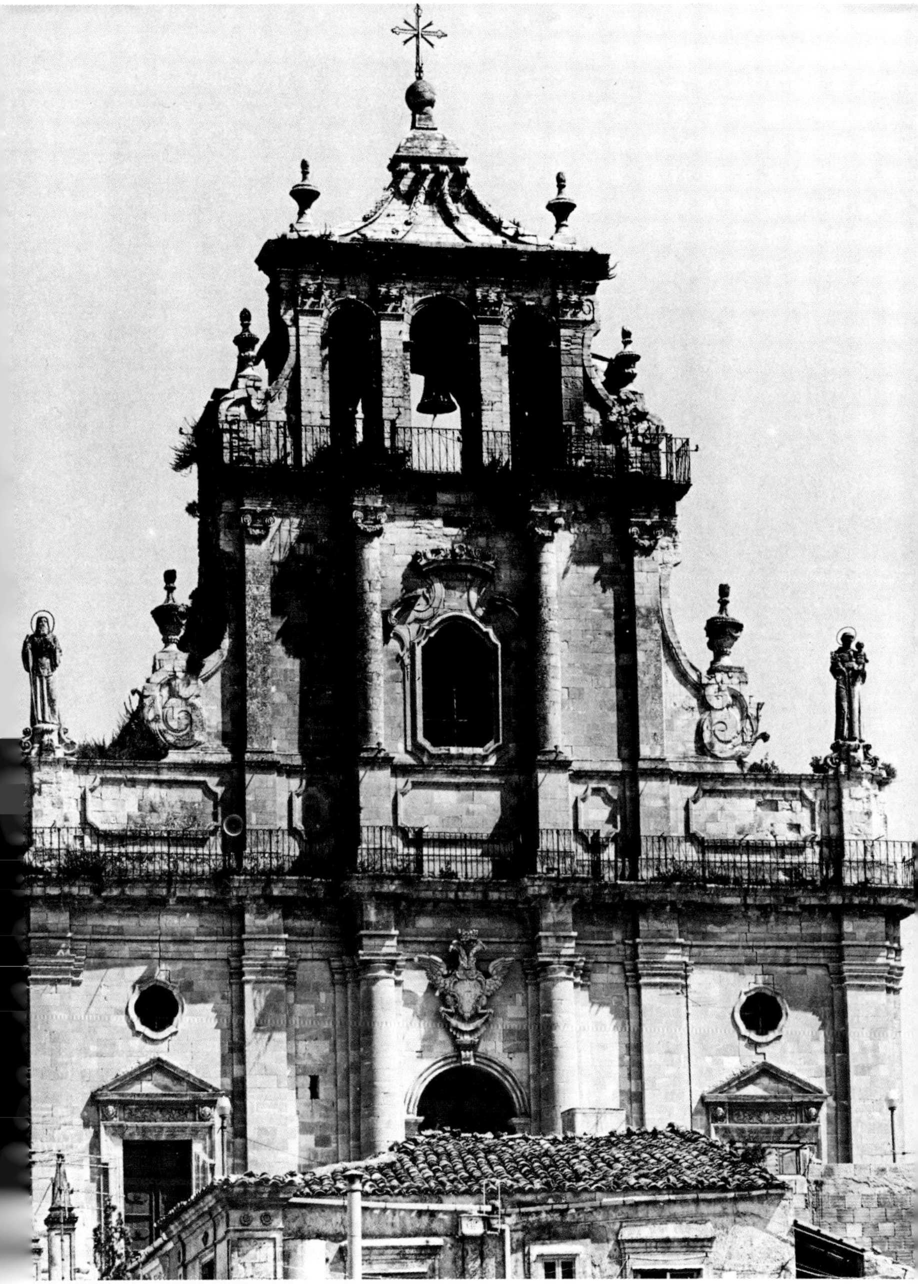

101 Giarratana. S. Antonio: Fassade

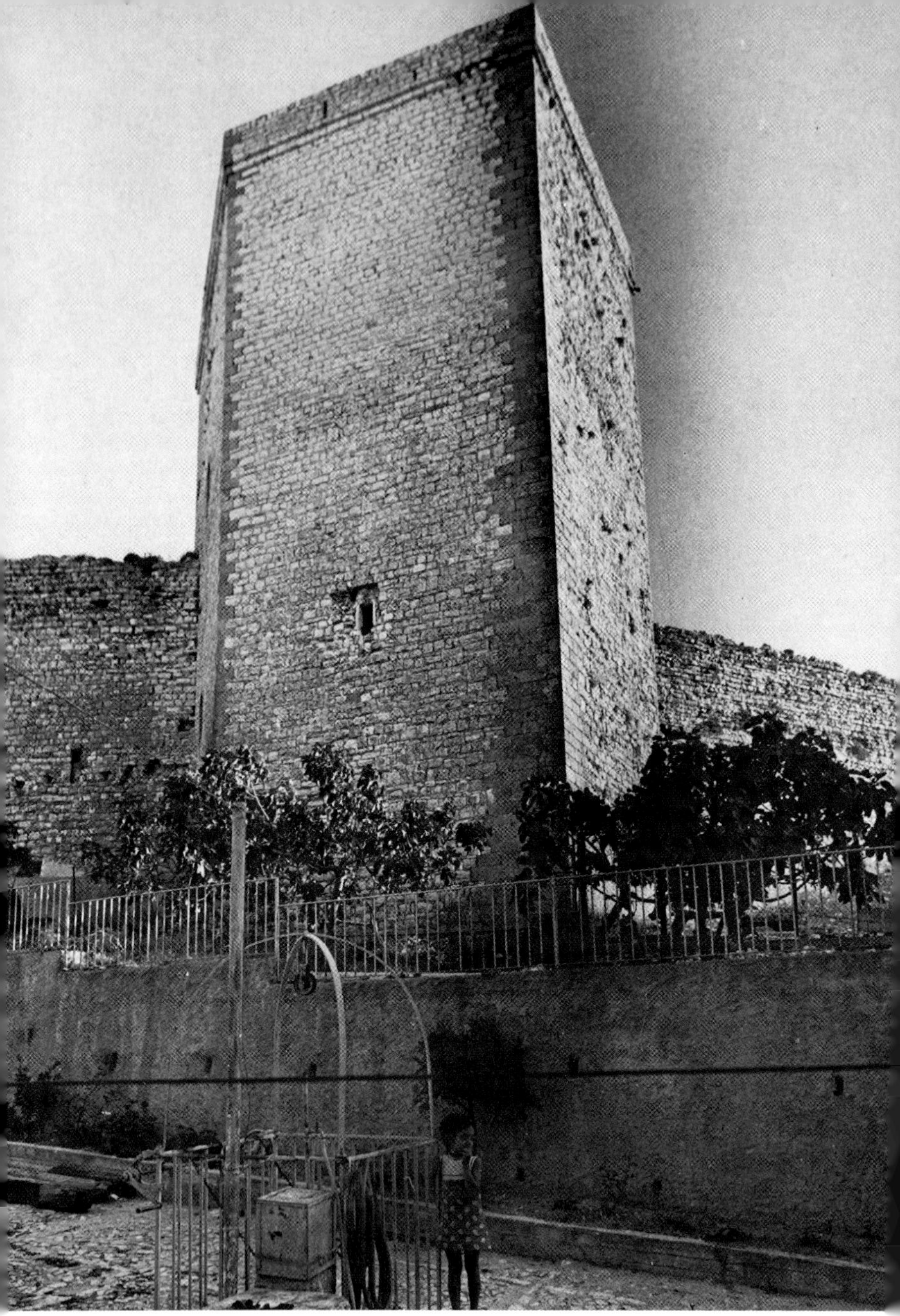

102 Giuliana. Mittelalterliches Kastell

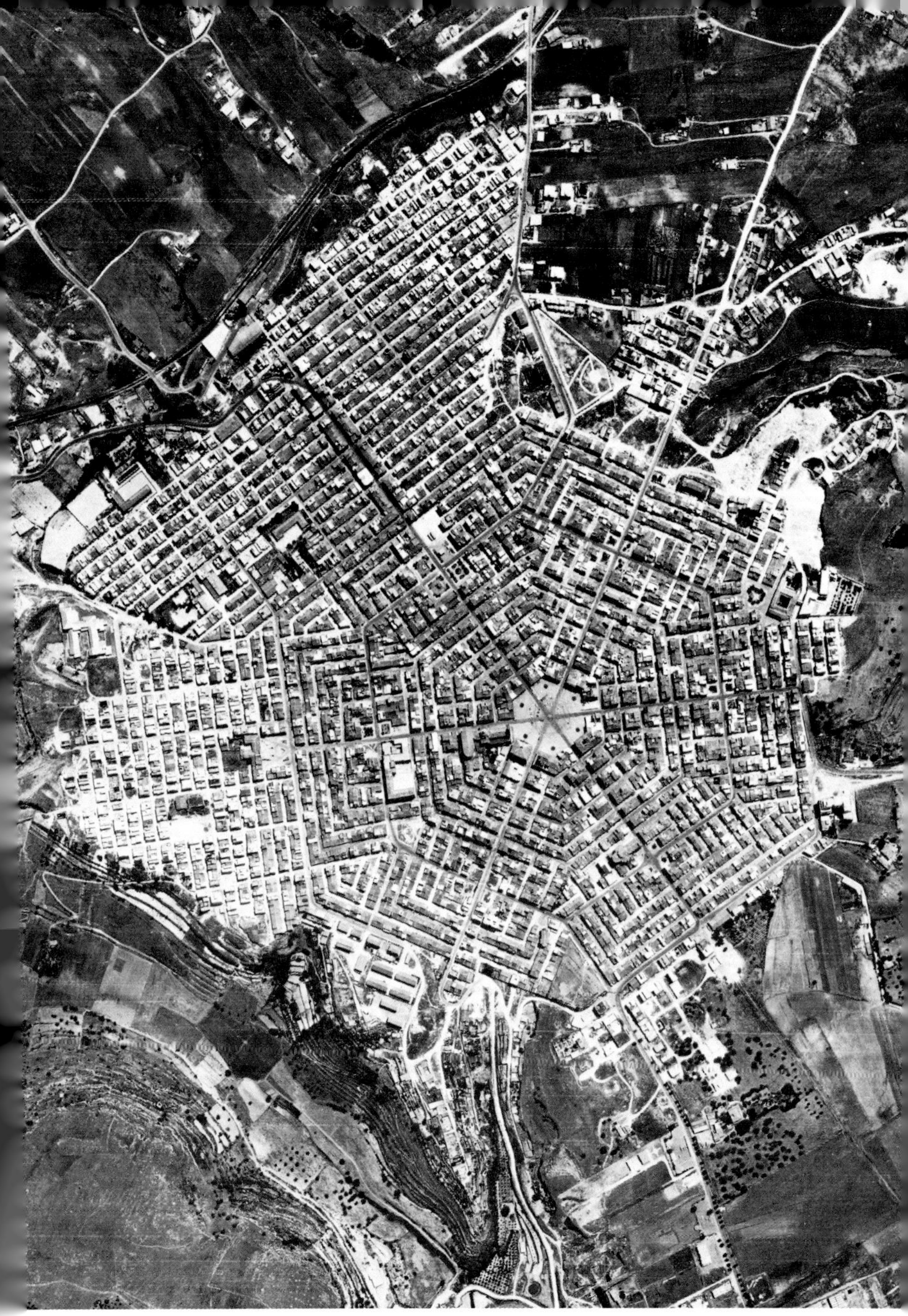

103 GRAMMICHELE. Luftaufnahme der Stadt

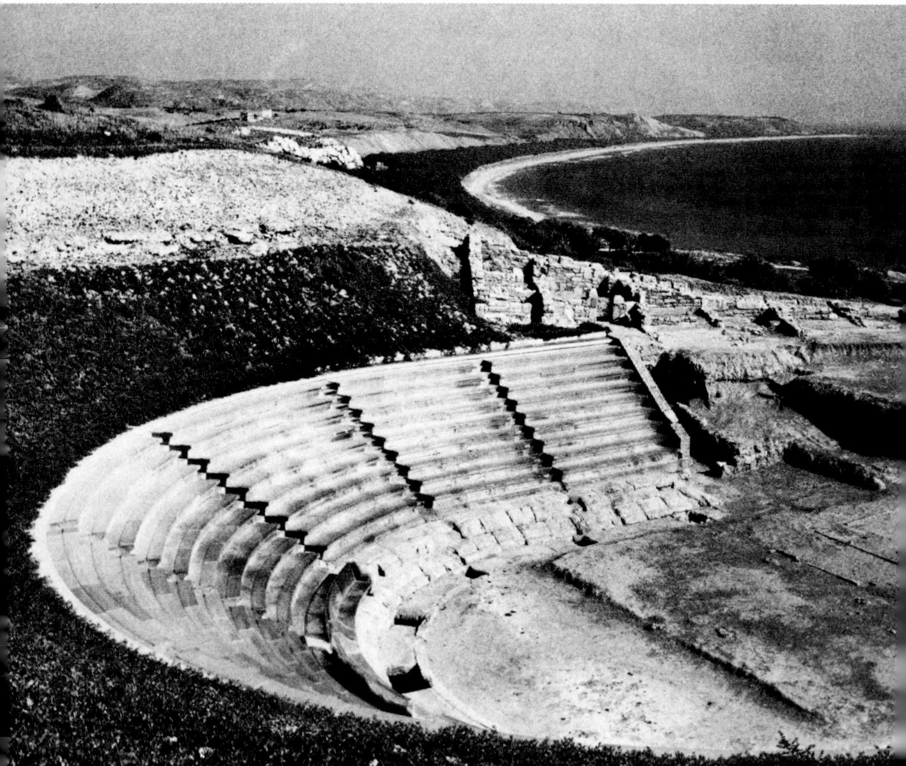

104 Heraclea Minoa. Griechisches Theater

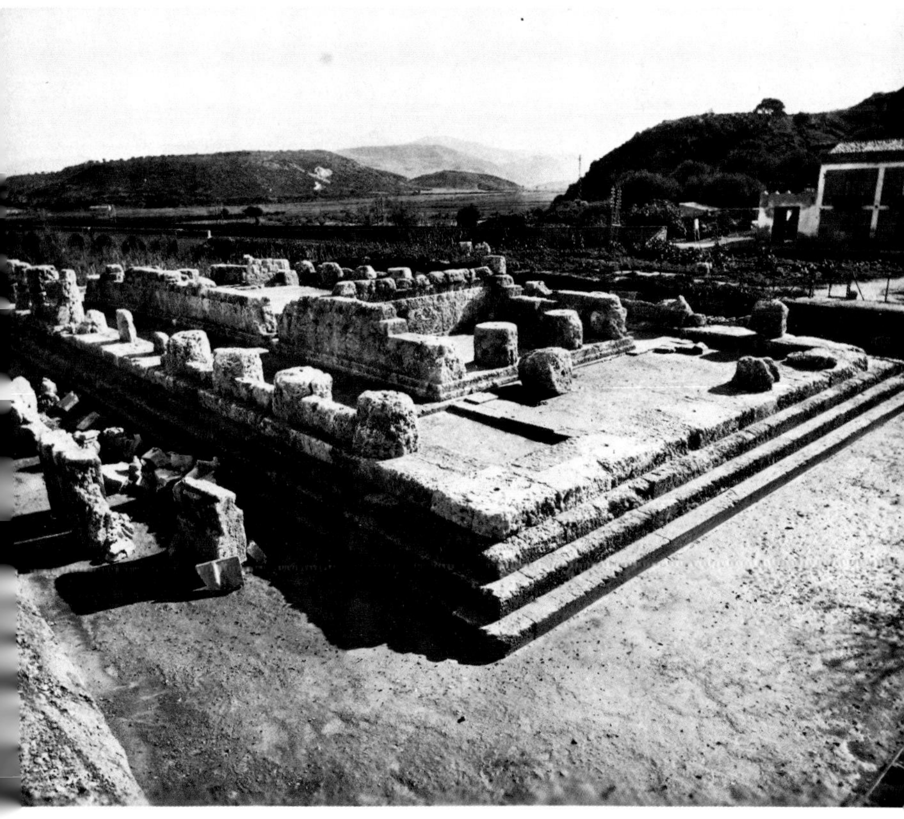

105 Himera. Reste des griechischen Tempels

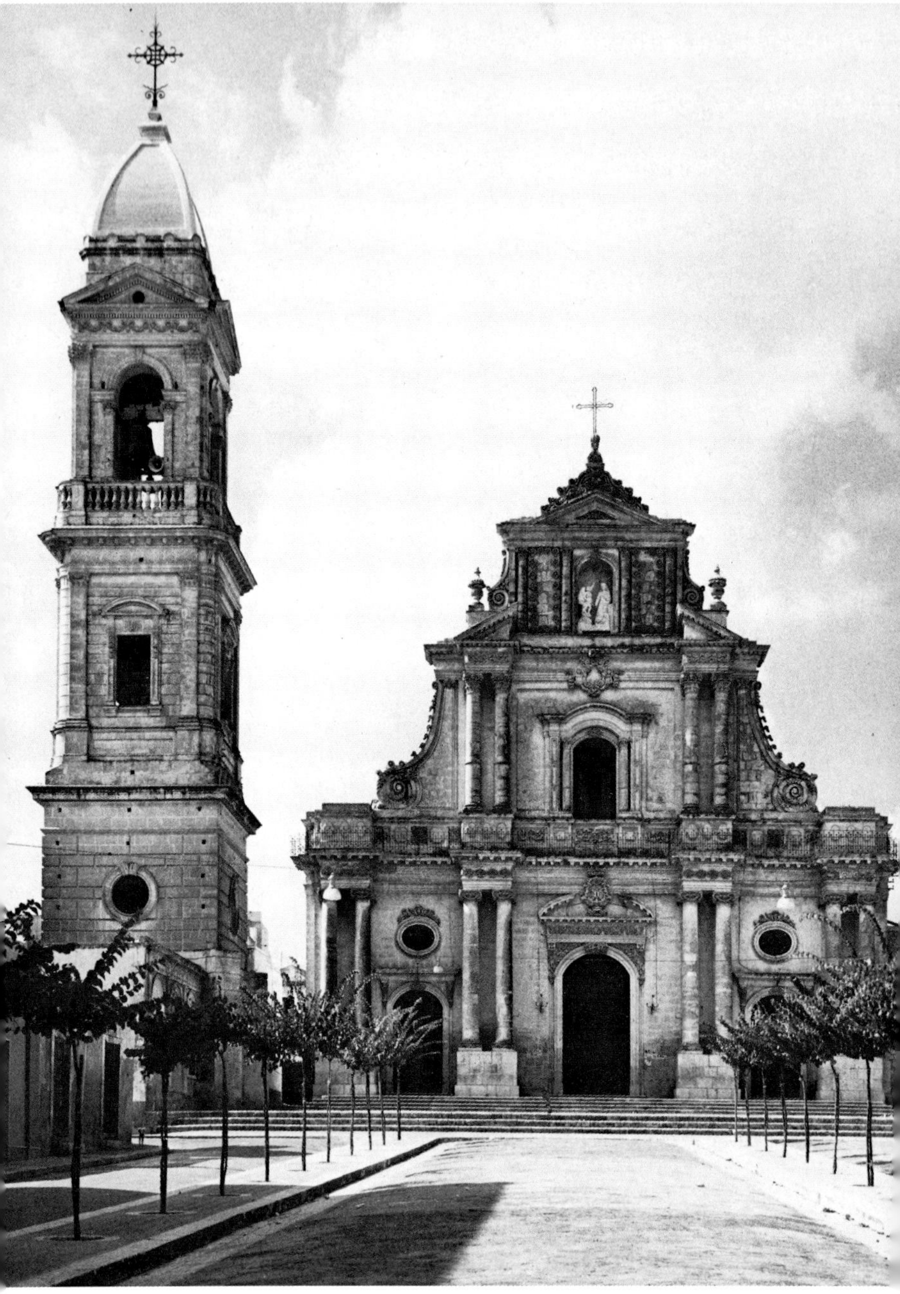

106 Ispica. Chiesa dell'Annunziata: Fassade und Campanile

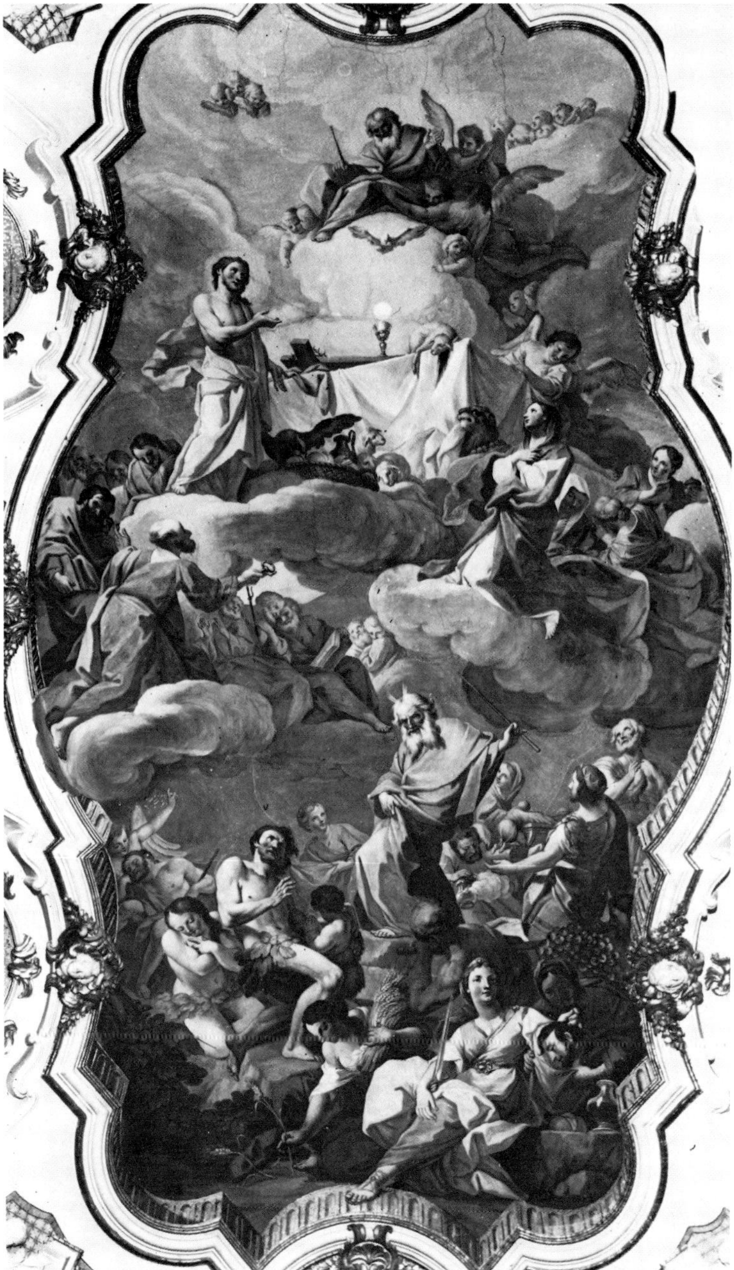

107 Ispica. S. Maria Maggiore: Mysterium der Eucharistie, Deckengemälde von Olivio Sozzi

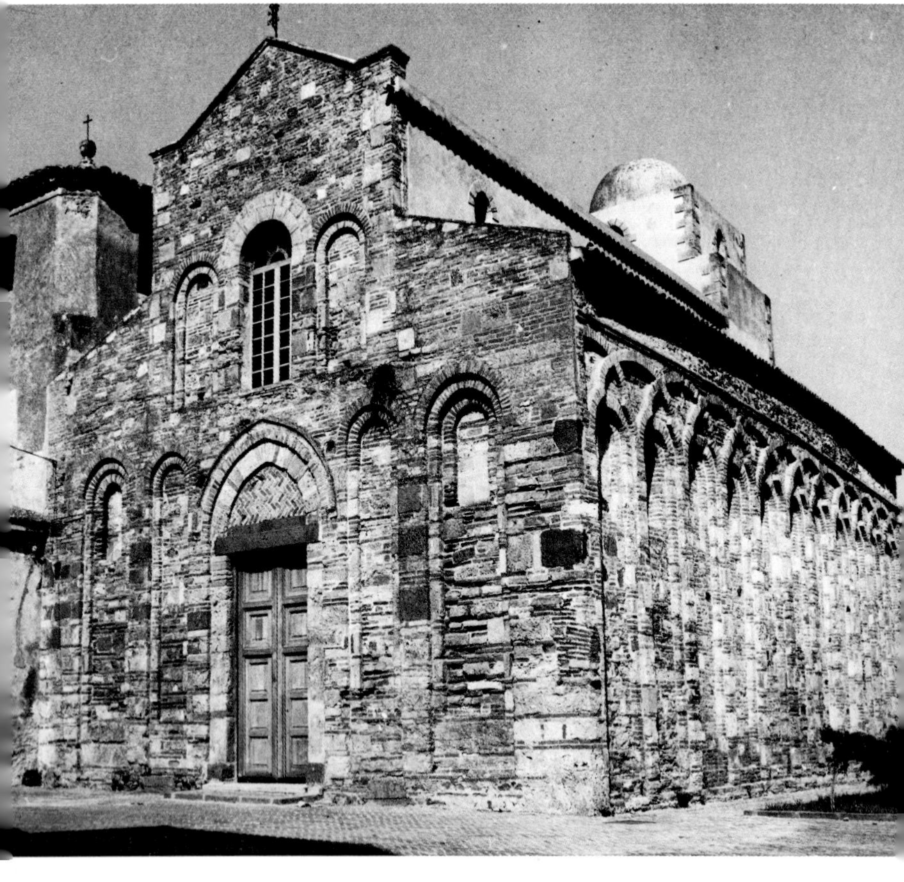

108 Itàla. S. Pietro, ehem. Basilianerkirche

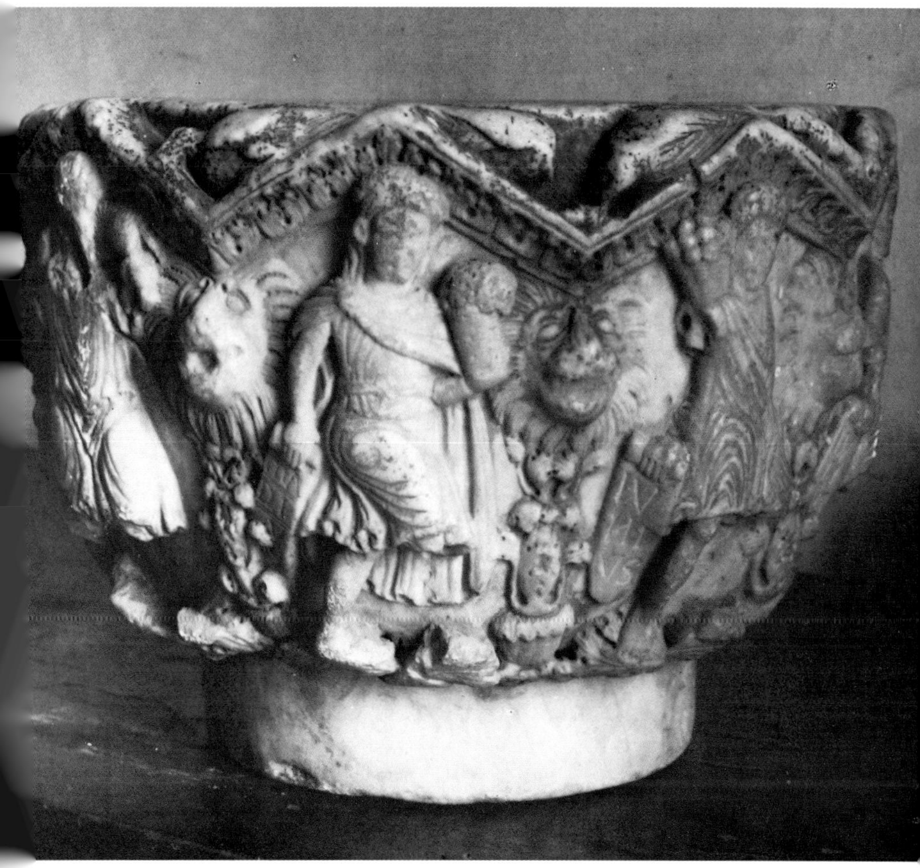

109 LENTINI. Romanisches Weihwasserbecken

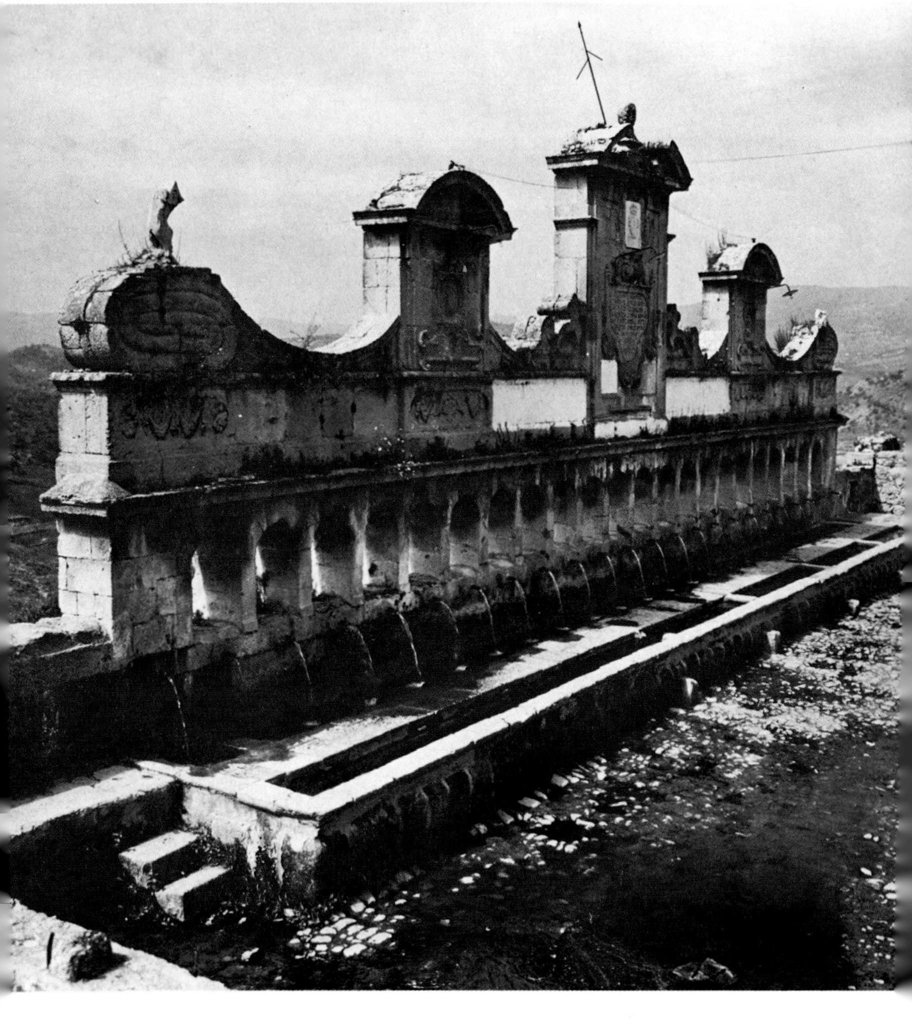

110 Leonforte. „Granfonte“ von 1651

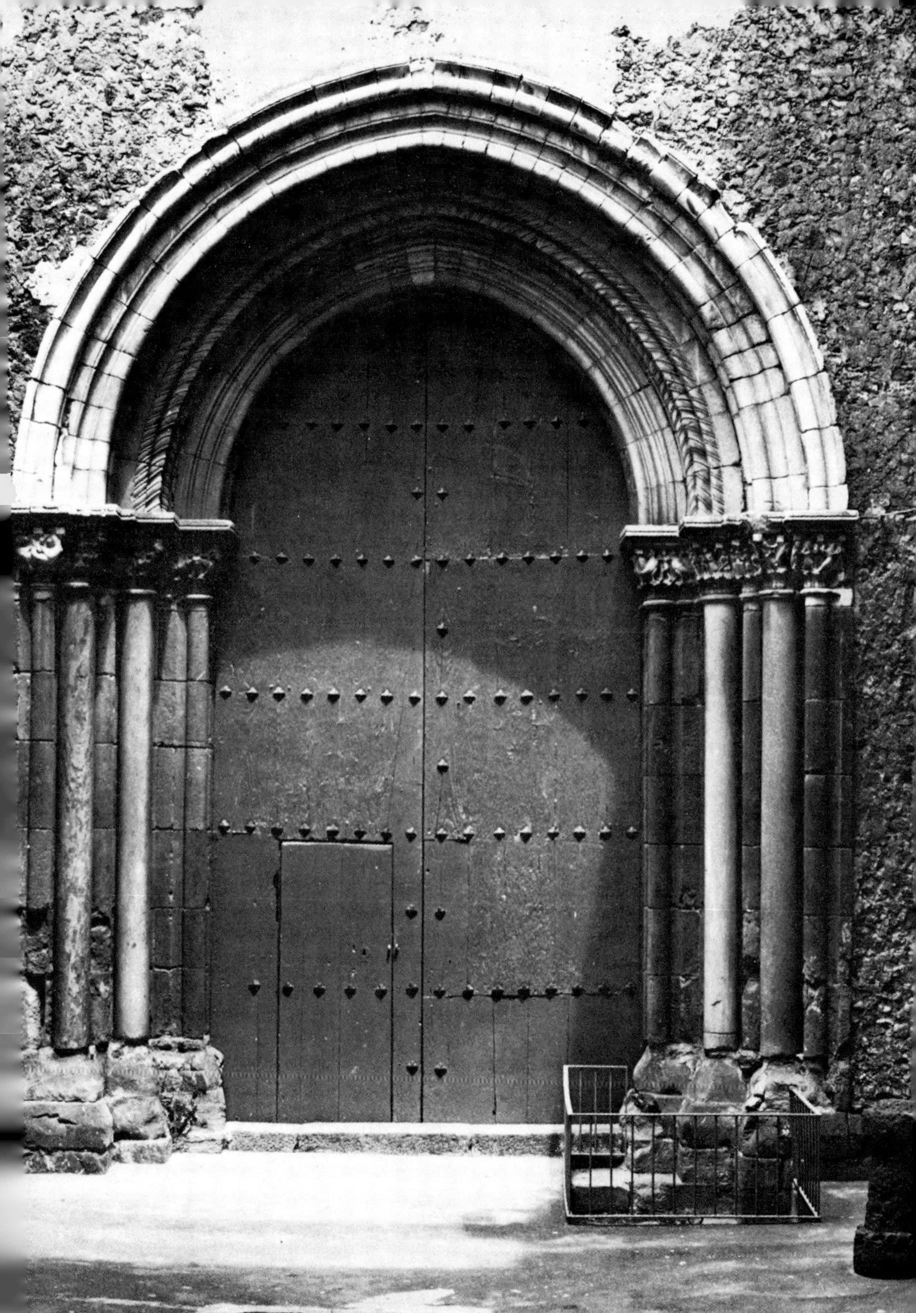

111 Maletto (Umgebung). Kirchenportal der ehem. Abtei Maniace

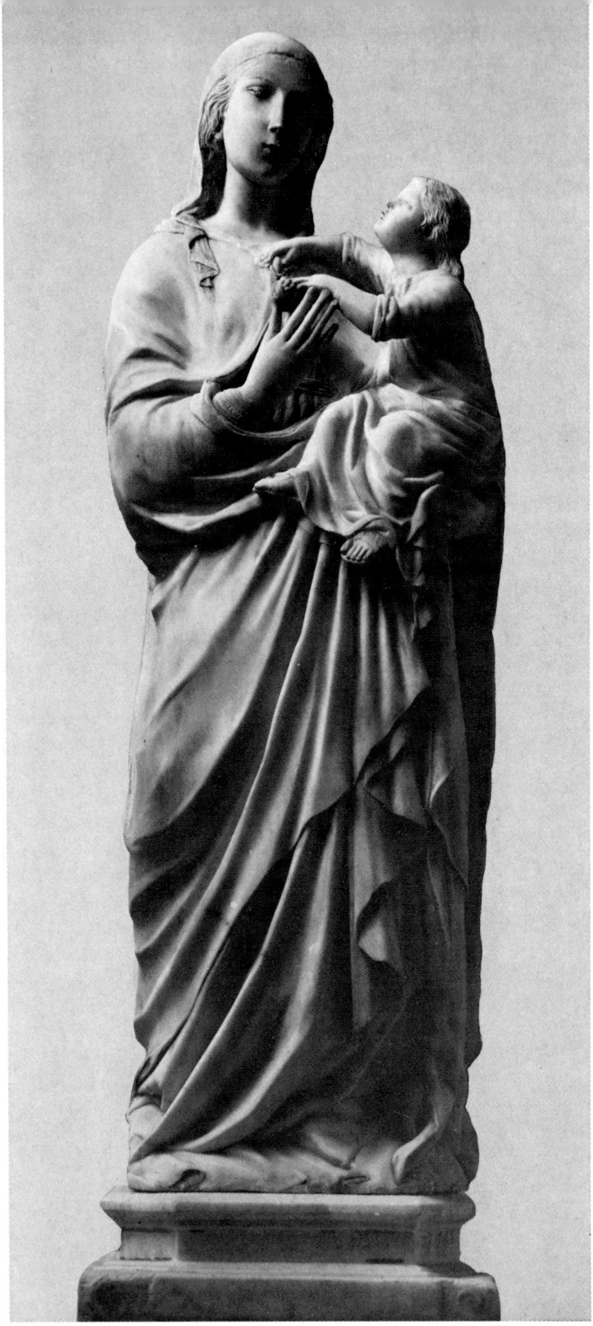

112 Marsala. Chiesa Madre: Madonnenstatue von Domenico Gagini

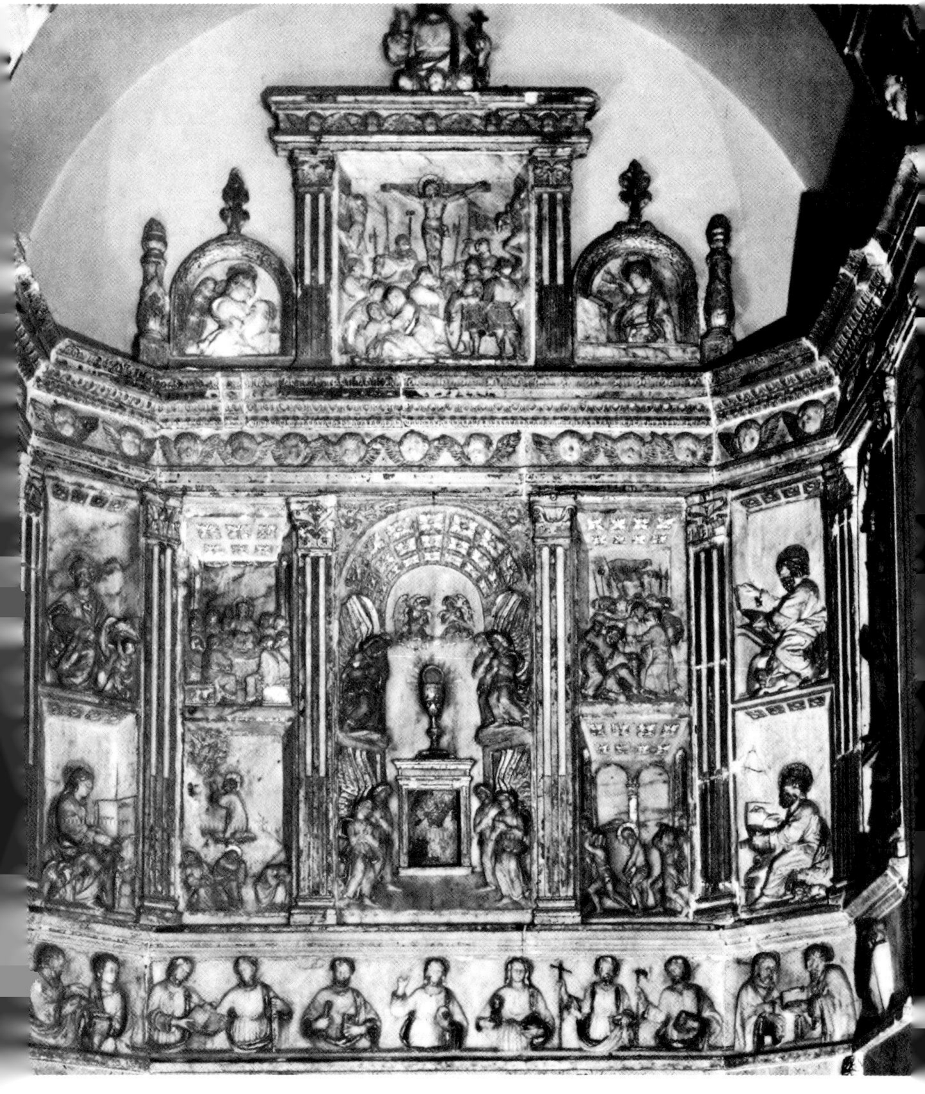

113 Marsala. Chiesa Madre: Altarretabel der Sakramentskapelle

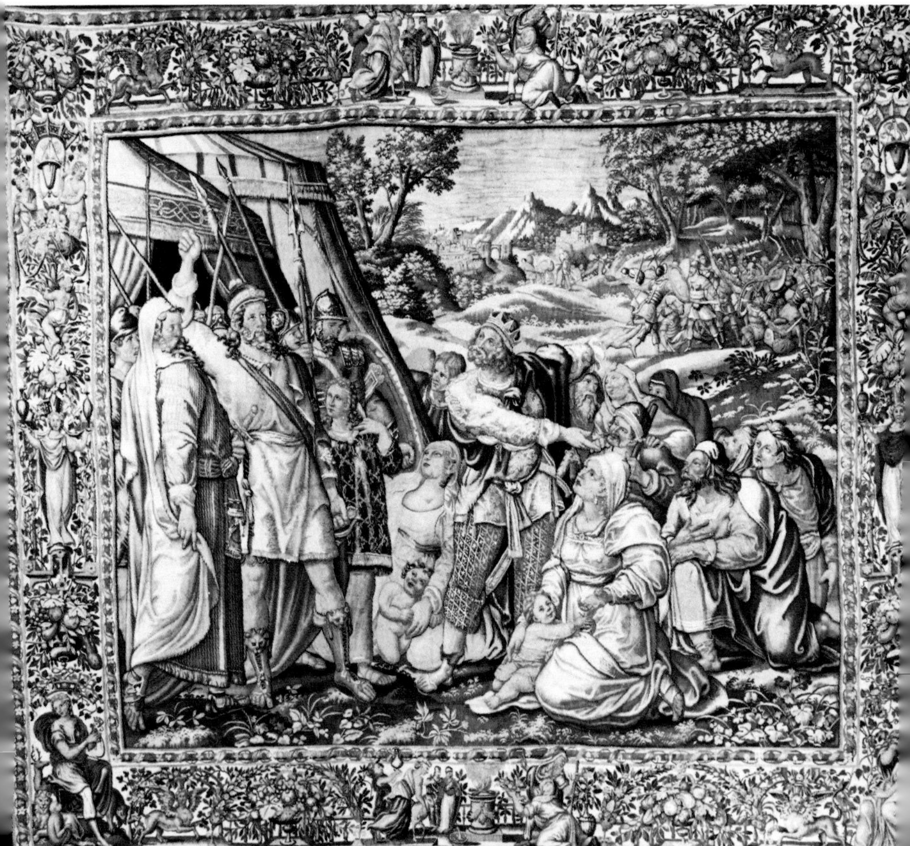

114 Marsala. Chiesa Madre: Flämischer Bildteppich

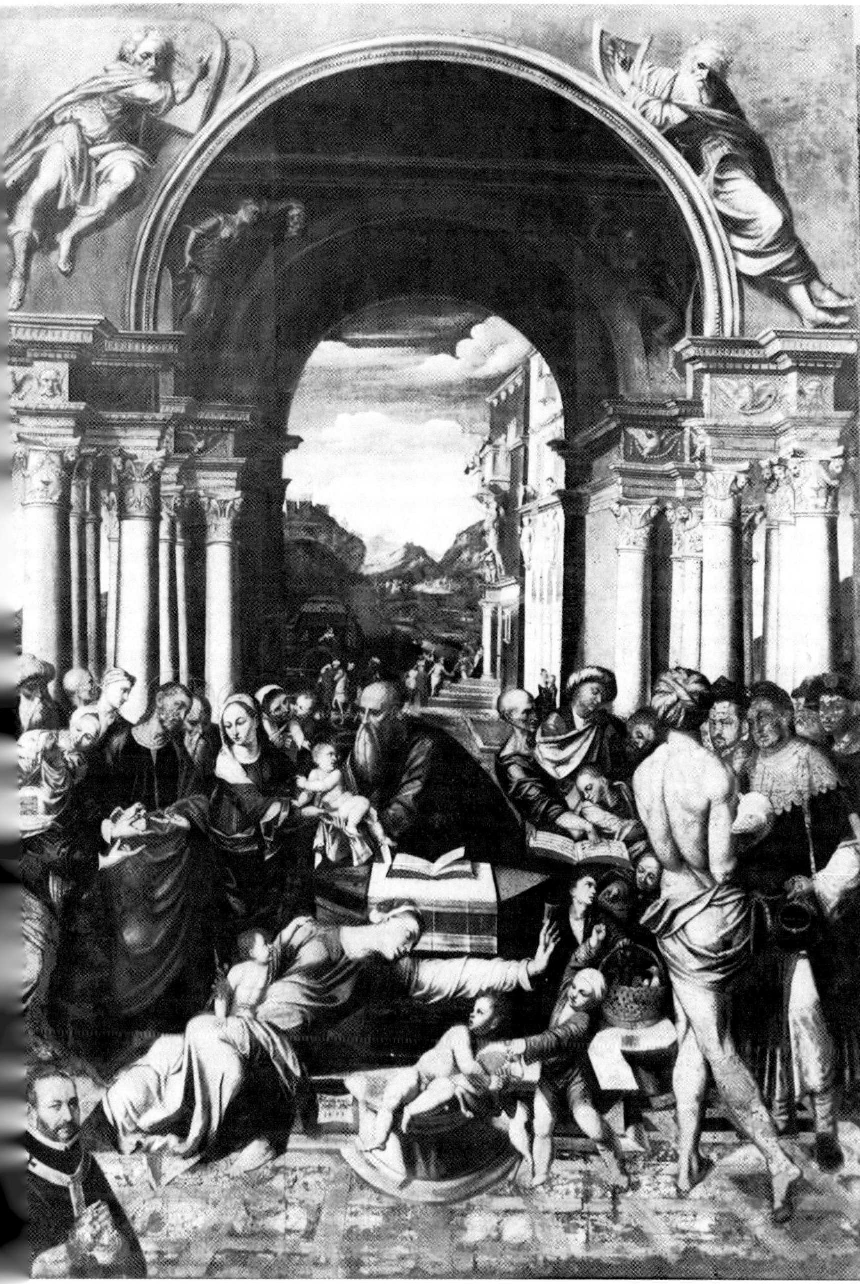

115 Marsala. Chiesa Madre: Darstellung im Tempel von Antonello Riccio

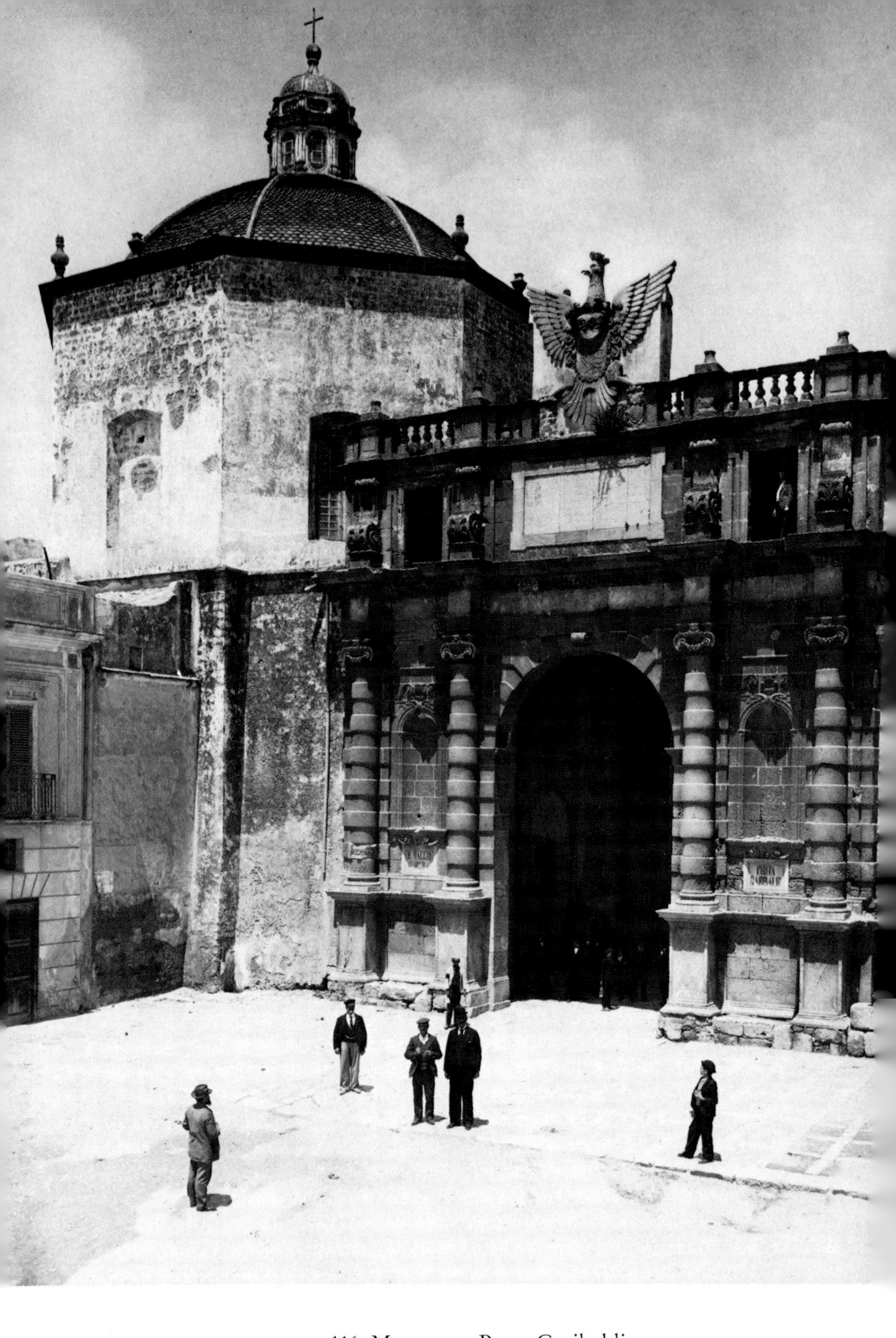

116 Marsala. Porta Garibaldi

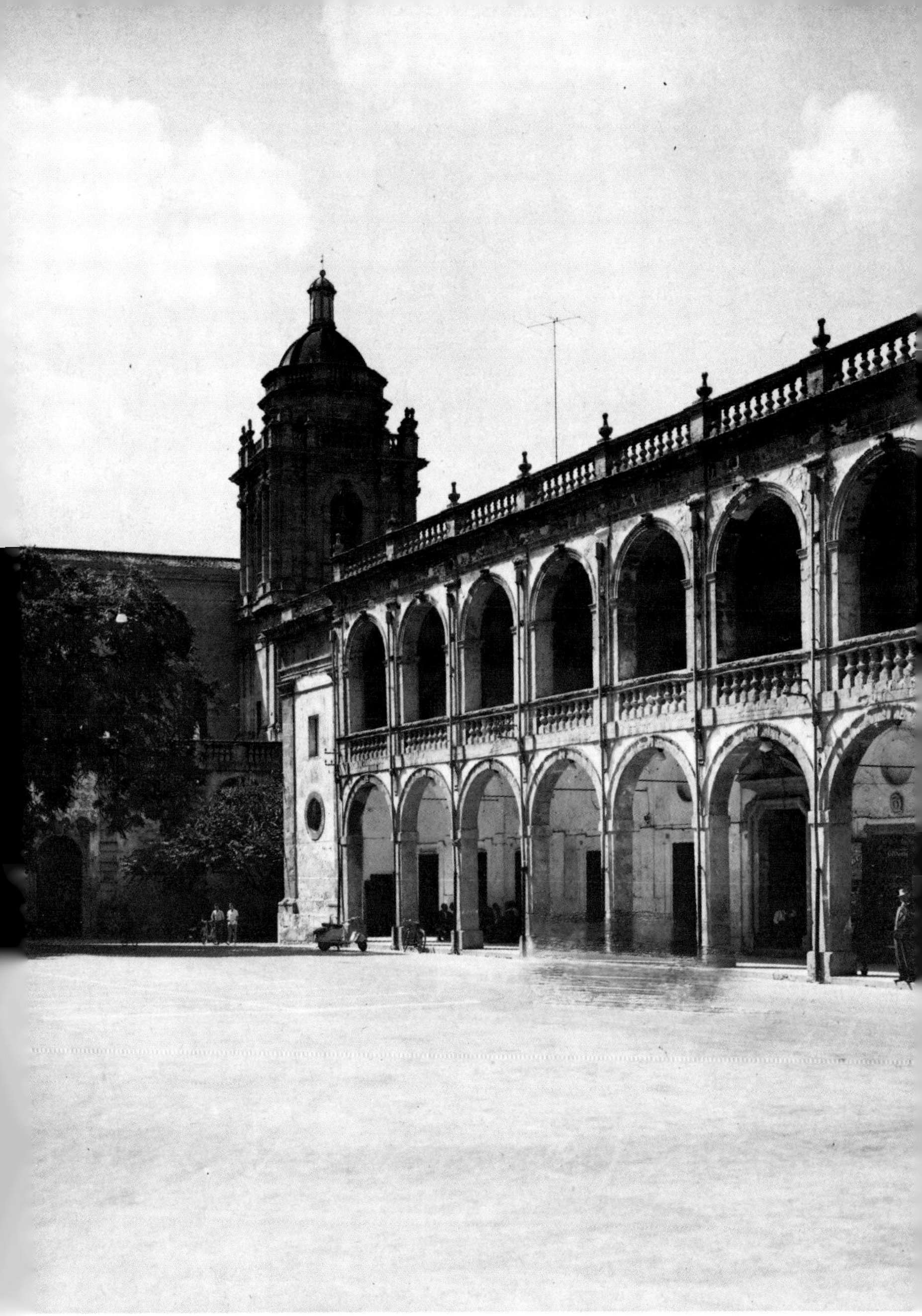

117 Mazara. Kathedrale und Seminargebäude

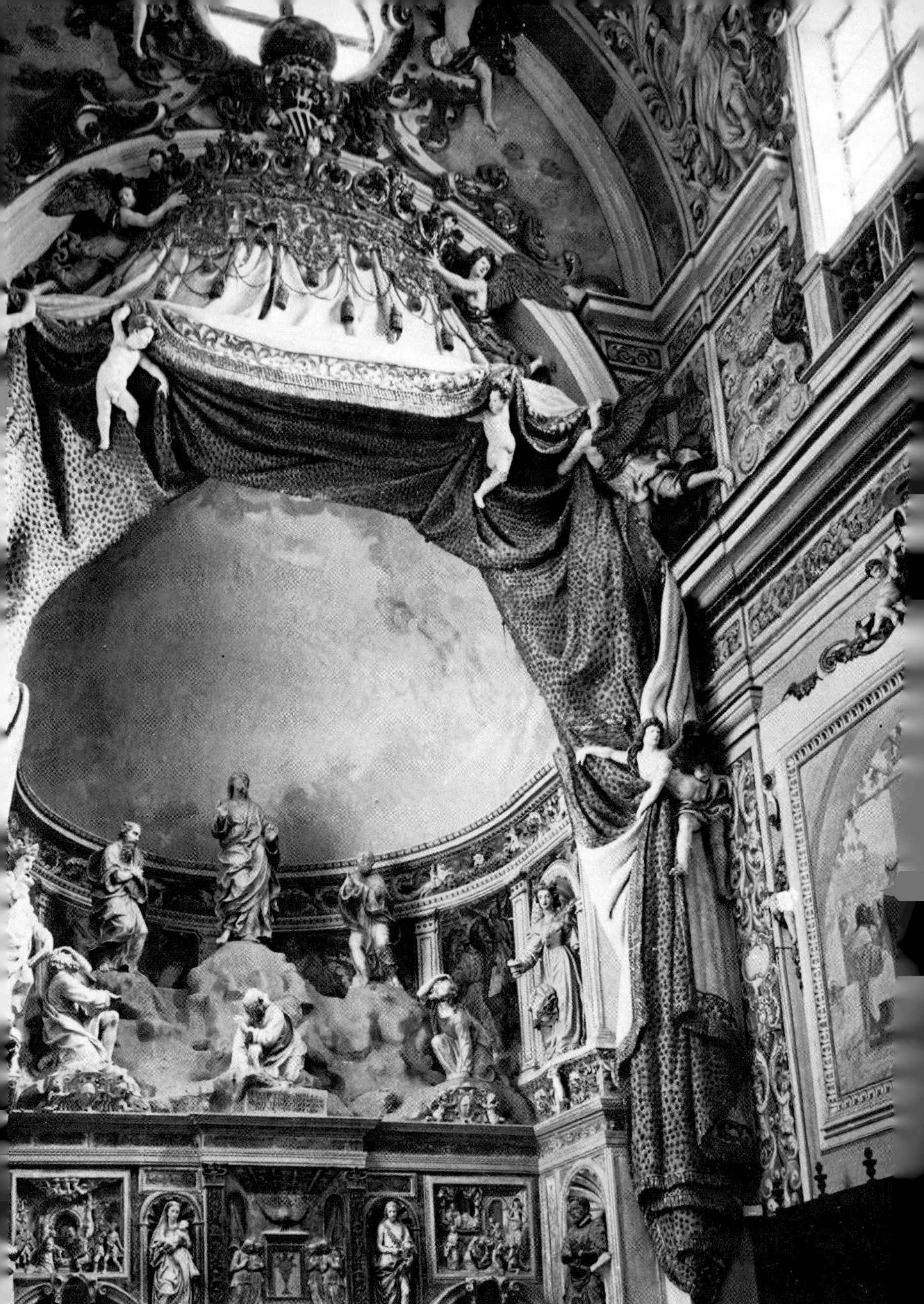

118 Mazara. Kathedrale: Apsis mit der Gruppe der Verklärung Christi

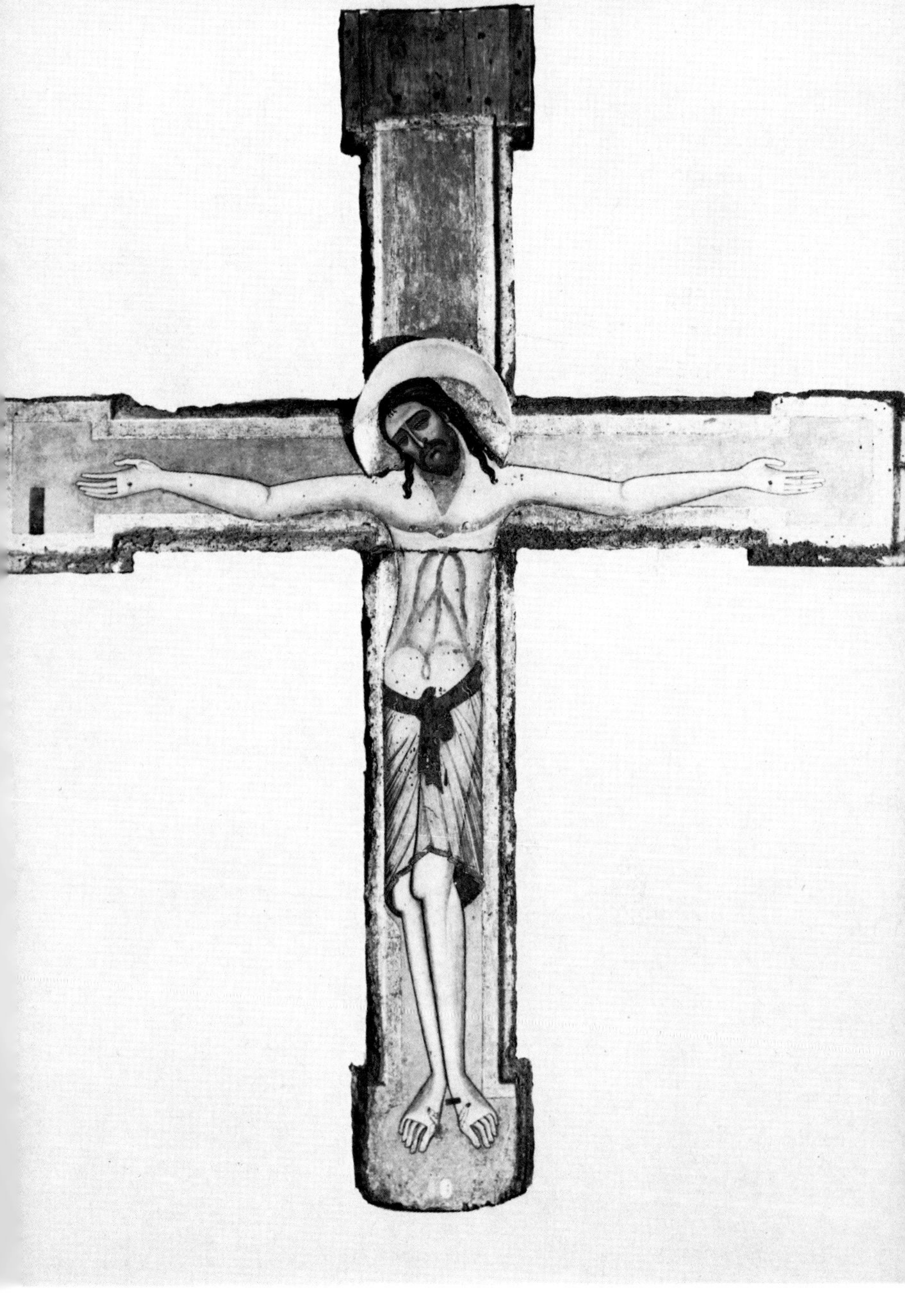

119 Mazara. Kathedrale: Gemalter Kruzifixus

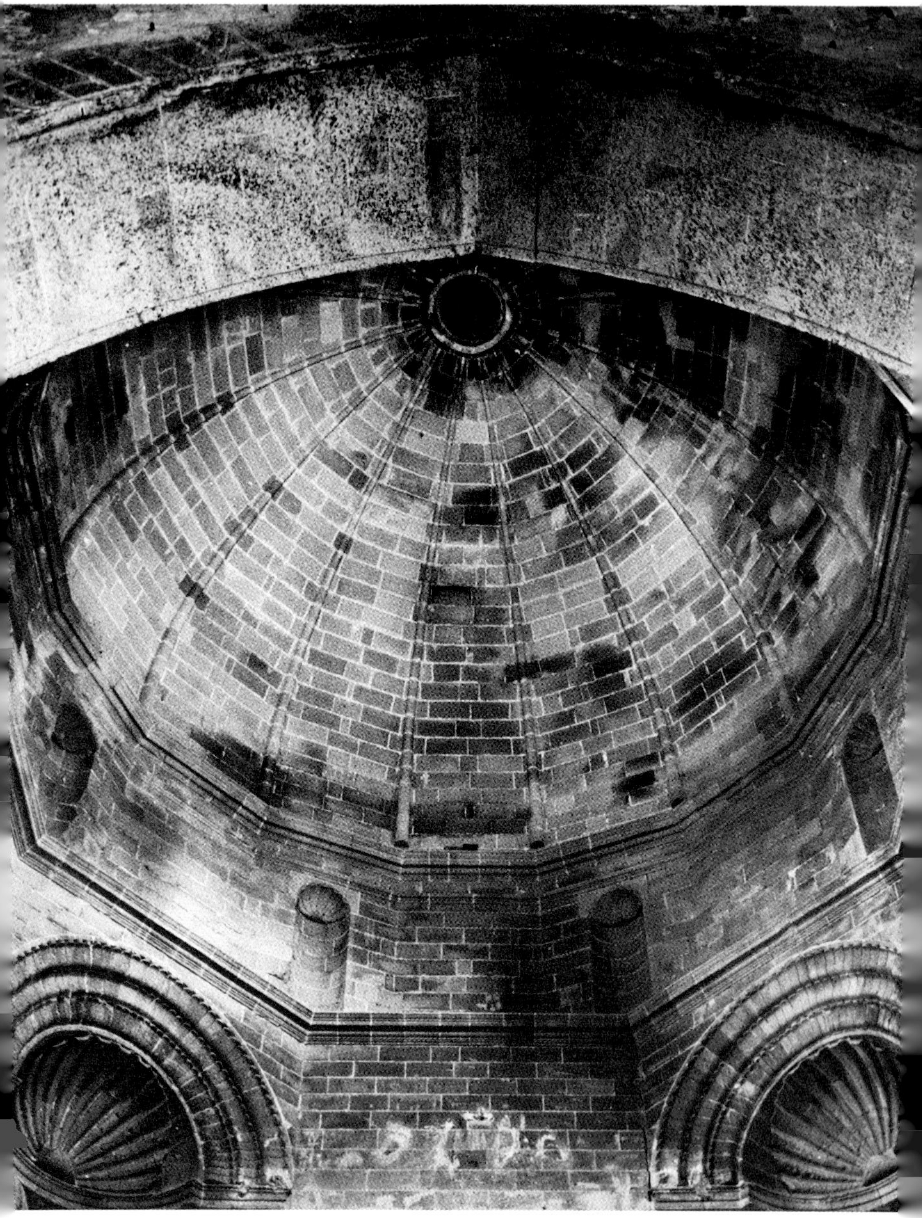

120 Mazara. S. Eligio: Inneres der Kuppel

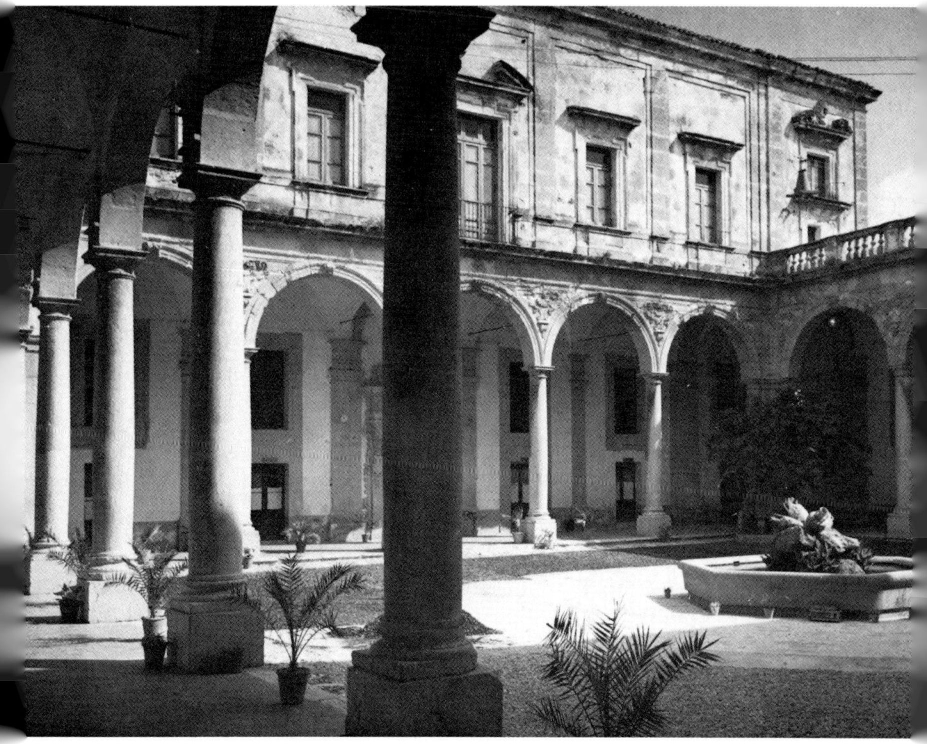

121 Mazara. Jesuitenkolleg: Hof

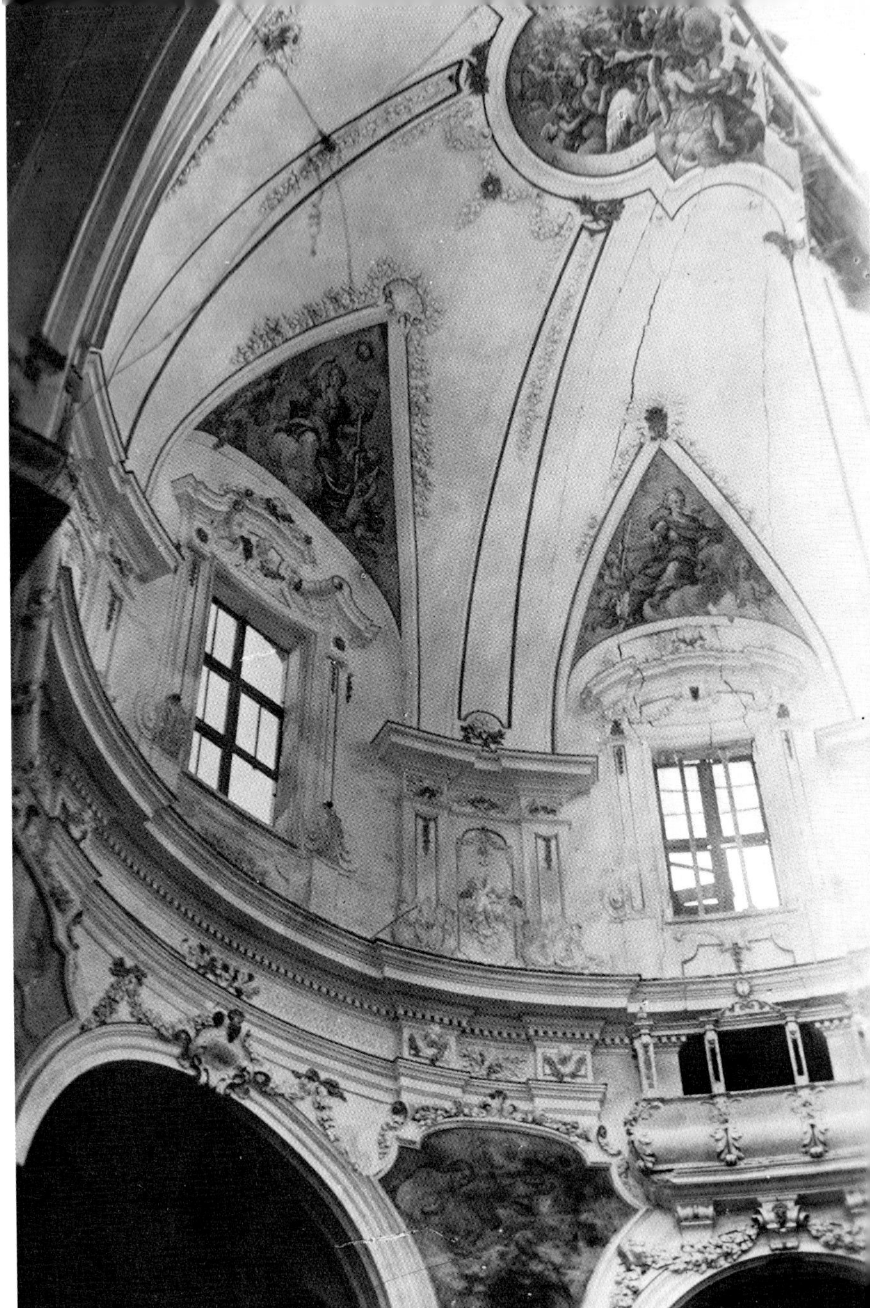

122 MAZARA. Die Kirche S. Ignazio des Jesuitenkollegs

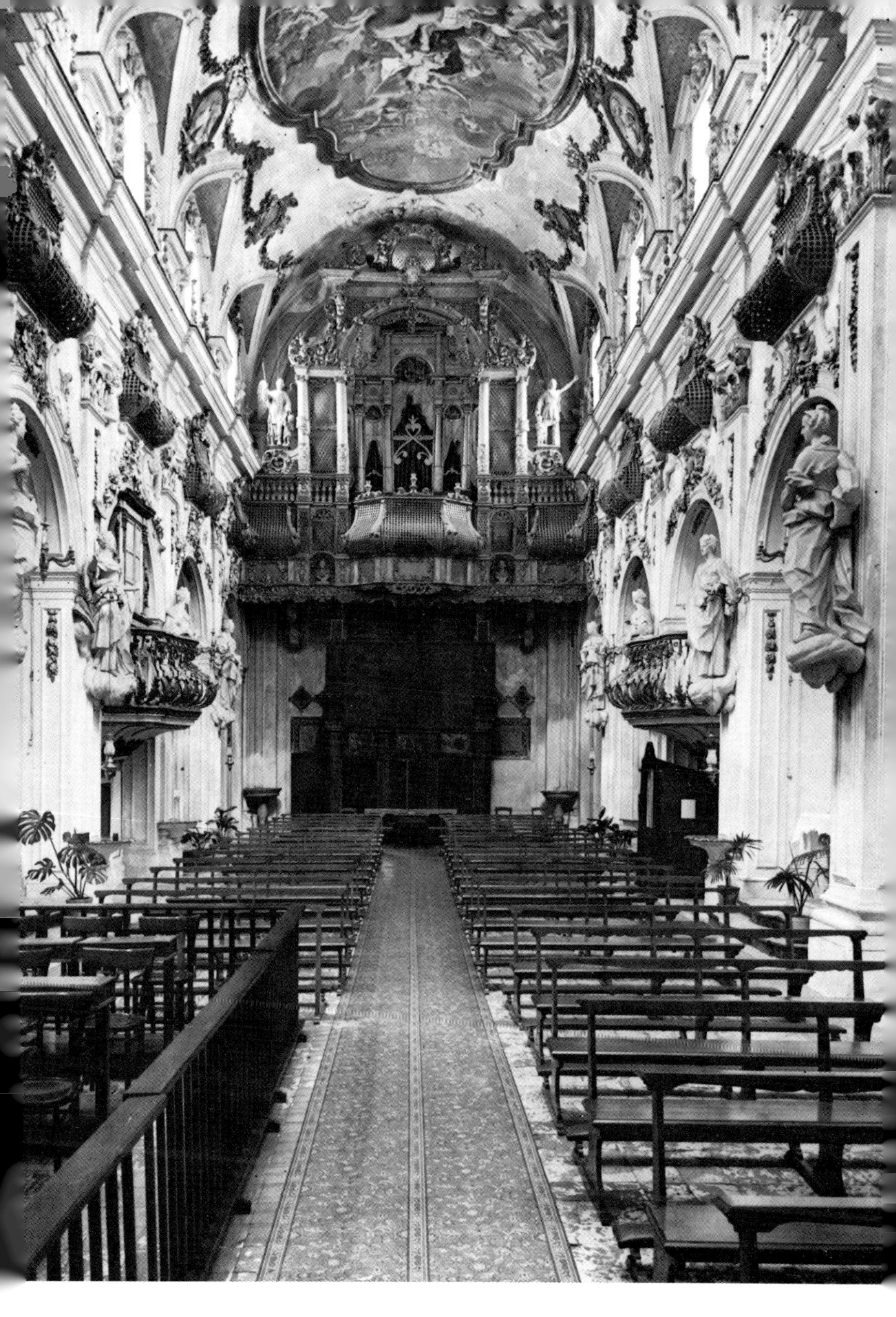

123 Mazara. S. Michele: Inneres gegen den Eingang

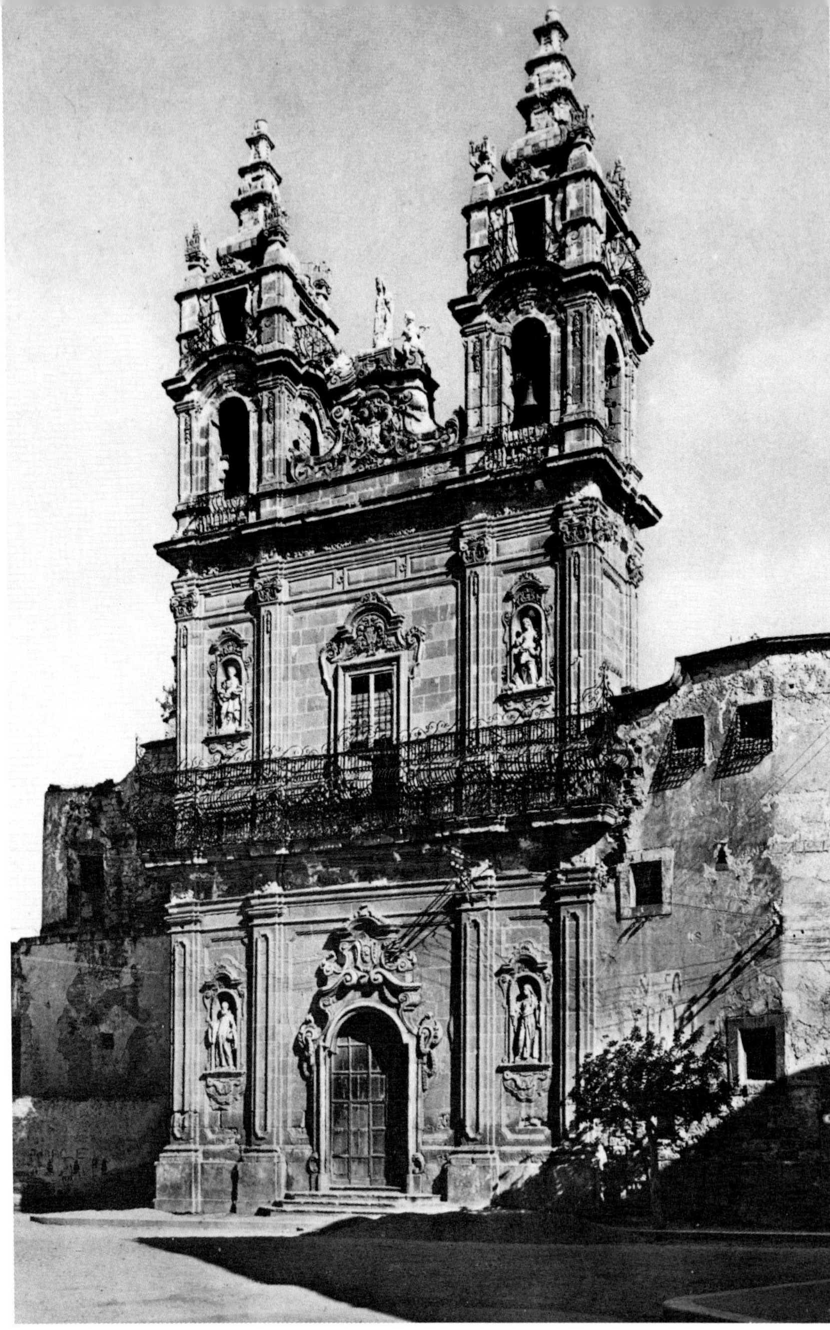

124 Mazara. S. Veneranda: Fassade

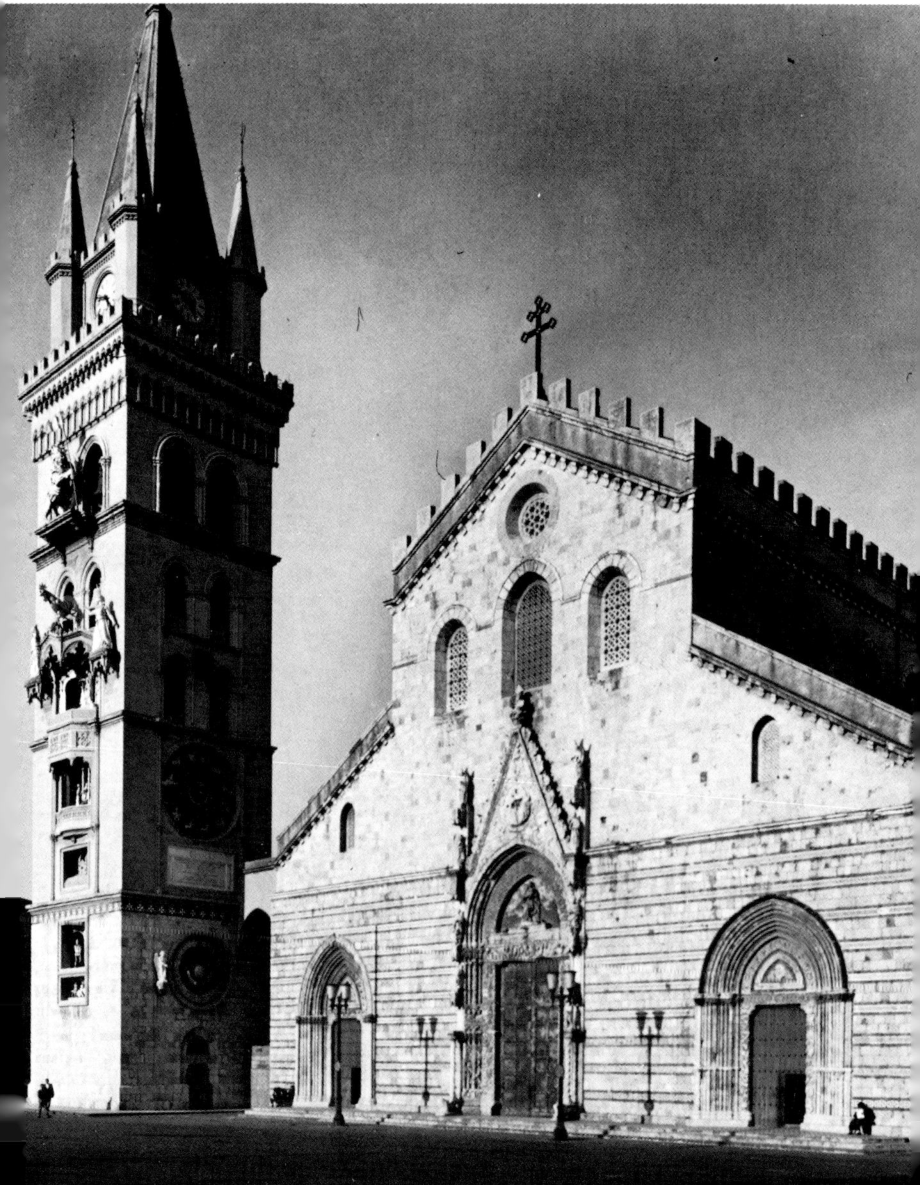

125 Messina. Fassade des Domes und Campanile

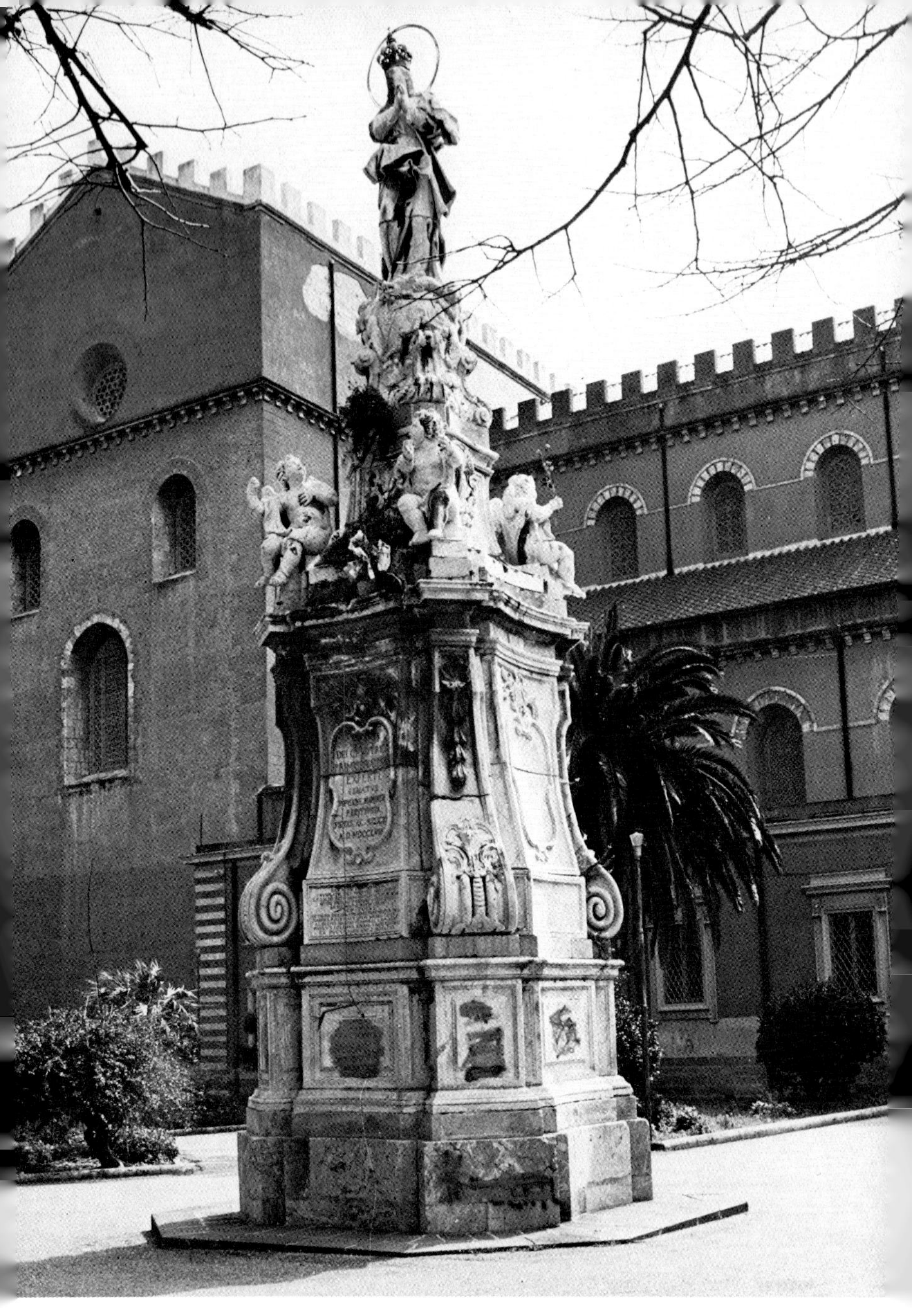

126 MESSINA. Große Mariensäule vor der Flanke des Domes

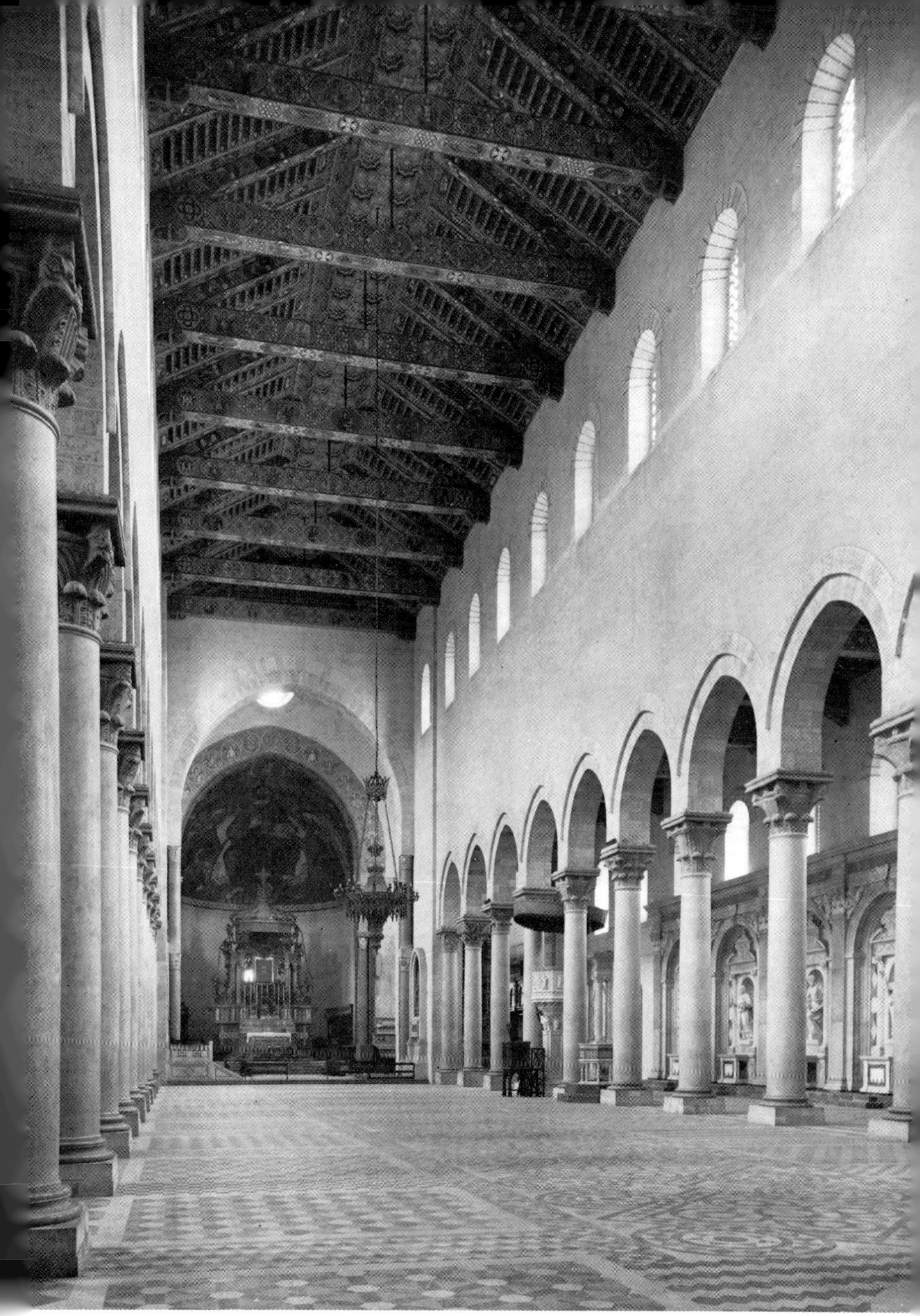

127 Messina. Dom: Inneres

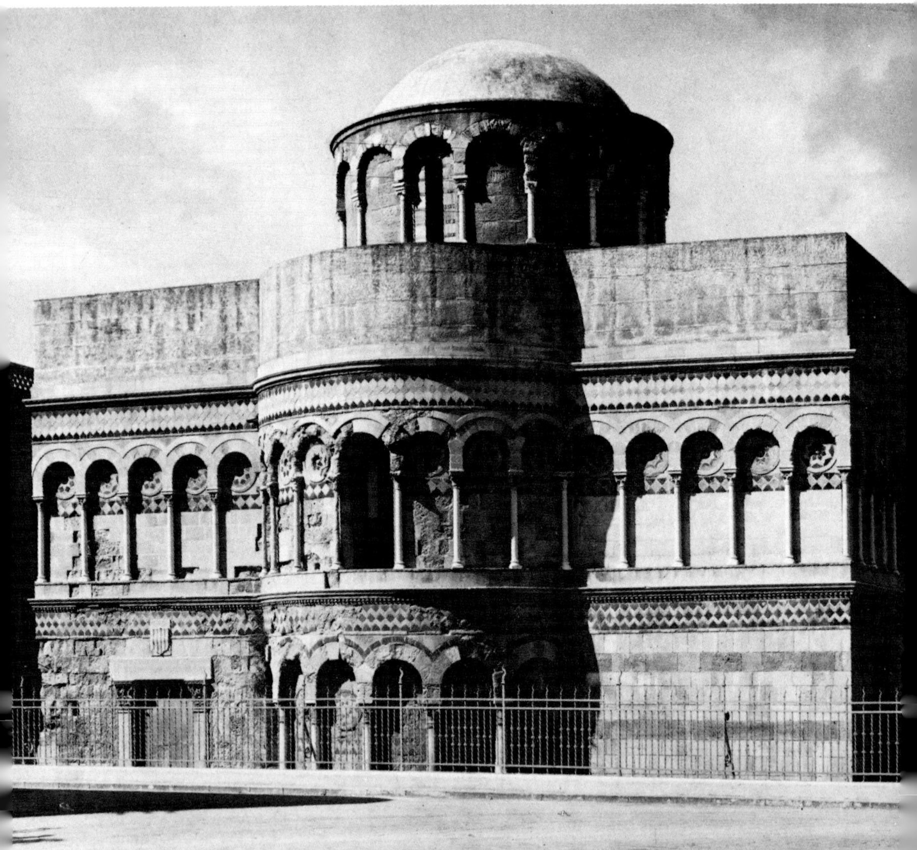

128 Messina. SS. Annunziata dei Catalani: Apsis

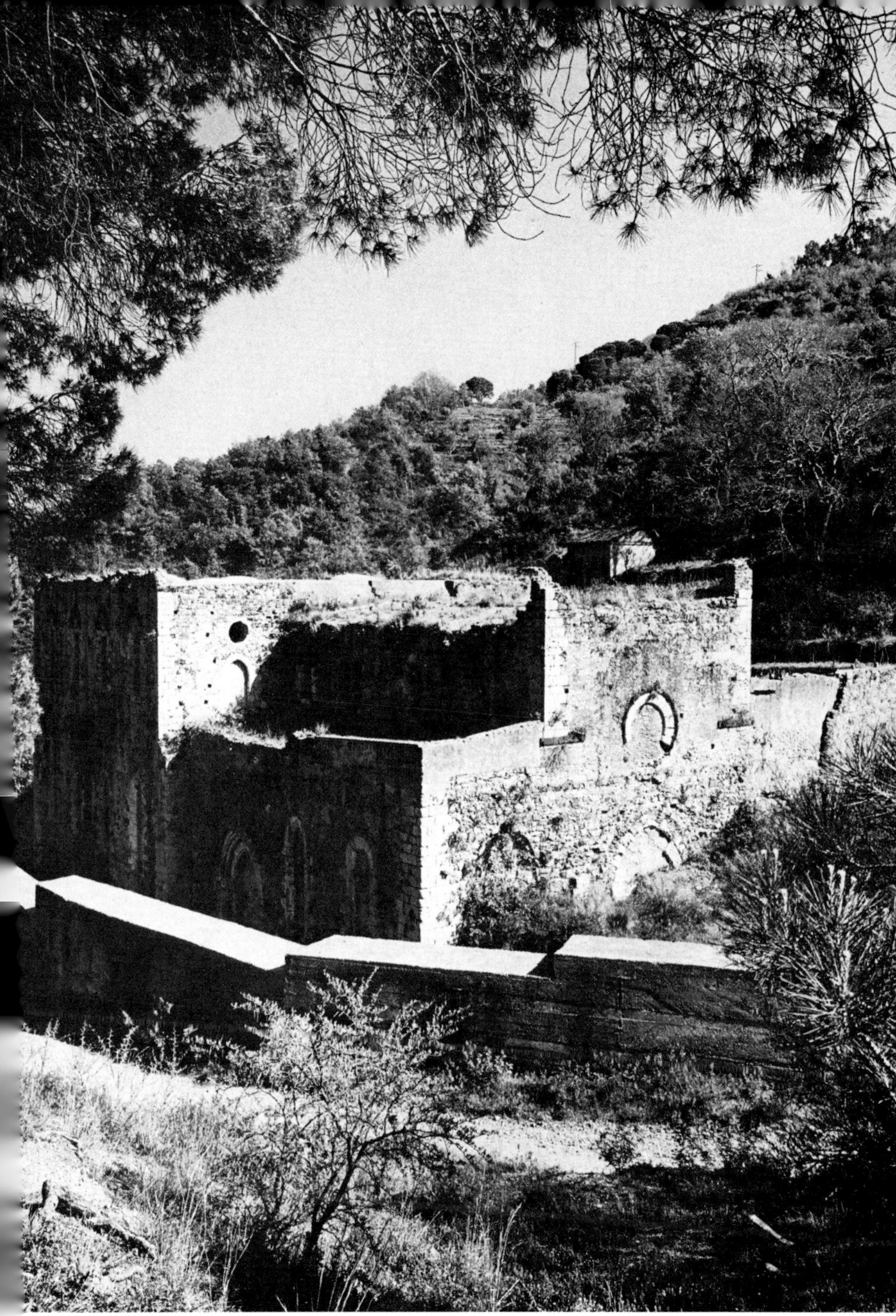

129 Messina (Umgebung). Ruine der Klosterkirche S. Maria della Valle

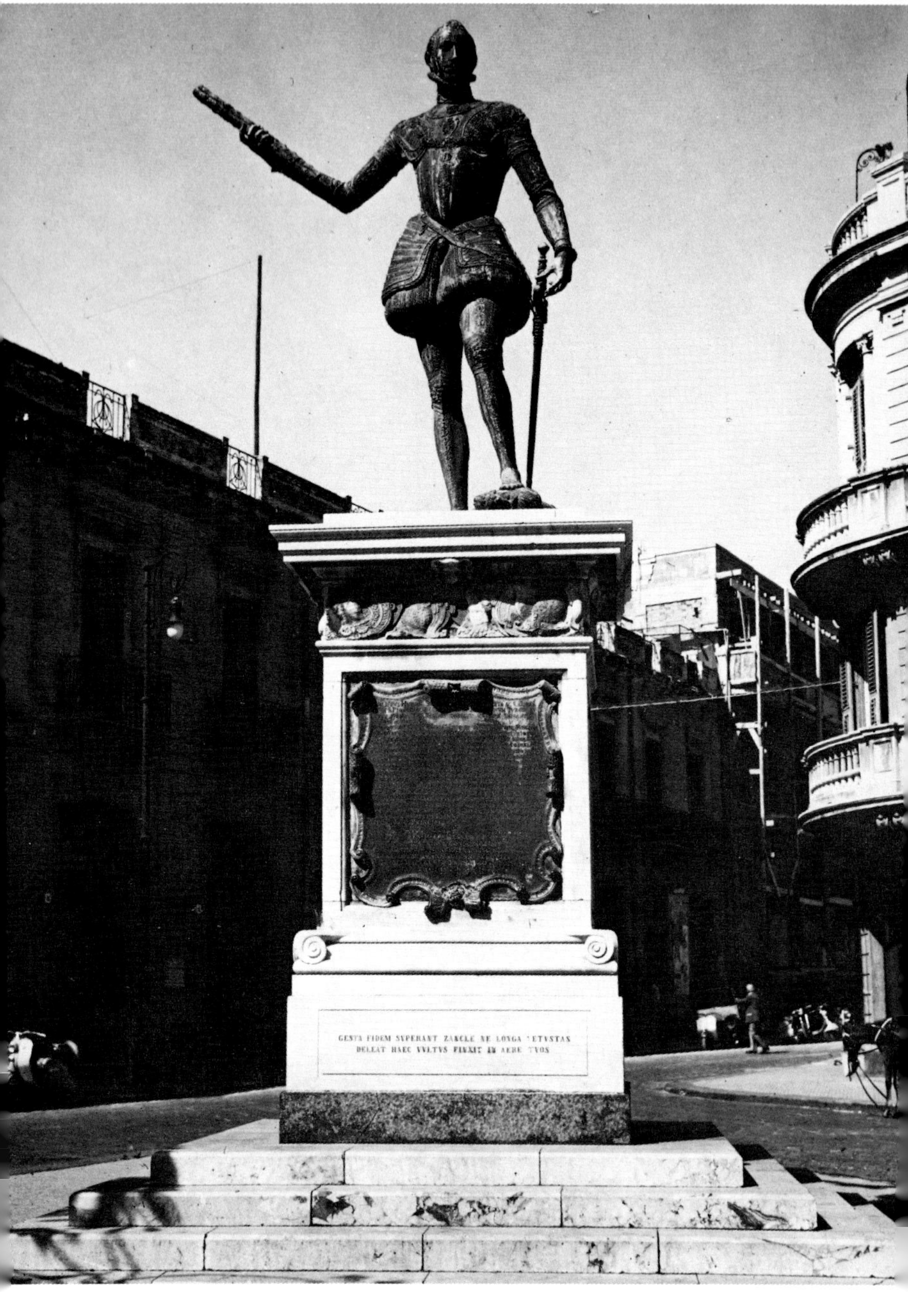
GESTA FIDEM SVPERANT ZANCLE NE LONGA VETVSTAS
DELEAT HAEC VVLTVS FINXIT IN AERE TVOS

130 MESSINA. Denkmal für Don Giovanni d'Austria

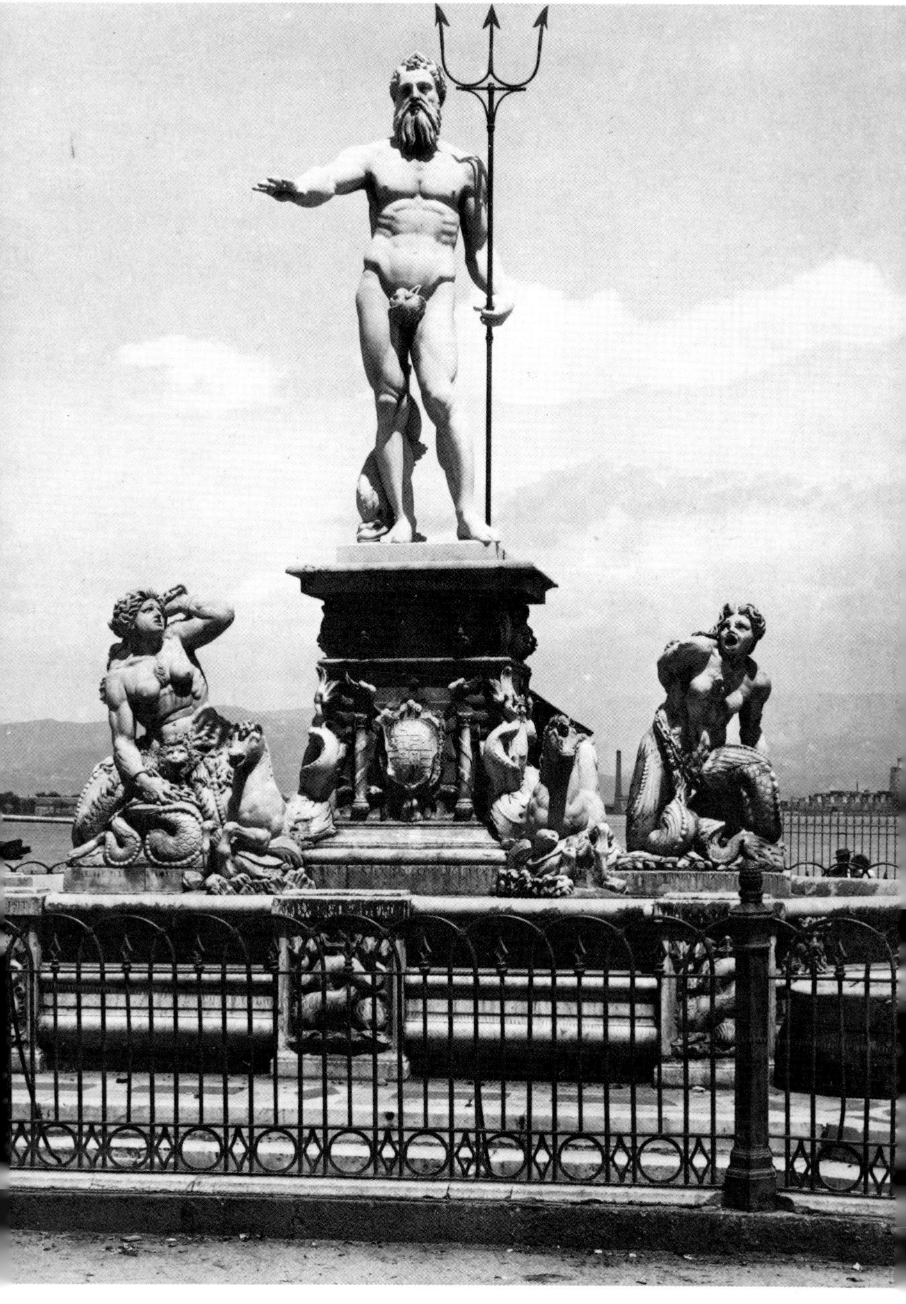

131 Messina. Neptun-Brunnen von Montorsoli

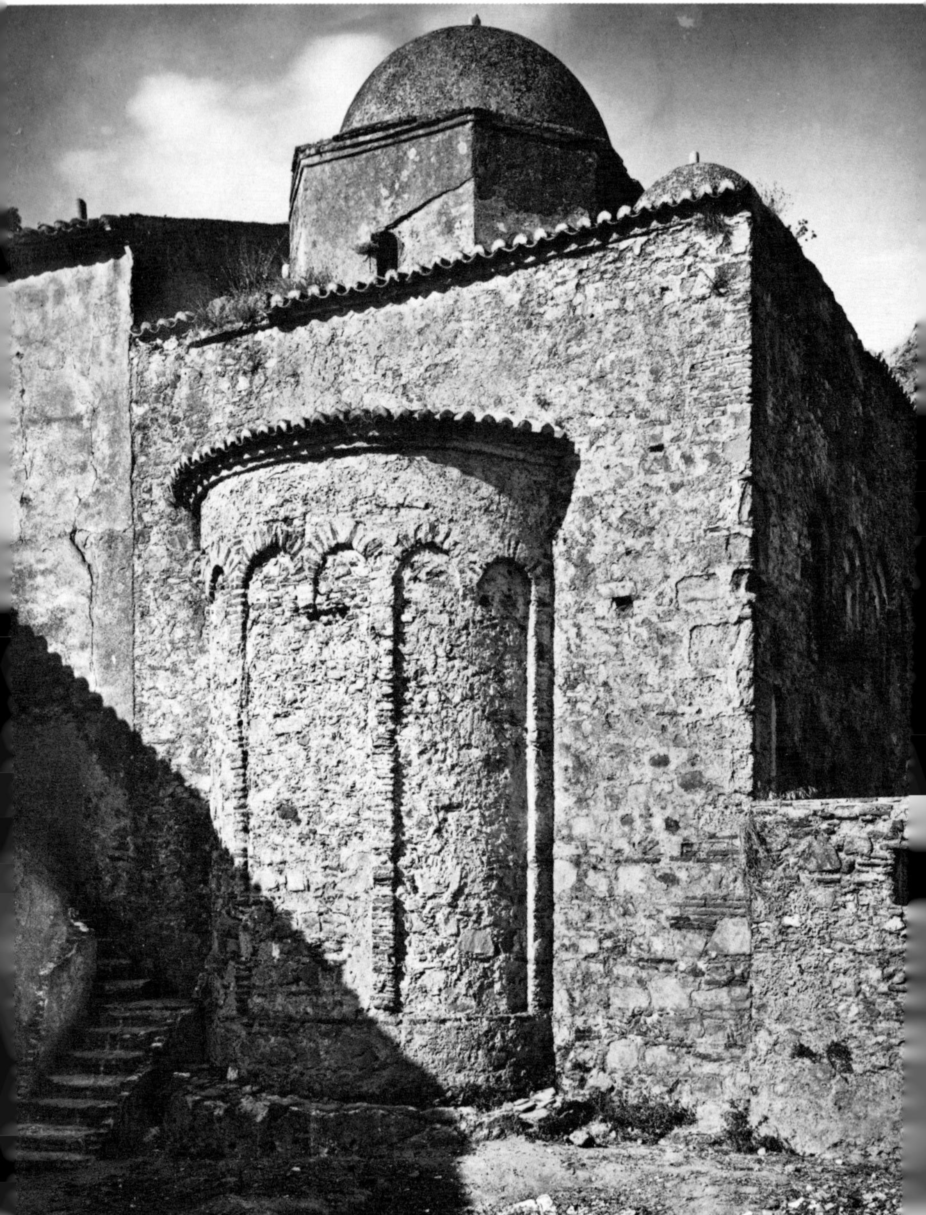

132 Mili. S. Pietro, ehem. Basilianer-Klosterkirche

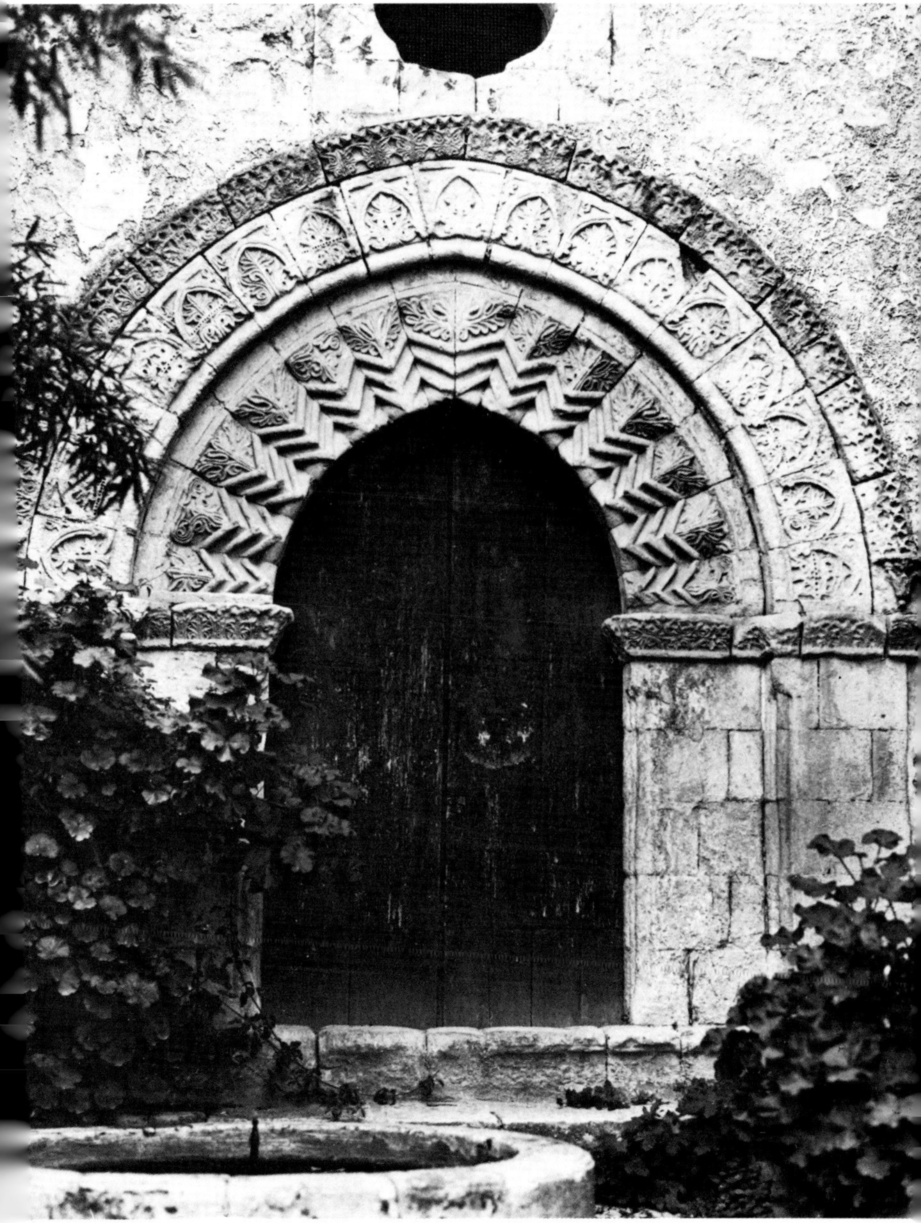

133 Modica. Ehem. Kirchenportal in der Casa De Leva

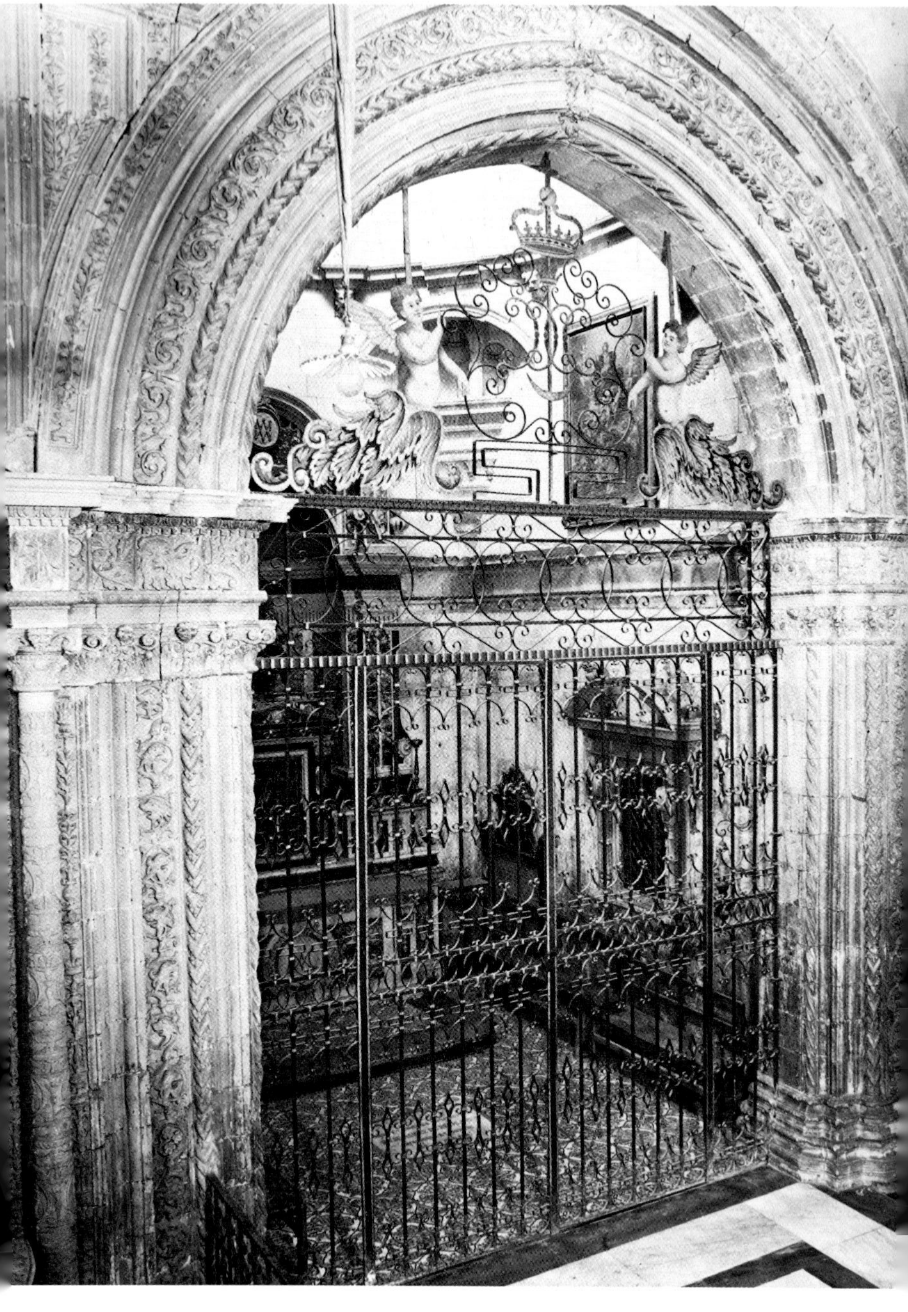

134 Modica. S. Maria di Betlemme: Cappella del Sacramento

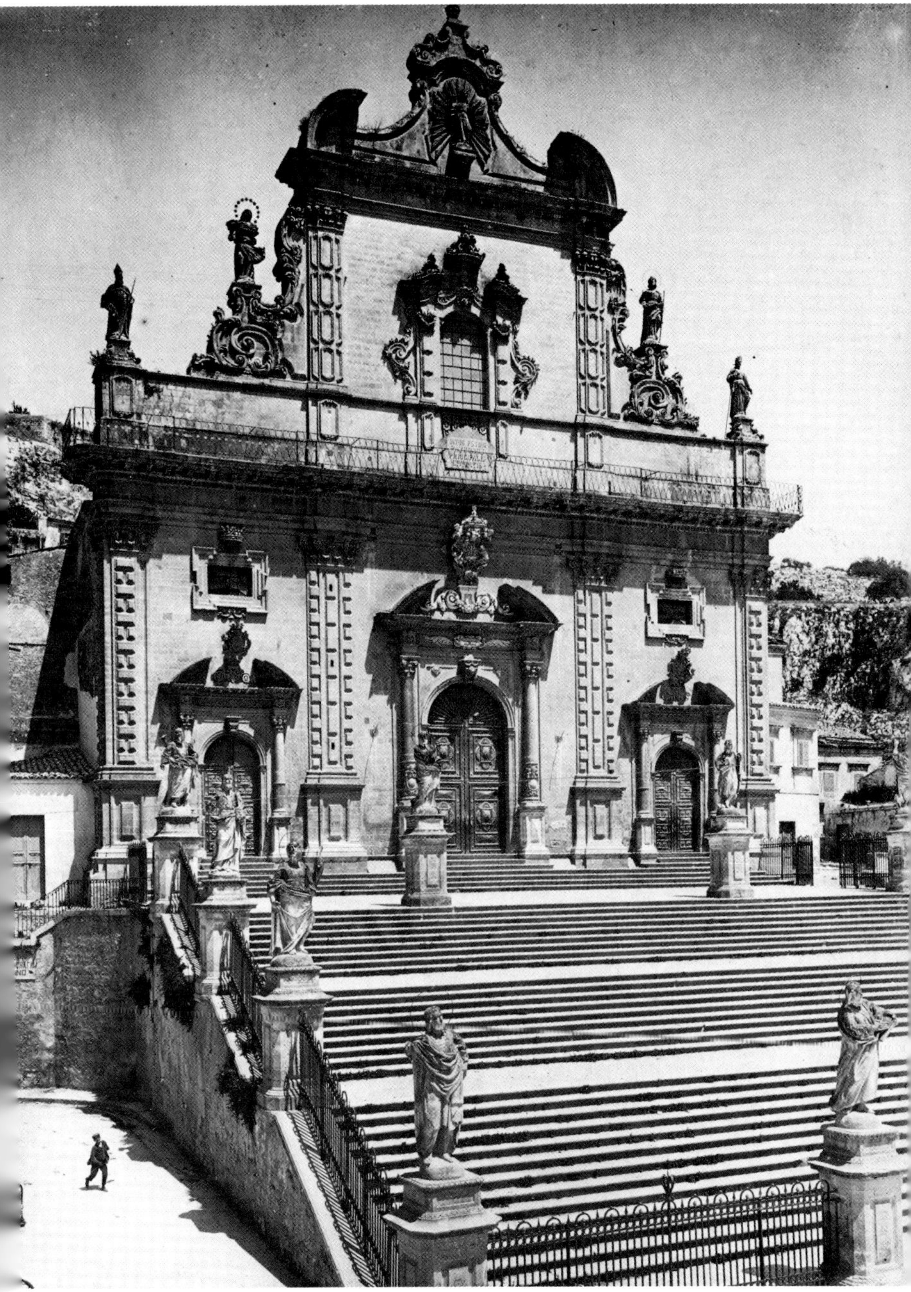

135 Modica. S. Pietro: Fassade

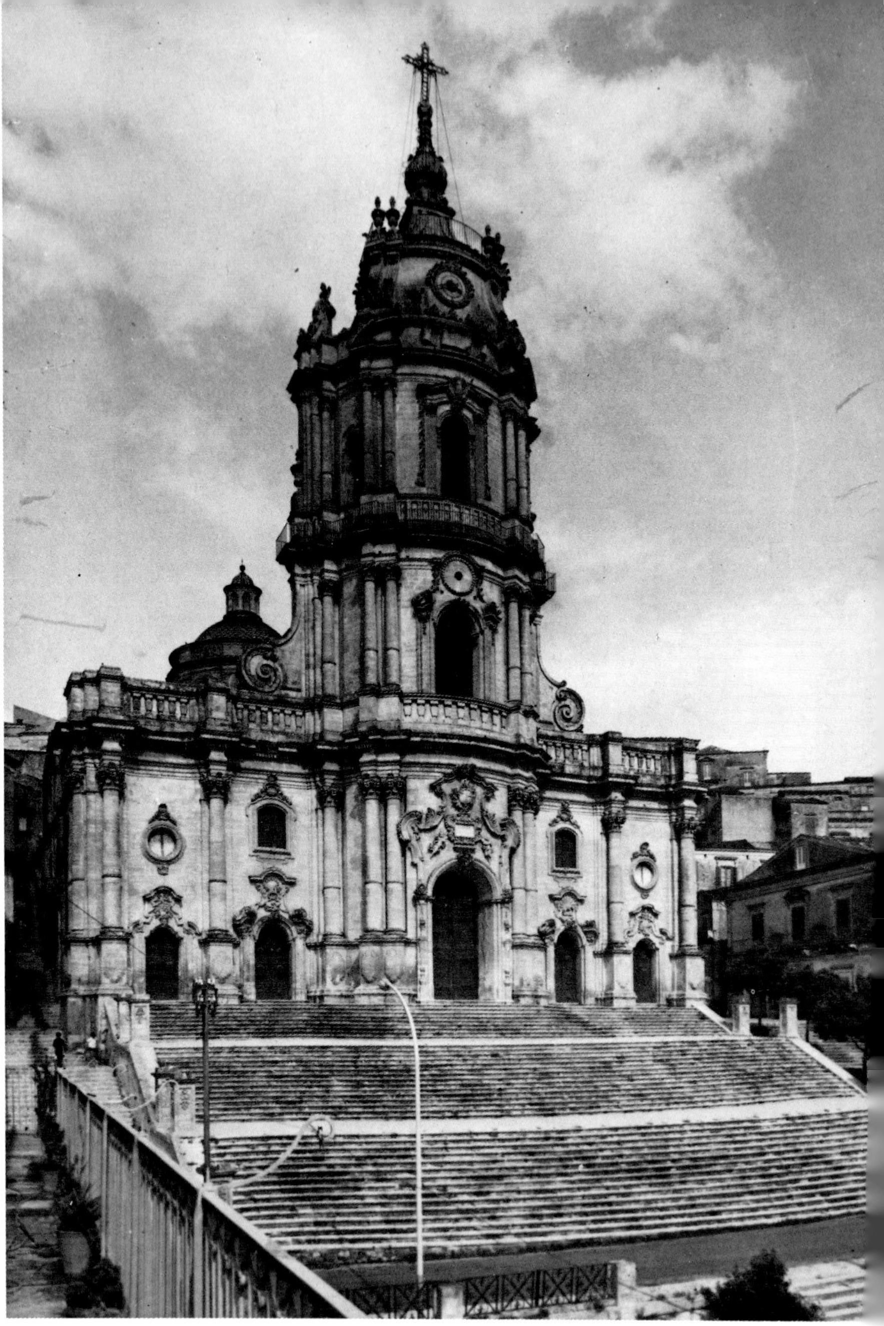

136 Modica. S. Giorgio: Fassade

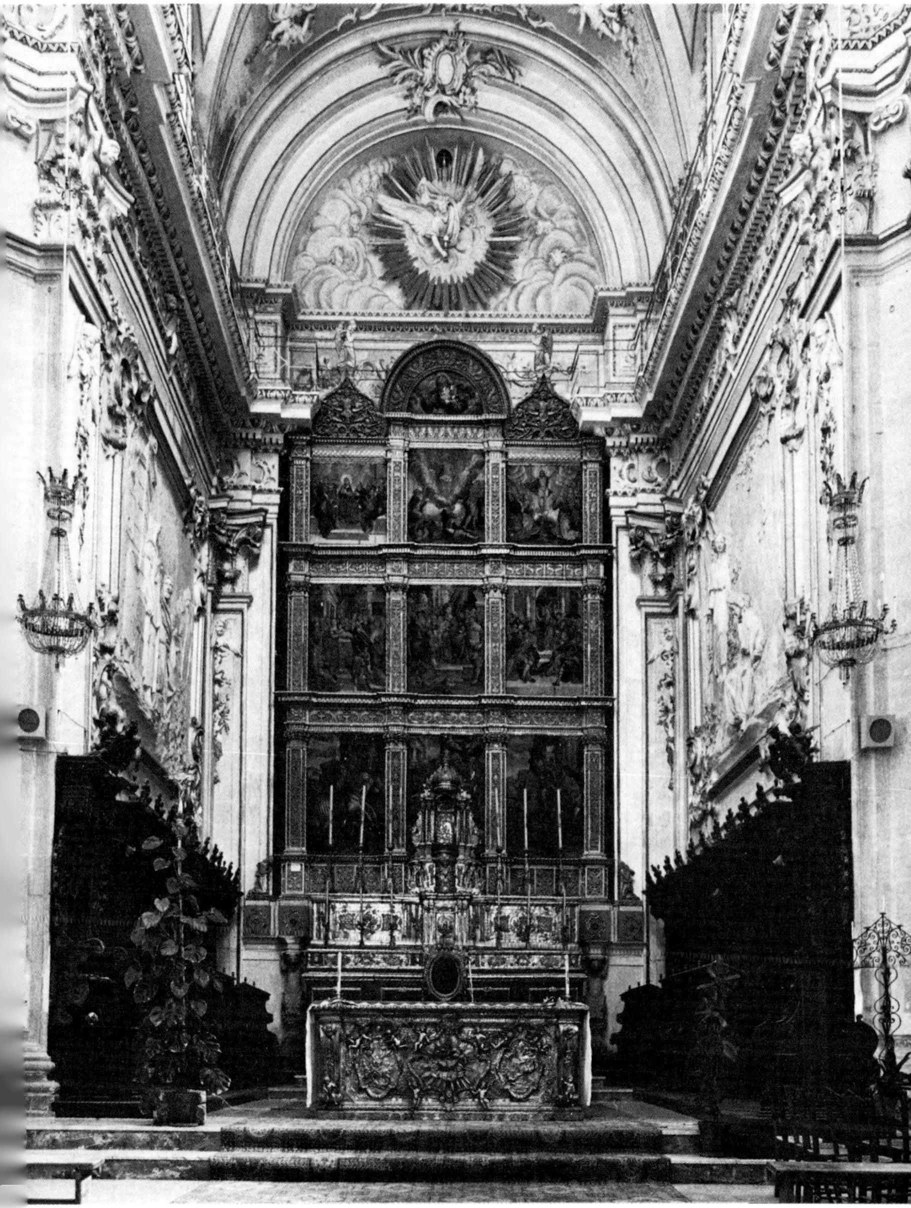

137 Modica. S. Giorgio: Inneres mit Hochaltar

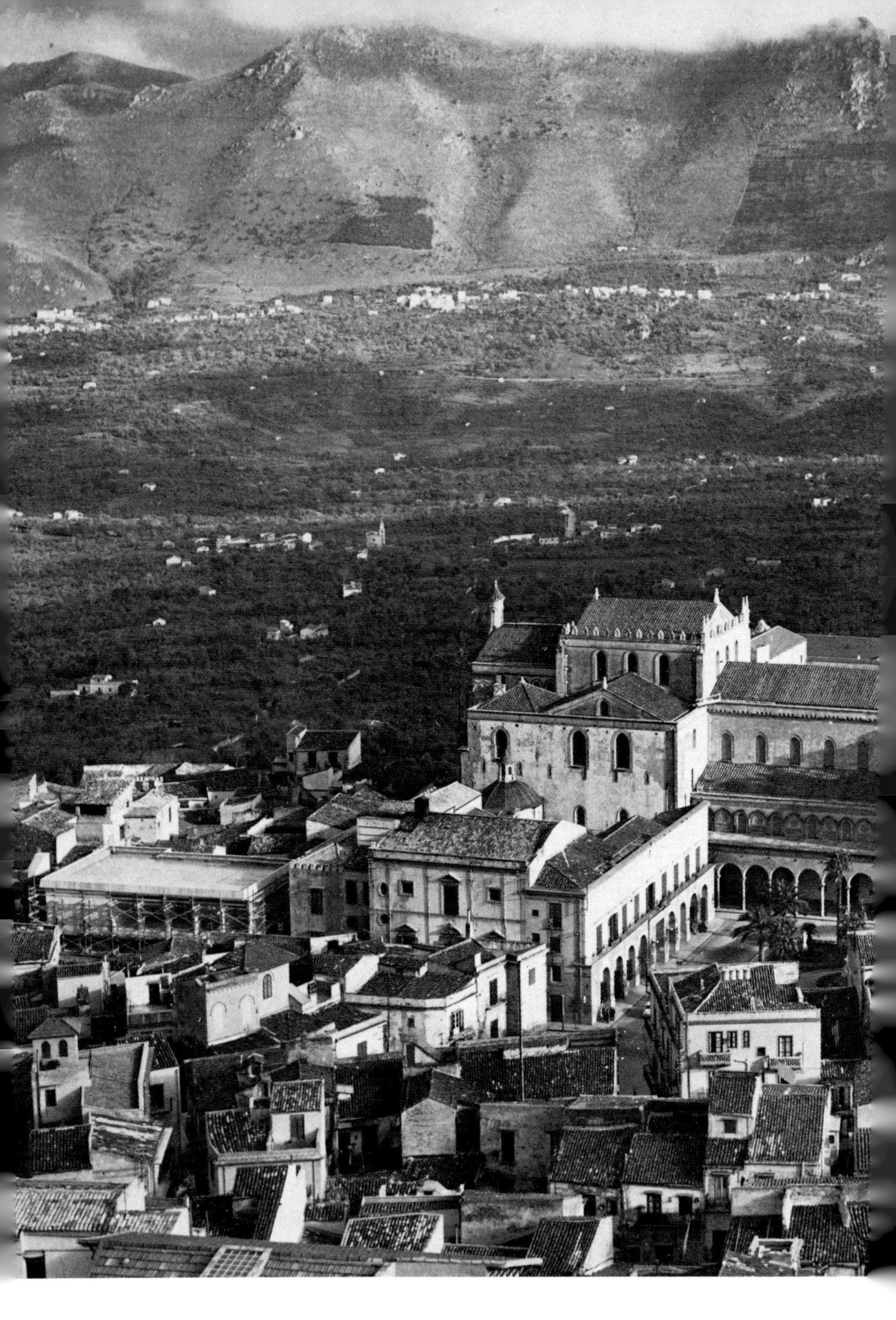

138/139 Monreale. Der Dom und seine Bautengruppe

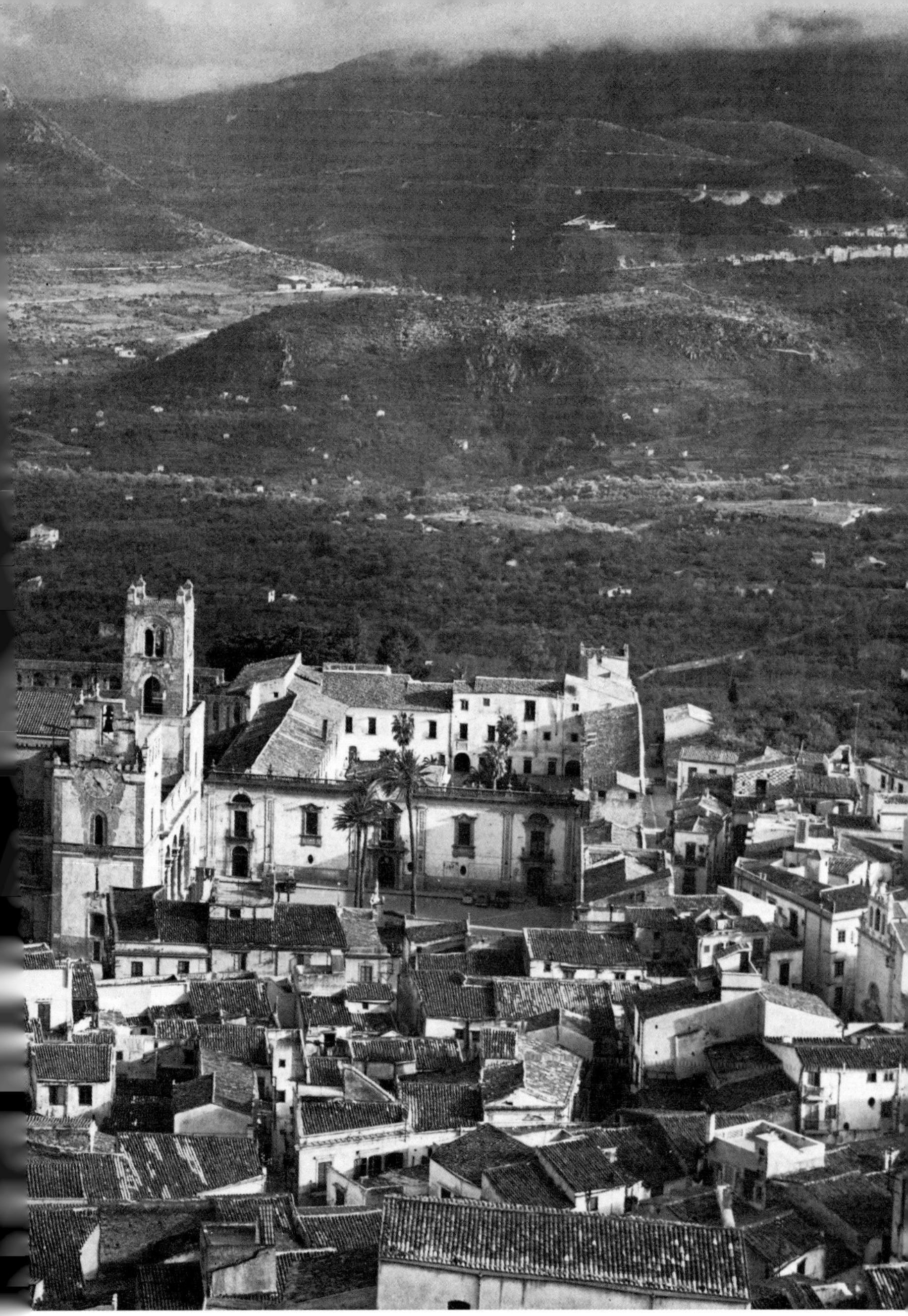

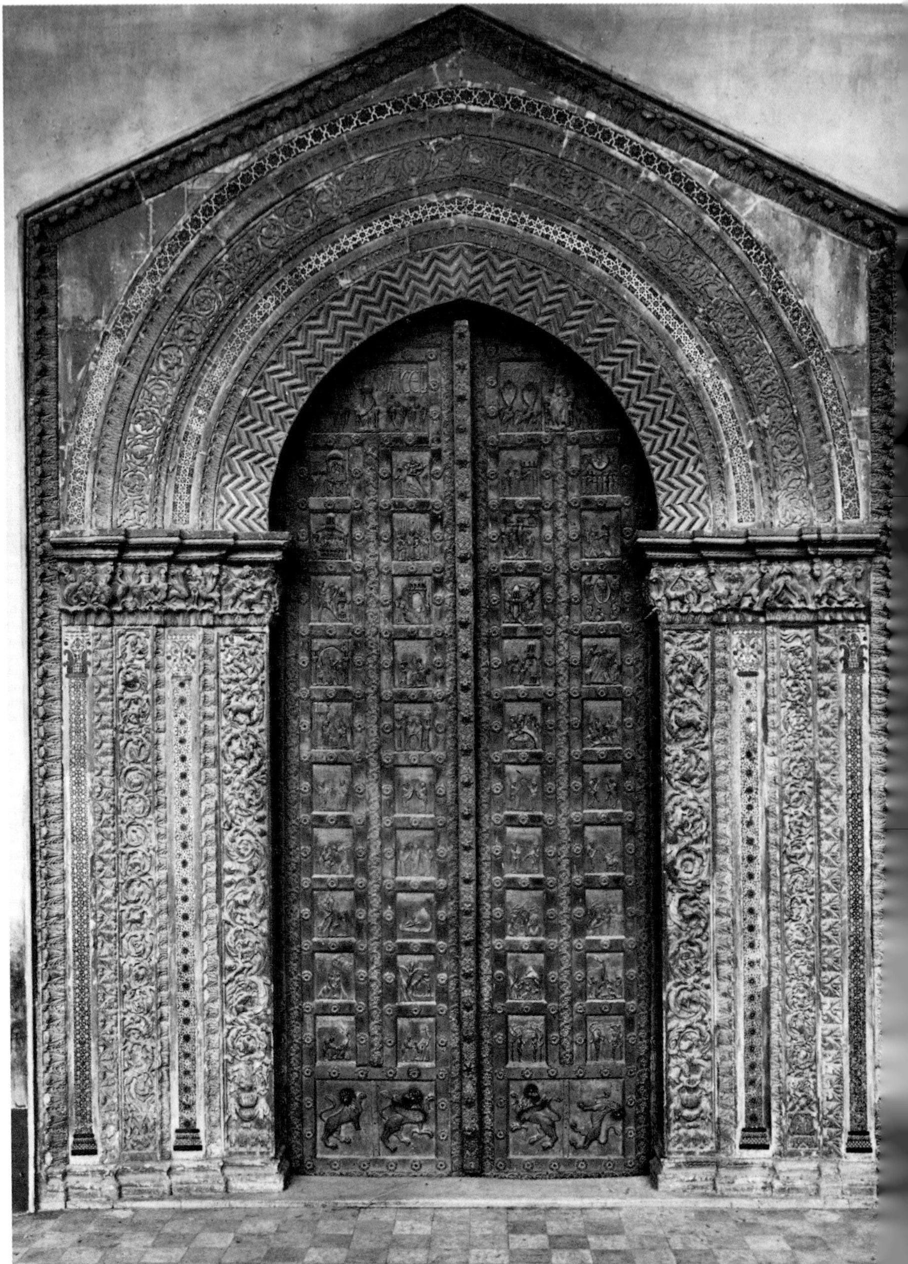

140 MONREALE. Dom: Hauptportal mit Bronzetür des Bonannus

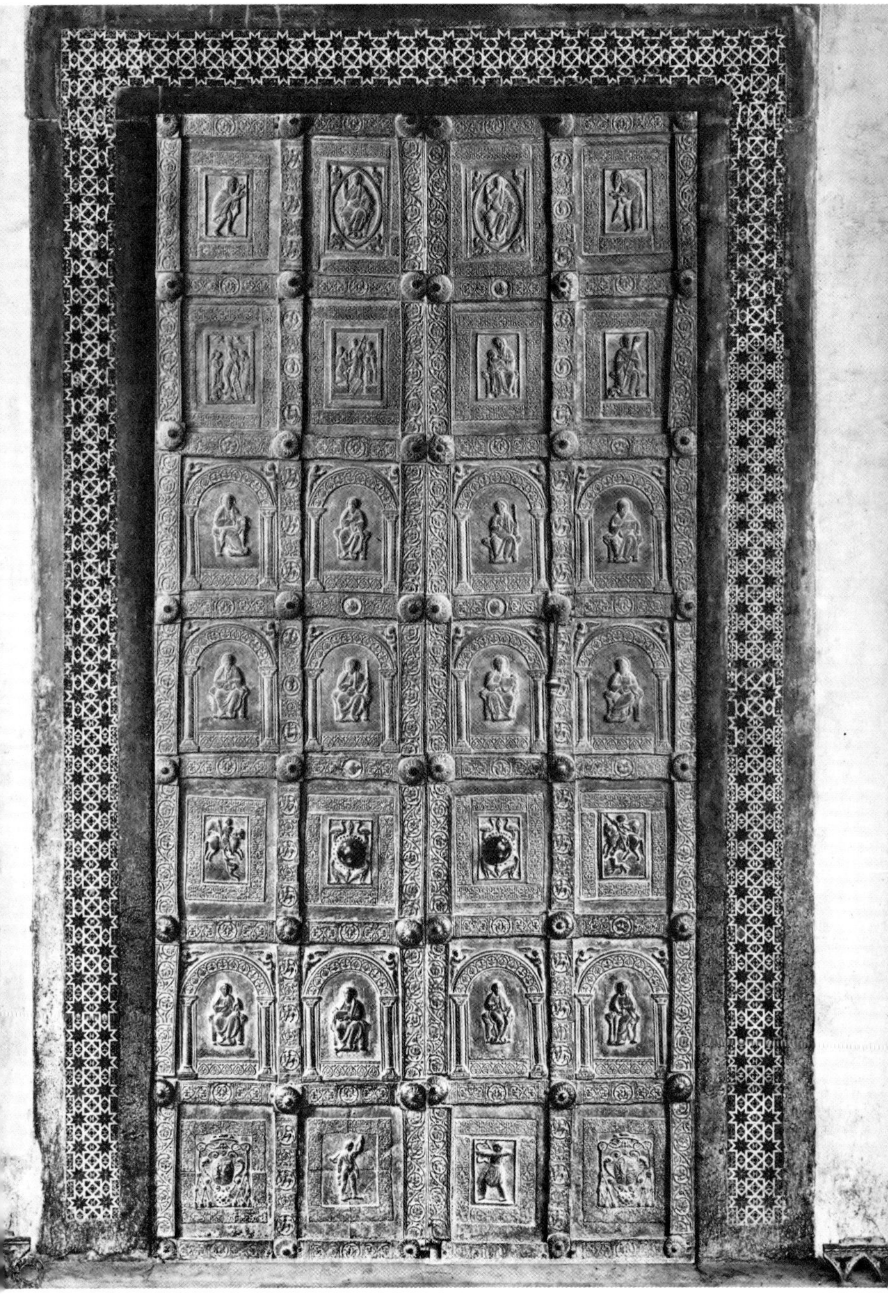

141 Monreale. Dom: Seitenportal mit Bronzetür des Barisanus

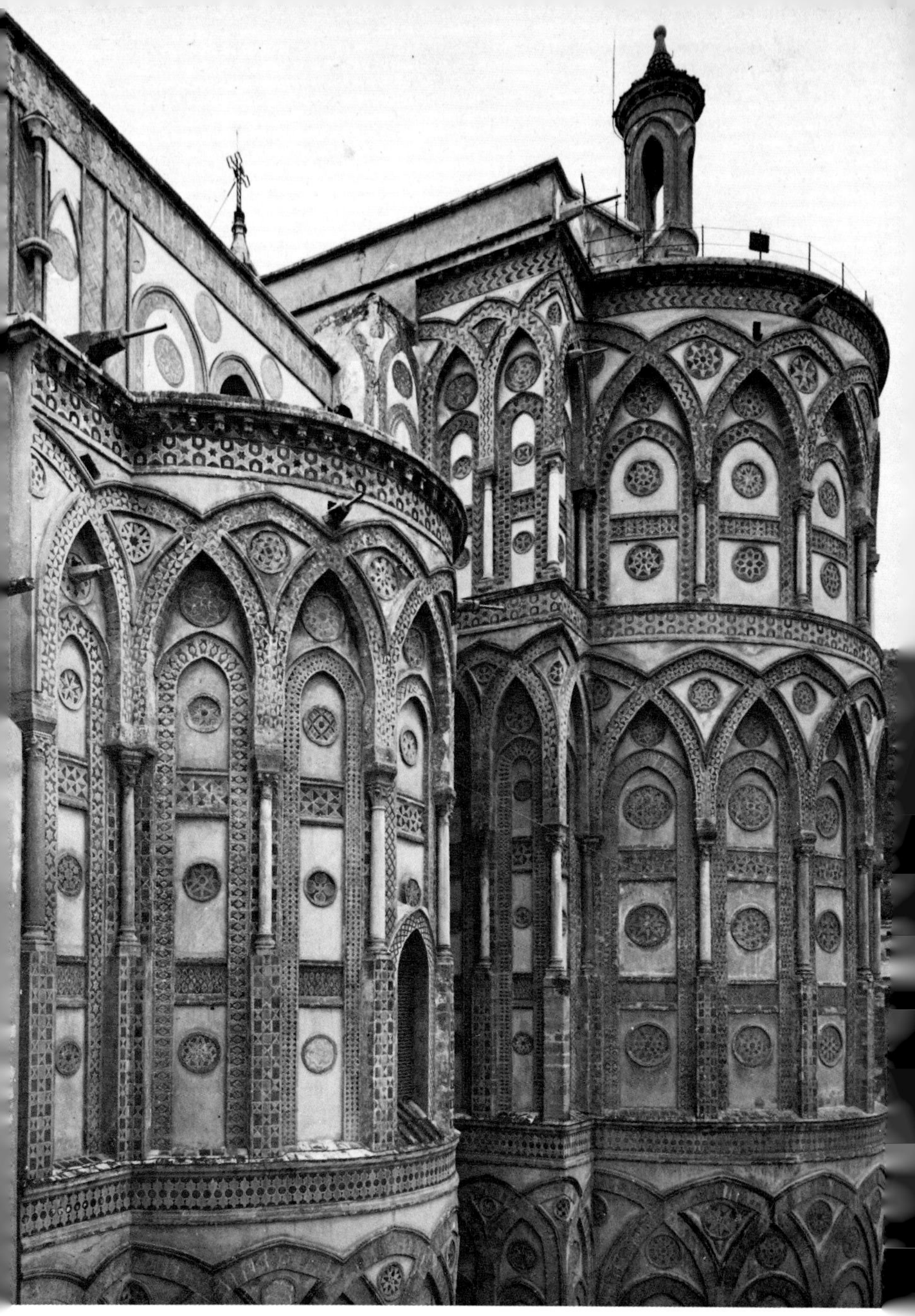

142 Monreale. Dom: Apsiden

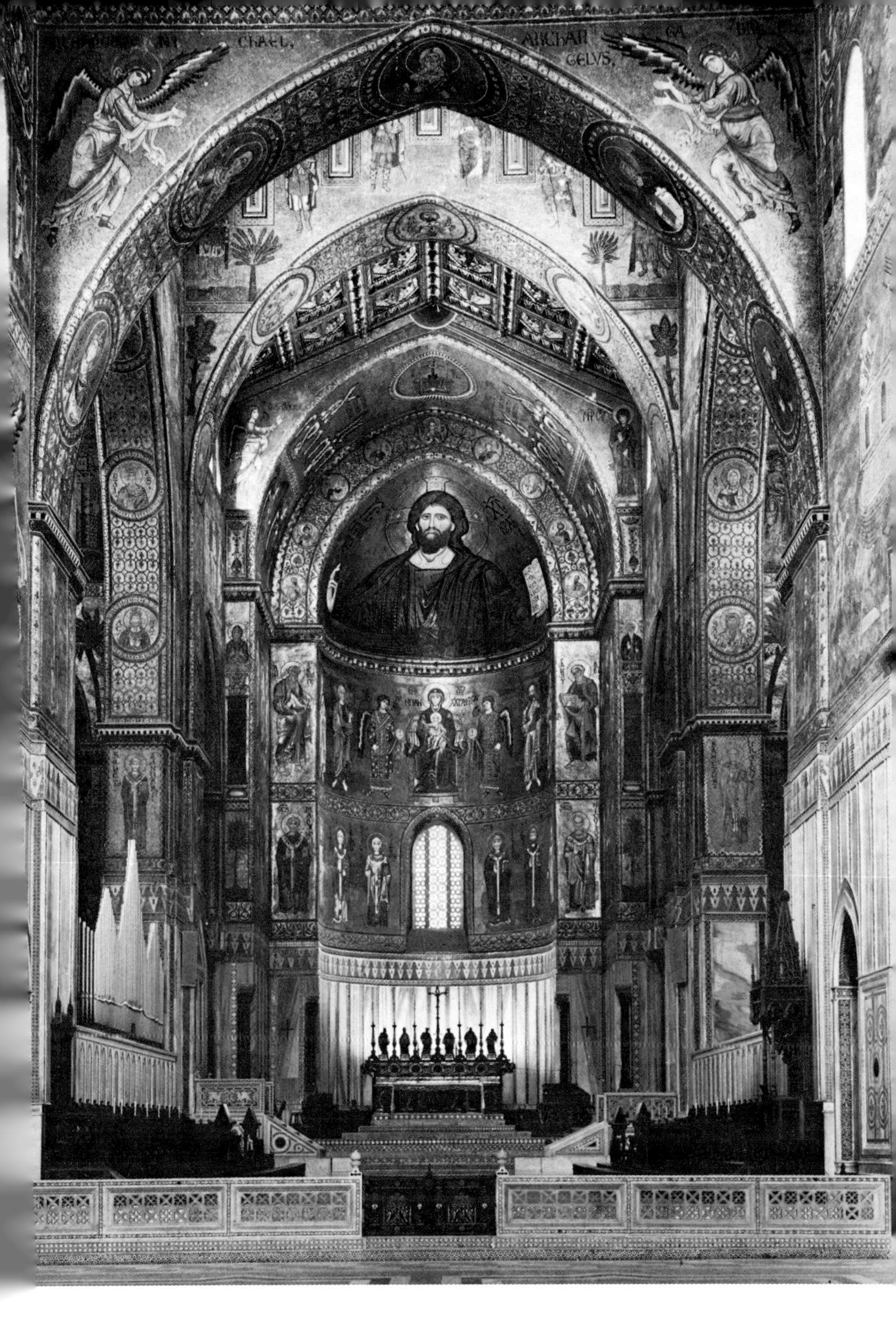

143 Monreale. Dom: Inneres gegen Apsis und Hochaltar

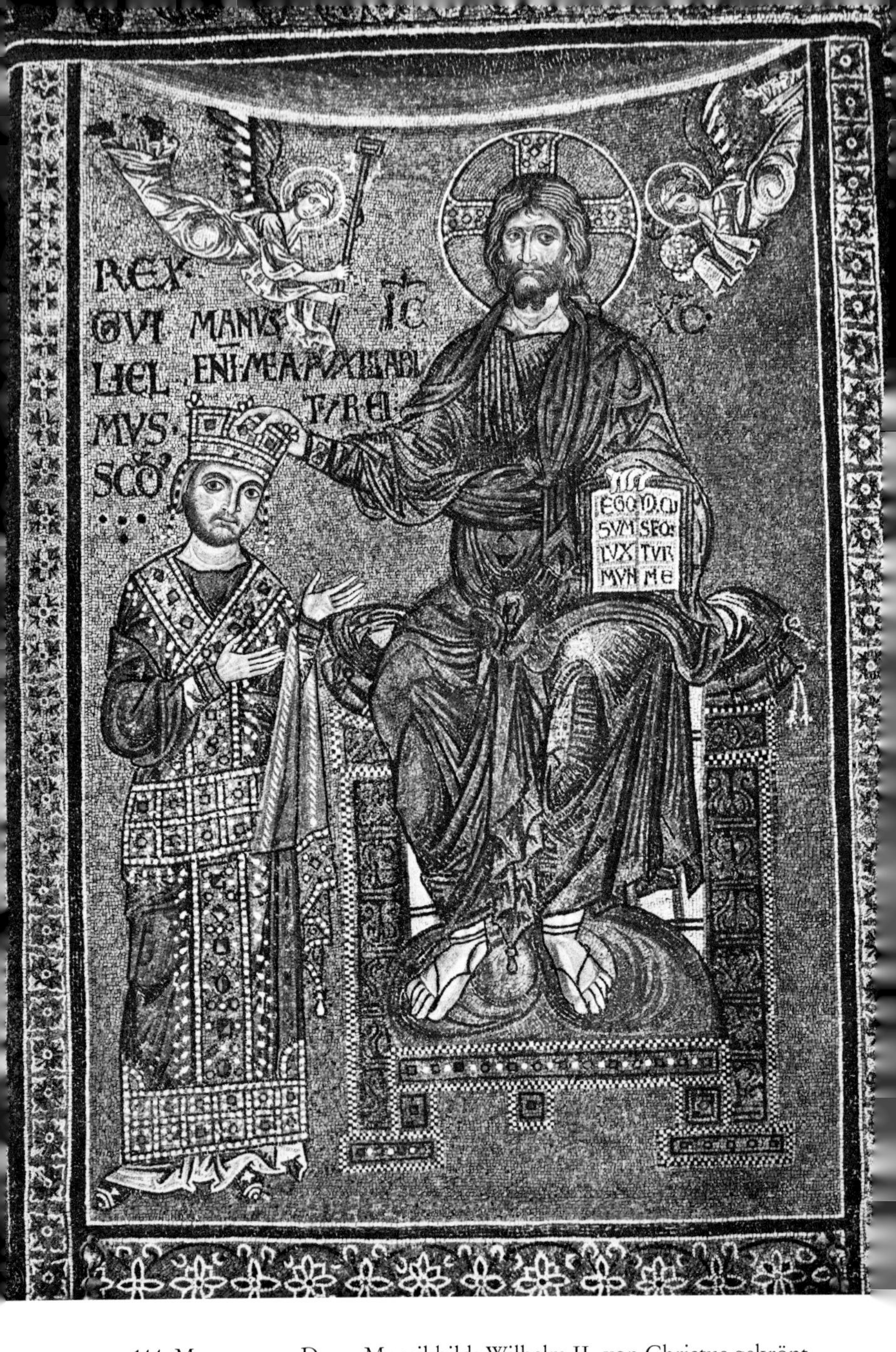

144 Monreale. Dom: Mosaikbild: Wilhelm II. von Christus gekrönt

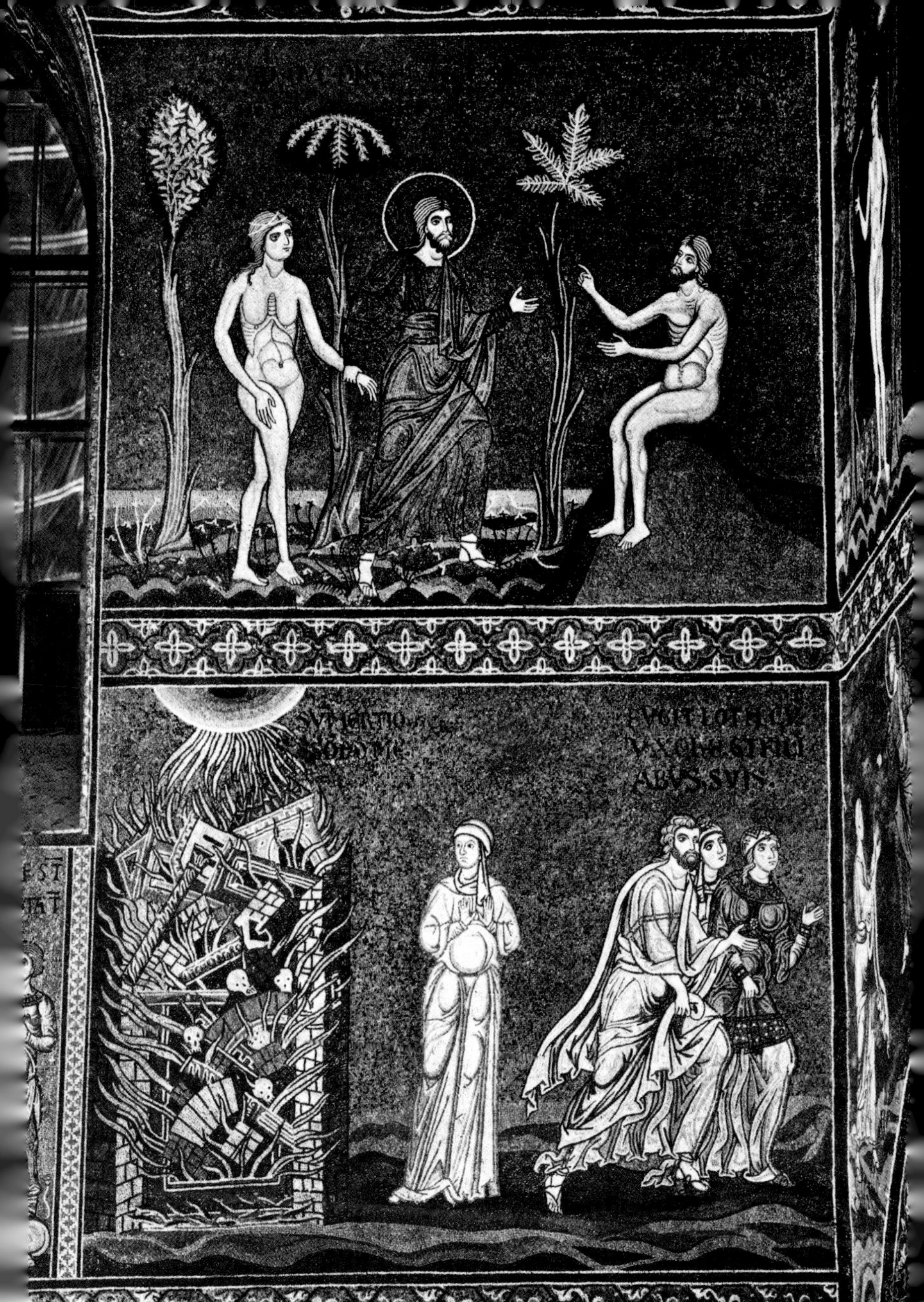

145 Monreale. Dom. Mosaikbilder: Gottvater, Eva dem Adam zuführend; die Vernichtung von Sodom und Lots Flucht

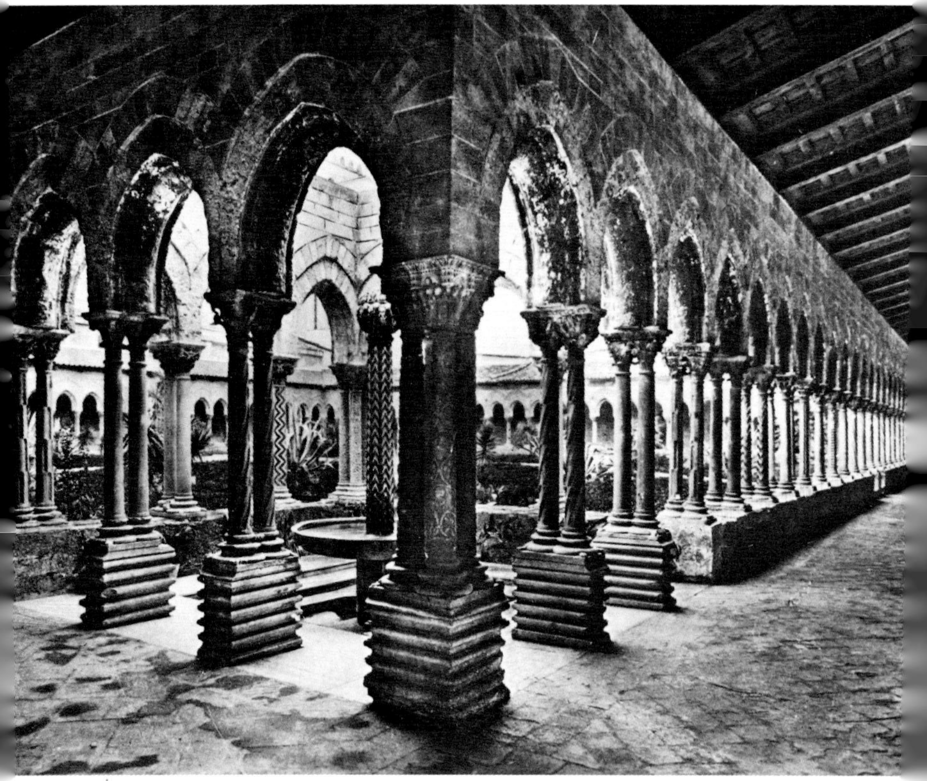

146 MONREALE. Kreuzgang des Domes

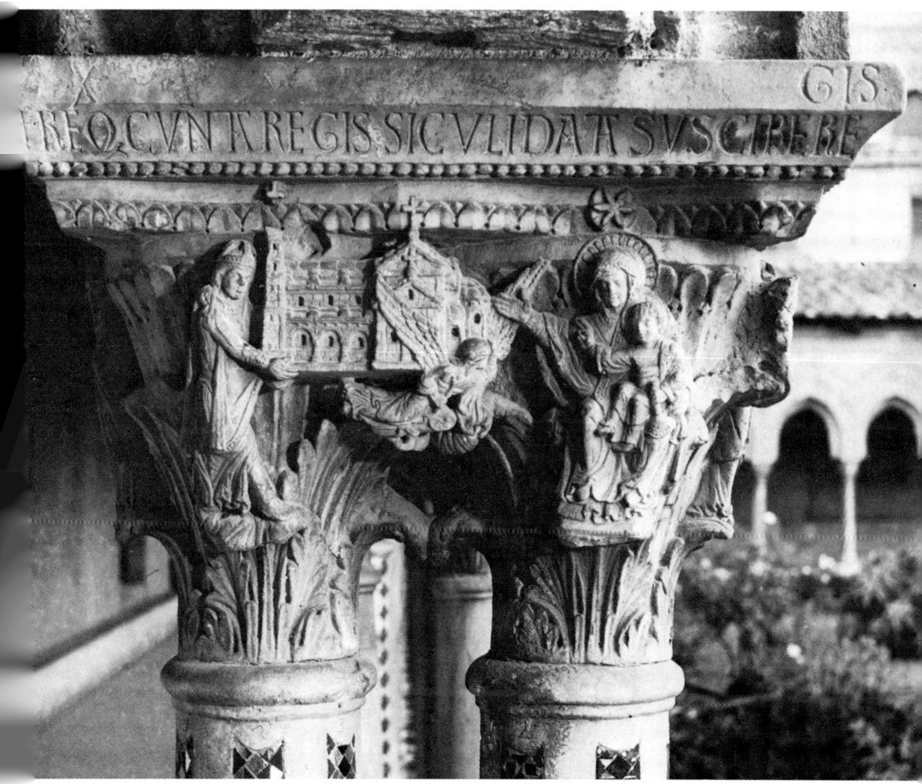

147 Monreale. Kreuzgang: Doppelkapitell mit Stifterdarstellung

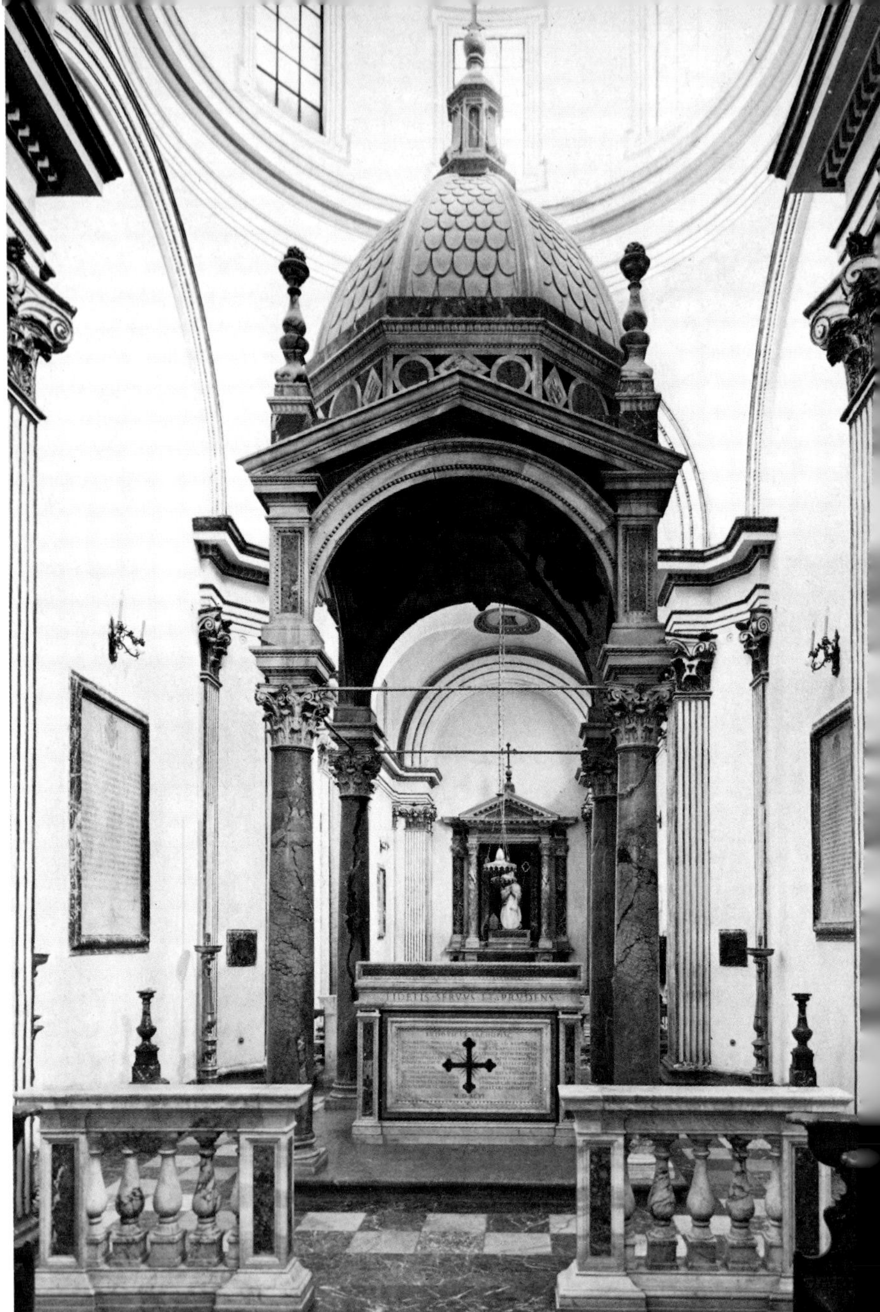

148 MONREALE. Dom: Grabkapelle (S. Castrense) des Erzbischofs Ludovico de Torres

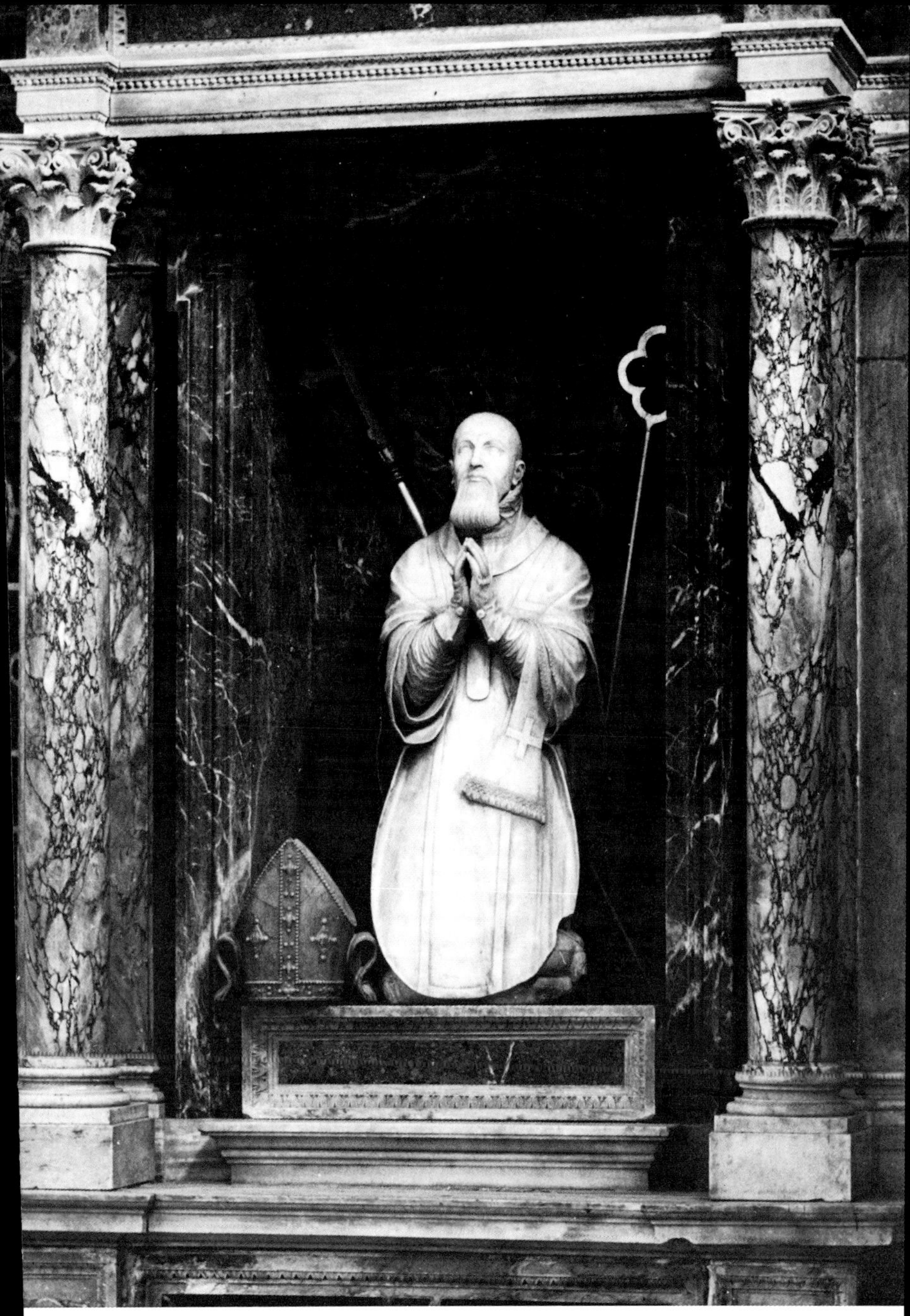

149 Monreale. Dom: Grabmal des Erzbischofs Ludovico de Torres in der Cappella di S. Castrense

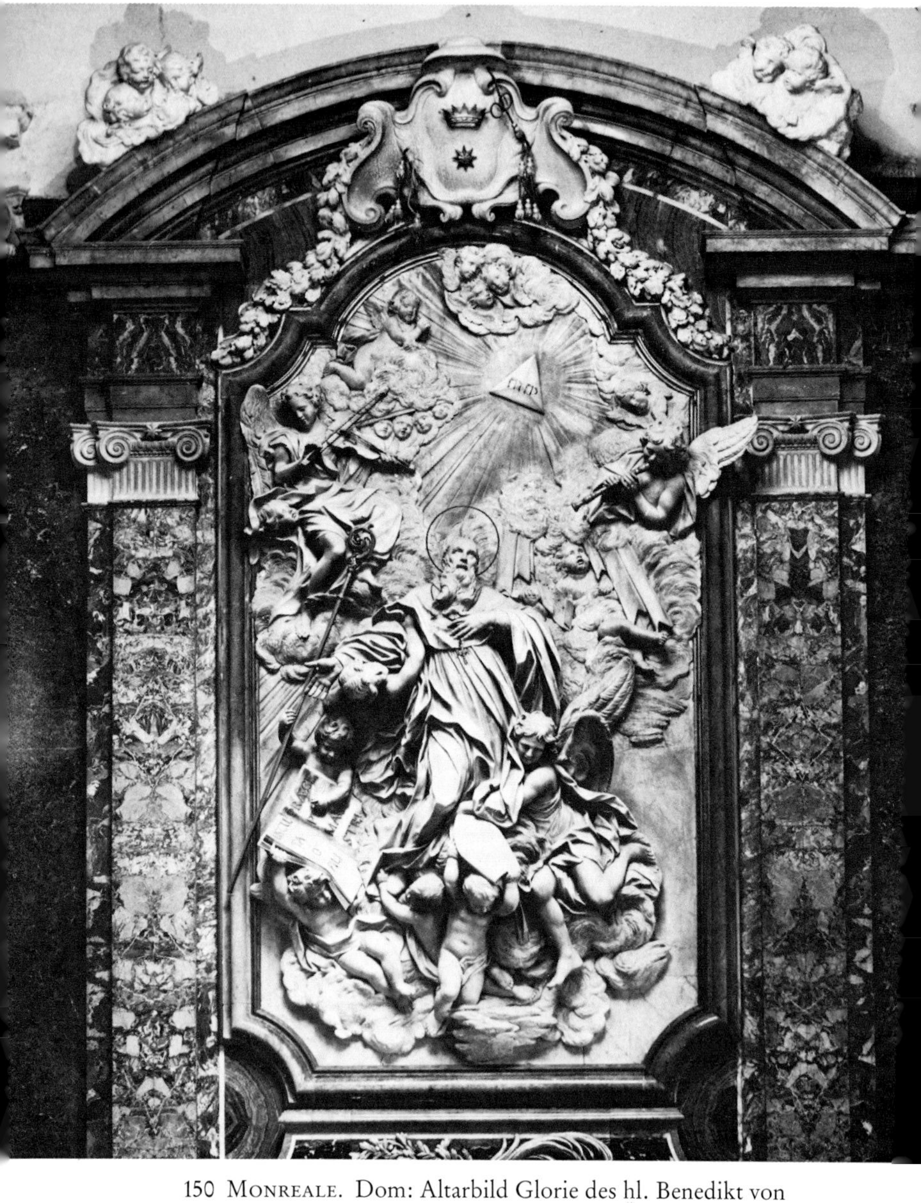

150 Monreale. Dom: Altarbild Glorie des hl. Benedikt von Ignazio Marabitti

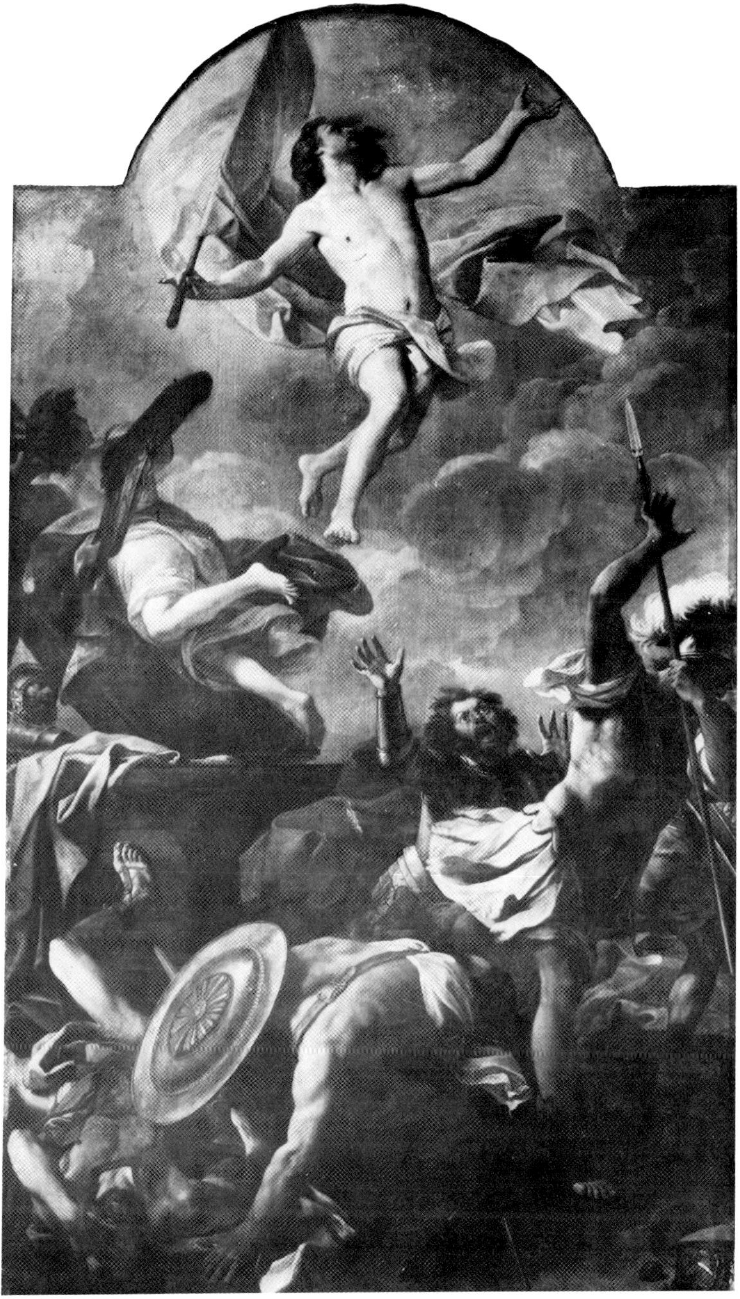

151 MONREALE. La Collegiata del SS. Crocifisso: Auferstehung Christi
von Marco Benefial

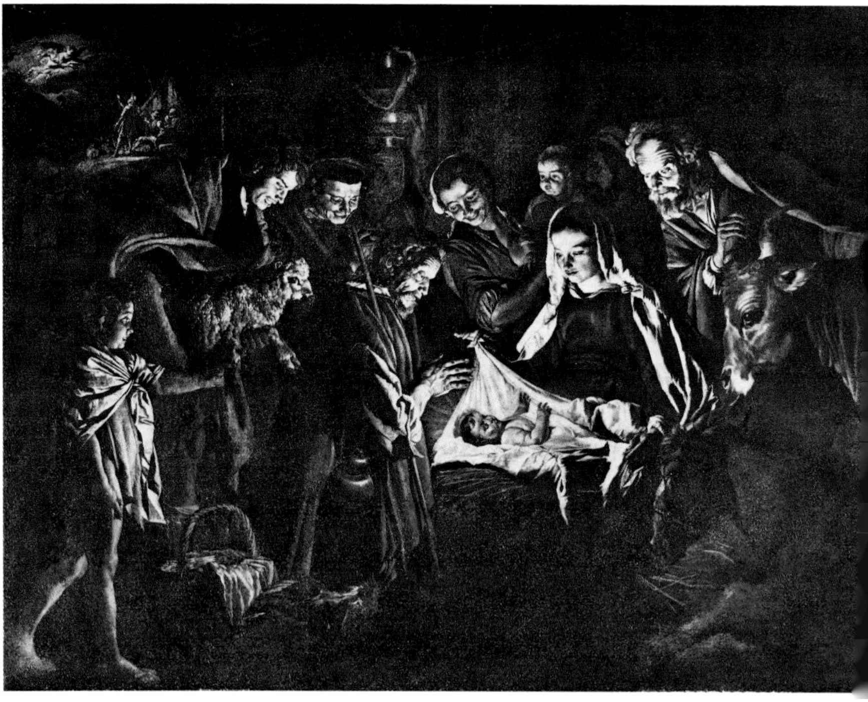

152 Monreale. Municipio: Anbetung der Hirten von Matthias Stomer

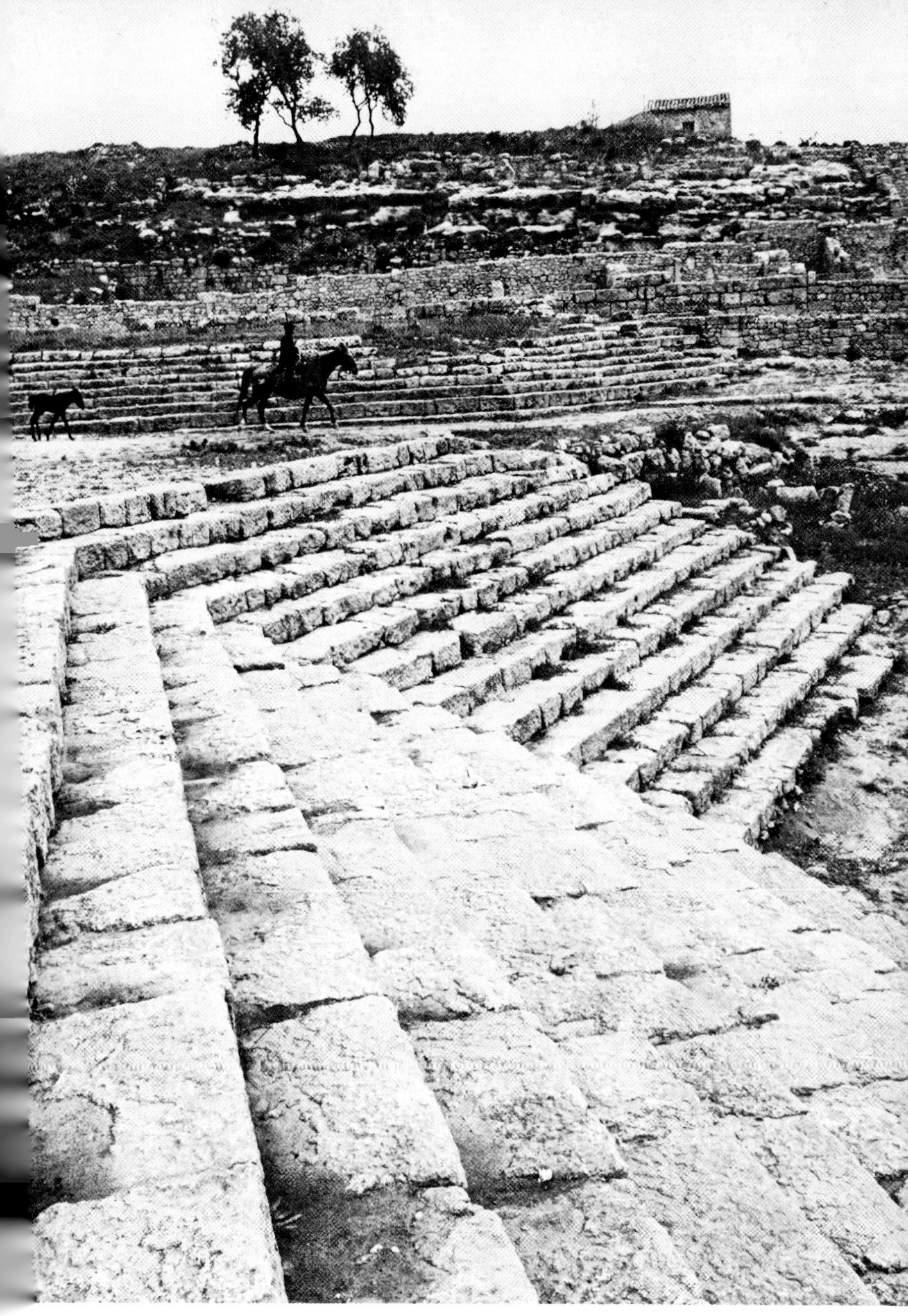

153 Morgantina. Treppenanlage auf dem Marktplatz (Agorà) der griechischen Stadt

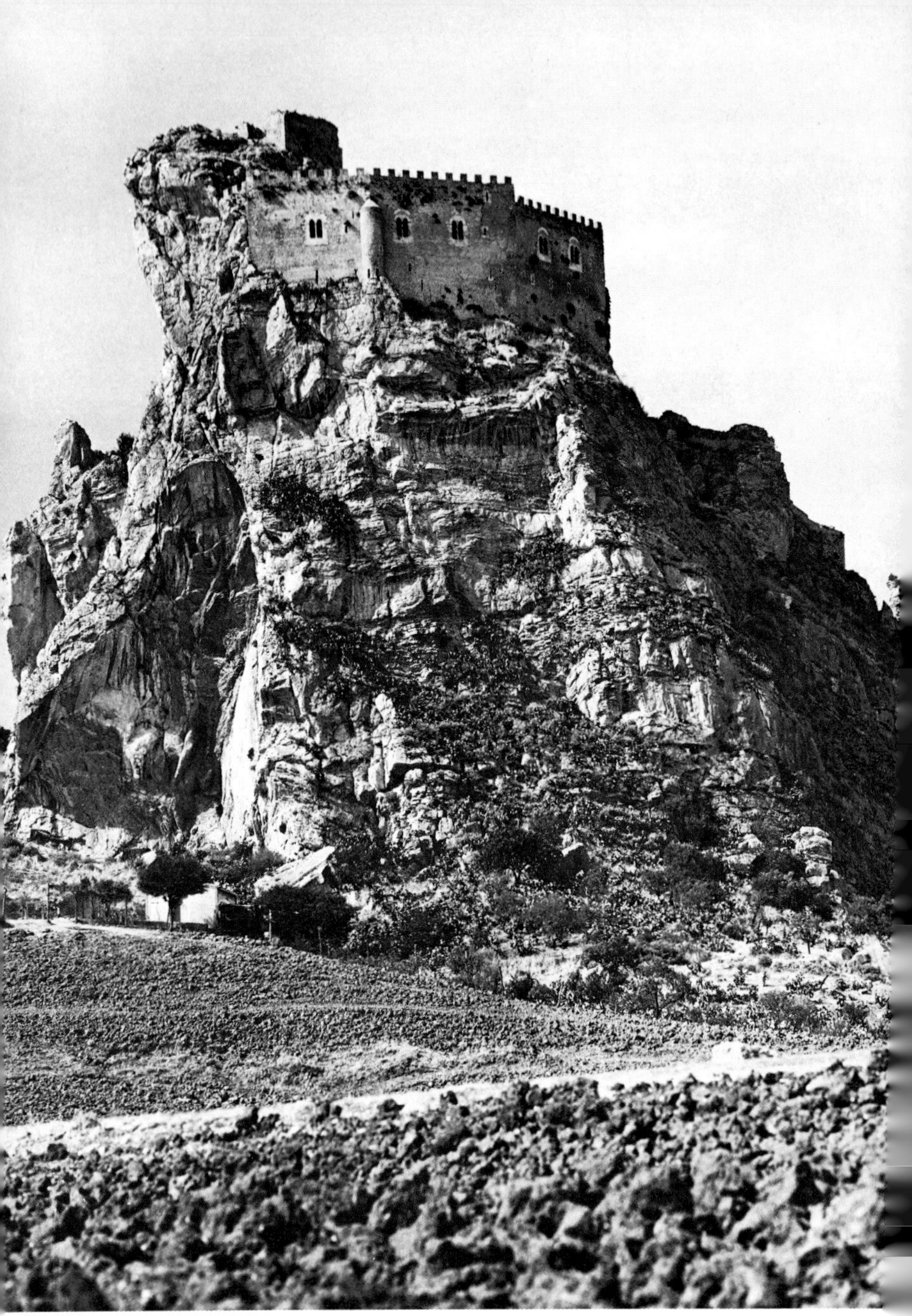

154 Mussomeli. Kastell: Ansicht von Südwesten

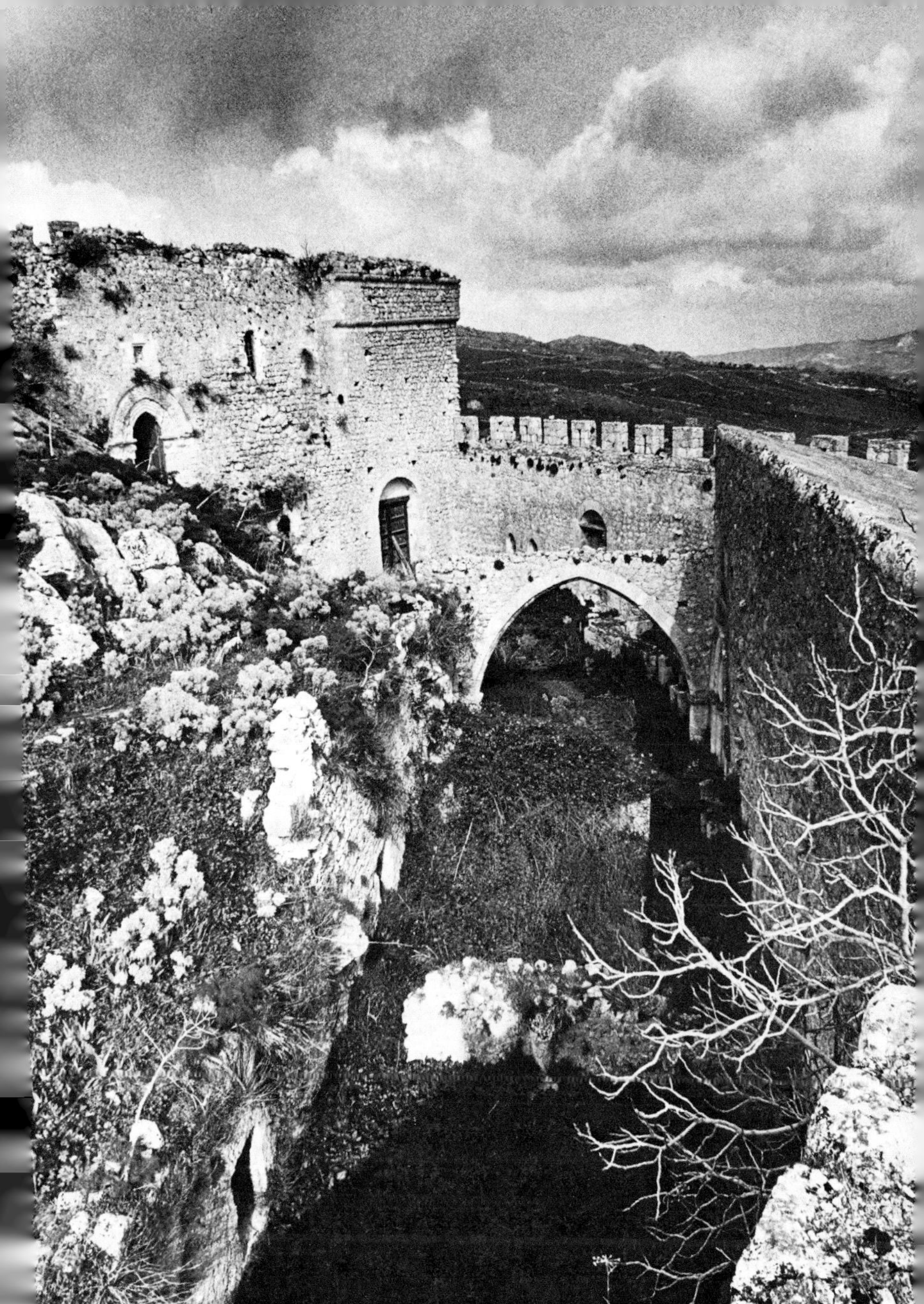

155 Mussomeli. Kastell: Hof und Eingänge

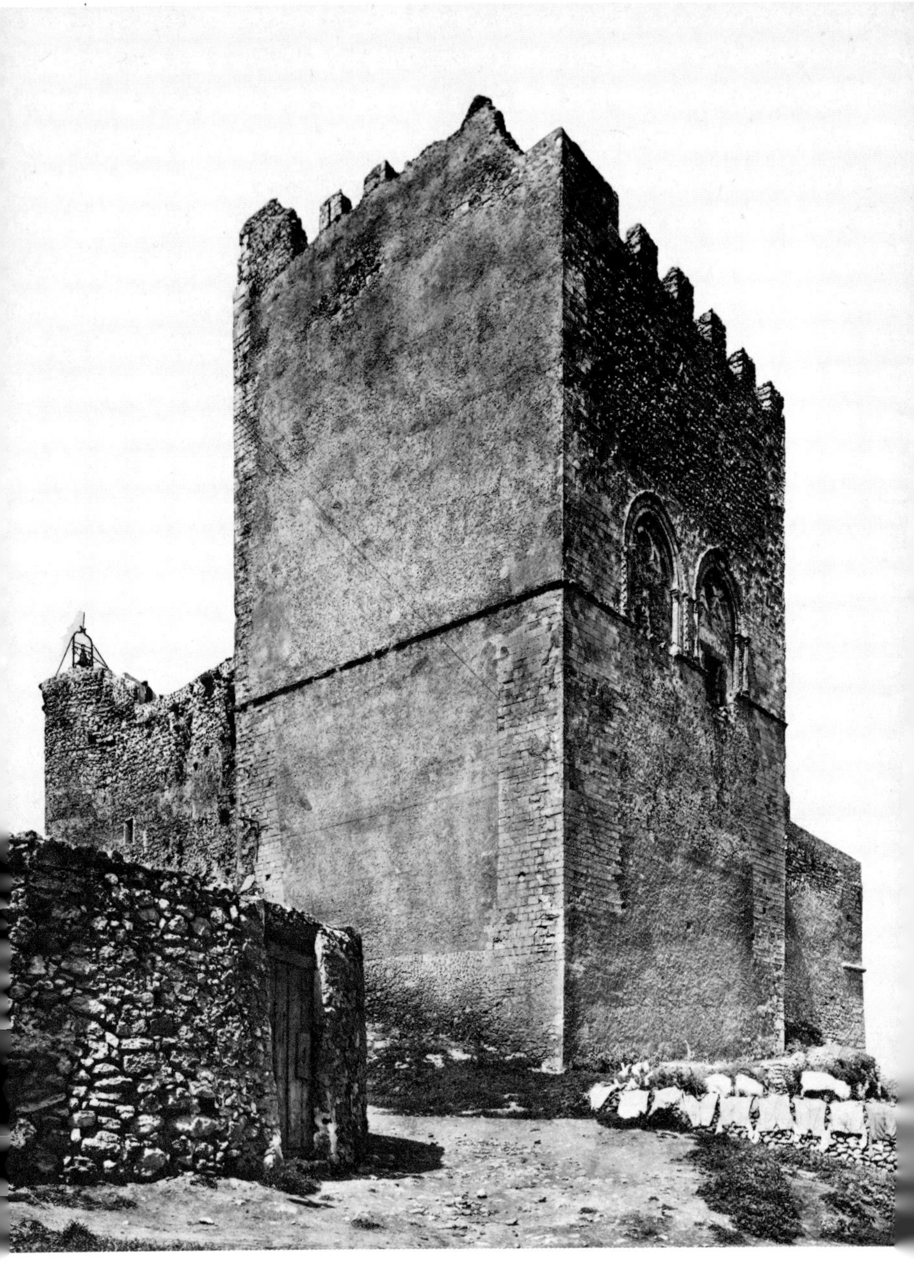

156 Naro. Kastell: Hauptturm

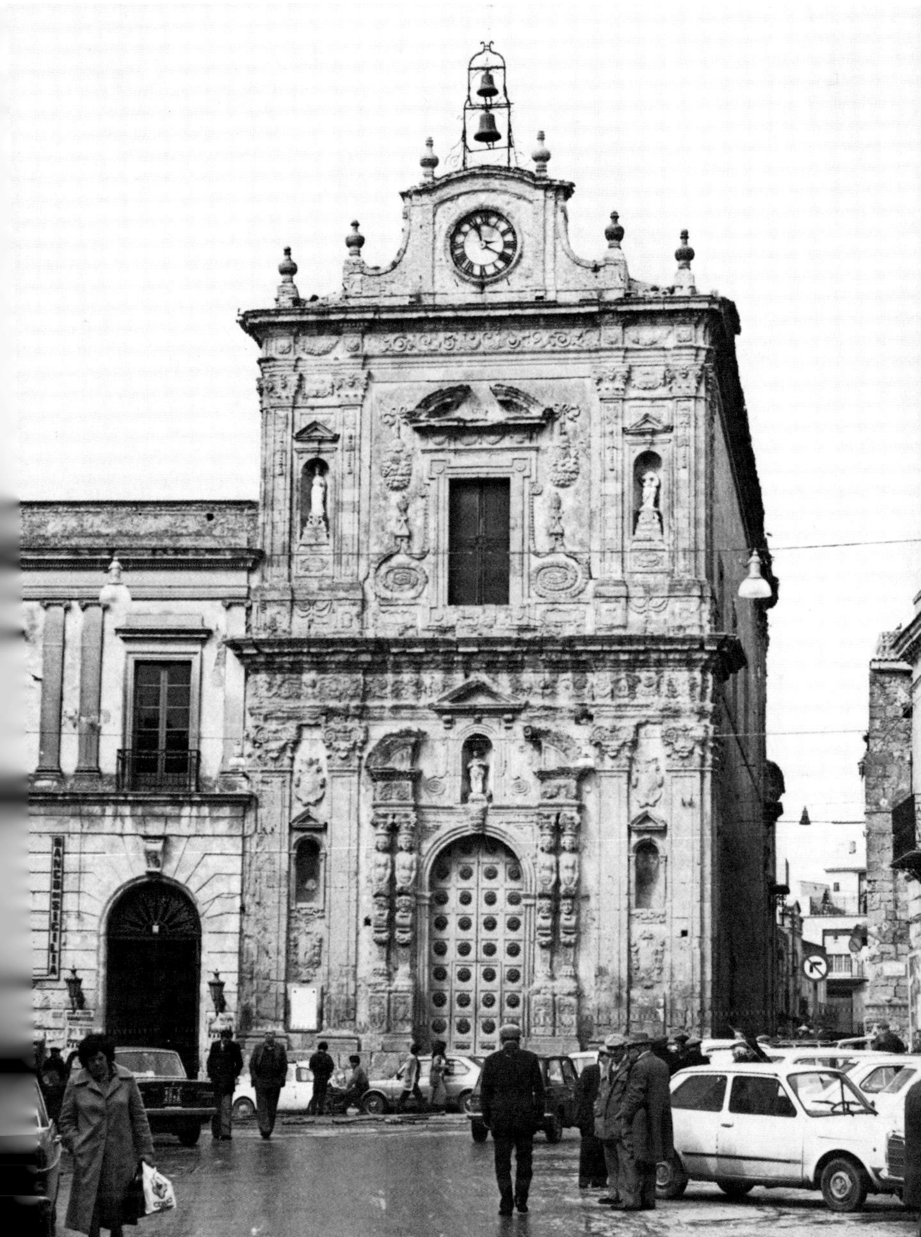

157 Naro. S. Francesco: Fassade

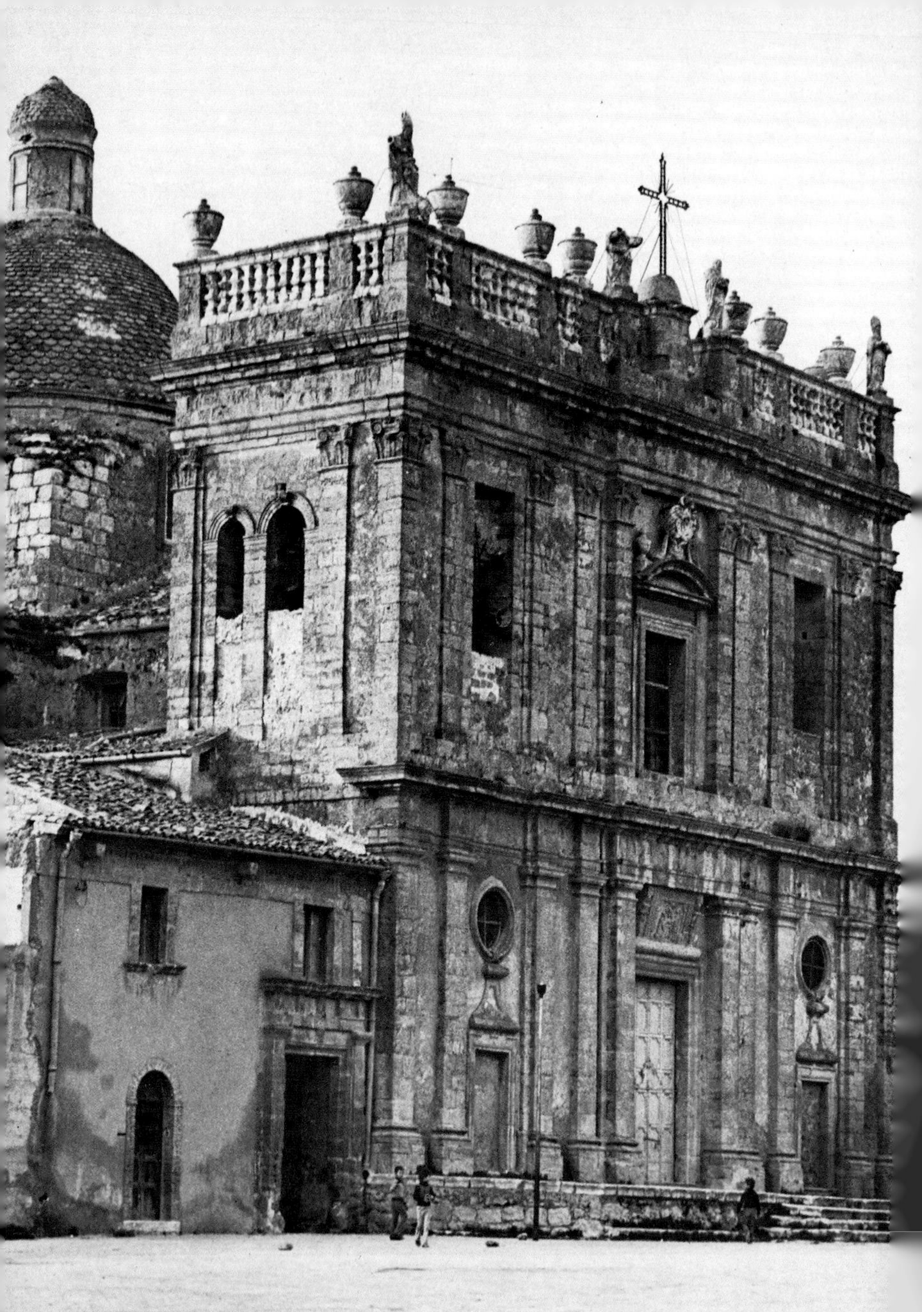

158 Naro. S. Agostino: Fassade

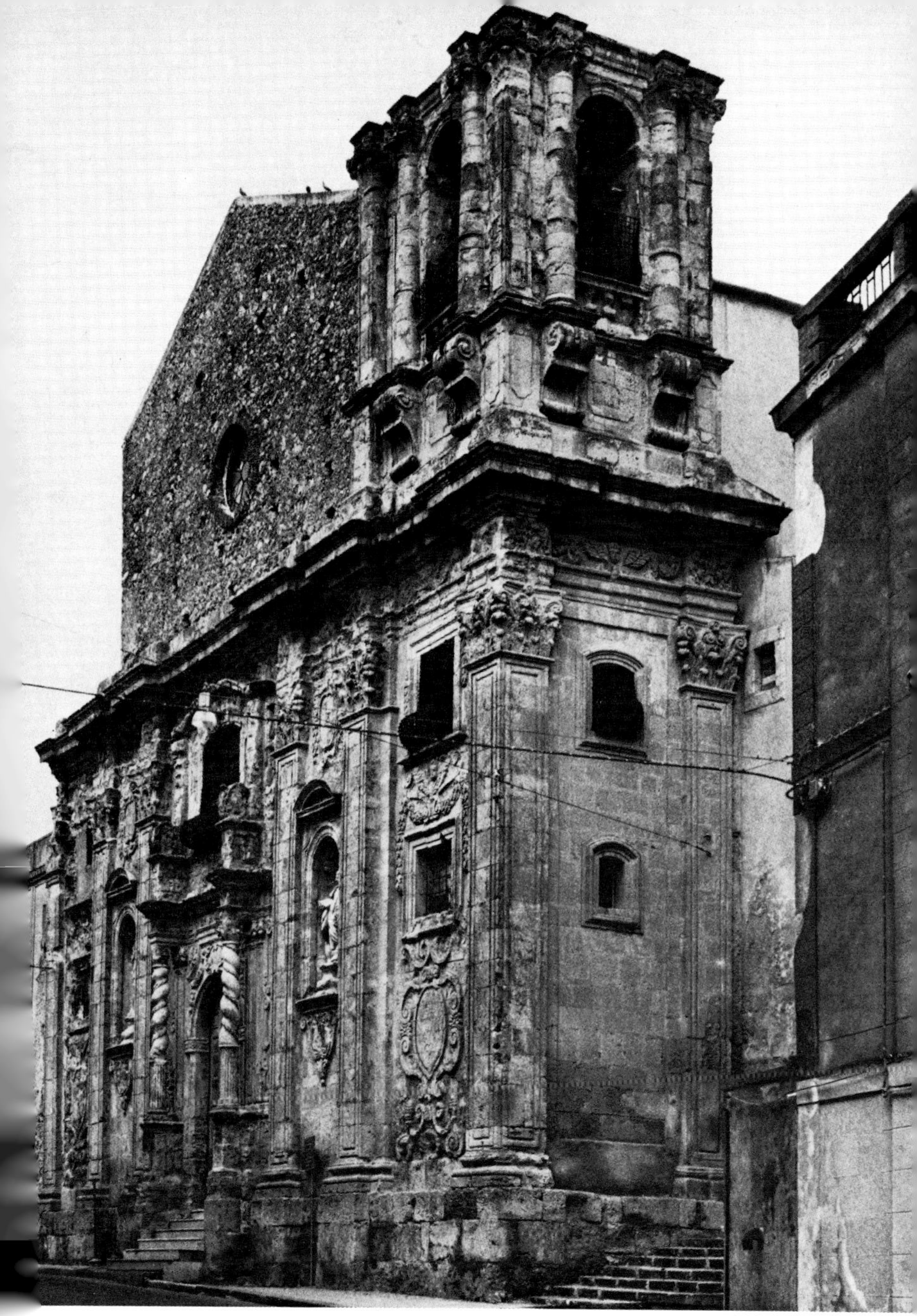

159 Naro. S. Salvatore: Fassade

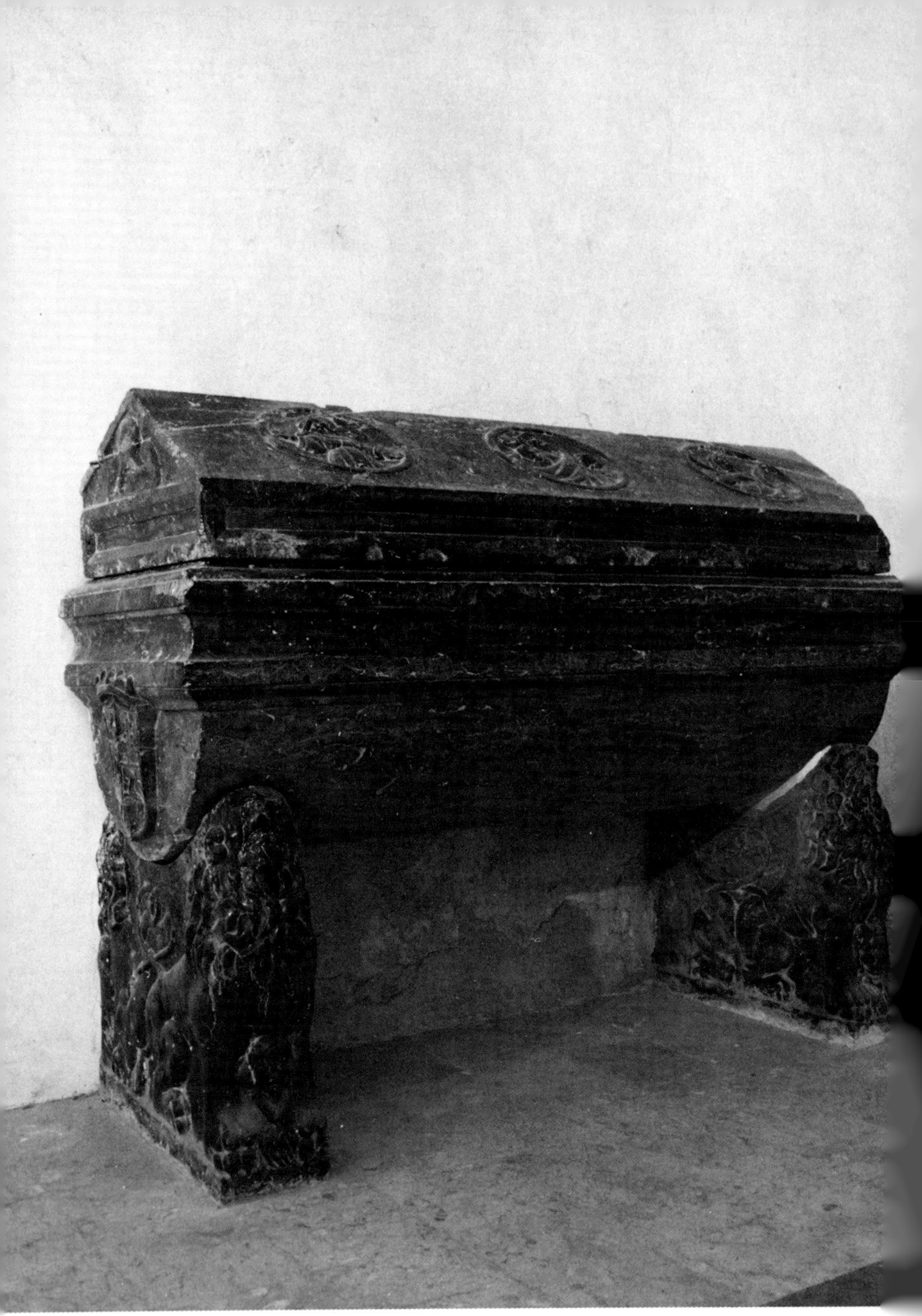

160 Naro. S. Salvatore: Grabmal Giuseppe Lucchesi

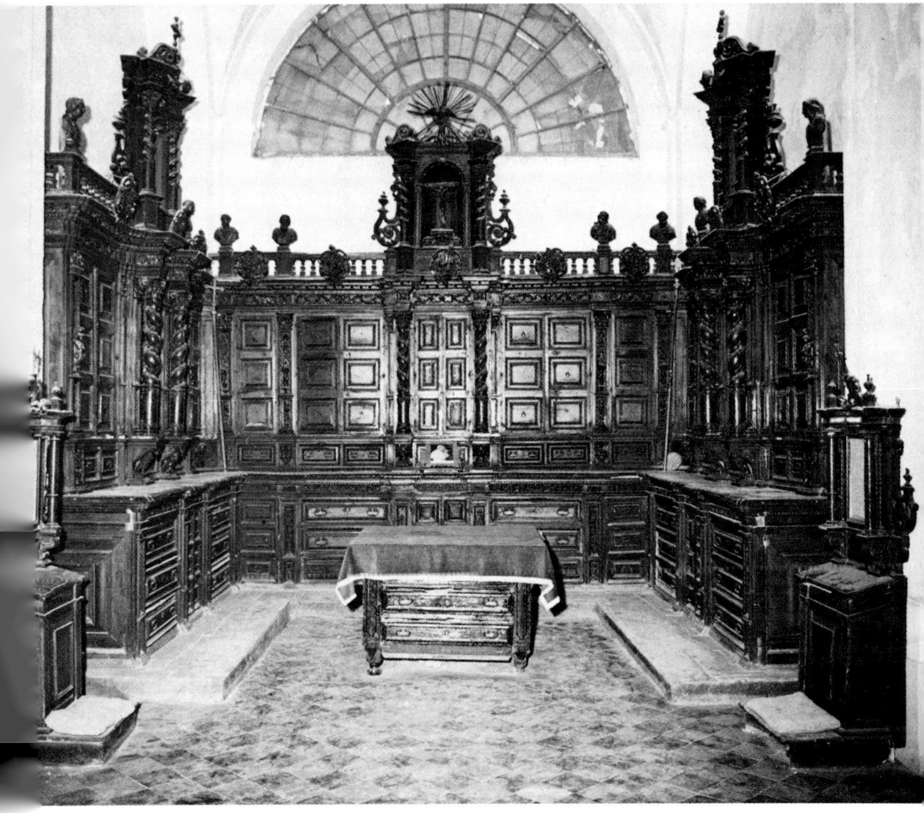

161 Naro. La Madrice Nuova: Sakristei

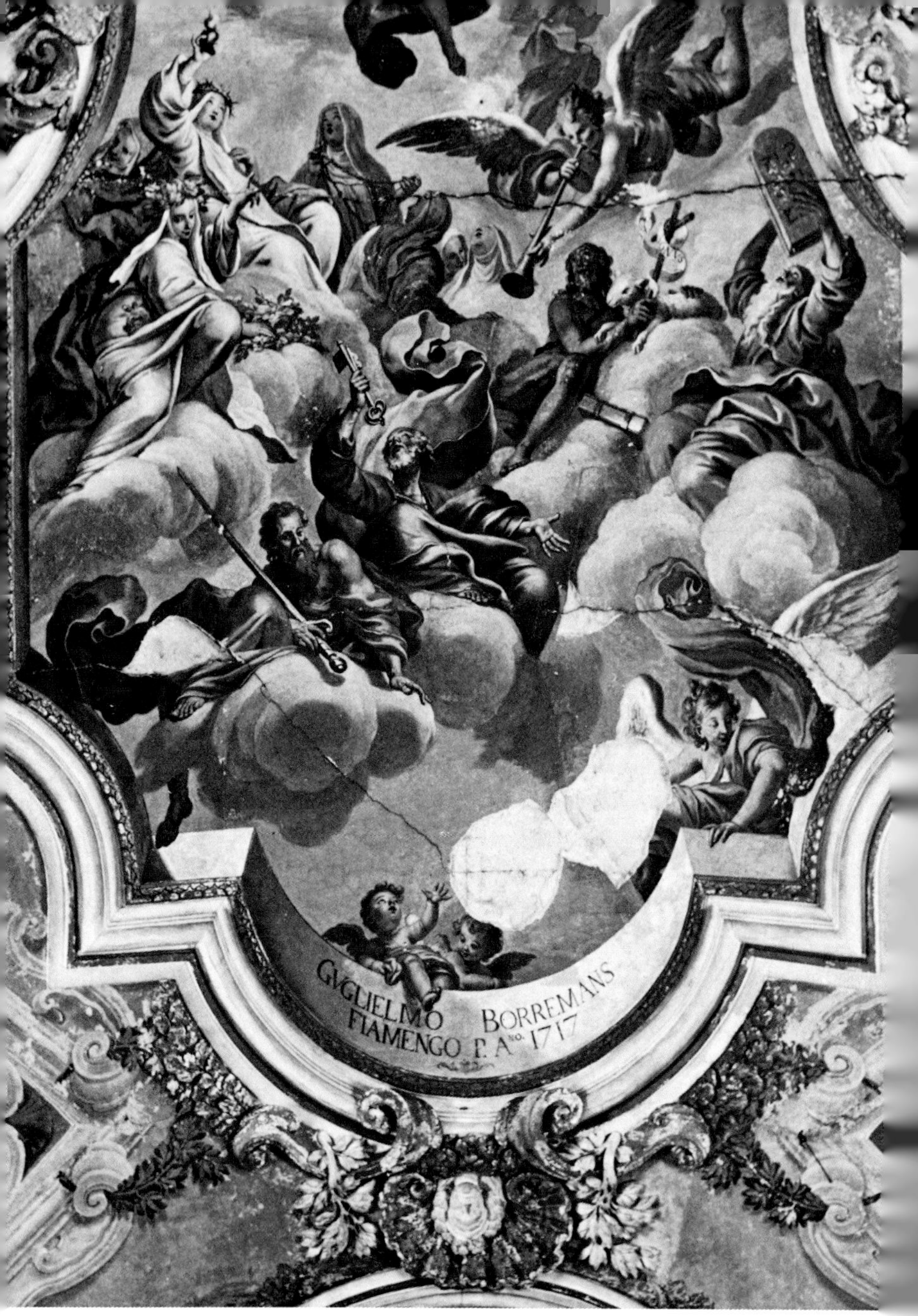

162 Nicosia. S. Vincenzo Ferreri: Deckengemälde von Guglielmo Borremans, 1717

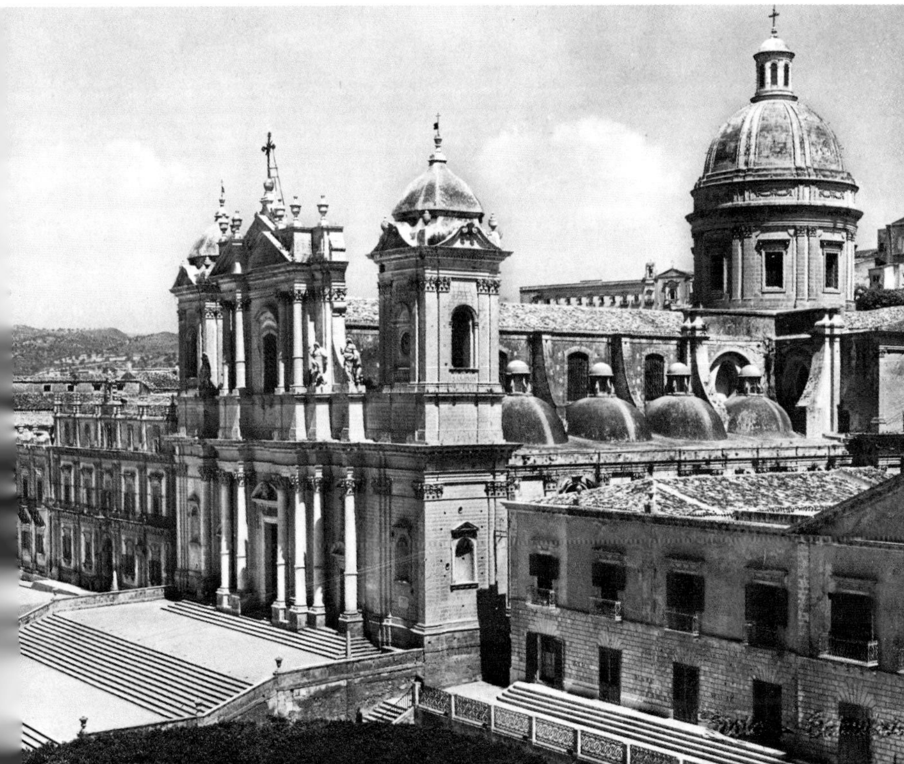

163 Noto. Dom: Gesamtansicht

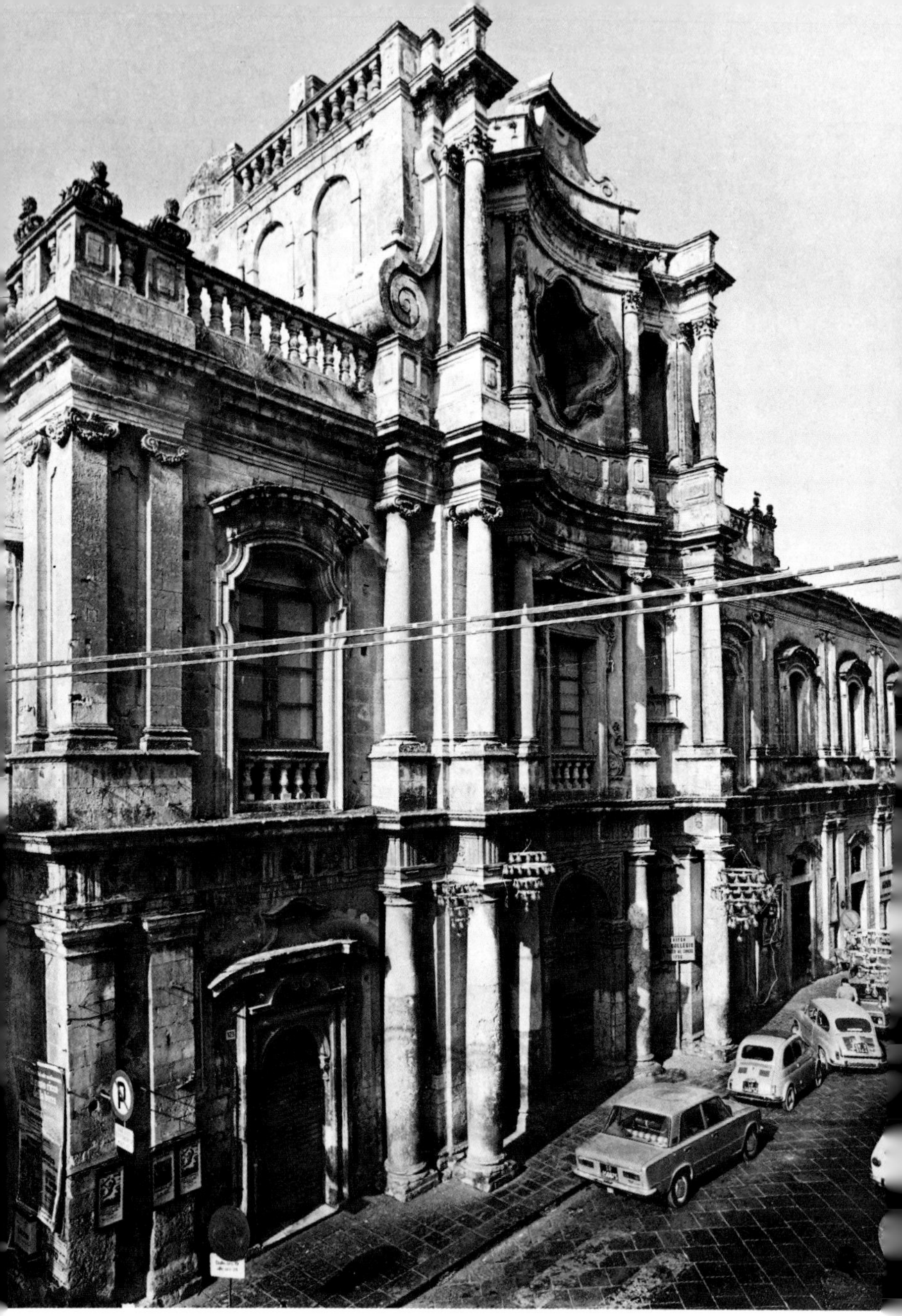

164 Noto. S. Carlo und ehem. Jesuiten-Kolleg

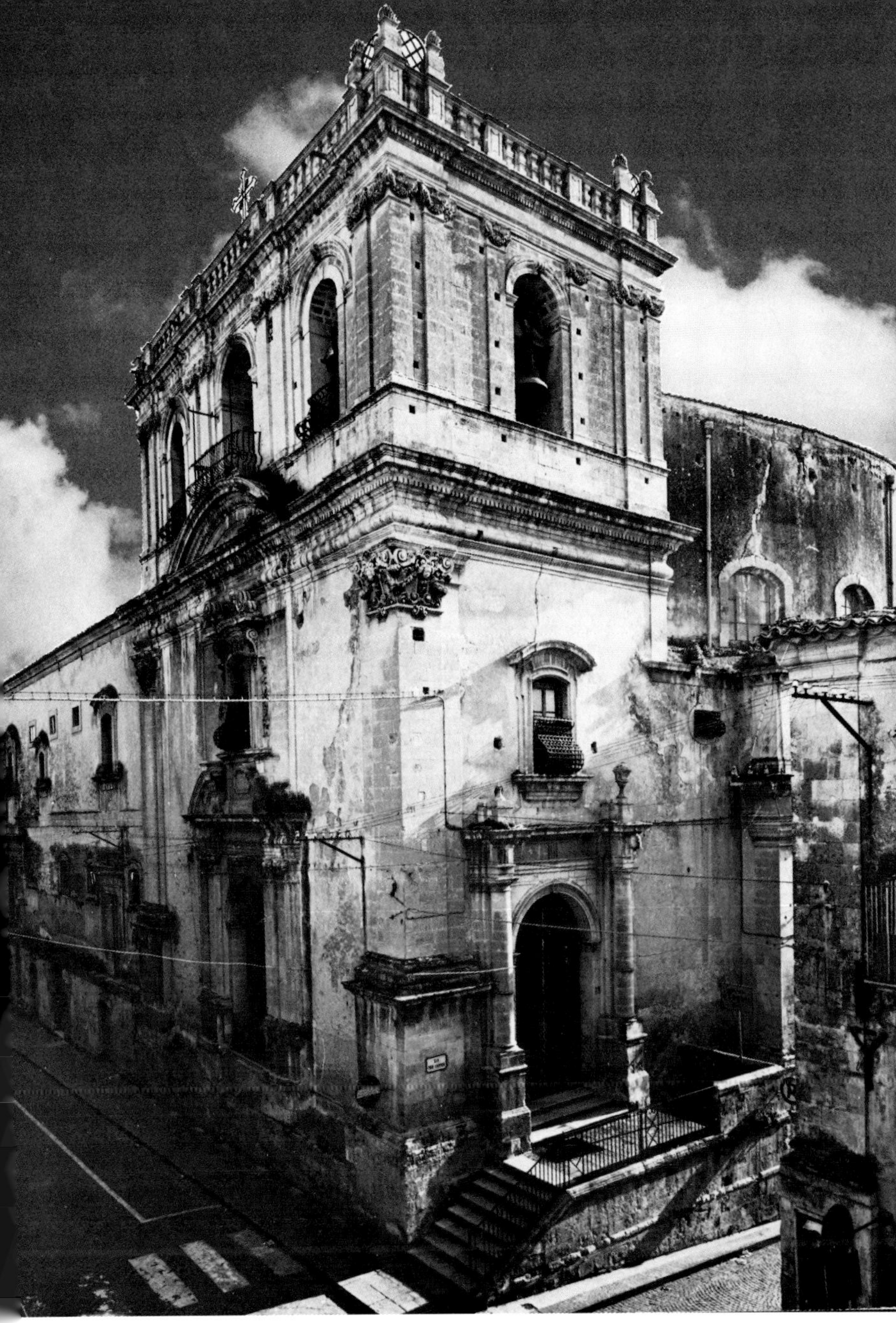

165 Noto. S. Chiara: Kirche und Konventsgebäude

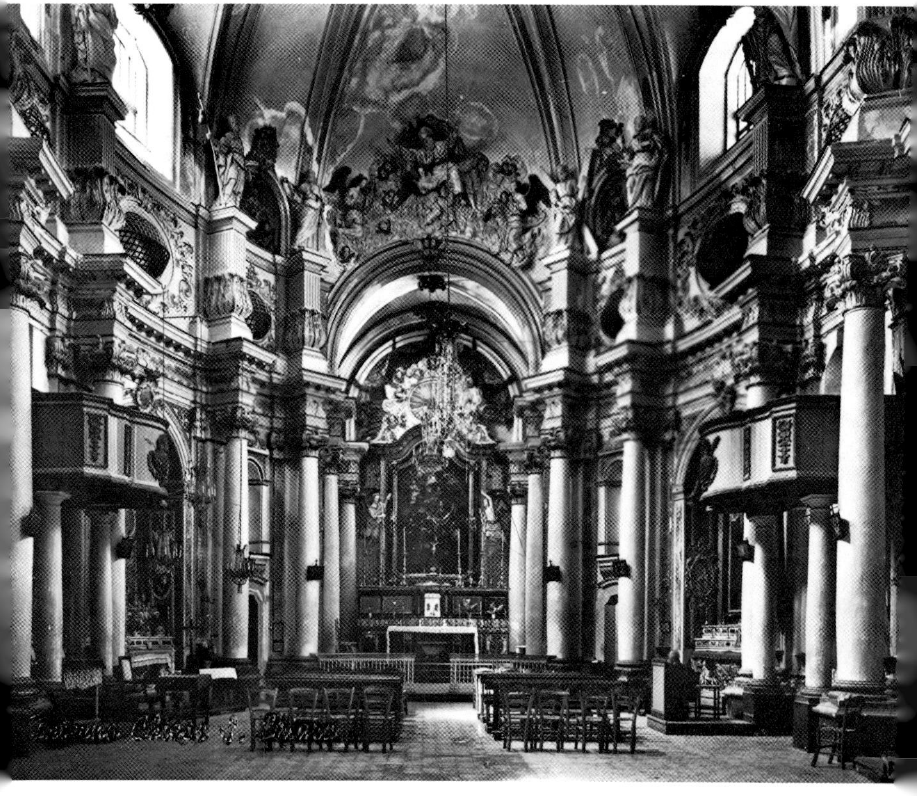

166 NOTO. S. Chiara: Inneres

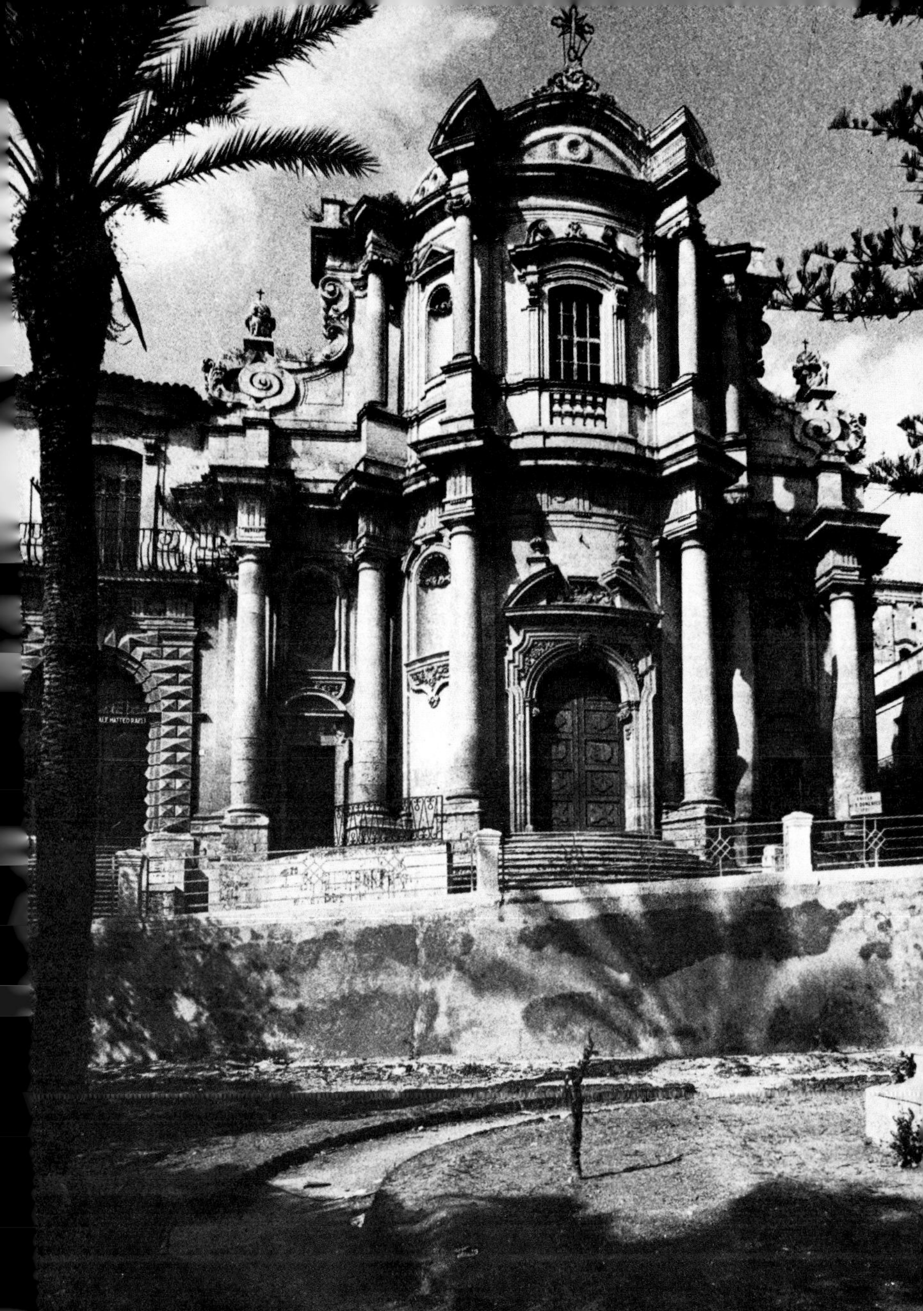

167 Noto. S. Domenico: Fassade

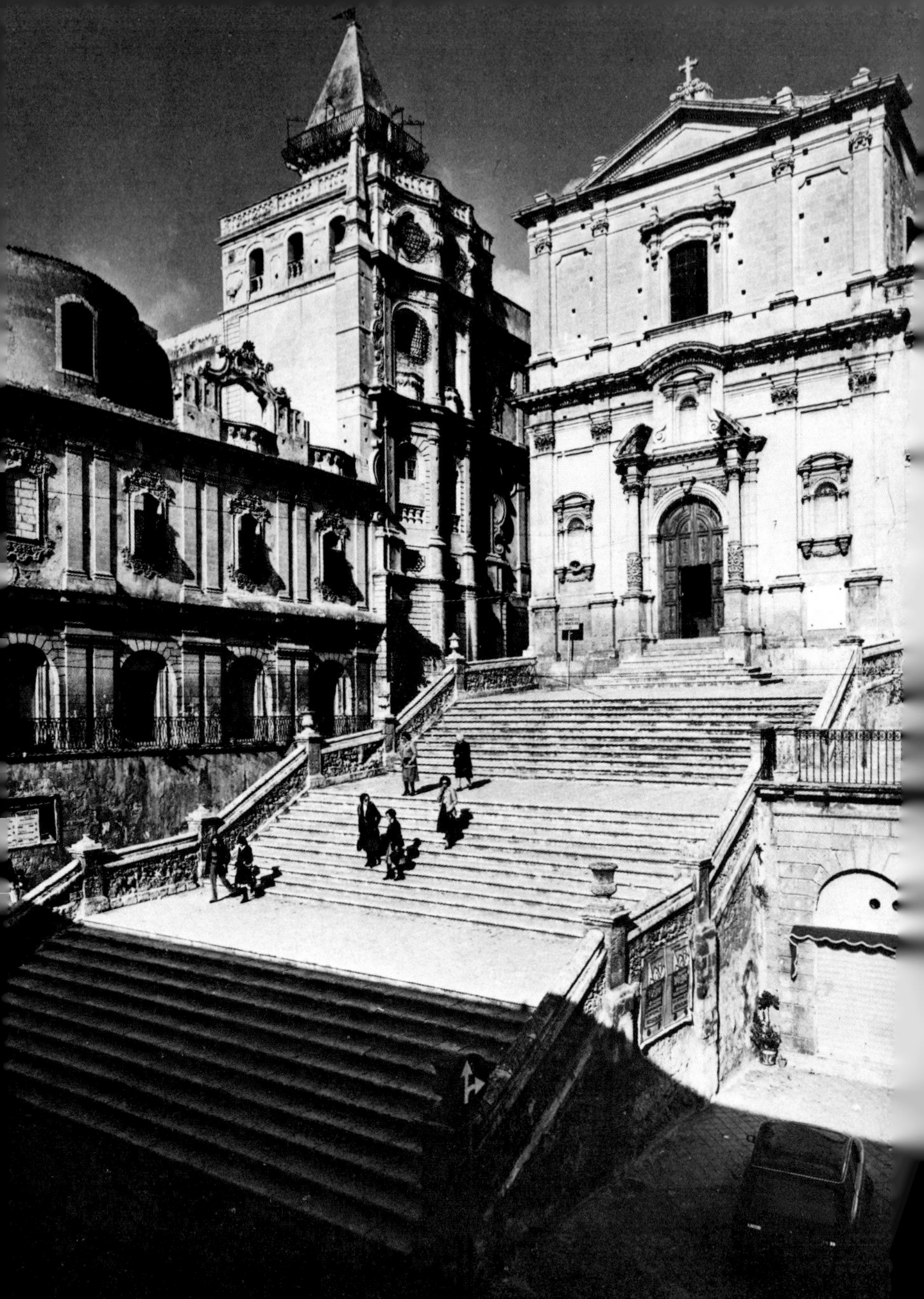

168 Noto. S. Francesco und Kloster S. Salvatore

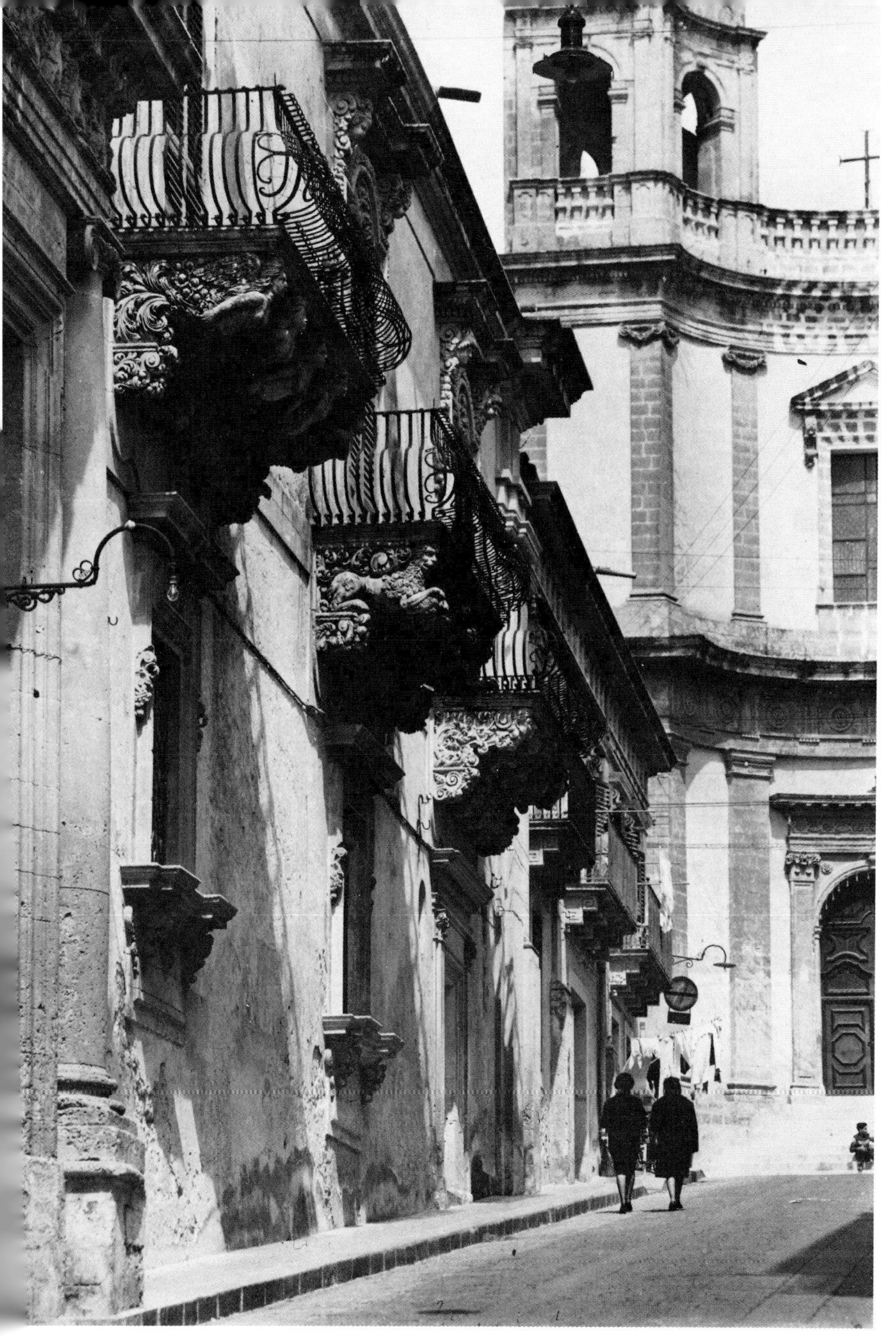

169 Noto. Palazzo Villadorata und Chiesa di Montevergine

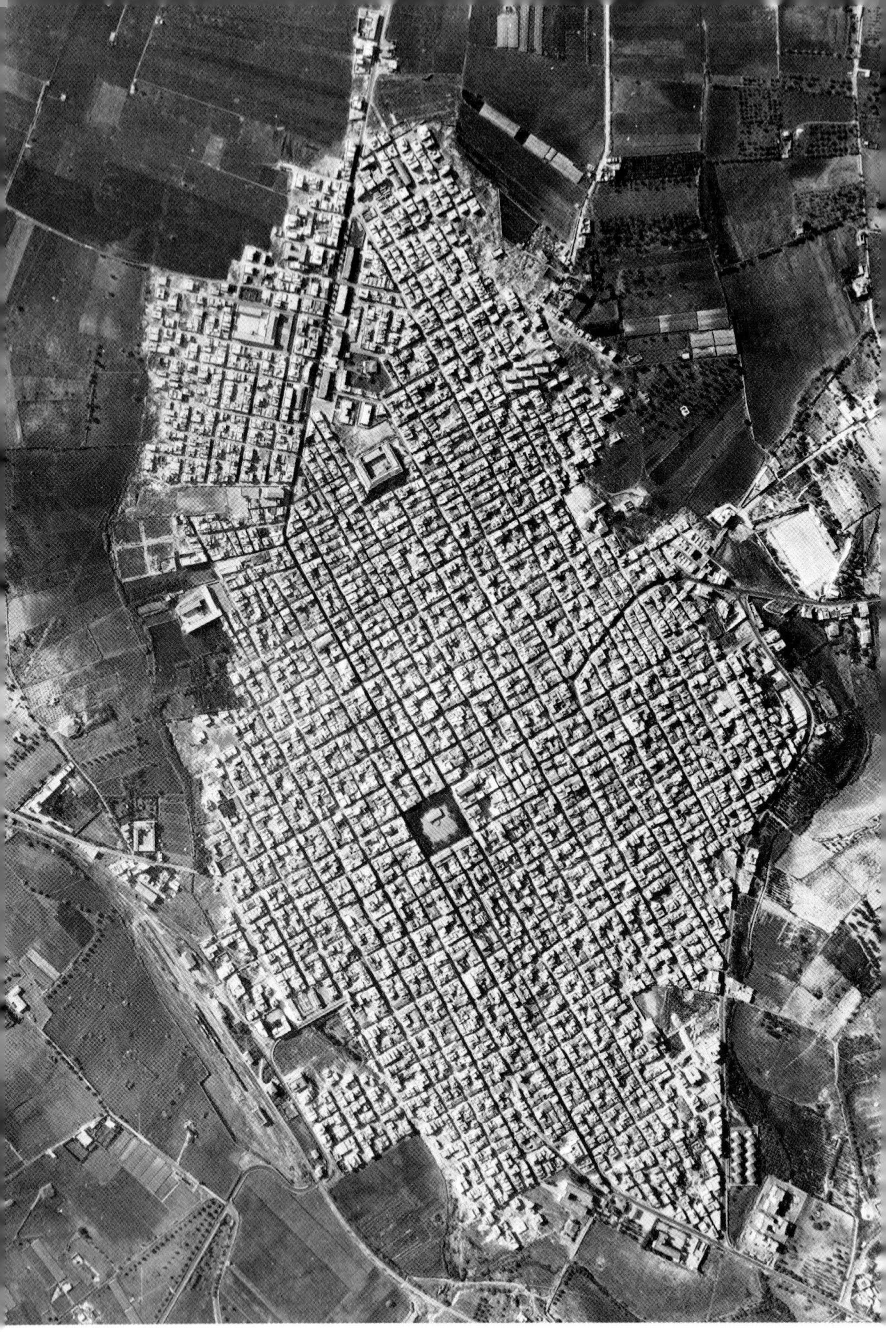

170 Pachino. Luftaufnahme der Stadt

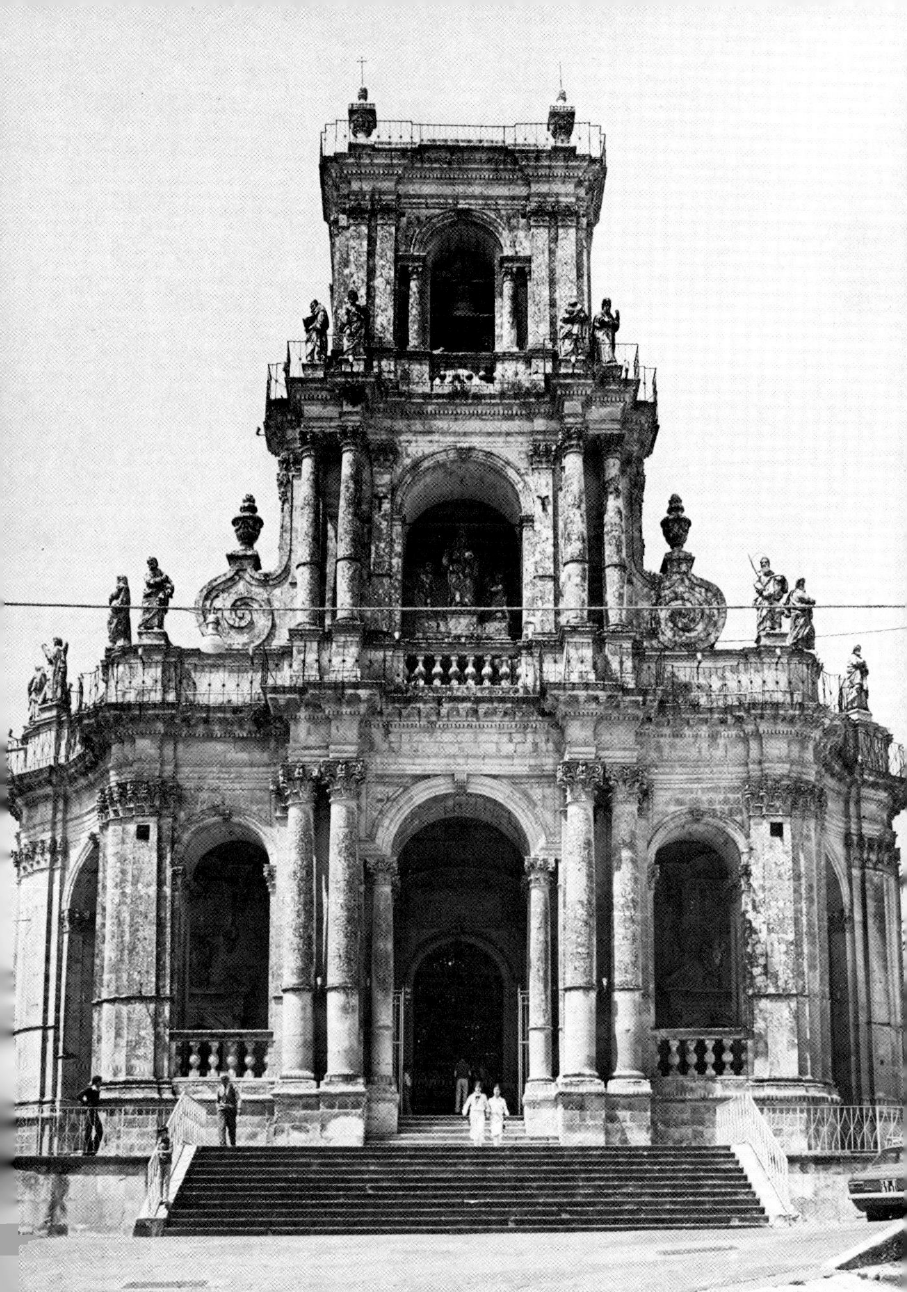

171 Palazzolo Acreide. S. Paolo: Fassade

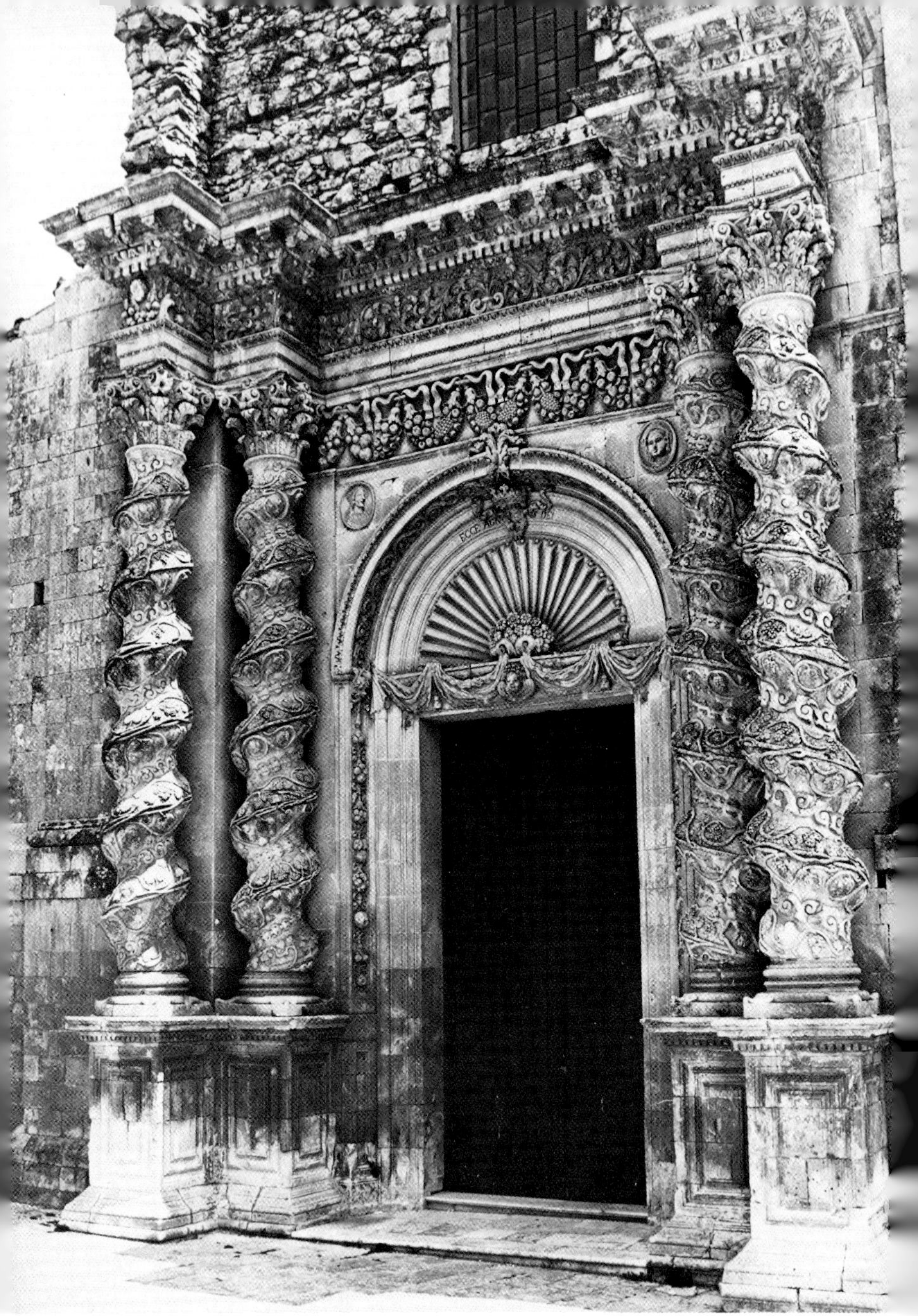

172 Palazzolo Acreide. SS. Annunziata: Hauptportal

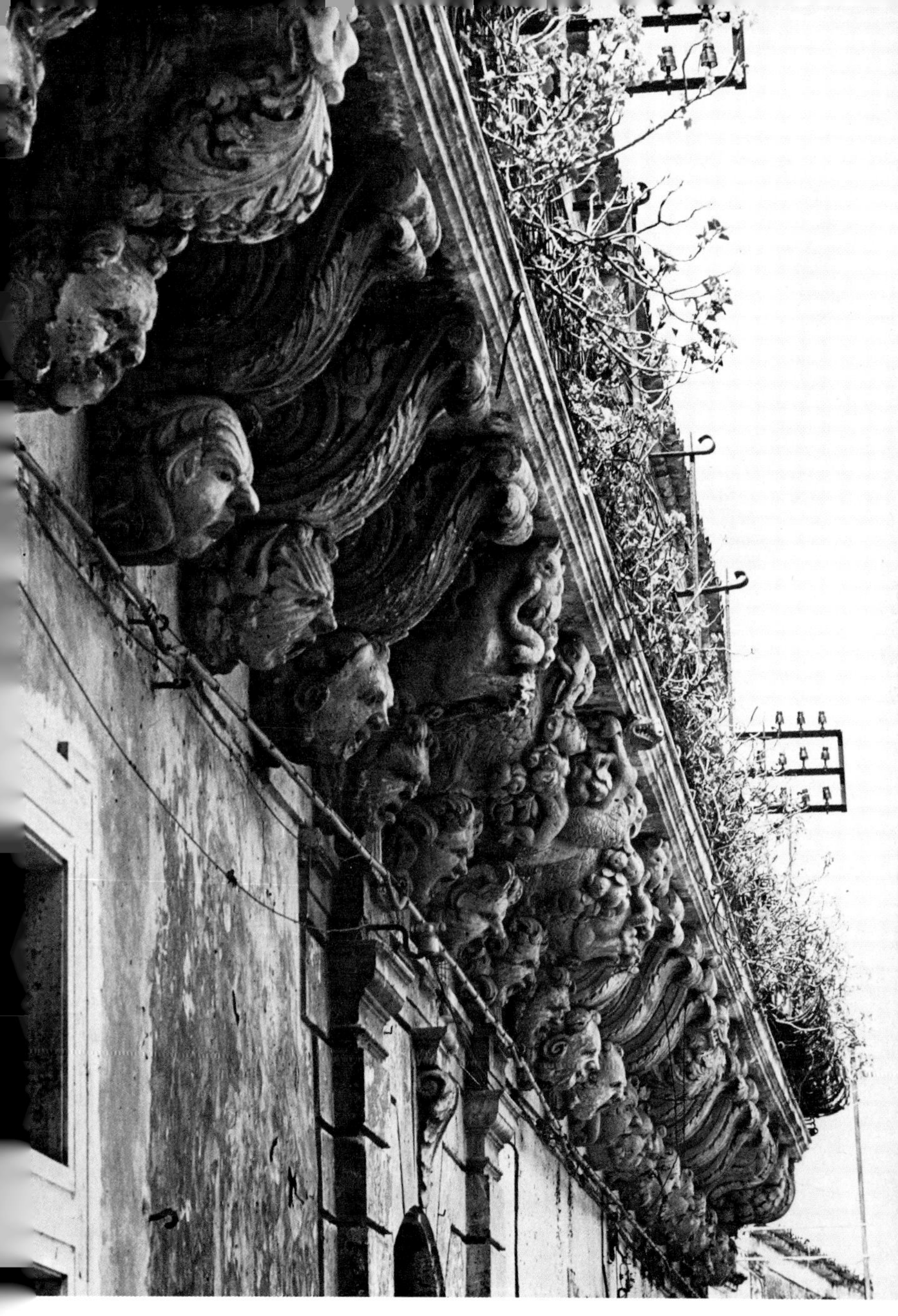

173 Palazzolo Acreide. Palazzo Judica: Balkon-Konsolen

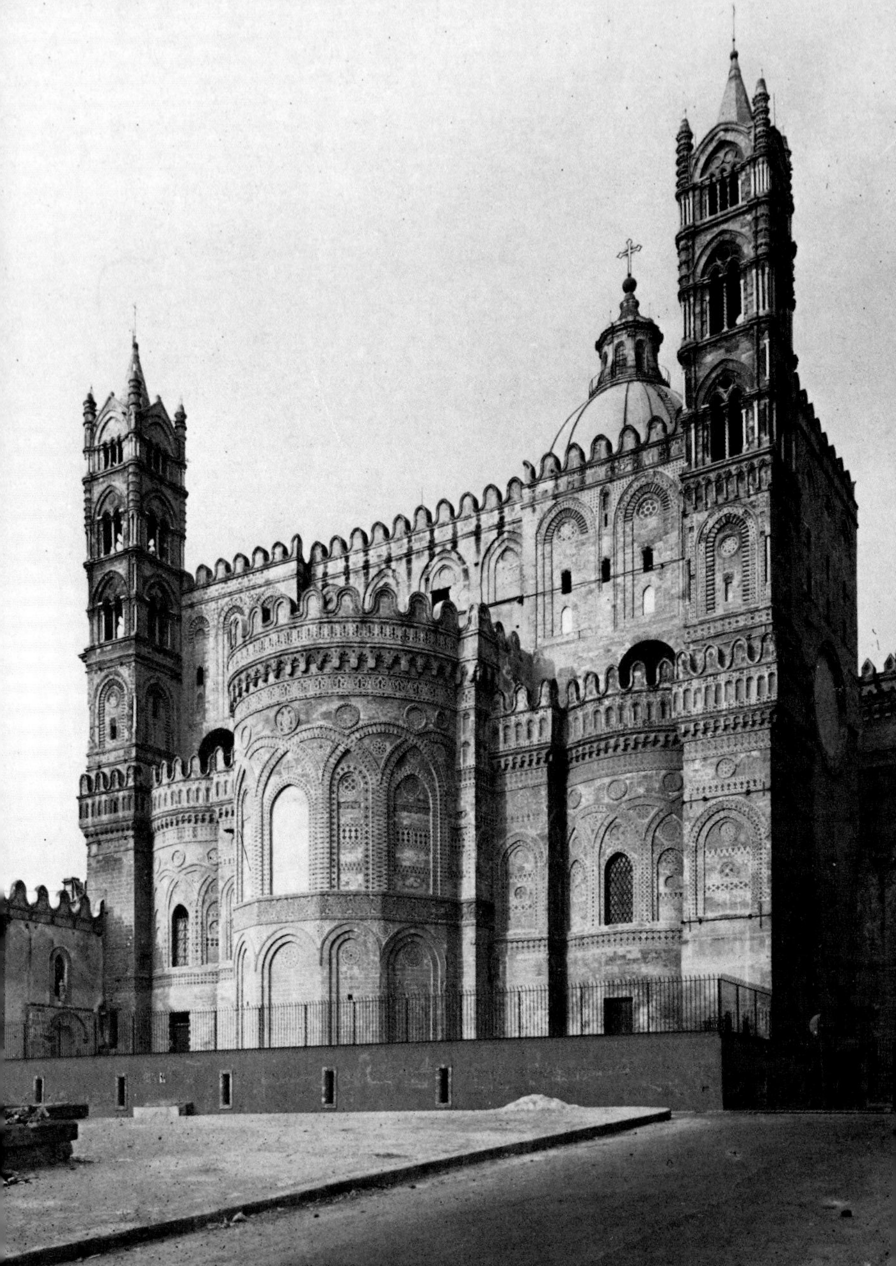

174 PALERMO. Kathedrale: Ansicht des Chores

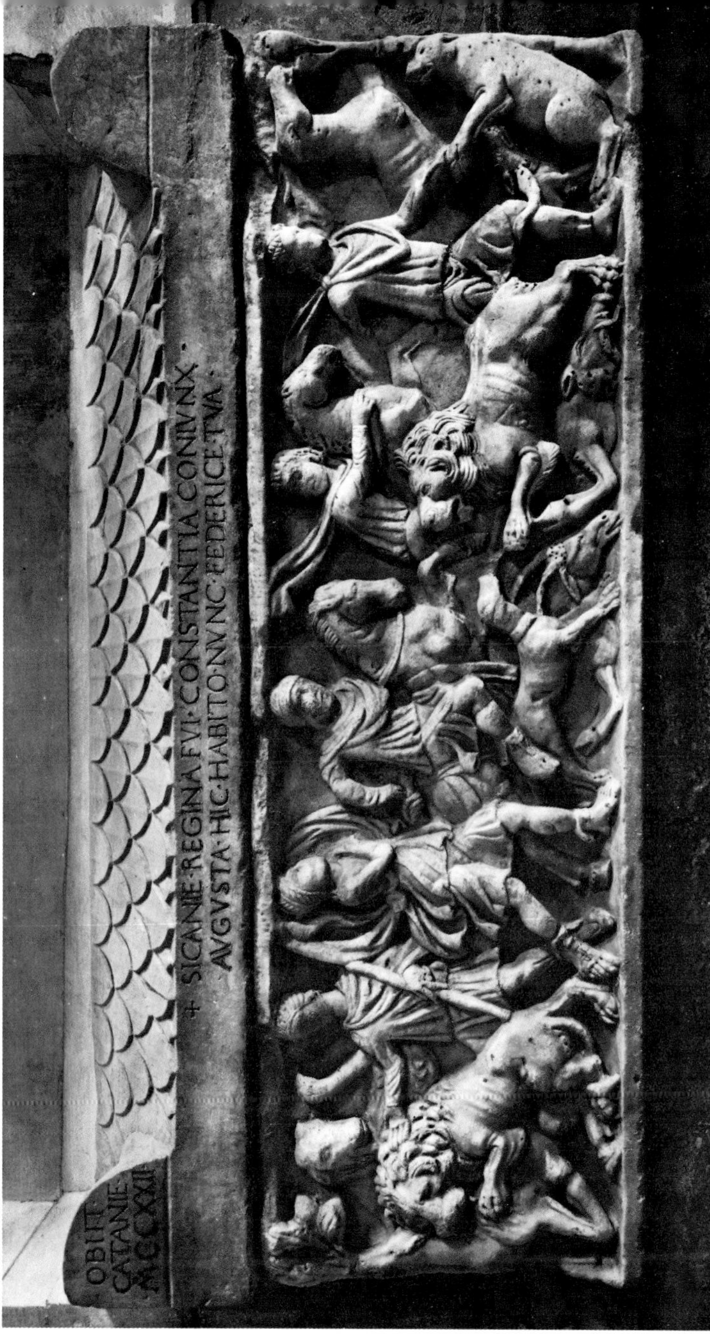
+ SICANIE·REGINA·FVI·CONSTANTIA·CONIVNX·
AVGVSTA·HIC·HABITO·NVNC·FEDERICE·TVA·
OBIIT·CATANIE·MCCXXII

175 Palermo. Kathedrale: Römischer Jagdsarkophag, Grablege der Kaiserin Konstanze

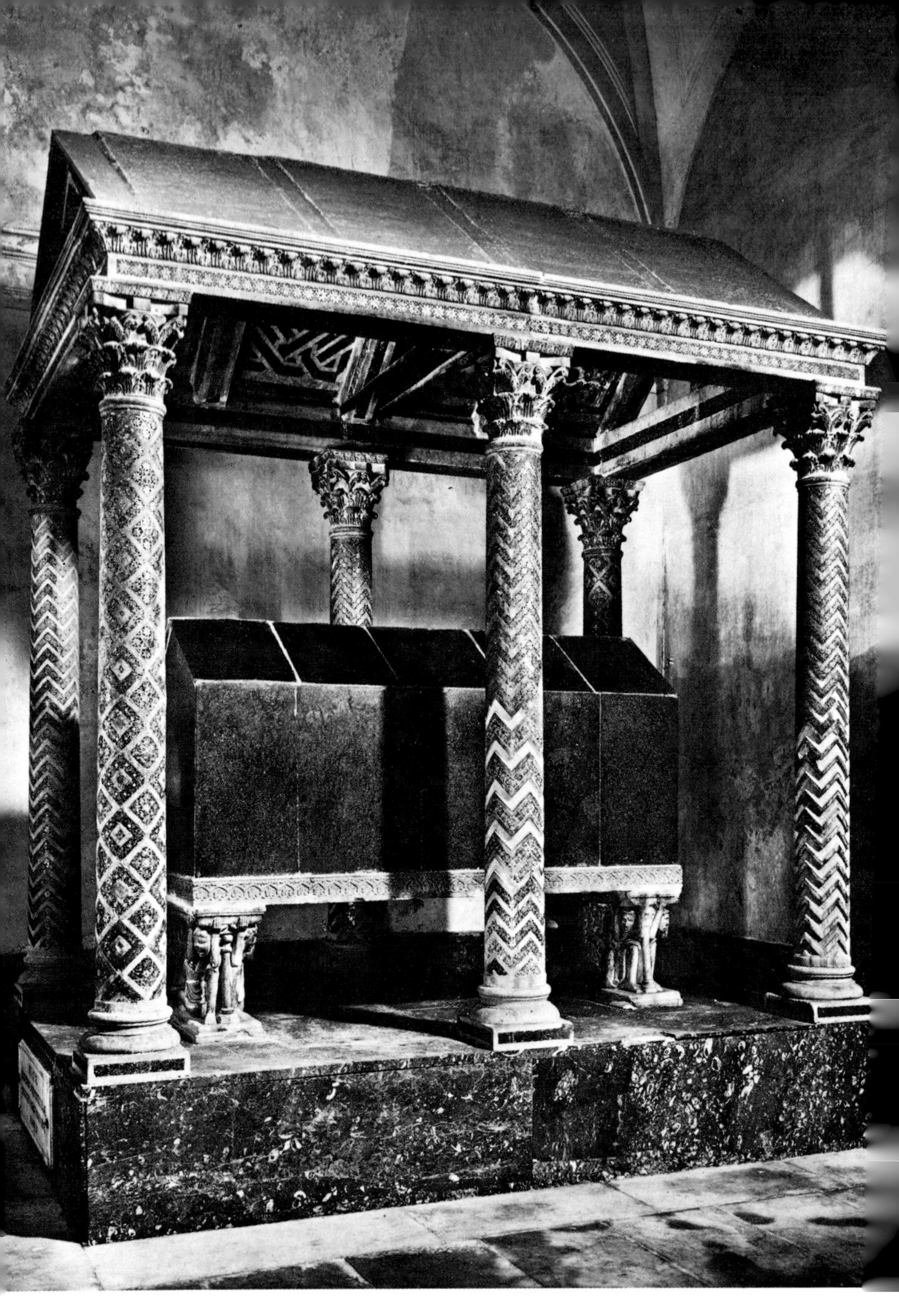

176 Palermo. Kathedrale: Grabmal Rogers II.

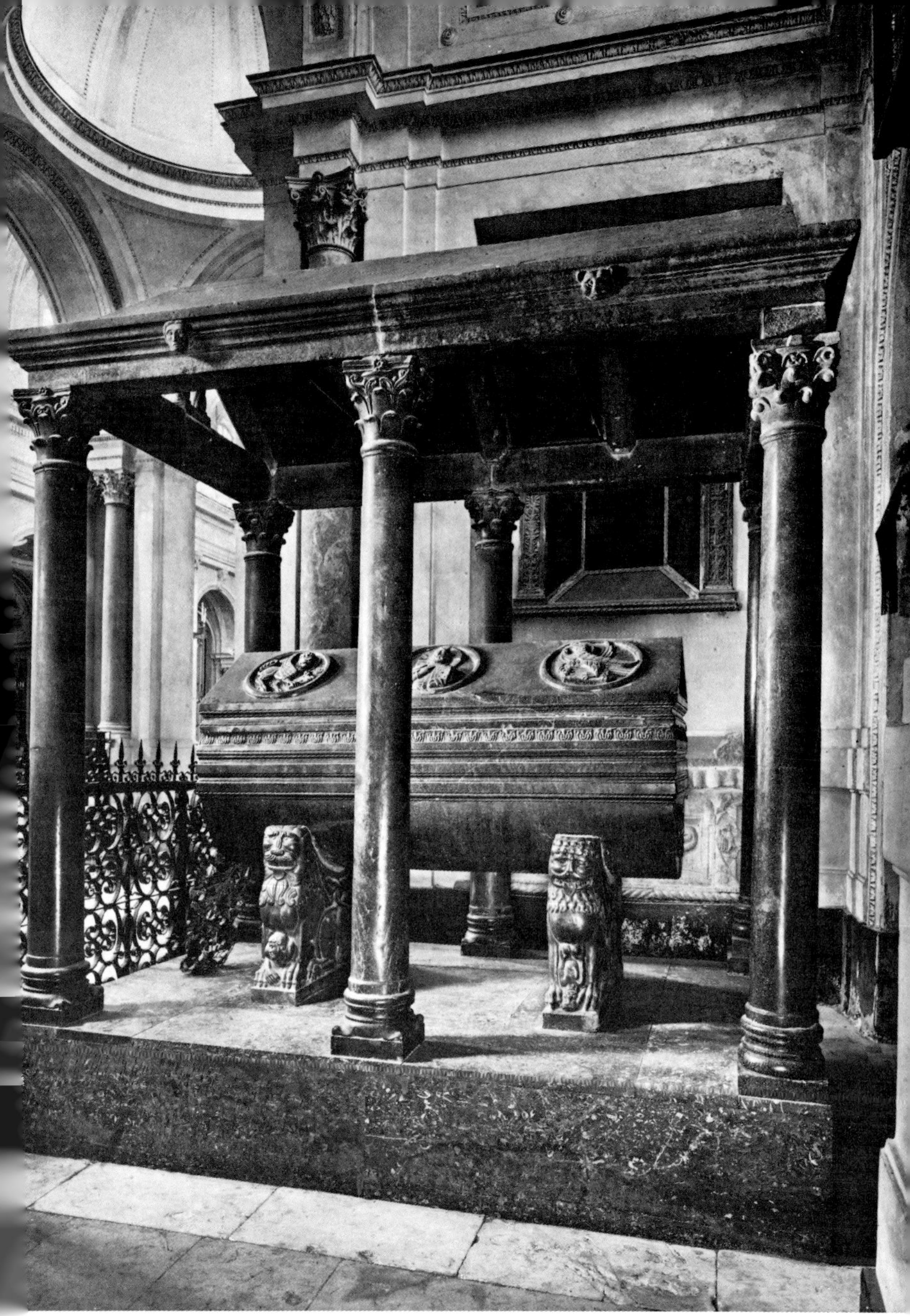

177 PALERMO. Kathedrale: Grabmal Friedrichs II.

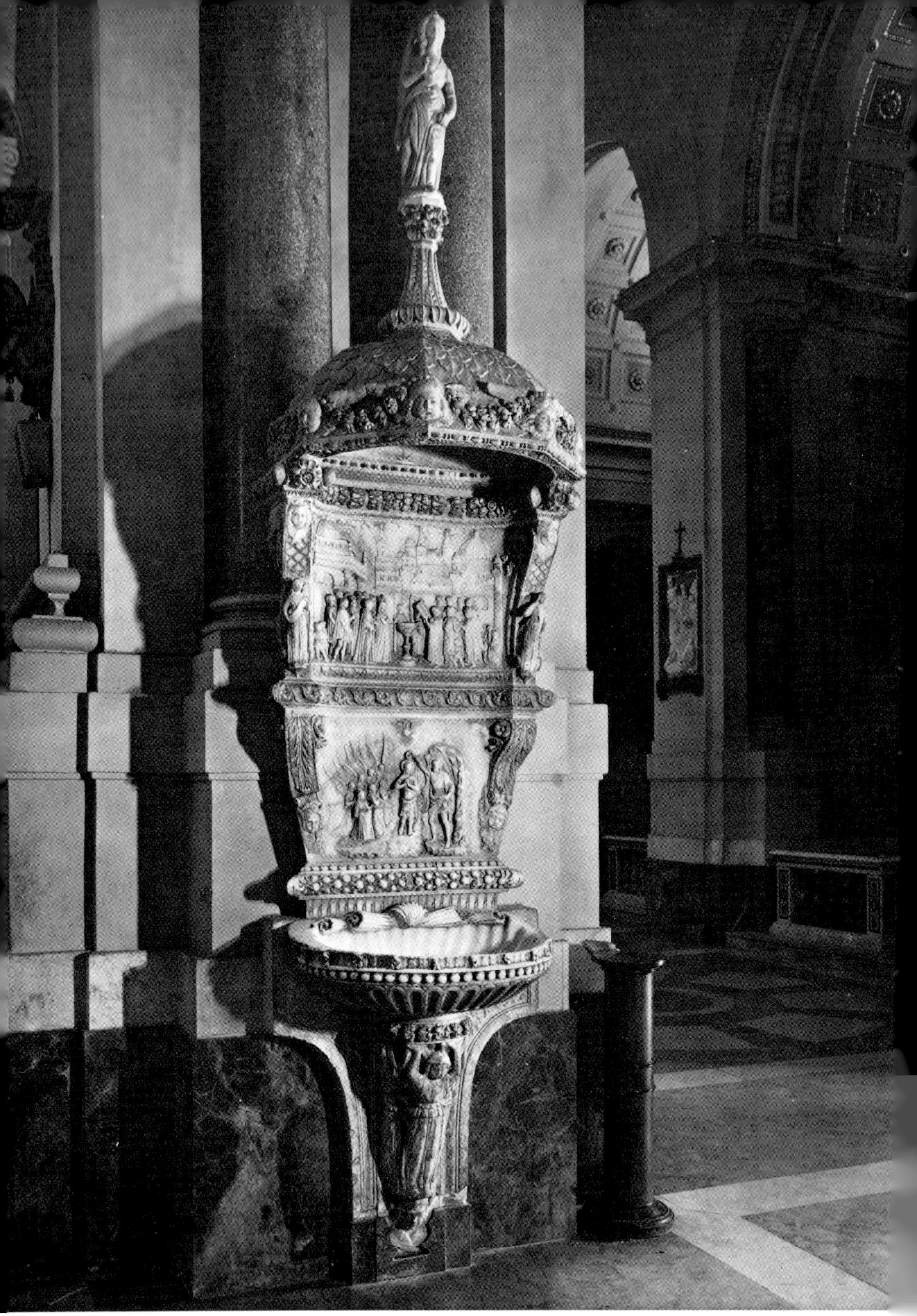

178 Palermo. Kathedrale: Weihwasserbecken

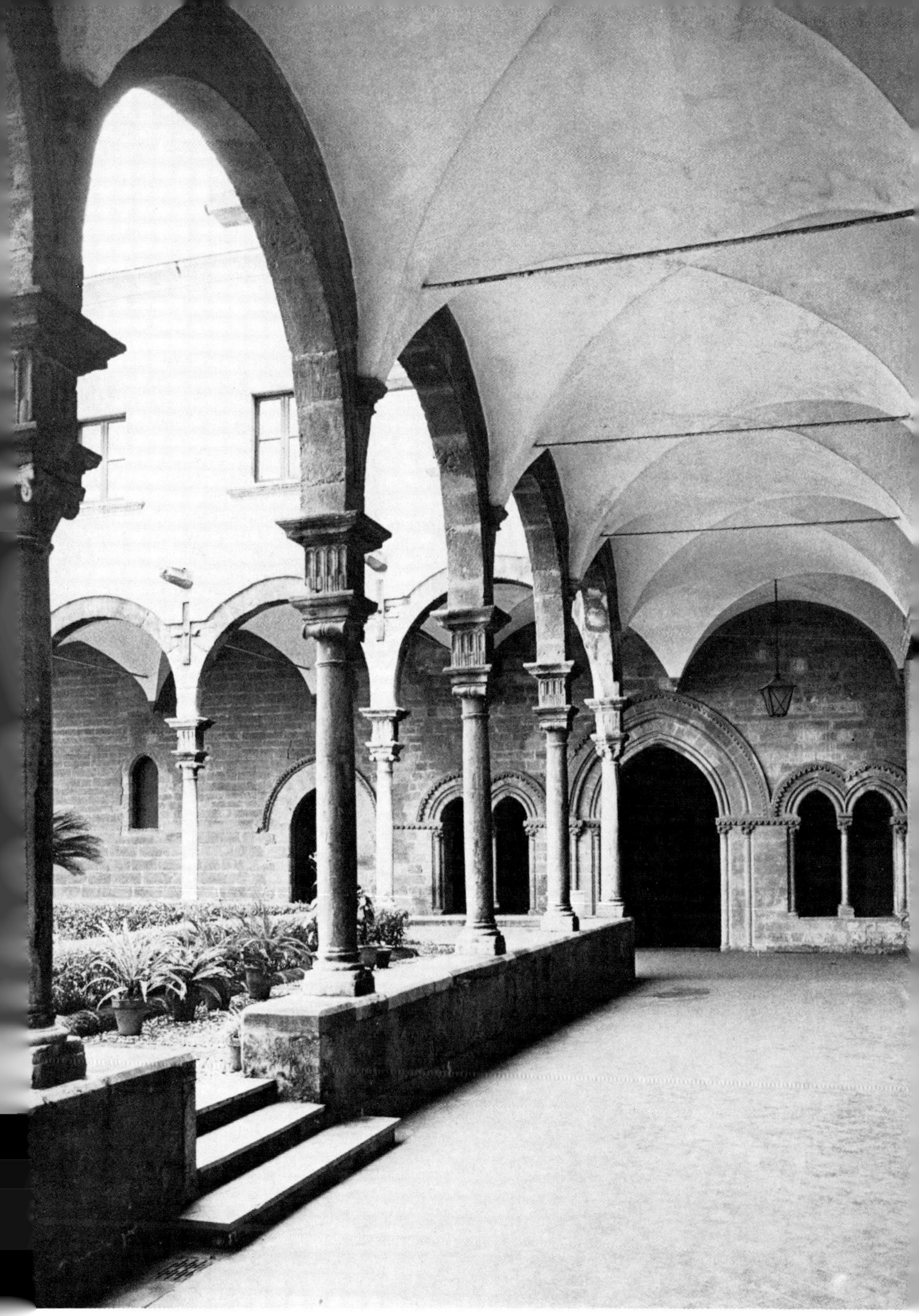

179 Palermo. S. Agostino: Kreuzgang

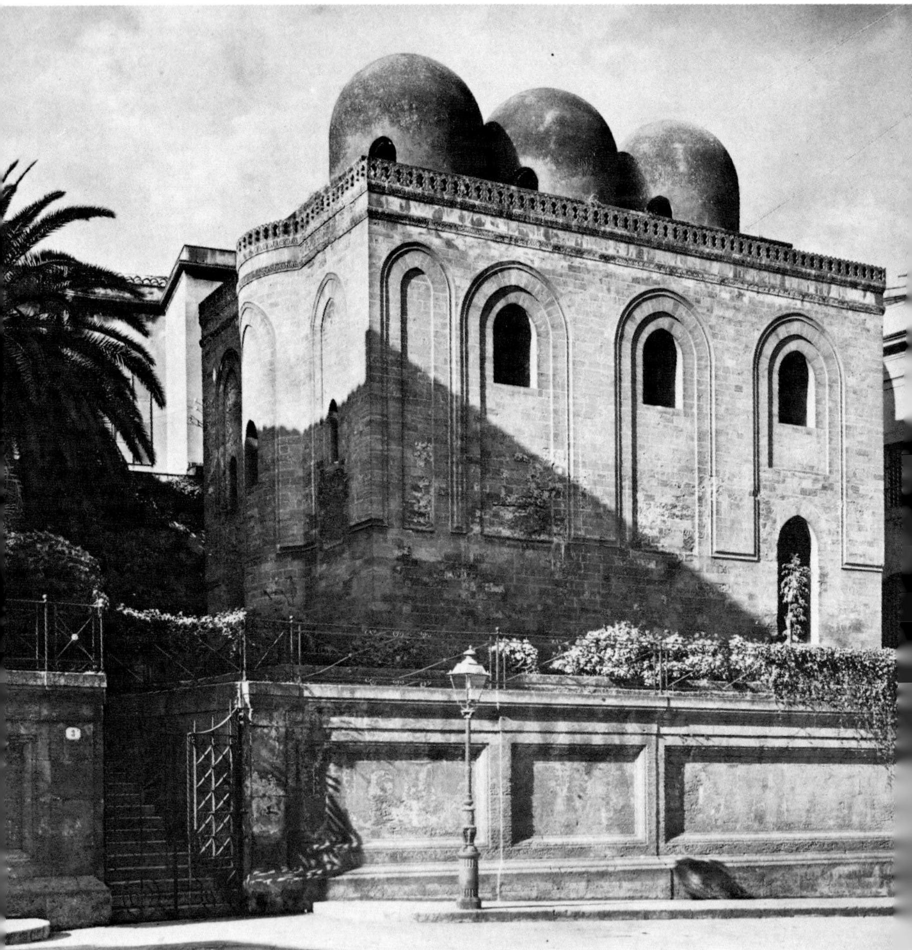

180 Palermo. S. Cataldo: Seitenansicht

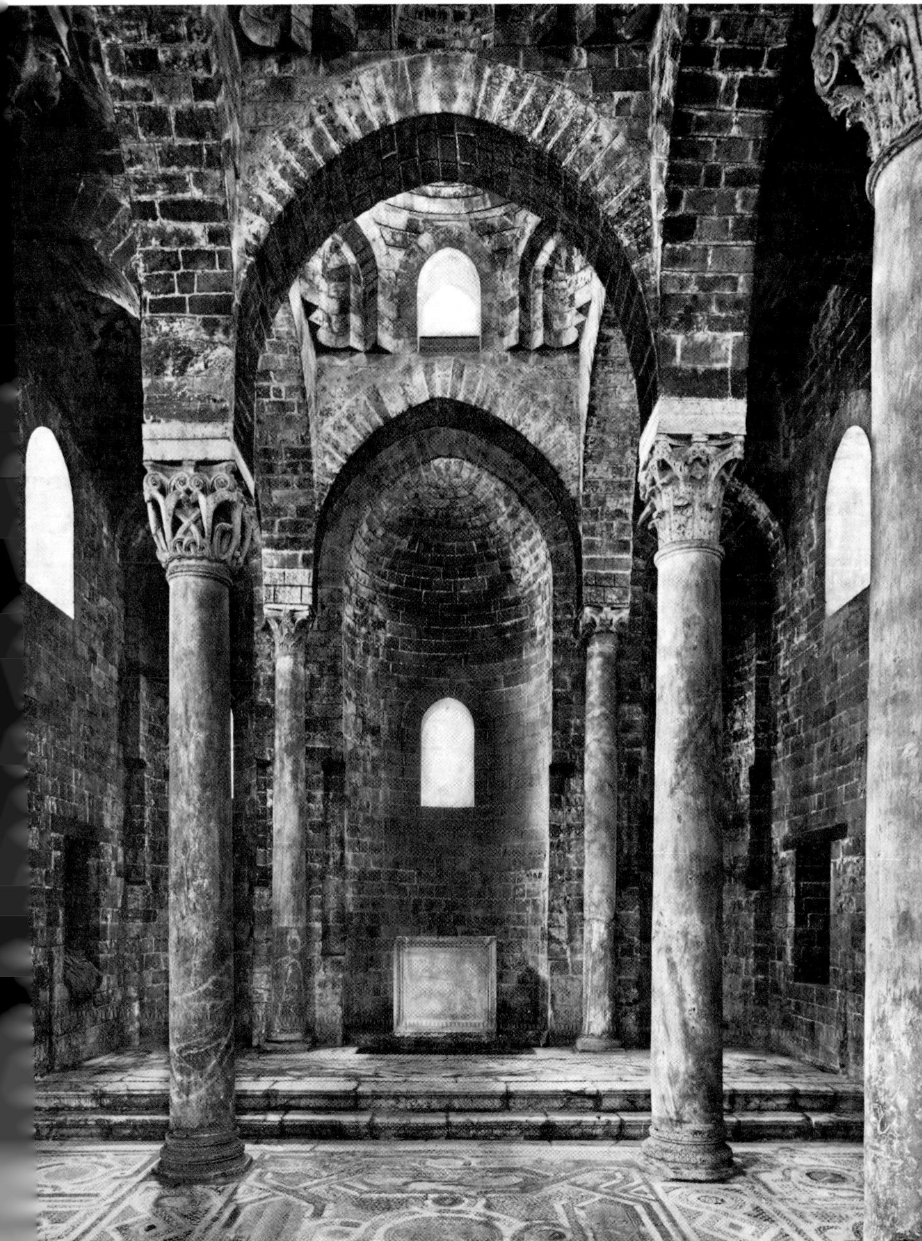

181 Palermo. S. Cataldo: Inneres

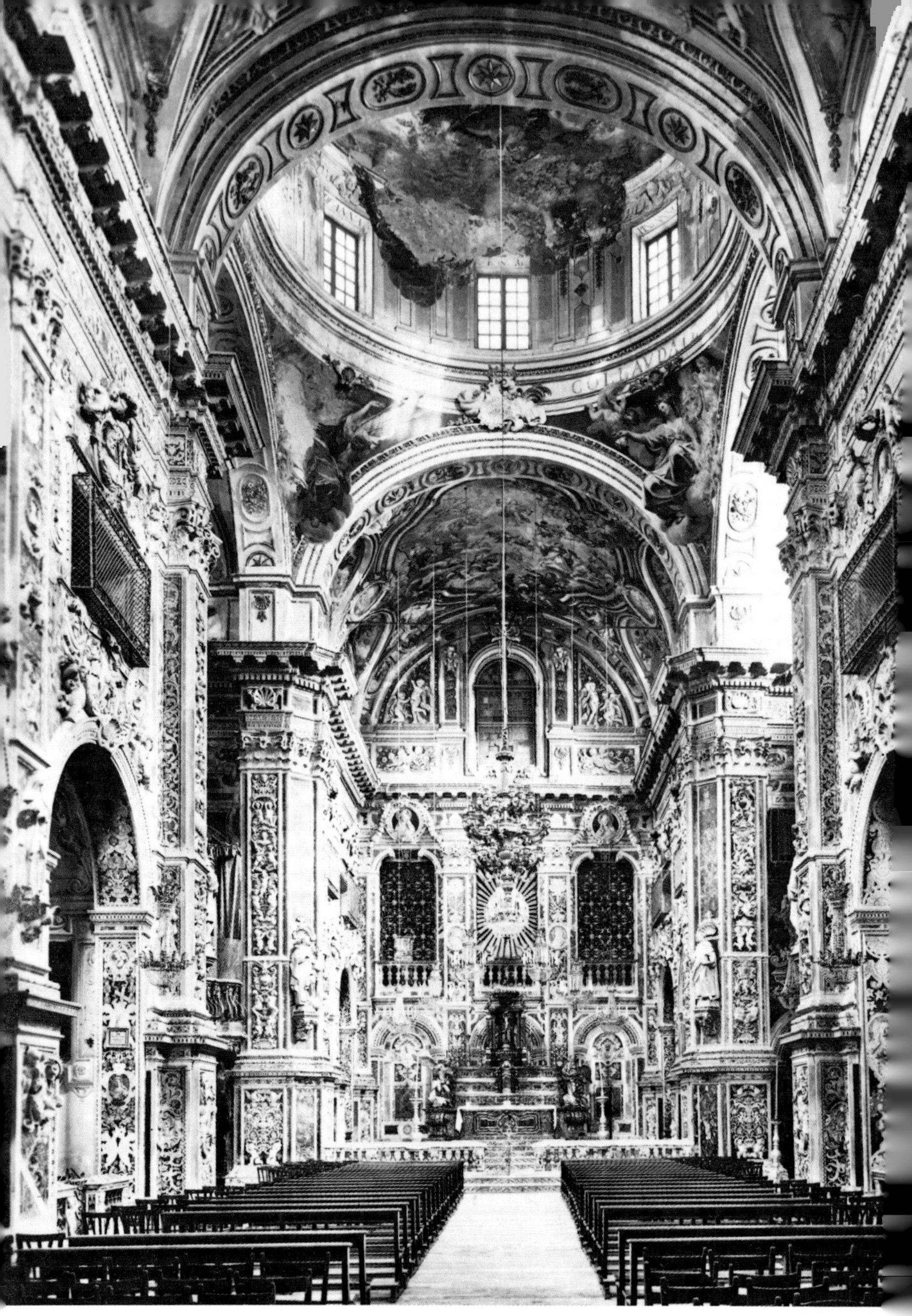

182 PALERMO. S. Caterina: Inneres gegen den Altar

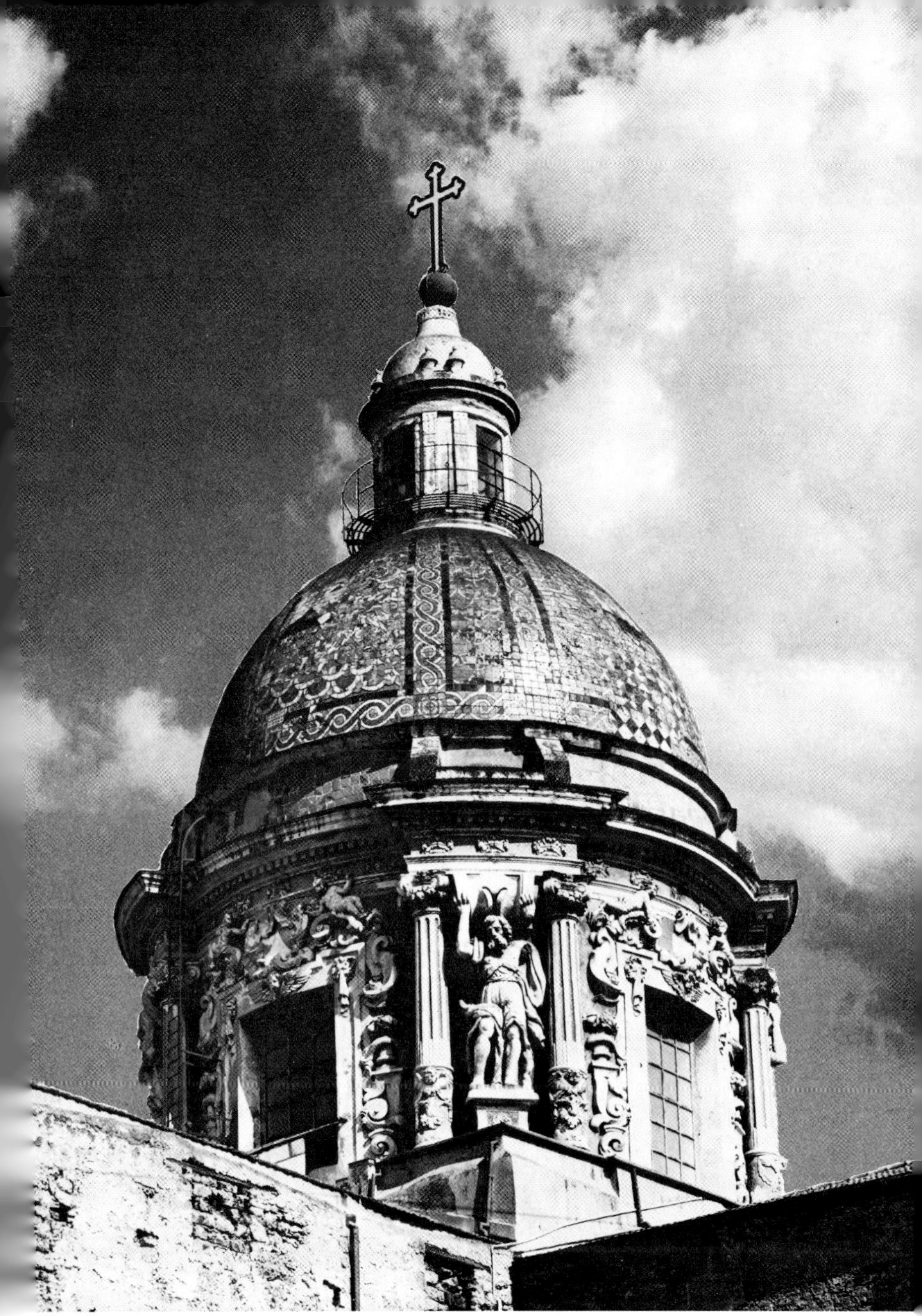

183 Palermo. Chiesa del Carmine: Kuppel

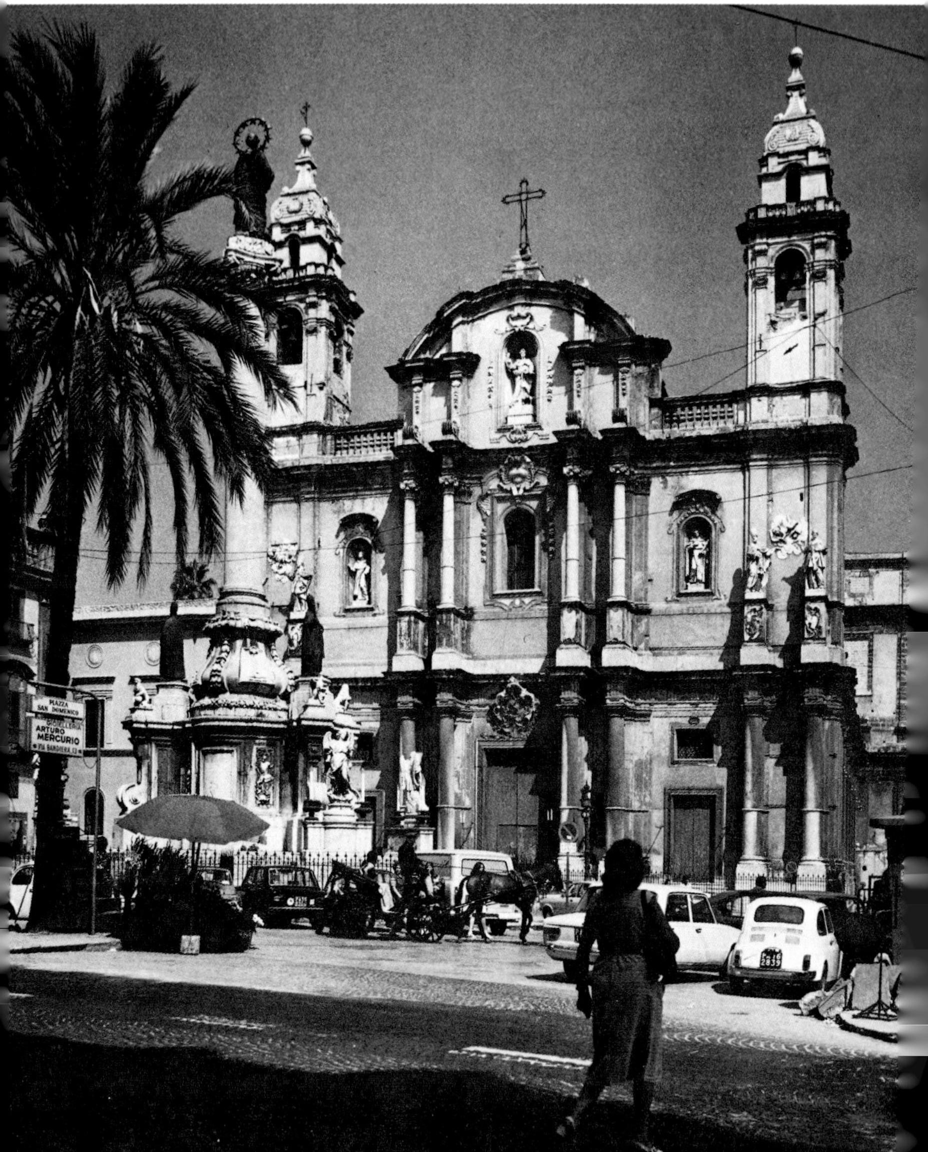

184 PALERMO. S. Domenico: Fassade

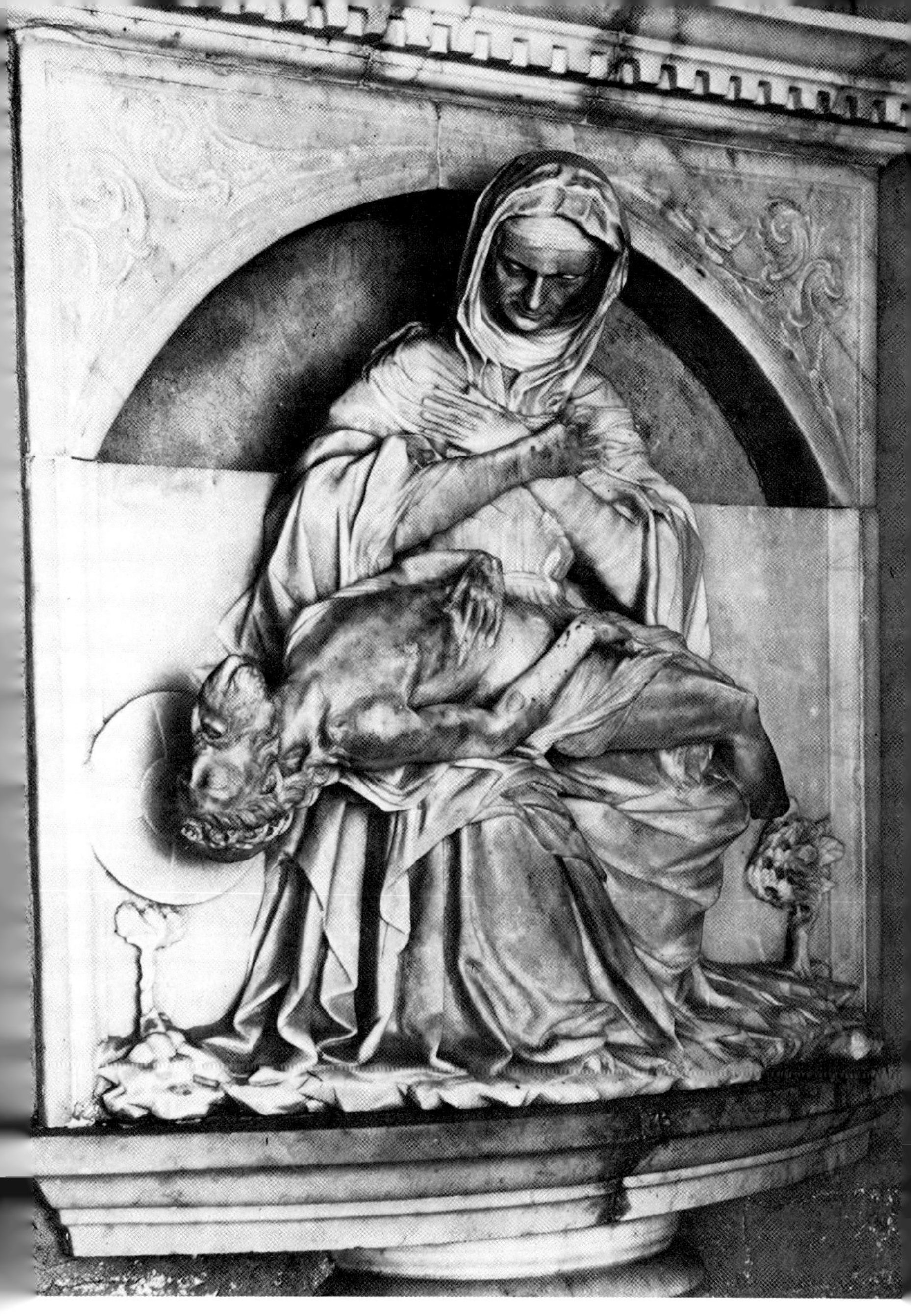

185 Palermo. S. Domenico: Marmor-Pietà von Domenico Gagini

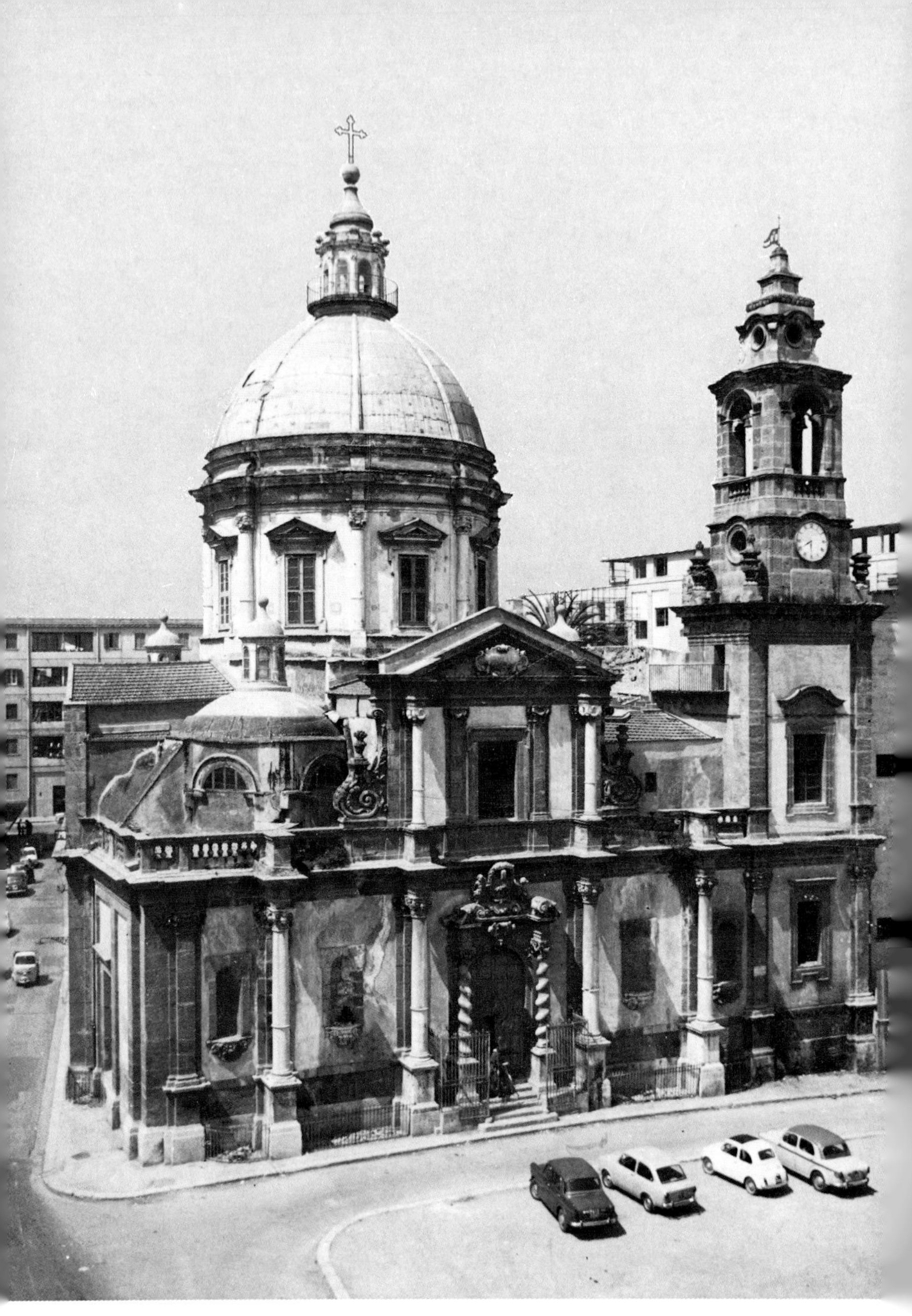

186 Palermo. S. Francesco Saverio: Gesamtansicht

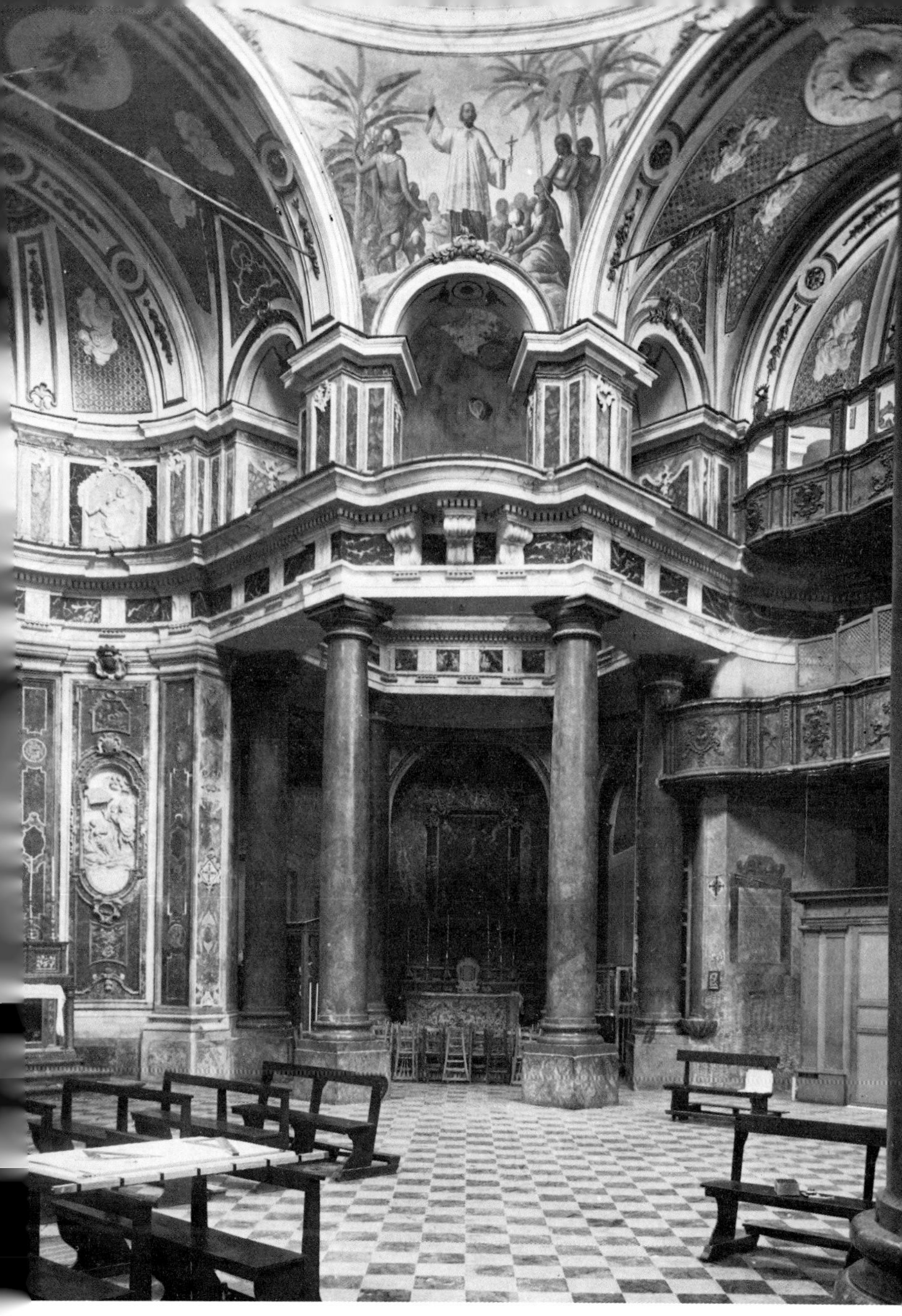

187 Palermo. S. Francesco Saverio: Inneres

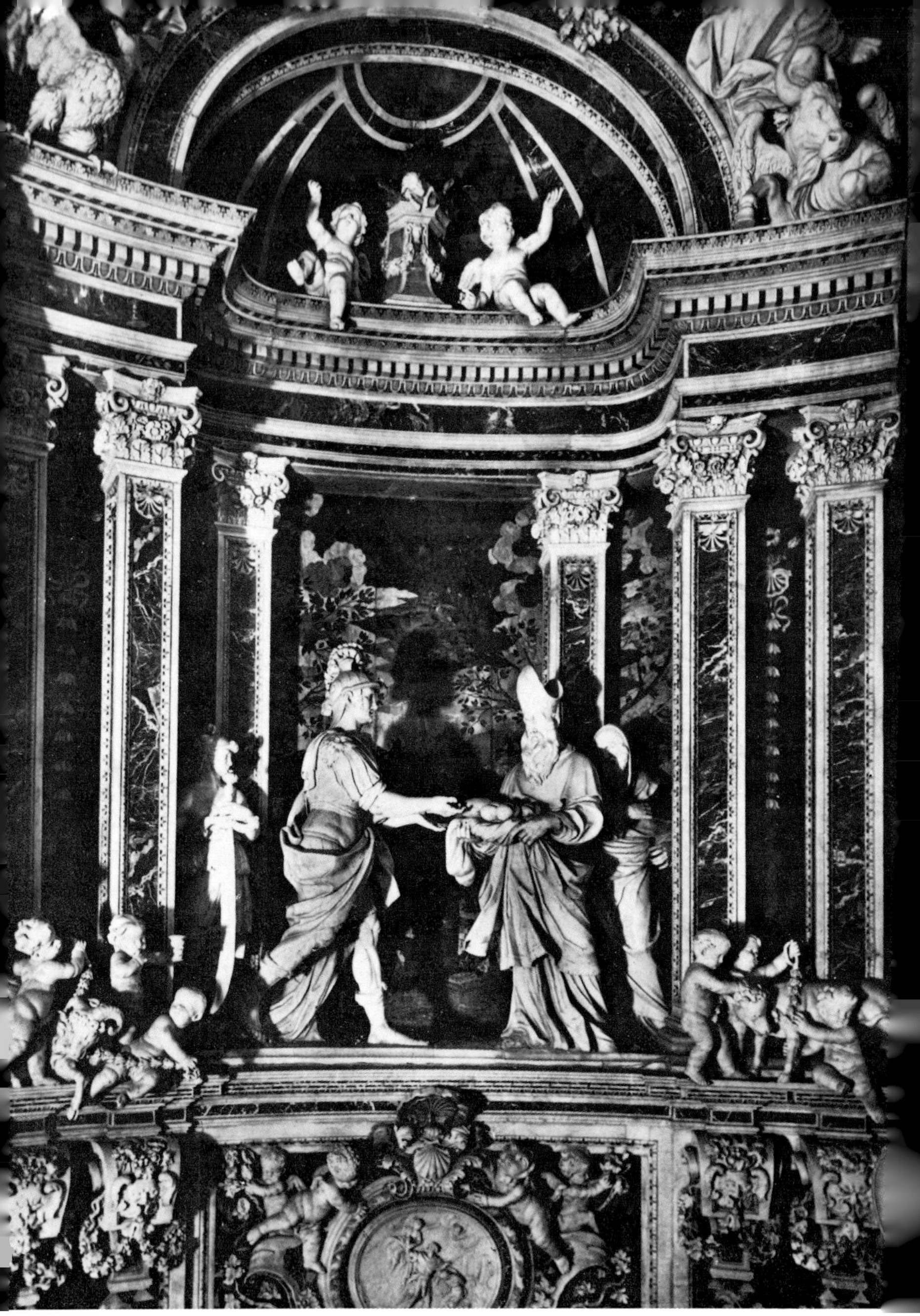

188 PALERMO. Chiesa Del Gesù (Casa Professa): Abraham und Melchisedek, Statuen von Gioacchino Vitagliano

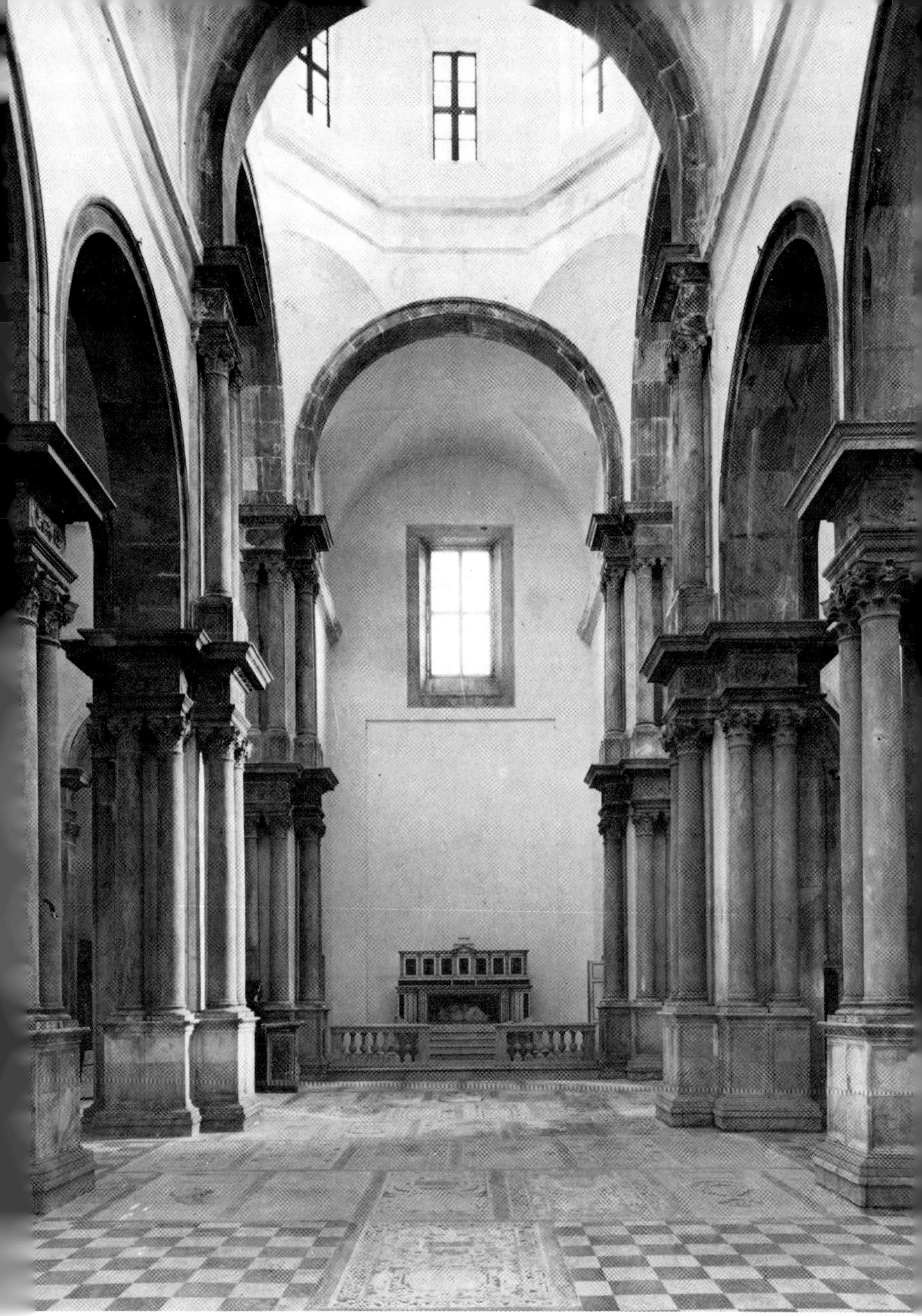

189 Palermo. S. Giorgio dei Genovesi: Inneres nach Osten

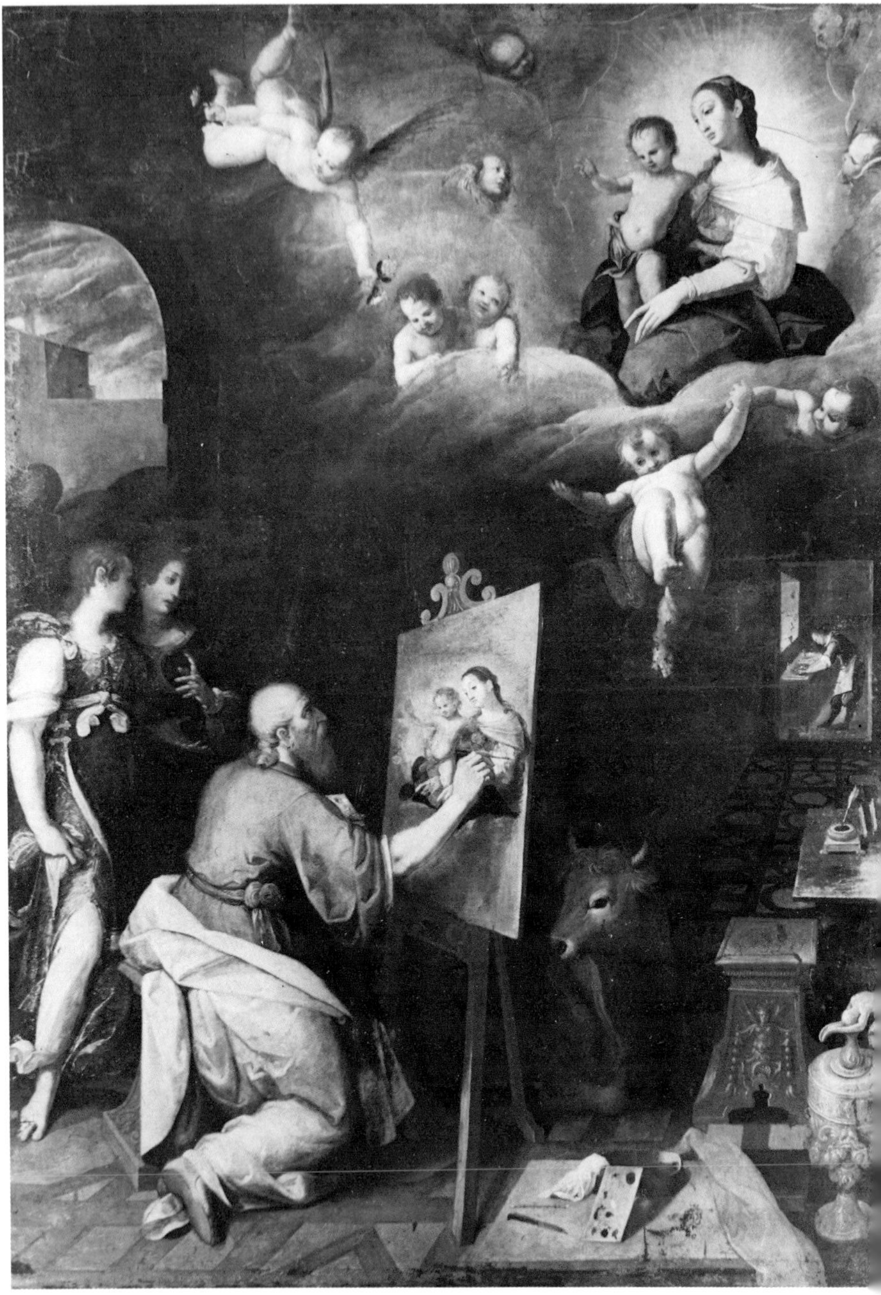

190 Palermo. S. Giorgio dei Genovesi: Der hl. Lukas malt die Madonna, Altargemälde von Filippo Paladini.

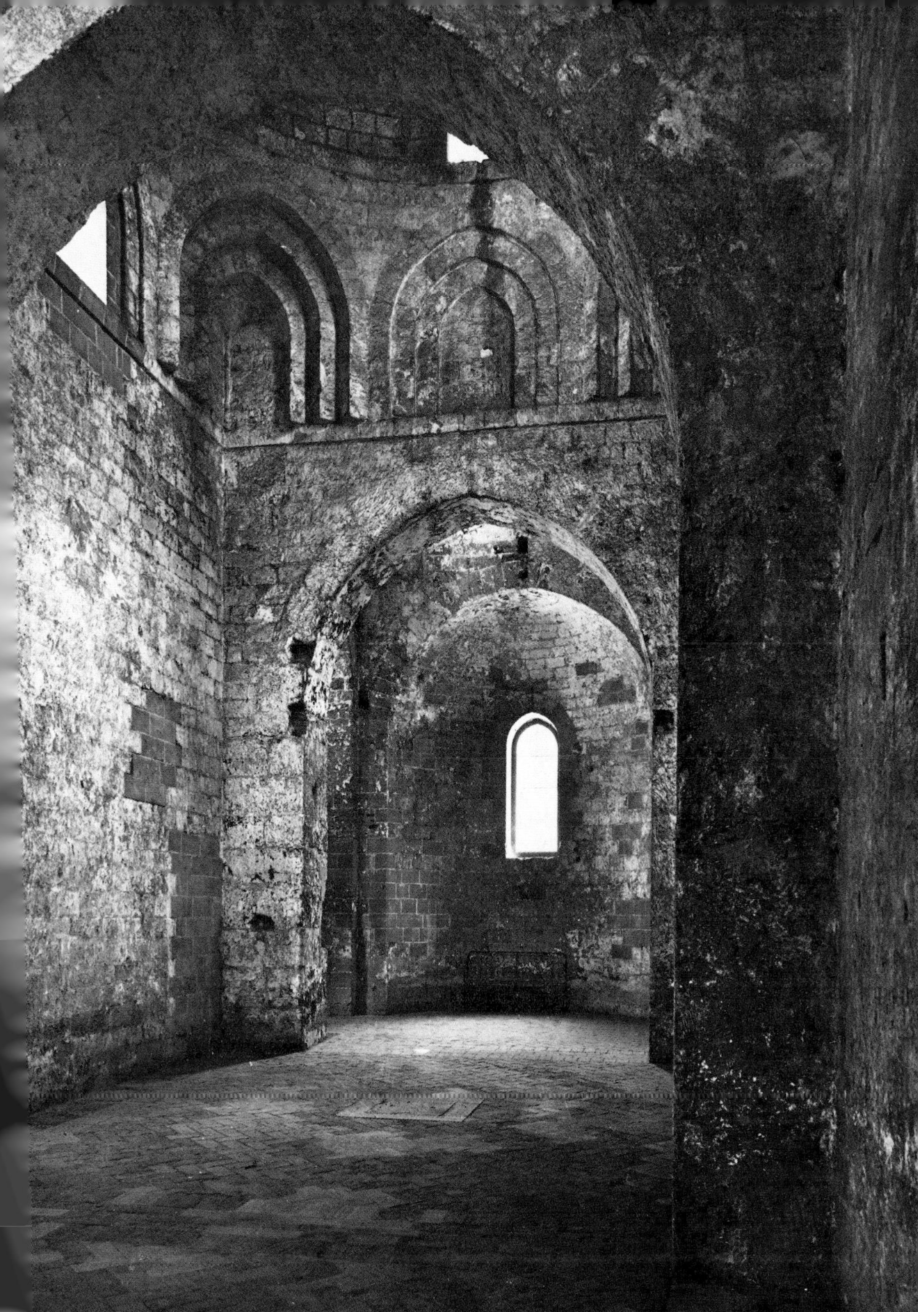

191 Palermo. S. Giovanni degli Eremiti: Inneres

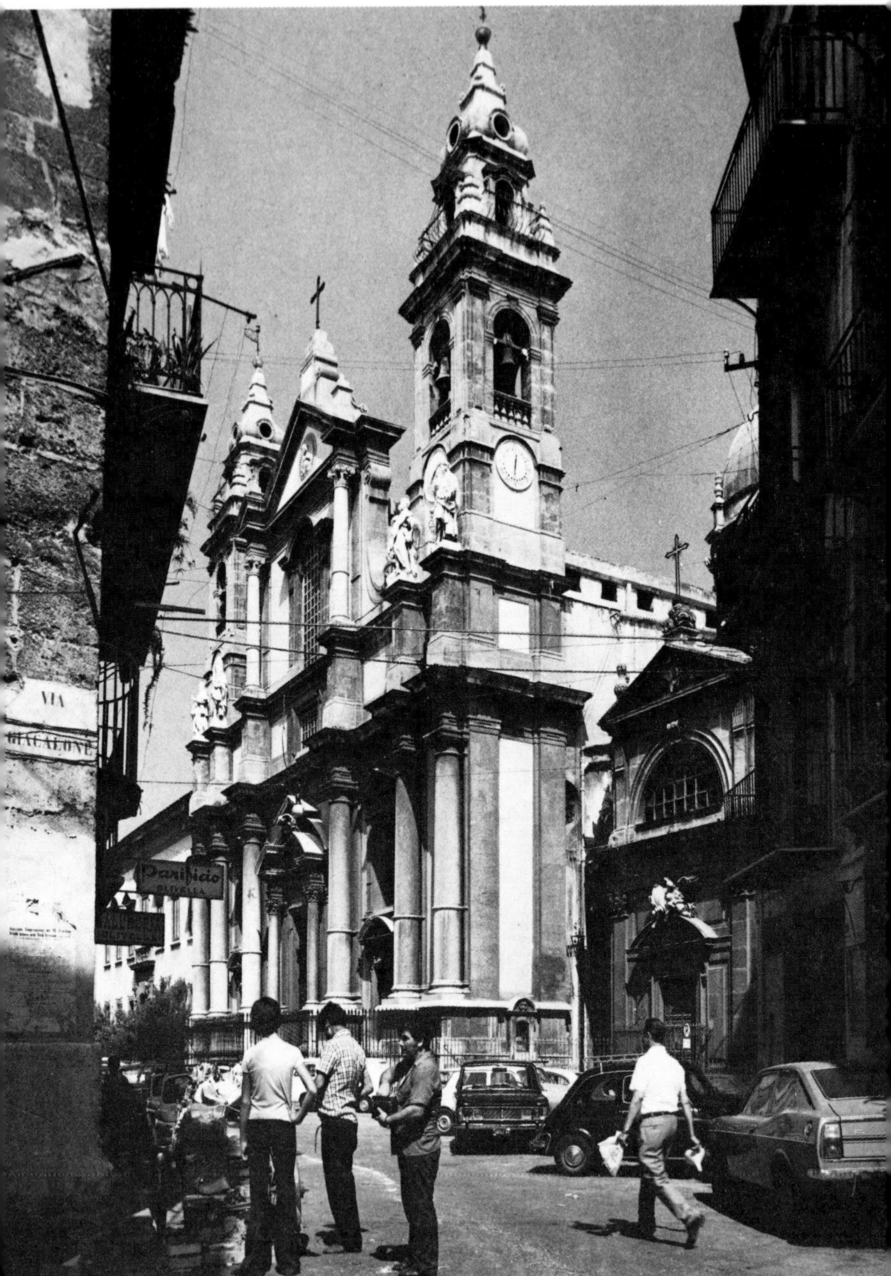

192 Palermo. S. Ignazio Martire all'Olivella: Fassade

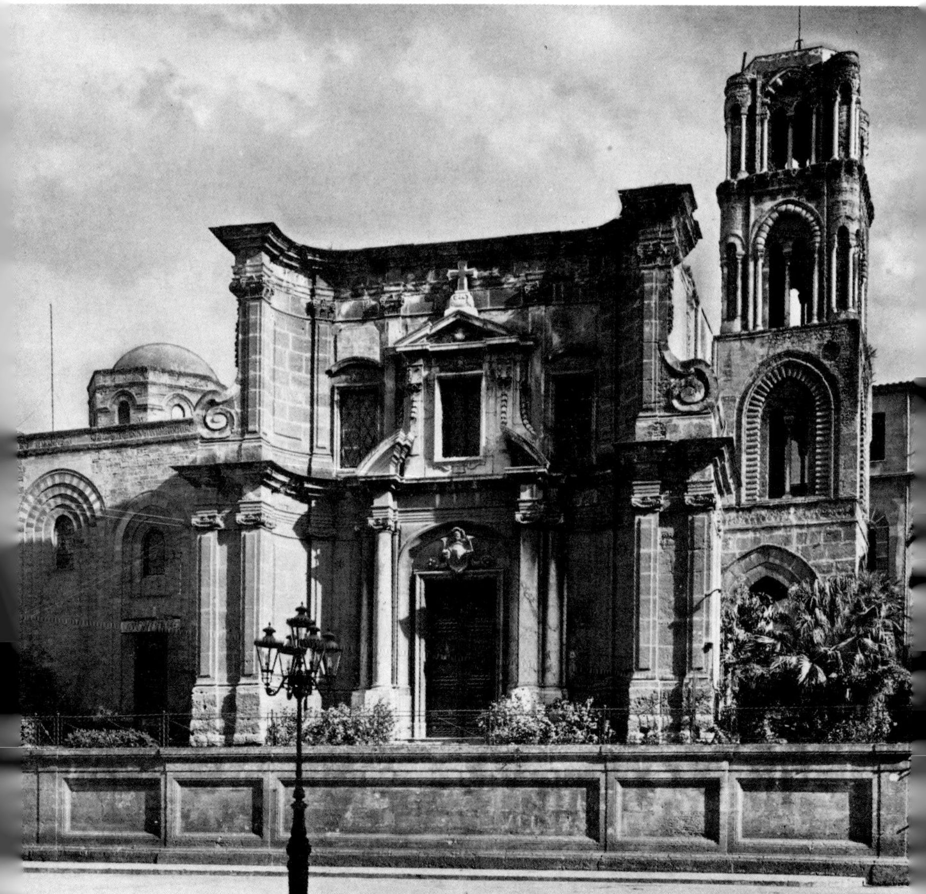

193 Palermo. S. Maria dell'Ammiraglio: Gesamtansicht mit Campanile

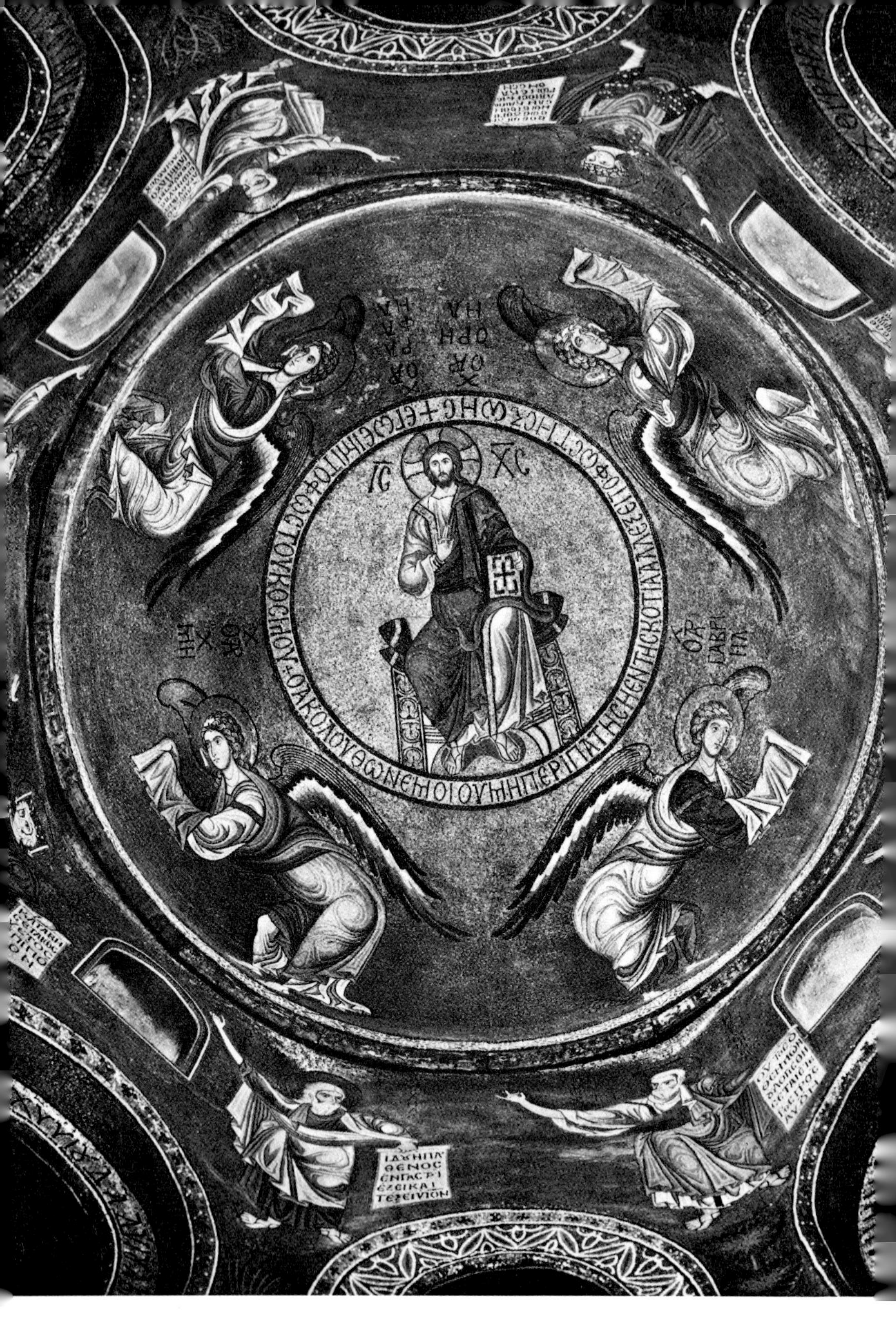

194 PALERMO. S. Maria dell'Ammiraglio: Mosaiken der Kuppel

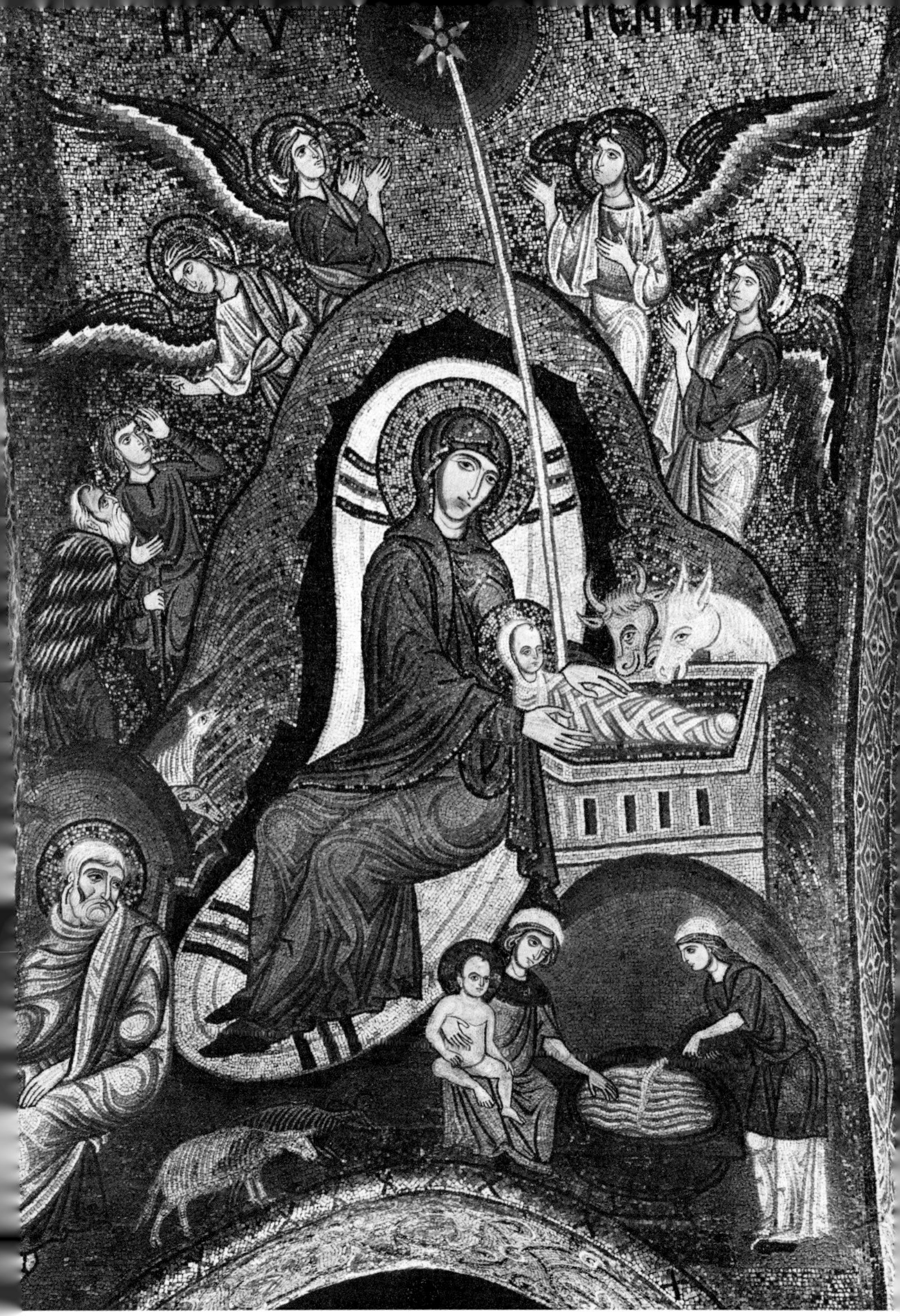

195 PALERMO. S. Maria dell'Ammiraglio: Christgeburt.

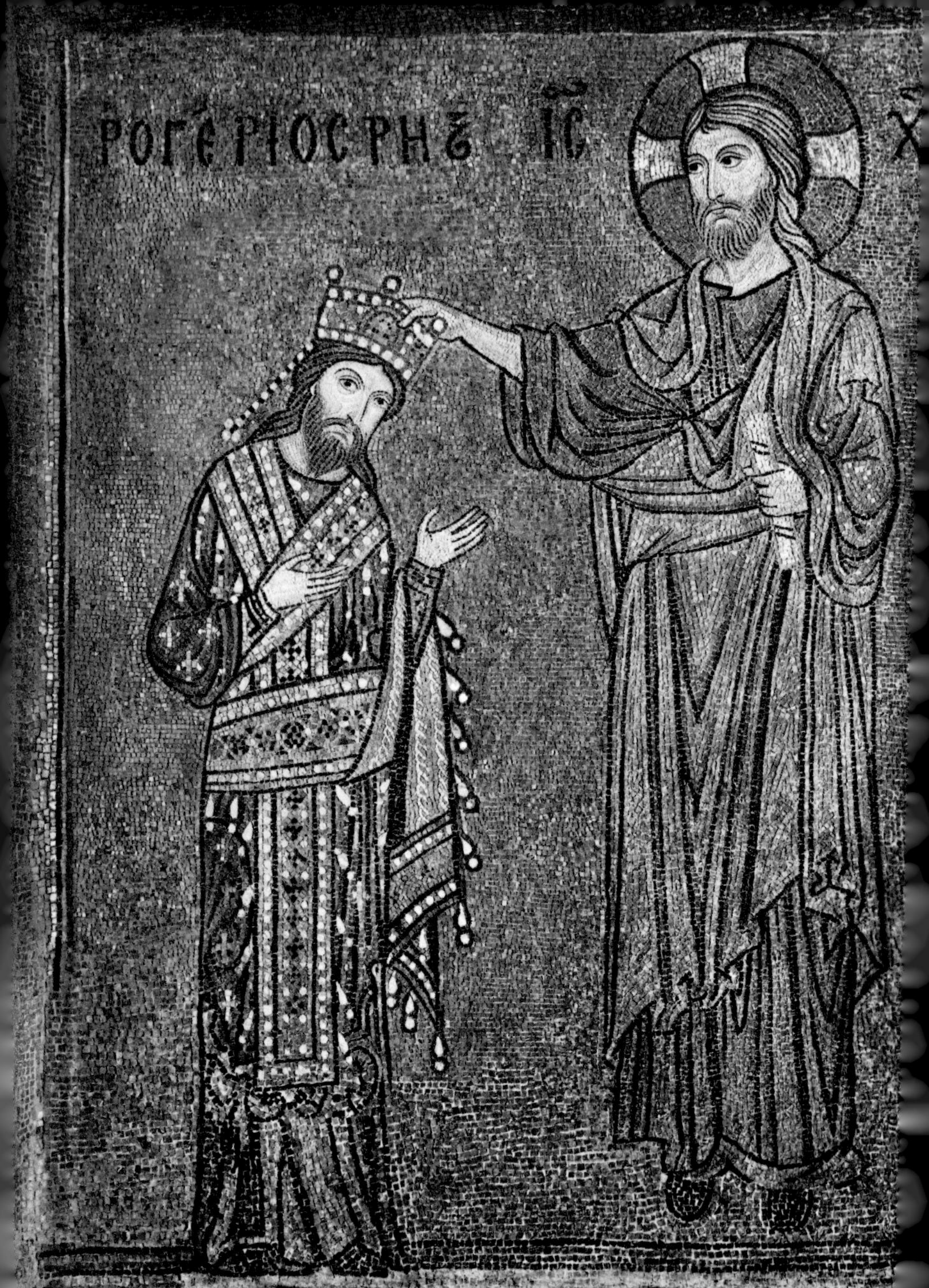

196 Palermo. S. Maria dell'Ammiraglio: Roger von Christus gekrönt

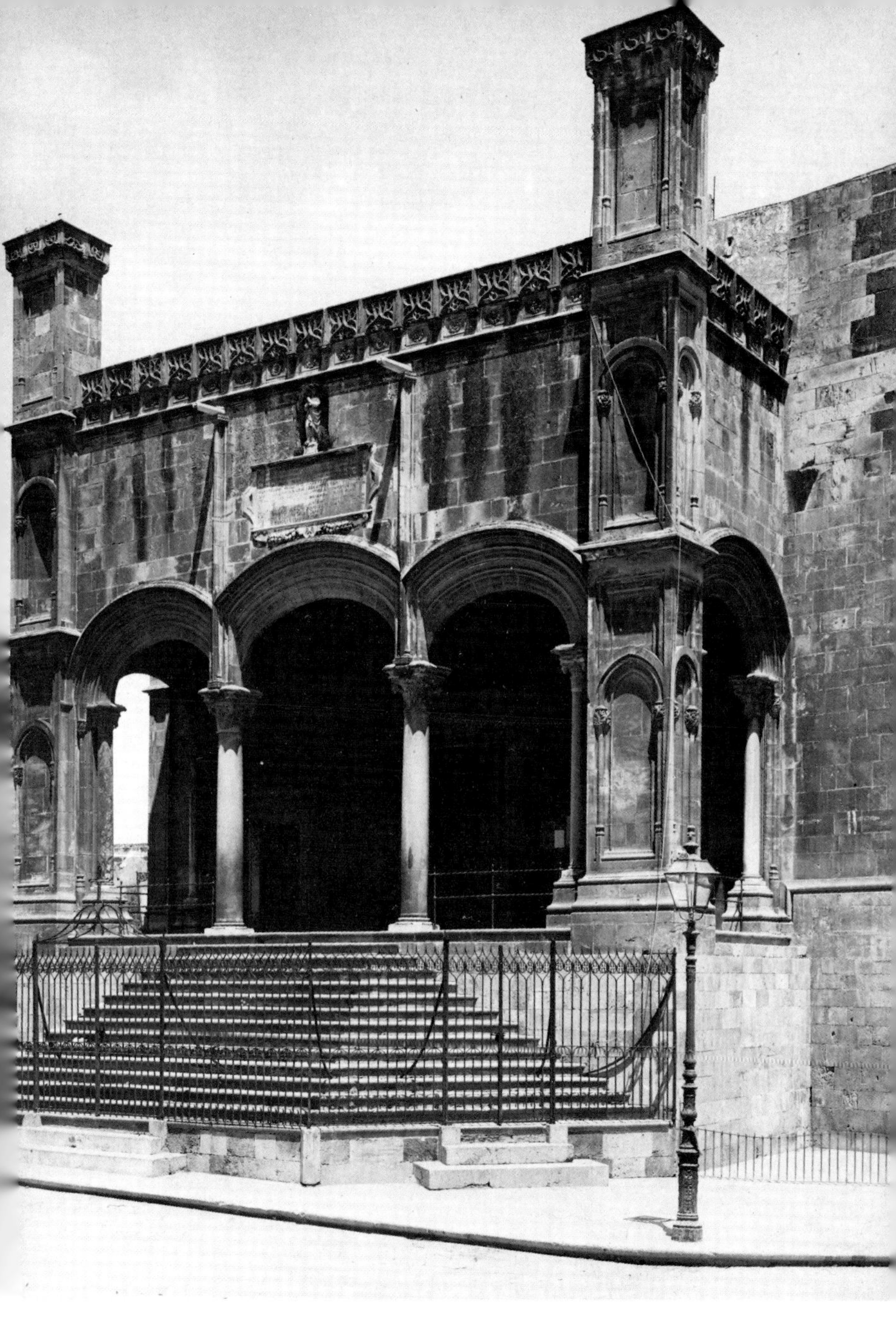

197 Palermo. S. Maria della Catena: Vorhalle

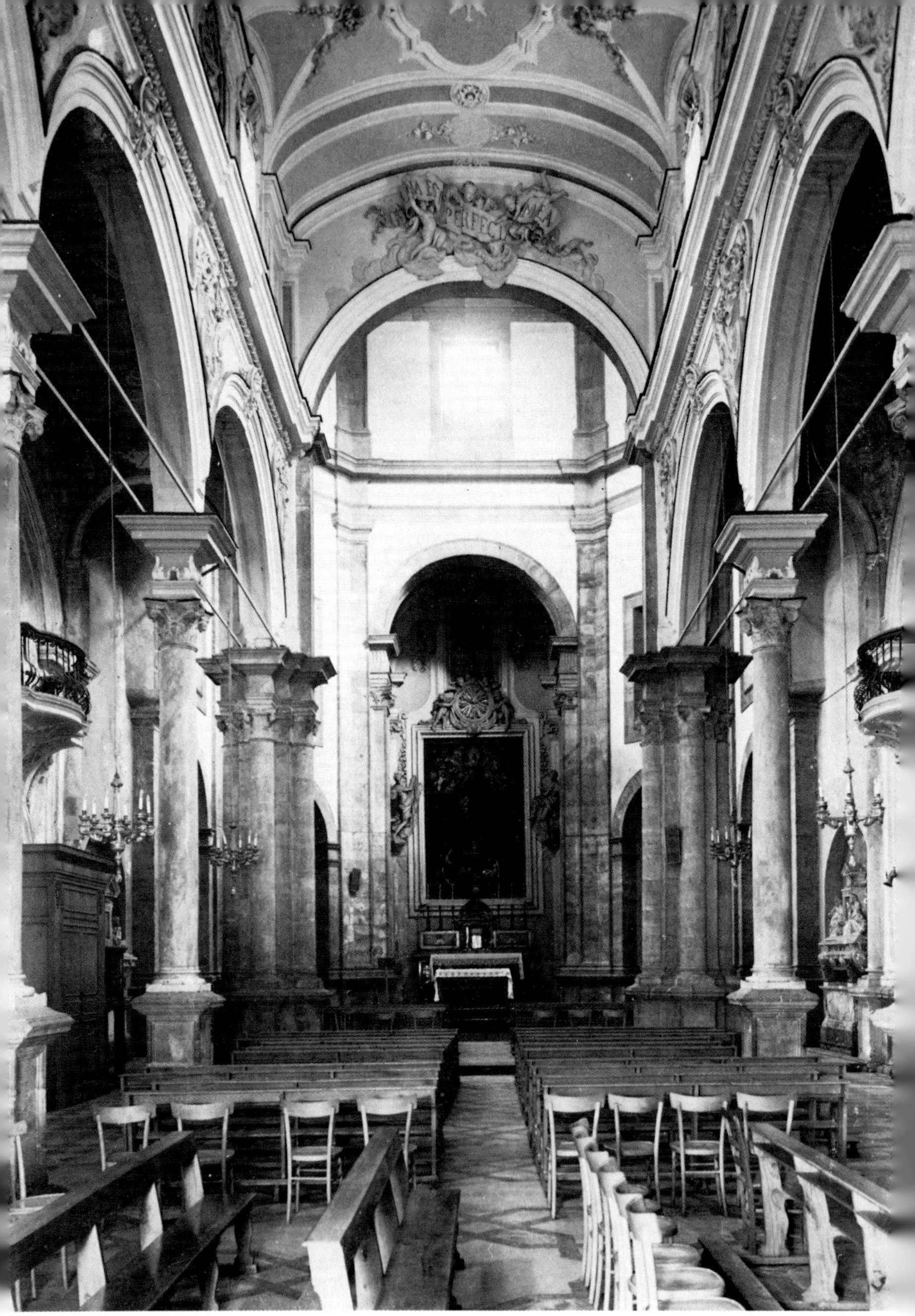

198 PALERMO. S. Maria La Nova: Inneres gegen Osten

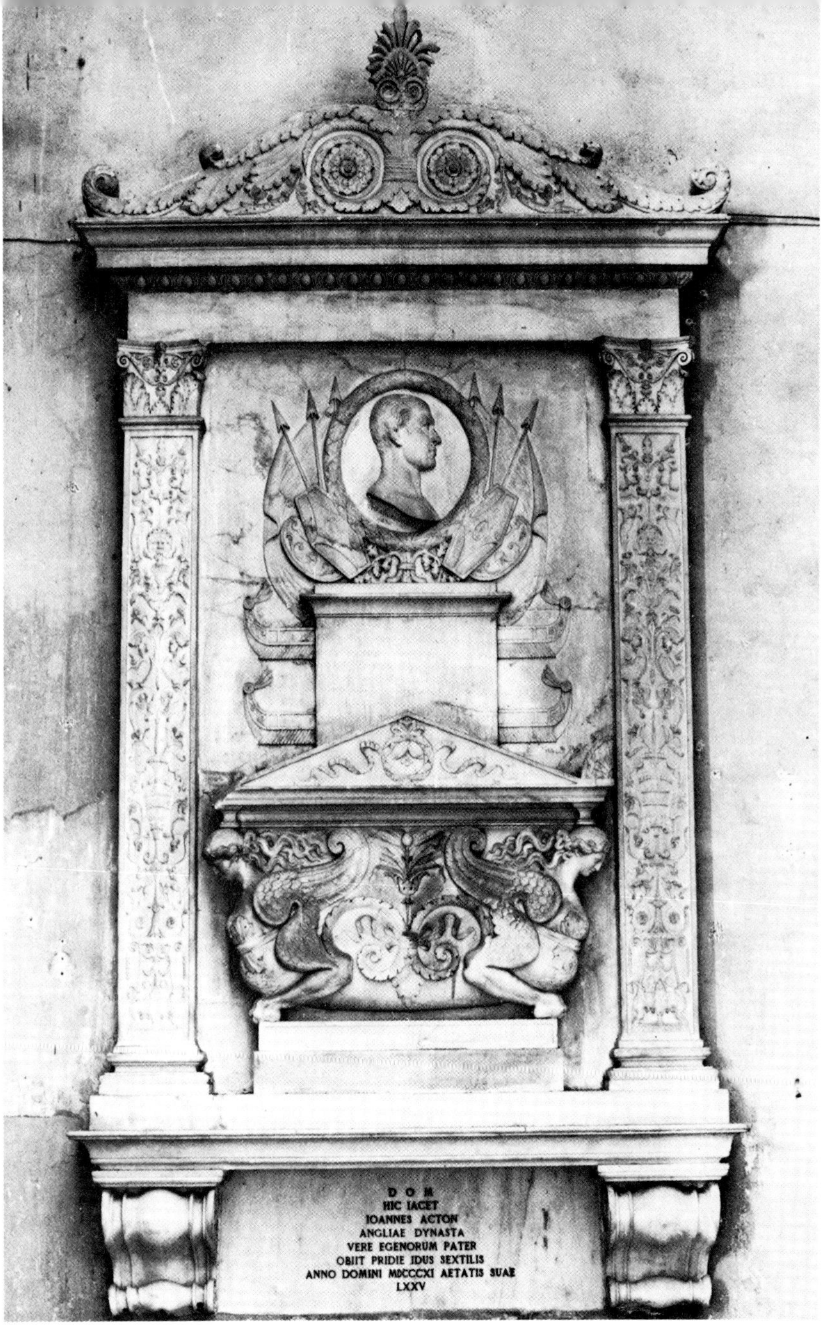
D O M
HIC IACET
IOANNES ACTON
ANGLIAE DYNASTA
VERE EGENORUM PATER
OBIIT PRIDIE IDUS SEXTILIS
ANNO DOMINI MDCCCXI AETATIS SUAE
LXXV

199 Palermo. S. Ninfa (dei Crociferi): Epitaph des Staatsmanns Giovanni (Sir John) Acton, 1811

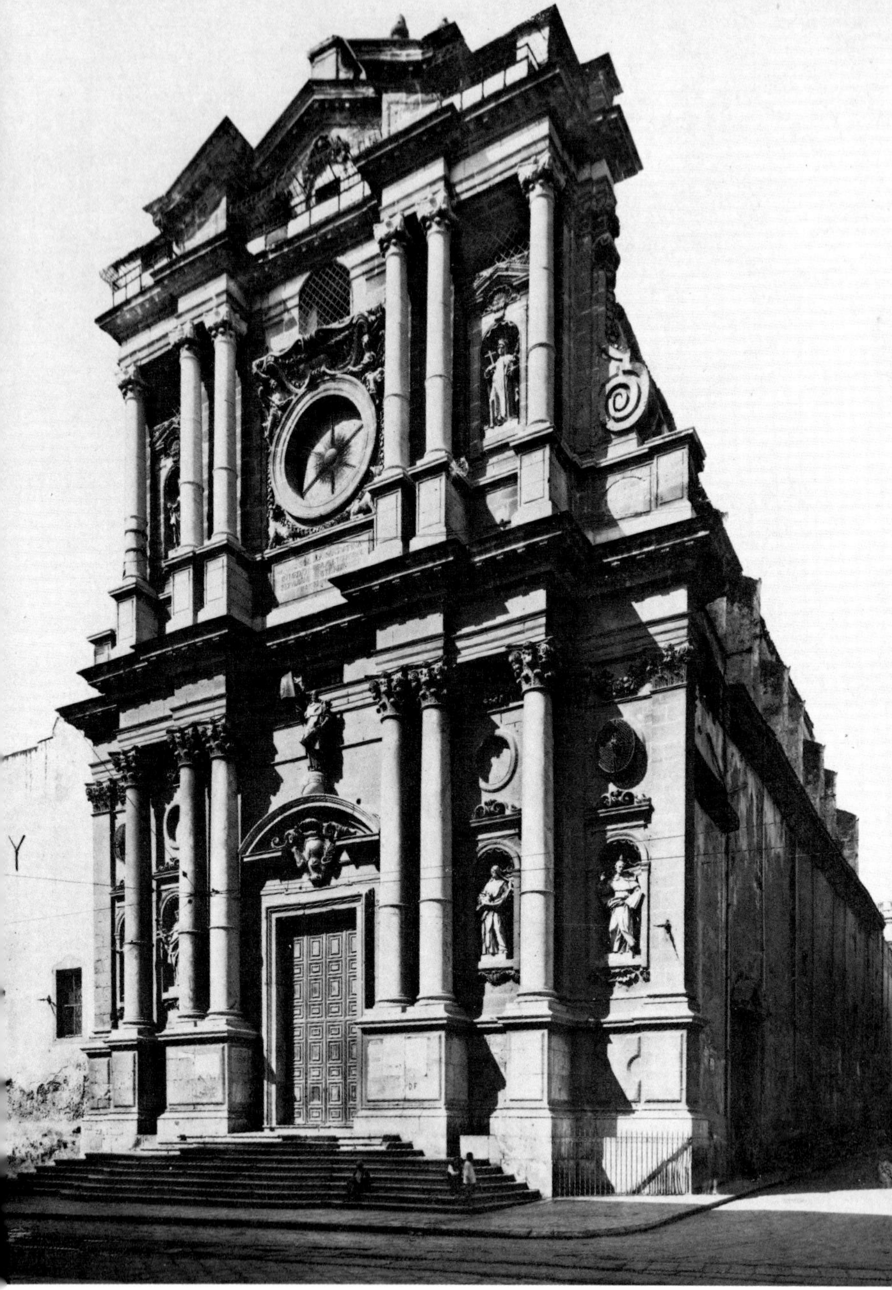

200 Palermo. Chiesa della Pietà: Fassade

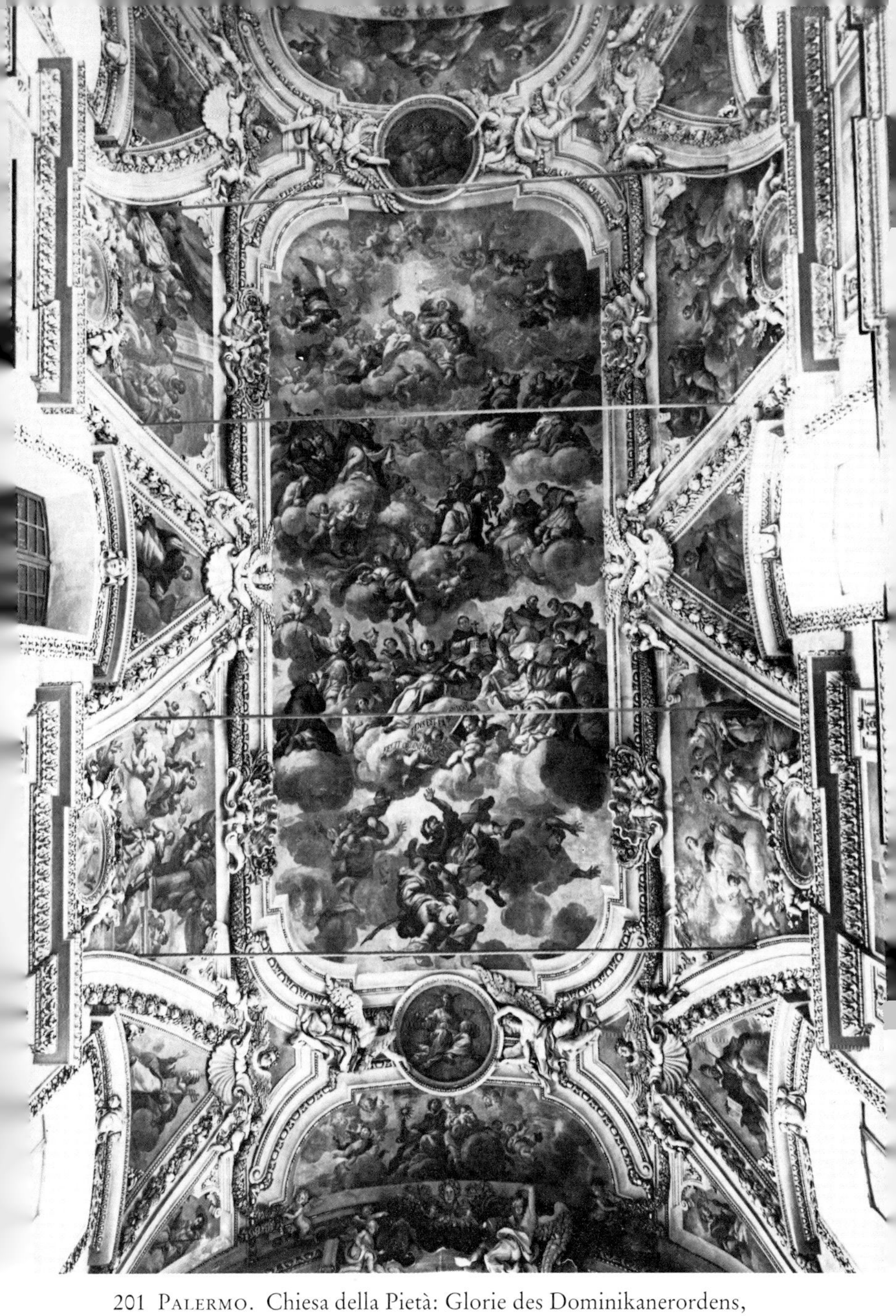

201 Palermo. Chiesa della Pietà: Glorie des Dominikanerordens, Deckenfresko von Antonino Grano

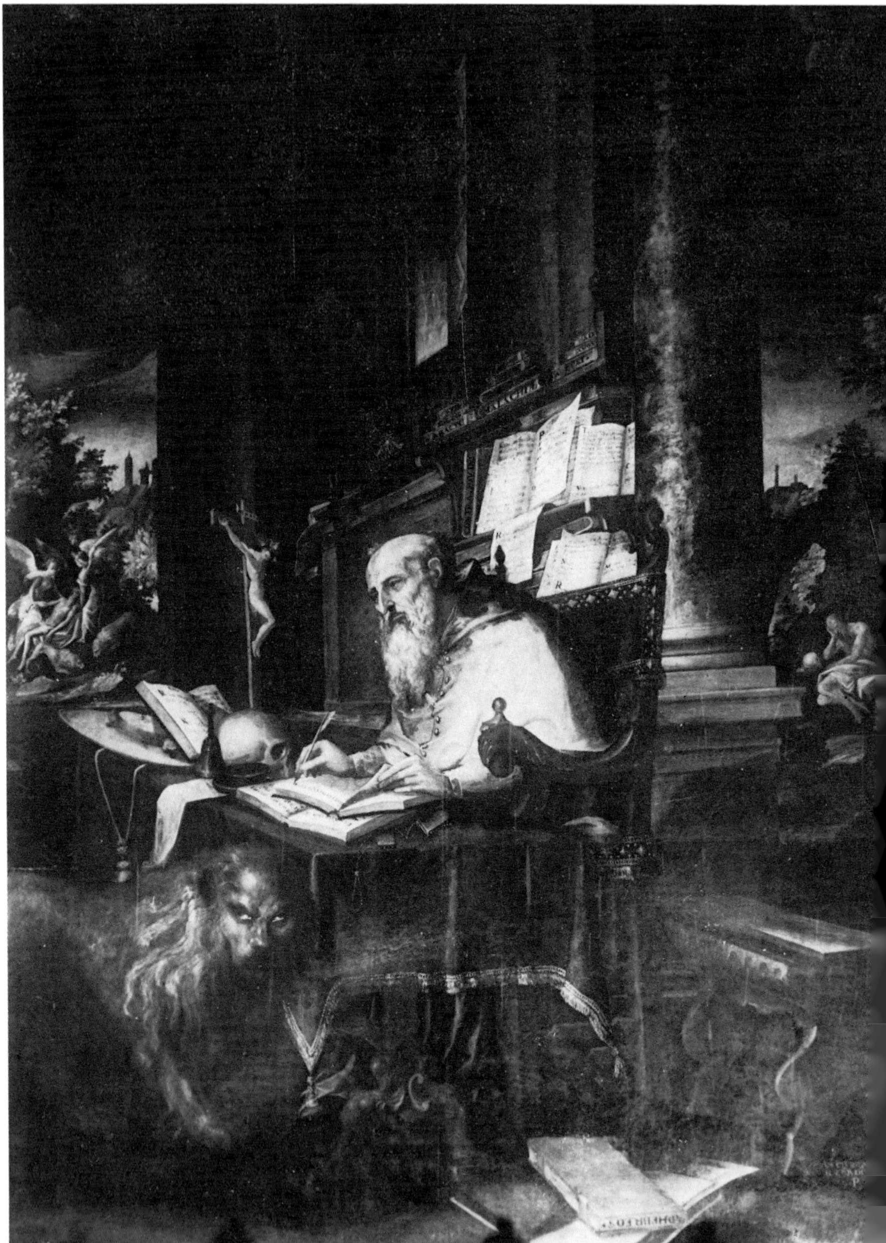

202 Palermo. S. Orsola: St. Hieronymus von Gaspare Vazzano

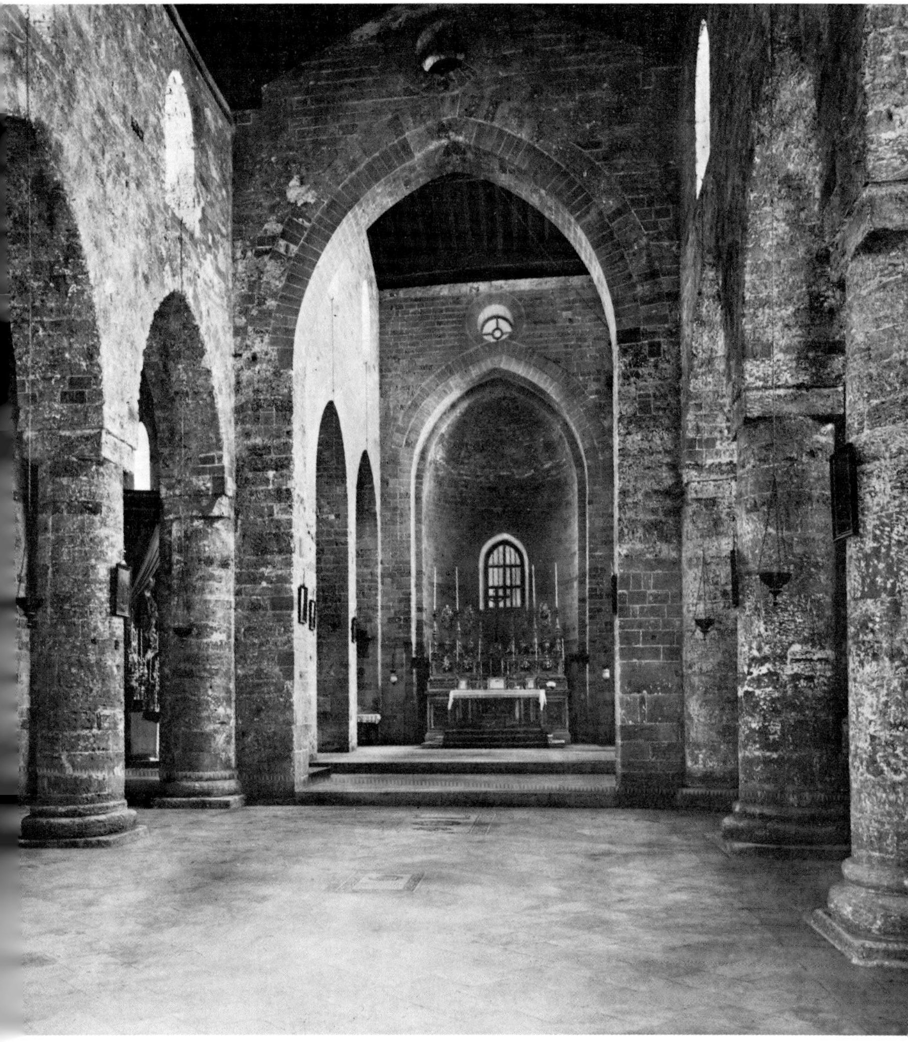

203 Palermo. S. Spirito: Inneres nach Osten

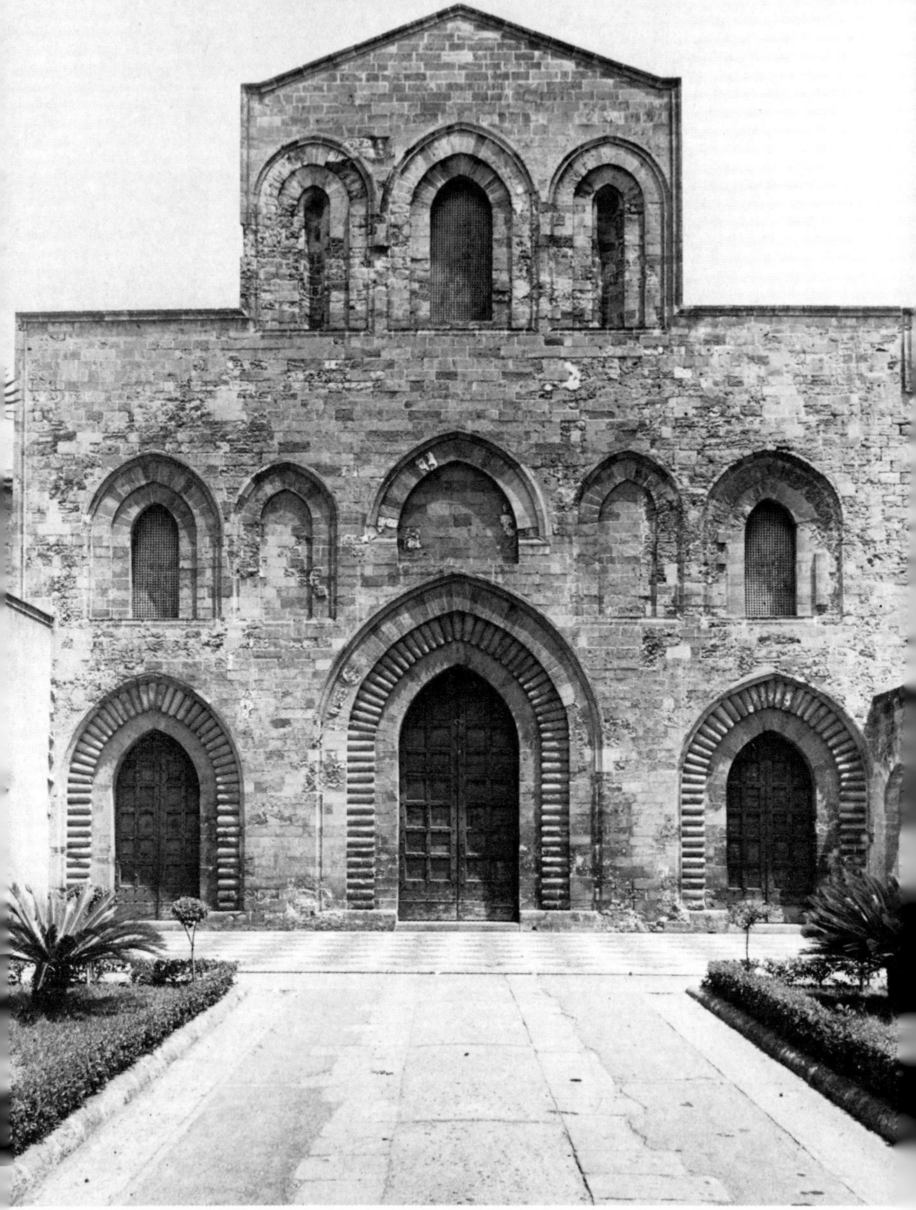

204 Palermo. SS. Trinità (La Magione): Fassade

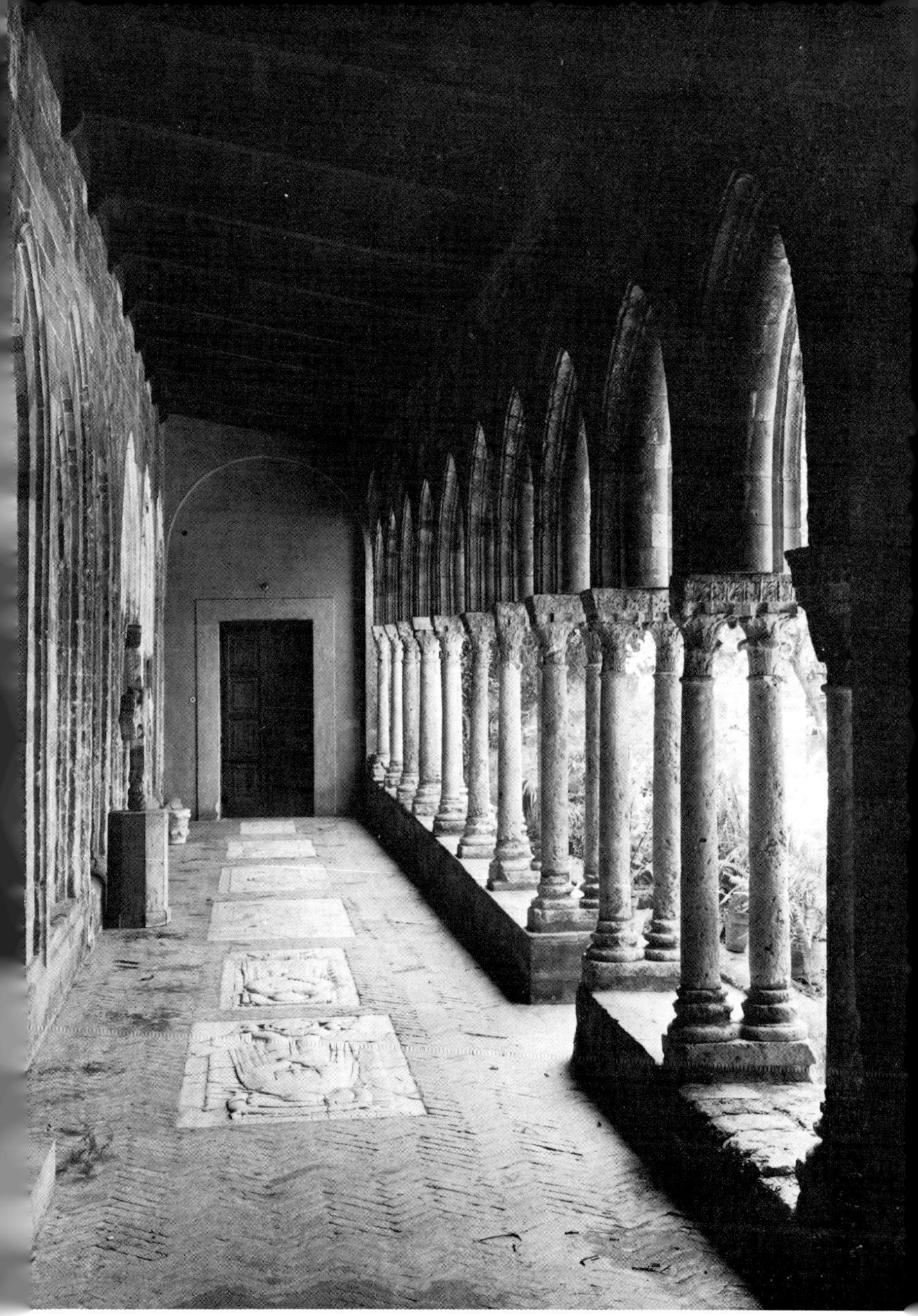

205 Palermo. SS. Trinità (La Magione): Kreuzgang

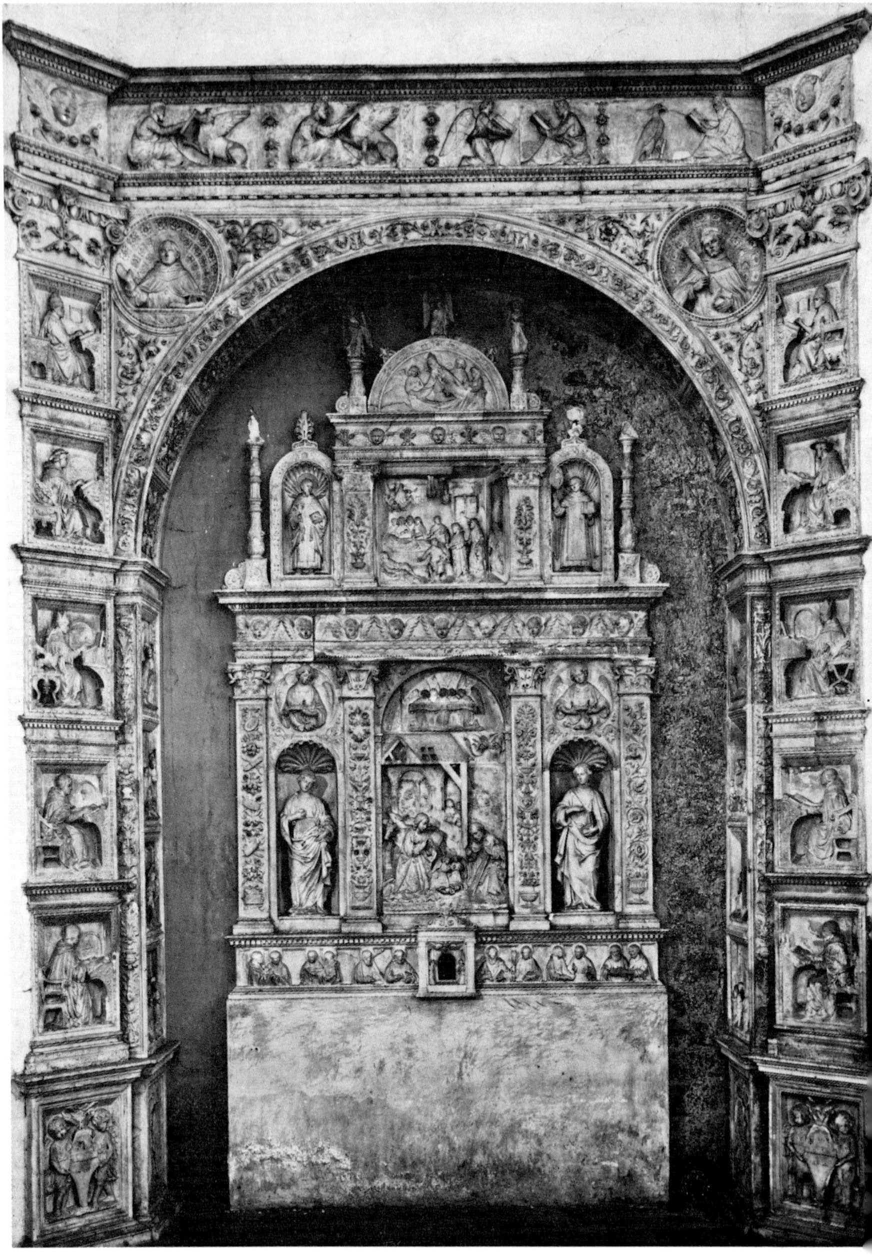

206 Palermo. S. Zita: Marmorbogen und Altarretabel von Antonello Gagini

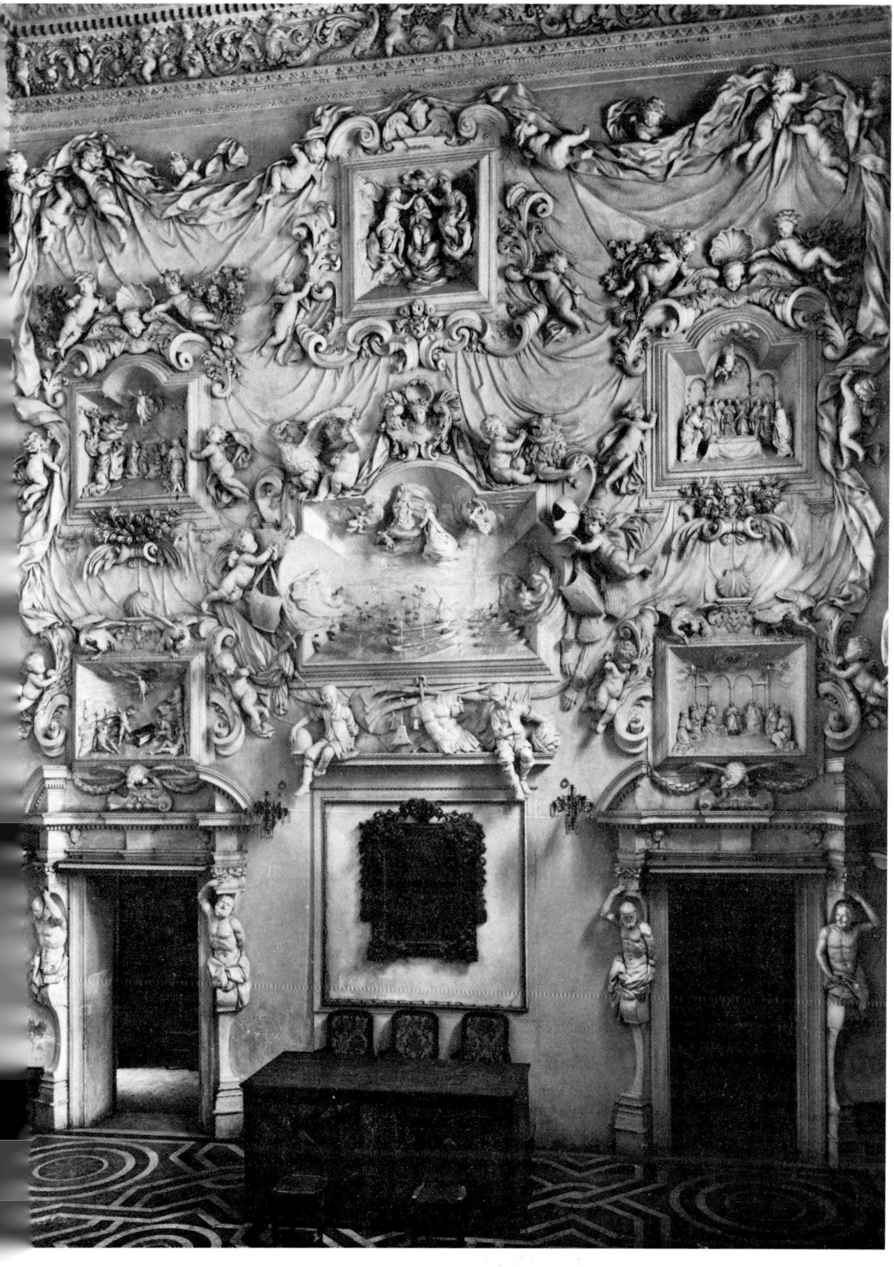

207 Palermo. Oratorio del Rosario neben S. Zita:
Eingangswand mit Stuckdekor von Giacomo Serpotta

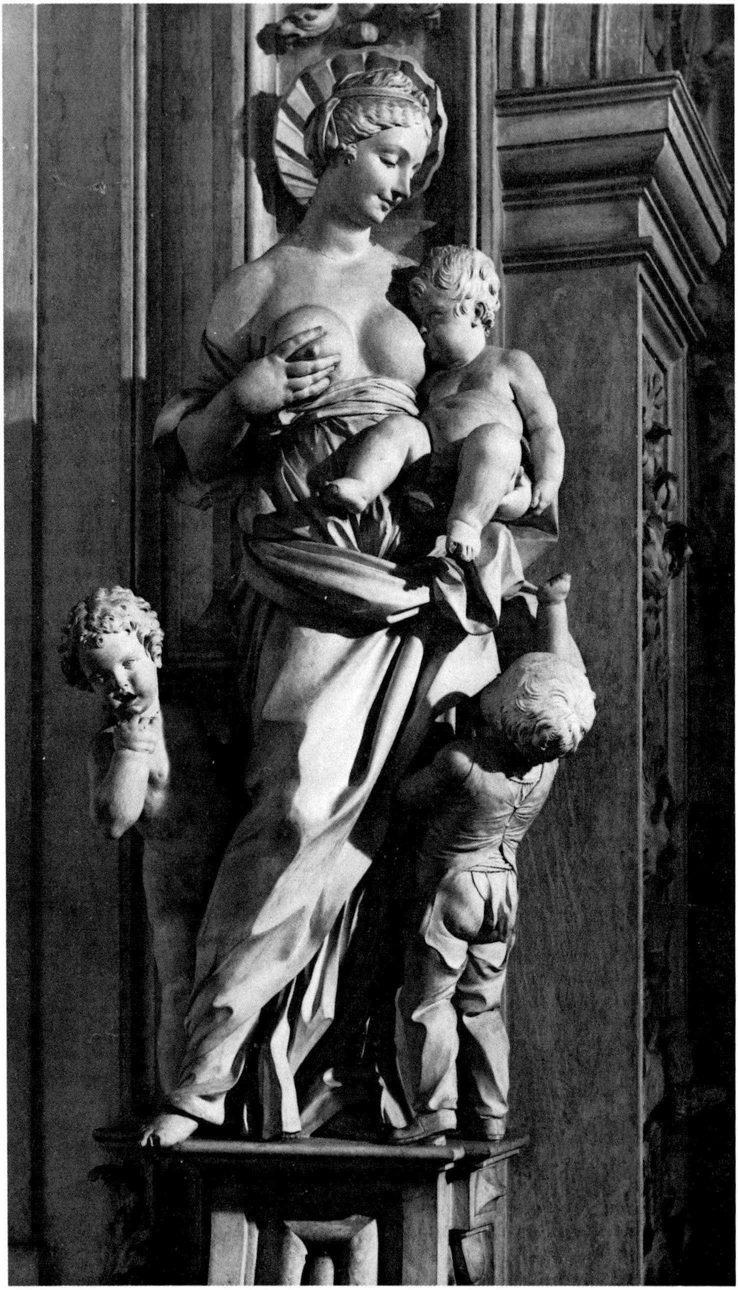

208 Palermo. Oratorio di San Lorenzo: „Caritas“
von Giacomo Serpotta

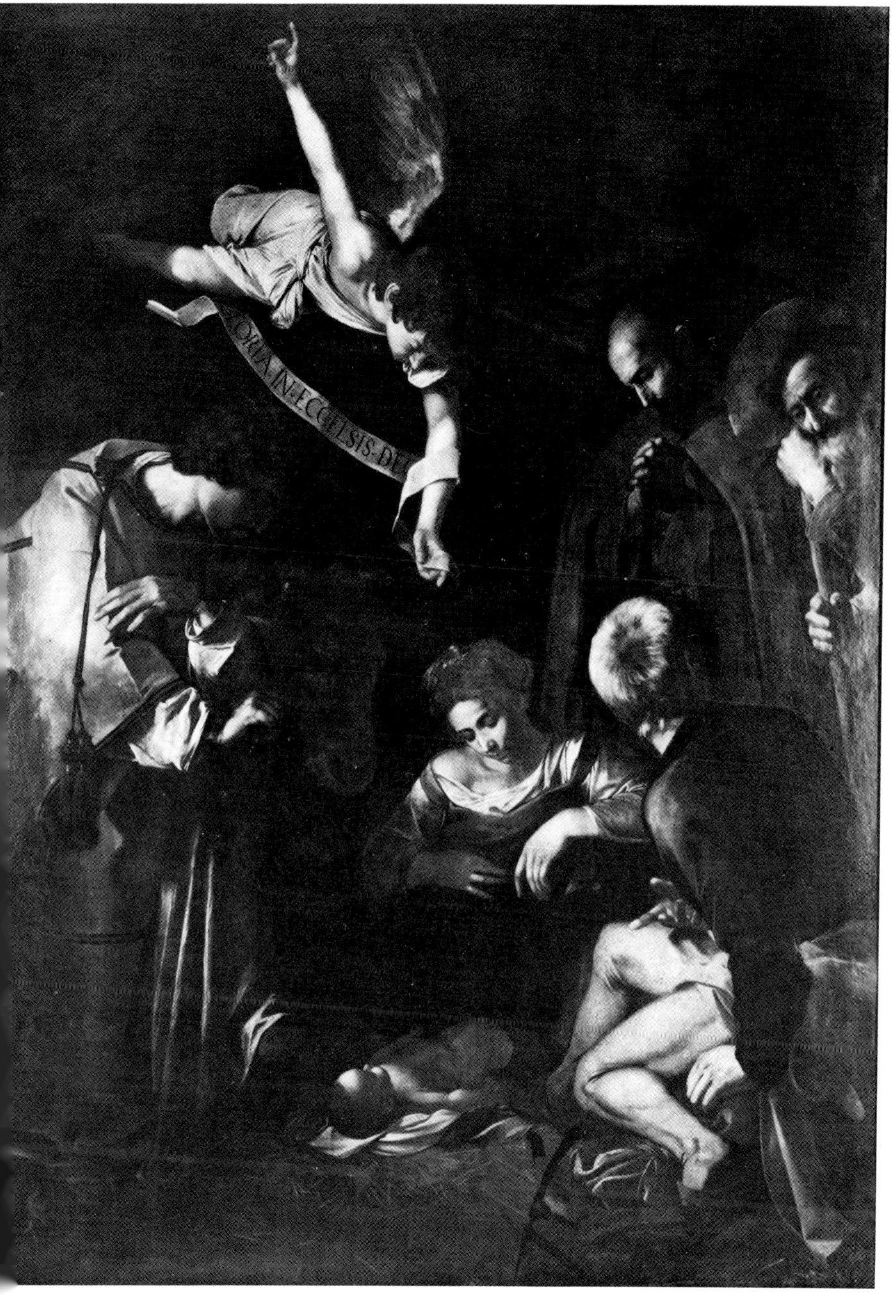

209 Palermo. Oratorio di San Lorenzo: Anbetung der Hirten von Caravaggio

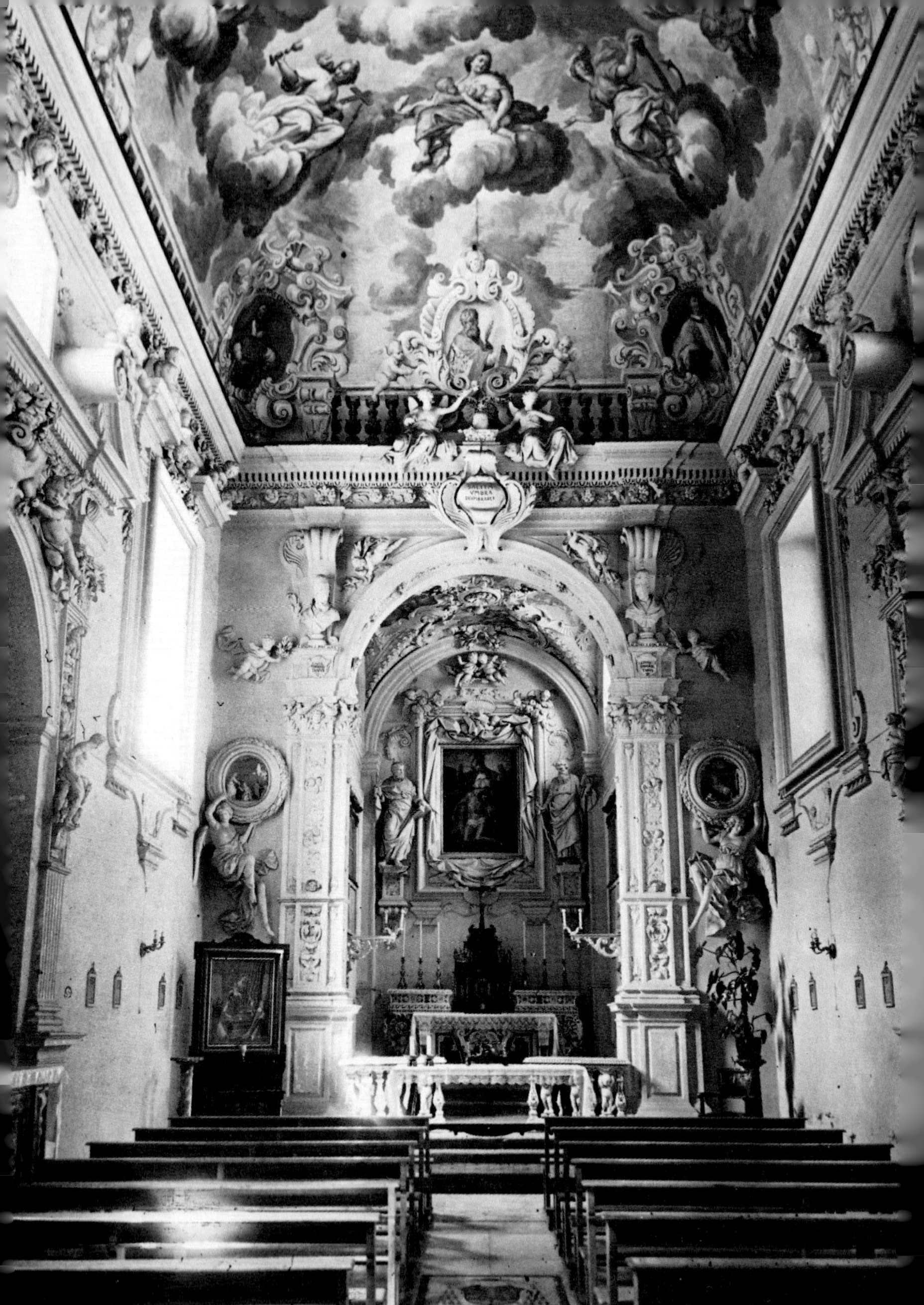

210 PALERMO. Oratorio dei SS. Pietro e Paolo: Inneres gegen den Altar

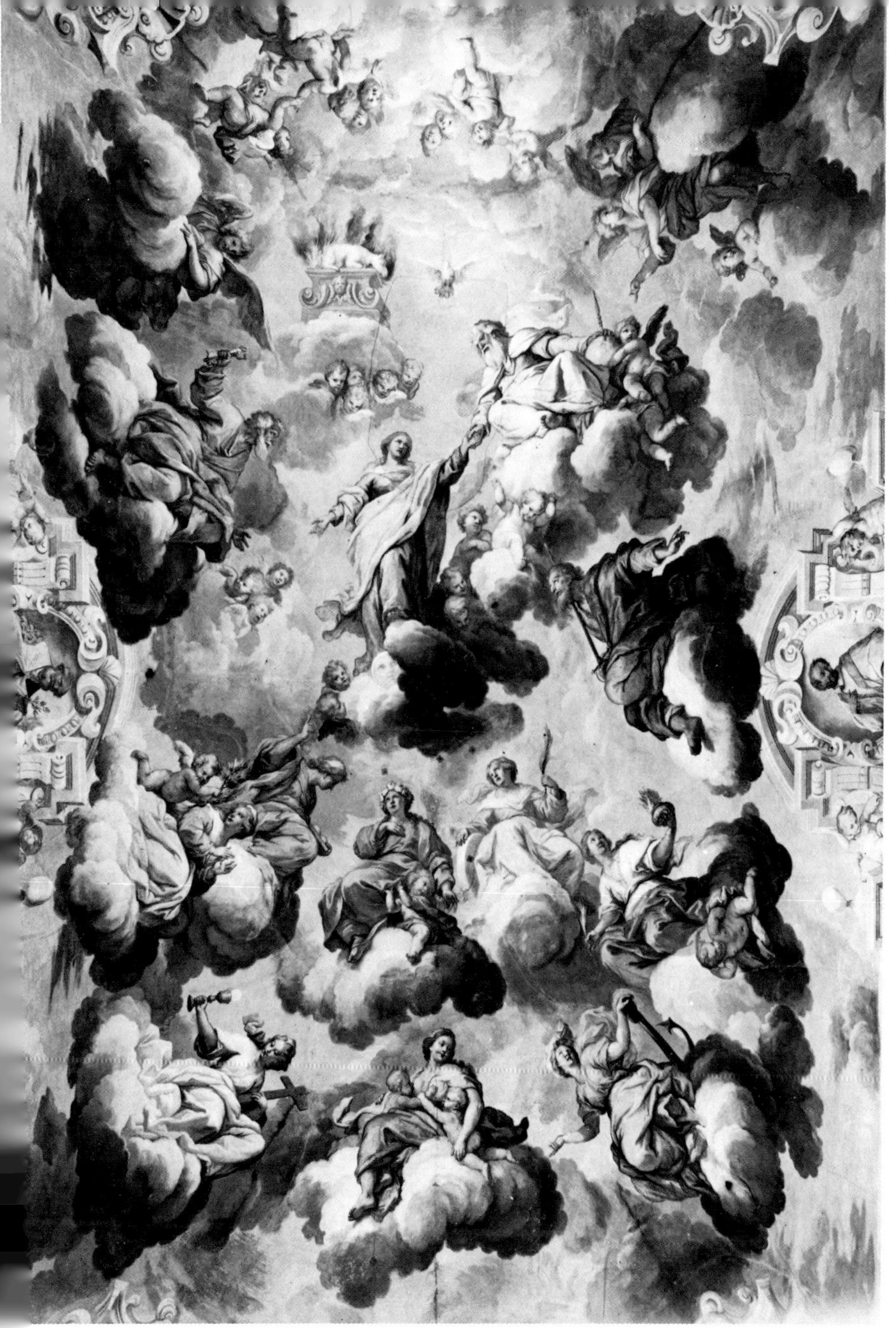

211 Palermo. Oratorio dei SS. Pietro e Paolo: Himmelfahrt Mariae, Deckenfresko von Filippo Tancredi

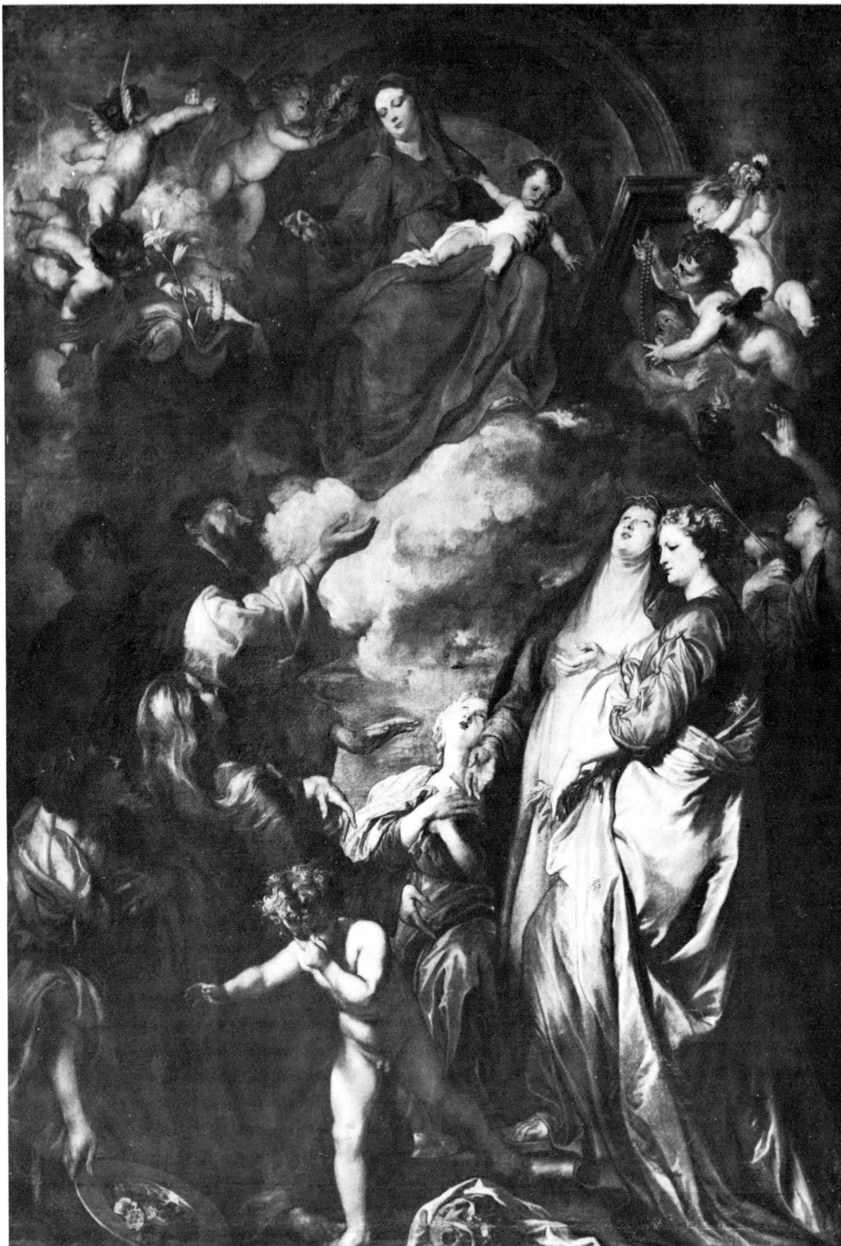

212 Palermo. Oratorio del Rosario neben S. Domenico:
Altargemälde von Anton van Dyck

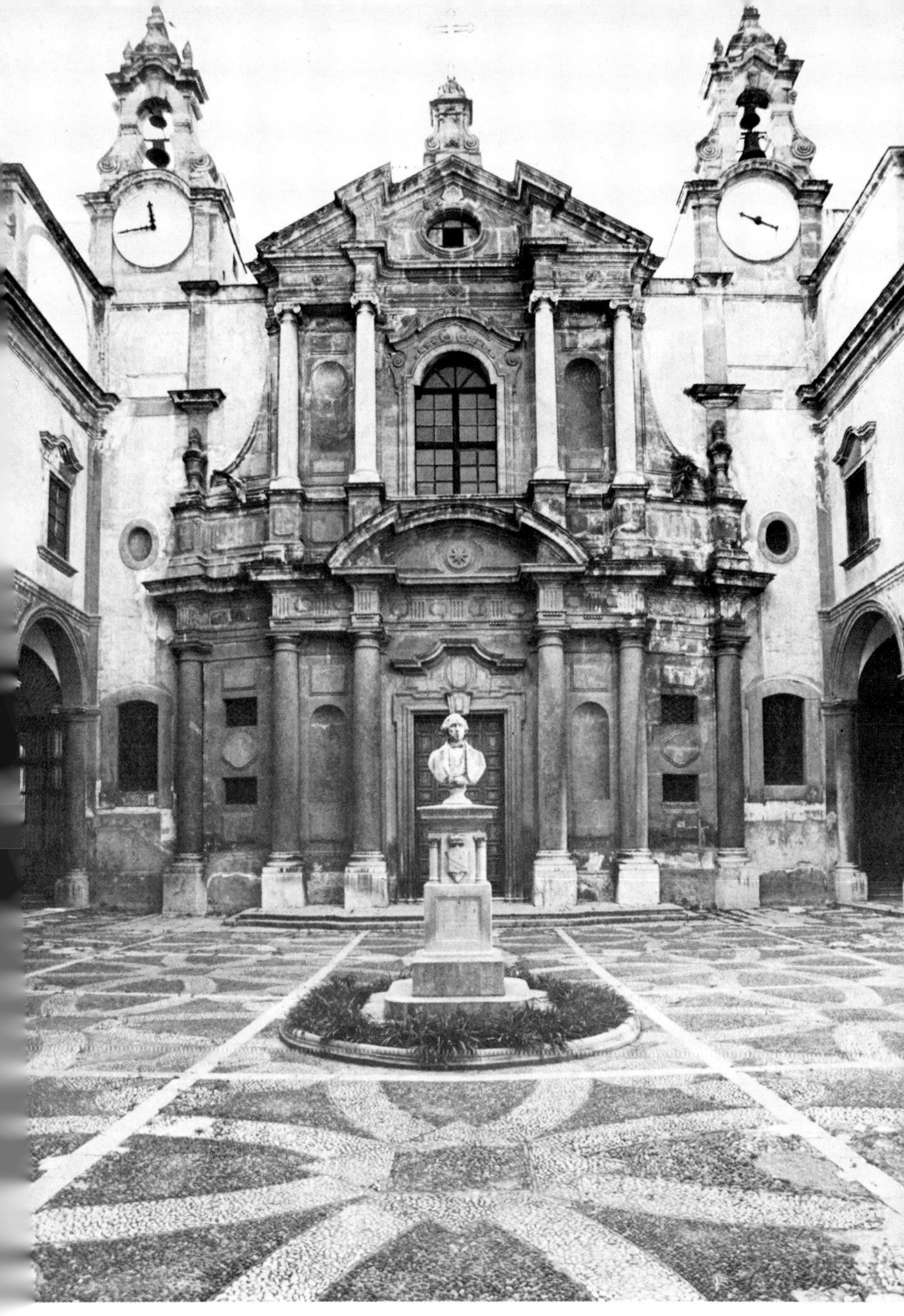

213 PALERMO. Kirche im Albergo dei Poveri

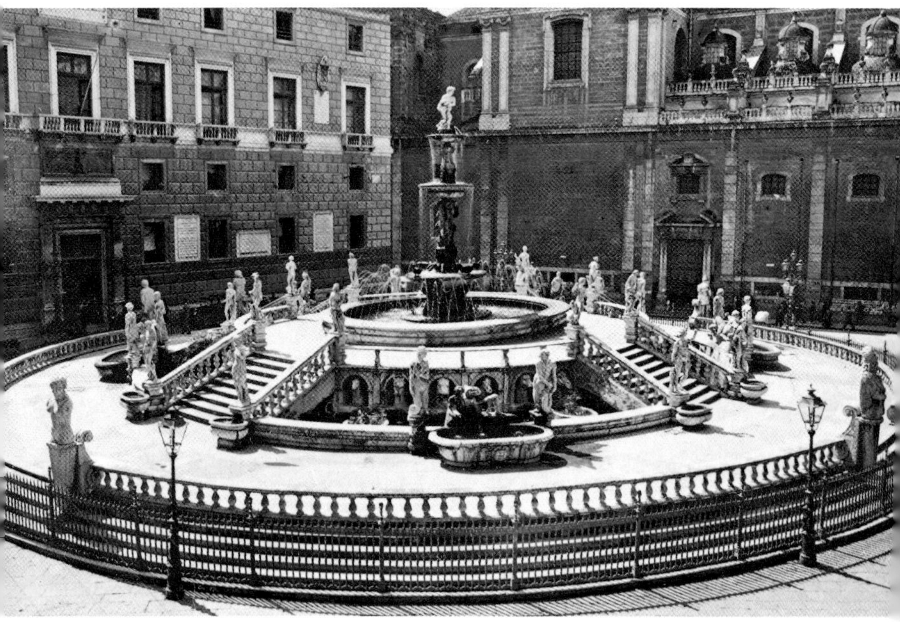

214 Palermo. Brunnen auf der Piazza Pretoria

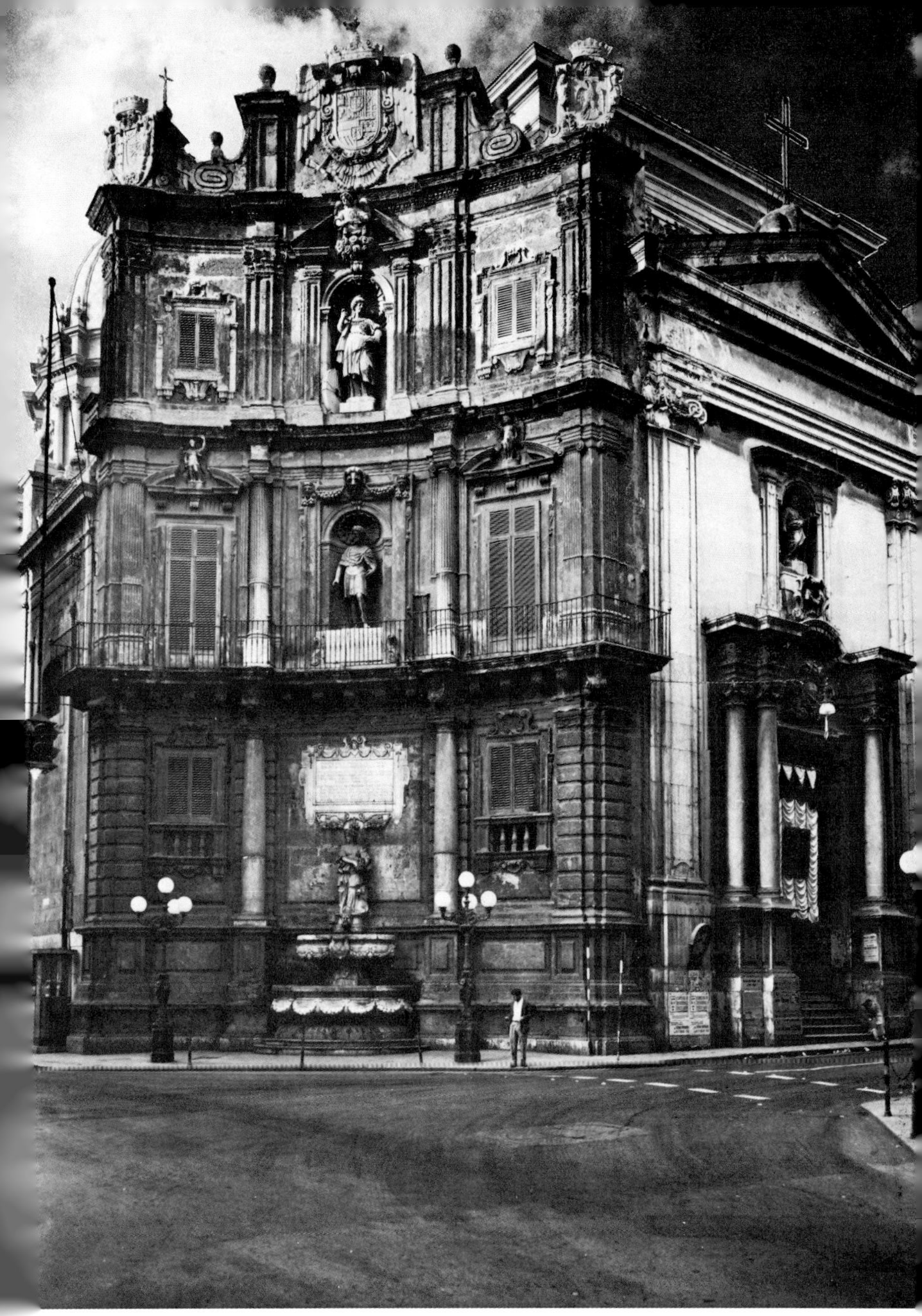

215 Palermo. „Quattro Canti di Città“

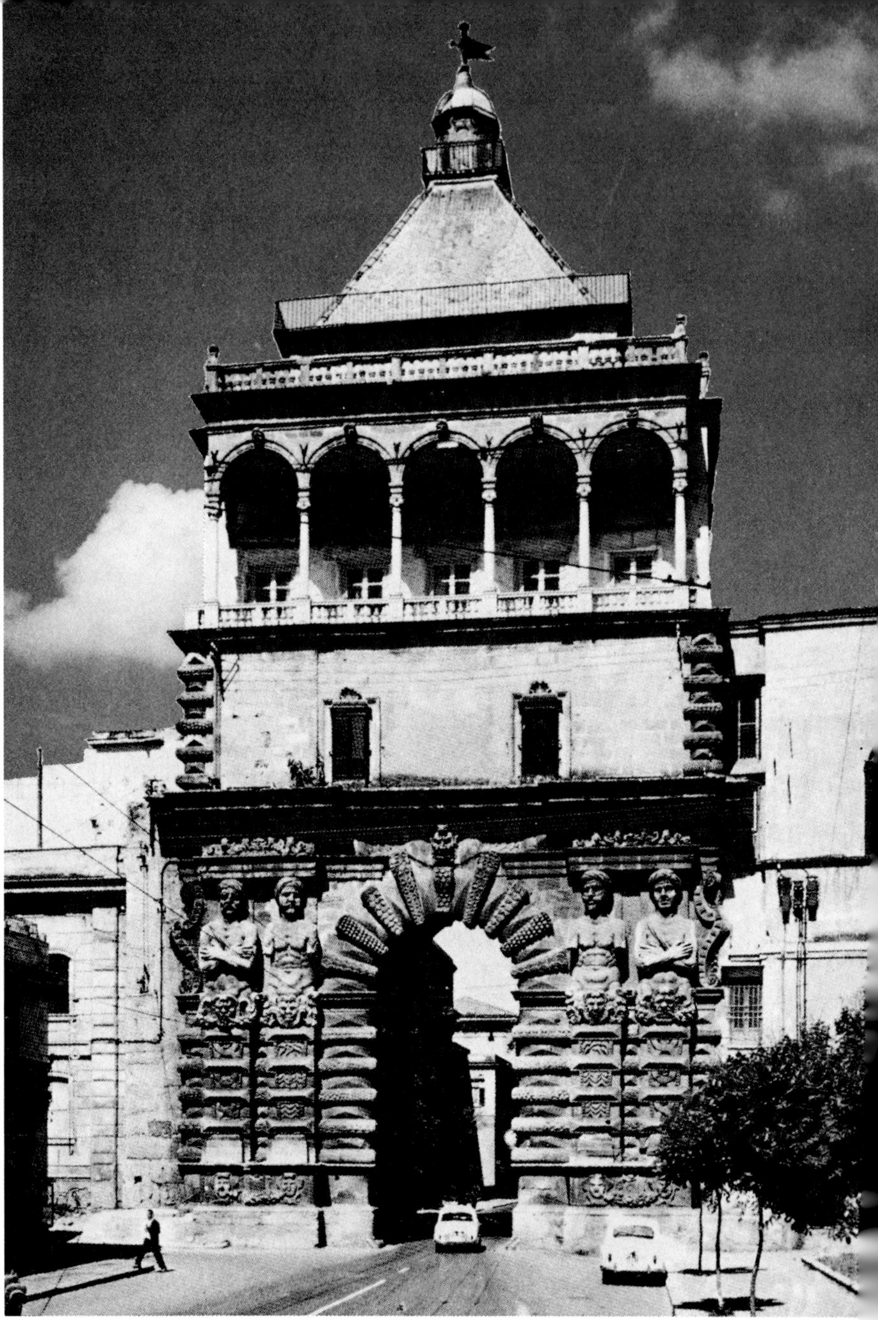

216 Palermo. Außenseite der Porta Nuova

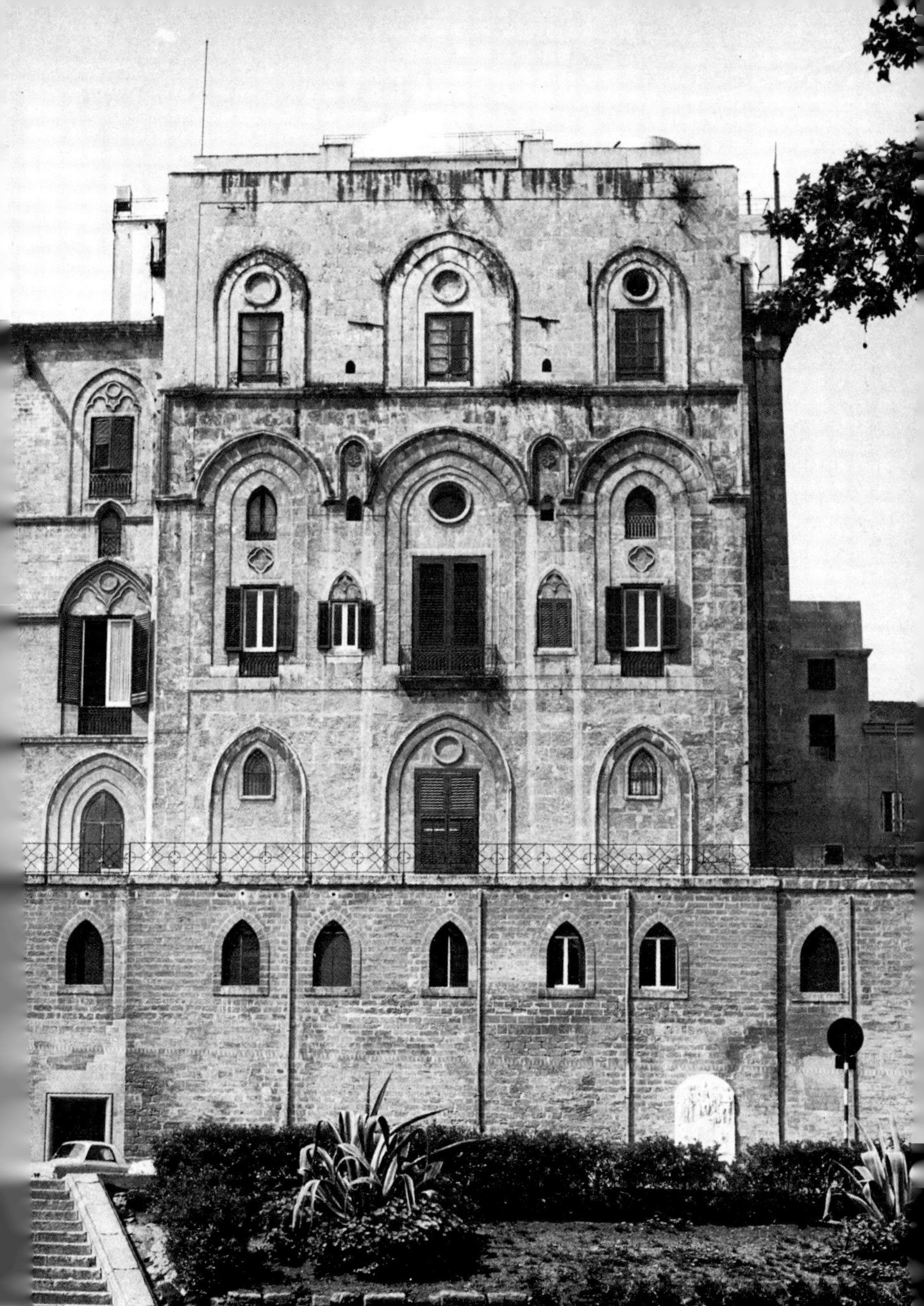

217 Palermo. Normannischer Königspalast: Außenansicht der sog. Torre Pisana

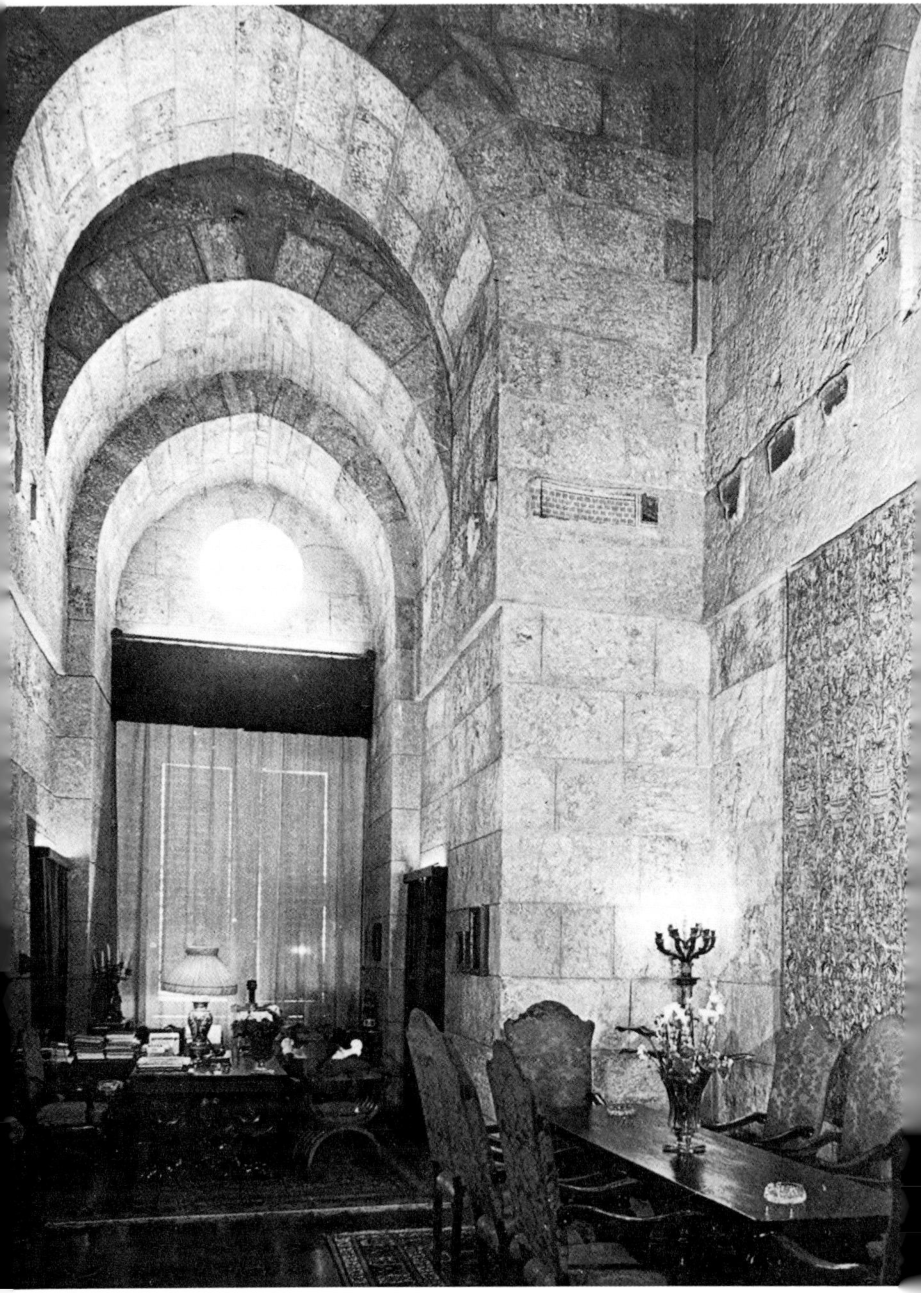

218 Palermo. Normannischer Königspalast: Hauptraum in der sog. Torre Pisana

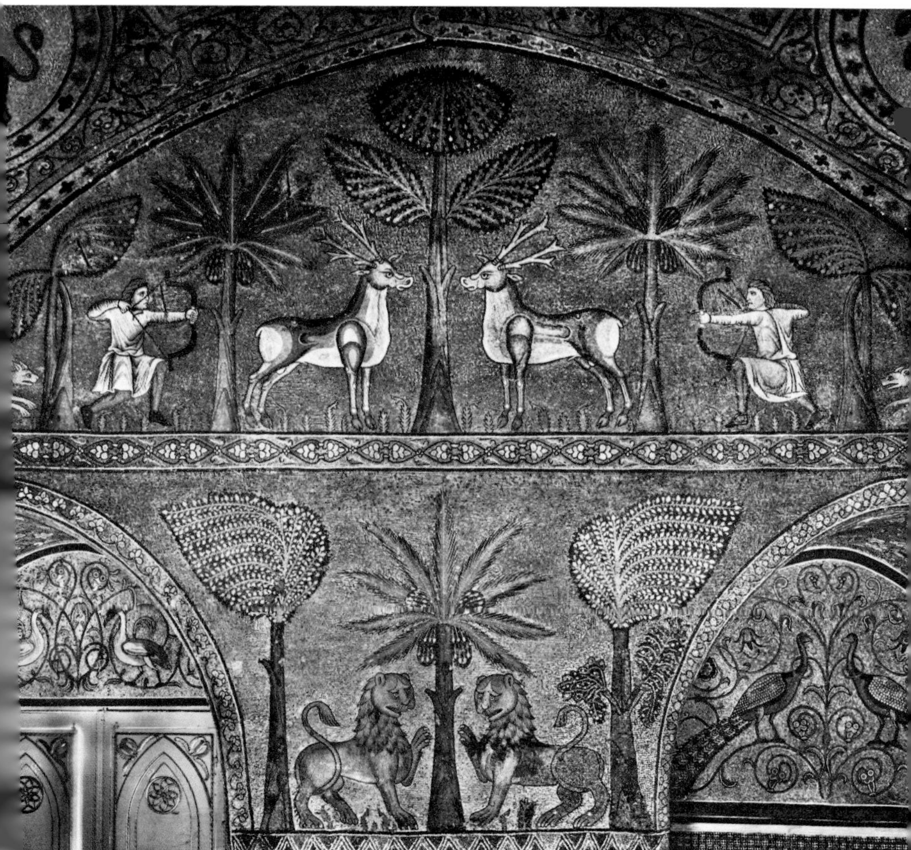

219 Palermo. Normannischer Königspalast: Mosaikenschmuck der sog. Roger-Zimmer

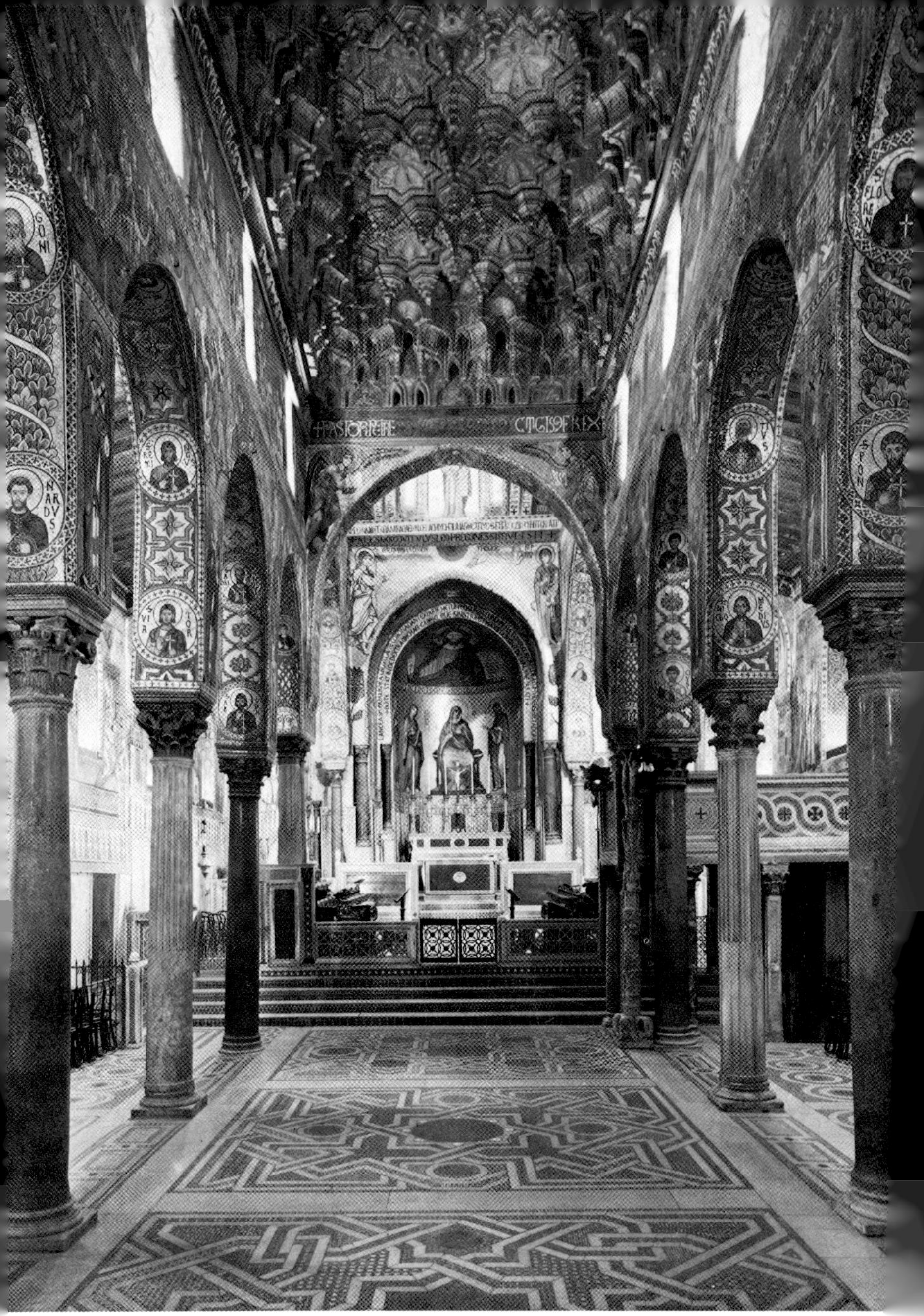

220 Palermo. Cappella Palatina: Inneres gegen die Apsis

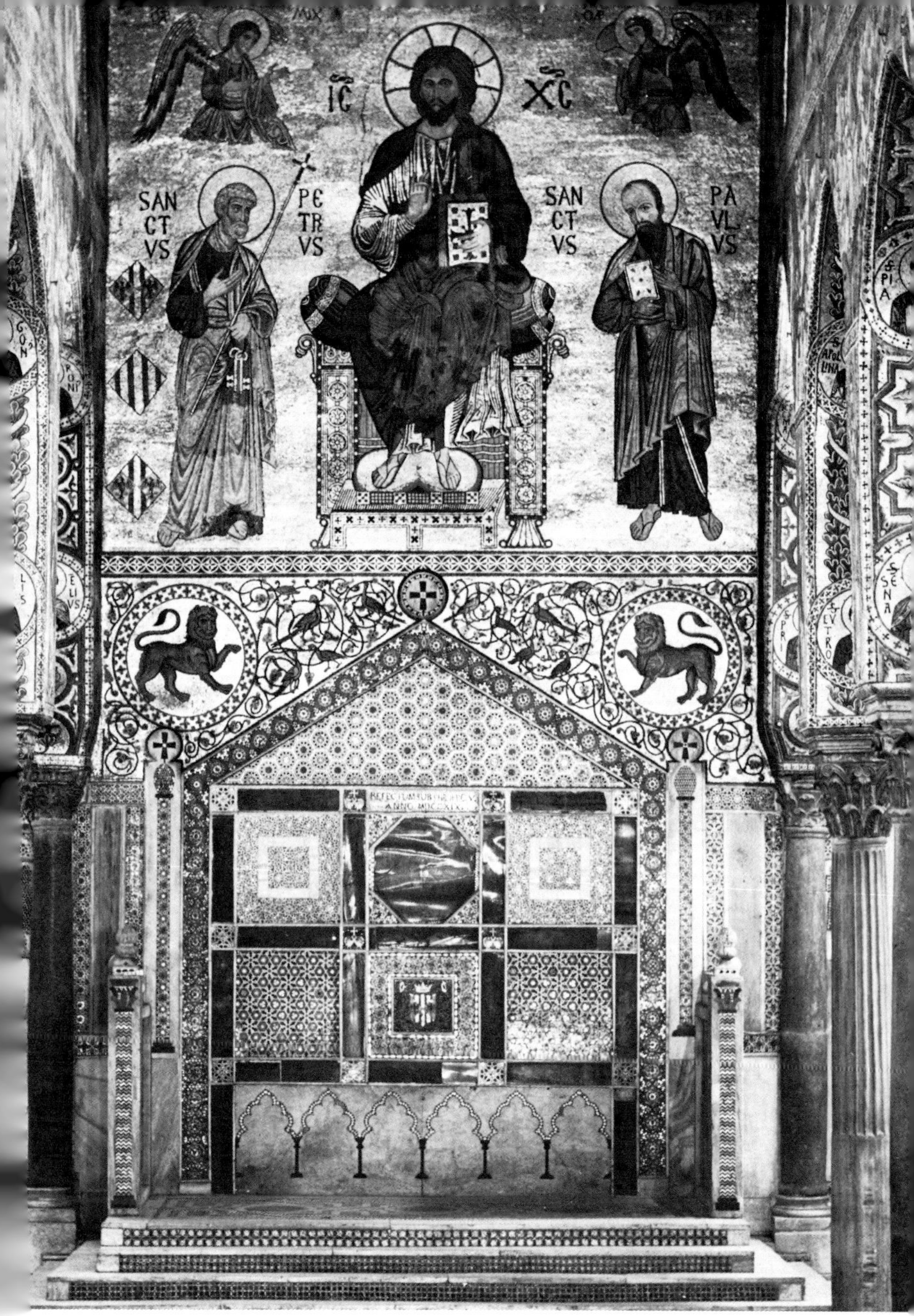

221 Palermo. Cappella Palatina: Inneres gegen Westen mit Königsthron

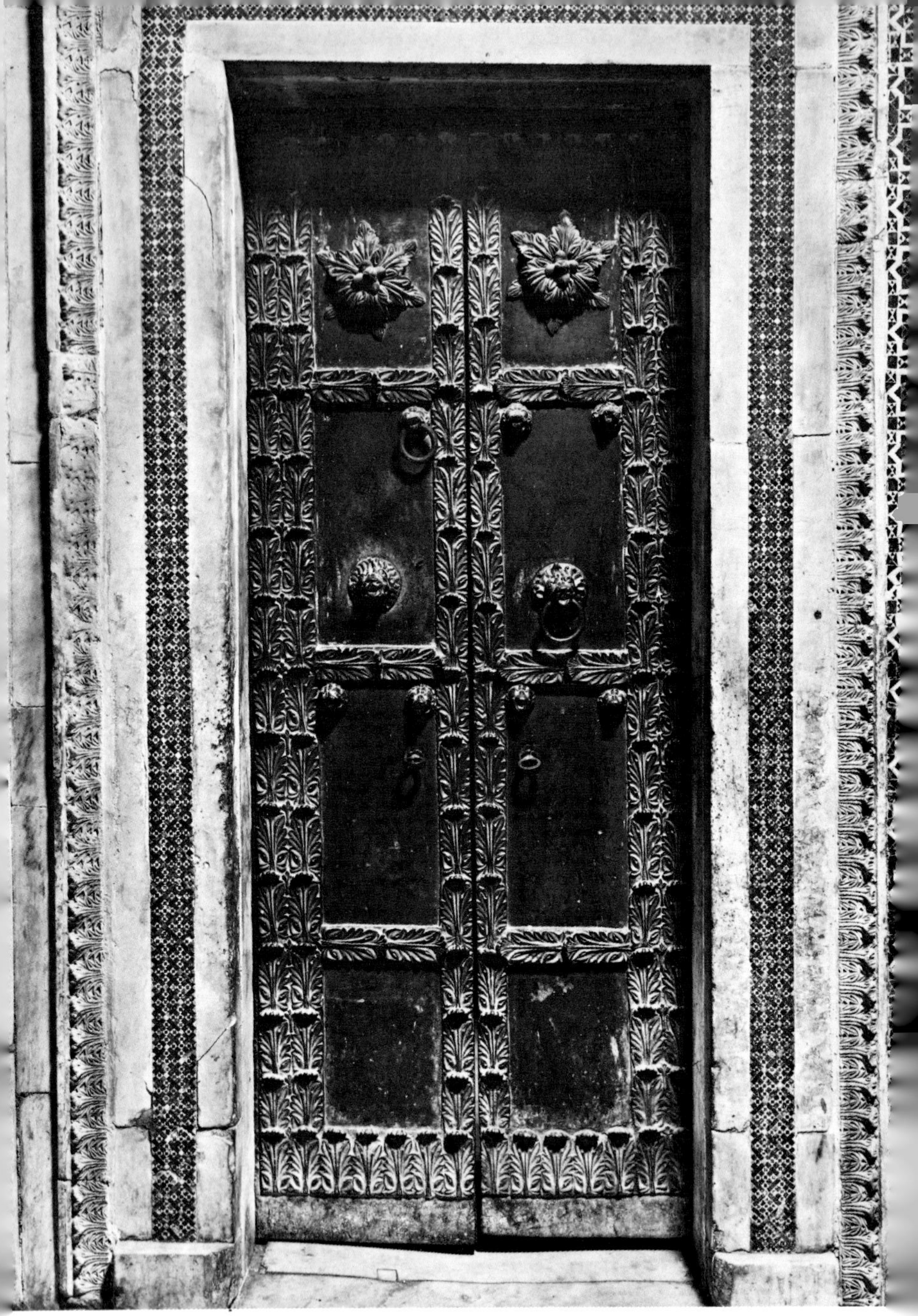

222 PALERMO. Cappella Palatina: Bronzetür

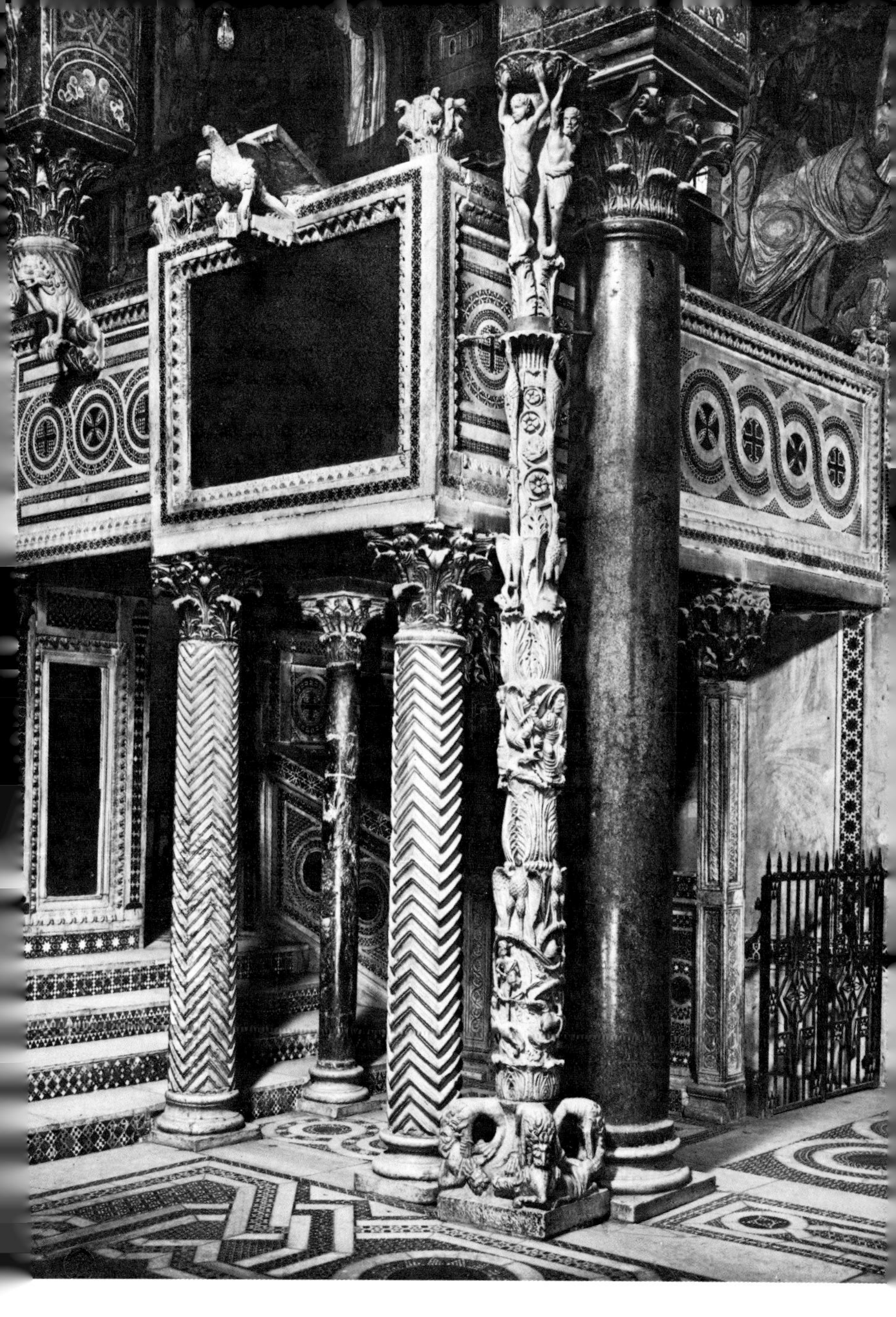

223 Palermo. Cappella Palatina: Kanzel und Osterleuchter

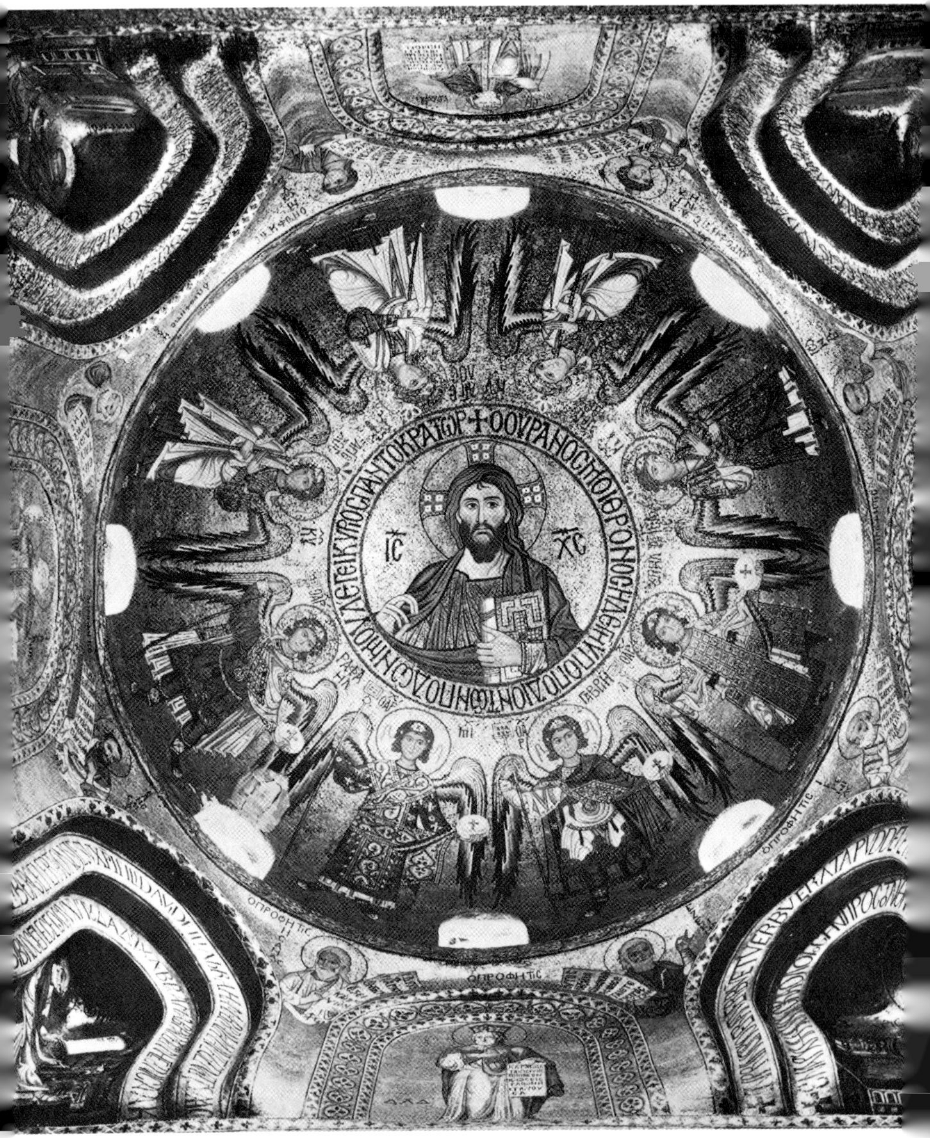

224 Palermo. Cappella Palatina: Kuppel mit Mosaiken

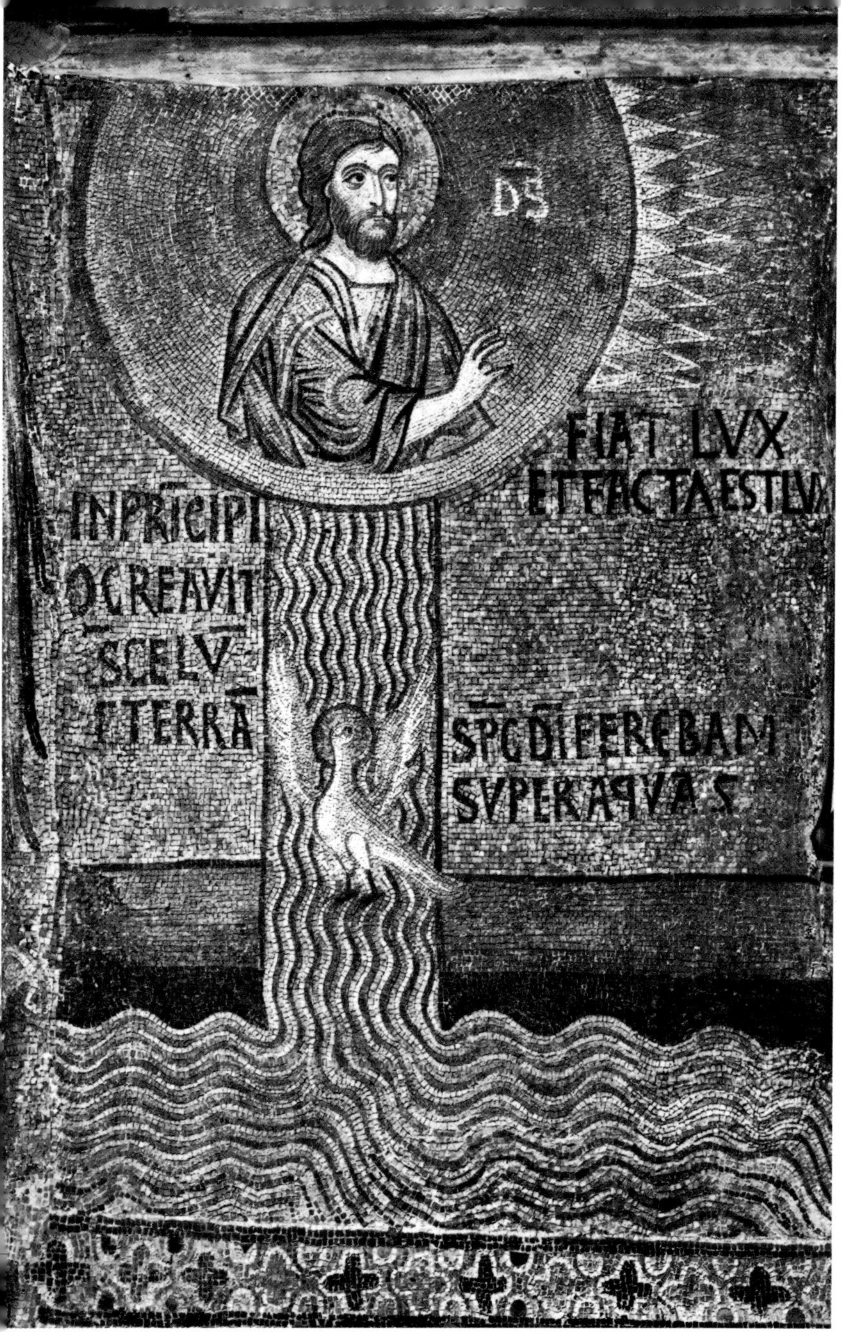
DS
FIAT LVX
ETFACTAESTLVX
INPRĨCIPI
OCREAVIT
SCELV
ĒTERRĀ
SPC DI FEREBAM
SVPERAQVAS

225 Palermo. Cappella Palatina: Mosaik der Schöpfungsgeschichte

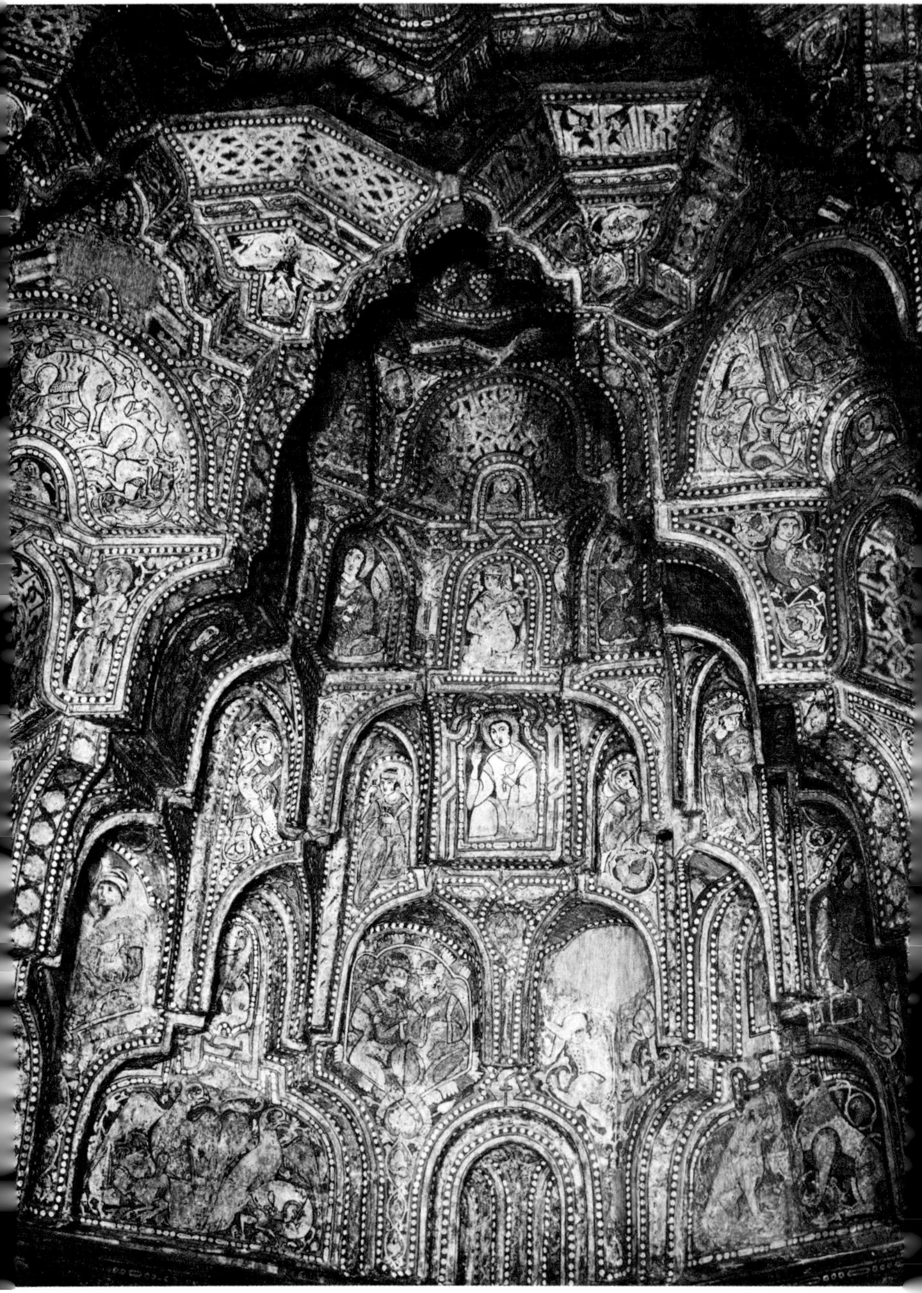

226 Palermo. Cappella Palatina: islamische Malereien der Stalaktitendecke

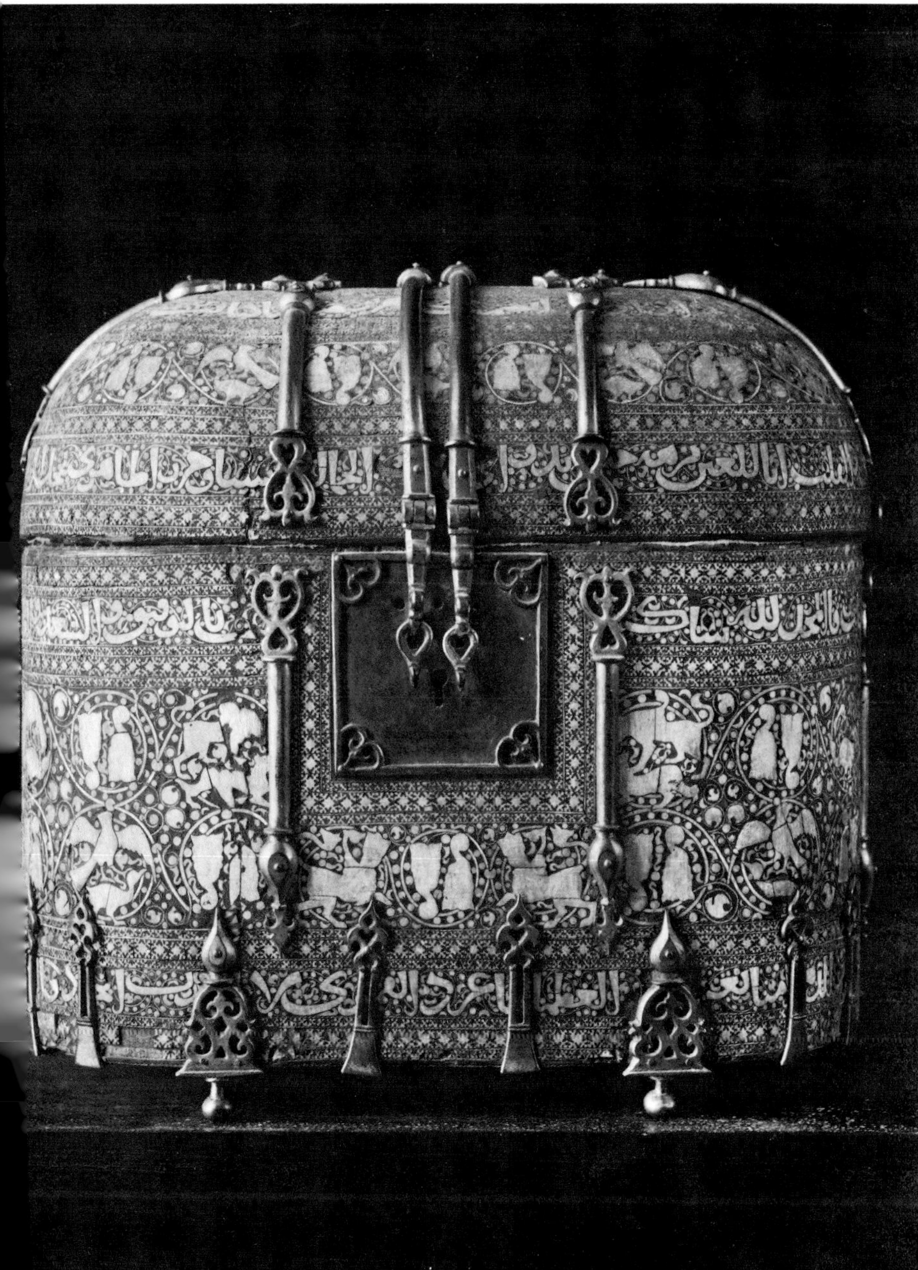

227 Palermo. Cappella Palatina. Schatzkammer: arabisches Schmuckkästchen

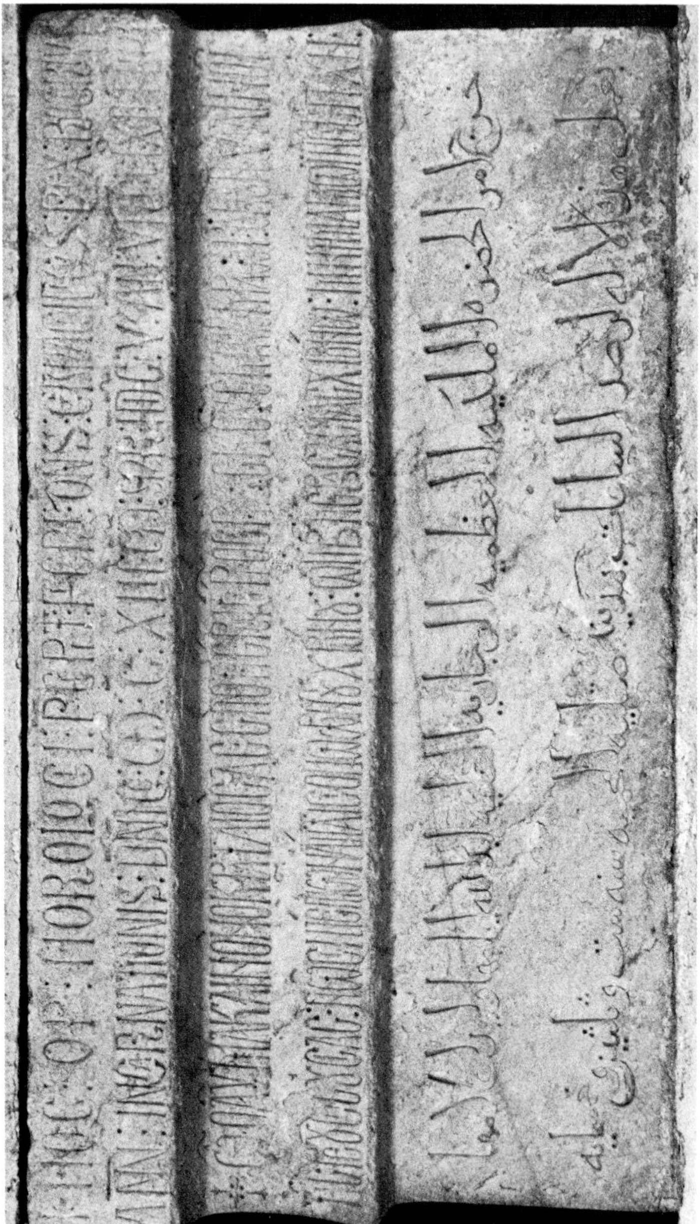

228 PALERMO. Cappella Palatina: dreisprachige Inschrift von 1142

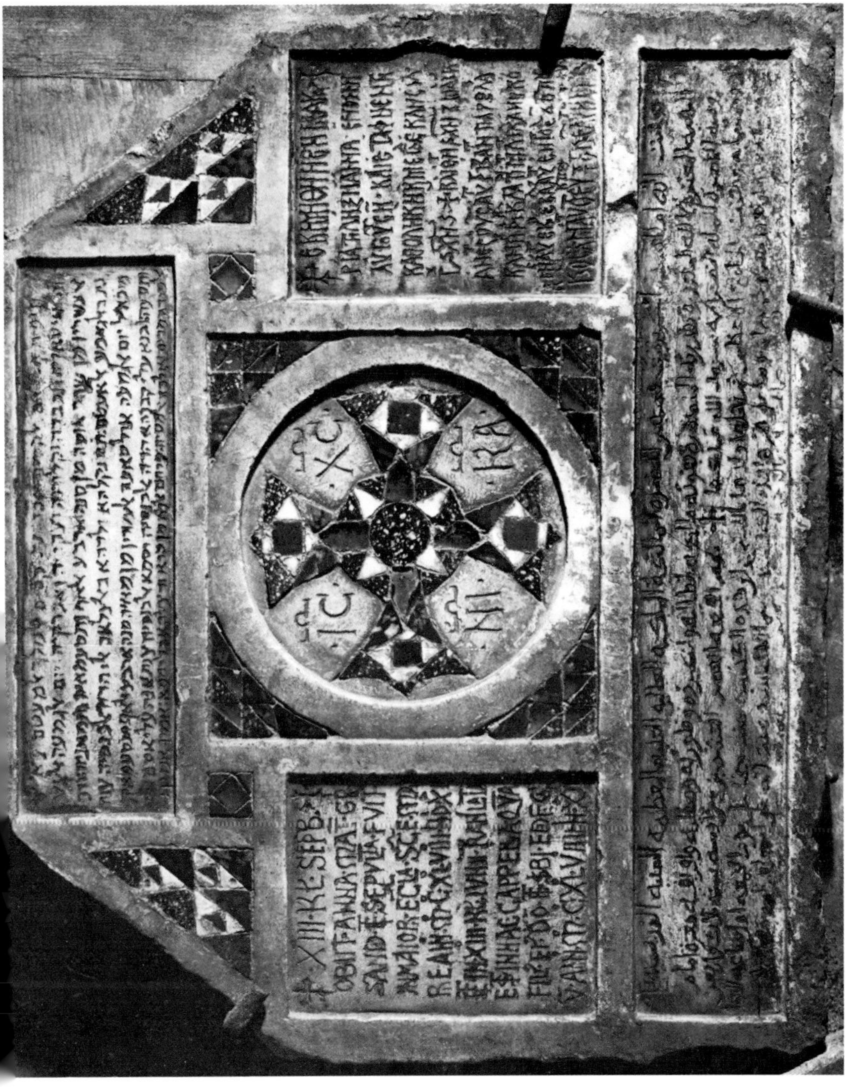

229 Palermo. Viersprachiger Grabstein von 1149

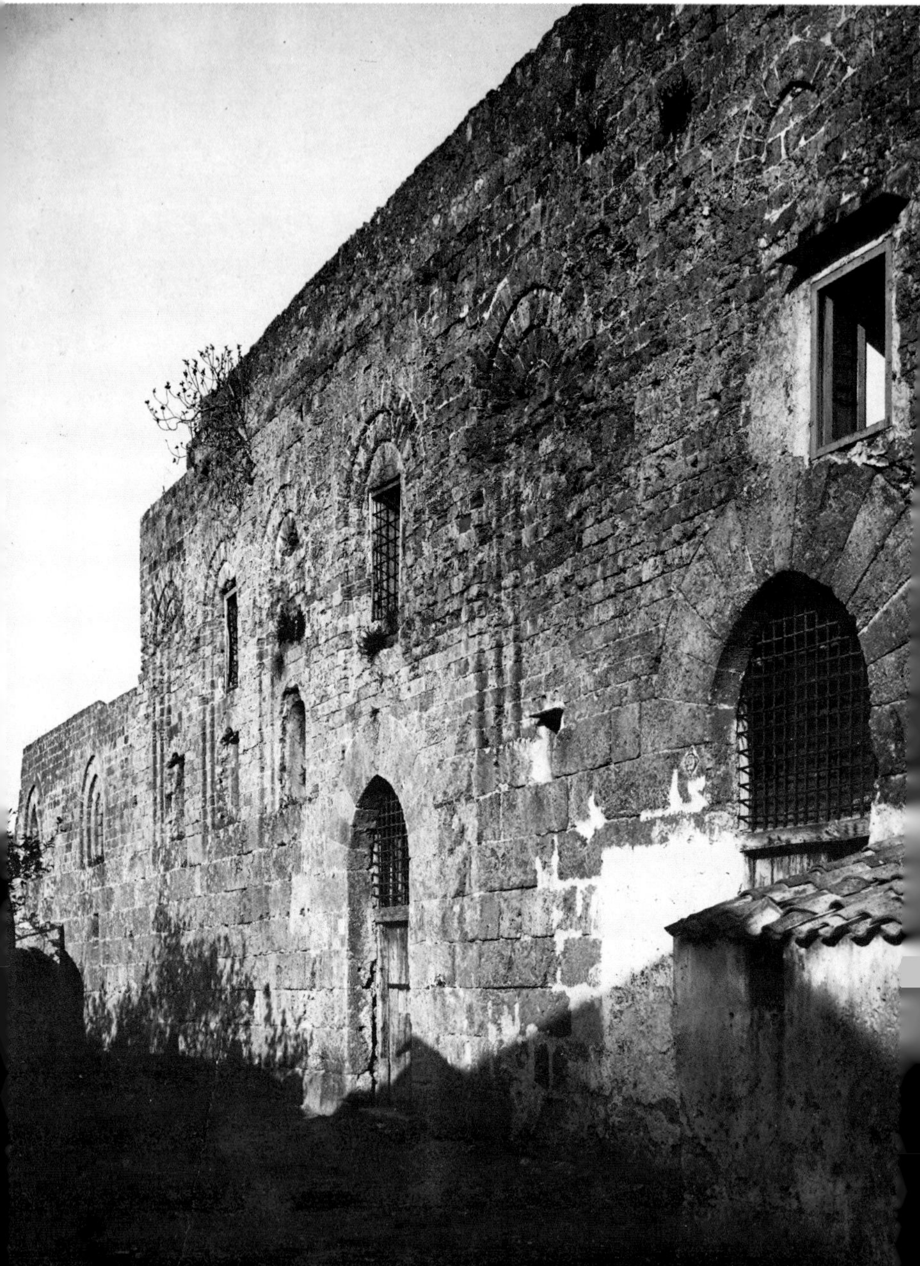

230 PALERMO (Umgebung). Favara, Sommerschloß Rogers II.

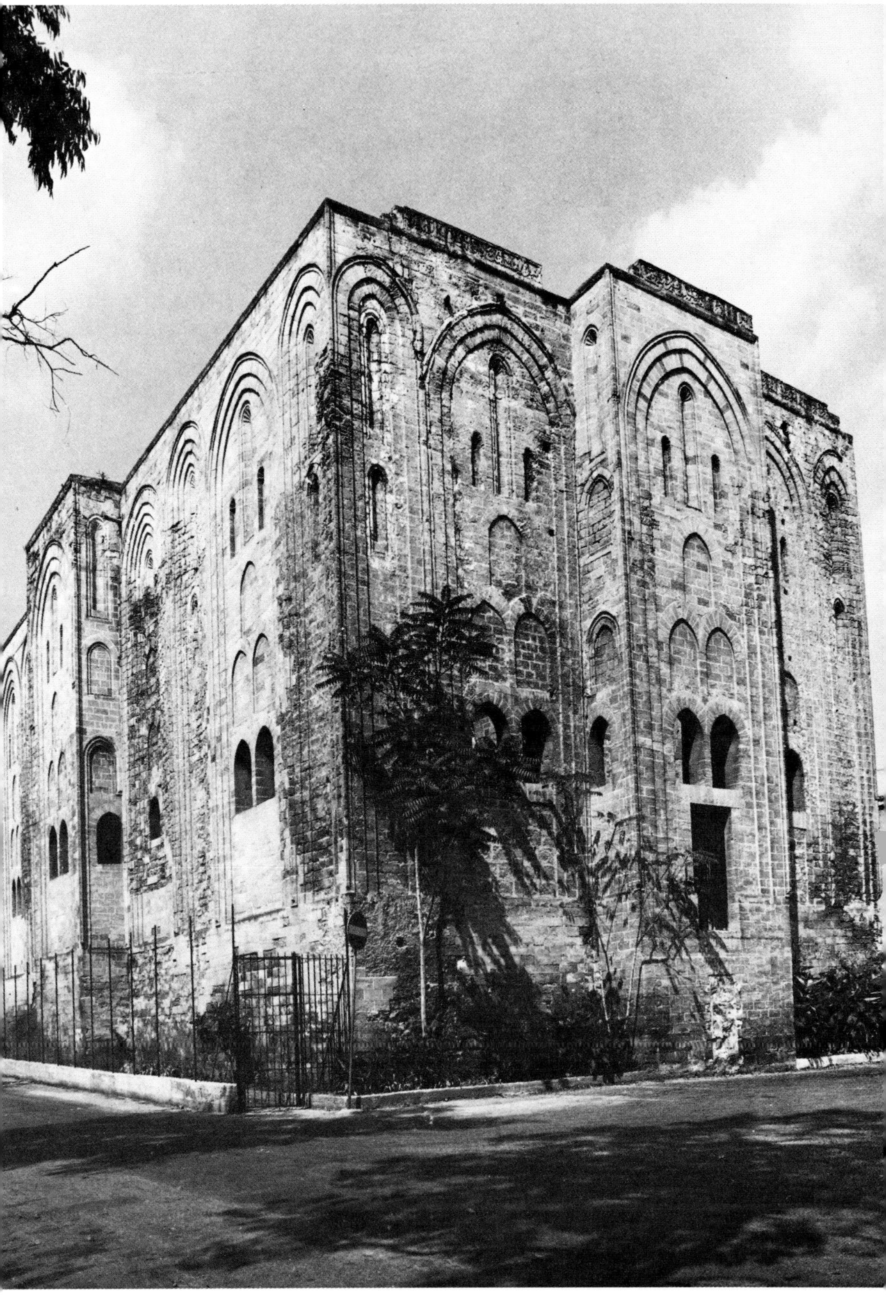

231 PALERMO. La Cuba, normannisches Königsschloß

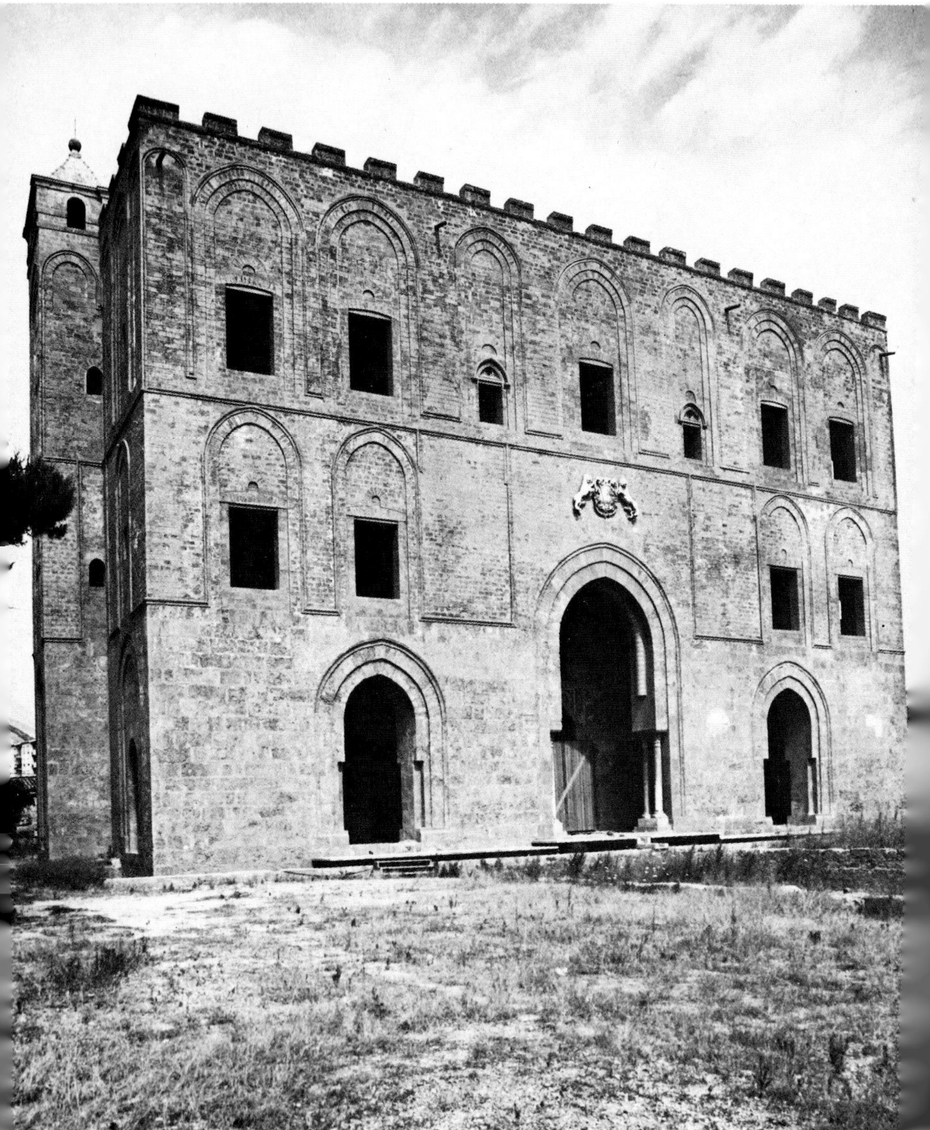

232 Palermo. La Zisa, normannisches Königsschloß: Eingangsseite

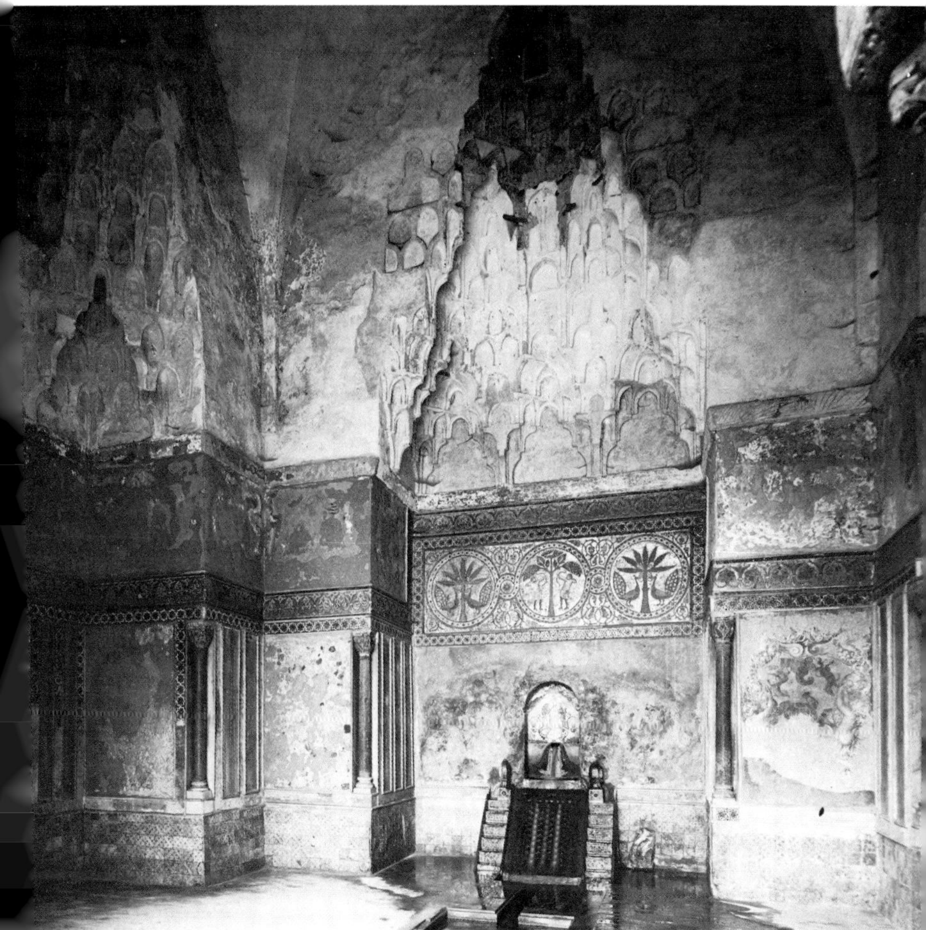

233 Palermo. La Zisa, normannisches Königsschloß: Brunnensaal

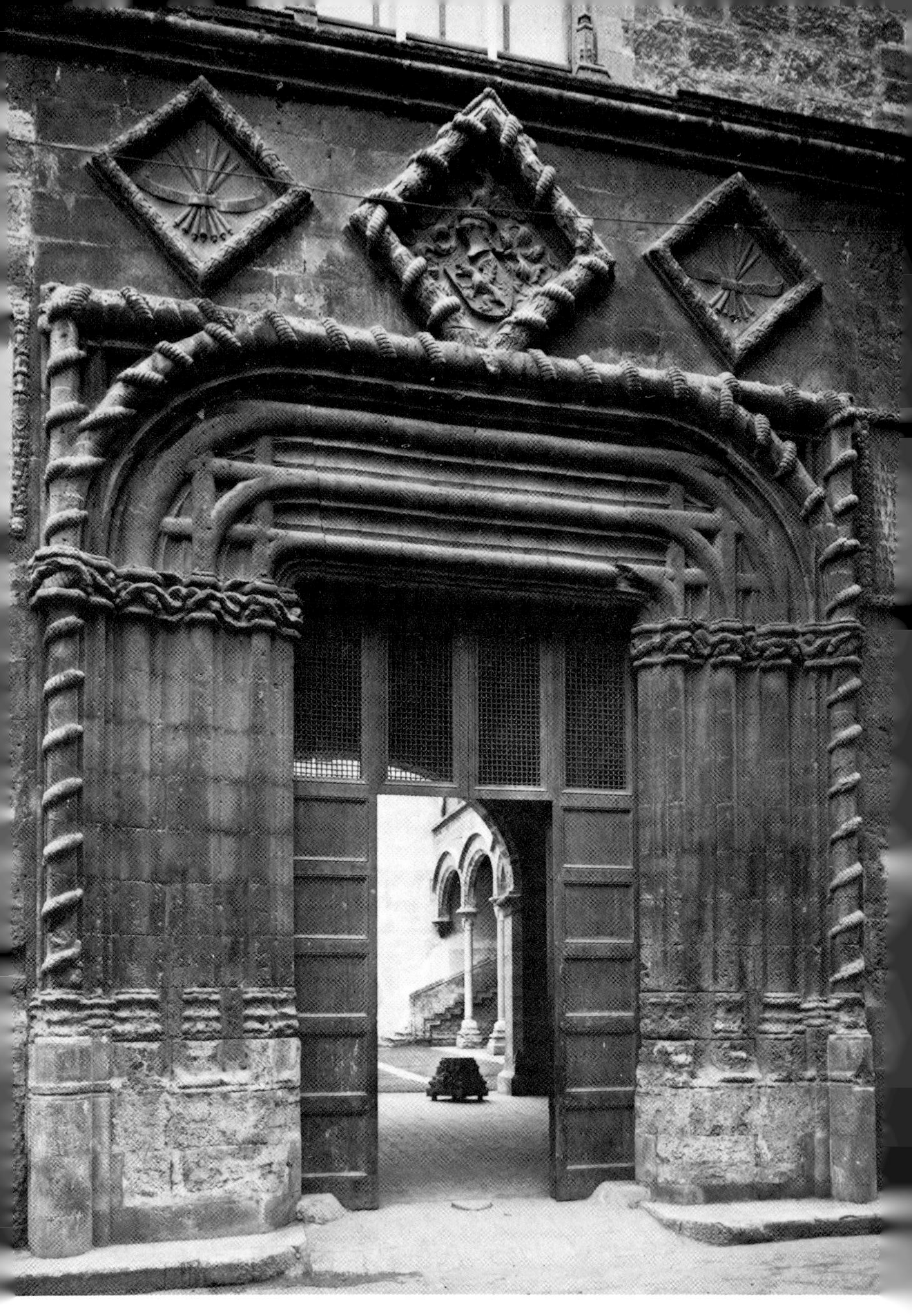

234 Palermo. Palazzo Abatellis: Portal

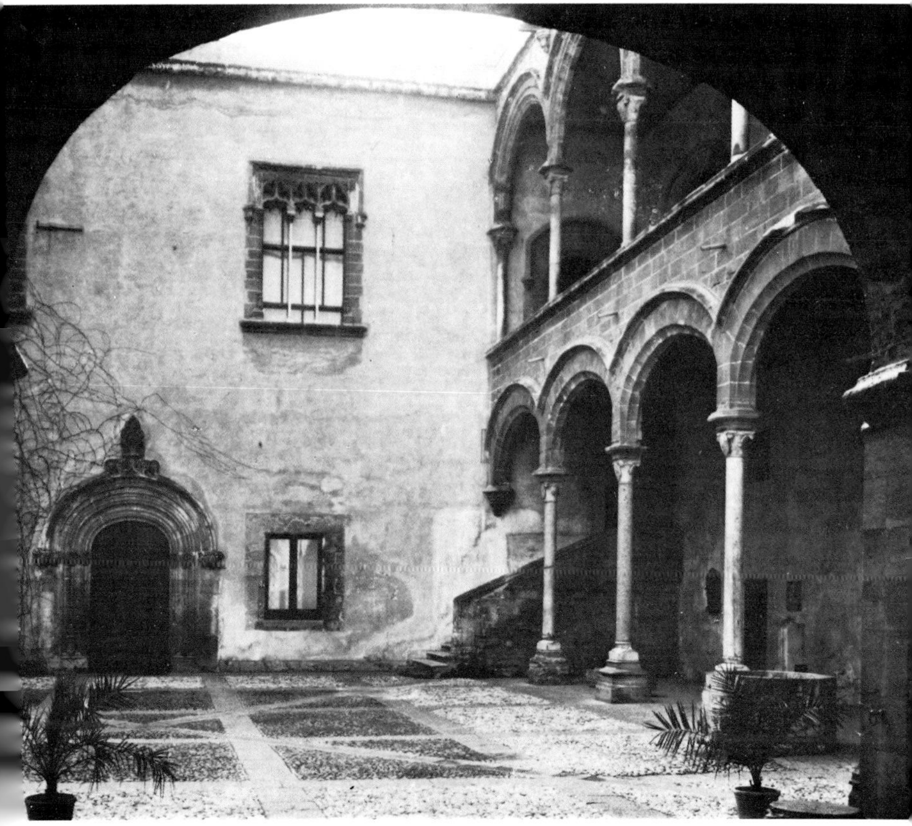

235 Palermo. Palazzo Abatellis: Blick in den Hof

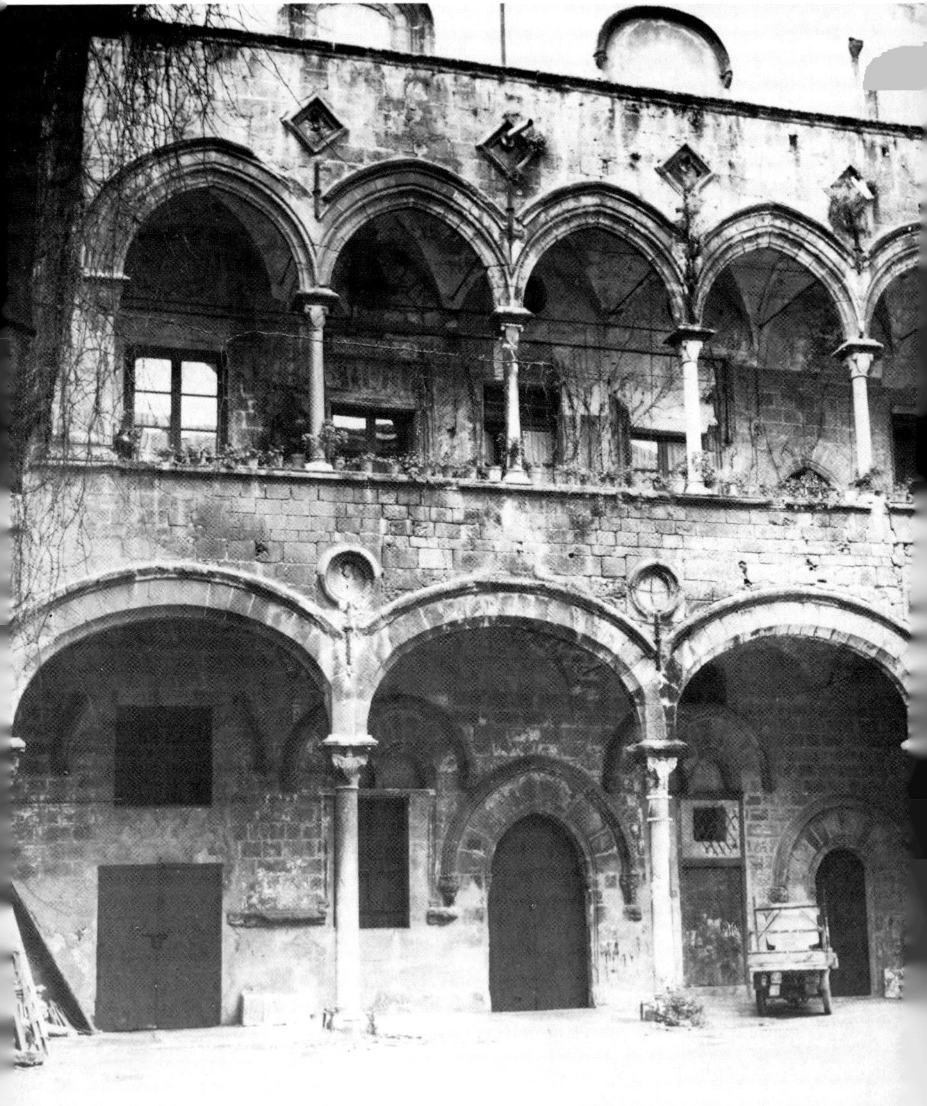

236 PALERMO. Palazzo Ajutamicristo: Loggien im Hof

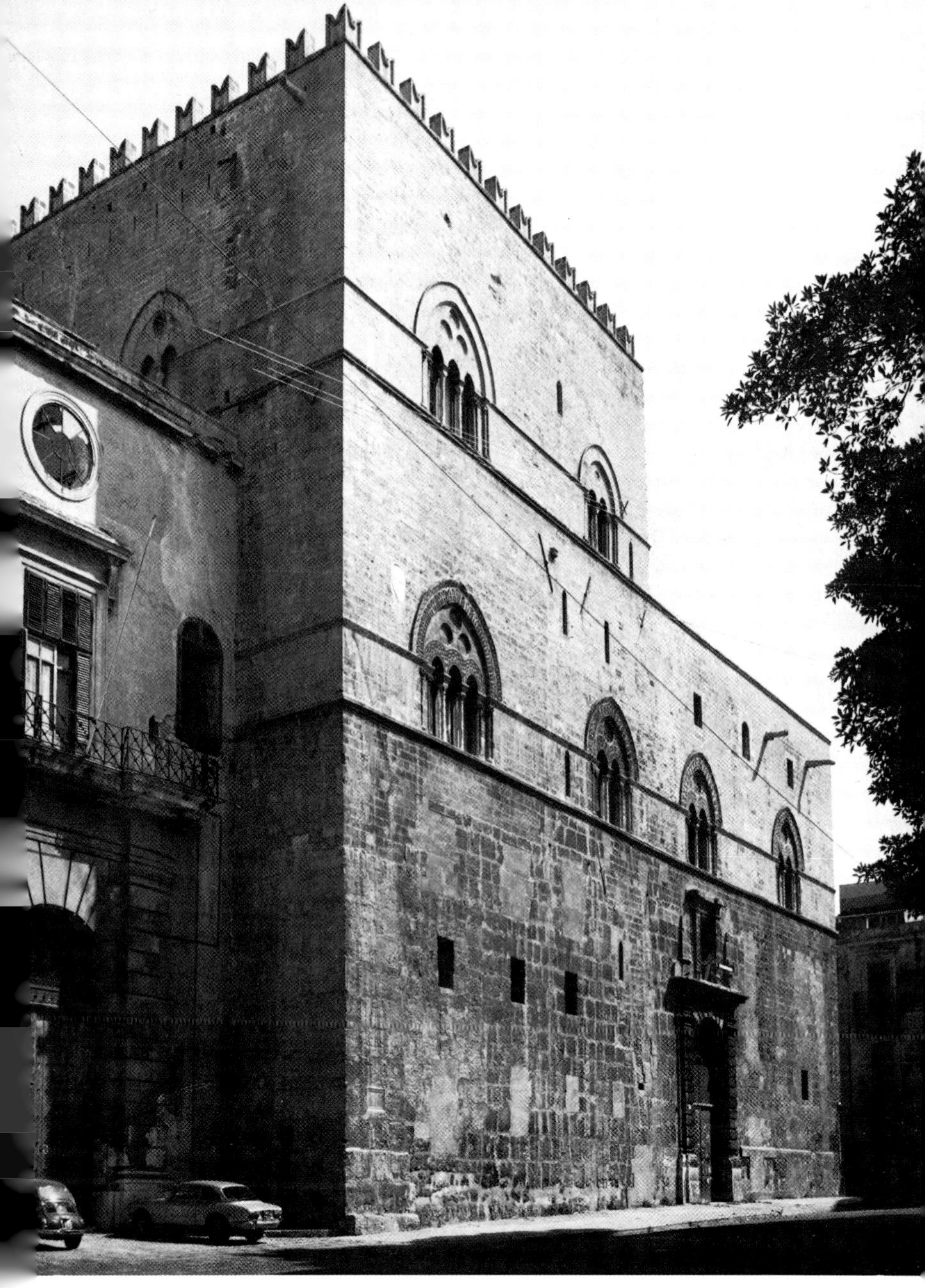

237 PALERMO. Palazzo Chiaramonte (lo „Steri“)

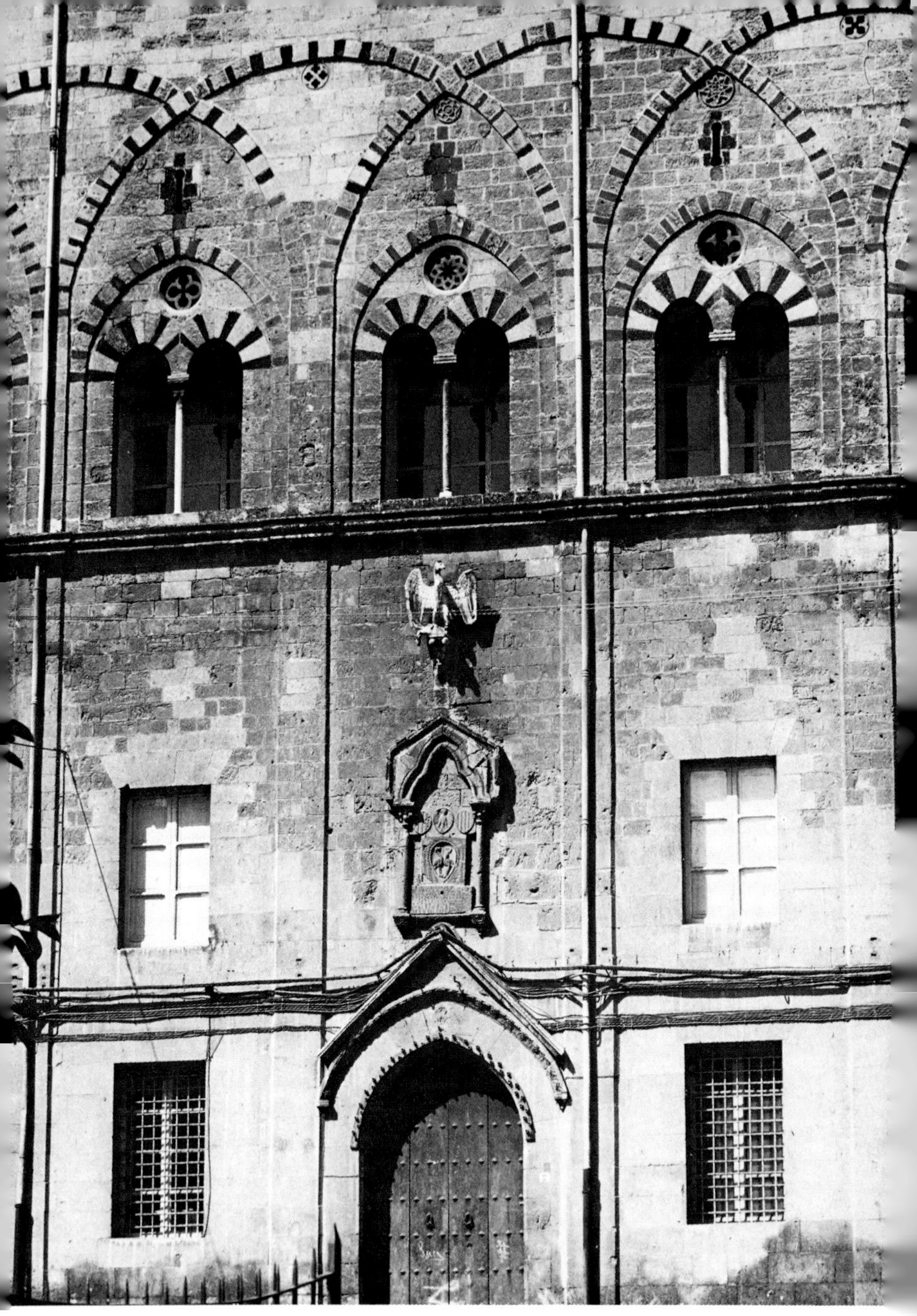

238 Palermo. Palazzo Sclafani

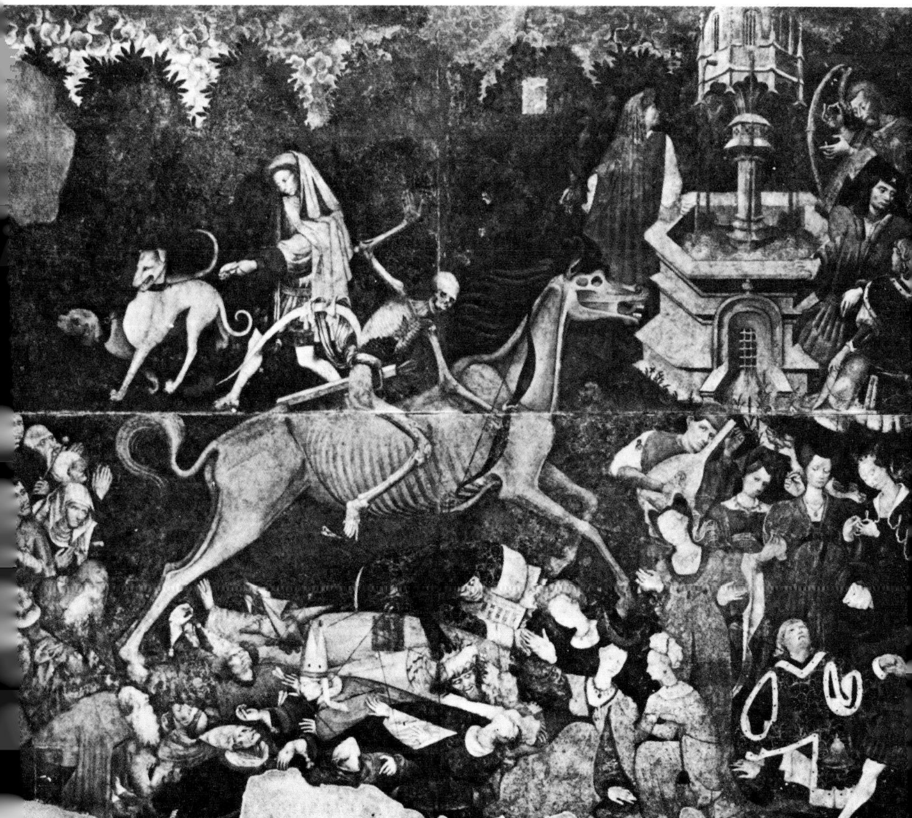

239 Palermo. Museum im Palazzo Abatellis:
Wandbild „Triumph des Todes“

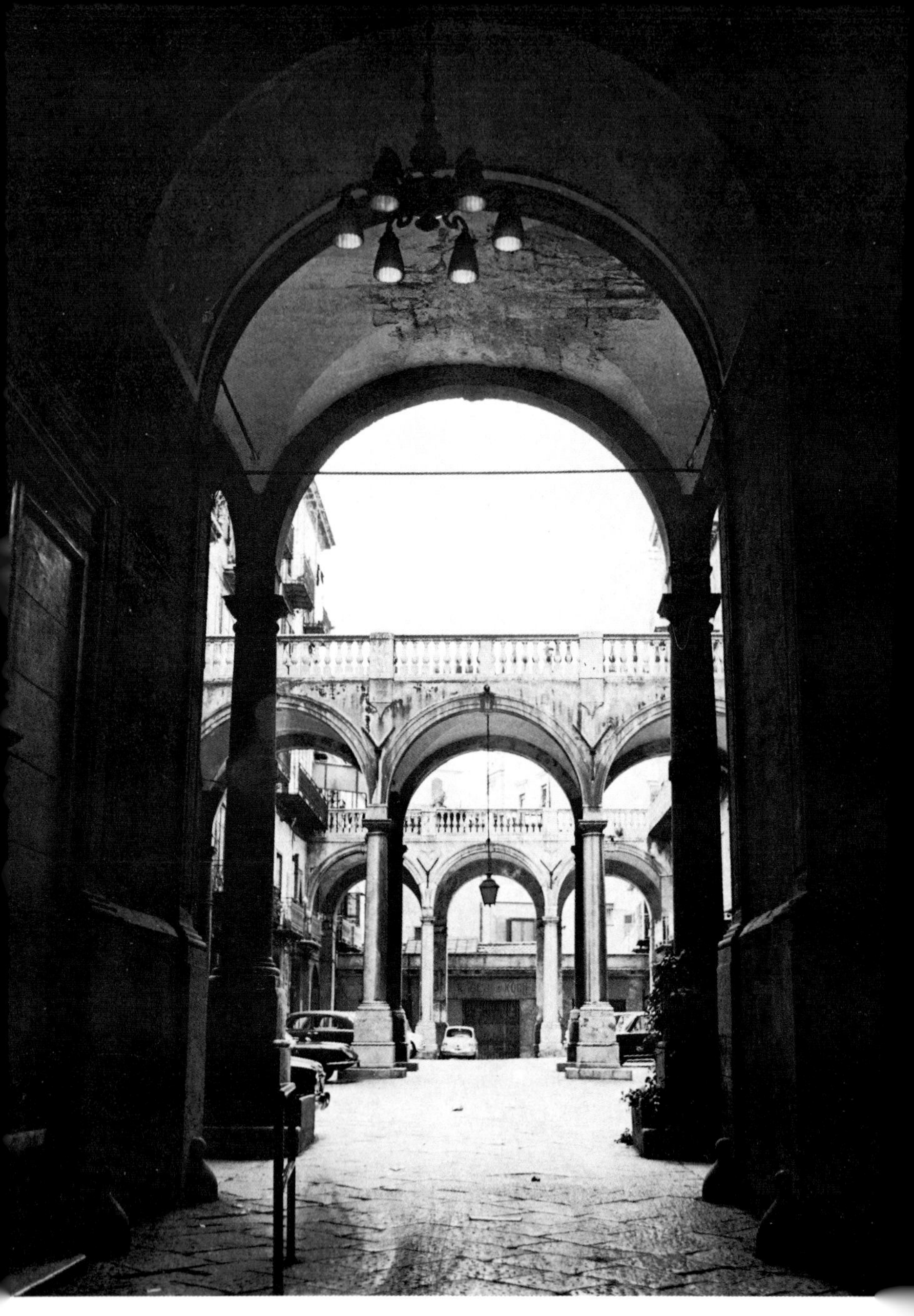

240 Palermo. Palazzo Cattolica

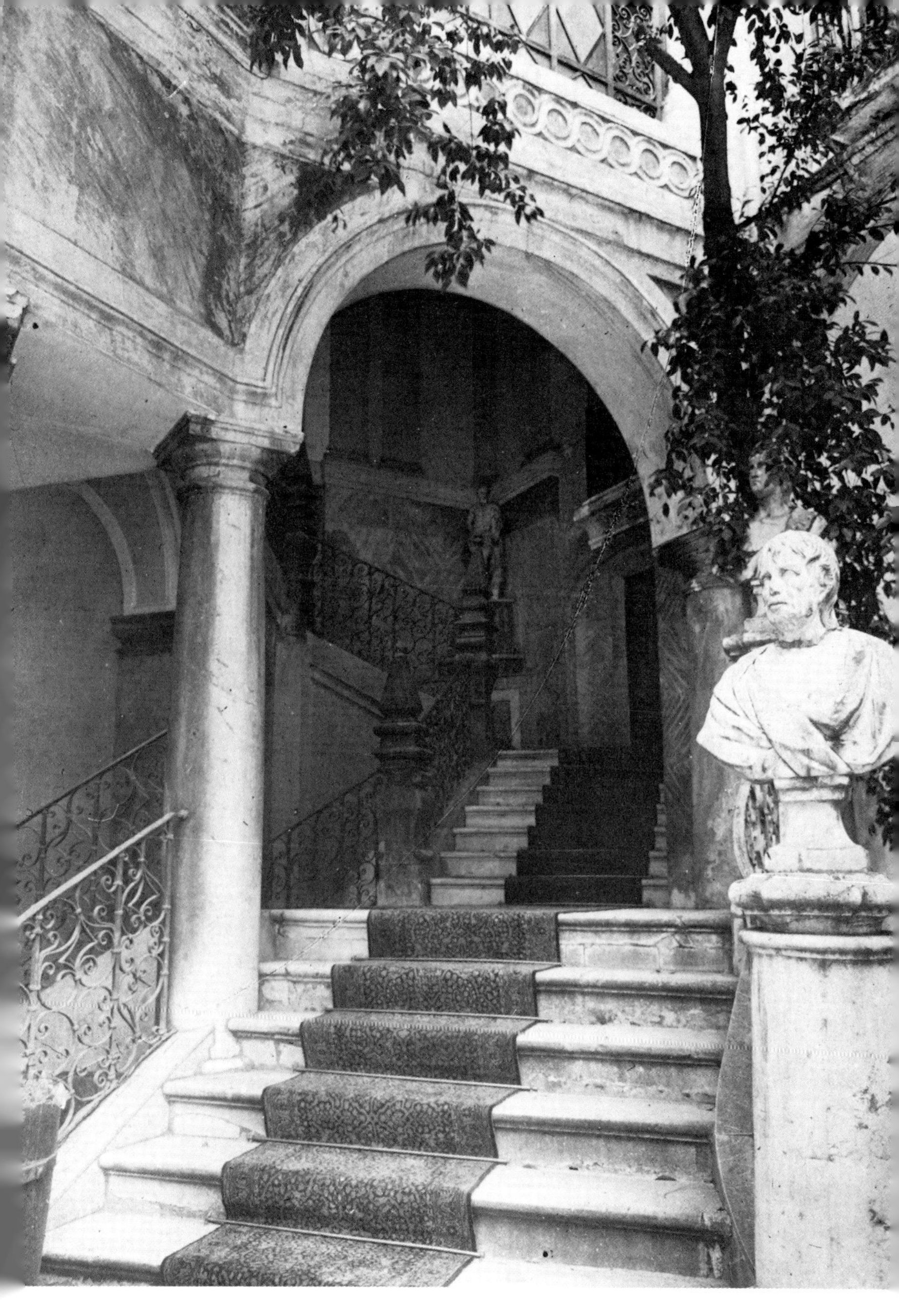

241 Palermo. Palazzo Valguarnera-Gangi: Treppenhaus

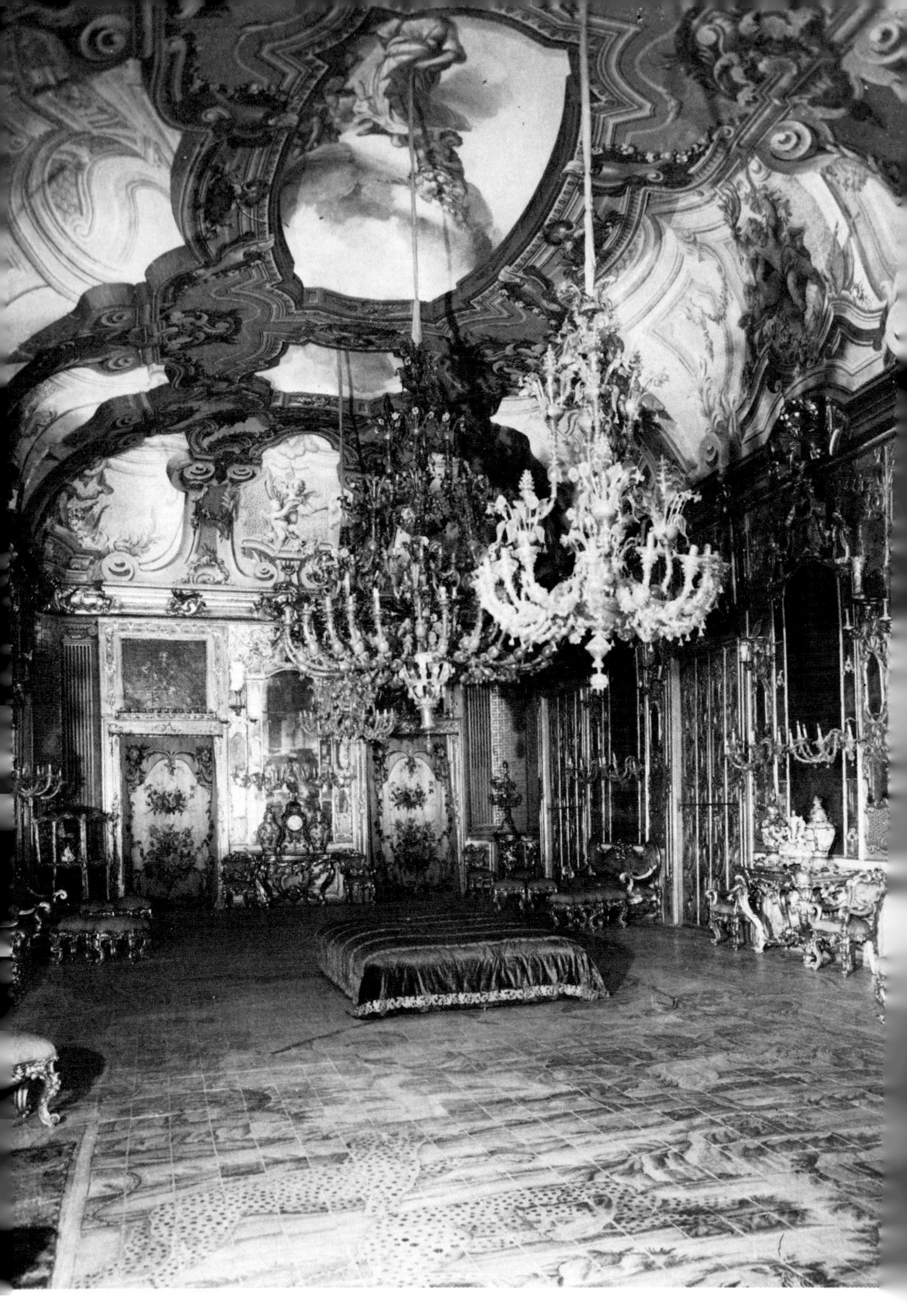

242 Palermo. Palazzo Valguarnera-Gangi: Spiegel-Galerie

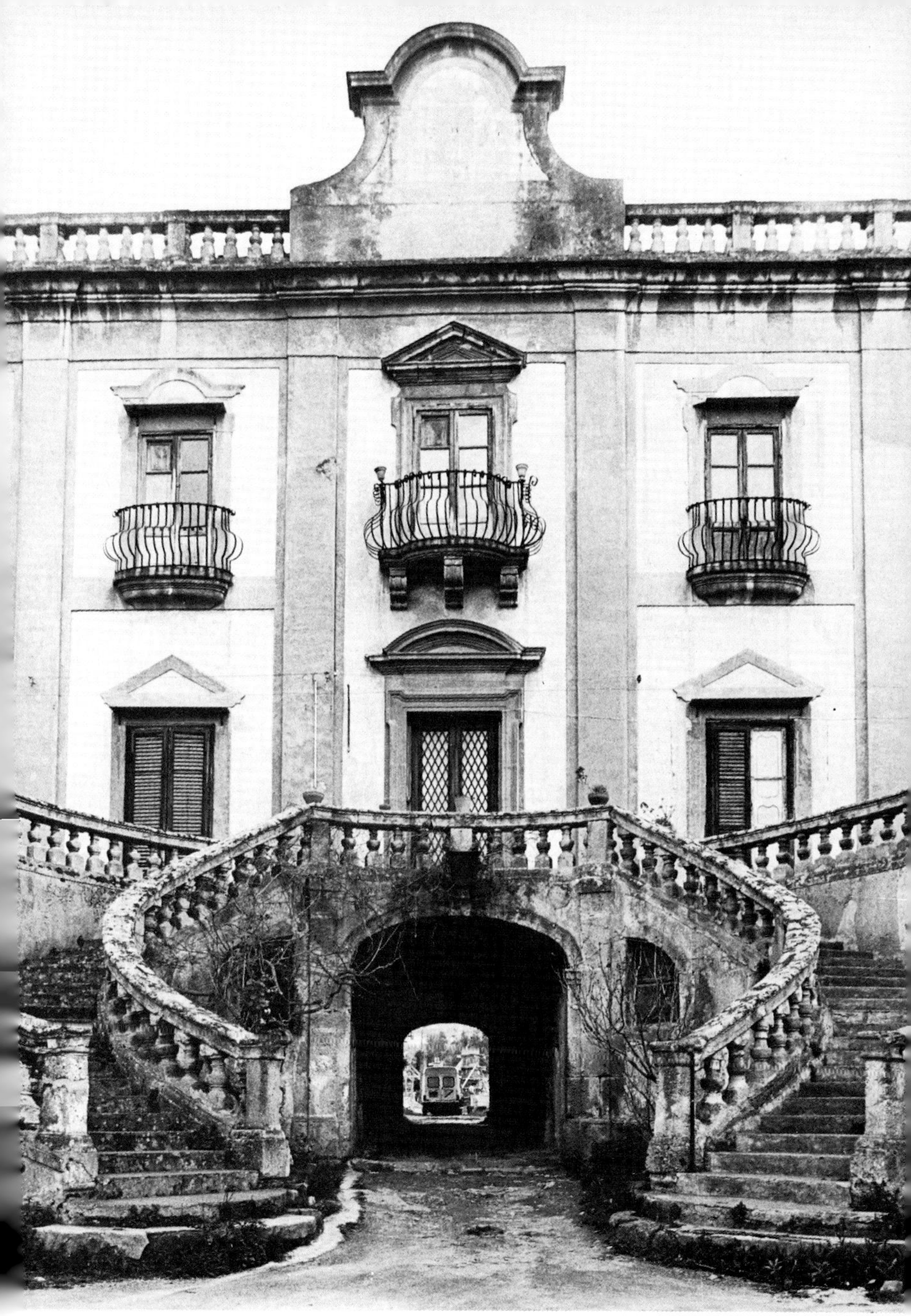

243 Palermo. Villa De Cordova: Eingangsseite

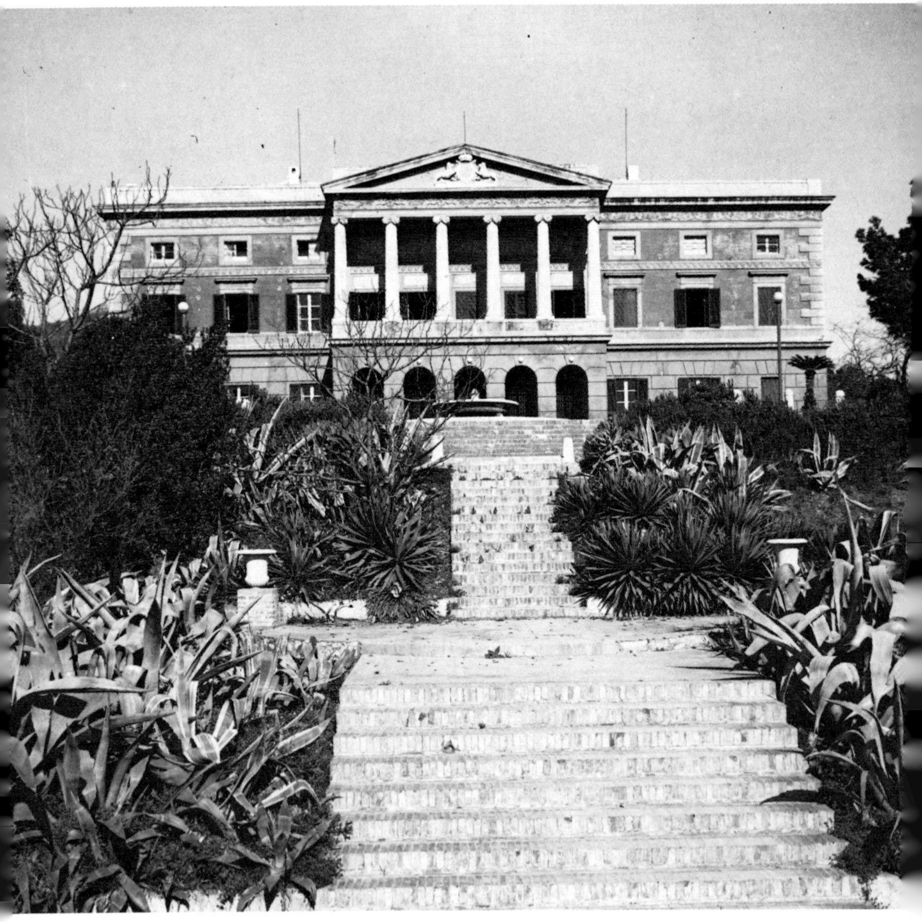

244 PALERMO. Villa Belmonte: Frontseite

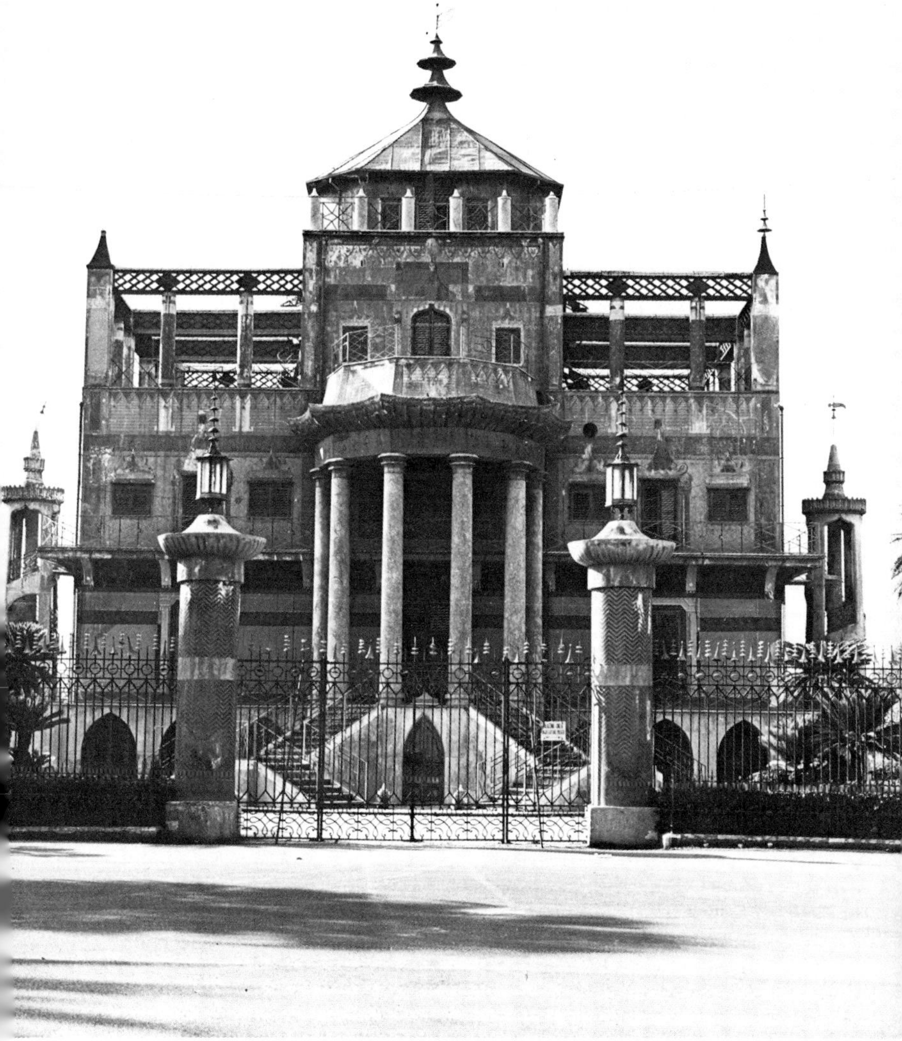

245 PALERMO. Palazzina Cinese

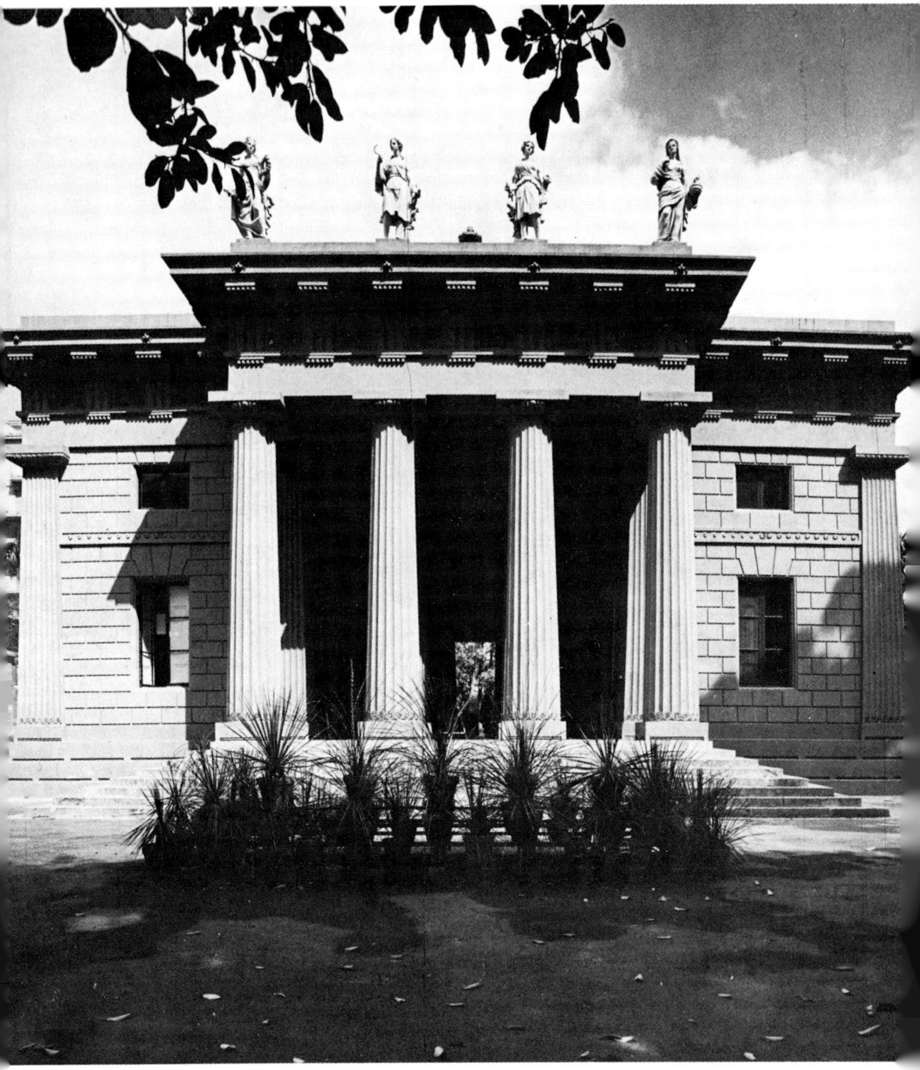

246 Palermo. Eingangstor zum Botanischen Garten

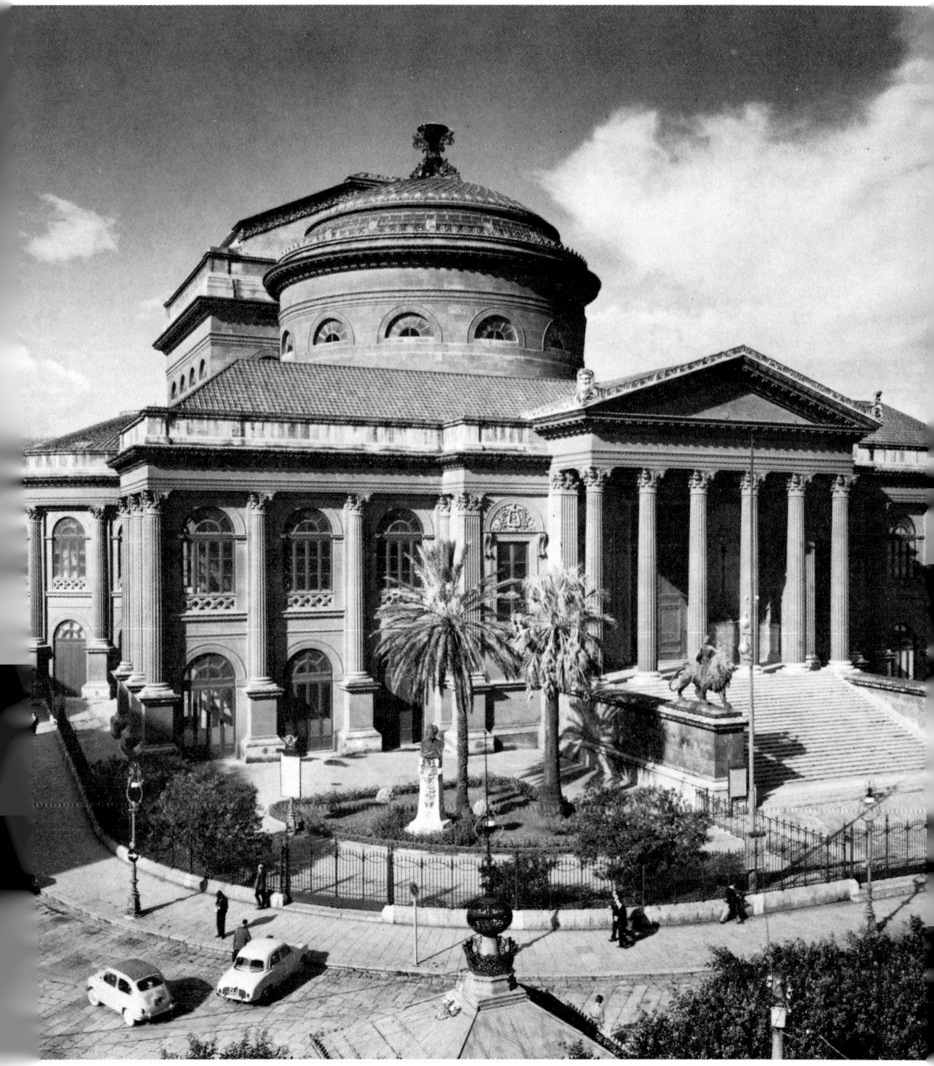

247 Palermo. Teatro Massimo

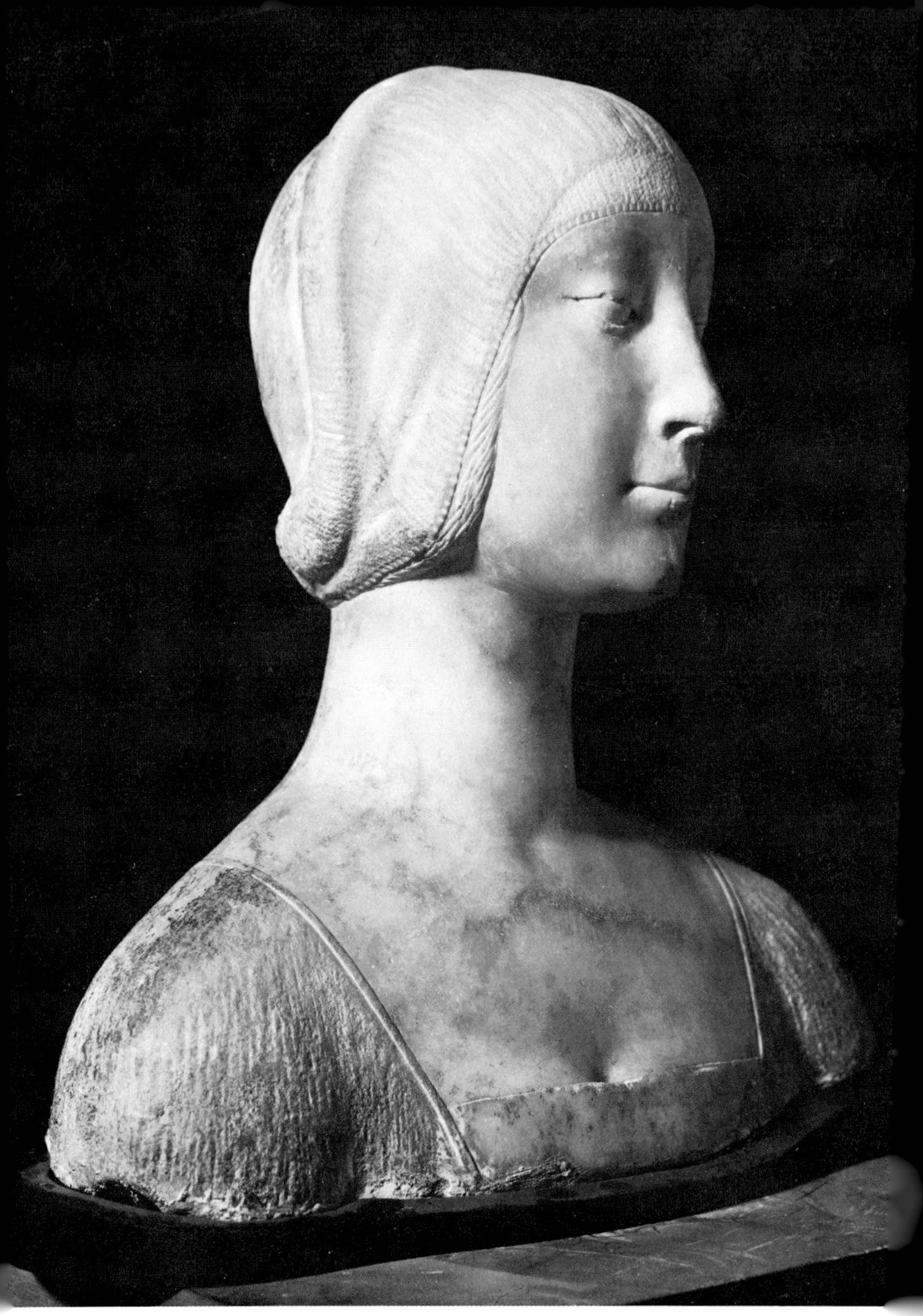

248 Palermo. Bildnisbüste der Eleonora d'Aragona von Francesco Laurana (Museo Regionale, Palazzo Abatellis)

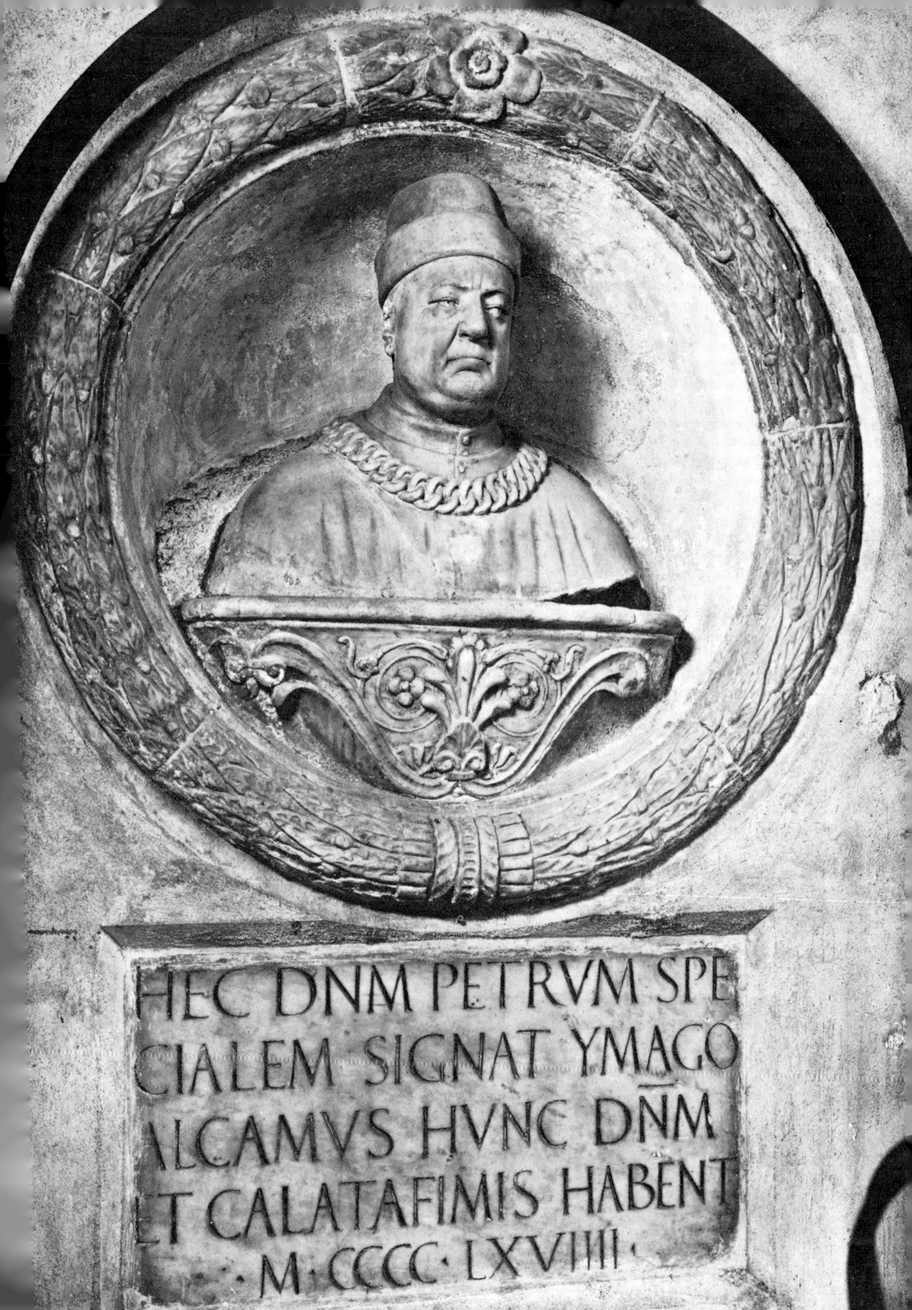
HEC DNM PETRVM SPE
CIALEM SIGNAT YMAGO
ALCAMVS HVNC DNM
ET CALATAFIMIS HABENT
M·CCCC·LXVIIII

249 Palermo. Palazzo Speciale-Raffadali: Büste des Pietro Speciale von Domenico Gagini

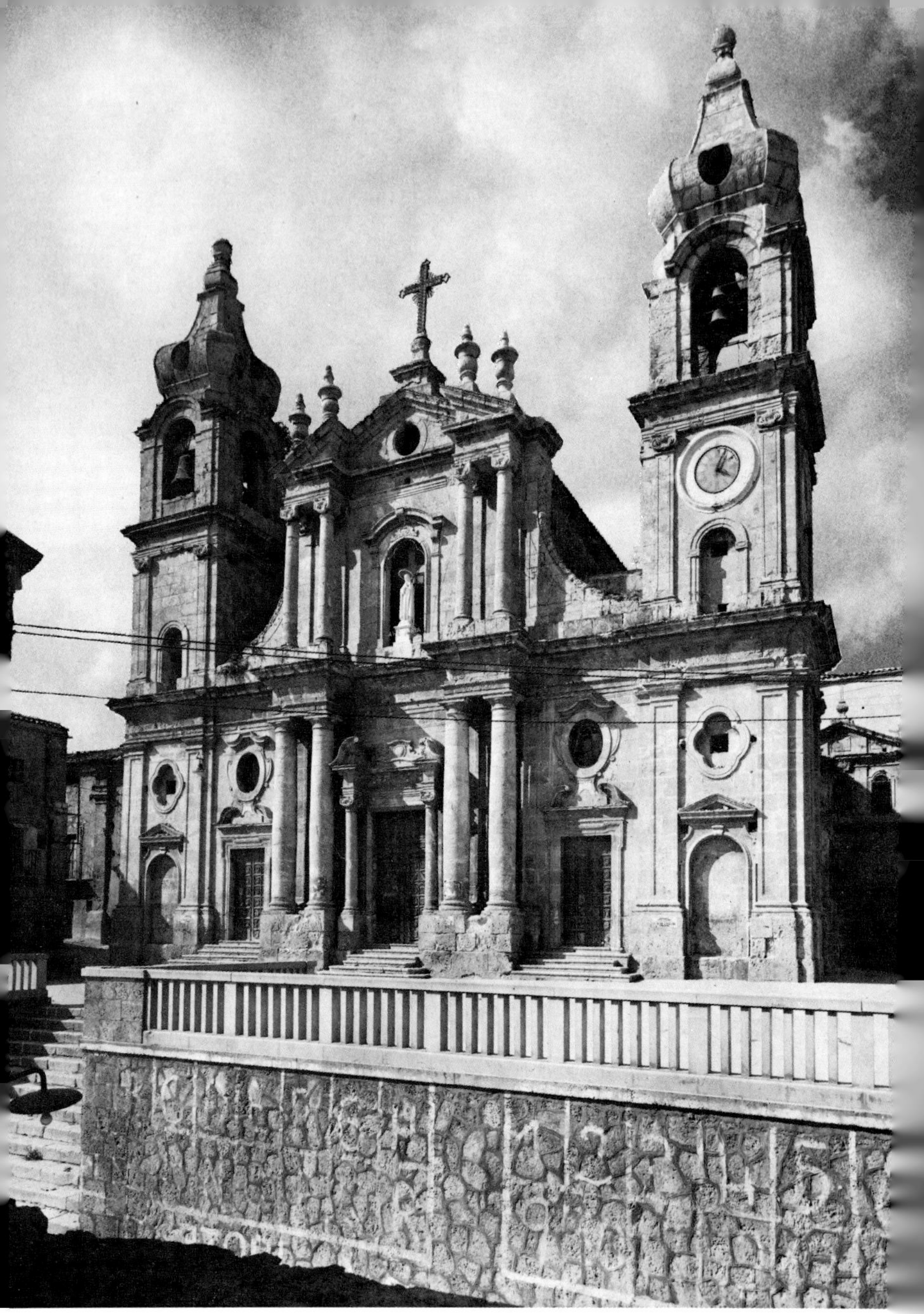

250 Palma di Montechiaro: Chiesa Madre (S. Maria del Rosario)

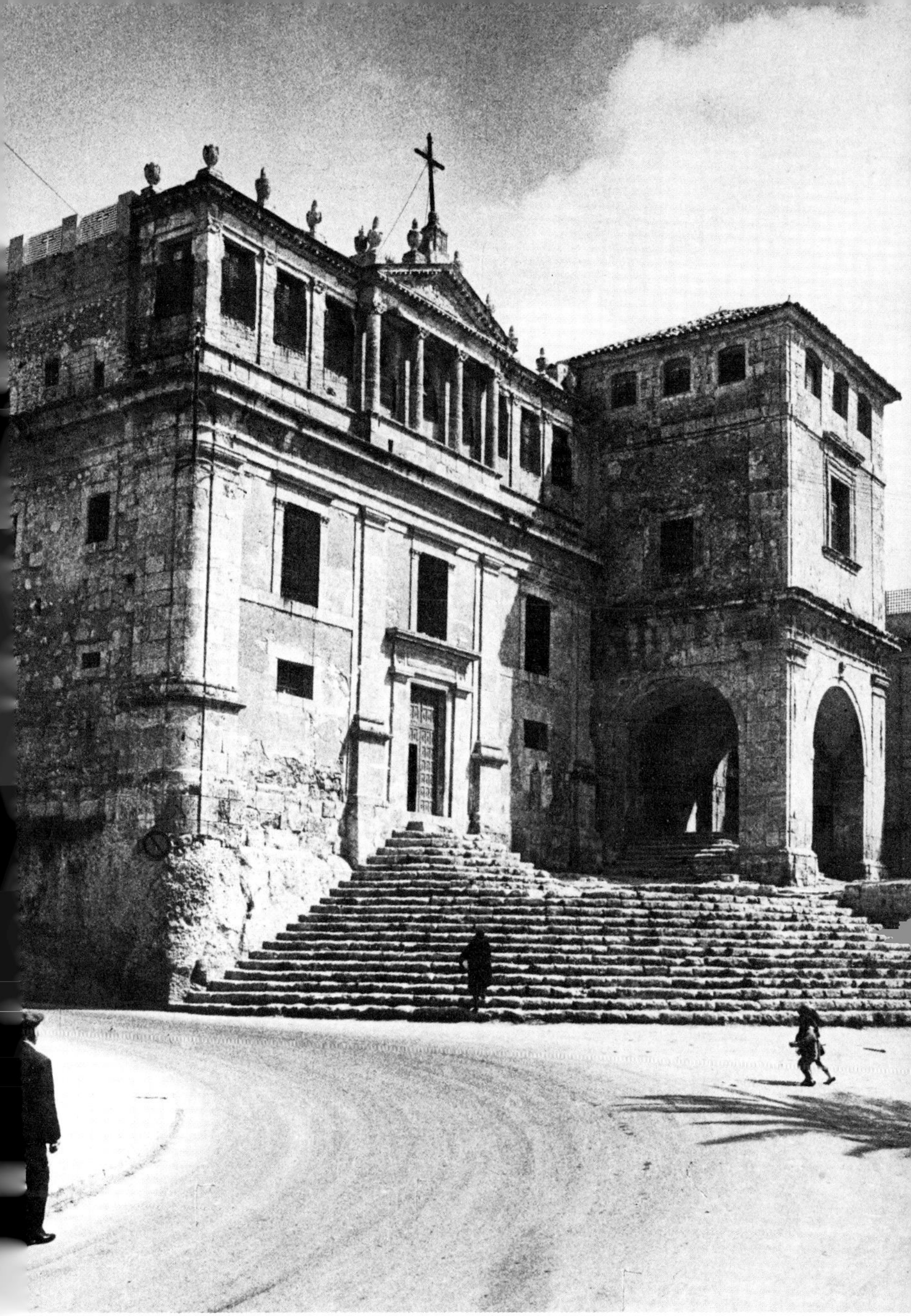

251 Palma di Montechiaro: Ehem. Kloster S. Maria del Rosario

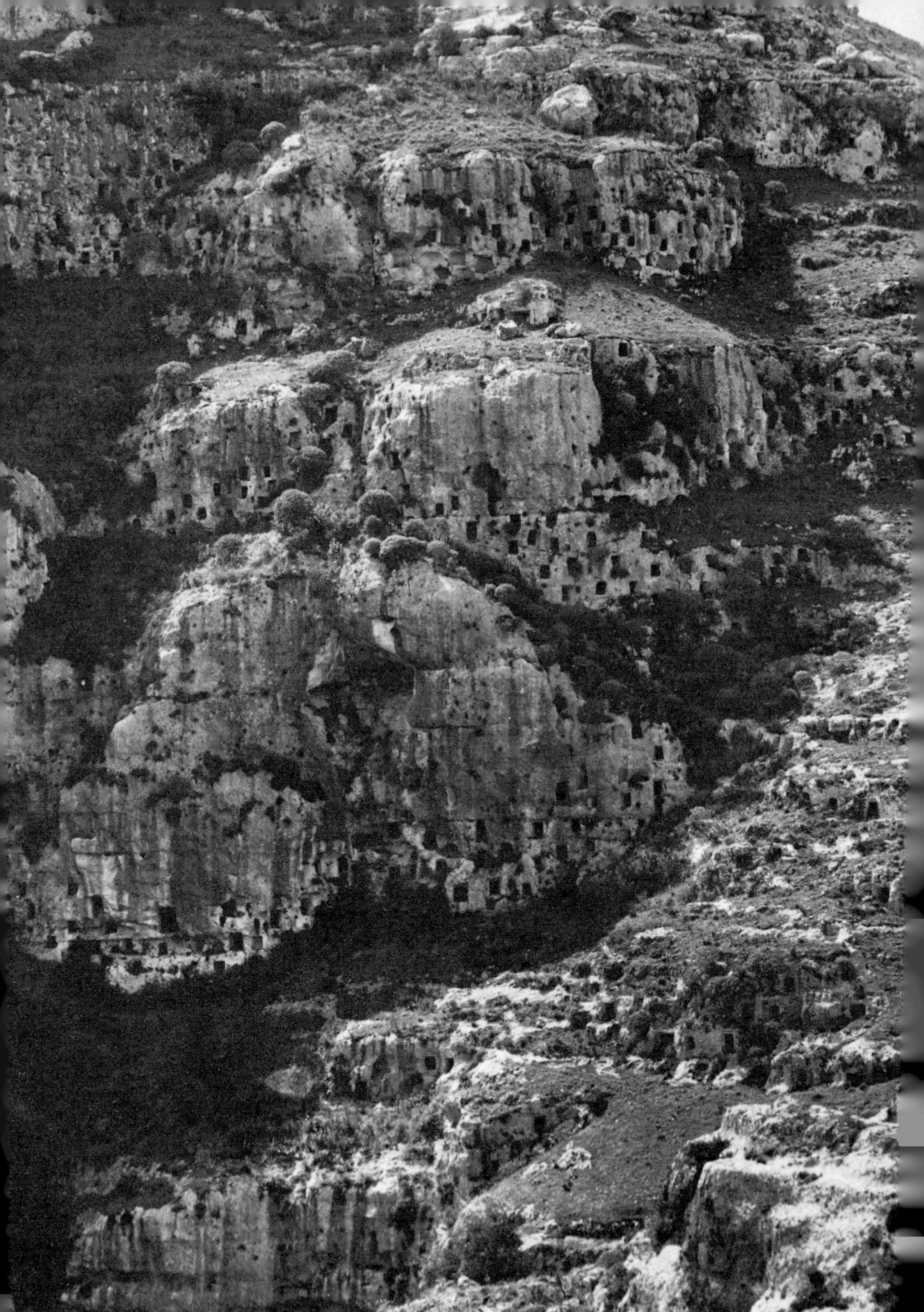

252 Pantalica. Nekropolen

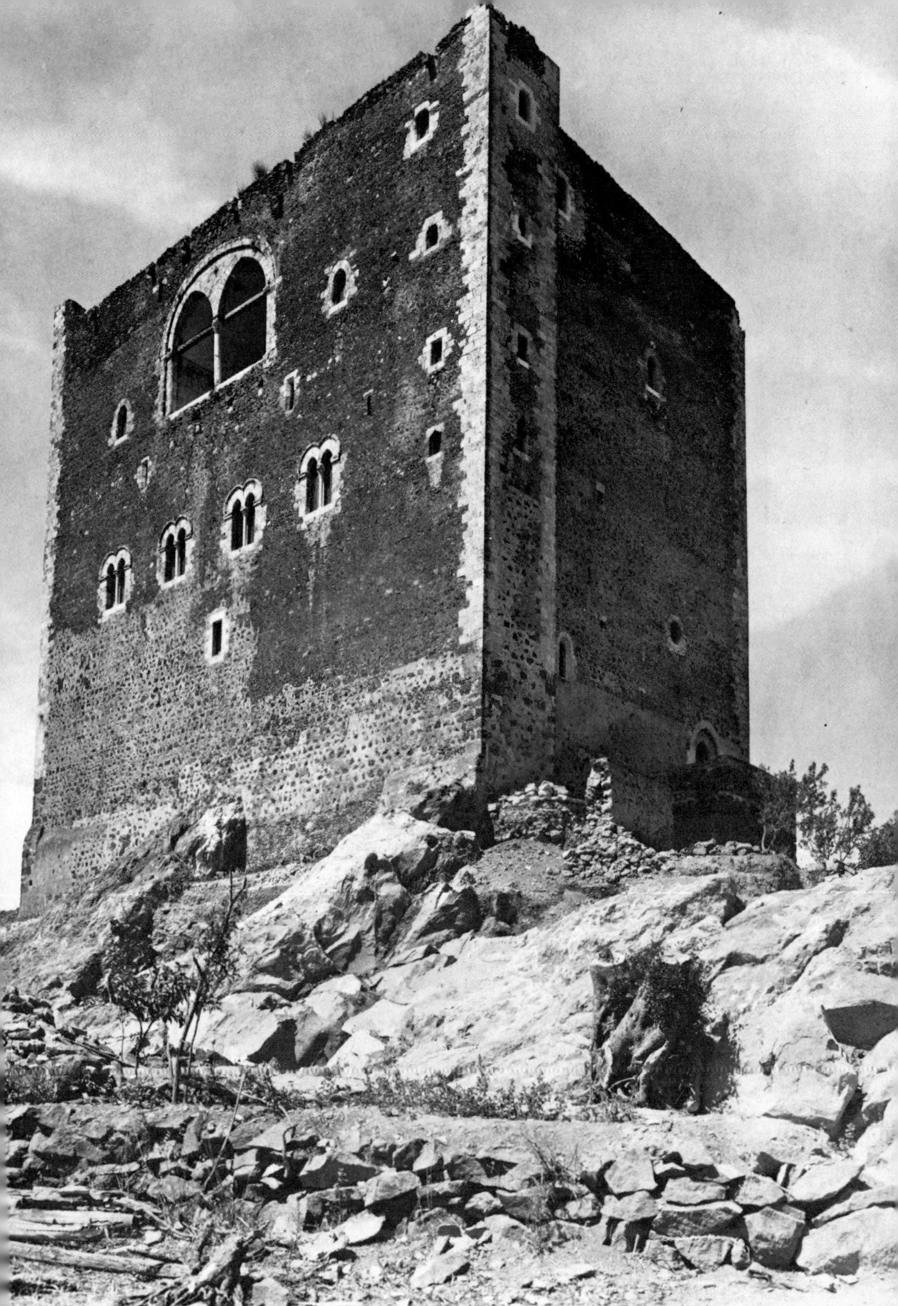

253 Paternò. Normannisches Kastell

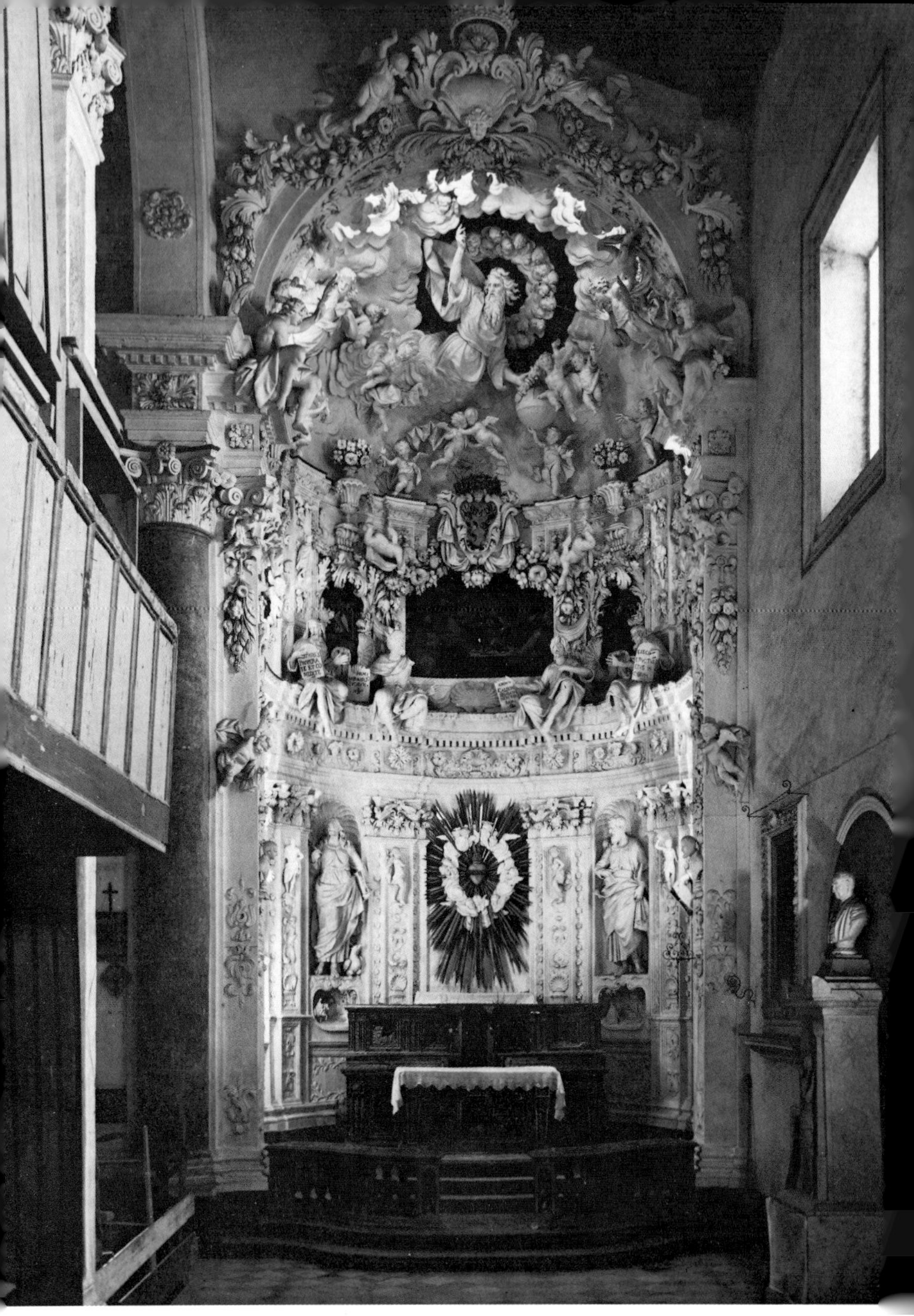

254 Partanna. Chiesa Madre: Nebenapsis

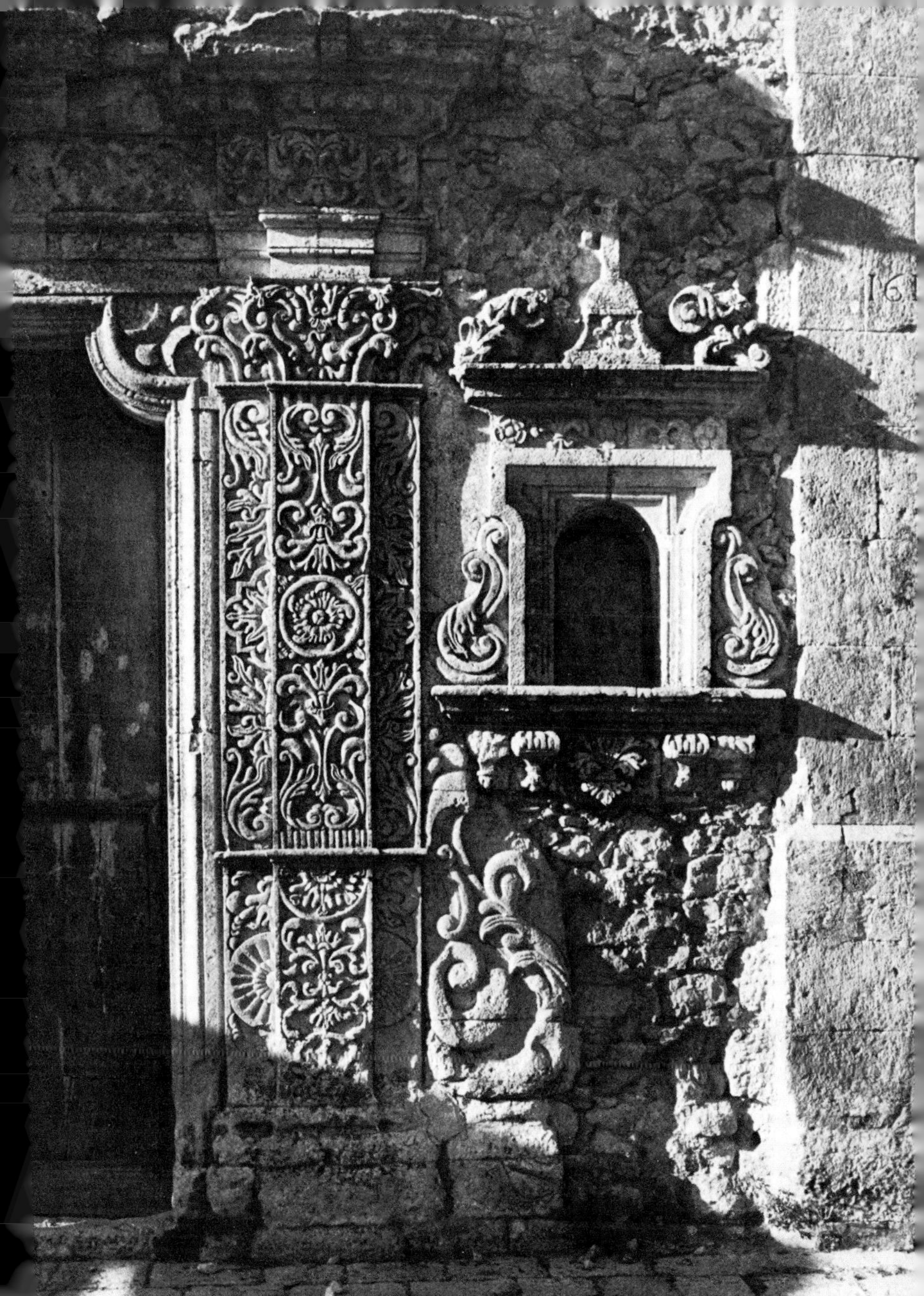

255 Petralia Soprana. Kapuziner-Kloster: Portal

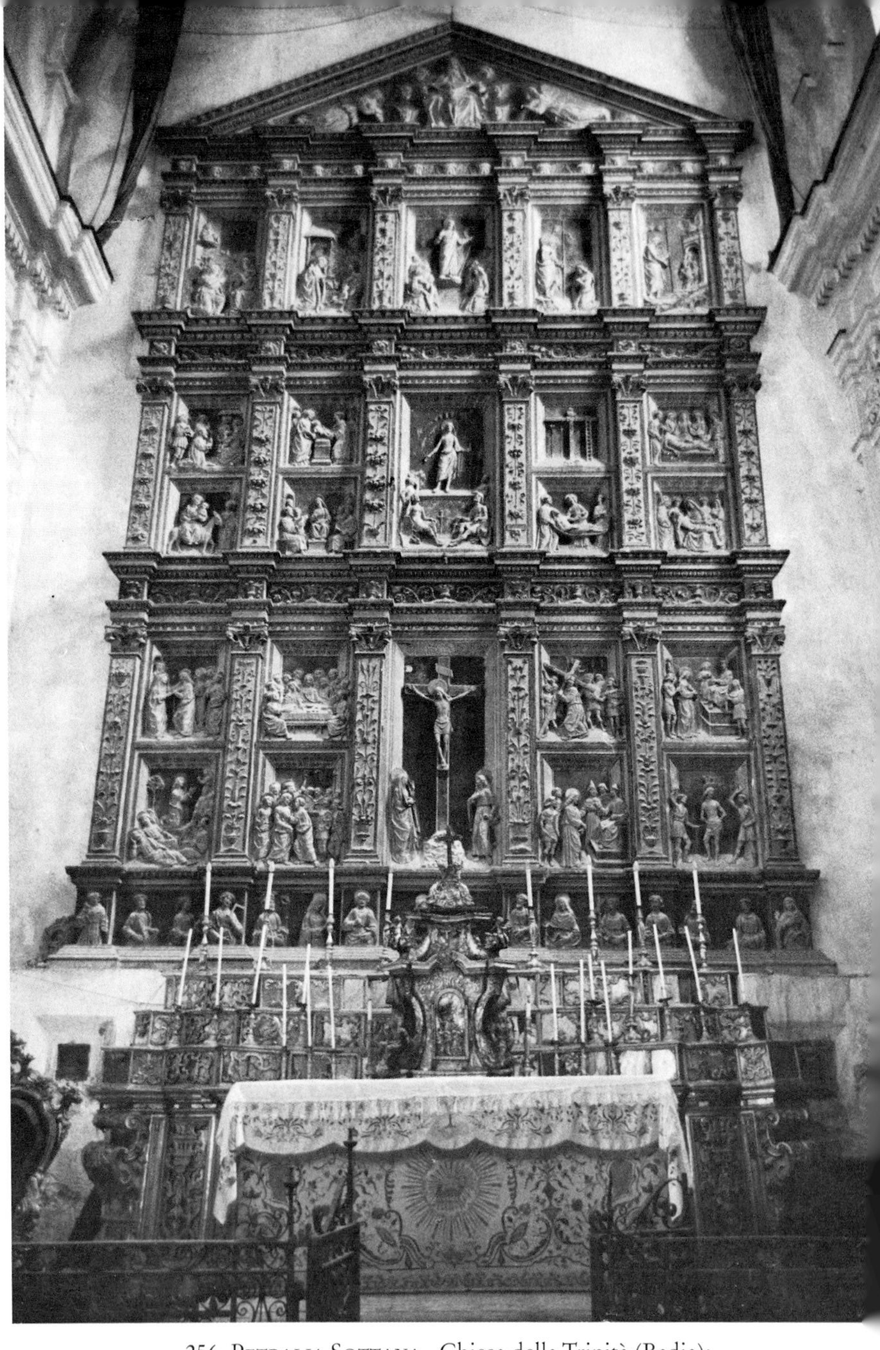

256 Petralia Sottana. Chiesa della Trinità (Badia): Altarretabel von Giandomenico Gagini

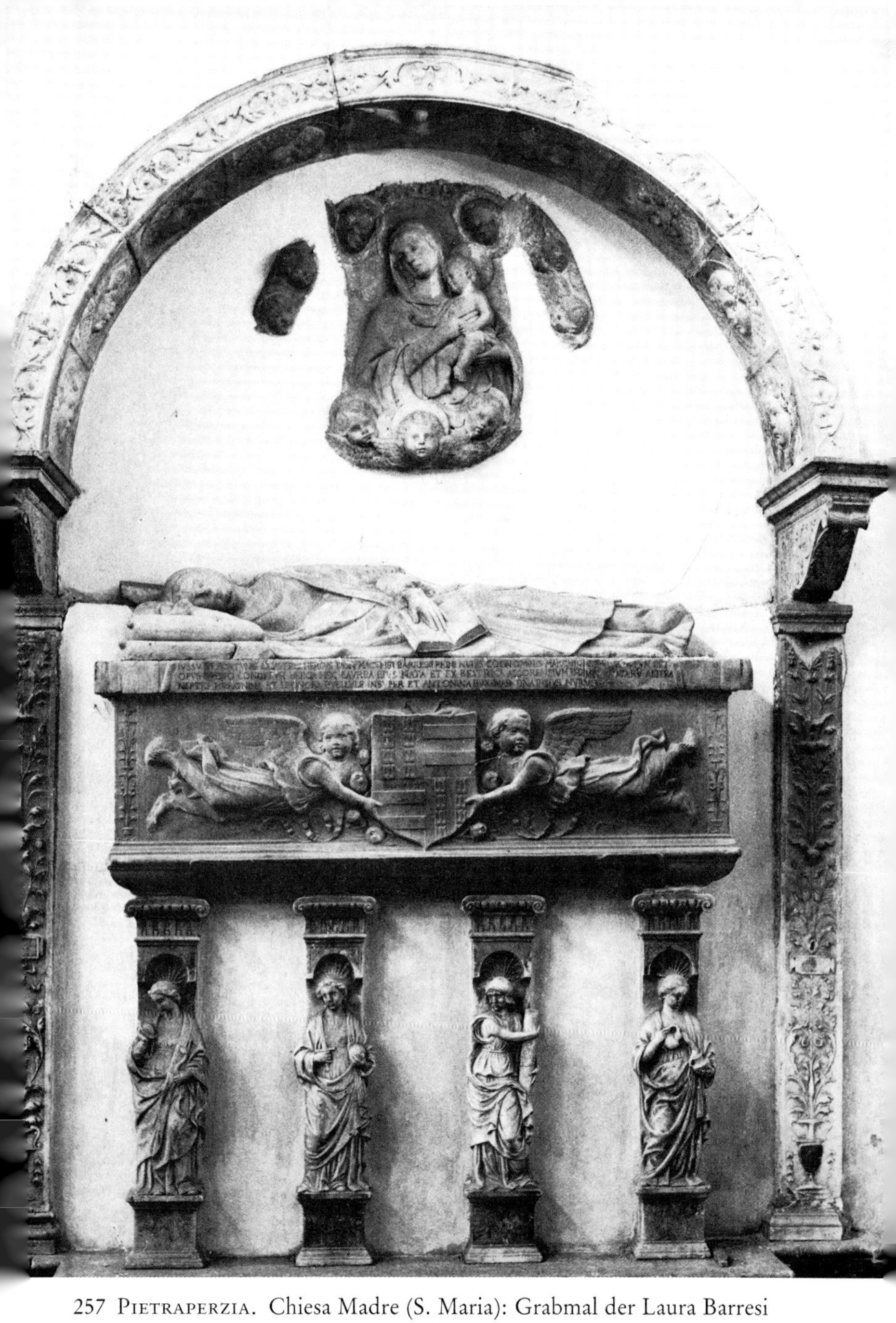

257 Pietraperzia. Chiesa Madre (S. Maria): Grabmal der Laura Barresi von Antonello Gagini

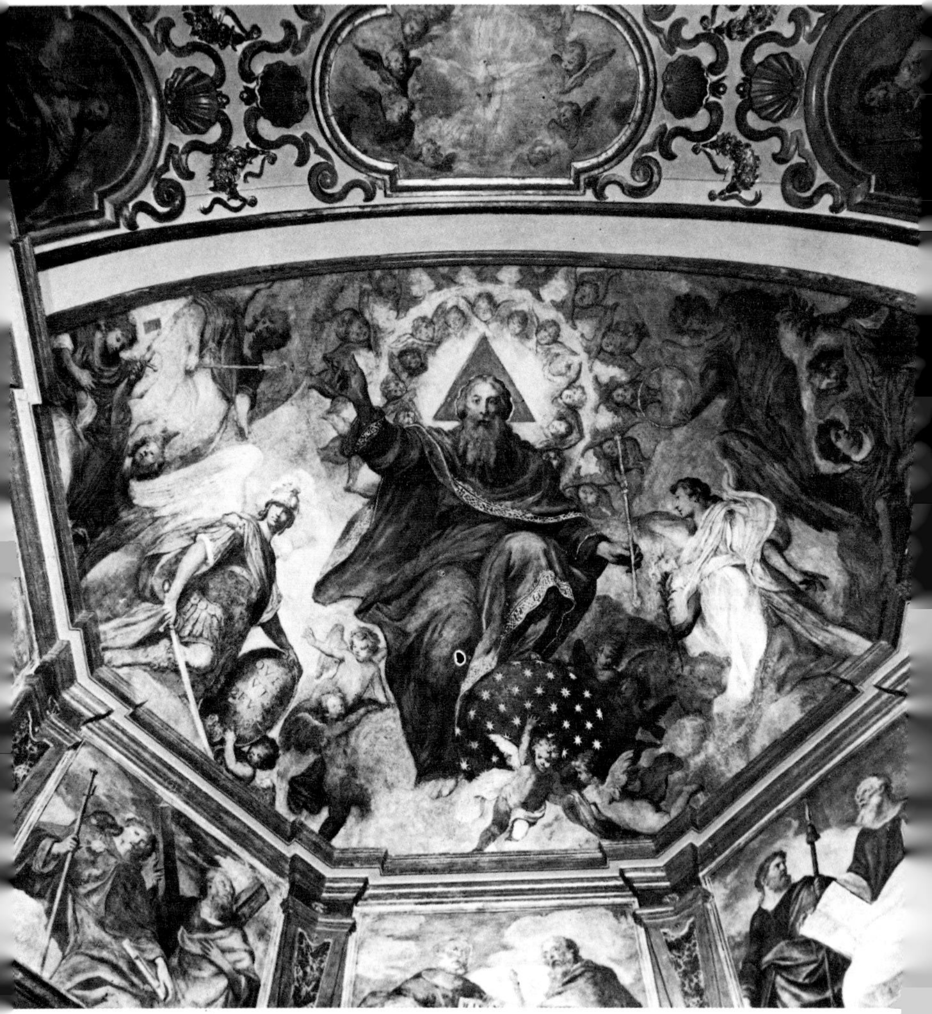

258 Piana Degli Albanesi. Chiesa Madre (S. Demetrio): Aspisfresken von Pietro Novelli

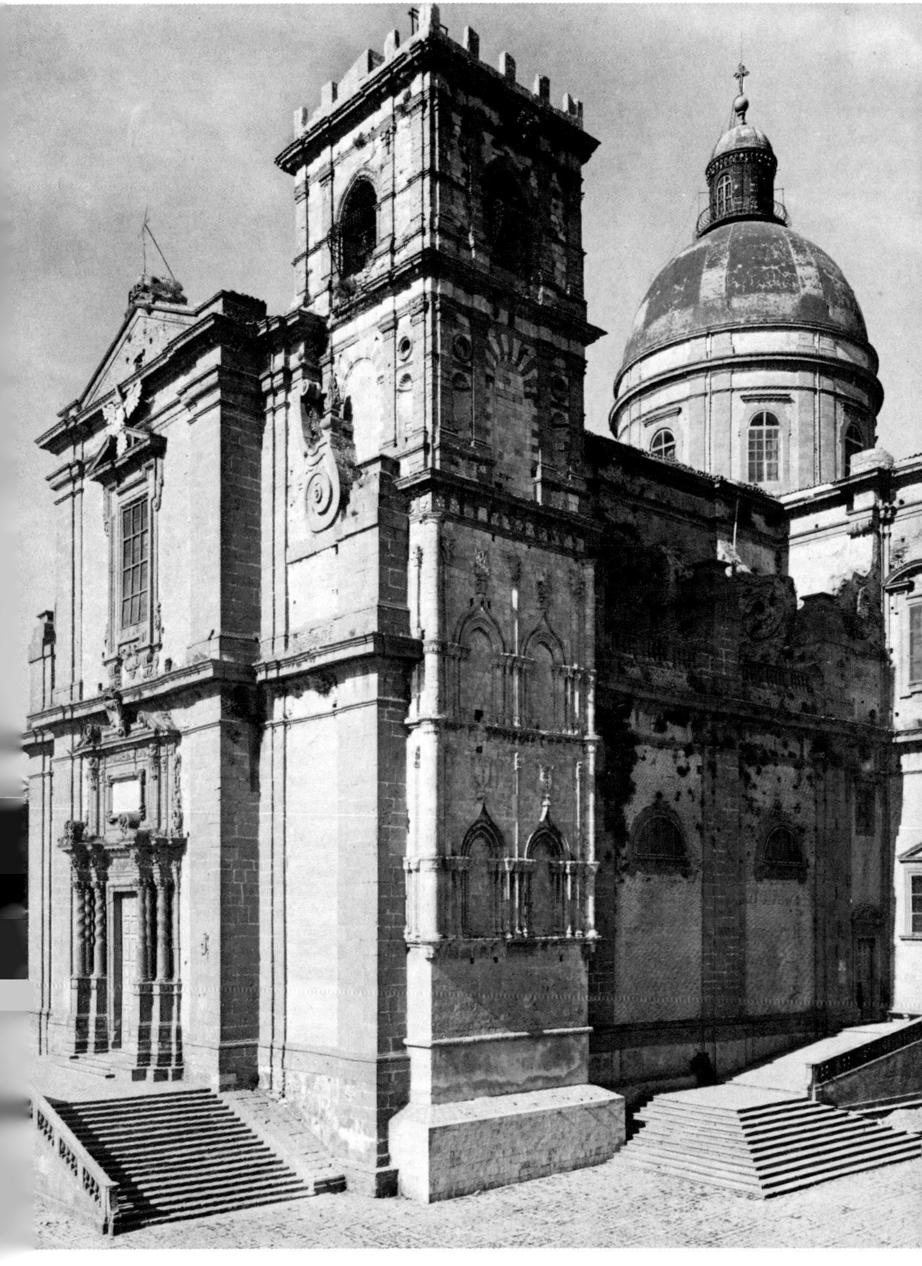

259 Piazza Armerina. Dom (SS. Assunta)

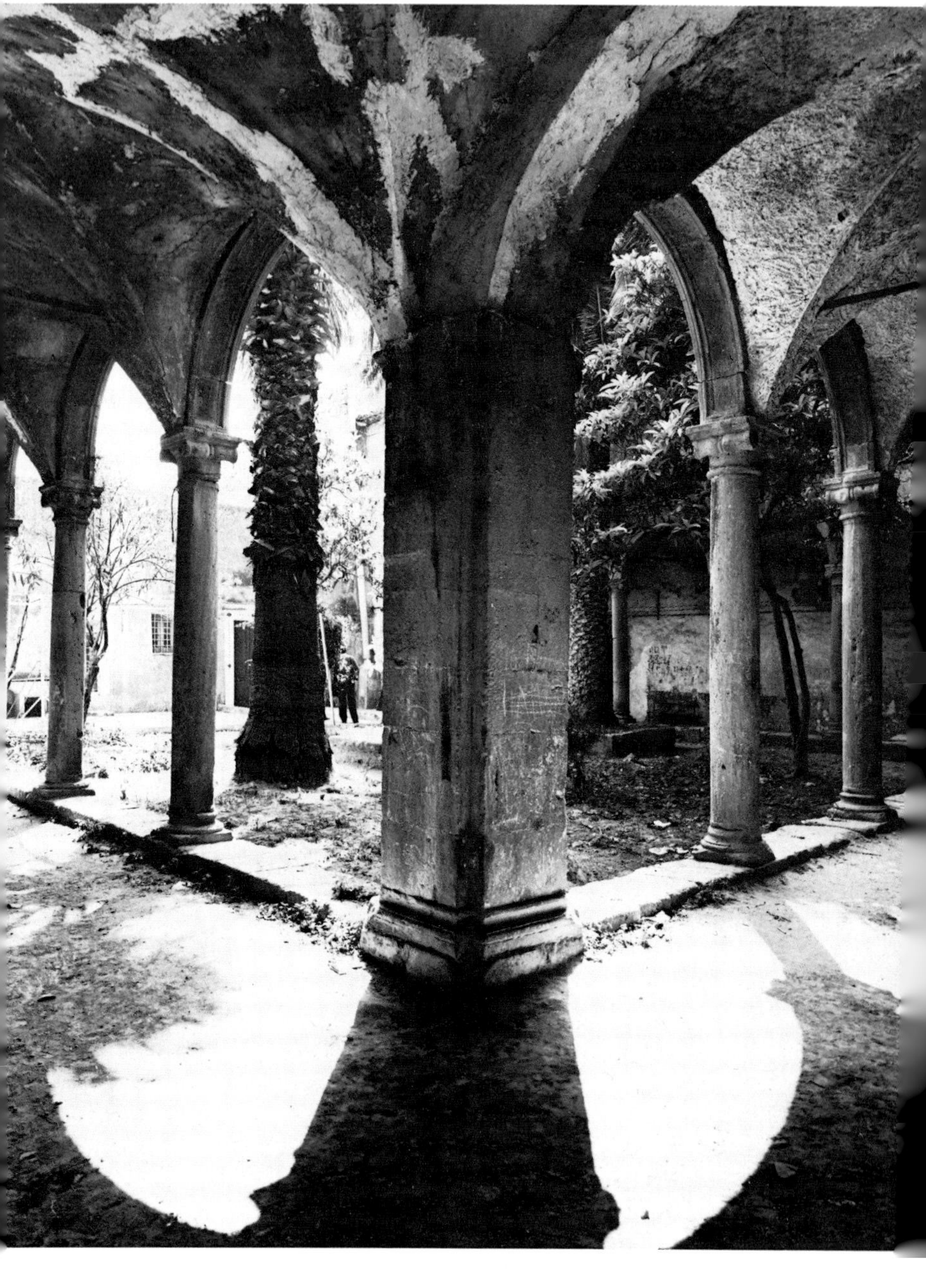

260 PIAZZA ARMERINA. Kreuzgang der Chiesa del Carmine

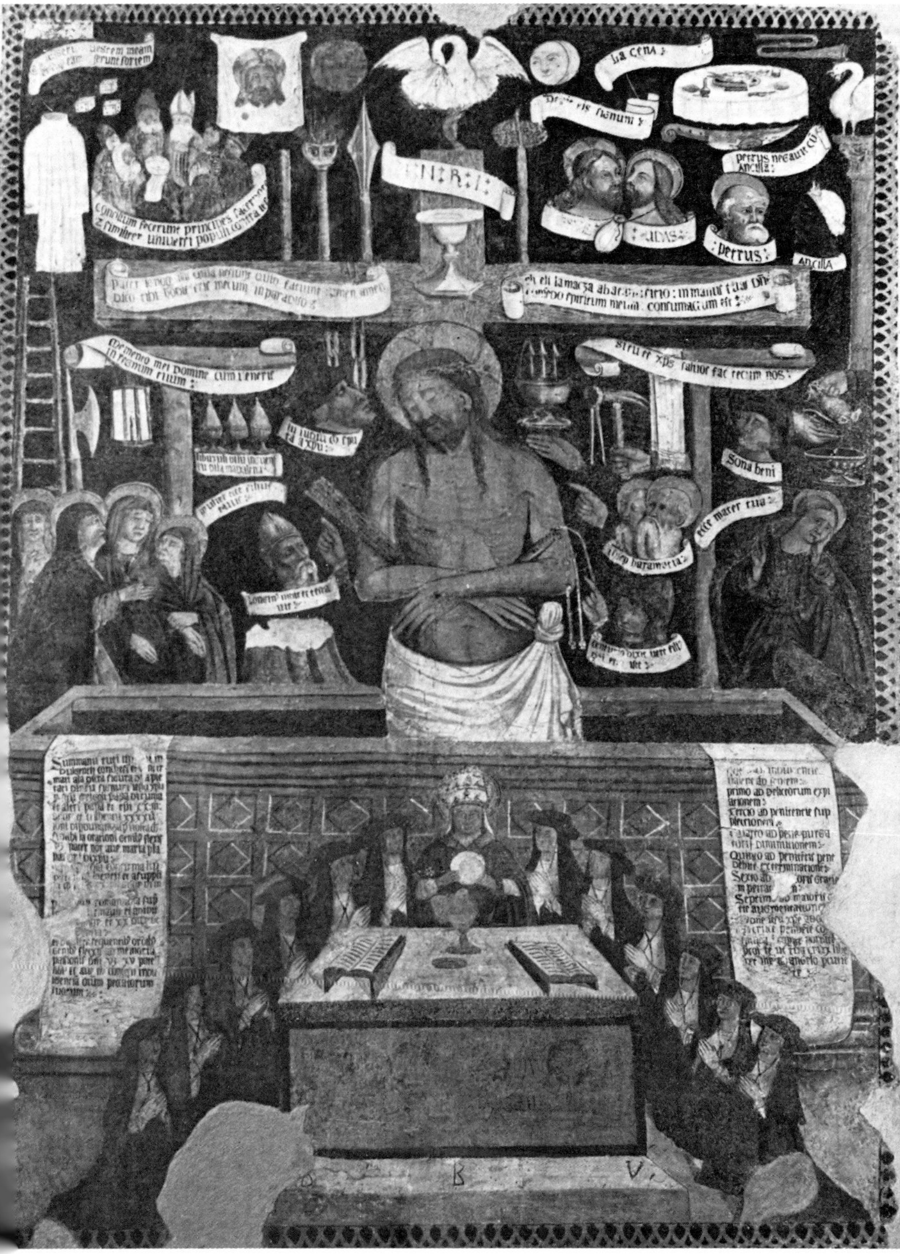

261 Piazza Armerina. S. Andrea: Wandbild mit der Darstellung der Gregorsmesse

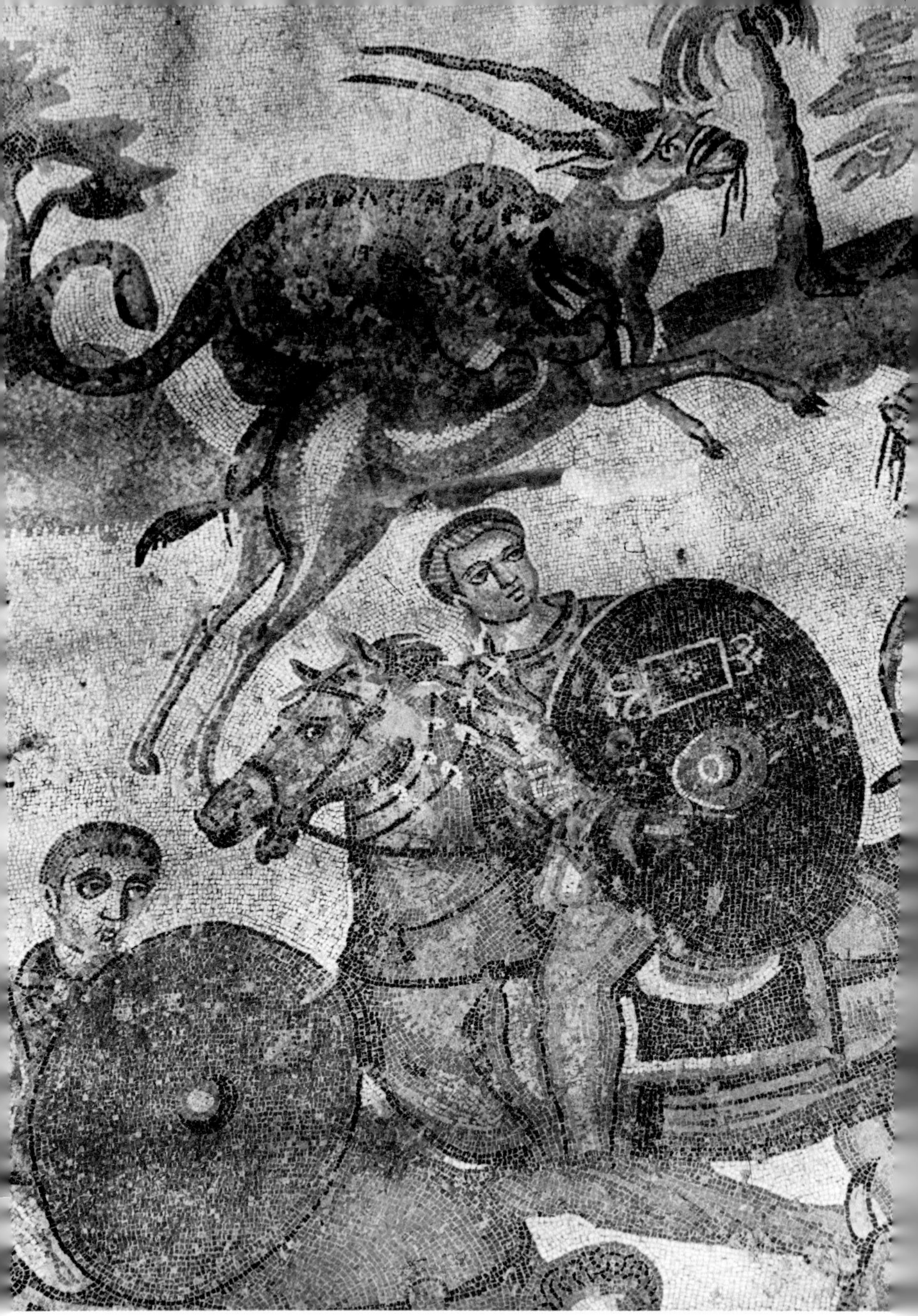

262 Piazza Armerina. Römische Villa: Mosaikenfußboden, Ausschnitt aus der großen Jagdszene

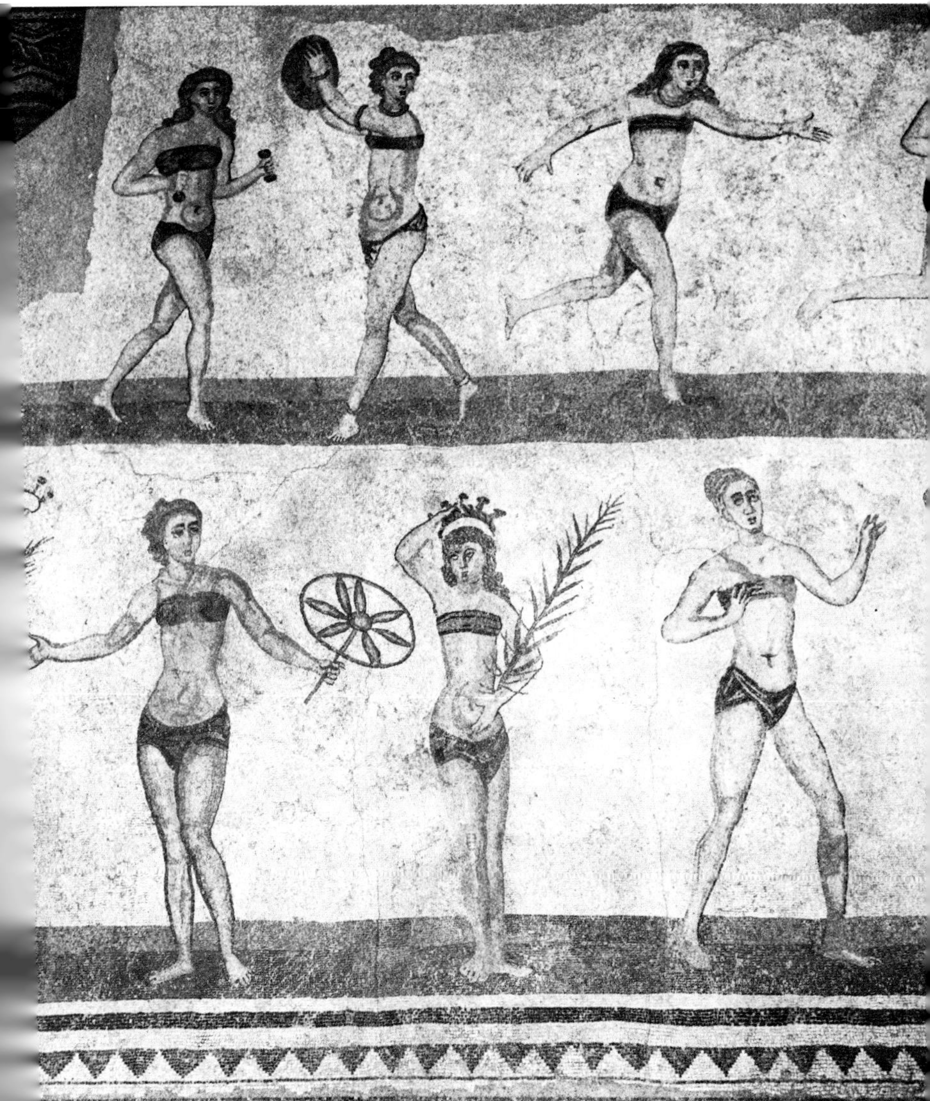

263 PIAZZA ARMERINA. Römische Villa: Mosaikfußboden, Mädchen in gymnastischen Übungen

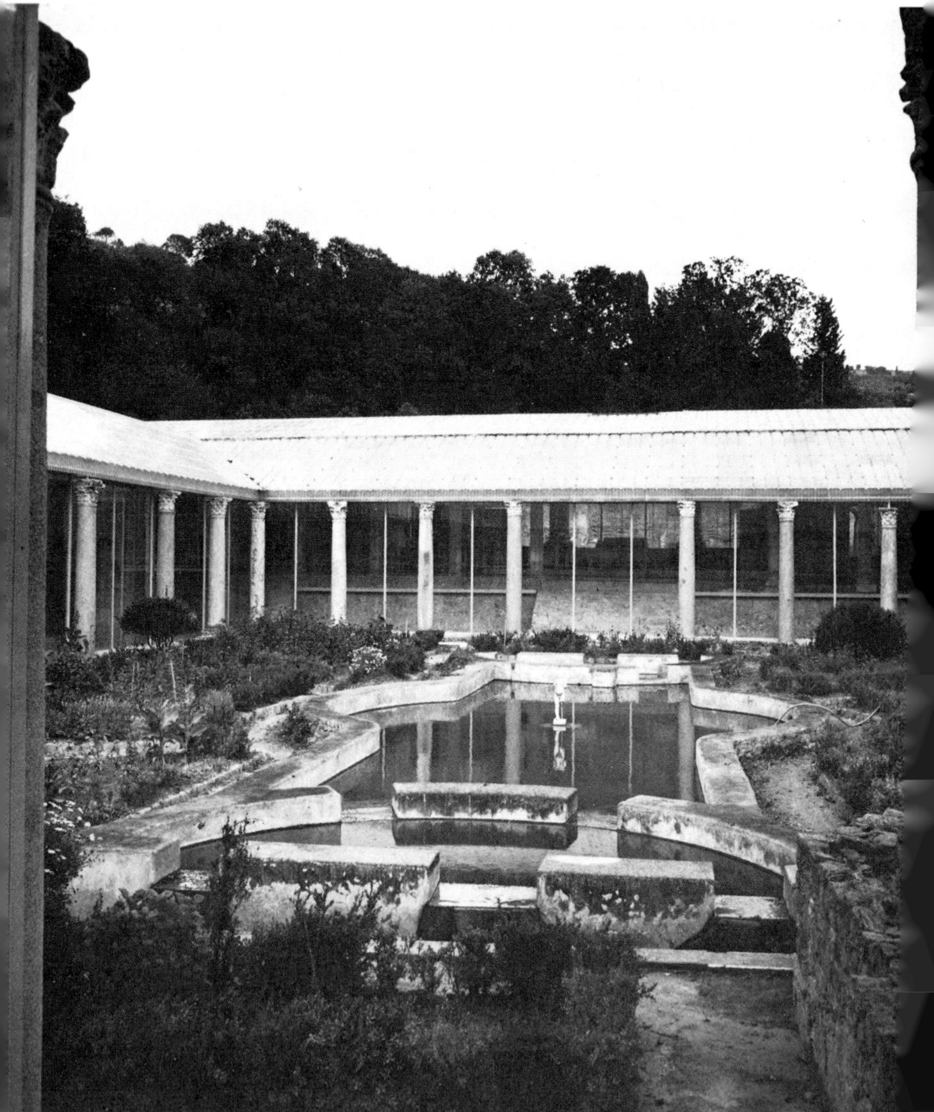

264 Piazza Armerina. Römische Villa: Peristyl mit Brunnenanlage

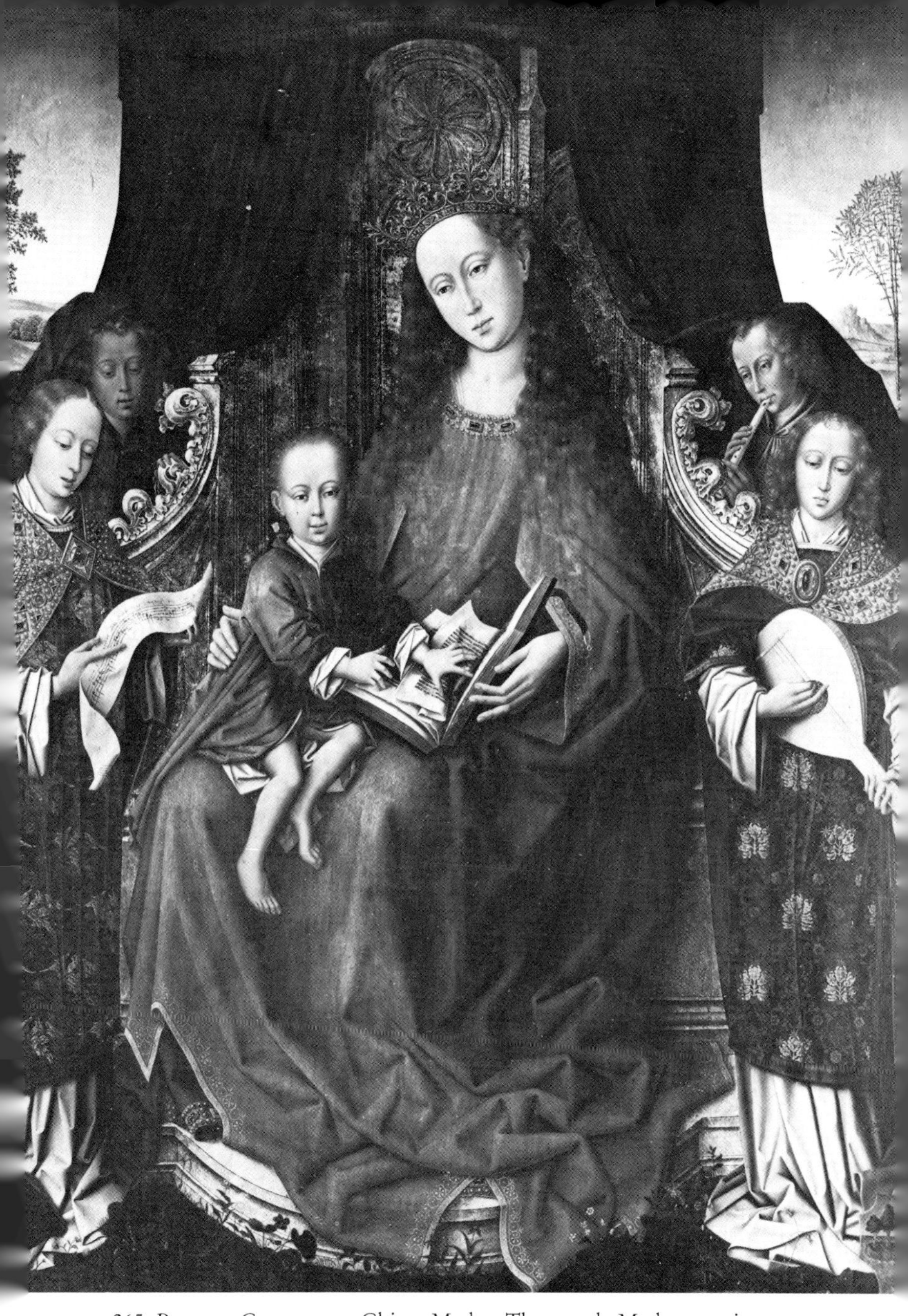

265 Polizzi Generosa. Chiesa Madre: Thronende Madonna mit Engeln, Mitte eines Triptychons

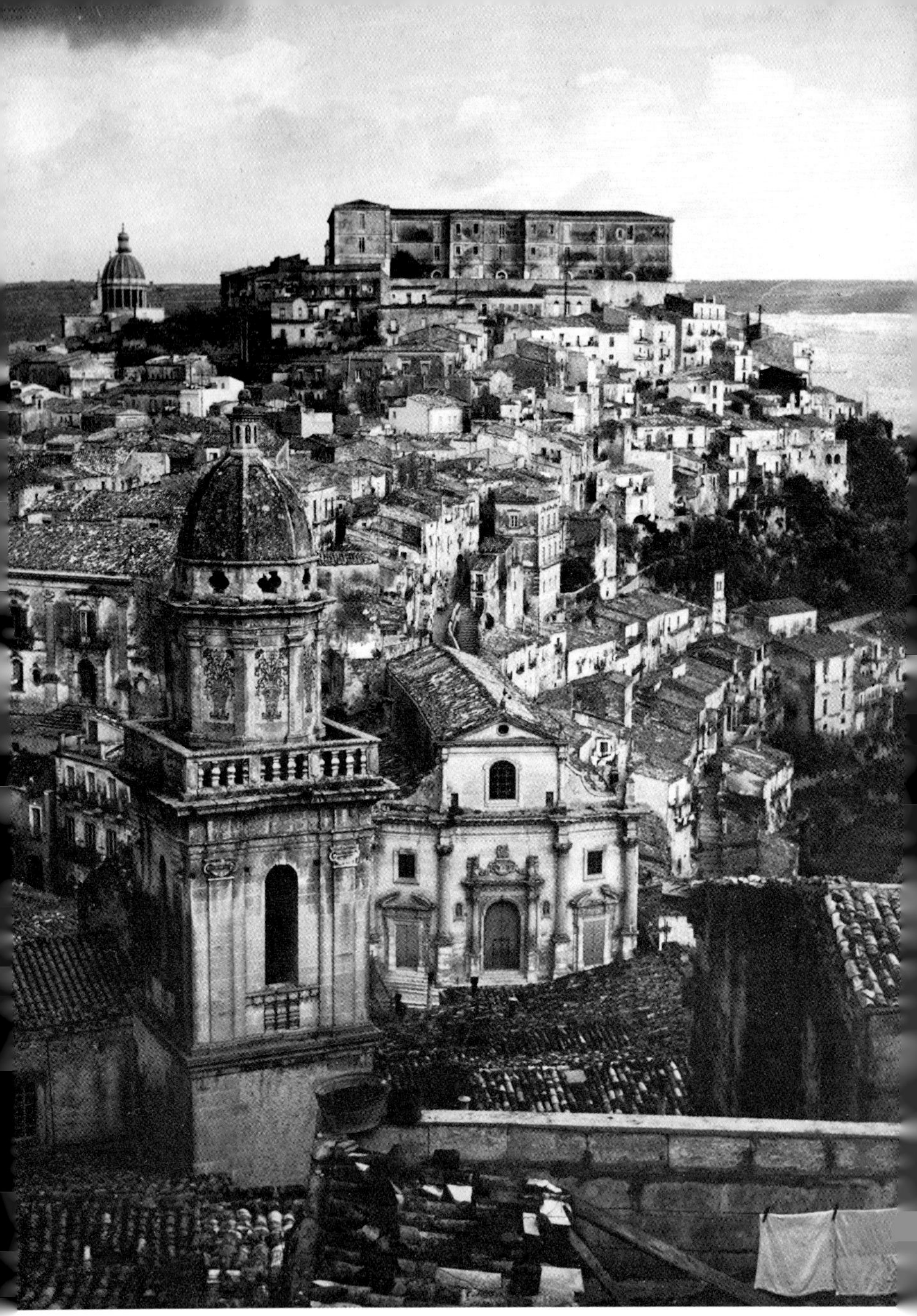

266 Ragusa. Blick auf Ragusa Ibla

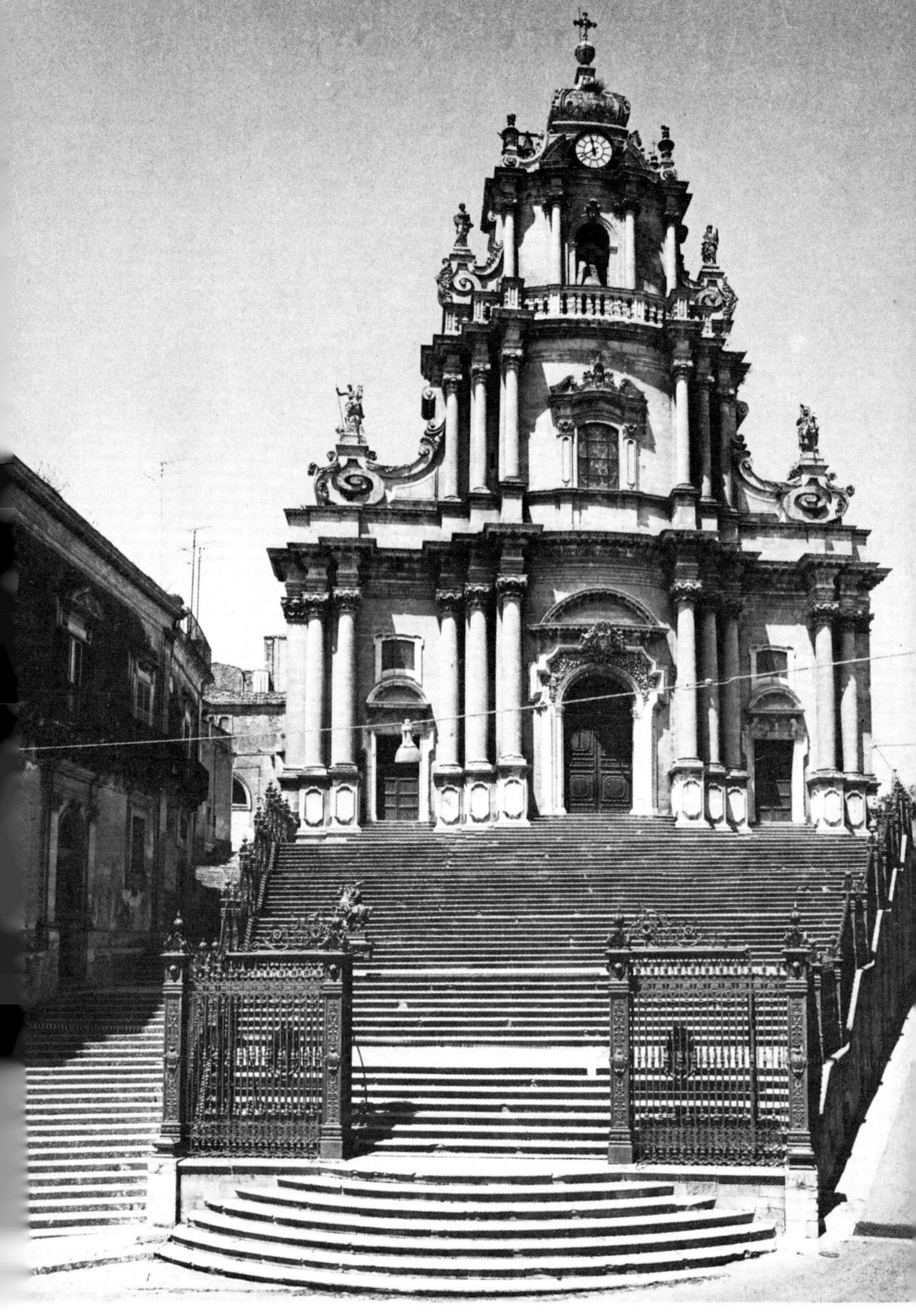

267 Ragusa Ibla. S. Giorgio: Fassade

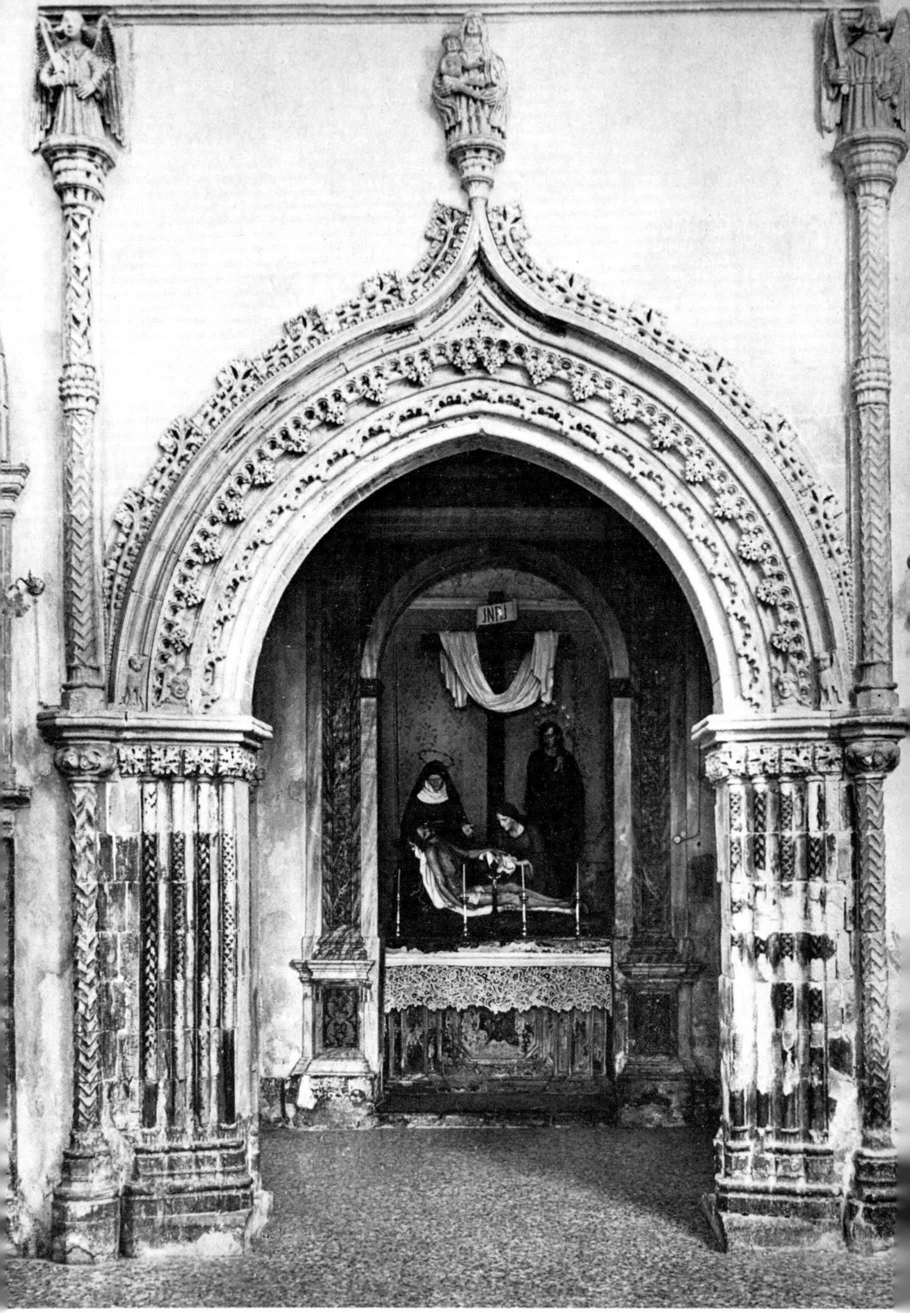

268 Ragusa. S. Maria delle Scale: Inneres

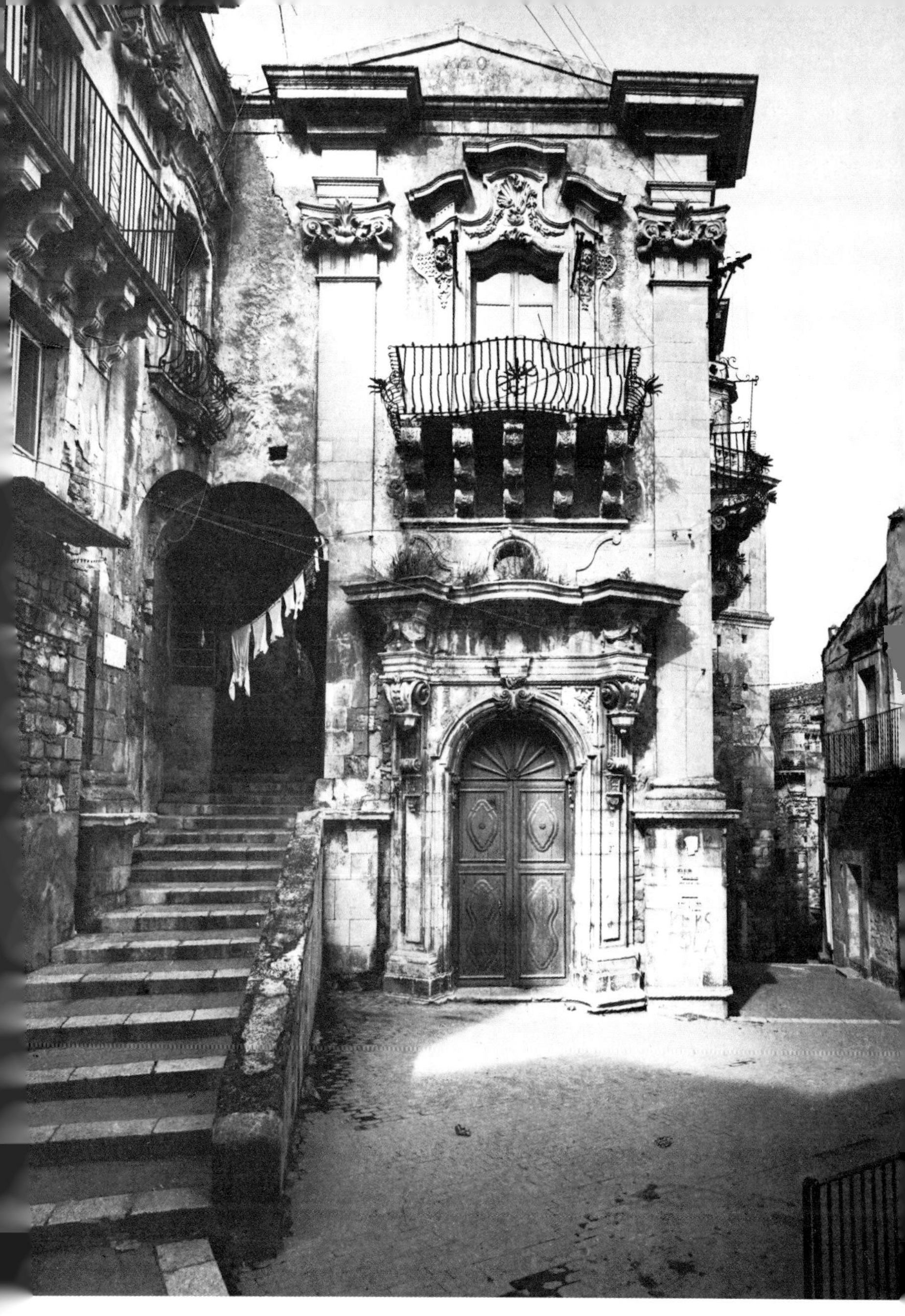

269 Ragusa Ibla. „Alte Kanzlei“

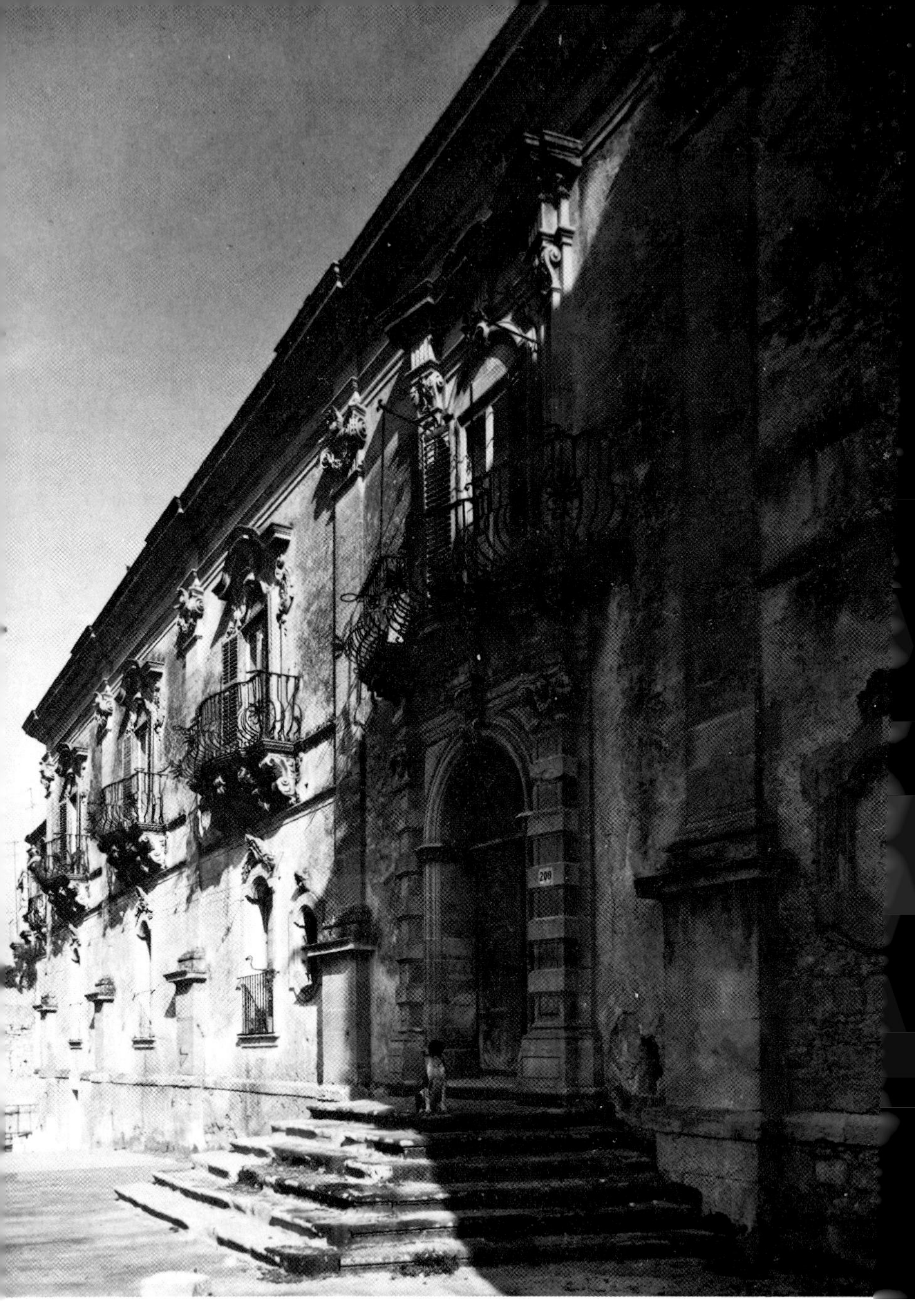

270 Ragusa Ibla. Palazzo Cosentini

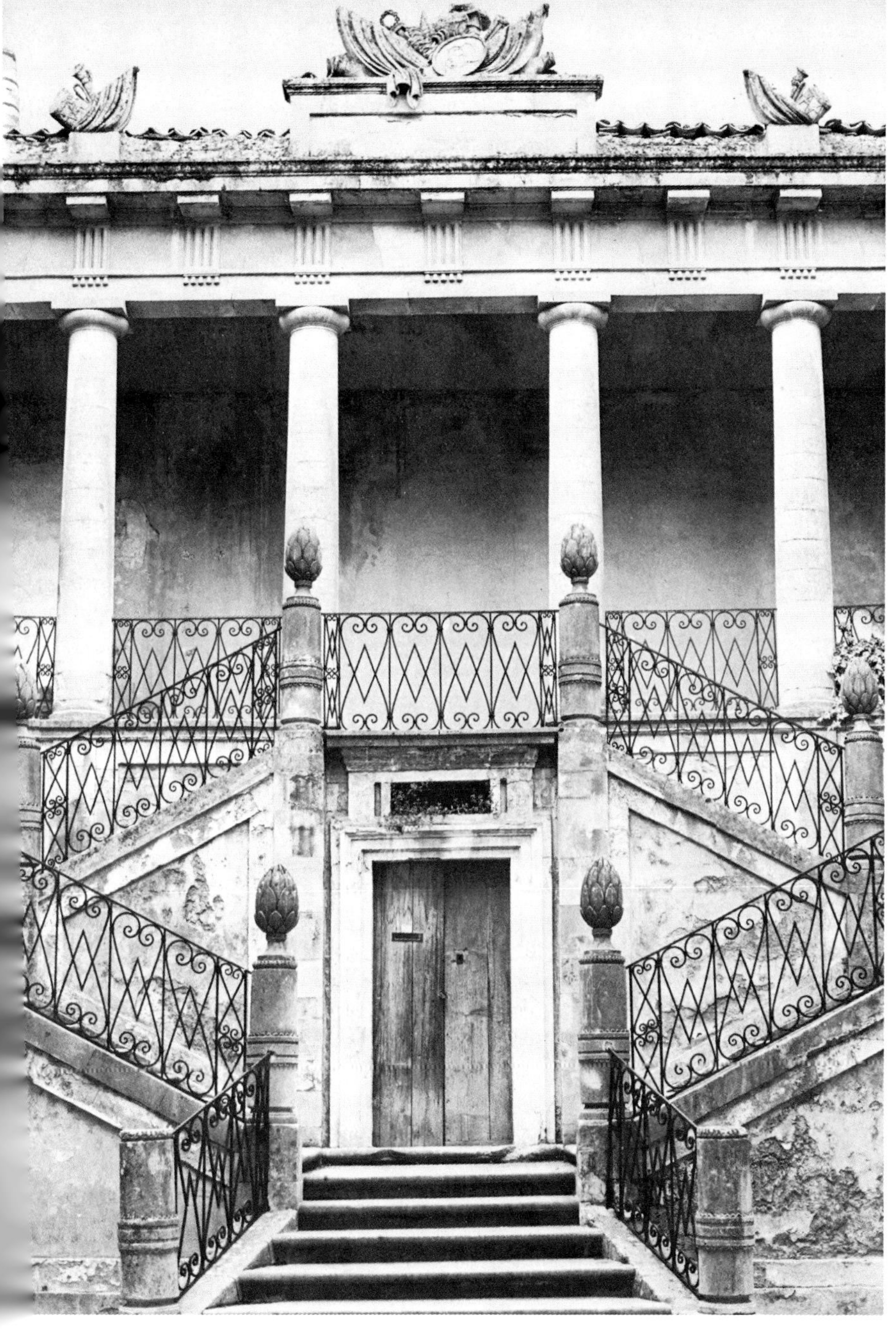

271 Ragusa Ibla. Palasthof

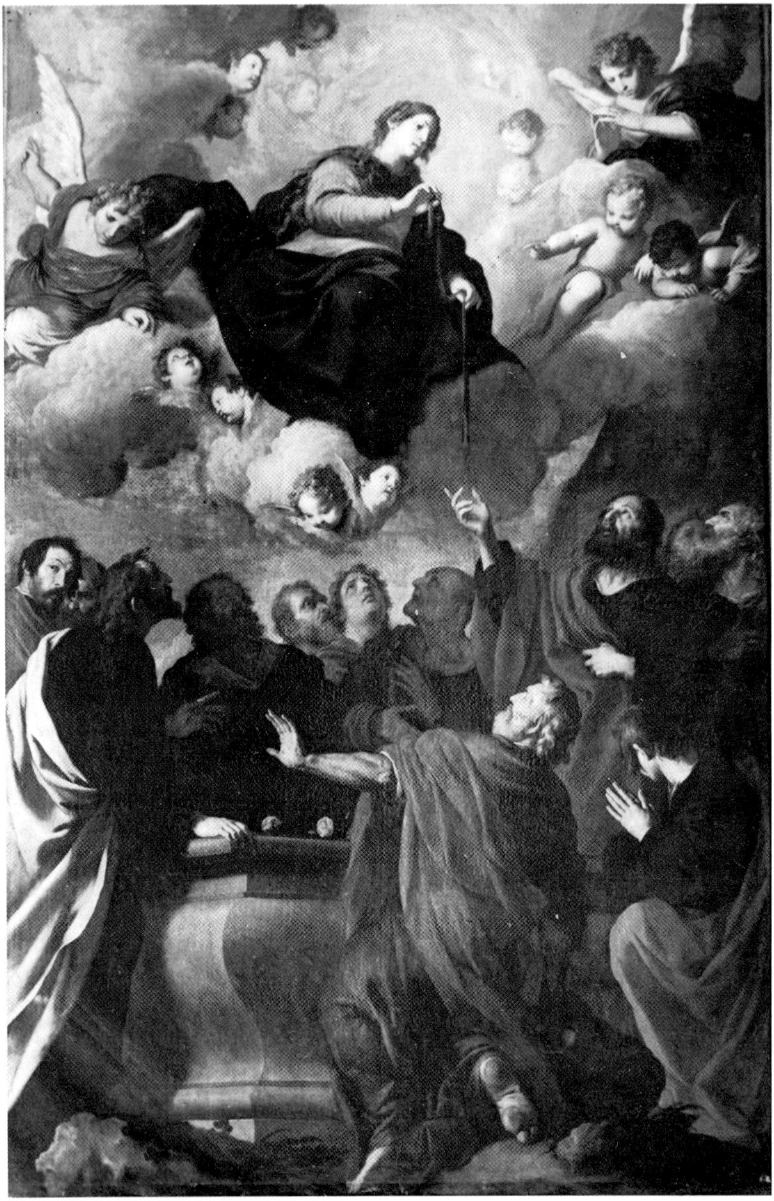

272 Ragusa Ibla. Chiesa dei Cappuccini Vecchi: Altarbild Himmelfahrt Mariae von Pietro Novelli

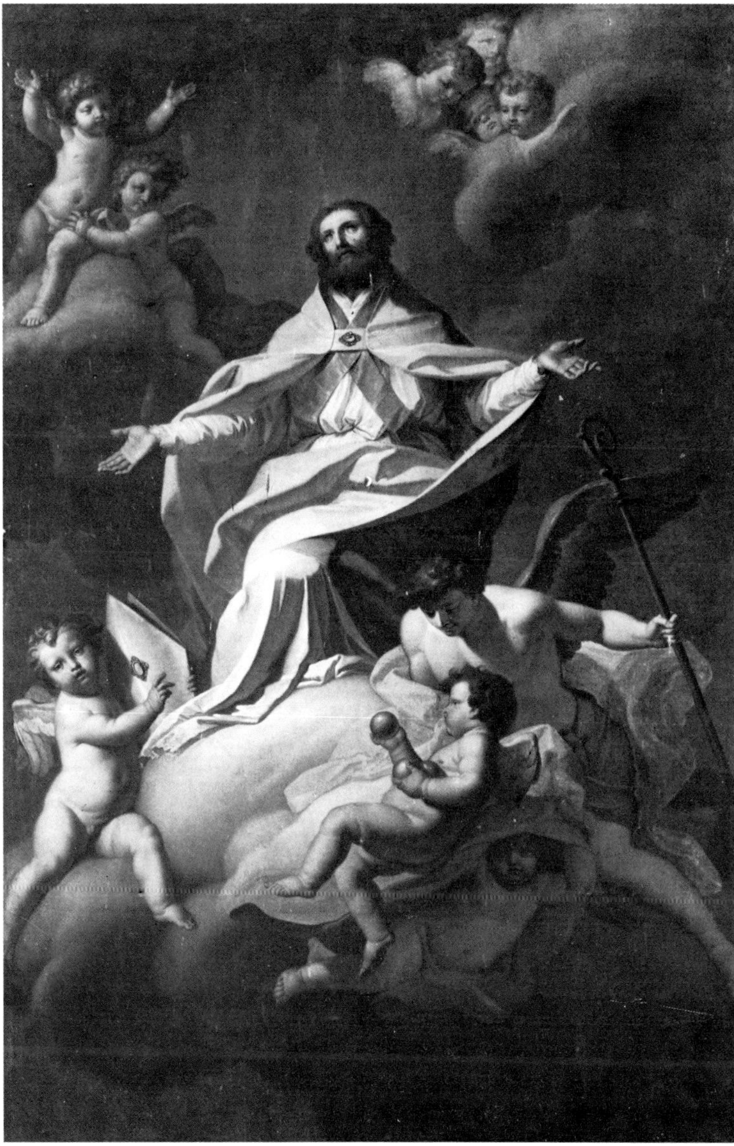

273 Ragusa Ibla. S. Giorgio. Altarbild: Glorie des hl. Nikolaus
von Vito d'Anna

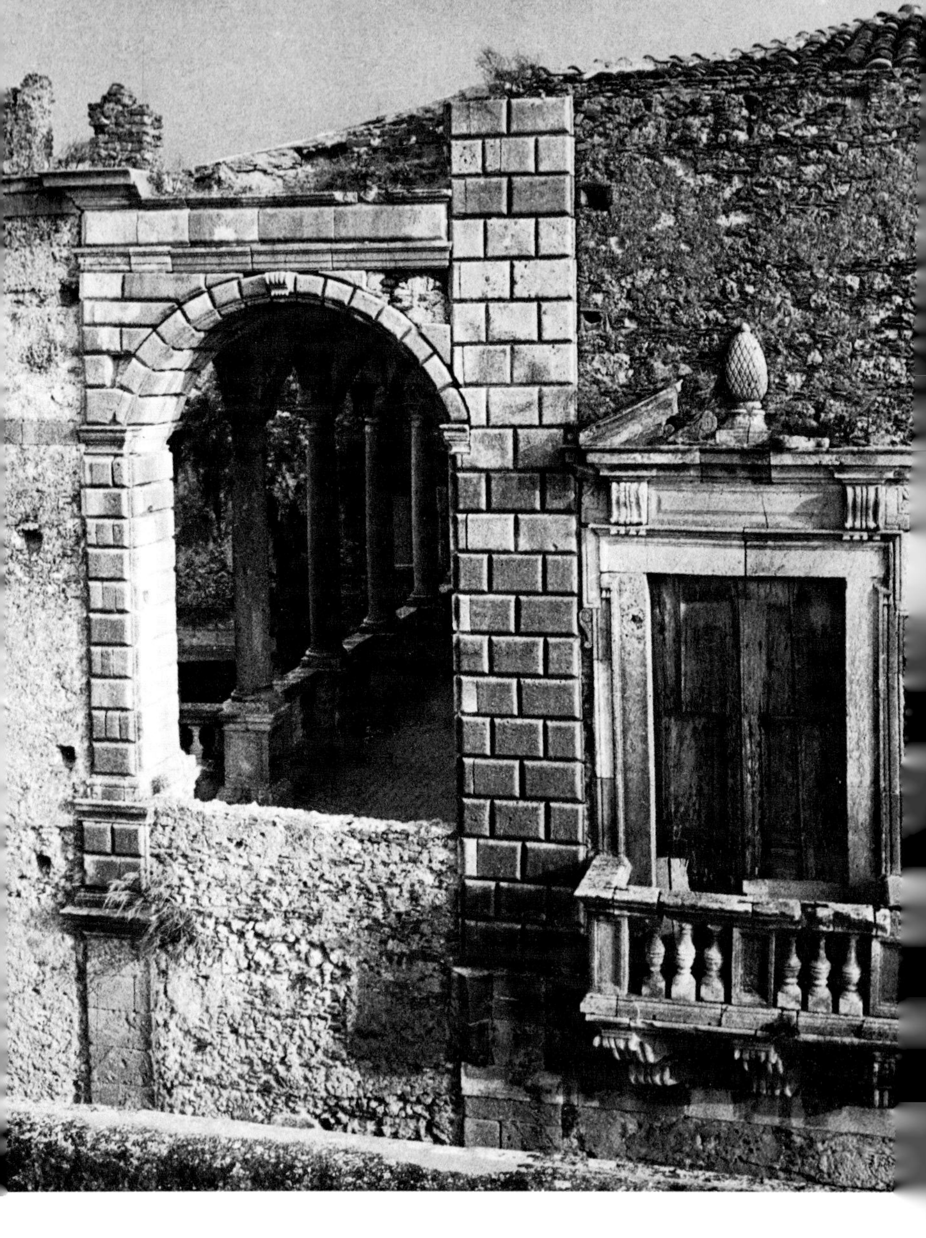

274 ROCCAVALDINA. Palast der Familie Valdina

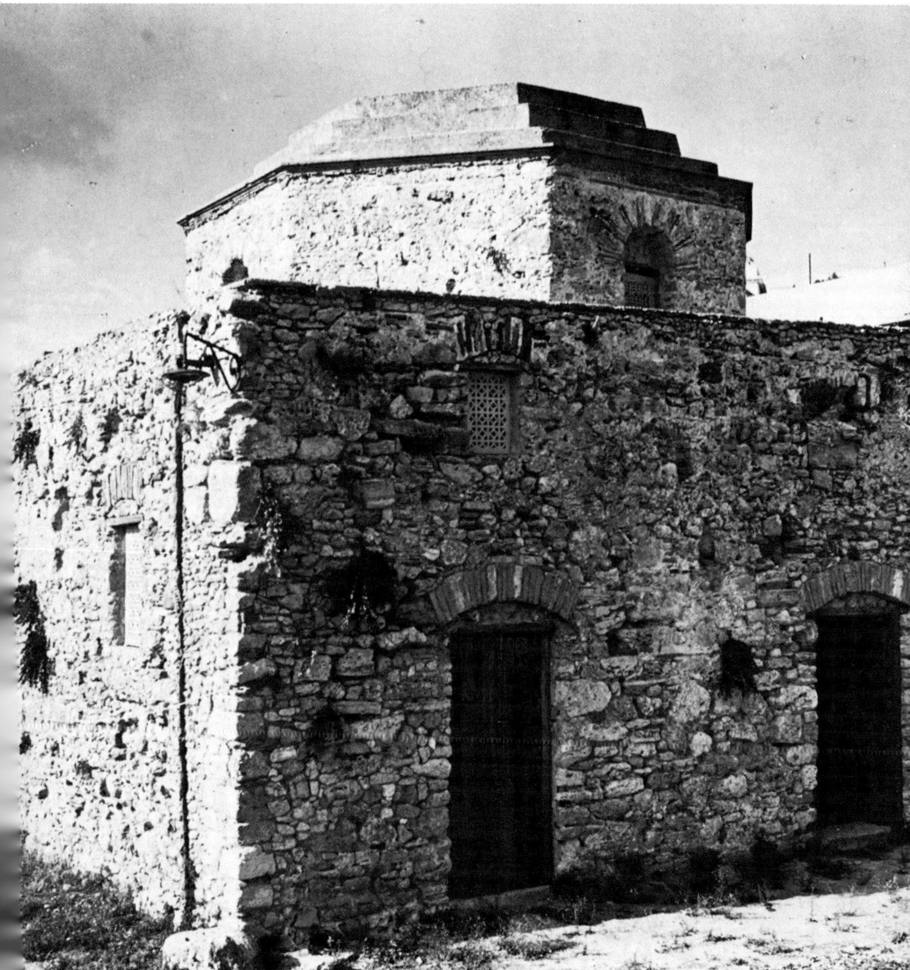

275 Rometta. Chiesa del Salvatore

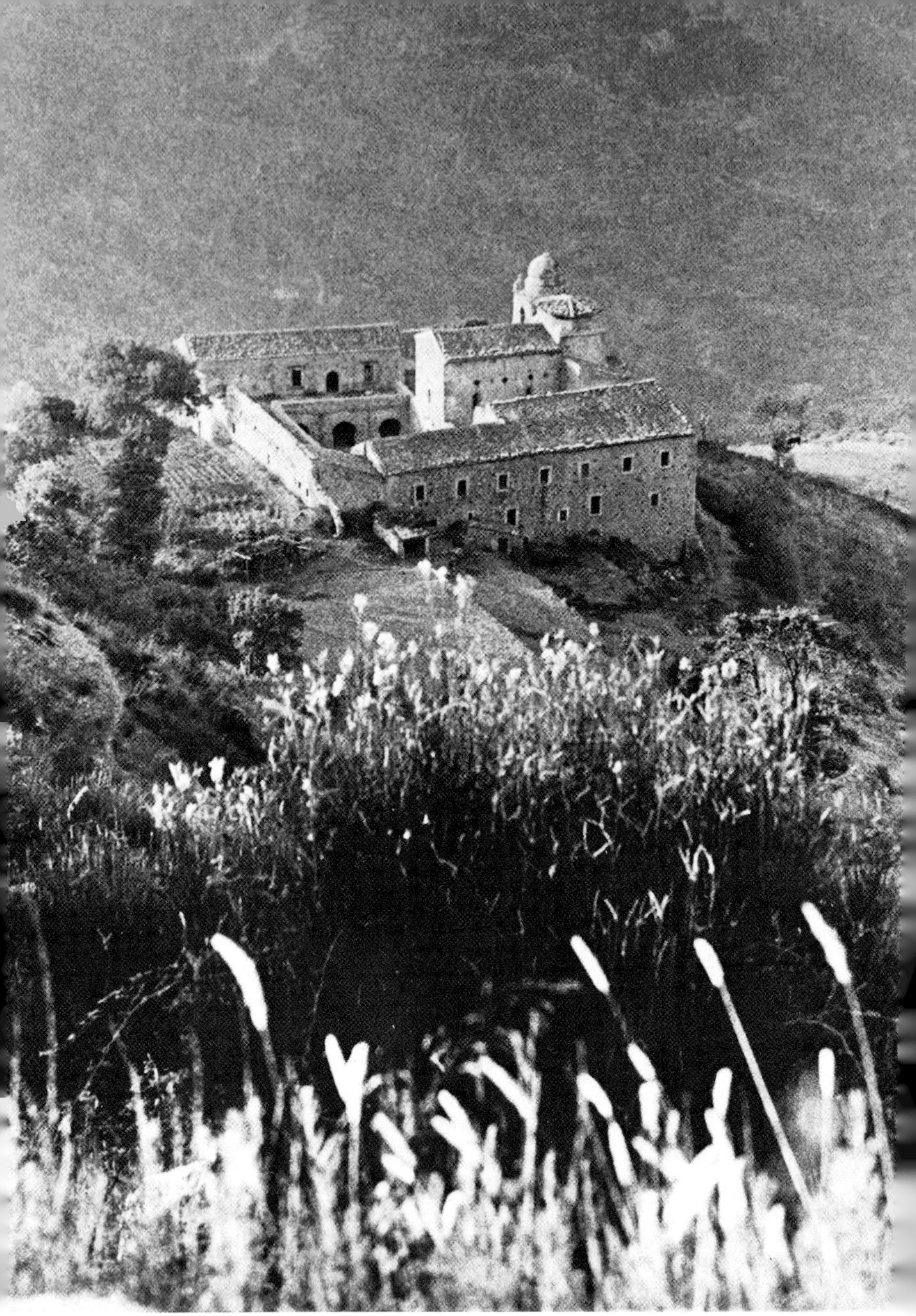

276 San Filippo di Fragalà. Ehem. Basilianer-Kloster

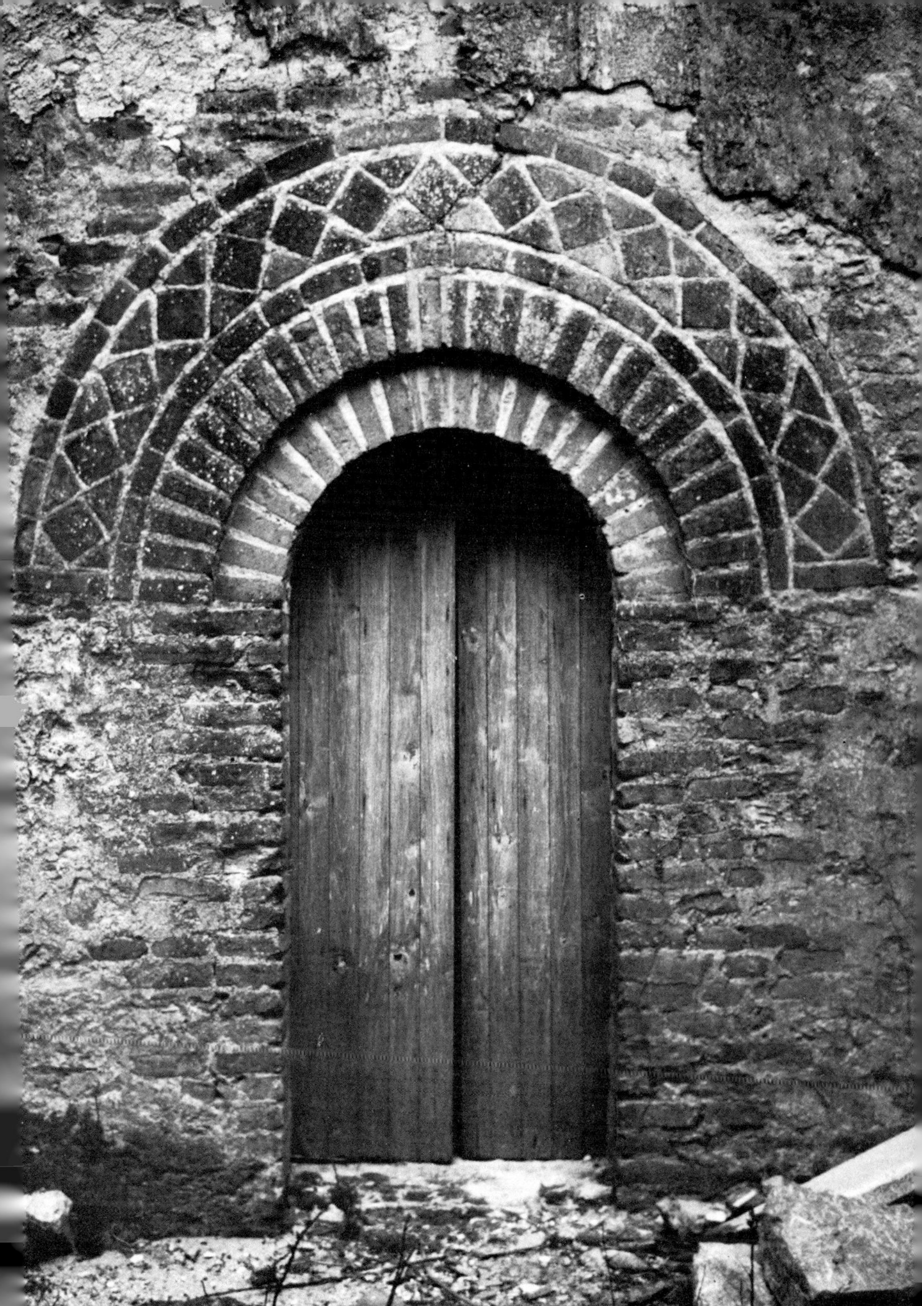

277 San Filippo di Fragalà. Ehem. Basilianer-Klosterkirche: Seitenportal

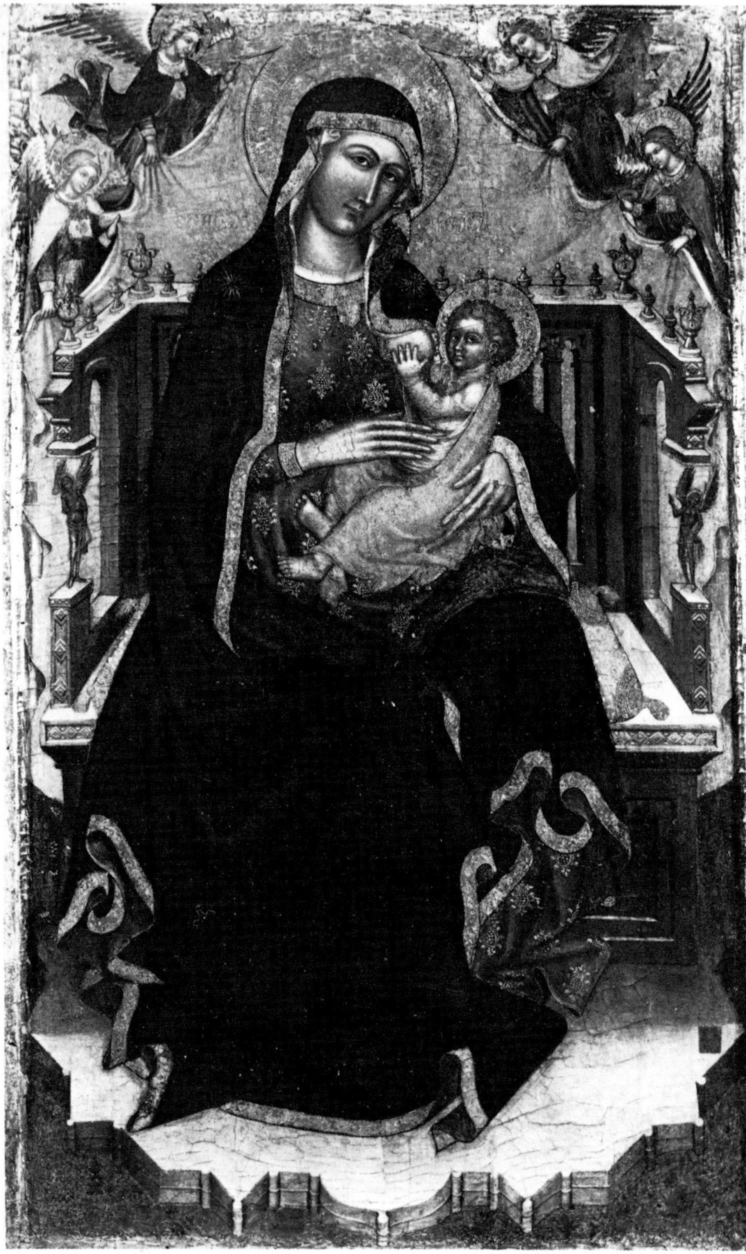

278 S. Lucia del Mela. Chiesa dell'Annunziata: Tafelbild der thronenden Madonna

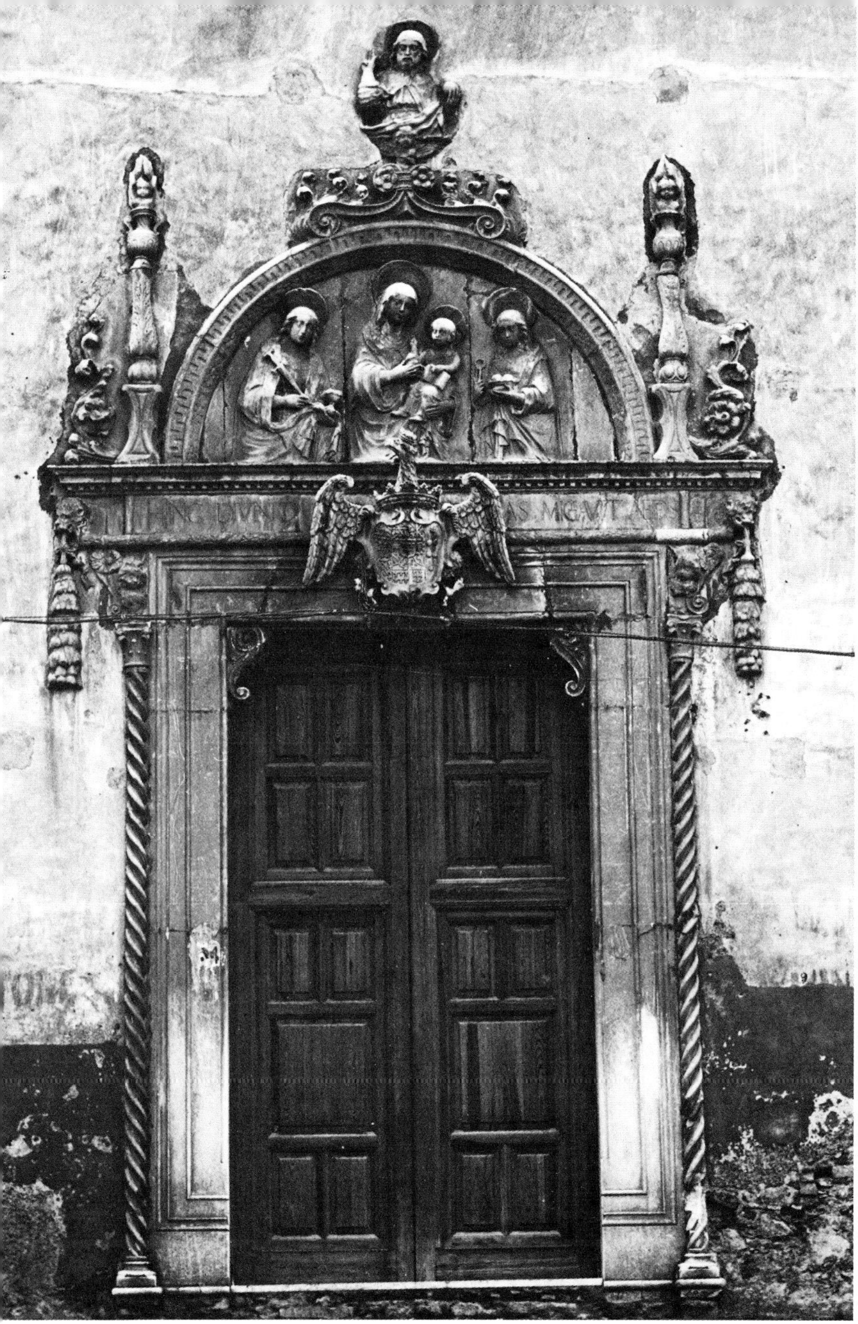

279 S. Lucia del Mela. Chiesa Madre (S. Lucia): Hauptportal

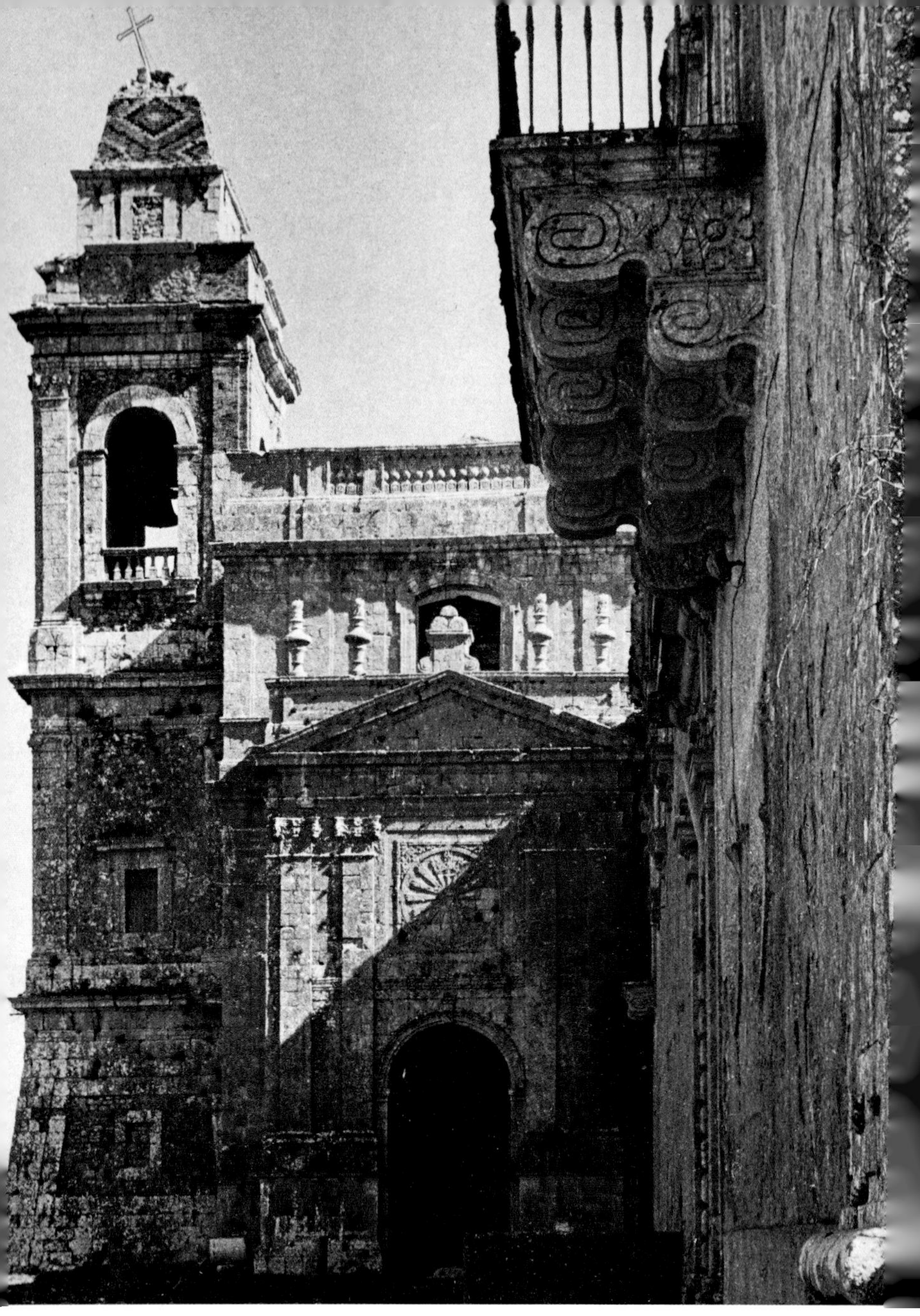

280 S. Maria del Bosco. Kirche des ehem. Benediktiner-Klosters

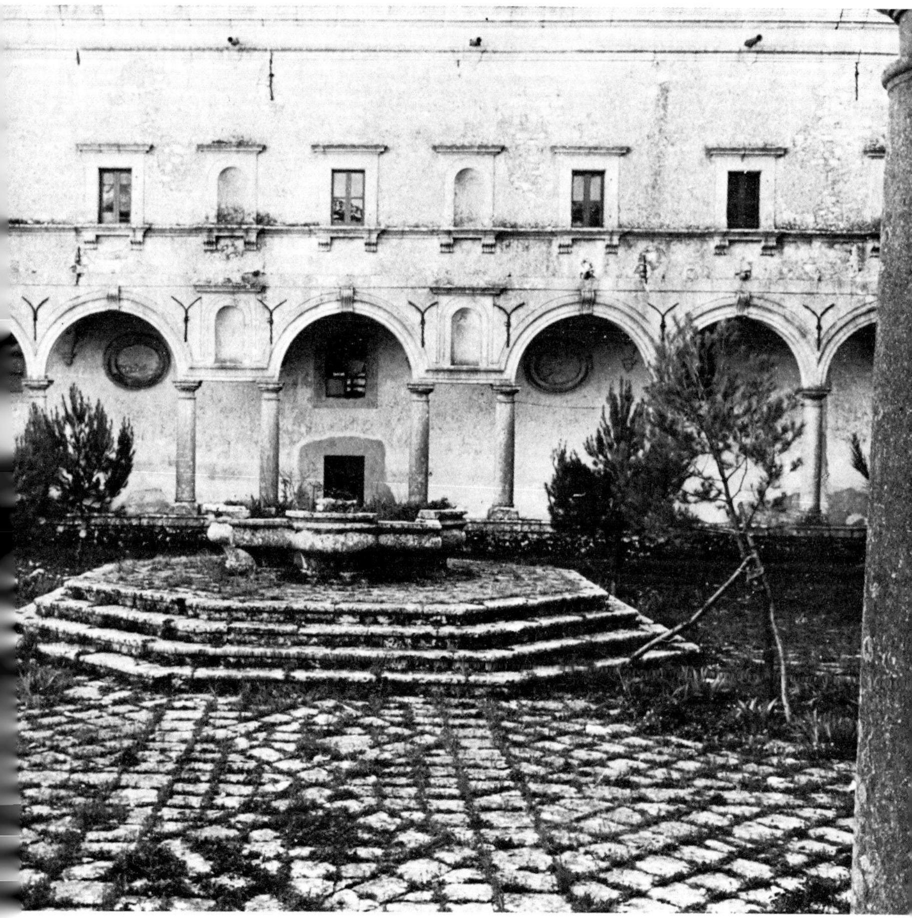

281 S. Maria del Bosco. Ehem. Benediktiner-Kloster: Erster Kreuzgang

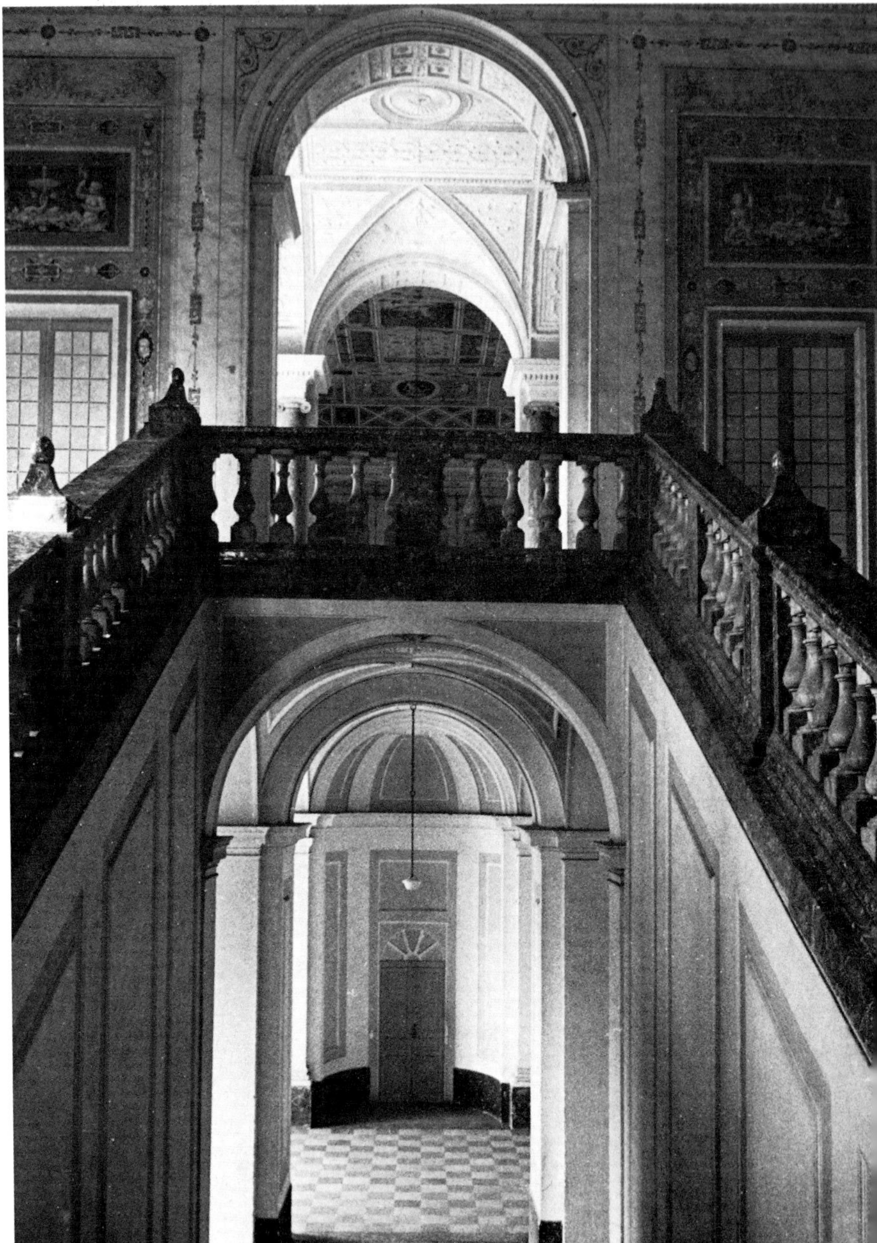

282 San Martino delle Scale: Benediktiner-Abtei: Treppenhaus

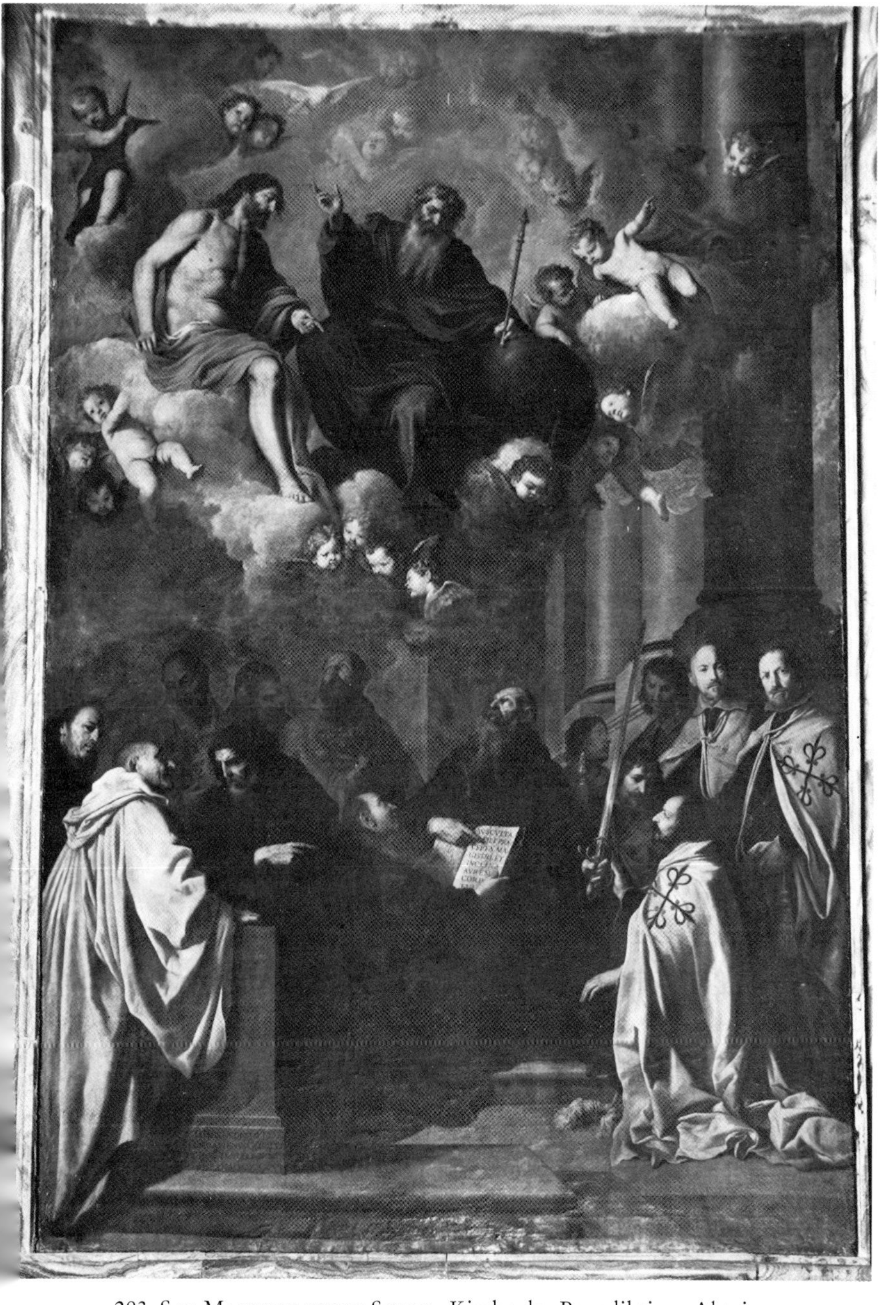

283 San Martino delle Scale. Kirche der Benediktiner-Abtei: Altargemälde von Pietro Novelli

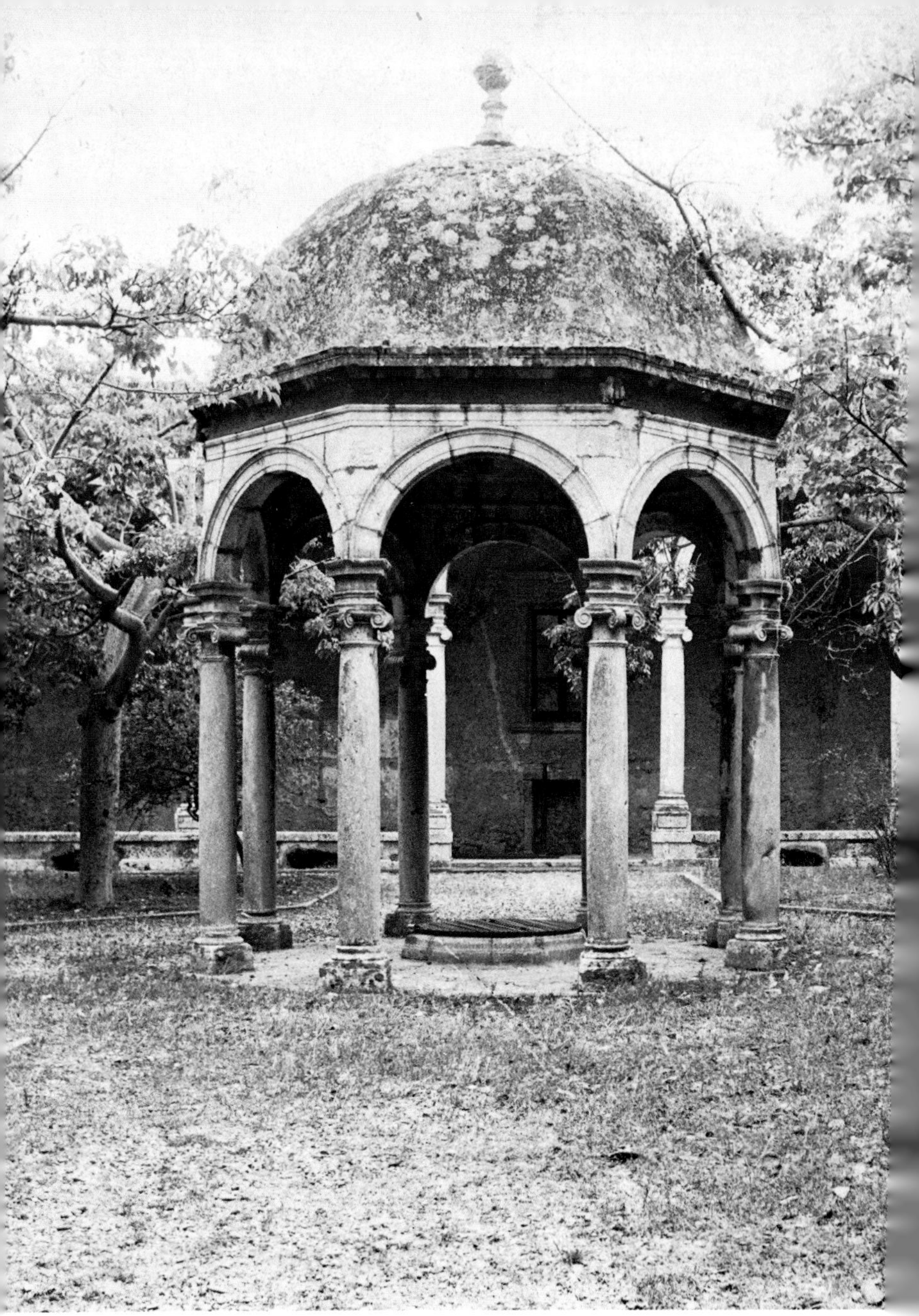

284 San Placido Calonerò. Ehem. Benediktiner-Kloster: Brunnenhaus im Kreuzgang

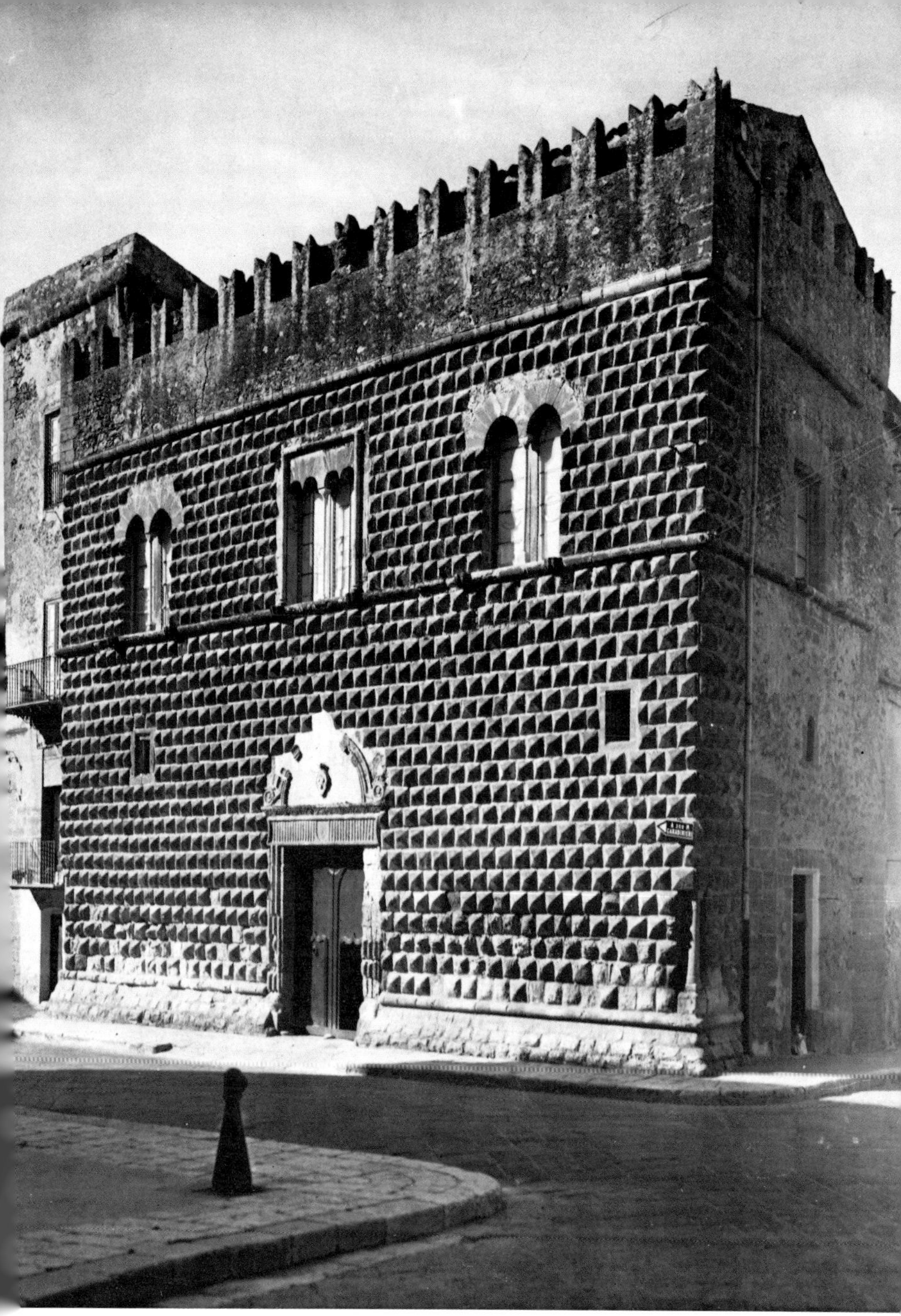

285 Sciacca. Palazzo „il Steripinto“

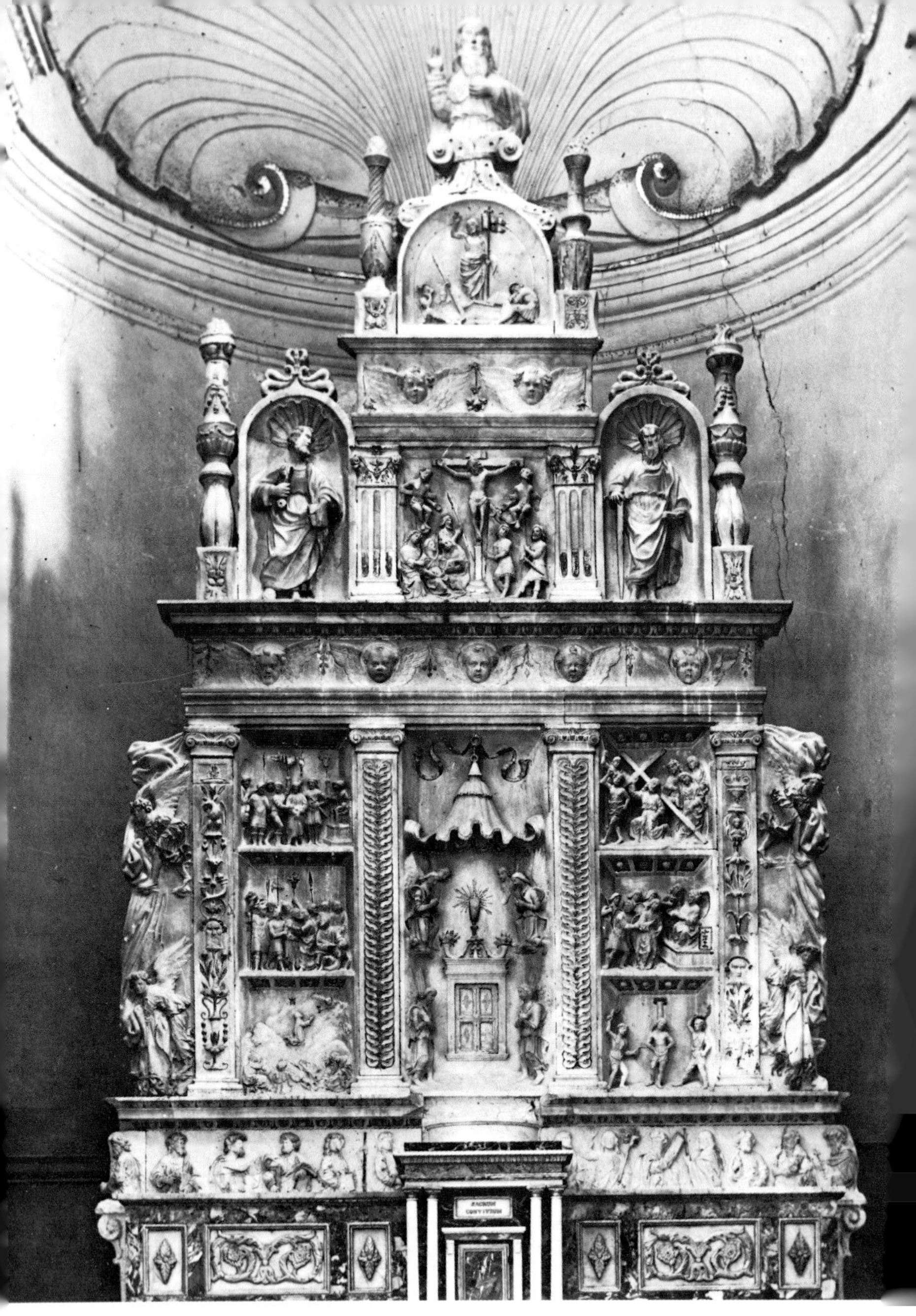

286 Sciacca. Chiesa Madre (S. Maria Maddalena): Sakramentstabernakel

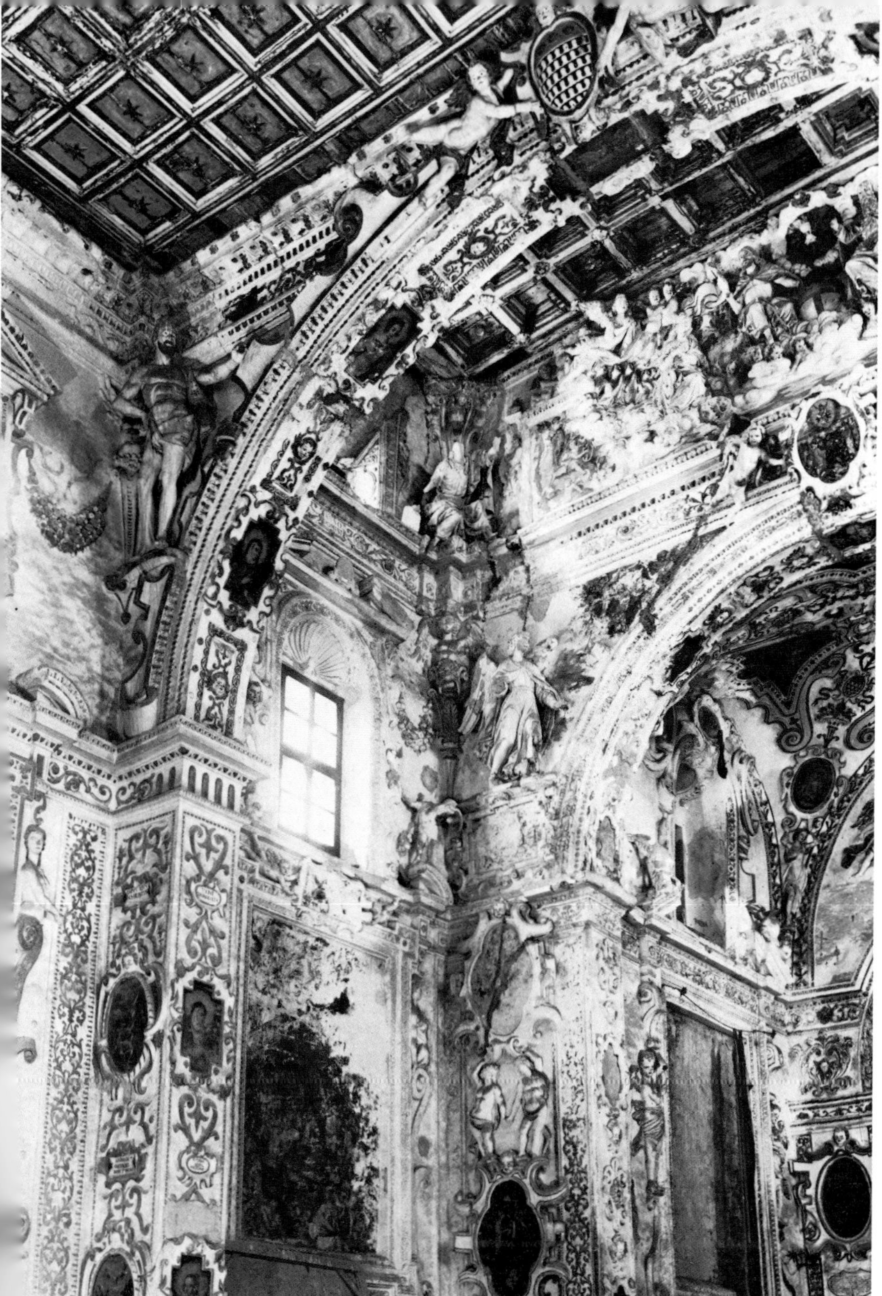

287 Sciacca. S. Margherita. Inneres

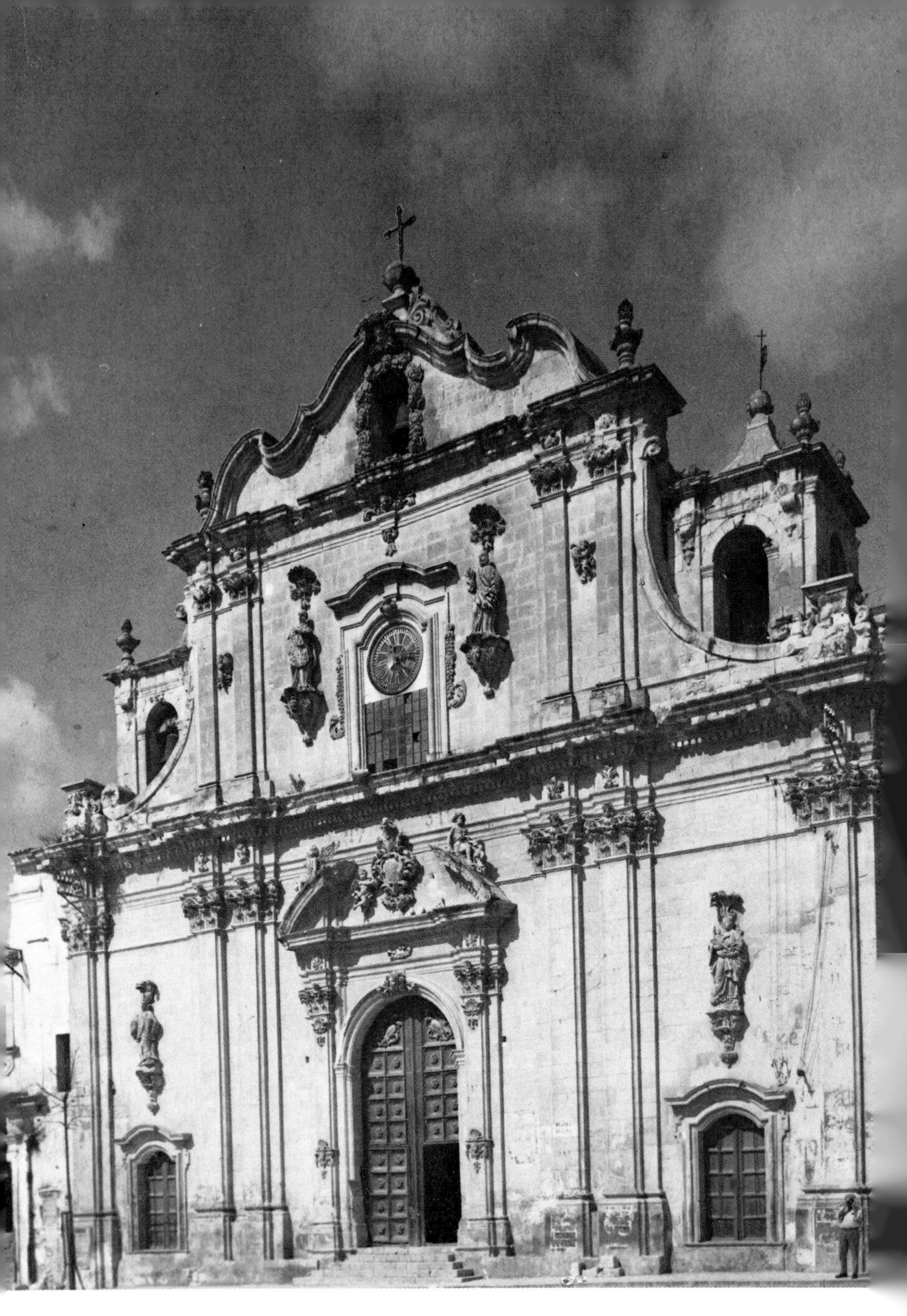

288 Scicli. Chiesa Madre: Fassade

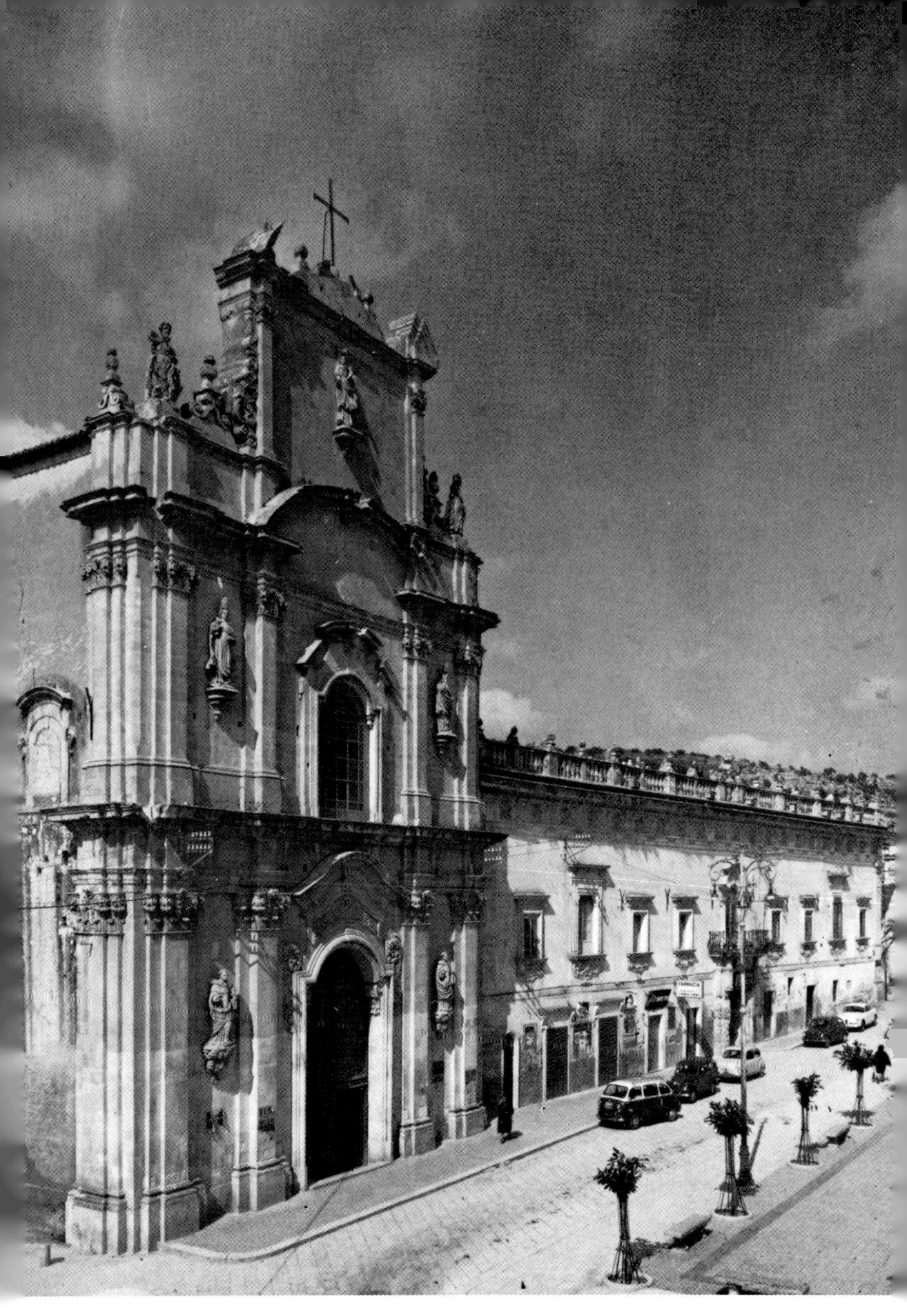

289 Scicli. Kirche und ehem. Kloster der Karmeliter

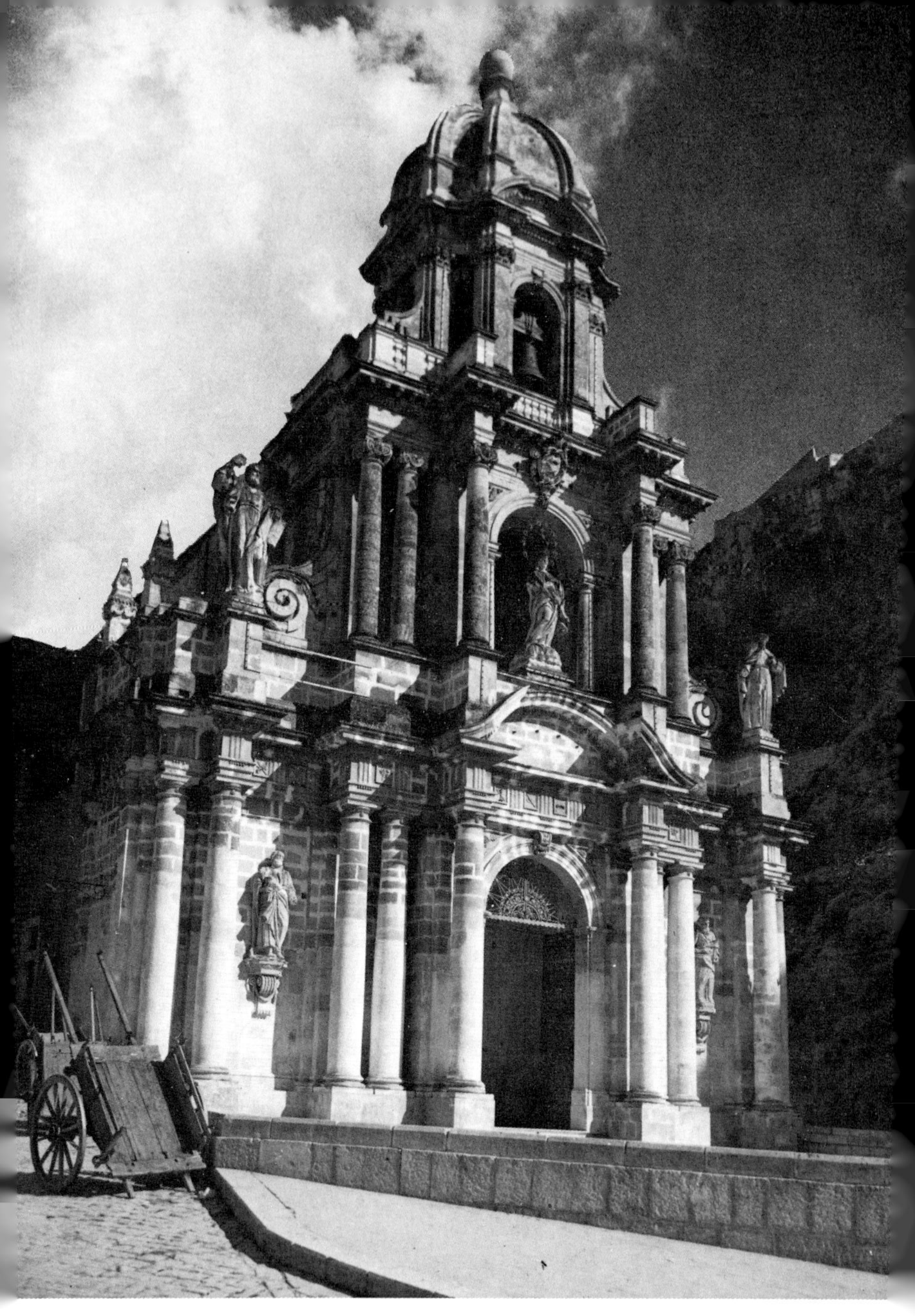

290 Scicli. S. Bartolomeo: Fassade

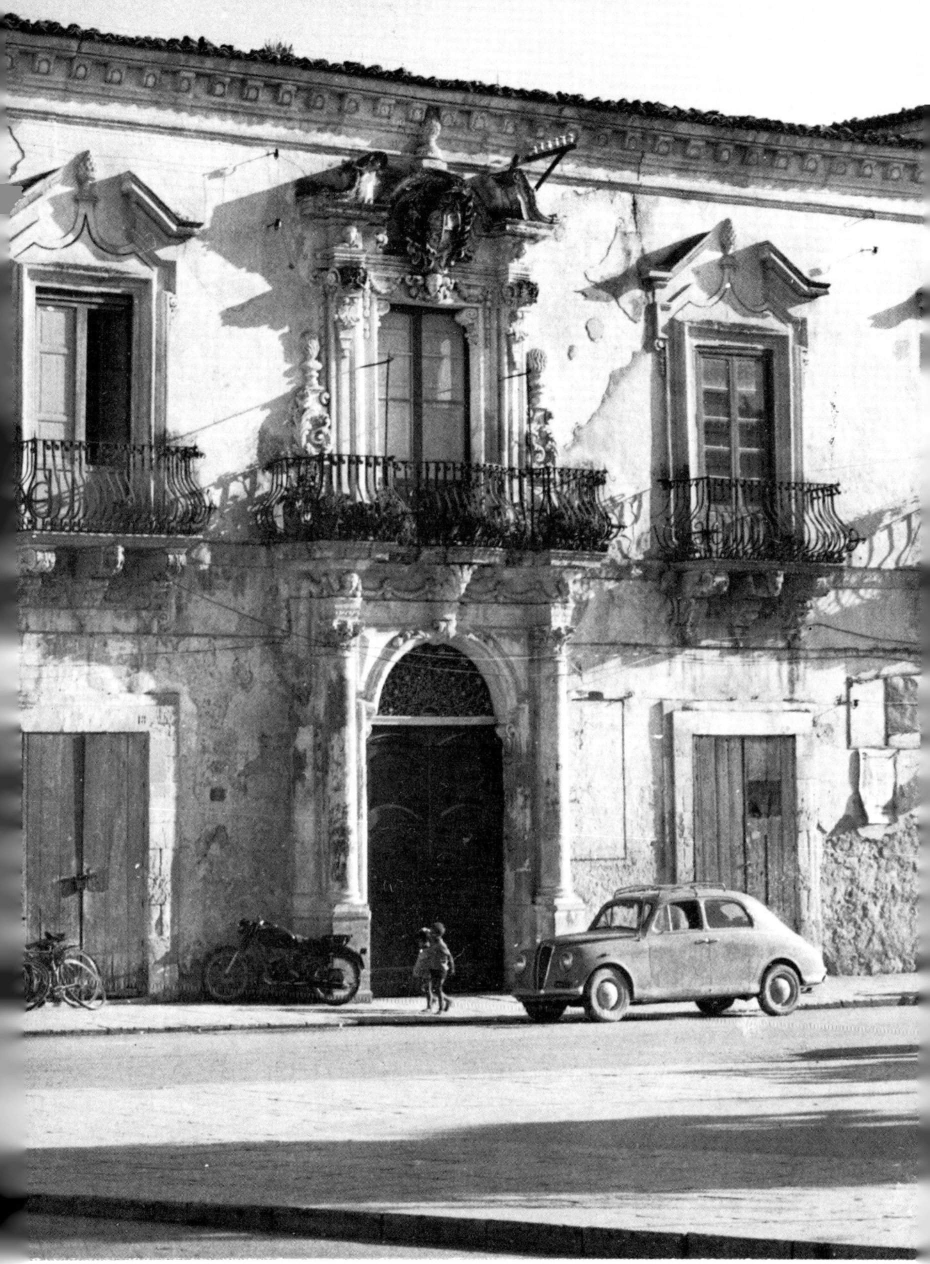

291 Scicli. Palazzo Spadaro

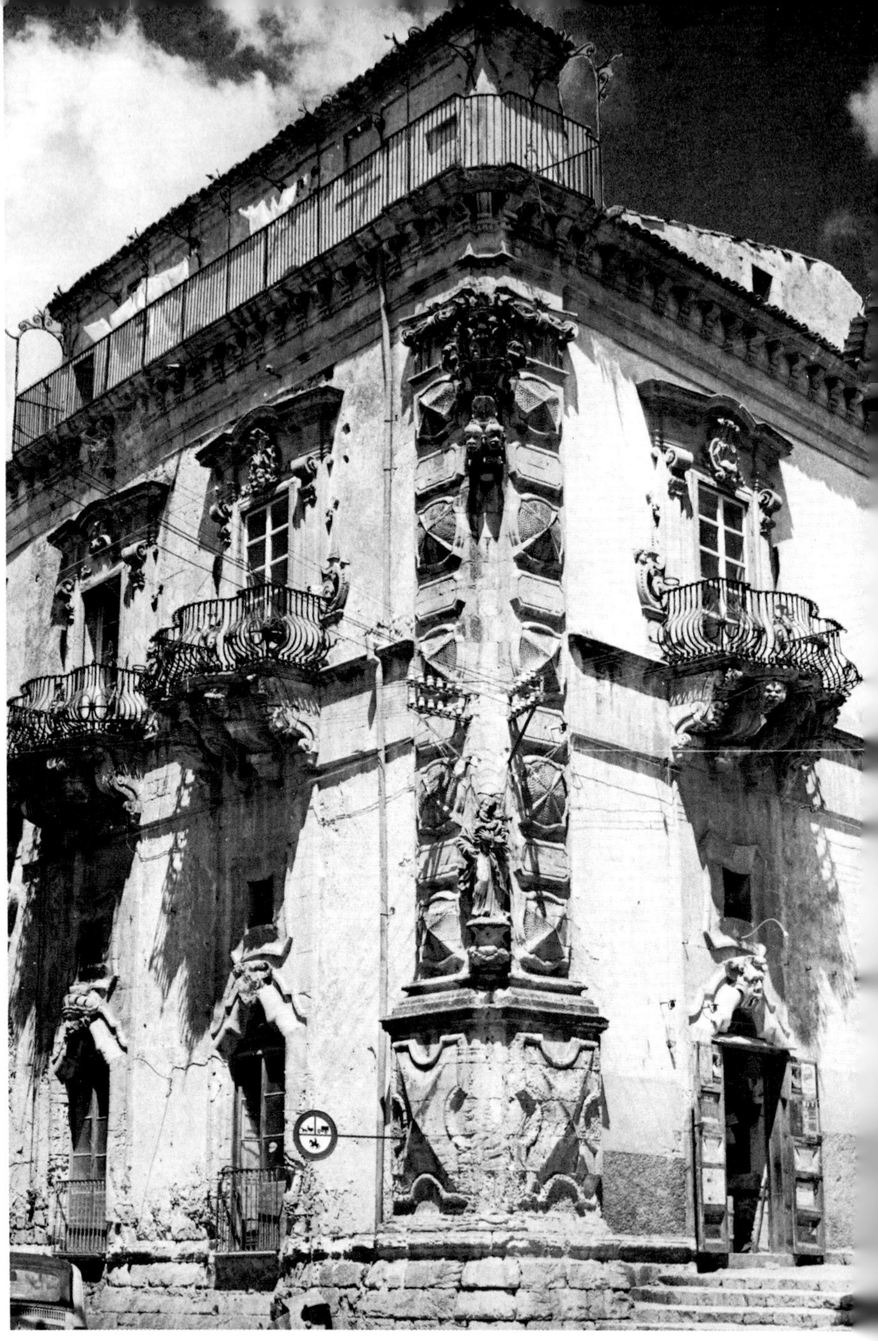

292 Scicli. Palazzo Beneventano

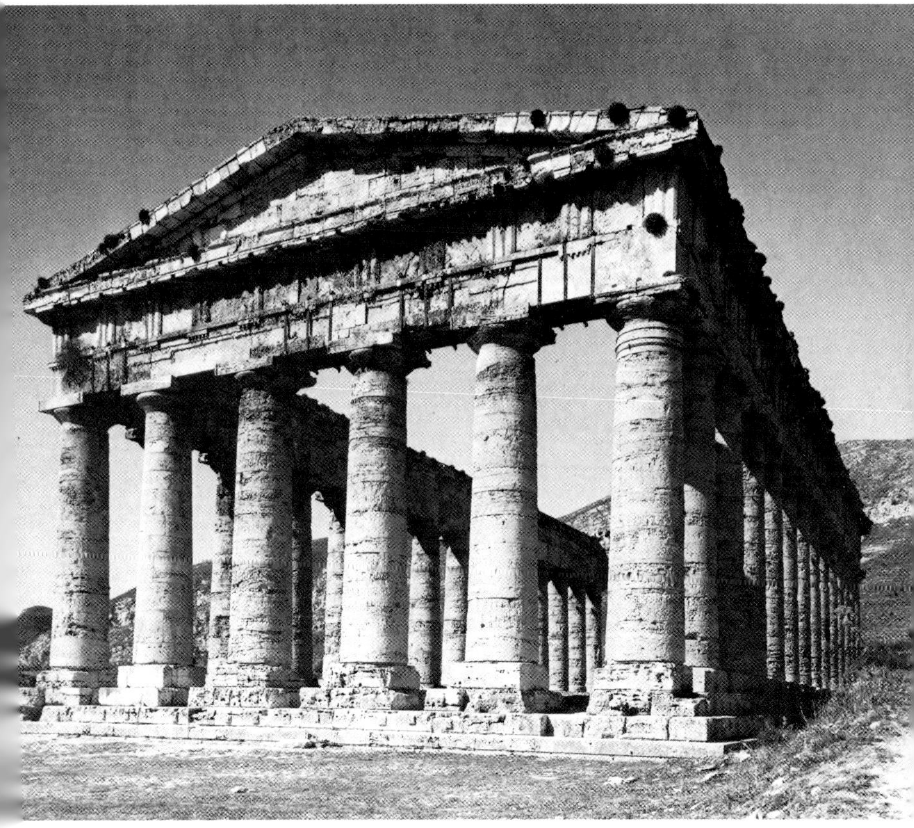

293 Segesta. Tempel

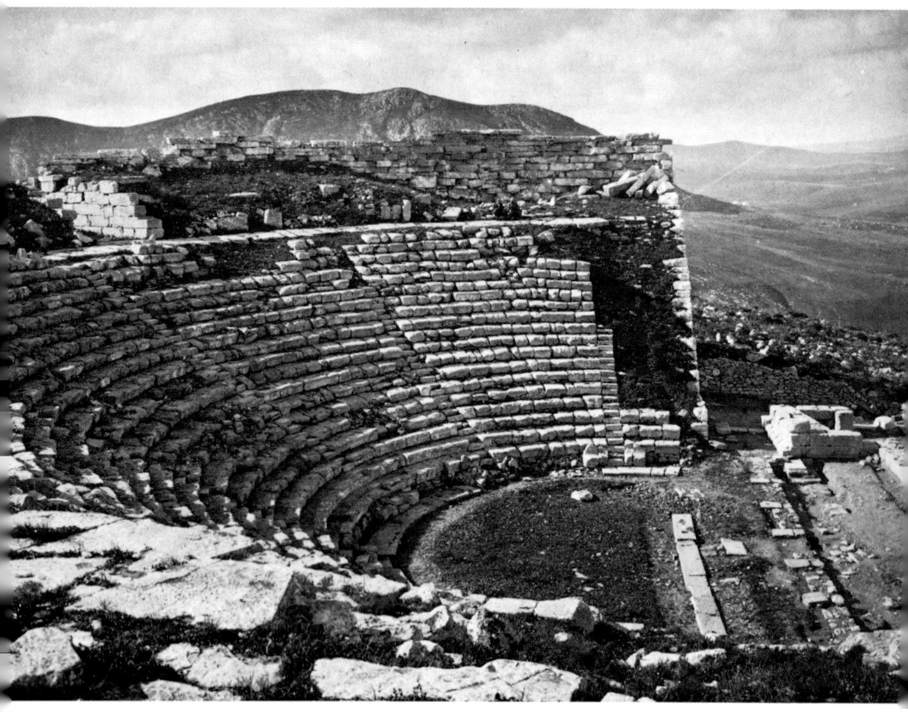

294 Segesta. Antikes Theater

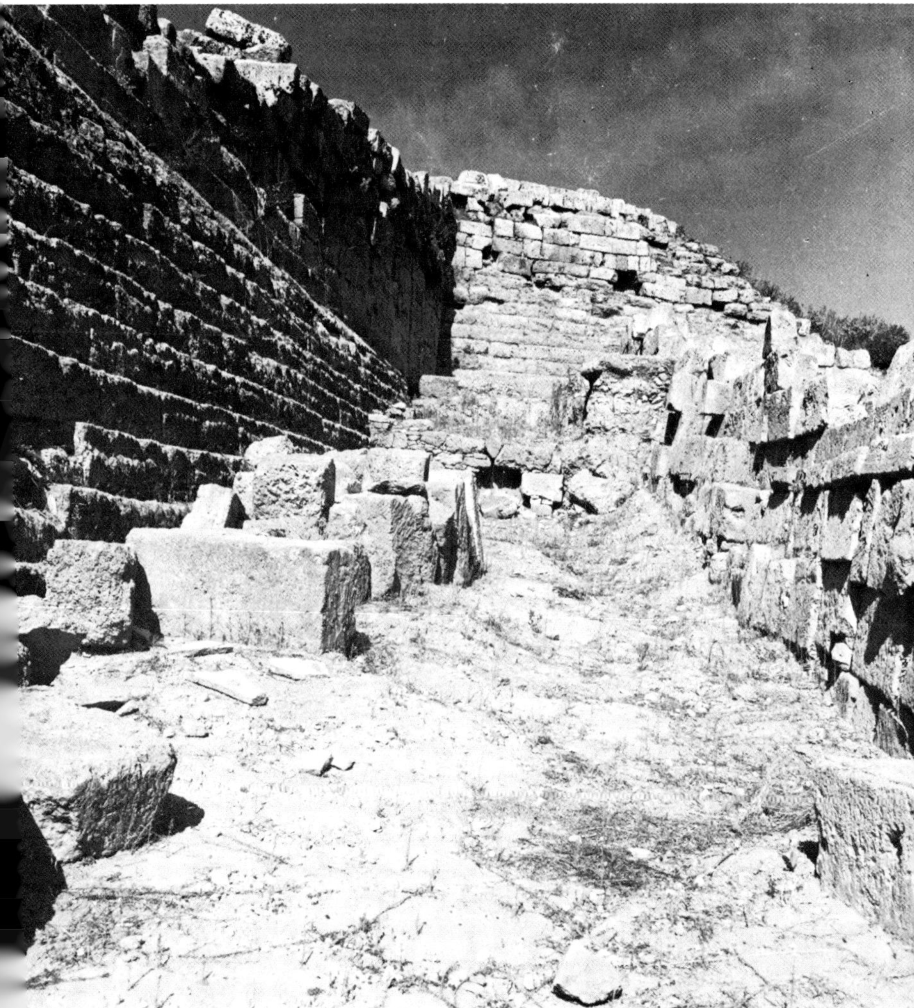

295 Selinunt. Stadtbefestigung: Mauern der Akropolis

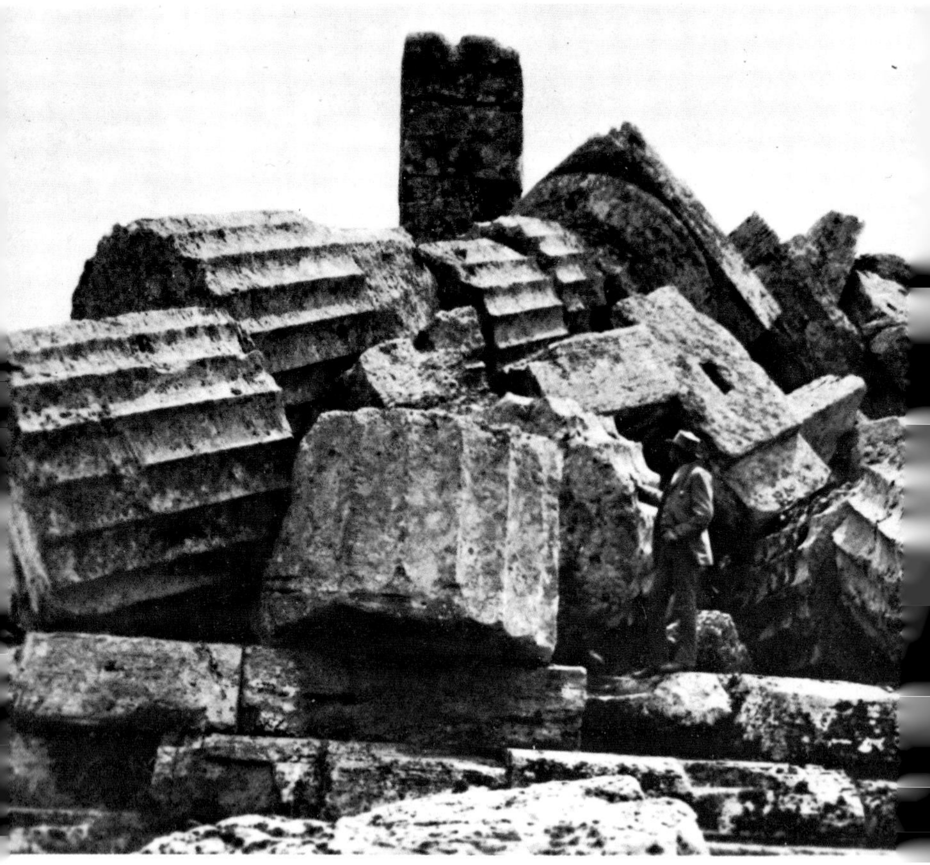

296 Selinunt. Trümmer des Tempels E

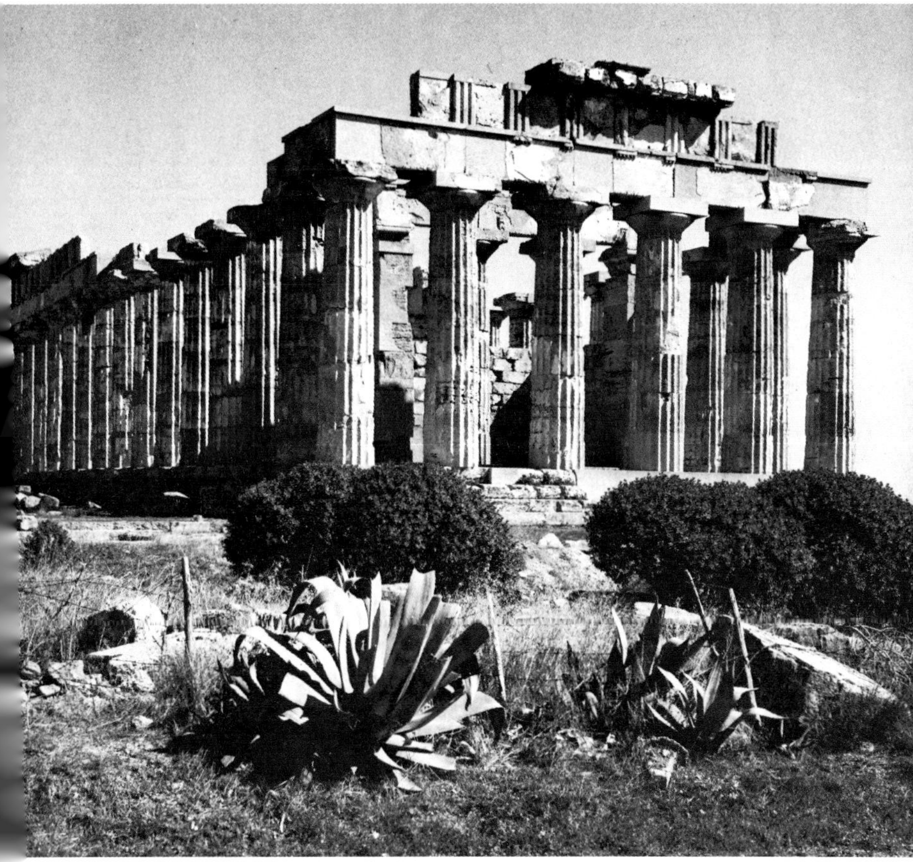

297 Selinunt. Tempel E von außen

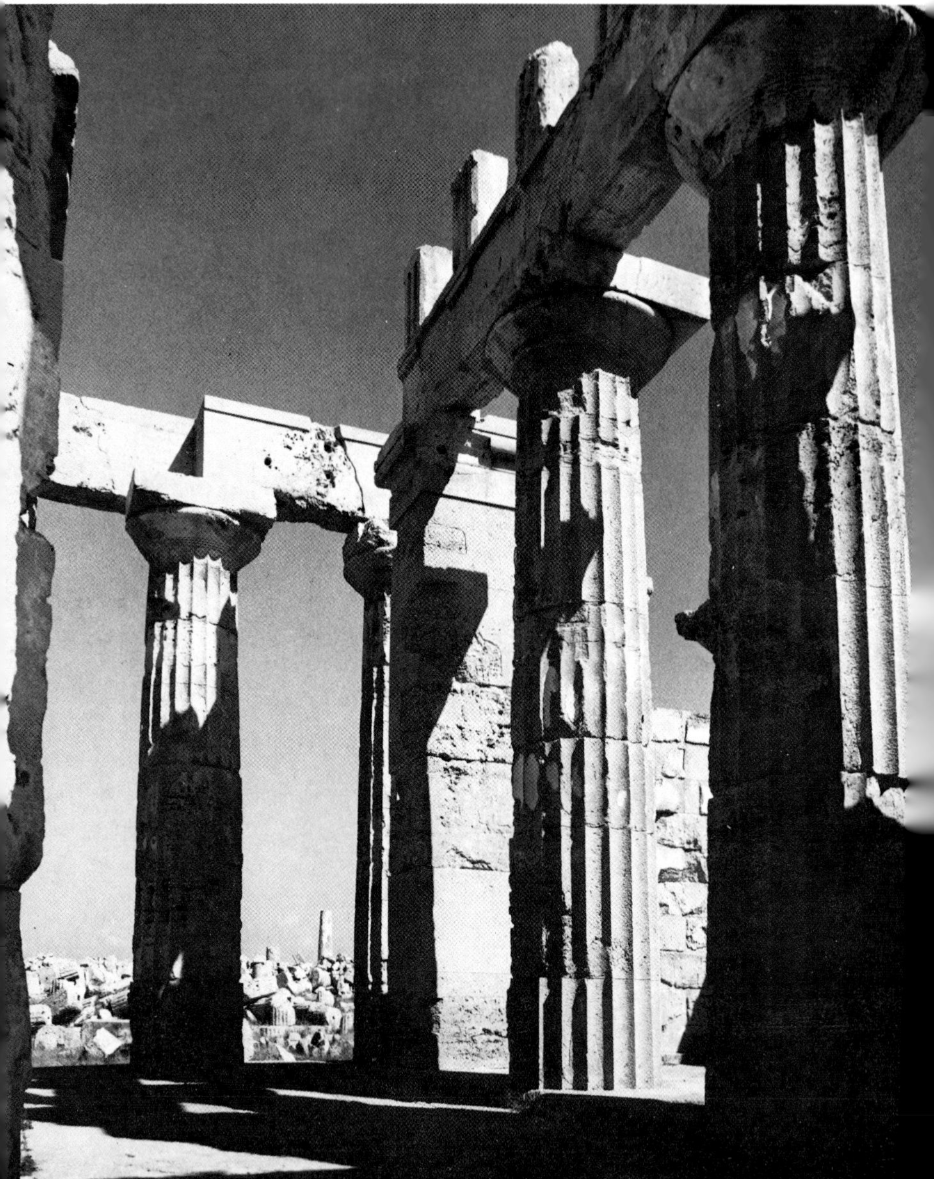

298 SELINUNT. Tempel E von innen

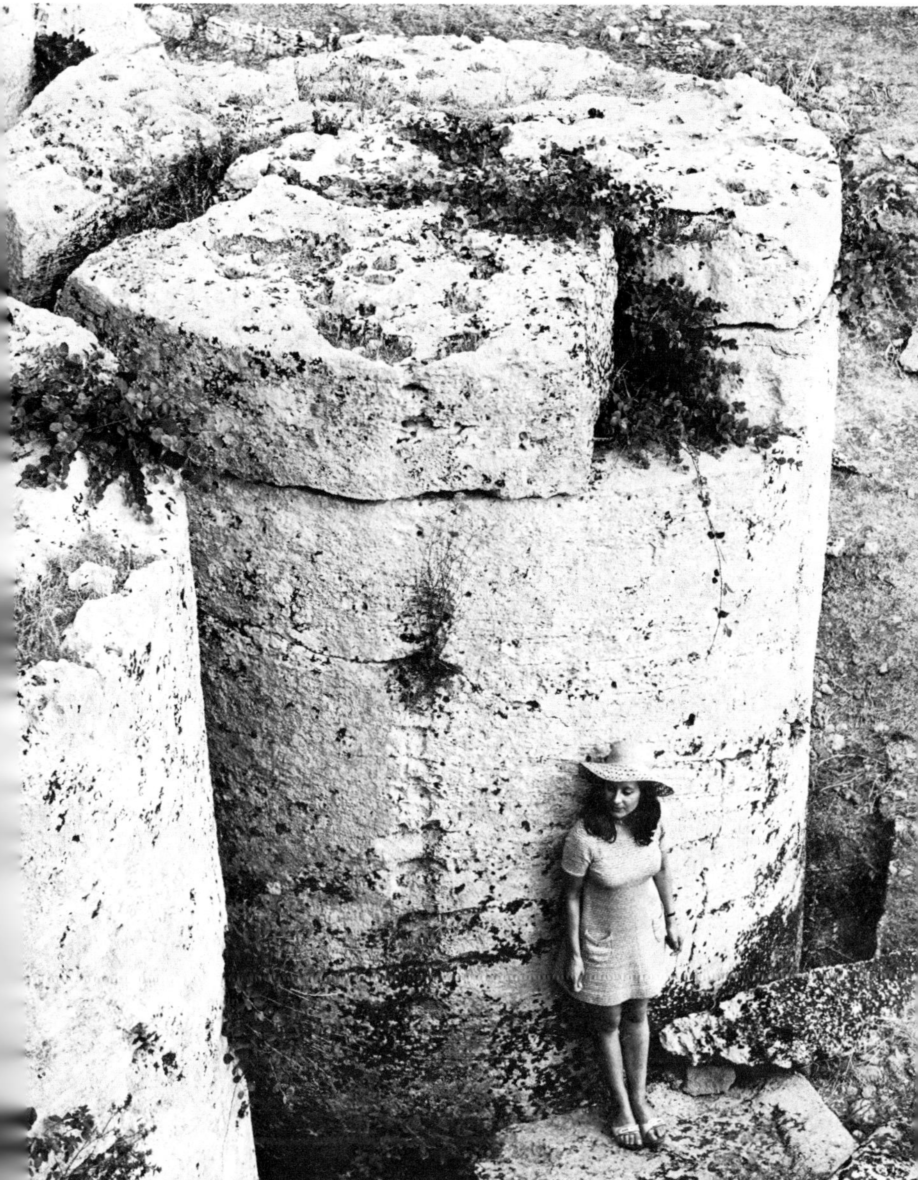

299 Selinunt. Antiker Steinbruch der „Rocche di Cusa“

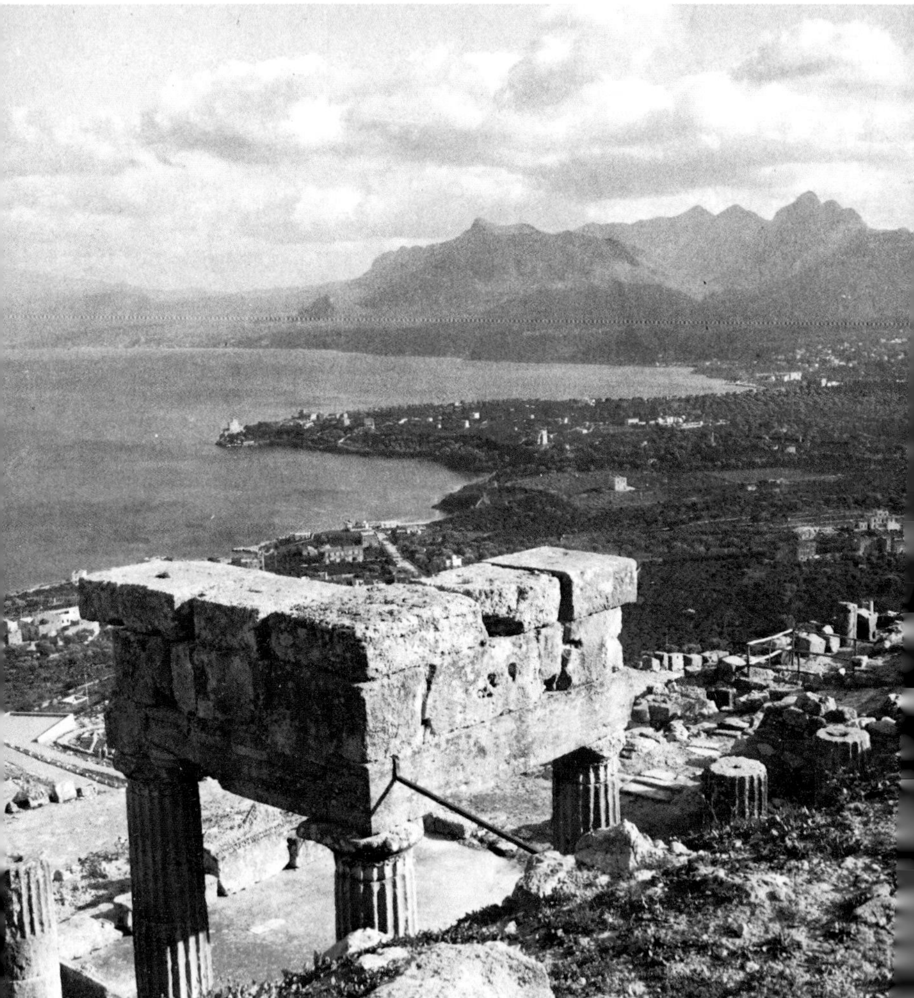

300 SOLUNTO. Ruinen der antiken Stadt

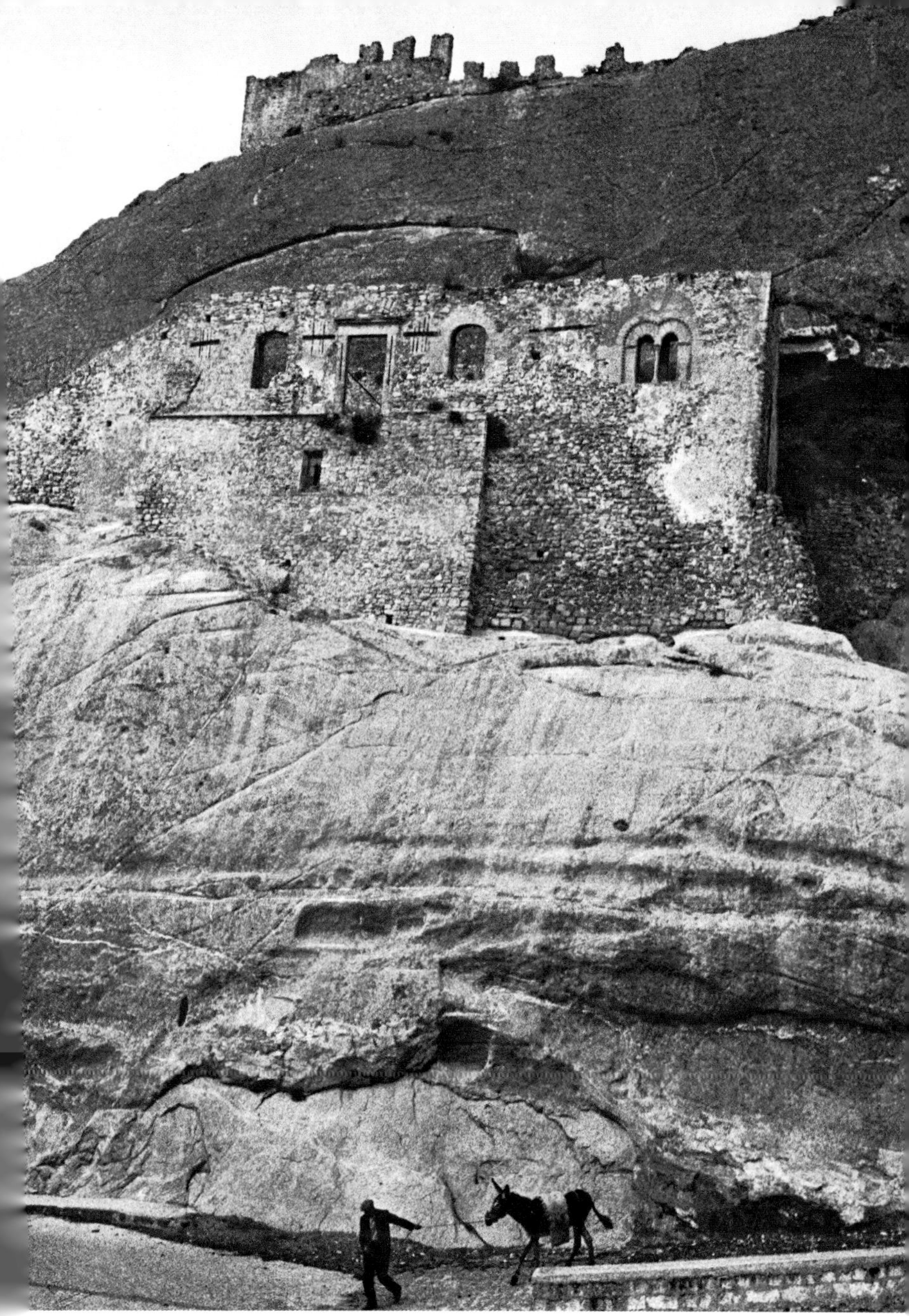

301 Sperlinga. Kastell

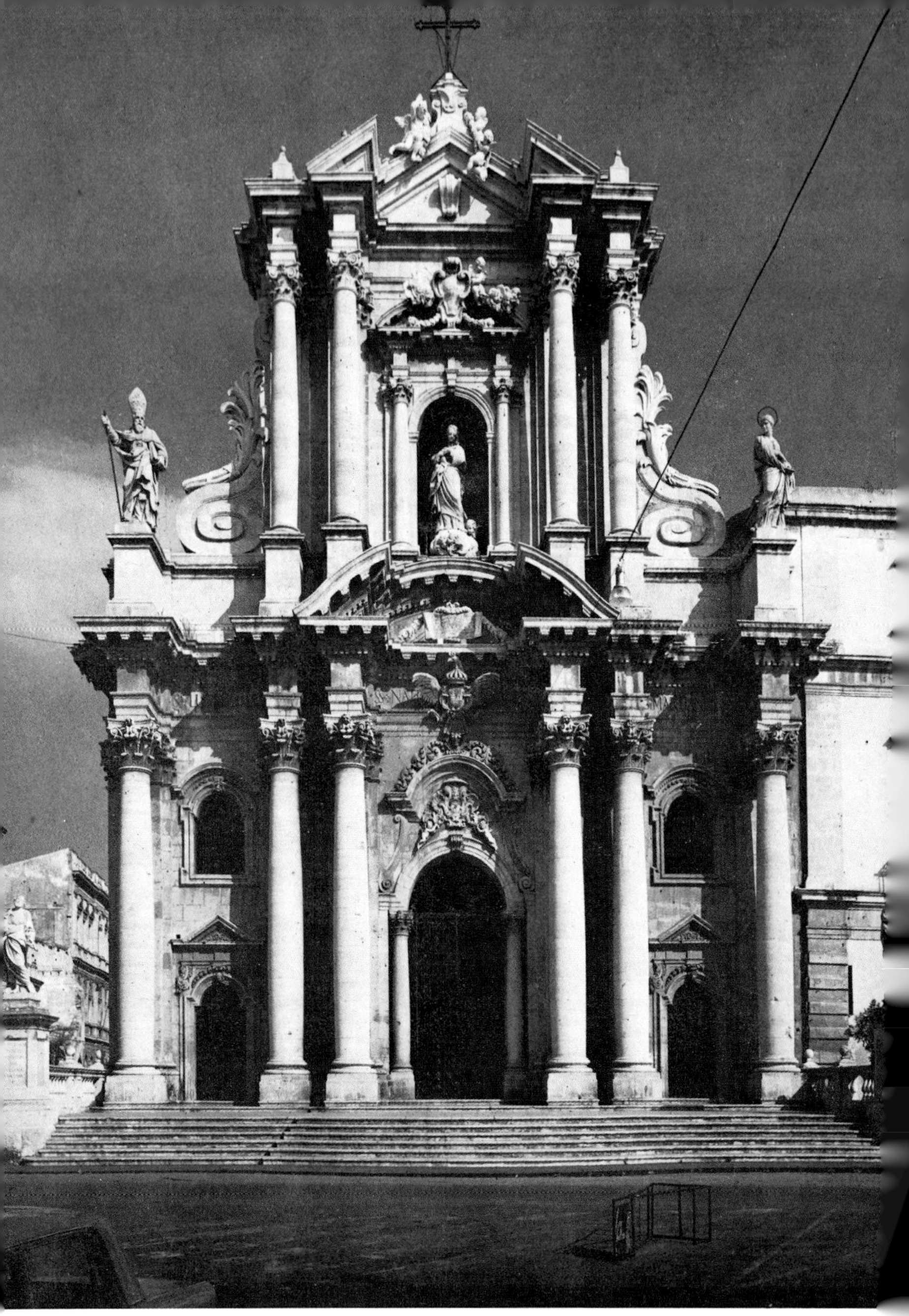

302 Syrakus. Dom: Fassade

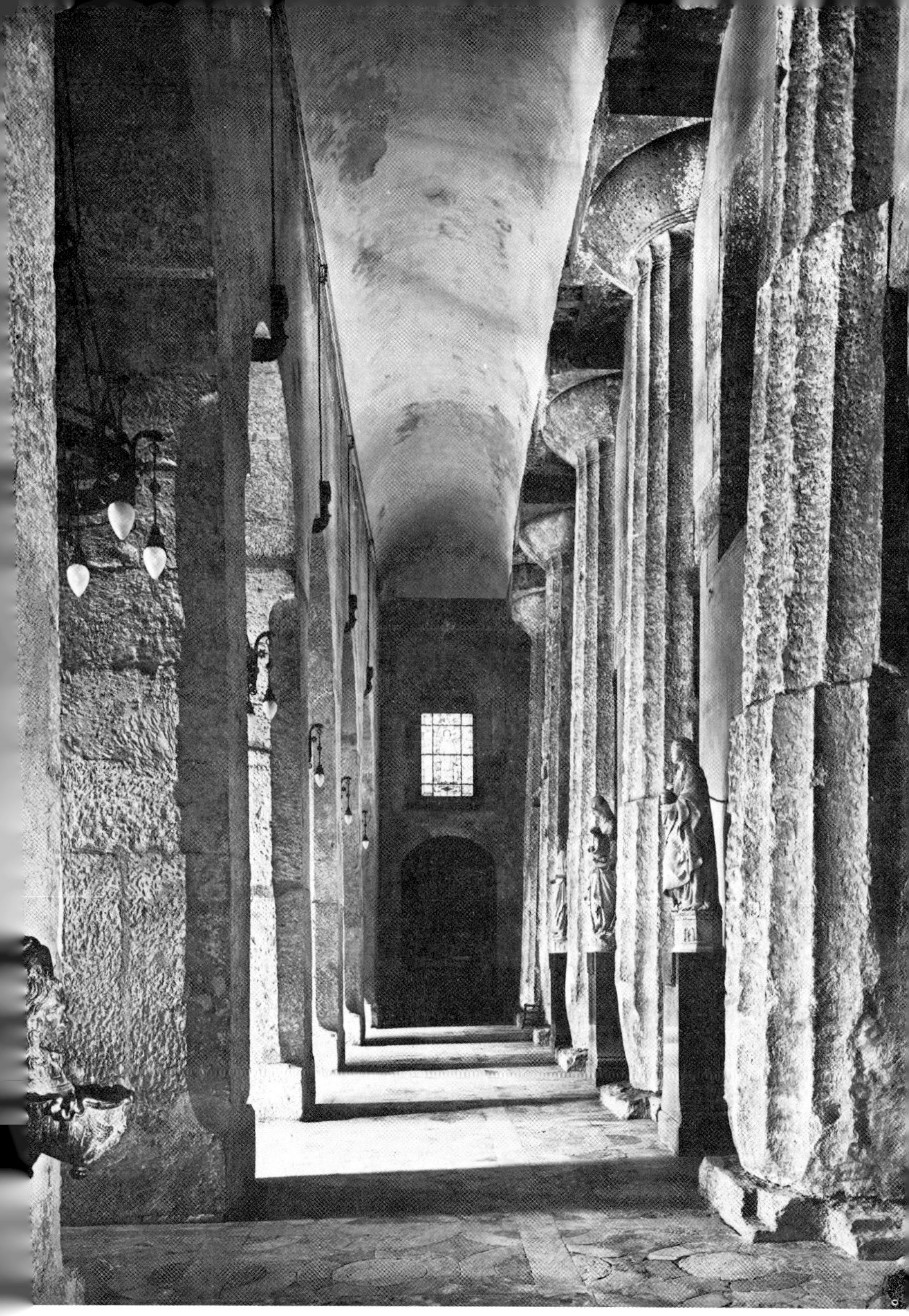

303 Syrakus. Dom: Nördliches Seitenschiff nach Westen mit den Säulen des Athena-Tempels

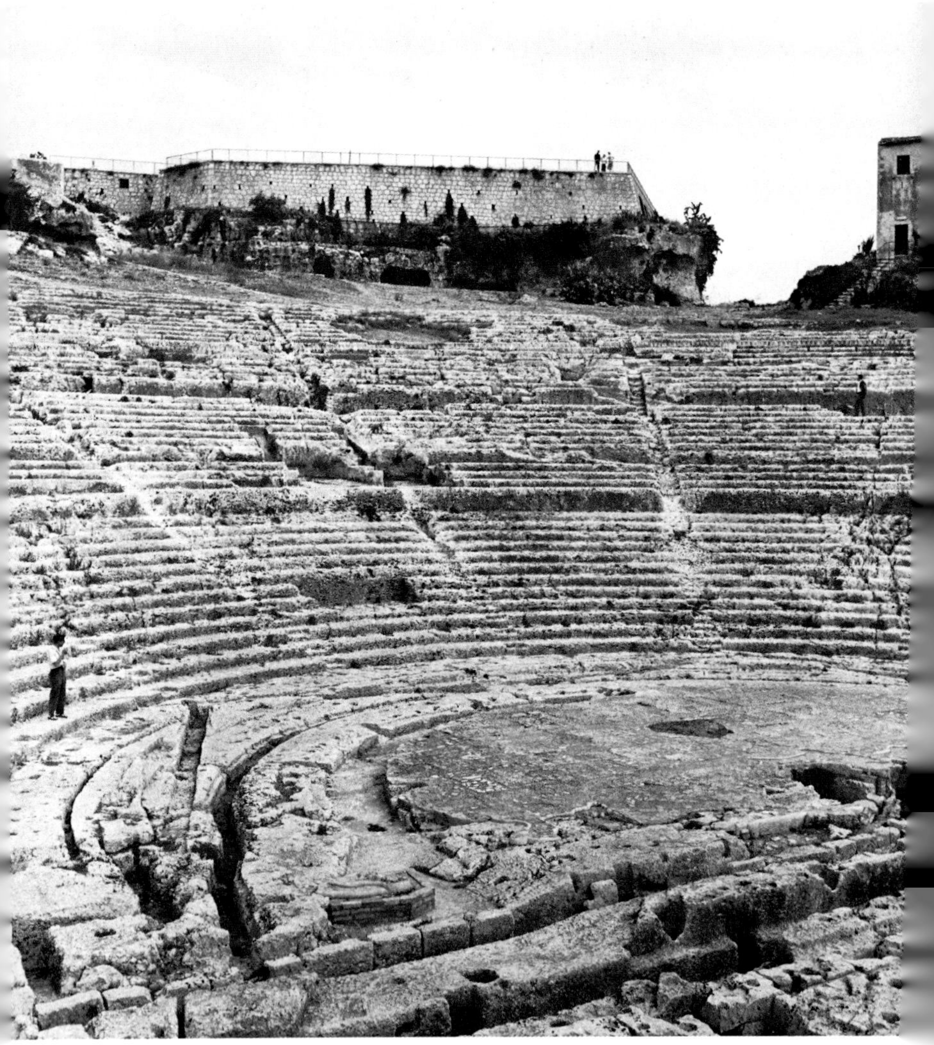

304 Syrakus. Griechisches Theater

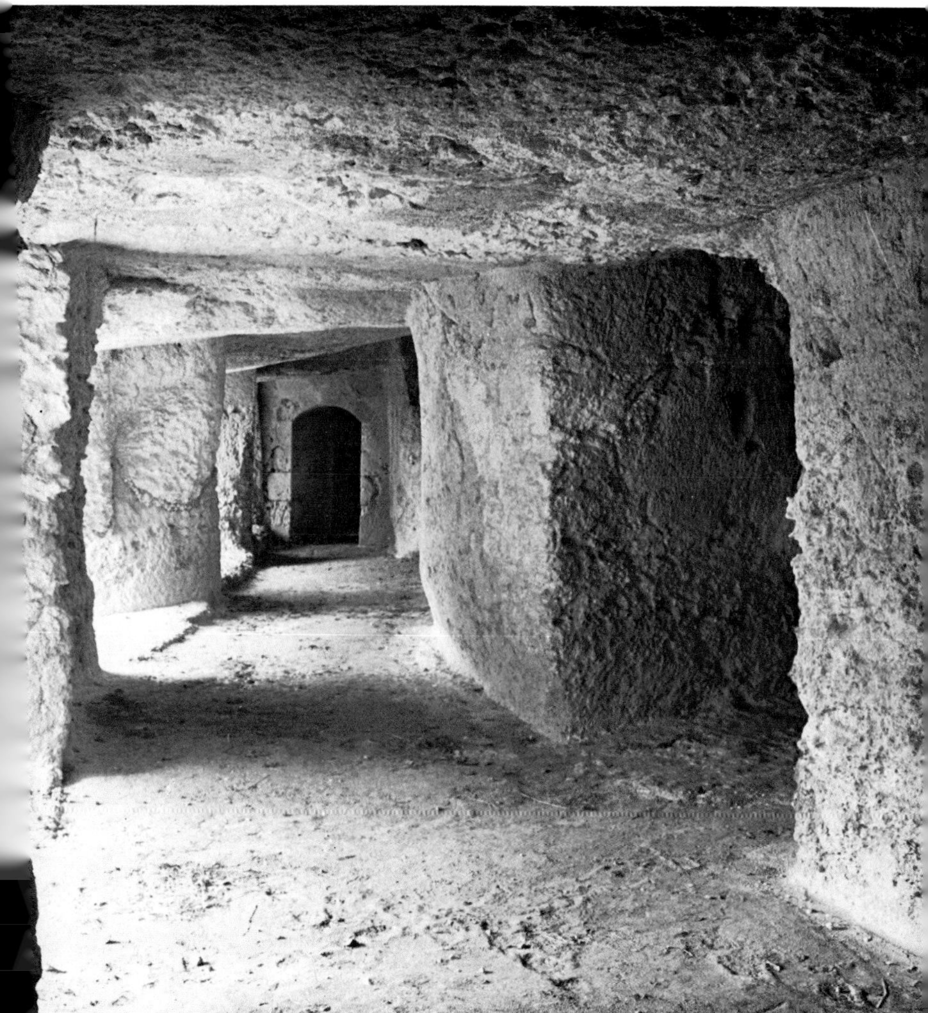

305 Syrakus. Kastell Euryalos: unterirdische Gänge

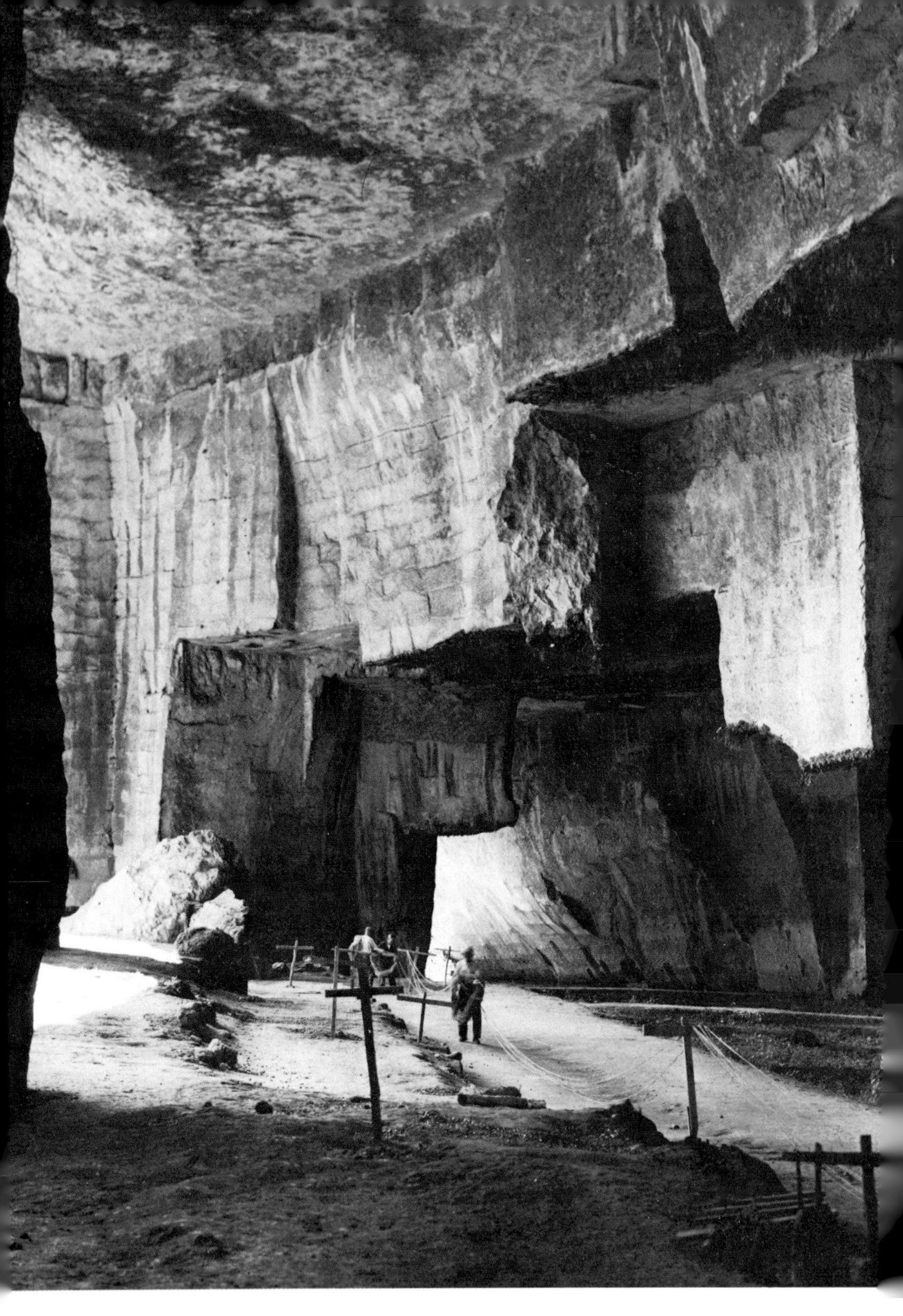

306 SYRAKUS. „latomia del paradiso“: „Grotte der Seiler“

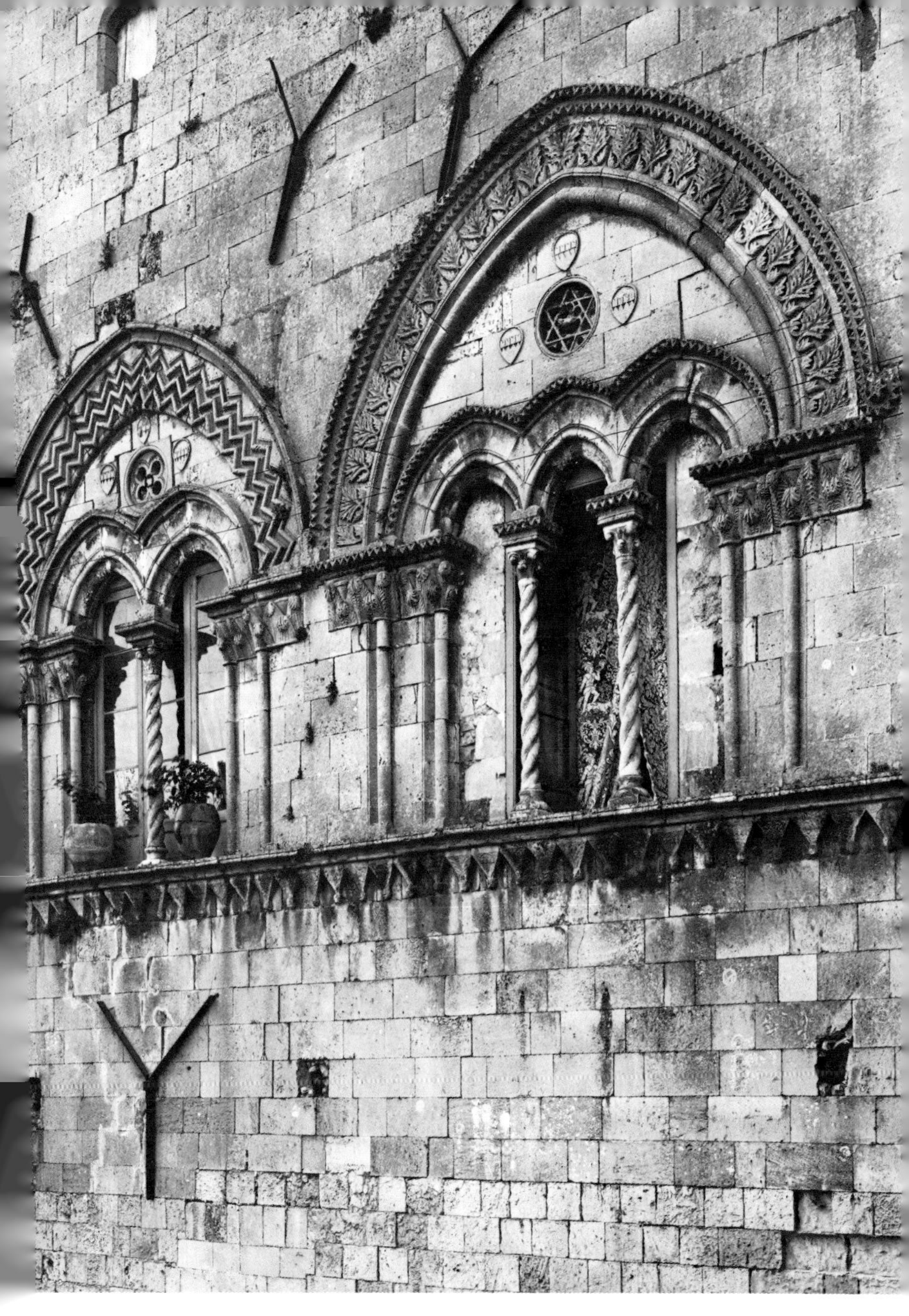

307 Syrakus. Palazzo Montalto: Fenster im Obergeschoß

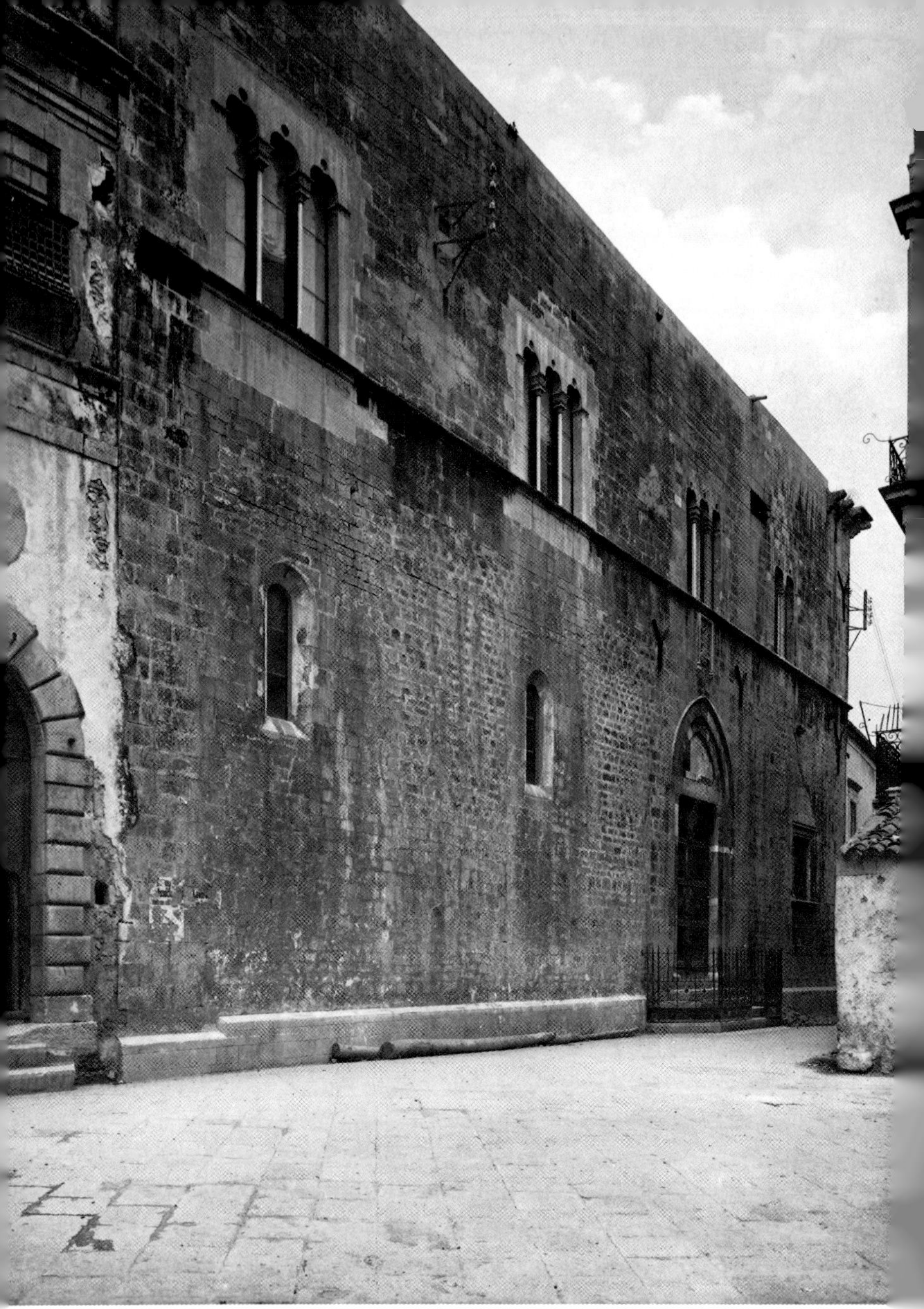

308 Syrakus. Palazzo Bellomo: Fassade

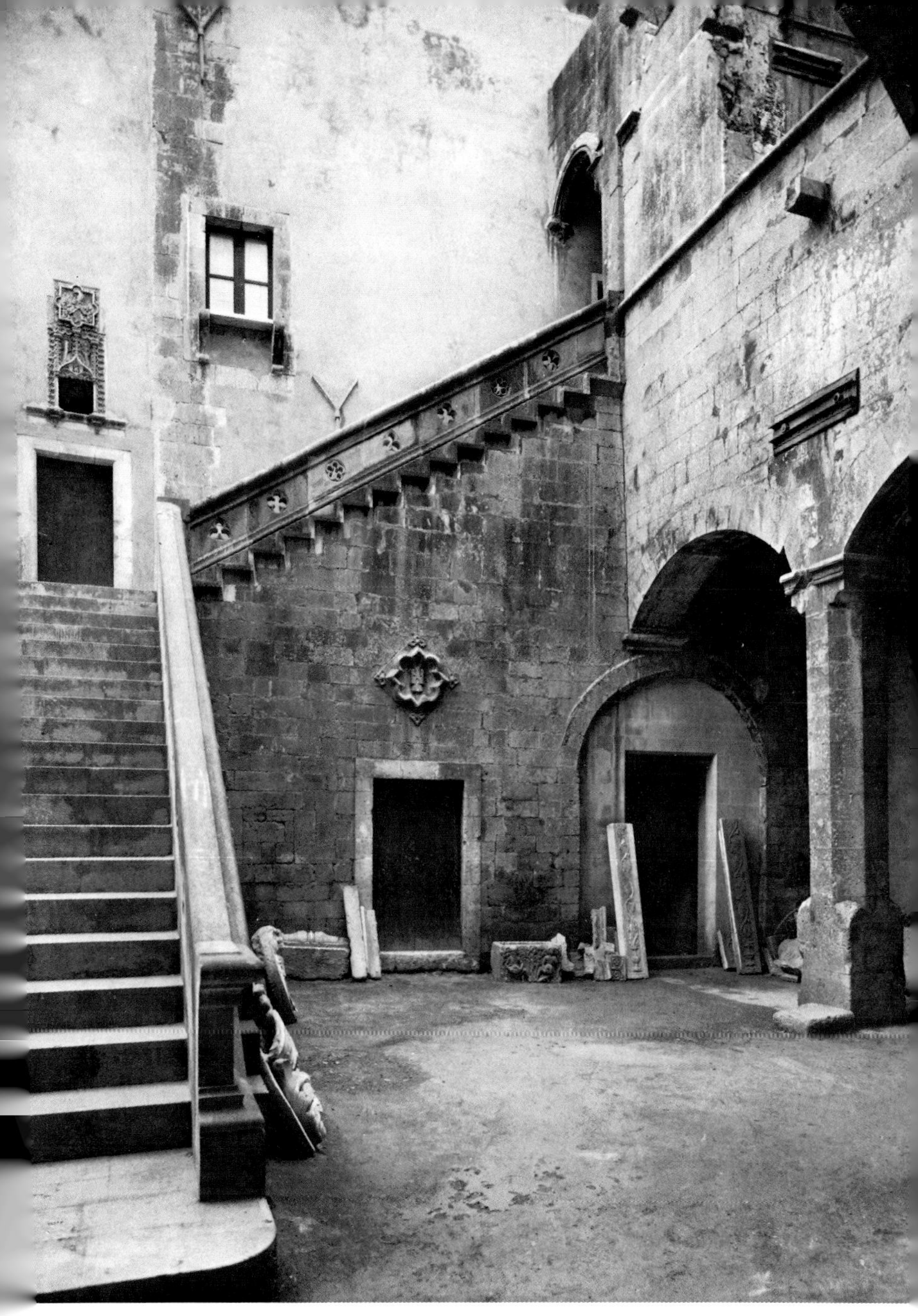

309 Syrakus. Palazzo Bellomo: Innenhof

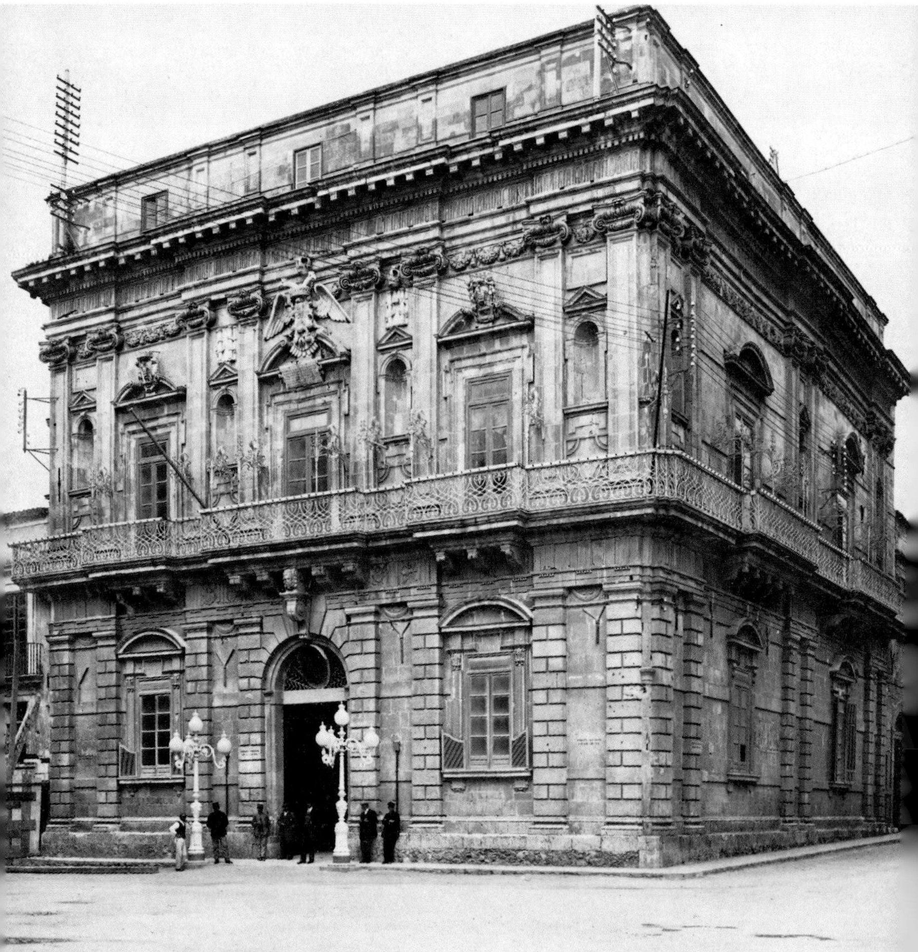

310 Syrakus. Palazzo del Senato

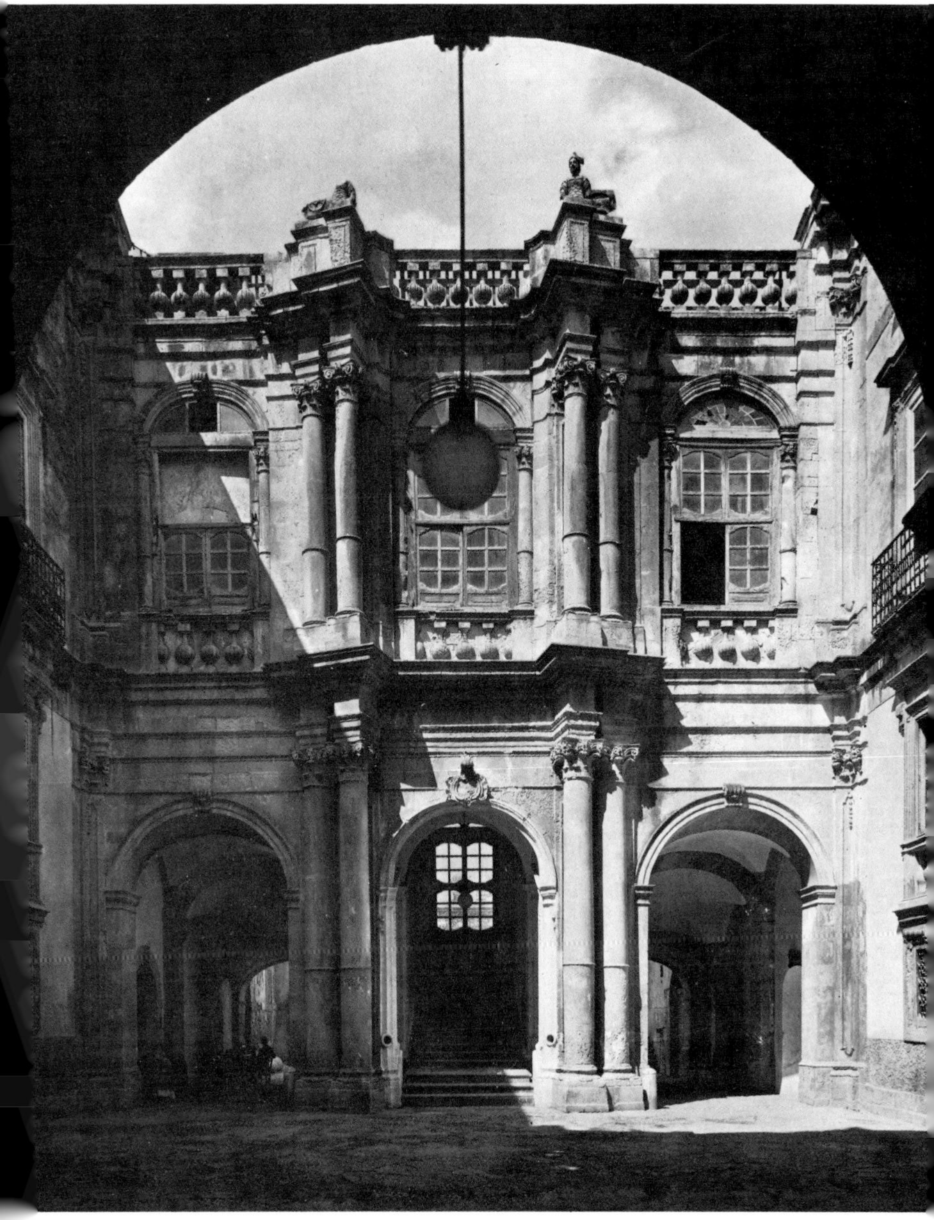

311 SYRAKUS. Palazzo Beneventano del Bosco: Innenhof mit Treppenhaus

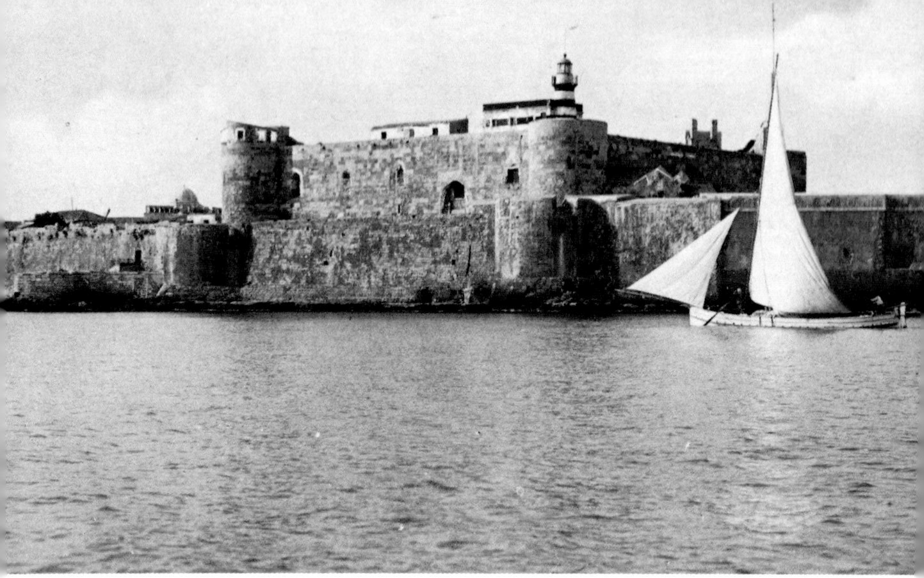

312a SYRAKUS. Staufisches Kastell von der Seeseite

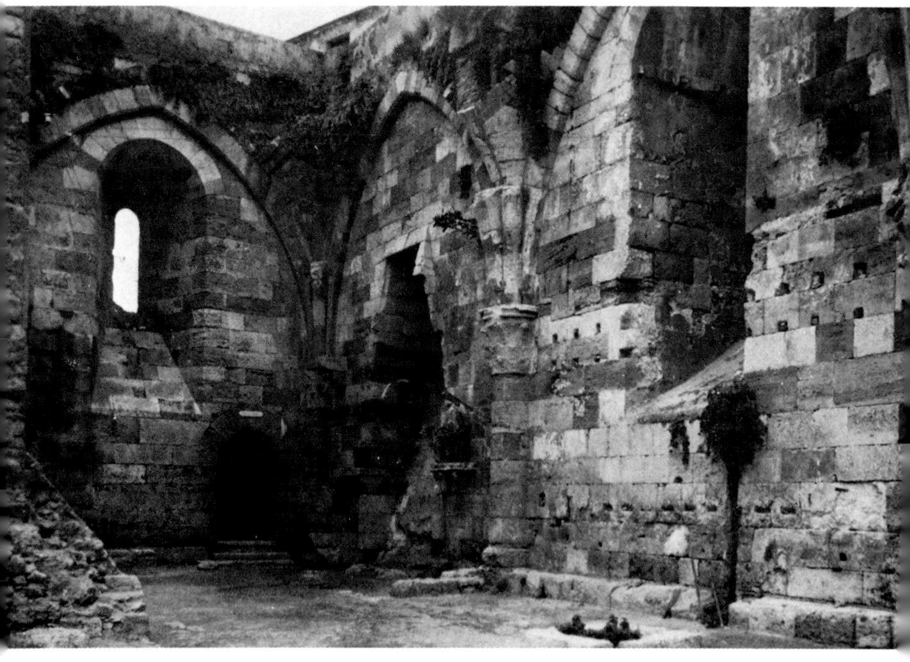

312b SYRAKUS. Staufisches Kastell: Inneres

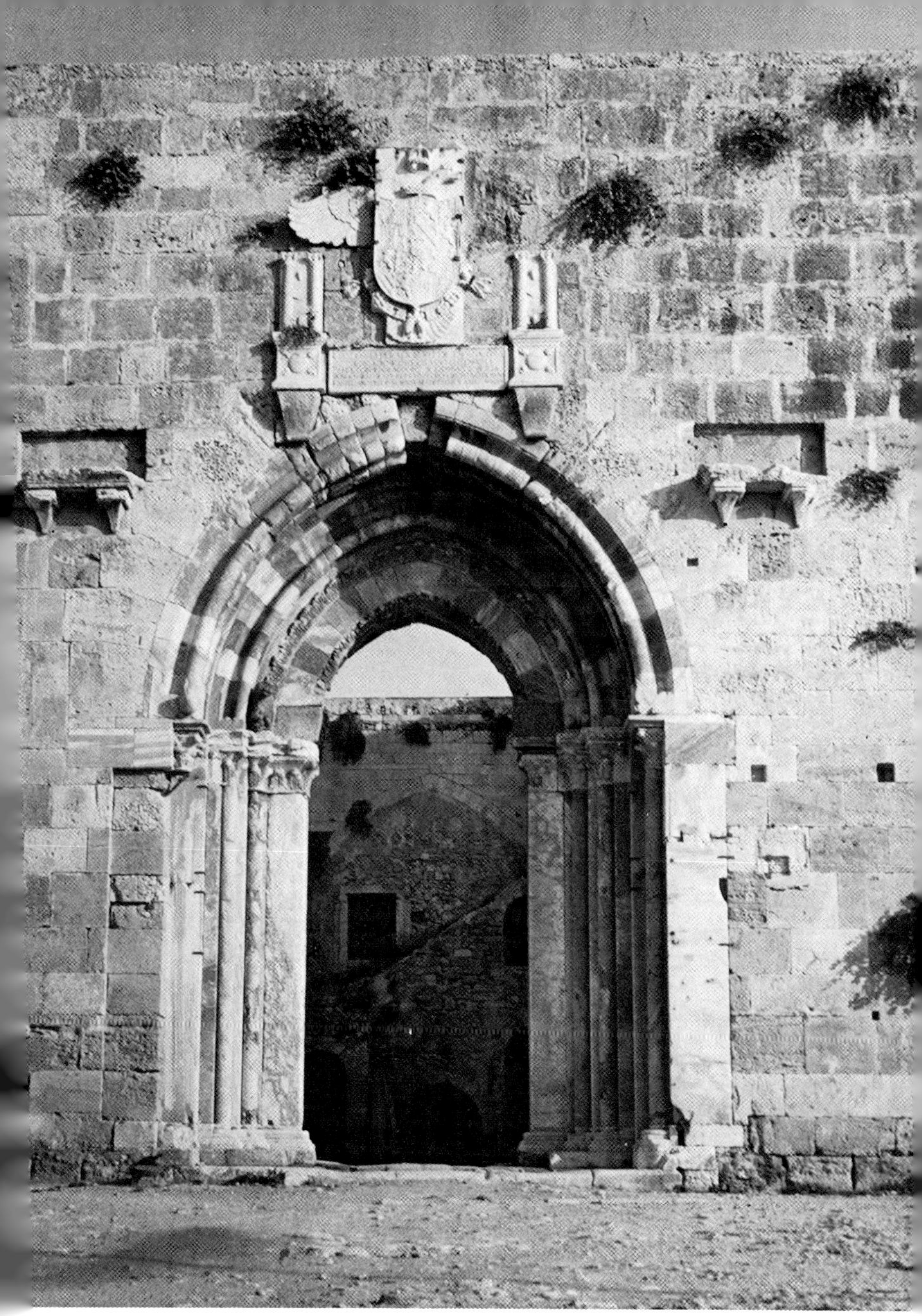

313 SYRAKUS. Staufisches Kastell: Hauptportal

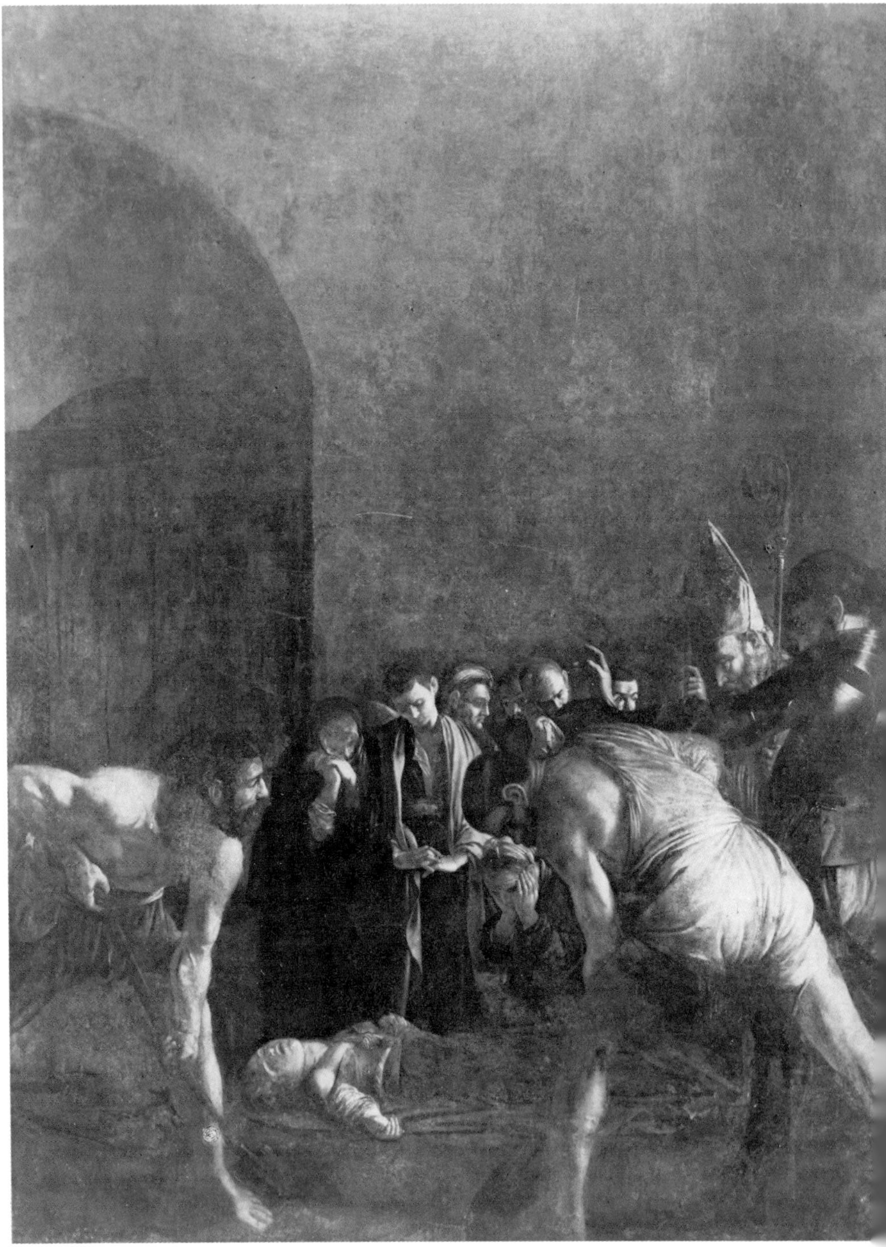

314 SYRAKUS, S. Lucia: Begräbnis der hl. Lucia von Caravaggio

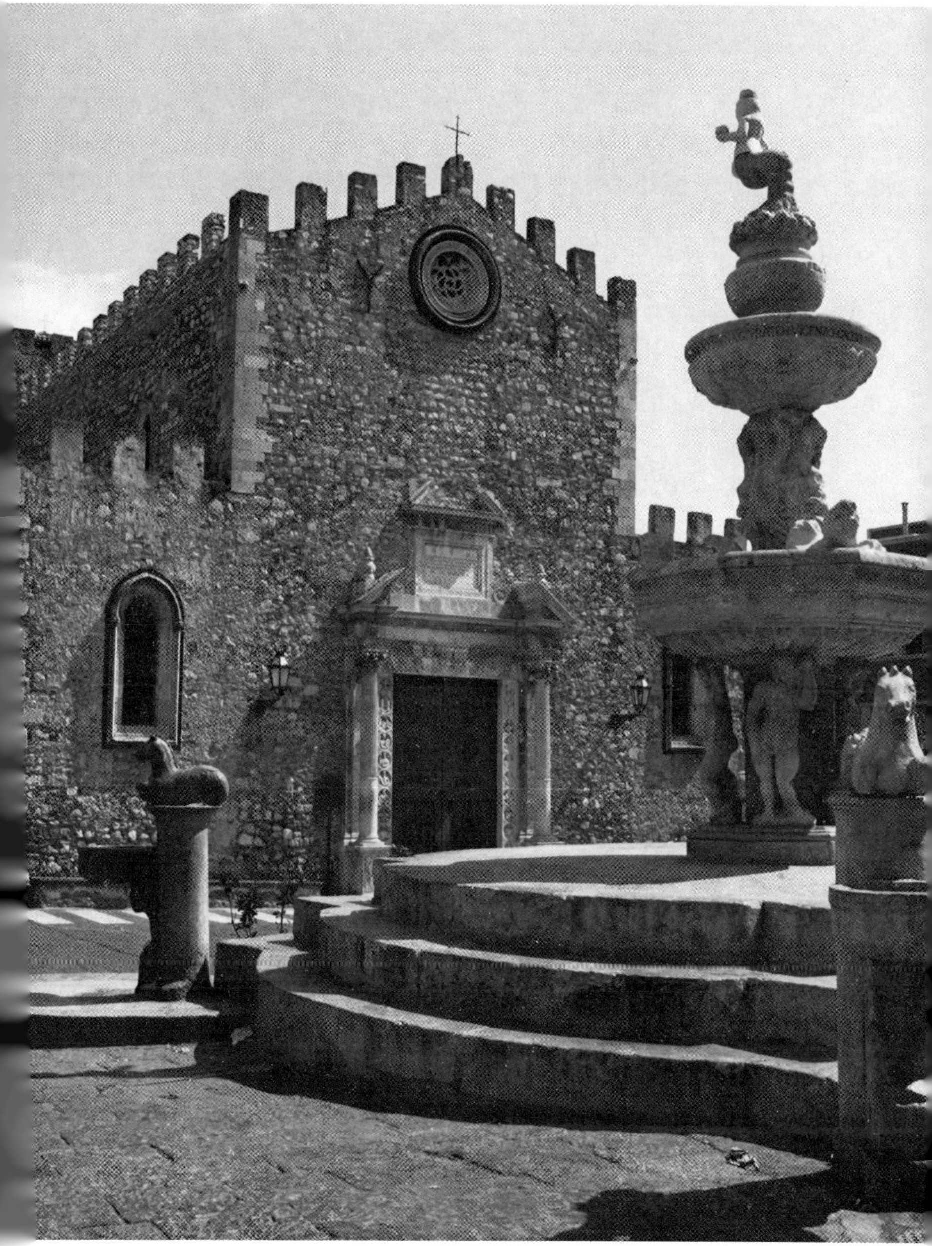

315 Taormina. Domplatz mit Brunnen

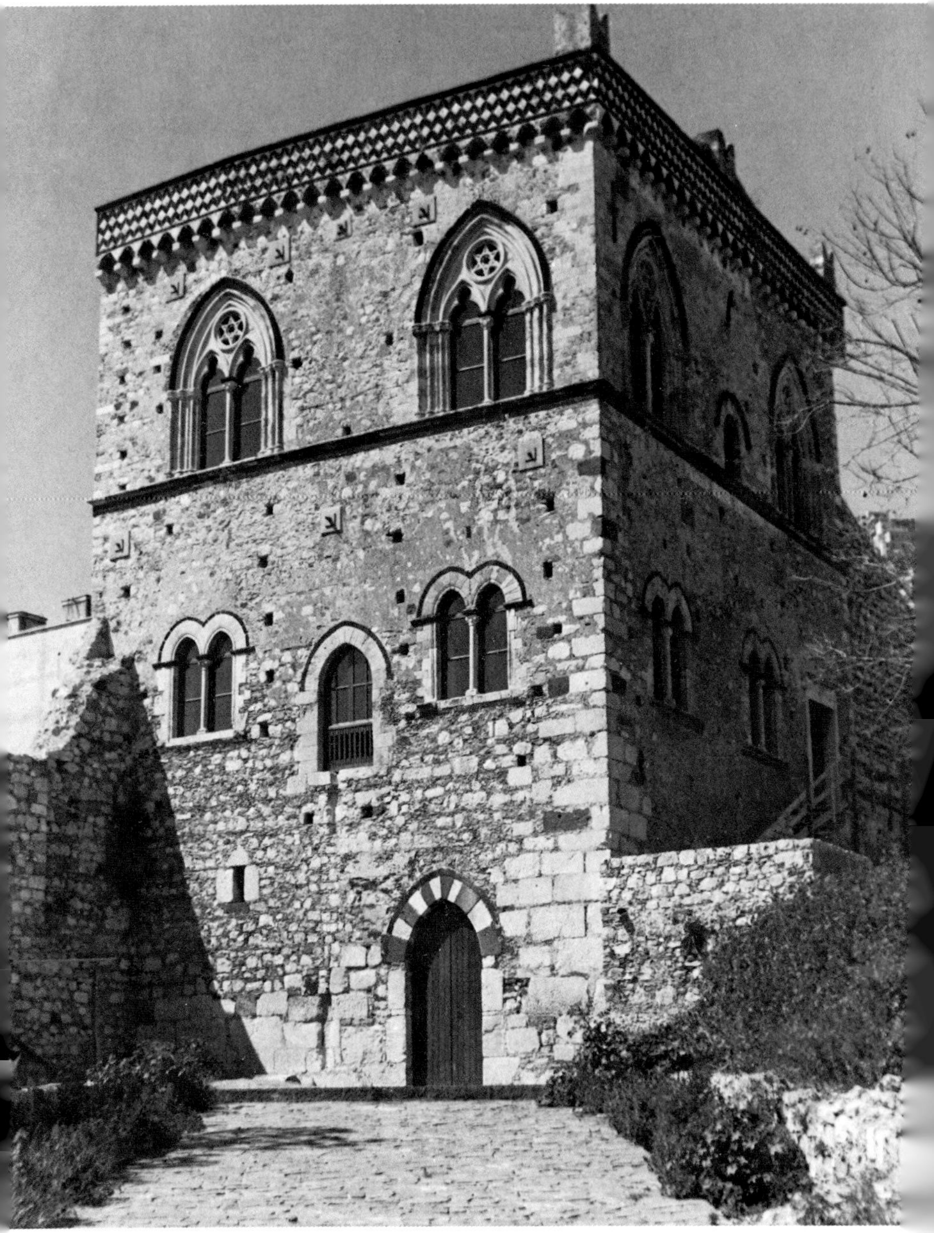

316 Taormina. Palazzo Santo Stefano

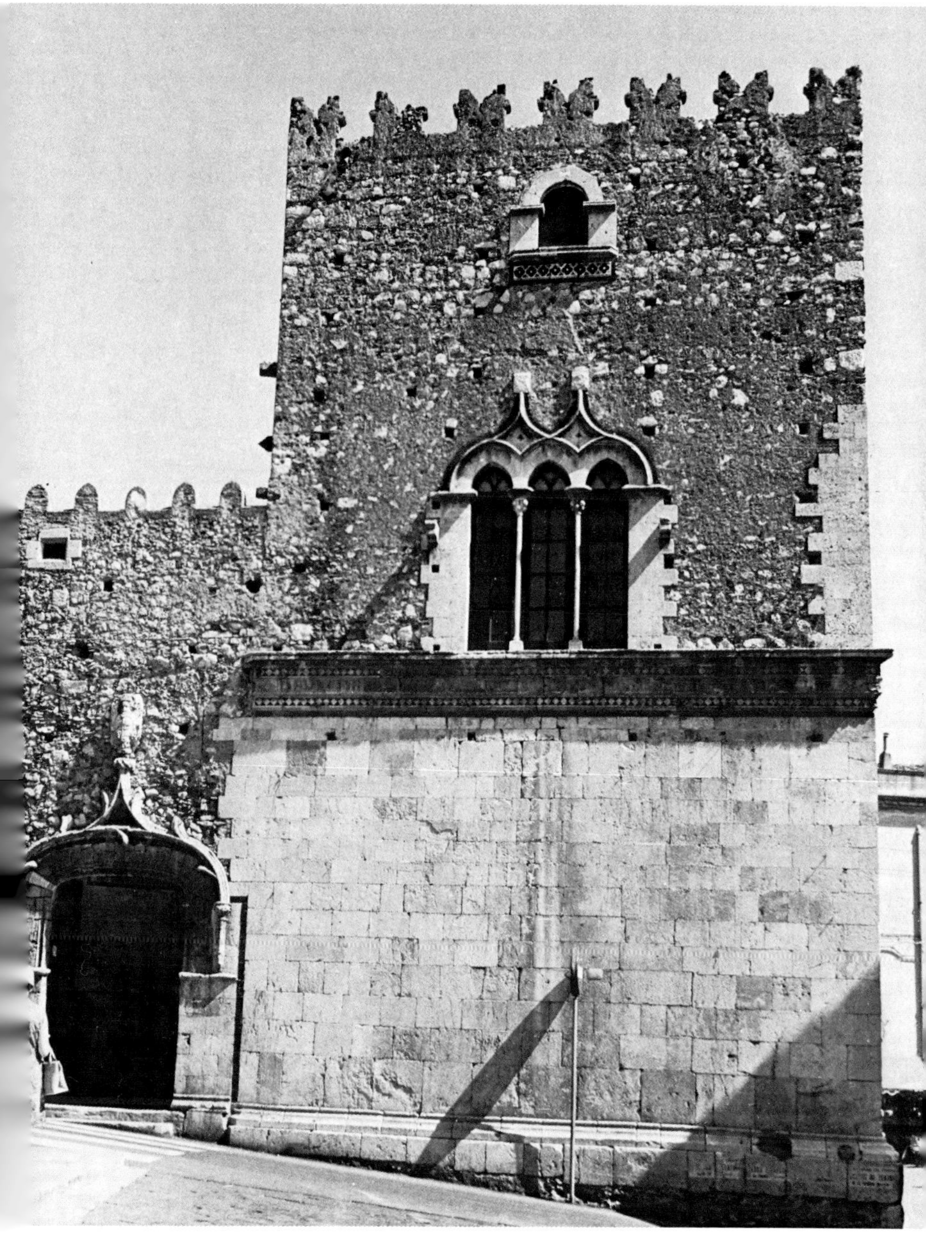

317 Taormina. Palazzo Corvaja

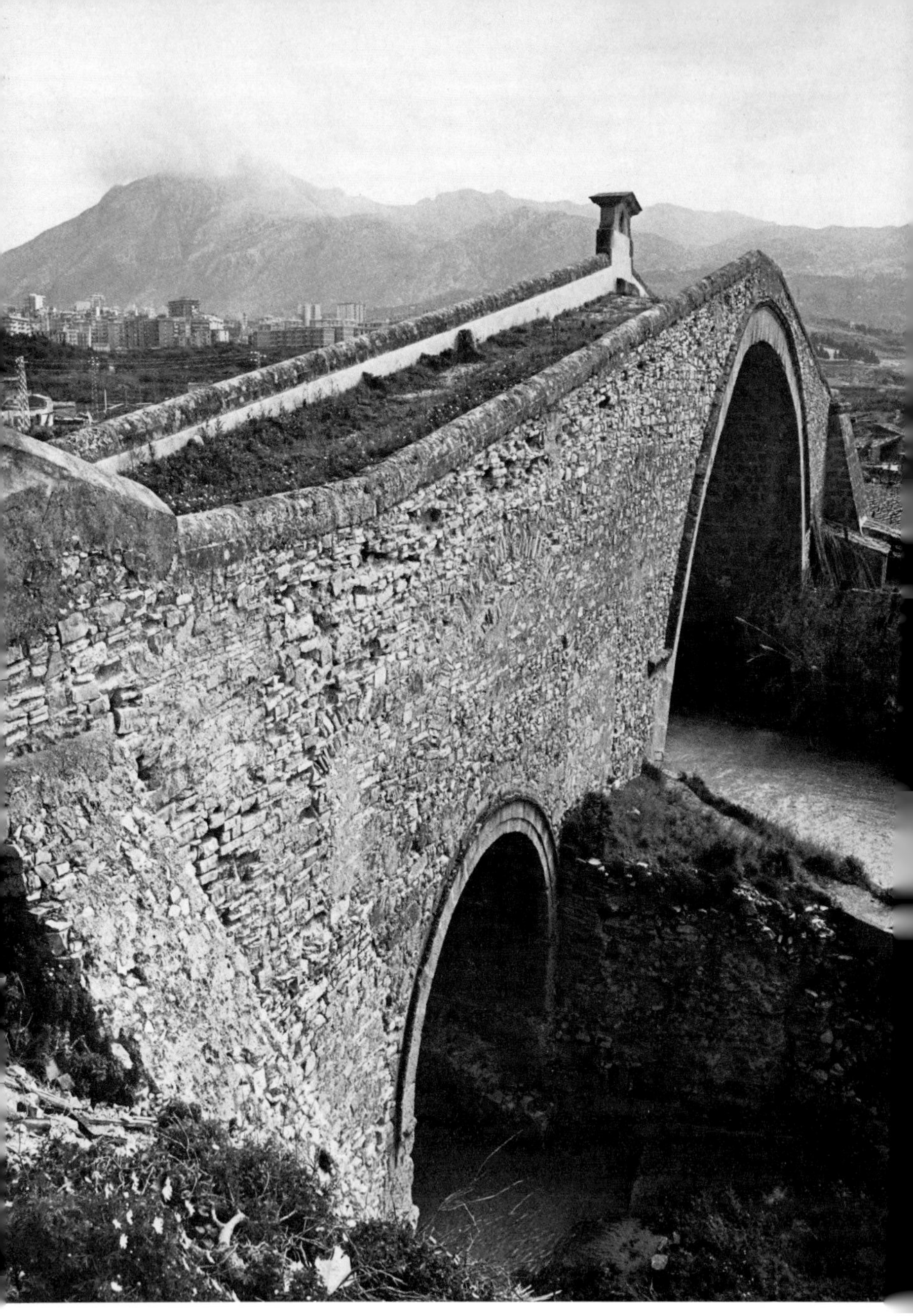

318 Termini Imerese (Umgebung). Brücke über den Fluß „San Leonardo“

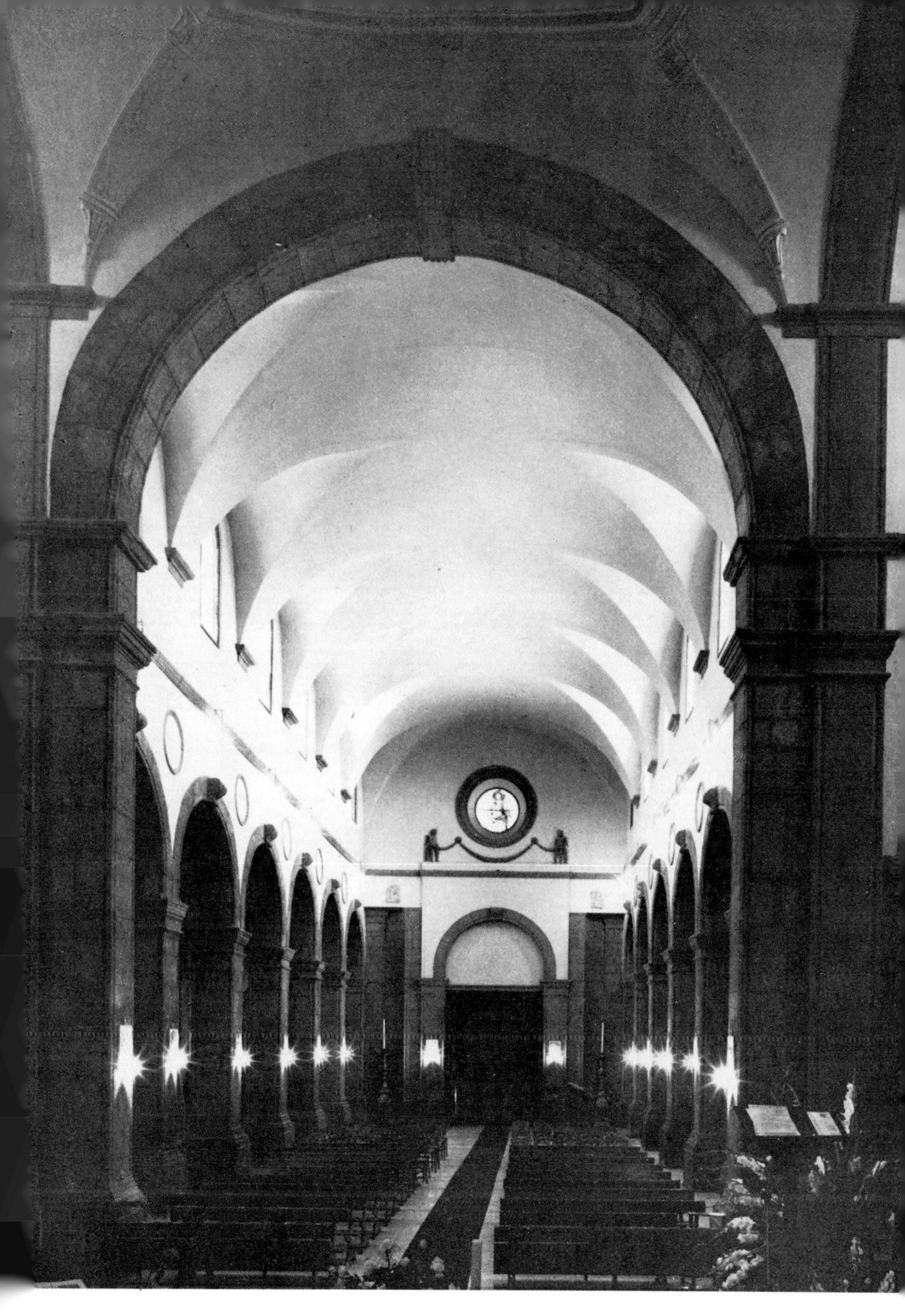

319 Trecastagni. Chiesa Madre: Inneres

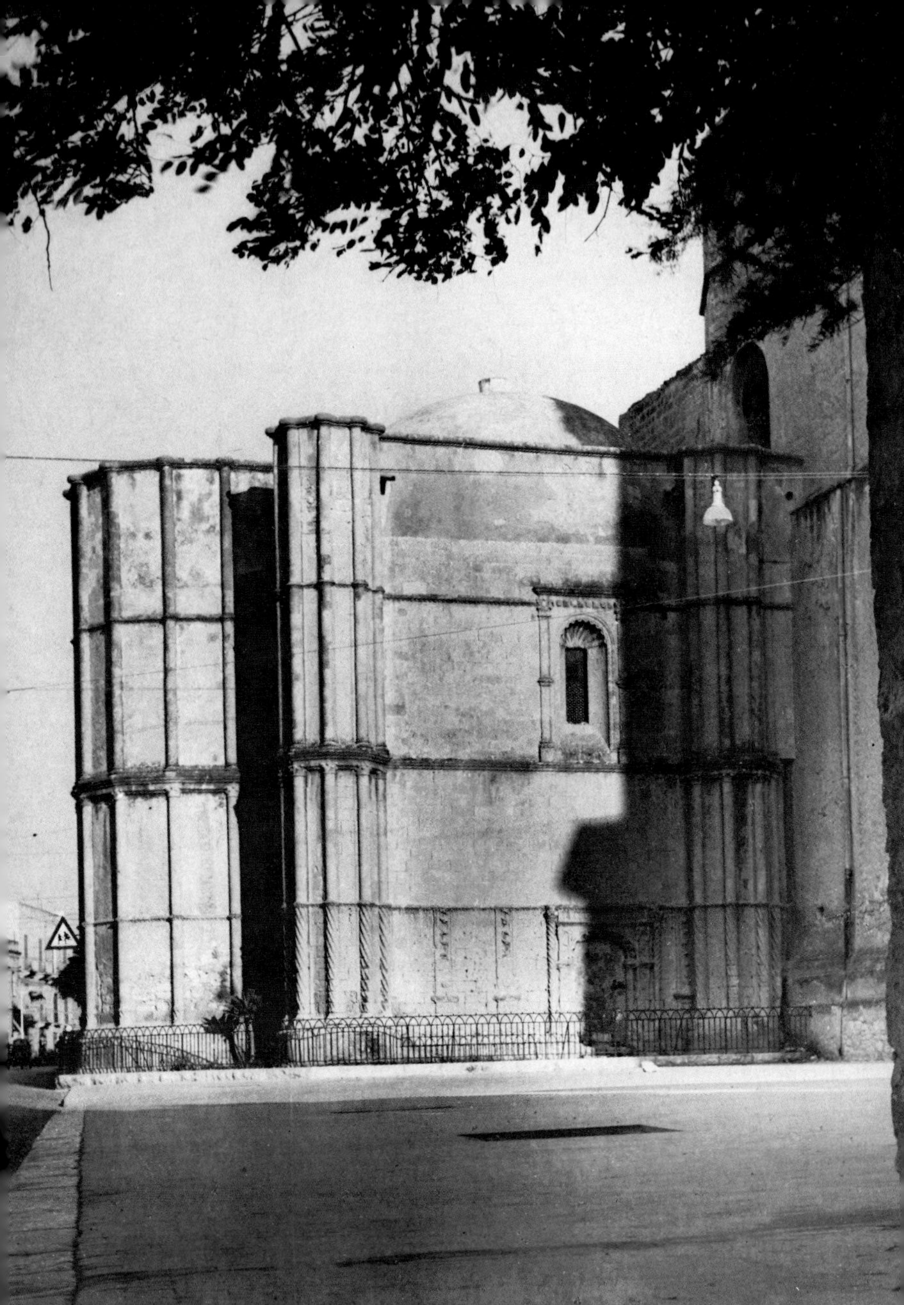

320 Trapani. Santuario dell'Annunziata. Cappella dei Marinai: Außenansicht

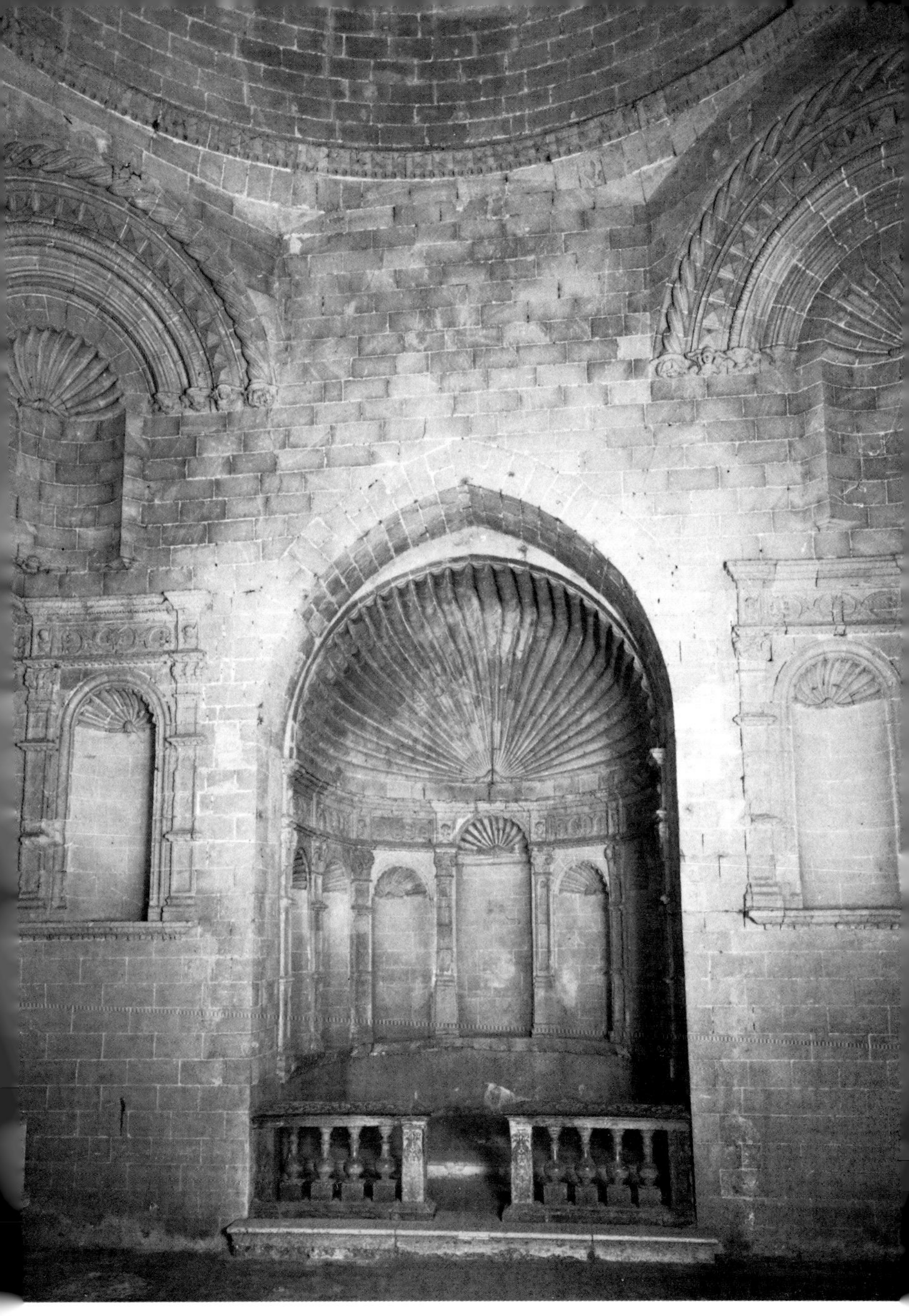

321 Trapani. Santuario dell'Annunziata. Cappella dei Marinai: Inneres

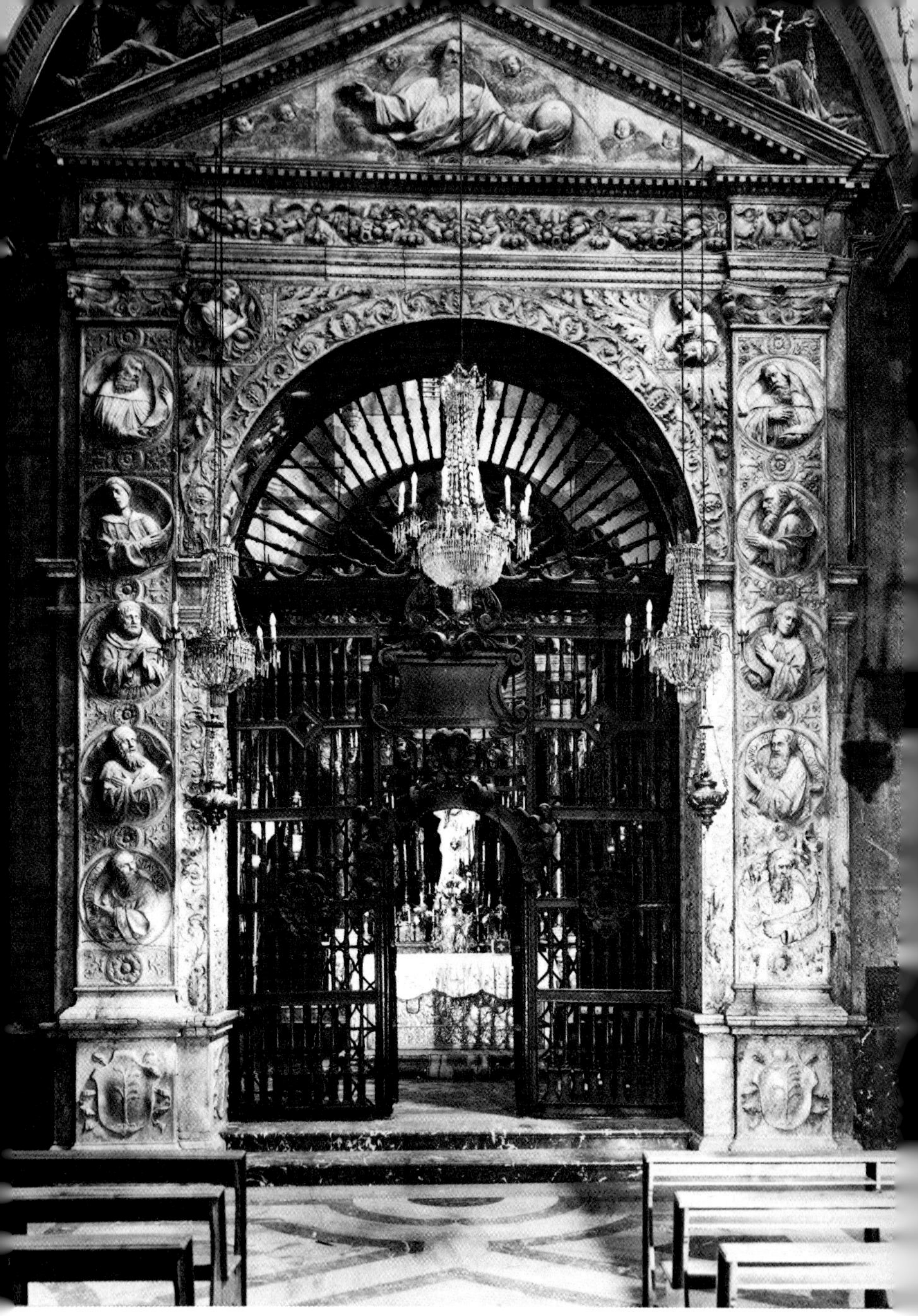

322 Trapani. Santuario dell'Annunziata. Cappella della Madonna: Eingangsbogen

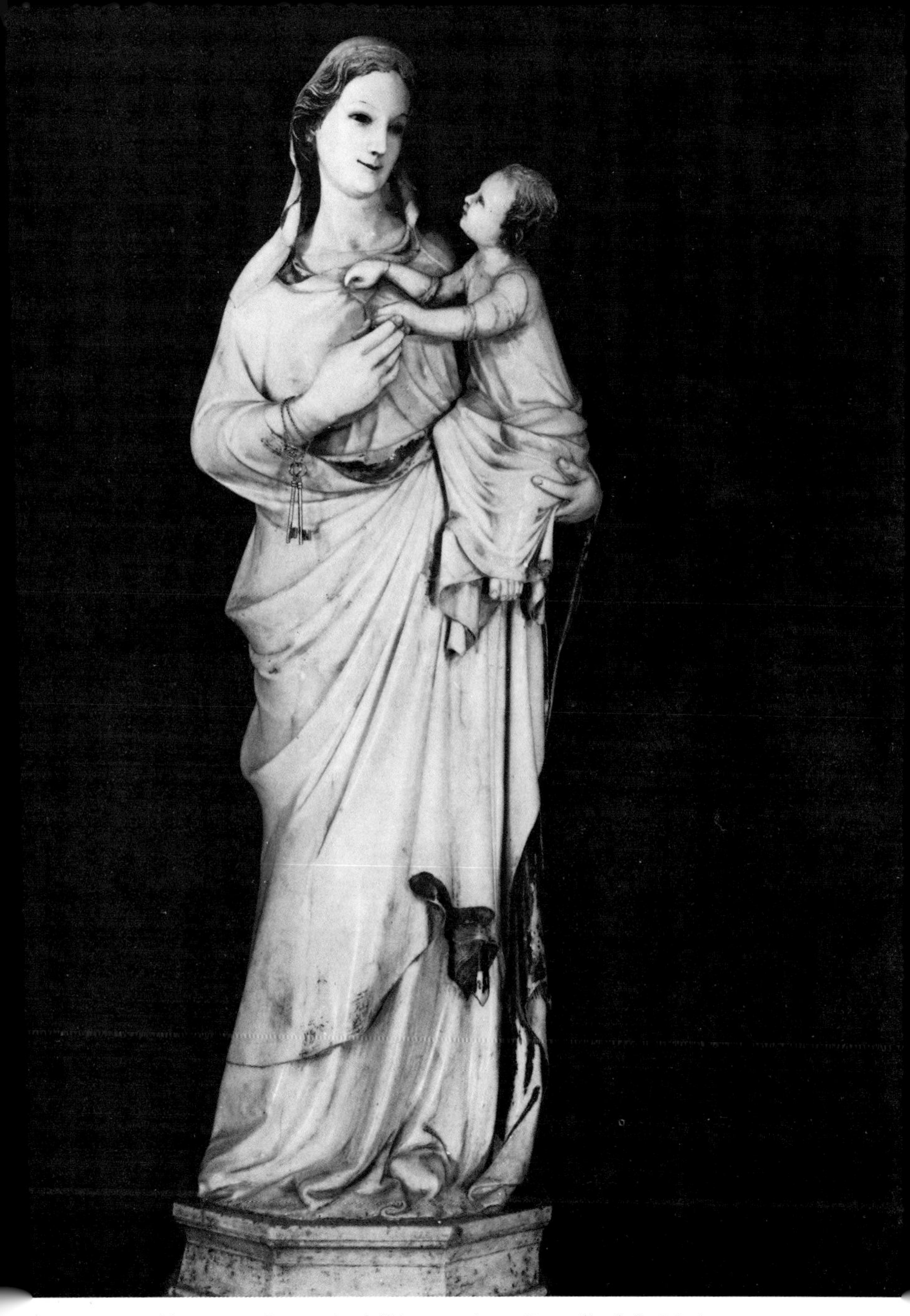

323 Trapani. Santuario dell'Annunziata. Cappella della Madonna: Statue der „Madonna von Trapani"

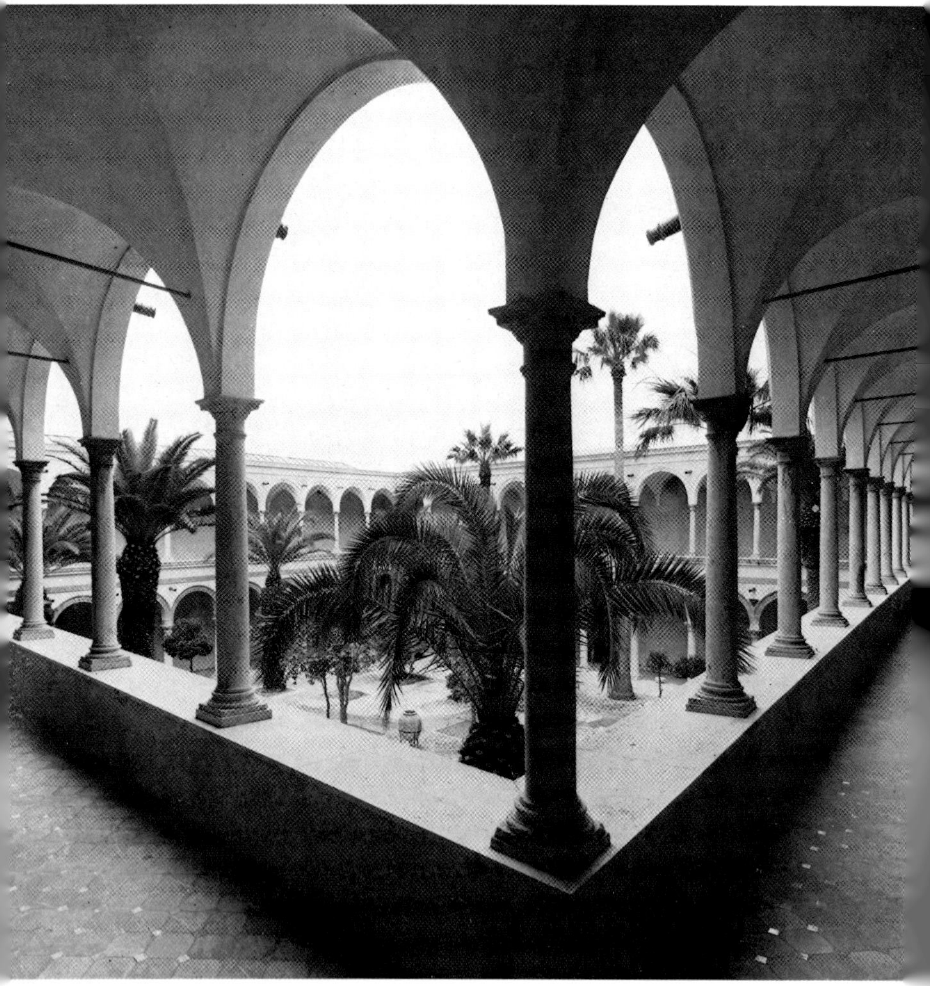

324 TRAPANI. Ehem. Karmeliterkloster (heute Museo Pepoli): Kreuzgang

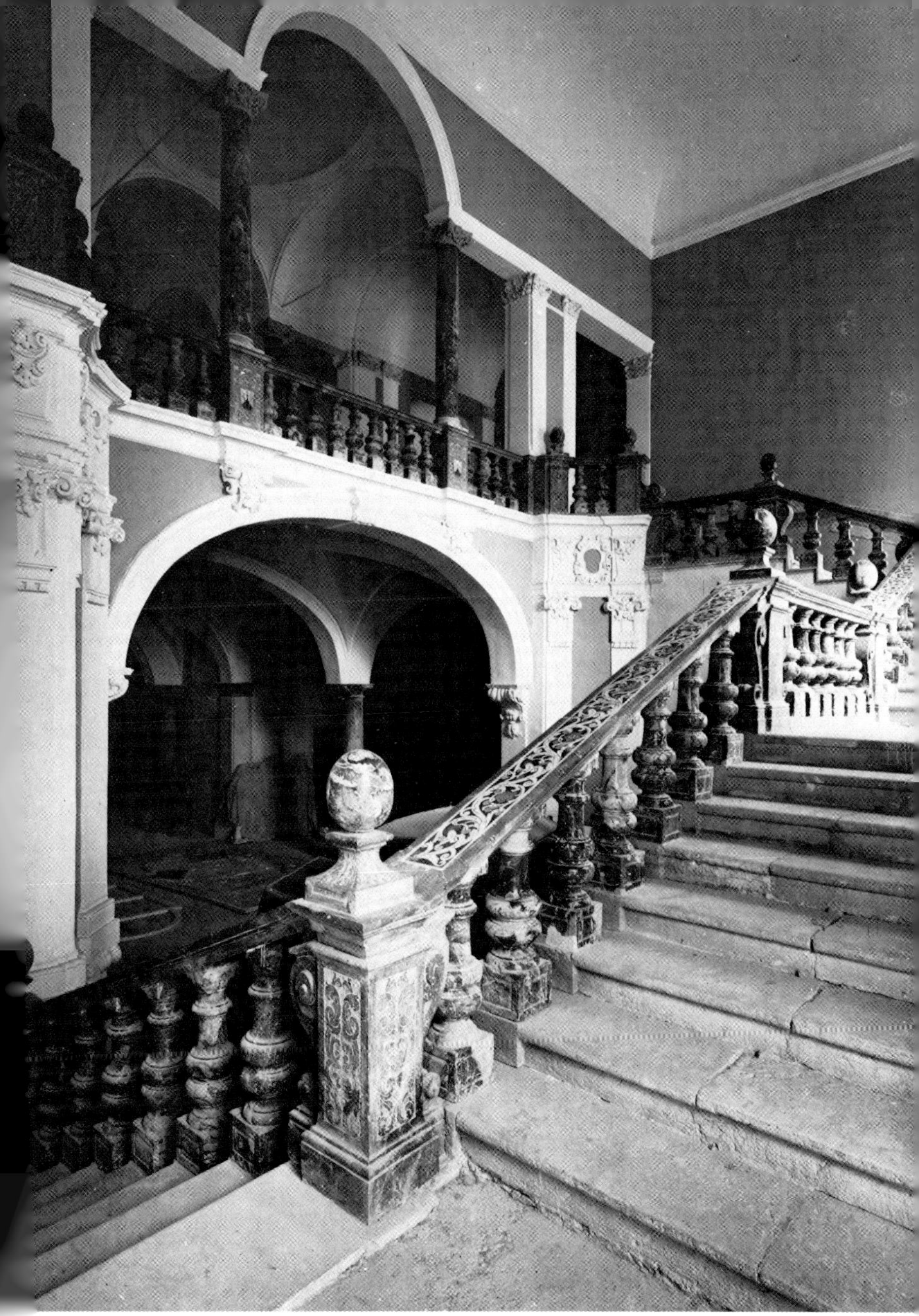

325 Trapani. Ehem. Karmeliterkloster (heute Museo Pepoli): Treppenhaus

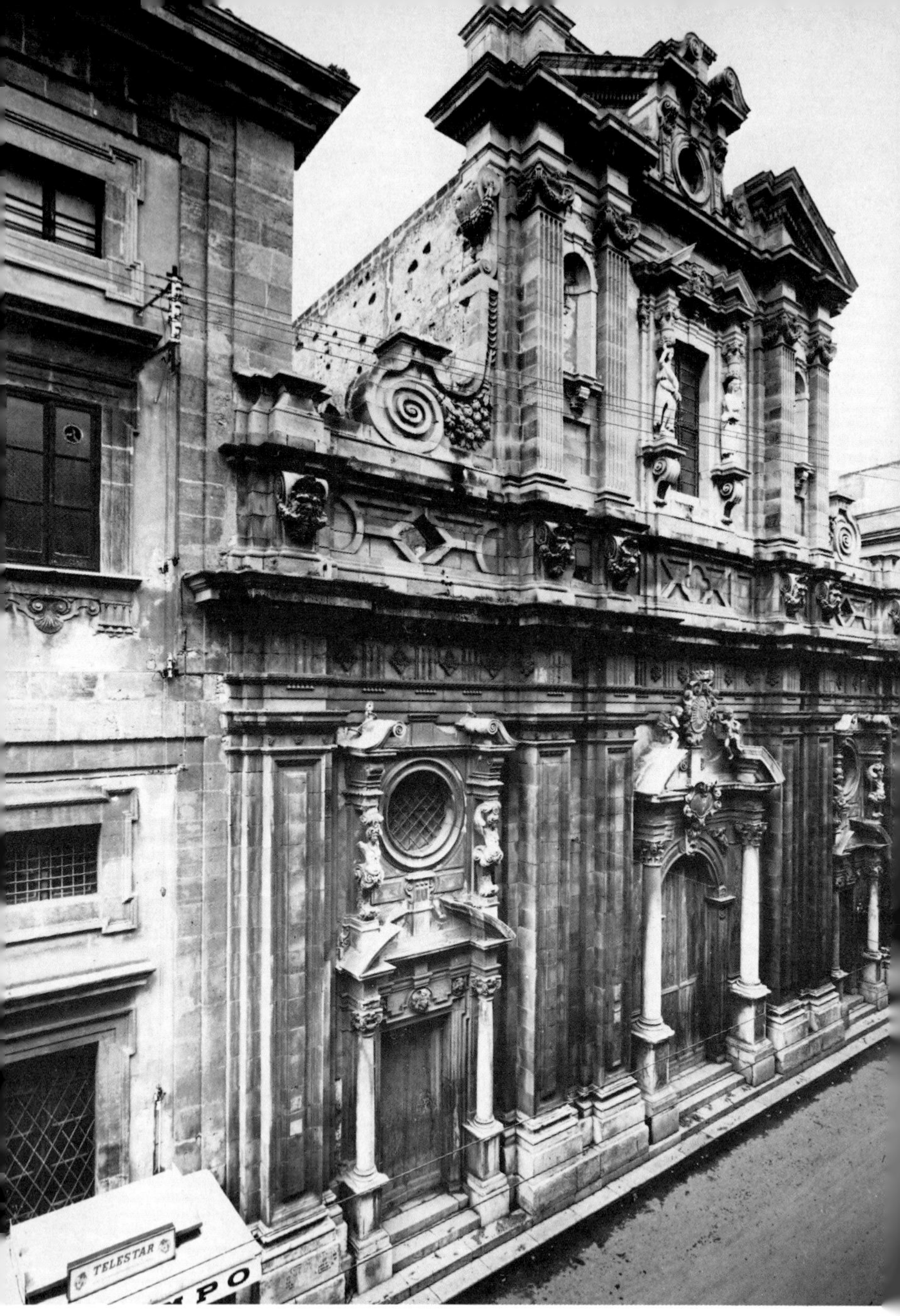

326 Trapani. Jesuitenkirche: Fassade

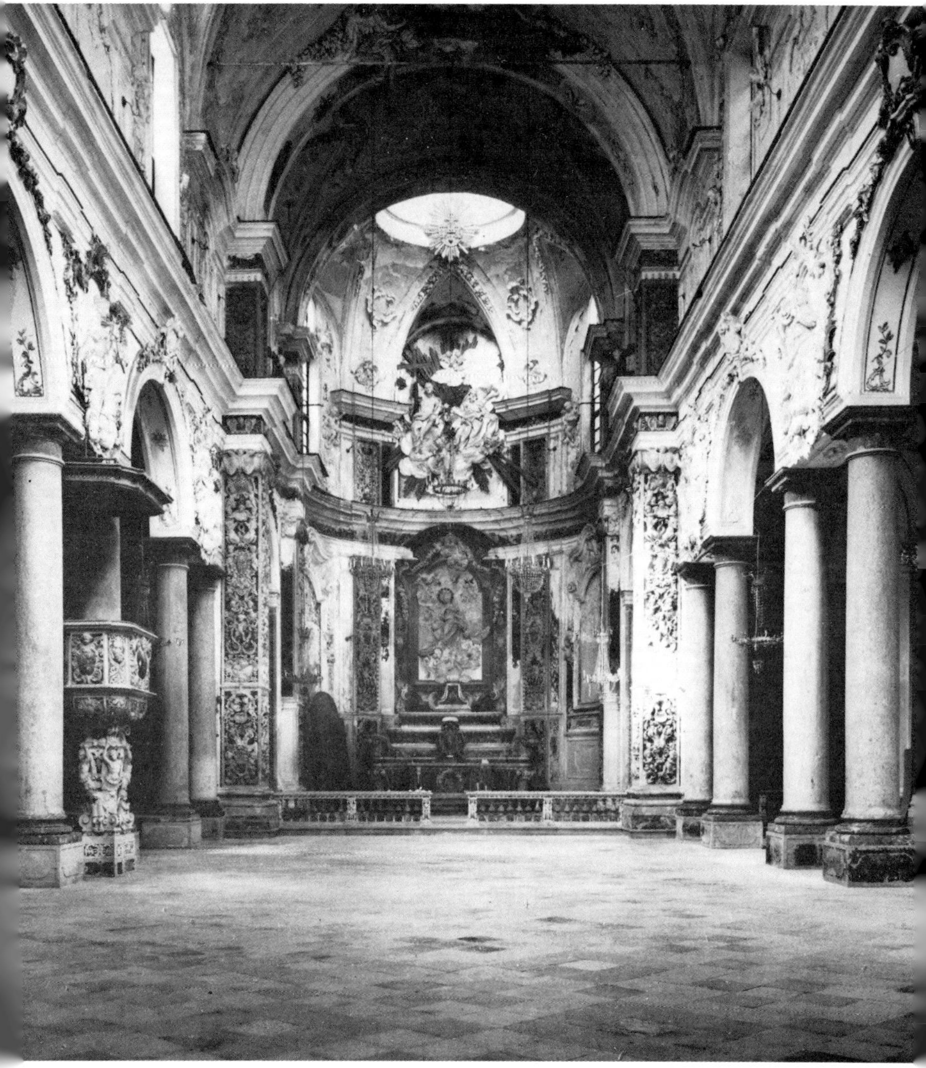

327 Trapani. Jesuitenkirche: Inneres

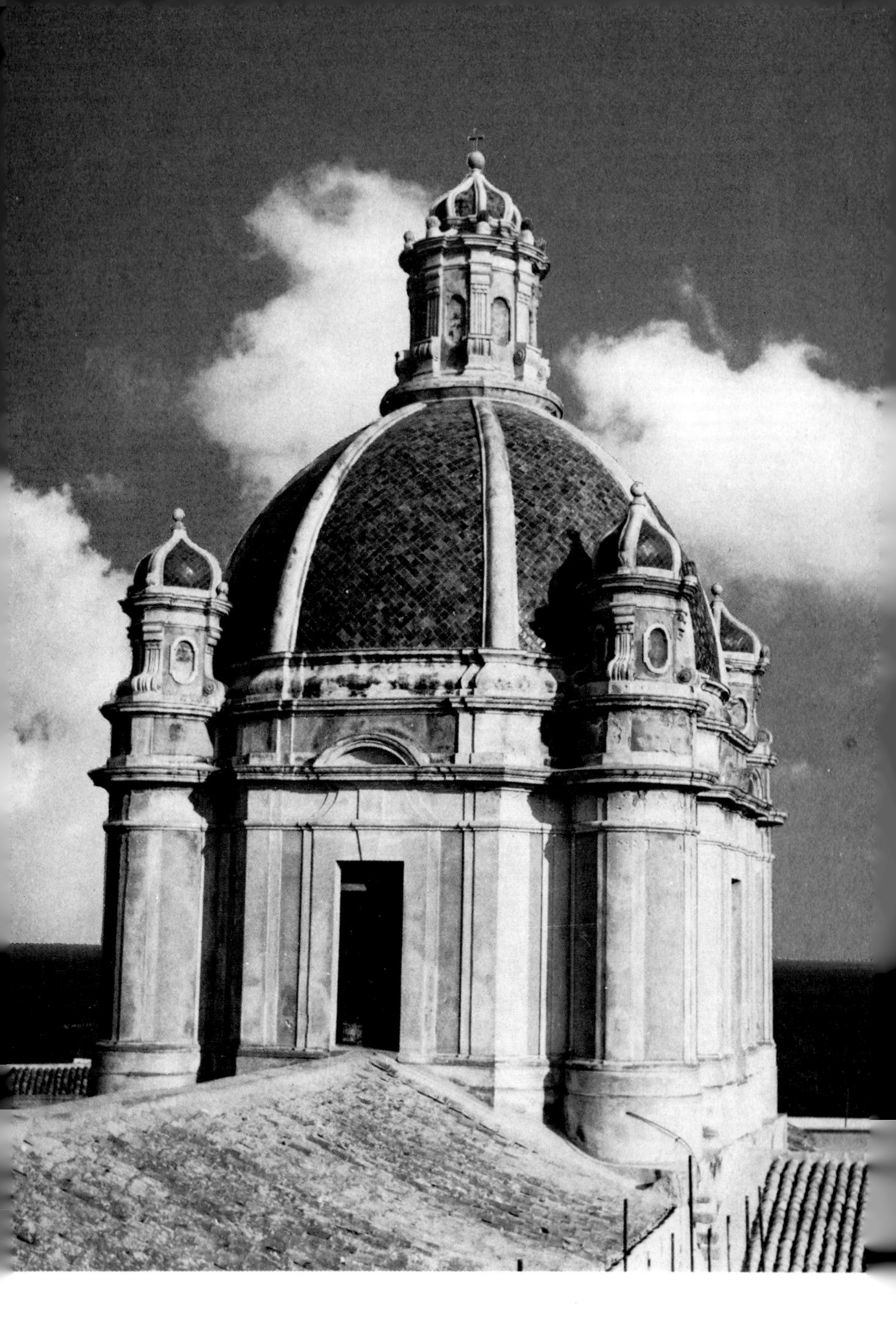

328 Trapani. S. Lorenzo: Kuppel

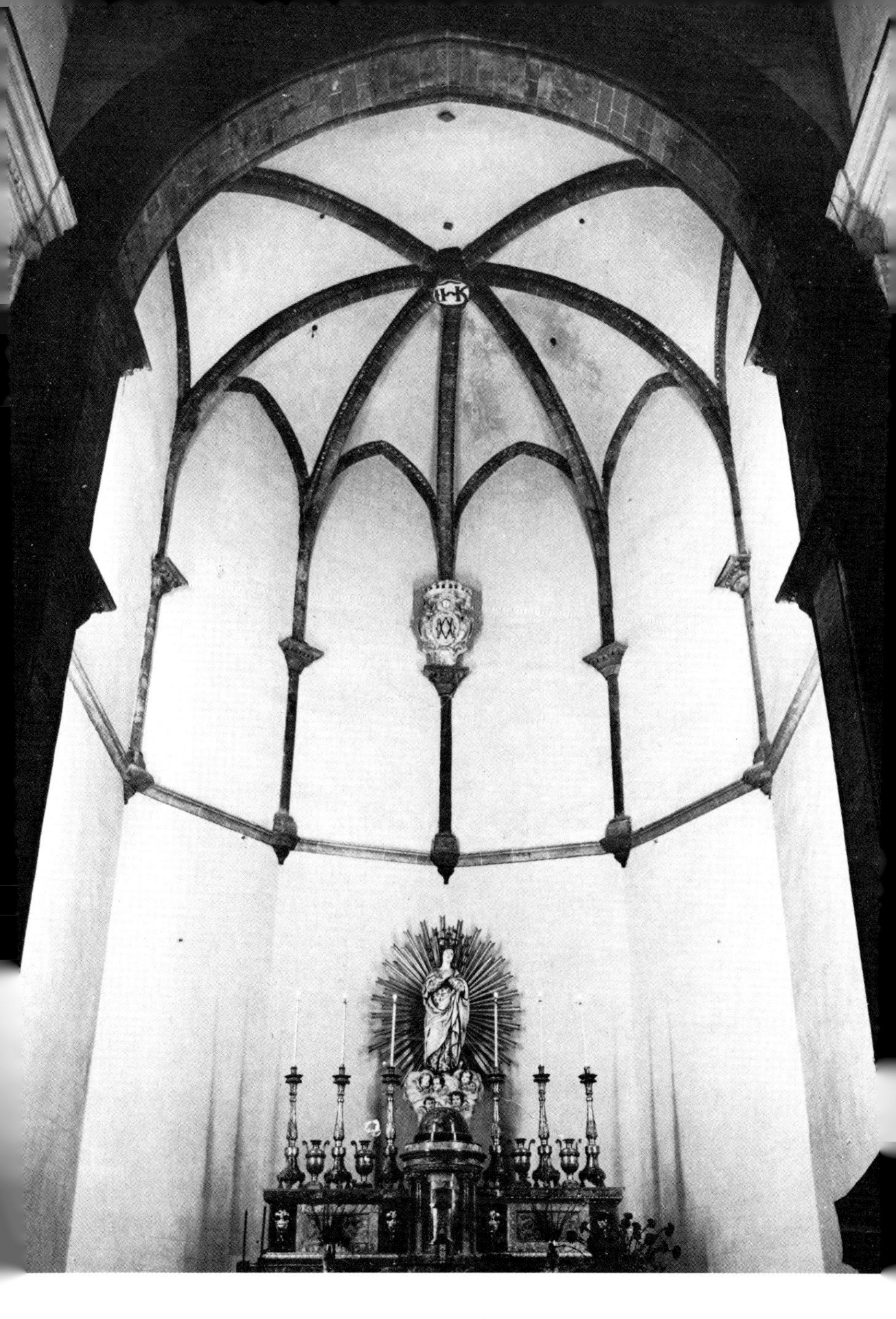

329 Trapani. S. Maria di Gesù: Apsis

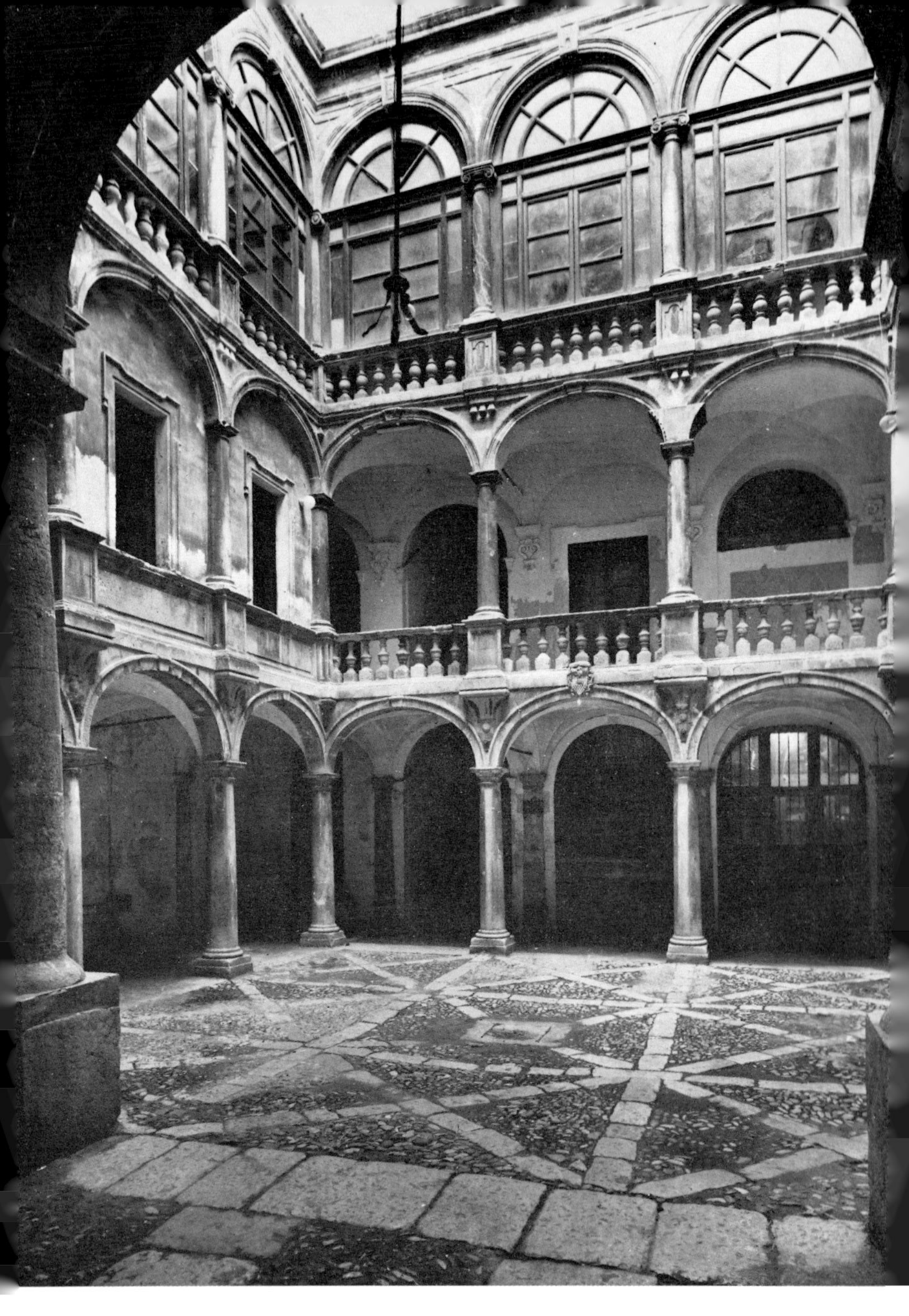

330 TRAPANI. Palazzo Riccio di S. Gioacchino: Hof

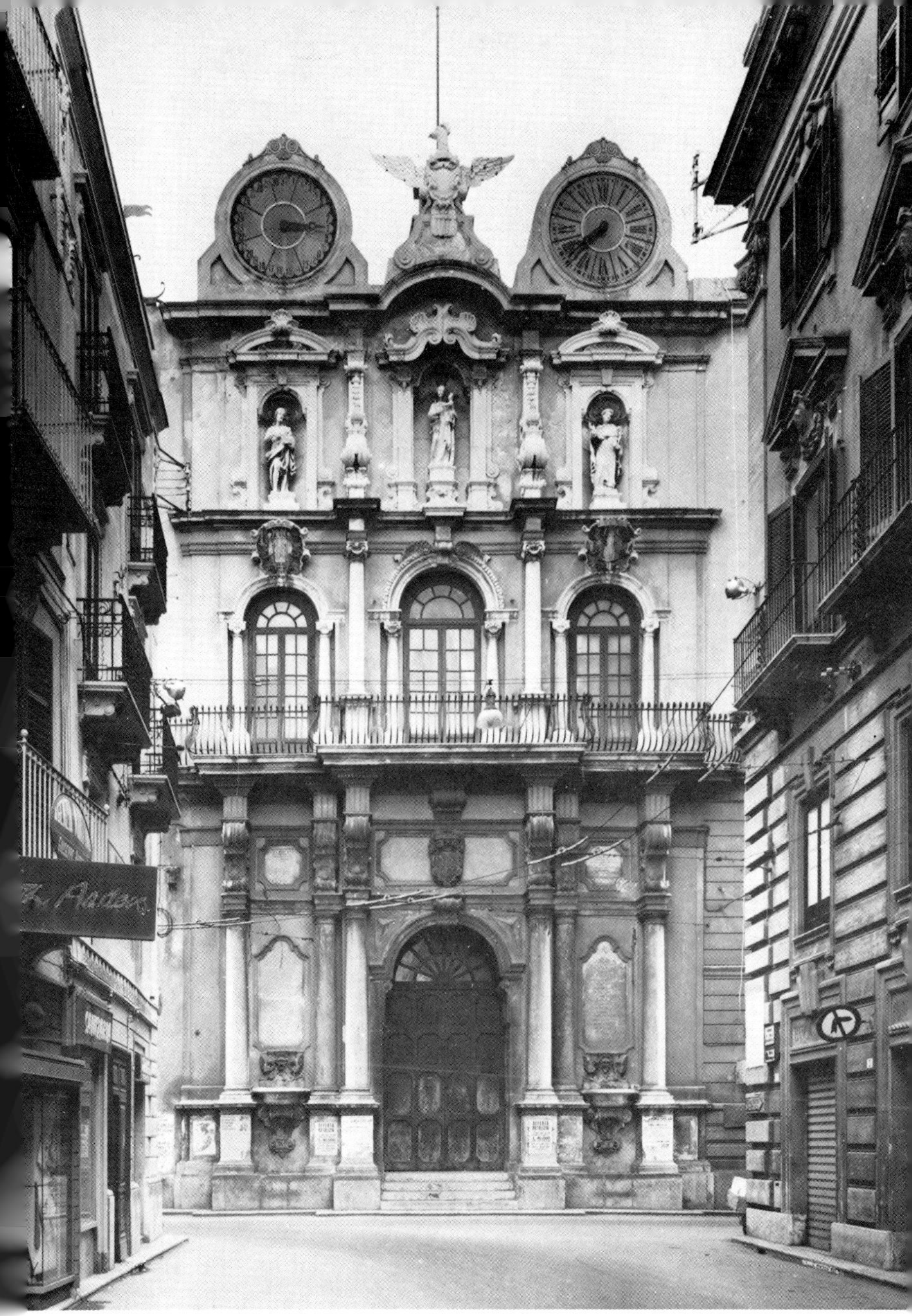

331 TRAPANI. Palazzo Cavarretto

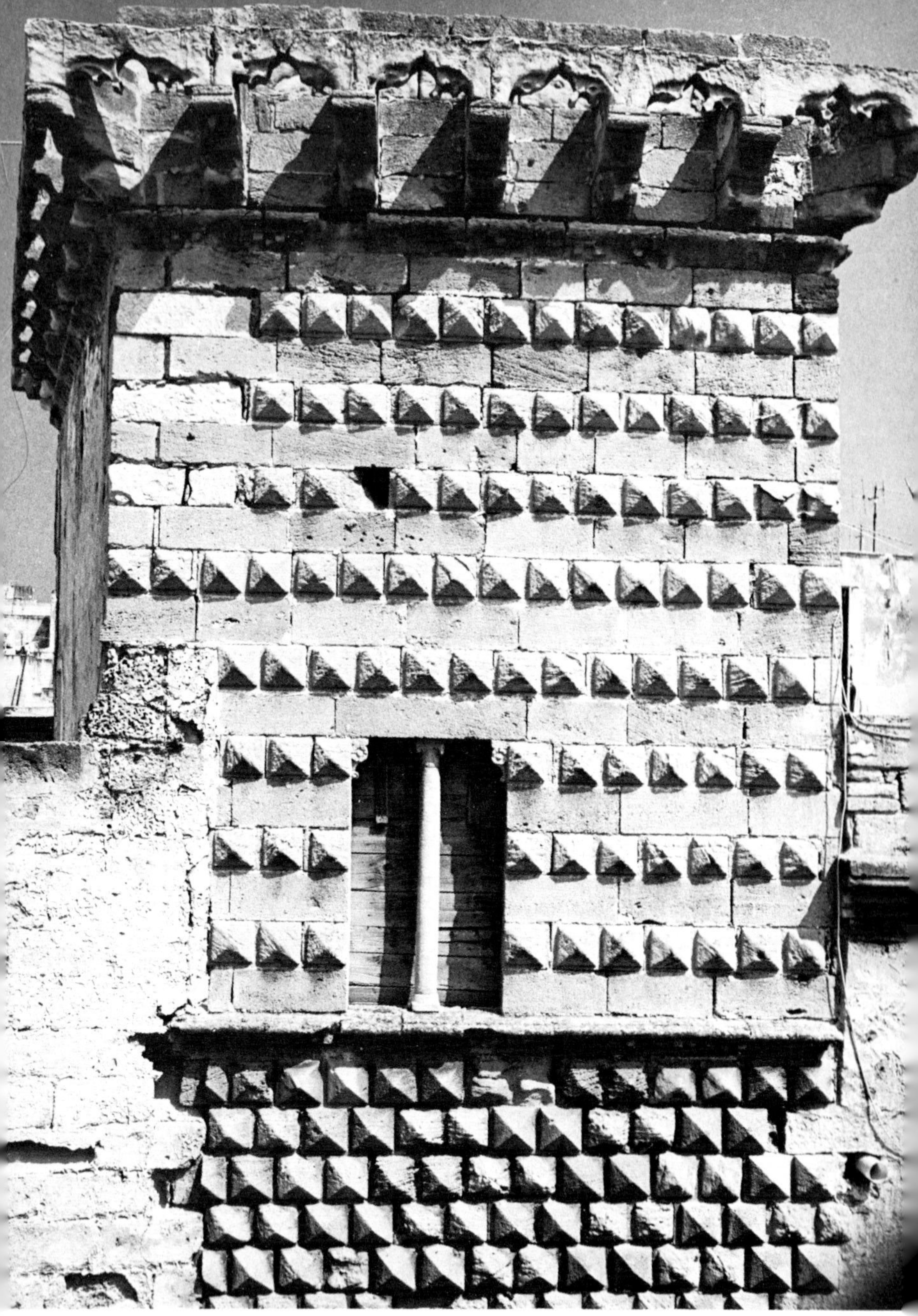

332 Trapani. Palazzo „La Giudecca" (Ciambra): Turm

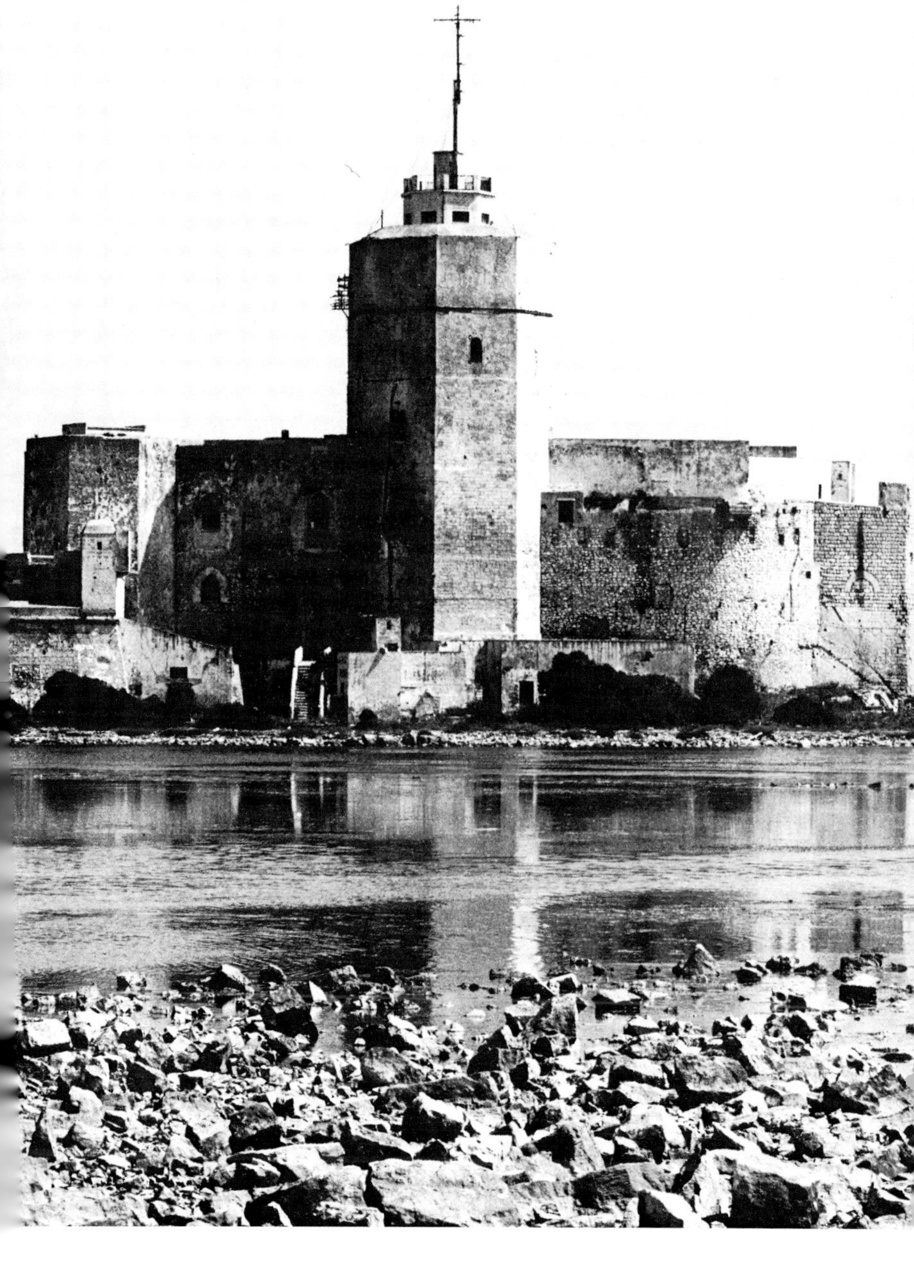

333 TRAPANI. Festungsinsel „La Colombaia“

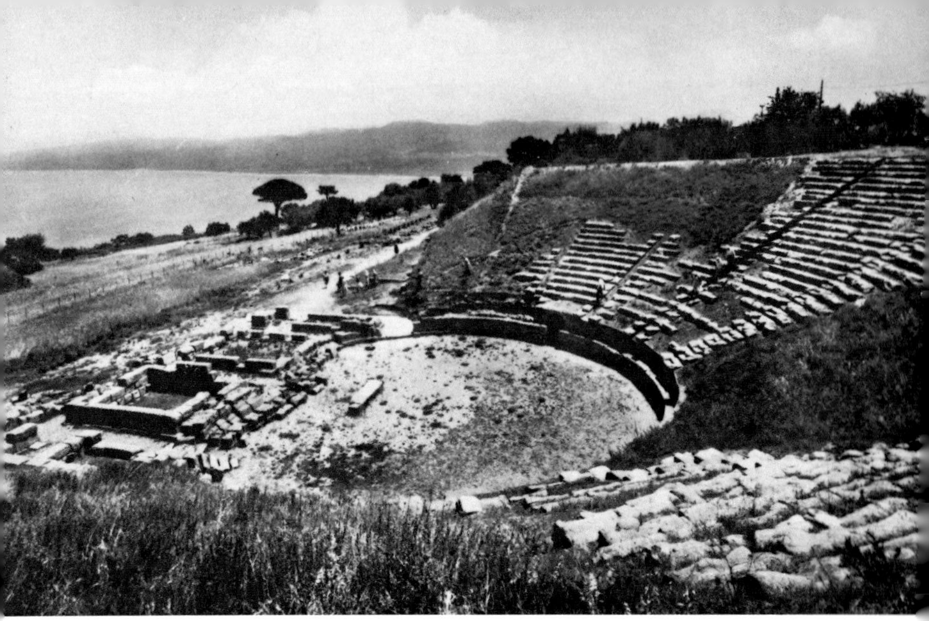

334a Tyndaris. Griechisches Theater

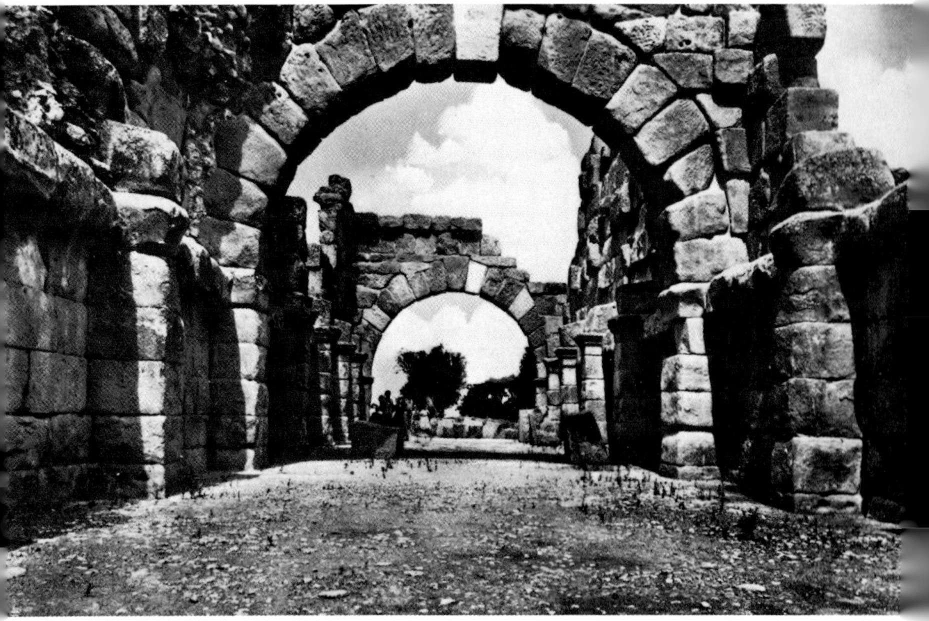

334b Tyndaris. „Basilika“

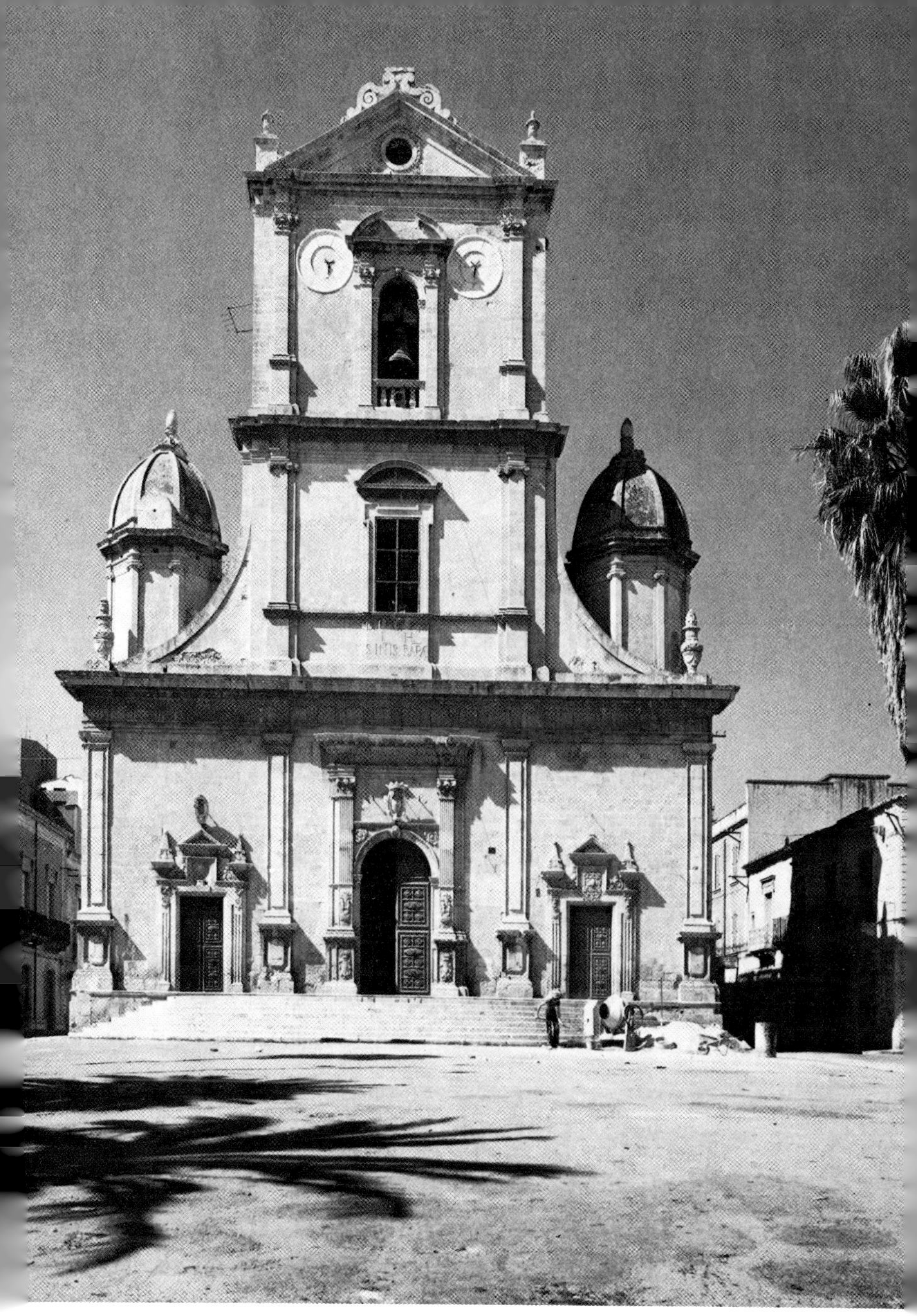

335 Vittoria. Chiesa Madre: Fassade

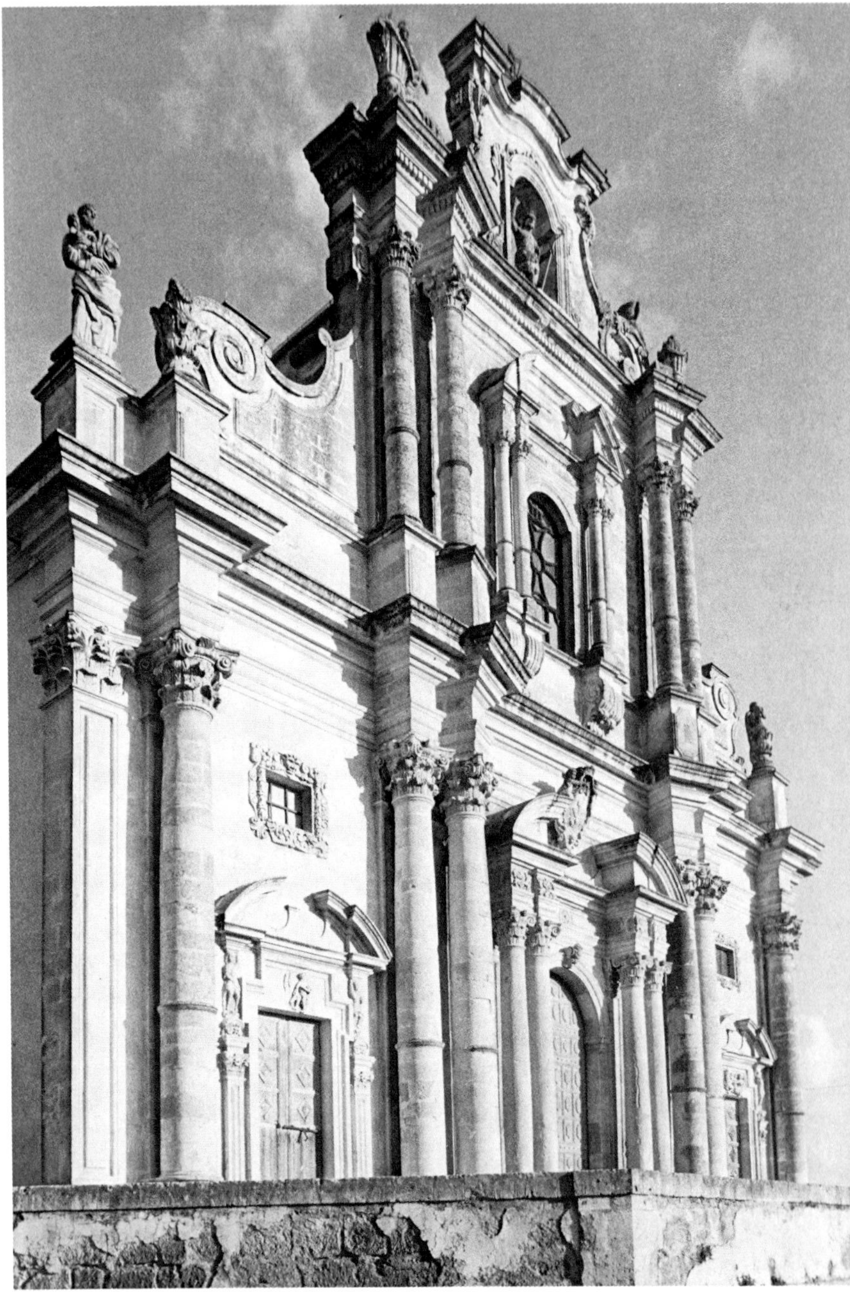

336 Vizzini. S. Giovanni Battista: Fassade

ERLÄUTERUNGEN ZU DEN BILDERN

Am Ende jedes Kurztextes zu den Abbildungen ist jeweils die wichtigste wissenschaftliche Literatur angegeben. Erfolgt diese Angabe in verkürzter Form, so ist der entsprechende Titel unverkürzt in der Bibliographie am Schluß des Buches zu finden.

Farbtafel XIII ACI CASTELLO. – MITTELALTERLICHES KASTELL [e 3]. In der geologisch überaus interessanten und zugleich reizvollen Küstenlandschaft unmittelbar unterhalb des Etna beansprucht das auf einem Basaltfelsen (mit Tuff und Ton durchsetzt) eindrucksvoll errichtete *mittelalterliche Kastell* zusätzliche historische Bedeutung. In seinem Ursprung auf das Jahr 1076 und die erste Generation der normannischen Eroberer zurückgehend, gehört der heutige Baubestand im wesentlichen erst dem späteren Mittelalter an. – In der Ferne Acitrezza mit den berühmten „Scogli dei Ciclopi", den „Klippen der Zyklopen", im Meer freistehende Basaltfelsen, von denen die Sage will, daß es die Felsblöcke seien, die der geblendete Zyklop Polyphem dem fliehenden Odysseus nachgeworfen habe.

1 ACIREALE. – S. SEBASTIANO [e 3]. Erst seit 1644 durch Dekret des Königs Philipp IV. von Spanien mit dem königlichen Namenszusatz versehen, teilte der Ort mit Catania und vielen Städten im Osten der Insel das Geschick weitgehender Zerstörung in dem großen Erdbeben von 1693; es ist seit dem Wiederaufbau im 18. Jh. überwiegend eine Barockstadt, wovon vor allem die Kirchen Zeugnis geben. An deren Ausschmückung ist wesentlich beteiligt der Maler Pietro Paolo Vasta (1697–1760), der in seiner Vaterstadt Altarbilder und vor allem mehrere große Freskenzyklen in Kirchen schuf, unter denen der in S. Sebastiano der umfangreichste ist. Das **Deckenfresko* der Sakramentskapelle in dieser Kirche zeigt die Hl. Dreifaltigkeit im Bilde der glorreichen Auffahrt des Auferstandenen „zur Rechten des Vaters" (1737).
Lit.: Mario Blanco, La pittura del '700 in Sicilia. Gli affreschi di Pietro Paolo Vasta nelle antiche chiese di Acireale (Catania 1969).

2 ADRANO. – NORMANNISCHES KASTELL [e 3]. Der Ort (hieß bis 1929 Adernò), 562 m, auf den Hängen des Etna gelegen. Normannen-Kastell, Gründung unter Roger I., der ersten Generation normannischer Eroberer etwa 1070–80, wie die Kastelle rings um den Etna: Paternò, Motta S. Anastasia, alle zur Sicherung von Catania angelegt. Typus des rechteckigen normannischen „donjon", jedoch in der heutigen Bausubstanz wesentlich dem 14. Jh. angehörend. Zufügung der Bastionen mit Ecktürmen wohl im späten 16. Jh.

Farbtafel XV ADRANO. – EHEM. KLOSTER S. LUCIA [e 3]. Ehrwürdige Gründung normannischer Zeit, 1158. Der mächtige Baukörper, seit 1596 errichtet, nimmt die spätbarocke Fassade der Kirche (1775) in die Mitte der langgestreckten Bauflucht. Das Innere der Kirche ist ein reizvoller, ovaler Zentralraum.

3 ADRANO (Umgebung). – MITTELALTERLICHE BRÜCKE ÜBER DEN SIMETO [e 3]. Sog. „ponte dei Saraceni"; vielleicht aus normannischer (12. Jh.), wahrscheinlich aber späterer Zeit (14. Jh.). Ergänzend ist zu bemerken, daß mehrere eindrucksvolle Beispiele alten Brückenbaus in Sizilien existieren, von denen zwei weitere genannt seien: der „ponte saraceno" bei Altavilla Milicia, vielleicht auch normannischer Zeit, und der bedeutendste von allen, der „Ponte dell'Ammiraglio" in Palermo, der Zeit Rogers II. und seines „Admirals" Georg von Antiochien zuzuschreiben, 2. V. 12. Jh.
Lit.: G. Di Stefano/W. Krönig, Monumenti normanni . . . (1979).

4–8, Farbtafel VII AGRIGENT (ital.: Agrigento; früher: Girgenti; griechisch: Akragas). – ANTIKE STADT [c 3]. Die griechische Stadt Akragas wurde um 582 v. Chr. durch Neusiedler aus dem nahen Gela gegründet (das seinerseits von Rhodos aus gegründet war). Von der großen Blüte der Stadt im 6. und 5. Jh. v. Chr. zeugen vor allem die Tempel. Einzigartig ist die Lage der Stadt, deren Mauer auf der zum Meer hin gerichteten Südseite einem steilen Abfall der städtischen Hochfläche folgt. Fünf Tempel verbinden sich unmittelbar (in verschiedenem Abstand) diesem Verlauf der Stadtmauer; so ergab sich ein prachtvolles Gesamtbild der Stadt schon aus der Ferne. Weiter im Norden auf einer Bergkuppe von 300 m Höhe die Akropolis, die heutige moderne Stadt. – Den Erbauern der Tempel stand hier Marmor nicht zur Verfügung; sie wurden daher aus braungoldenem Kalkstein errichtet, jedoch ursprünglich ganz mit weißem Stuck überzogen, der heute nur noch in geringen Resten sichtbar ist.

Der sog. **Tempel der Juno Lacinia* ist ein um 450 v. Chr. errichteter dorischer Peripteros (6 × 13 Säulen) von klassischer Ausgewogenheit, an besonders herausragender Stelle der Südost-Ecke der Felsplattform und der hier umbiegenden Stadtmauer gelegen; vor seiner Ostfront ist der große Altar von etwa 30 × 5 m gut erhalten.

Der sog. **Concordia-Tempel*, etwa 700 m weiter westlich am Rande des gleichen Felsrückens gelegen, wiederholt um 425 v. Chr. sehr genau die Maße und Formen des vorigen; er ist einer der besterhaltenen griechischen Tempel überhaupt. Diese Erhaltung verdankt er seiner Umwandlung in eine christliche Kirche gegen Ende des 6. Jh., wobei die Wände des Cella durch Arkaden unterbrochen wurden. Bei gleicher Zahl von 6 × 13 Säulen über 4stufigem Sockel erhebt sich der klare Aufbau der dorischen Säulen und ihrer straffen Kapitelle, die das Gebälk mit seinen Triglyphen und Metopen tragen; das Ganze im Giebeldreieck harmonisch abgeschlossen.

Nach dem Sieg über die Karthager bei Himera im Jahre 480 v. Chr. begann der Tyrann Theron von Akragas den **Zeus-Tempel* als Sieges-Monument zu errichten in so ungeheuren Ausmaßen und außergewöhnlichen Formen, daß er im Jahre 406 bei der Zerstörung der Stadt durch die Karthager nicht vollendet war; heute bildet er einen riesigen Trümmerhaufen. Auf einem Fundament von 56,30 × 112,60 m erhob sich der größte jemals errichtete dorische Tempel mit einer Peristasis von 7 : 14 Säulen, in offensichtlichem Wettstreit mit dem fast gleich großen Riesentempel G in Selinunt. Das Einmalige des Zeus-Tempels manifestiert sich darin, daß er keine freistehenden Säulen hat, sondern Halbsäulen vor einer den ganzen Bau umschließenden Wand, und daß in den Intervallen zwischen den Halbsäulen als zusätzliche Träger des riesigen dorischen Gebälks in halber Mauerhöhe nackte männliche **Atlanten-Figuren* von 7,65 m Höhe mit erhobenen Armen ange-

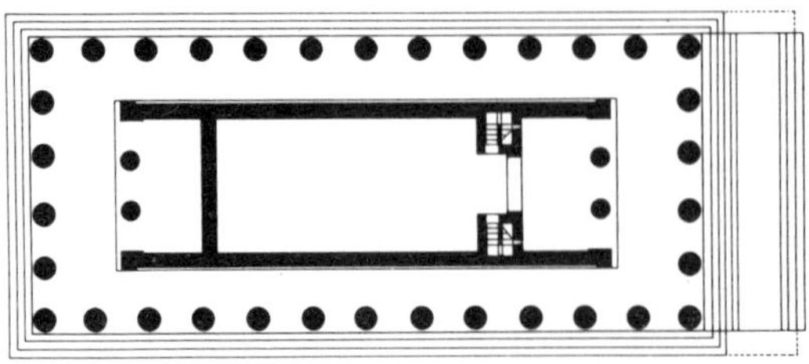

Agrigent, sogen. Concordia-Tempel

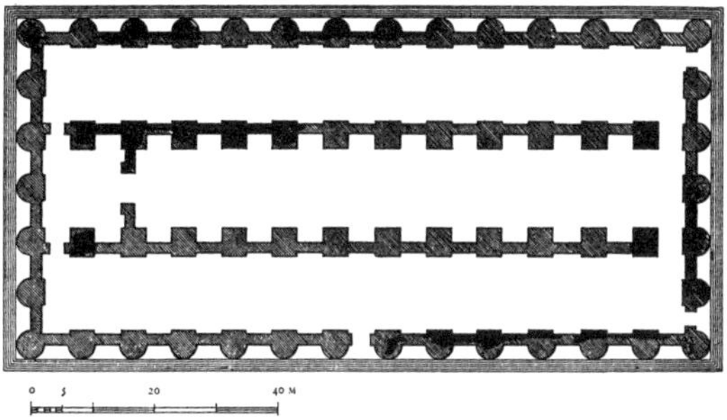

Agrigent, Zeus-Tempel

bracht waren, aus großen Quaderschichten im Verband mit dem Mauerwerk.

In die Cella-Mauern des griechischen **Tempels der Demeter und Persephone* hineingebaut ist die mittelalterliche Kirche S. Biagio (wohl 12. Jh.), deren Apsis sich in die ursprüngliche Vorhalle, den Pronaos, erstreckt; er bestand aus zwei Säulen zwischen den deutlich erkennbaren seitlichen Anten, den Zungenmauern. Der kleine Tempel dürfte wahrscheinlich nach dem Sieg der Griechen über die Karthager im Jahre 480 v. Chr. errichtet sein;

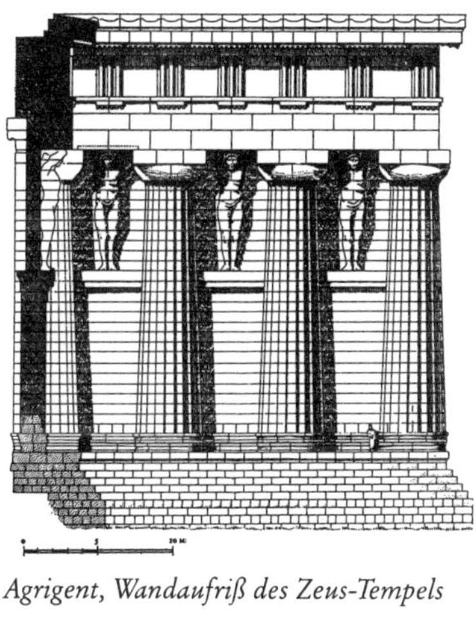

Agrigent, Wandaufriß des Zeus-Tempels

er ist Teil eines größeren heiligen Bezirks mit bedeutenden Resten, die auf ältere Kulte der Erdgottheiten hinweisen.

Das sog. **Grabmal des Theron* (des bedeutenden Tyrannen von Akragas, 488–472 v. Chr.), außerhalb der Stadtmauern gelegen, jedoch innerhalb eines großen Grabbezirks, hat keinerlei Beziehung zu dem Mann dieses Namens. Es handelt sich um ein bedeutendes Grabmonument hellenistischer Form römischer Zeit, um 75 v. Chr. Auf einem quadratischen Sokkel erhebt sich ein oberer Bauteil, der jonische Ecksäulen mit dorischem Gebälk verbindet, dazu Scheintüren in jeder Seitenmitte.

Der **Sarkophag* einer attischen Werkstatt, ein griechisches Meisterwerk der römischen Kaiserzeit von etwa 200–230 n. Chr., gibt in seinen Reliefs die Sage von Hippolytos und Phaidra, gewiß noch unter dem lebendigen Einfluß des Dramas „Hippolytos" des Euripides. – Auf allen 4 Seiten wird die tragische Geschichte der unglücklichen Liebe der Phaidra, zweiter Gemahlin des Königs Theseus, zu ihrem Stiefsohn Hippolytos geschildert. Die **linke Schmalseite* zeigt die liebeskranke Phaidra (ein kleiner Eros mit Bogen unter ihrem Sitz), umgeben von ihren Dienerinnen, teils mit Musikinstrumenten; die rechte Schmalseite gibt den Todessturz vom Wagen des Hippolytos, die Langsei-

ten enthalten weitere Hippolytos-Darstellungen.
Lit.: Koldewey/Puchstein ... (1899). – D. Mertens, Segesta ... (1984) Grundriß T. 26/8. – P. Griffo, Nuovissima guida dei monumenti di Agrigento (Agrigento 1961). – A. W. Lawrence, Greek architecture (1957): Abb. S. 146/7. – V. Tusa, I sarcofagi romani in Sicilia (Palermo 1957) 21–26.

9 AGRIGENT. – S. SPIRITO [c 3]. Die in geringem Abstand vom Meer 326 m hoch gelegene nachantike Stadt besitzt in der ehem. Benediktiner-Abteikirche S. Spirito, mit wichtigen Resten des mittelalterlichen Klosters (14. Jh.), ein frühes Hauptwerk stuckplastischer Ausstattung des bedeutenden Bildhauers Giacomo Serpotta (1656–1732), etwa um 1695 entstanden. Besonders eindrucksvoll die figurenreiche Gestaltung des **Altarraumes* mit der Darstellung der Ausgießung des Hl. Geistes: im Scheitel des Bogens die Gestalt Gottvaters, unter ihm die Taube des Hl. Geistes mit den von ihr ausgehenden Strahlen, die großen Gestalten der beiden hl. Ordensgründer Benedikt und Basilius, alles inmitten zahlreicher, feiner und differenzierter Engelgestalten.
Lit.: F. Meli, Giacomo Serpotta, vita e opere, 2 vol. (Palermo 1934). – G. Carandente, Giacomo Serpotta (Torino 1967).

10, 11 AGRÒ (im Tal dieses Flusses). – EHEM. BASILIANERKIRCHE SS. PIETRO E PAOLO [e 2]. Die im Tal dieses Flusses gelegene Kirche des ehemaligen Basilianerklosters ist nach einer Urkunde von 1116 neu errichtet durch den Grafen (und späteren König) Roger II. an Stelle einer älteren zerstörten; zugleich spricht eine griechische Inschrift mit dem Datum 1172 am Hauptportal von einer Erneuerung. Die Kirche ist die bedeutendste erhaltene von mehreren griechischen Basilianer-Kirchen an der Ostküste in der Provinz

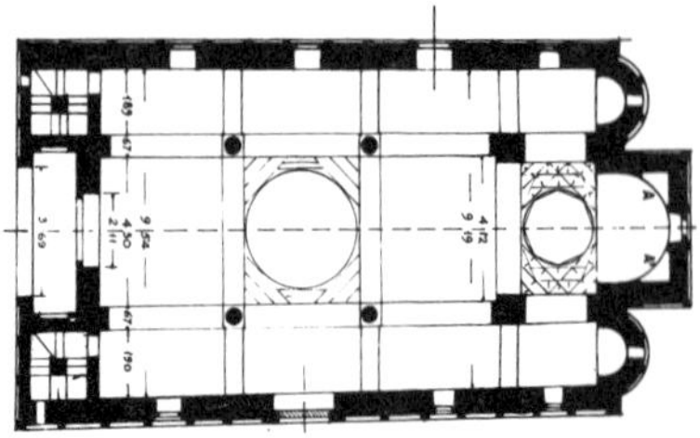

Agrò (Tal des), Basilianer-Kirche

Messina (Mili, Itàla), reich in ihrem architektonischen Aufbau wie in ihrer Außengliederung. Ein dreischiffiger Innenraum mit kurzer Vorhalle zwischen zwei nur noch im Untergeschoß erhaltenen Türmen schließt im Osten ab mit einem Drei-Apsiden-Sanctuarium, wobei die mittlere, halbrunde **Hauptapsis* im Außenbau rechteckig ummauert ist und turmartig steil aufwächst. Im Inneren haben sowohl das kurze Mittelschiff als auch das Sanctuarium je eine Kuppel verschiedener Gestalt und Größe, über mehrfachen, sich emporstaffelnden kleinen Nischen. Der reich gegliederte **Außenbau* ist ringsum durch schlanke Lisenen mit verschränkten Rundbögen verziert; durch die Verwendung dreier verschiedener Steinsorten erhält er eine farbig besondere Wirkung (rote Ziegel, goldbrauner Kalkstein, schwarze Lava). Das Ganze ist bekrönt durch einen Rautenfries und Zinnen.
Lit.: F. Basile, Chiese siciliane del periodo normanno (Roma 1938). – G. Di Stefano/W. Krönig, Monumenti normanni ... (1979).

12–14 ALCAMO. – S. MARIA ASSUNTA (Chiesa Madre) [b 2]. Die Stadt liegt auf einer Hochfläche von 250 m, in einiger Entfernung vom Golf von Castellammare und am Hang des einsam 820 m aufragenden Monte Bonifato, wichtiger Mittelpunkt einer landwirtschaftlichen Zone. Zwei eindrucksvolle Kastelle des 14. Jh.

befinden sich auf dem Monte Bonifato und in der Stadt selbst. Die Hauptpfarrkirche der Stadt ist ein 1699 nach Entwurf des Angelo Italía begonnener Neubau, letztes Werk des 1700 gestorbenen Architekten, eine dreischiffige gewölbte Säulenbasilika, mit Querschiff und reich gegliederter, achtseitiger **Tambourkuppel* über der Vierung. Im Inneren umfangreicher Freskenzyklus des flämischen Malers Guglielmo (Willem) Borremans (1670–1744) aus den Jahren 1735–37. Zu den erhaltenen Teilen des Vorgängerbaus gehört das **Seitenportal* von 1499; zur reichen Ausstattung verschiedener Zeiten das marmorne **Altarretabel* des Antonello Gagini von 1519.

15, 16a ALCAMO. – S. Chiara (eigentlich SS. Cosma e Damiano) [b 2]. Die Kirche der Klarissinnen, ist ein origineller, kuppelüberwölbter Zentralbau in Form eines Sechspasses mit angefügtem **Altarraum mit Flachkuppel,* errichtet 1721 von dem Architekten Giuseppe Mariani aus Pistoia (1681–1731). Für den Innenraum schuf

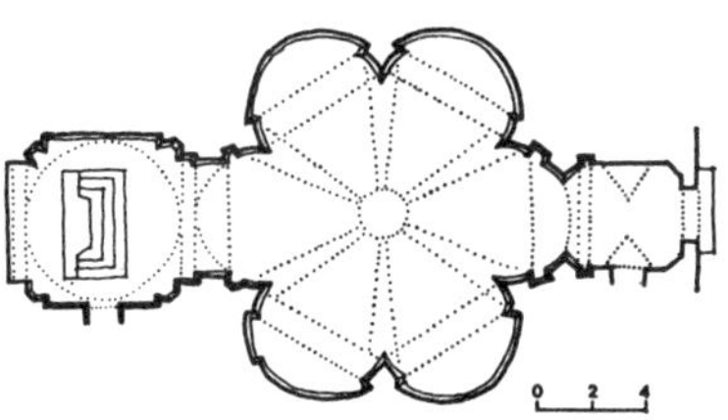

Alcamo, S. Chiara

Giacomo Serpotta 1722 die beiden weiblichen Figuren der Tugendgestalten **„Caritas“* (Liebe) und „Fortitudo“ (Tapferkeit) auf großen, plastischen Wolkengebilden an den Wandpilastern zu seiten des Choreingangs.

16b ALCAMO. – S. Francesco di Paola (Badia Nuova) [b 2]. Die barocke Kirche der Benediktinerinnen enthält den umfangreichen Statuen-Zyklus des Giacomo Serpotta, 1724 in Auftrag gegeben. Die 8 Statuen sind folgende: die beiden dem Altarraum zugeordneten Figuren von Petrus und Paulus, sodann weibliche Figuren von **Tugenden* und die beiden trauernden Gestalten von Maria und Maria Magdalena zu seiten des Kruzifixes.

17 ALCAMO. – S. Paolo [b 2]. Der nur mittelgroße Kirchenraum besitzt eine vollkommene Harmonie von Architektur und einheitlicher Stuckdekoration. Der Bau mit seinem kurzen **Langhaus* von drei Jochen in der reizvollen Form einer „Serliana“ auf jeder Seite und zentraler Vierungskuppel erhielt seinen Stuckdekor in den Jahren 1704–8 von Vincenzo Messina. Die malerische Ausstattung war einem renommierten Maler anvertraut, dem Antonino Grano (1660–1718), von dessen Fresken allein das Deckenbild in der Flachkuppel der Vierung mit der illusionistischen Darstellung der Glorie des hl. Paulus leidlich erhalten ist (1710).

18 ALCAMO. – Chiesa del Collegio [b 2]. Die Kirche des Jesuitenkollegs, 1684 begonnen, folgt dem für den Orden typischen Schema der Saalkirche mit Querschiff und Vierungskuppel.

19 ALCAMO. – S. Oliva [b 2]. Der reich stuckierte Barockbau ist ein Werk des Architekten Giovan Biagio Amico (1684–1754), der in Alcamo allein vier Kirchenbauten errichtete. Zur reichen Ausstattung gehört auch das **Altarbild* „Fürbitt-Messe für die Seelen im Fegefeuer“ von 1642, Werk des allzu früh gestorbenen Pietro Novelli (1603–47), den man wohl als den bedeutendsten Maler Siziliens bezeichnen darf, der an den in Palermo gemalten Bildern Caravaggios und van Dycks zu großartiger Eigenform emporzuwachsen vermochte.

Lit.: Vincenzo Regina, Alcamo. Storia, arte e tradizione, 3 Bände (Palermo 1980). – W. Krönig, Alcamo. Eine Stadt in Sizilien und ihr Historiograph, in: Zeitschr. f. Kunstgesch. 42, 1979, 219–232.

20–22 ALÌ SUPERIORE. – S. Agata (Chiesa Madre) [f 2]. Ein überraschend monumentaler Kirchenbau im herben Charakter der Spätrenaissance, dem letzten Drittel des 16. Jh. angehörig, sowohl in der breiten **Fassade* als auch im weiträumigen **Inneren:* eine dreischiffige Basilika mit Querschiff und Vierungskuppel, monolithen Säulen toskanischer Ordnung auf Sockeln und mit hohen (dorischen) Gebälkstücken, ungewölbt im Mittelschiff, jedoch mit Gratgewölben in den Seitenschiffen. – An den drei Seiten des Chores befindet sich ein ungewöhnlich reiches, geschnitztes **Chorgestühl* mit Reliefbildern aus dem Leben der hl. Agathe; das mittlere der 25 Bildfelder enthält das Brustbild des Stifters, des Abate Antonio Fiumara († 1702). Die Meister dieses großen Werkes sind Santi Siracusa und Giuseppe Cuntrusceri aus Messina.

23a, b AUGUSTA. – Kastell [e 4]. Die in ihrem Namen den kaiserlichen Stadtgründer Friedrich II. (von Hohenstaufen) verewigende Stadt Augusta erhielt zugleich mit Syrakus und Catania, den ebenfalls an der Ostküste Siziliens gelegenen Städten, etwa seit 1233 die Neuanlage eines befestigten Kastells in unmittelbarer

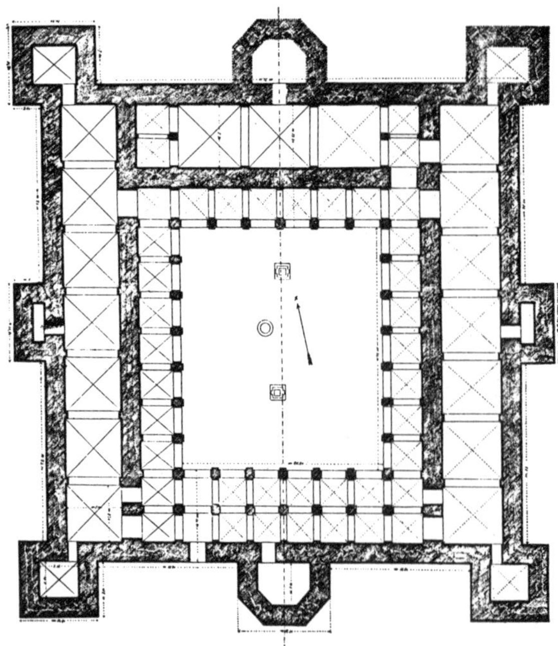

Augusta, staufisches Kastell. Grundriß-Rekonstruktion

Meeresnähe; alle drei in quadratischem Grundriß mit Türmen in leicht verschiedener Anordnung. Das Kastell von Augusta ist mit 62 m Seitenlänge das größte der drei, leider aber auch das am schlechtesten erhaltene. Als Strafanstalt im Inneren verbaut und unzugänglich, dazu unter einem doppelten Kranz späterer, wenn auch großartiger, meist spanischer **Befestigungen* des 17./18. Jh. verborgen. Die von Giuseppe Agnello nach sorgfältiger Untersuchung hergestellte ideale Rekonstruktion des Grundrisses läßt einen der großartigsten staufischen Bauten erkennen: eine quadratische Anlage (1239 noch im Bau, spätestens 1242 vollendet) mit 4 gleichfalls quadratischen Türmen an den 4 Ecken, rechteckigen Türmen in den Mitten der West- und Ostseite, polygonalen in den beiden anderen Seitenmitten und einem von offenen Hallen umgebenen Hof. Der eine erhaltene **Polygonturm* (das Bild zeigt nur den oberen Teil) hat eine prachtvolle Rustika-Quaderung mit teils polsterartig rund gearbeiteten, teils flach geglätteten Quadern, alles mit sorgfältig abgefaßten Kanten, einmalig in sizilischer Architektur.

Lit.: Giuseppe Agnello, L'Architettura sveva in Sicilia (Roma 1935).

24 AVOLA. – STADT [e 4]. Avola, 40 m, gehört zu denjenigen Städten des südöstlichen Sizilien, die nach der Zerstörung durch das große Erdbeben von 1693 in einiger Entfernung an anderer Stelle, in ebenem Gelände und in regelmäßiger Neuplanung angelegt wurden, nunmehr näher an der Küste und der von Syrakus ausgehenden Straße. Ein Sechseck mit orthogonalem Straßennetz und einem großen, quadratischen Hauptplatz im Zentrum mit anliegender Hauptkirche samt ihrem Vorplatz sowie 4 weiteren, kleineren, quadratischen Plätzen an den 4 Ausgangspunkten des Straßenkreuzes (vgl. Grammichele). – Ein Grundriß der Stadt schon bei V. M. Amico, Lexicon topographicum . . . I (1757).

25 BIVONA. – CHIESA MADRE [c 3]. Das **Portal* ist ein besonders reiches Beispiel des sizilischen sog. „stile chiaramontano" des späteren 14. Jh., für den die schmuckreiche Verbindung von Motiven normannischer Zeit des 12. Jh. mit gotischen typisch ist, die sich an vielen Kirchen- und auch Kastell-Portalen findet, auf die sich fast allein die architektonische Ausgestaltung konzentriert.

Lit.: G. Agnello, L'Architectura civile e religiosa in Sicilia nell' età sveva (Roma 1961) 358–363.

26–31 BAGHERIA. – VILLEN [c 2]. **Villa Butera* [26]: In dem leicht zum Meer hin abfallenden Gelände mit dem Flurnamen „alla Bagaria" erbaute Don Giuseppe Branciforte, principe di Butera, 1658 auf älterer Grundlage einen kastellartigen Herrensitz inmitten eigenen weiten Landbesitzes, an dem nach Palermo gerichteten Wehrturm die Inschrift anbringend: o corte a Dio. Diese Absage an den Hof in Palermo und seine Intrigen sowie die Enttäuschung über die vergeblich erhoffte Wahl zum spanischen Vizekönig Siziliens ließen ihn den zwar abseits, aber nicht allzu entfernt und schön gelegenen neuen Wohnsitz wählen. Er wurde in der Folgezeit Ausgangspunkt zahlreicher weiterer bedeutender Villen, die sich der sizilische Adel durch das ganze 18. Jh. in Bagheria errichtete, der damit die Hauptstadt Palermo und ihre Paläste mit dem Leben auf dem Lande, auch hier mit Gefolge und Dienerschaft, für längere Zeit im Jahr zu vertauschen wünschte. Wie fast alle Villen befindet sich auch die Villa Butera in sehr beschädigtem, vielfach veränderten Zustand, noch dazu beeinträchtigt durch rücksichtsloses Verbauen ihrer nächsten Umgebung und fast aller ehemals zugehörigen Gartenanlagen. Die **Mitte der Gar-*

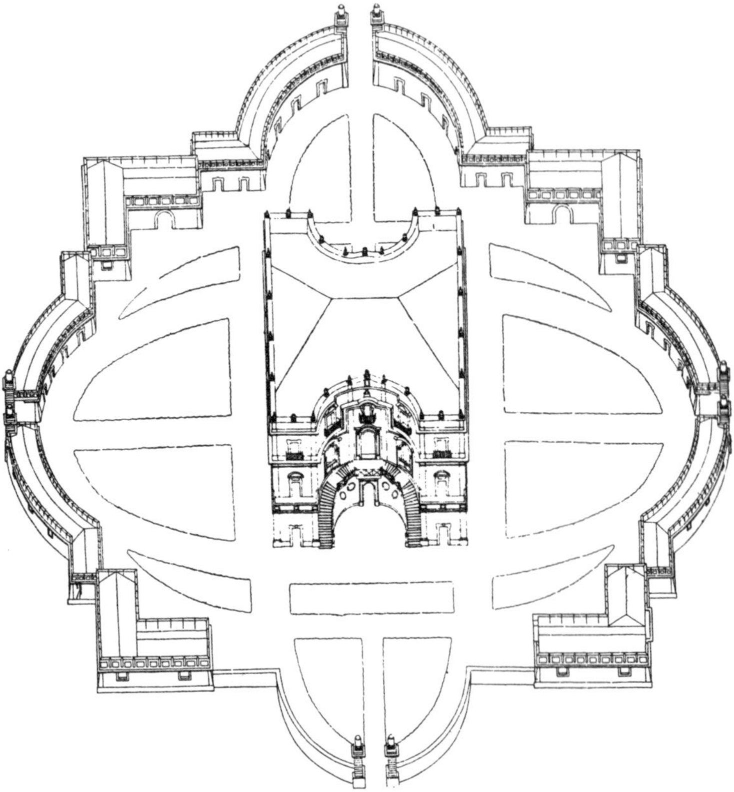

Bagheria, Villa Cattolica. Axonometrische Gesamtansicht

tenfront mit ihrem Eingang über der symmetrisch doppelläufigen Außentreppe zeigt in ihrem reichen, erst dem 18. Jh. angehörenden Dekor unter Wappen und Büste des Erbauers zwei Inschrifttafeln, die beide von ihm stammen: die obere, lateinische, nennt ihn als Erbauer mit der Jahreszahl 1658, die andere, spanische, gibt seinem totalen Pessimismus Ausdruck. Erst der Zeit um 1769 gehört die Anlage des axial auf die neue Nordfassade der Villa ausgerichtete, die ganze inzwischen angewachsene Stadt durchschneidenden und ausrichtenden Corso Butera an.

Die **Villa Cattolica* [27], im ersten Jahrzehnt des 18. Jh. von Francesco Bonanni, principe di Cattolica, erbaut, stellt sich dar als ein kompakter, fast quadratischer Baublock in erhöhter Lage, seine Dominanz über die Nebengebäude durch die ungewöhnliche Dreigeschossigkeit noch steigernd. Die Mitte der Vorder- und der Rückseite sind kurvig einwärts geschwungen; an der Front fügt sich die doppel

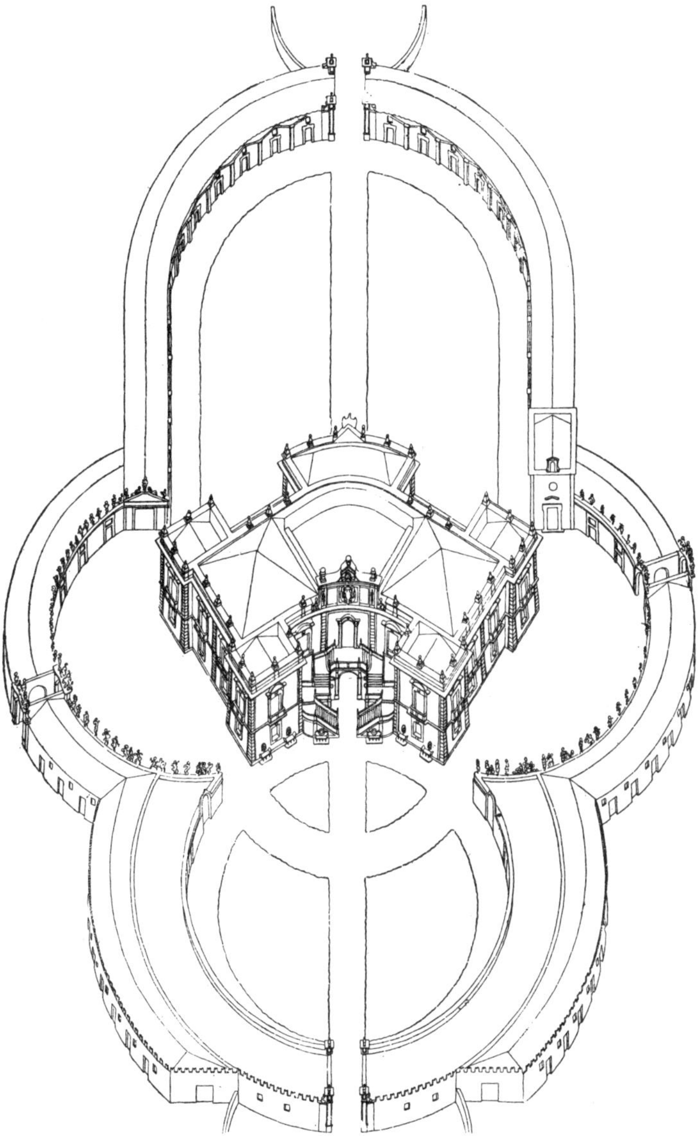

Bagheria, Villa Palagonia. Axonometrische Gesamtansicht

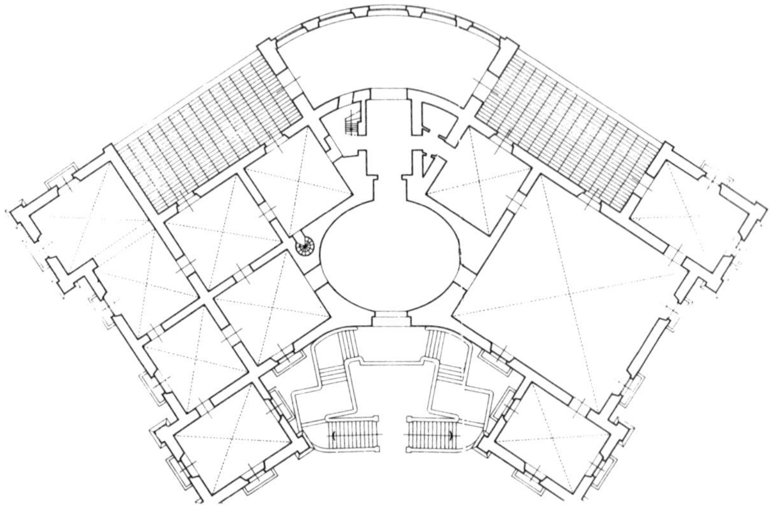

Bagheria, Villa Palagonia. Grundriß des piano nobile

läufige Freitreppe dieser Kurve ein, in den axial betonten Eingang des piano nobile führend. Die Anlage ist erst vollständig mit den sie rings umgebenden, dienend untergeordneten Nebengebäuden, die das Herrenhaus in eine zentrale Grundrißordnung einfügen von zwei senkrecht sich durchkreuzenden Achsen mit halbkreisförmigen Endungen über einem großen Quadrat mit geknickten Ecken, über denen das fortifikatorische Element von Bastionen mit Zinnenkranz anklingt. – Seit 1974 ist die Villa Sitz der städtischen „Galleria d'arte moderna", deren Grundstock eine großzügige Schenkung des aus Bagheria stammenden Malers Renato Guttuso bildet.

Die **Villa Palagonia* [28, 29], seit 1715 erbaut von Ferdinando Gravina, principe di Palagonia, durch den Dominikaner-Architekten Tommaso Maria Napoli, ist wohl die bekannteste der Villen von Palagonia. Hier ist in einer großen axialen Gesamtanlage alles gleichsam in Schwingung versetzt: die das Herrenhaus, das Casino, umgebenden Gartenmauern mit den Nebengebäuden ebenso wie das Hauptgebäude selbst. Konvex vorschwingend ist die Eingangsfront zur Bergseite; zwei schräggestellte Flügelbauten flankieren die konkave **Mitte der Gartenseite,* in welche die mehrfach umbrechende, doppelläufige Außen- und Freitreppe in den piano nobile hinaufführt; sie ist in fast allen Villen um Palermo das entscheidende, der gesellschaftlichen Selbstdarstellung dienende Wirkungselement und erlebte zahlreiche, immer neue Lösungen. Schon die Reisenden des 18. Jh., unter ihnen zumal auch Goethe (1787, in seiner „Italienischen Reise"), haben die Villa Palagonia mit herber Kritik bedacht, und zwar kaum deren architektonische Anlage, sondern die zahlreichen **Steinskulpturen*, welche die den Hauptbau umgebenden Mauern und Portale bekrönen und ihr

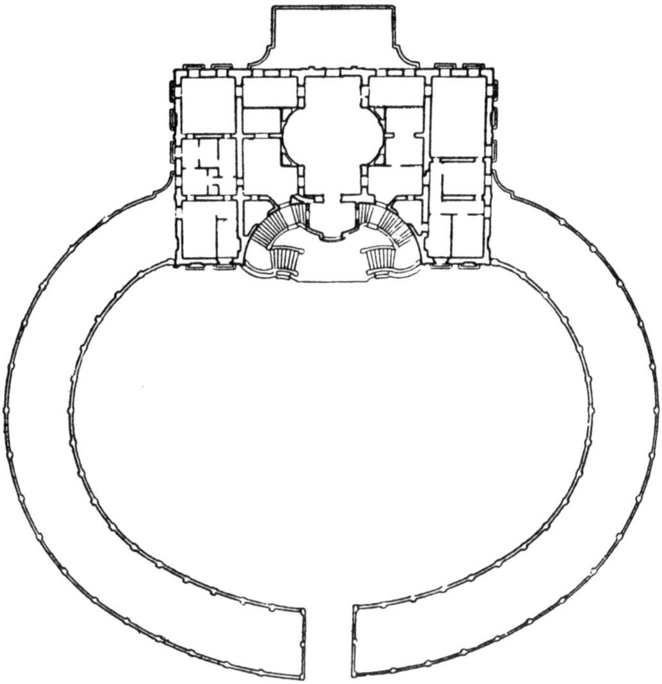

Bagheria, Villa Valguarnera

Entstehen erst dem Enkel des Erbauers verdanken. Es ist in der Tat ein ganzes Heer von menschlichen und tierischen Phantasiegebilden, Ungeheuern, ja Monstrositäten, die allem Gewohnten und erst recht einem klassischen Geschmack zuwider sein mußten.

Die **Villa Valguarnera* [30], 1714 durch den Architekten Tommaso M. Napoli begonnen für die principessa Anna Valguarnera, ist noch heute ausgezeichnet durch die relativ gute Erhaltung des gesamten Baukomplexes und der ausgedehnten Gartenanlagen. Das Casino erreicht man auch hier über lange mauerbegrenzte Wege mit Toren, zu den Seiten die Gärten abgesondert lassend. Man steht dann vor der Fassade, deren breiter Mittelteil konkav zurückschwingend die doppelläufige Freitreppe aufnimmt, festlich bekrönt durch das Giebeldreieck mit seinem plastischen Schmuck (Ende 18. Jh.), in der bedeutenden Gesamtwirkung gesteigert durch den querovalen Vorplatz, den die niedrigen Flügelbauten umgrenzen. Die Rückseite des Hauses präsentiert eine vorspringende Terrasse mit Blick auf Küste und Meer, zugänglich im piano nobile durch einen querovalen mittleren Festsaal.

Die **Villa Villarosa* [31], geplant schon von Don Placido Notarbartolo, duca di Villarosa, doch erst erbaut von seinem

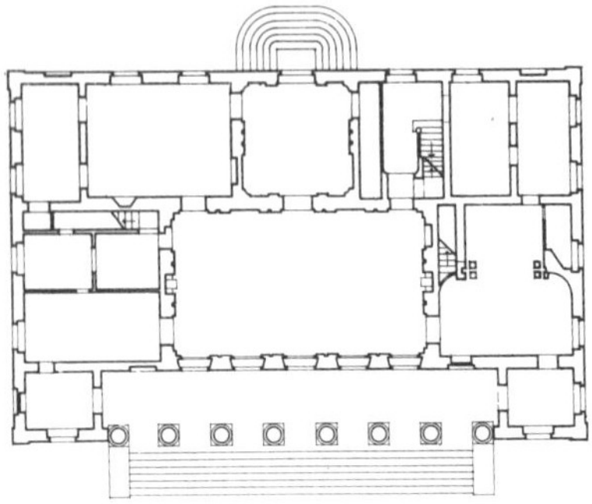

Bagheria, Villa Villarosa

Sohn Francesco durch den Architekten Giovanni Venanzio Marvuglia 1790/92, ist mit der Villa Belmonte am Hang des Monte Pellegrino der bedeutendste Villenbau des klassizistischen Architekten; ein blockhaft geschlossener Baukörper mit der ausdrucksvollen Differenzierung der Kolossal-Ordnung korinthischer Säulen an der festlich geöffneten Eingangs-Seite, mit rustizierter dorisch-toskanischer Pilaster-Ordnung an der streng geschlossenen Rückseite (vgl. Ficuzza).
Lit.: G. Lanza Tomasi, Le ville di Palermo (Palermo 1965[1] 1974[2]) [kulturgeschichtlich]. – M. De Simone, Ville Palermitane del XVII e XVIII secolo (Genua 1968) [architekturgeschichtlich]. – V. Ziino, Contributi . . . (1950).

32, 33 BAIDA (bei Palermo). – EHEM. ZISTERZIENSER-KLOSTER [c 2]. Das von dem mächtigen Manfredo Chiaramonte 1385 gegründete Zisterzienserkloster (eine späte Gründung dieses Ordens) gehört heute den Franziskanern. Aus der Gründungszeit haben sich erhalten der plattschließende, quadratische Chor sowie die Sakristei der einschiffigen Saalkirche, beide mit gotischen Kreuzgewölben; Teile des Klosters und vor allem des **Kreuzgangs*. Der am besten erhaltene Ostflügel mit seinen Kreuzrippengewölben über der reich gegliederten Eingangswand zum ehem. Kapitelsaal öffnet sich in spitzbogen Arkaden auf Doppelsäulen. Basen, Schäfte und Doppelkapitelle sind aus hellem Marmor und zugleich überraschend getreue Wiederholungen des 200 Jahre älteren großen Vorbildes des Kreuzgangs von Monreale. Die zahlreich auch als Einzelstücke erhaltenen **Doppelkapitelle* mit ihren figürlichen Darstellungen bestätigen diese enge Verbindung.
Lit.: E. Caracciolo, La chiesa e il convento di Baida, in: ASS, n. s. 2/3, 1936/37, 109–146. – W. Krönig, Monreale . . . (1965), 228/9, Abb. 202–218.

34, 35 BUCCHERI (820 m) – [e 4]. Die Fassade der **Chiesa della Maddalena* wurde nach Entwurf des Architekten Michelangelo Di Giacomo 1708 erbaut. – Die Fassade der Kirche **S. Antonio Abate* erhebt sich über hoher Freitreppe in städtebaulich beherrschender Lage mit steilem, turmartig hochgezogenem, dreigeschossigem Mittelteil; die flankierenden Säulenpaare der beiden unteren Geschosse überleitend zum schmäleren, dritten, dem Glockengeschoß mit dem Kuppelaufsatz. Die strenge Frontalität der architektonischen Komposition mit ihren horizontalen Gebälken läßt auf eine Entstehung gegen Ende des 18. Jh. schließen. Die ähnlichen dreigeschossigen Turmfassaden der Kirchen S. Paolo in Palazzolo Acreide [171], S. Giovanni Battista in Monterosso Almo und S. Bartolomeo in Scicli [290] gehen zeitlich voraus. – Das Innere der Kirche ist eine der typischen dreischiffigen Säulenbasiliken.

36 CACCAMO. – STADT [c 2]. Die hochgelegene Stadt (521 m) mit dem beherrschenden Kastell, einem der großartigsten Siziliens (Besitzer ist die „Region" Sizilien), dessen verschiedene Bauteile aus dem 12. bis zum 17. Jh. stammen. Die Da-

ten 1665 am Barockportal im Kastellhof mit Stifterinschrift und in der Kapelle. Die Hauptkirche S. Giorgio („il duomo") mit ihrem mächtigen Campanile ist eine dreischiffige gewölbte Säulenbasilika mit Vierungskuppel des 17. Jh., barocker Fassade und bemerkenswerter Ausstattung.
Lit.: G. Lanza Tomasi, E. Sellerio, Castelli e monasteri di Sicilia (Palermo 1978). – R. Santoro, Architettura castellana della feudalità siciliana (XIV e XV secolo), in: ASS, s. 4, vol. 7, 1981, 68–85.

37 CACCAMO. – S. AGOSTINO [c 2]. Altarbild des Matthias Stomer, Wunder des hl. Isidor darstellend; ein 1641 datiertes und signiertes Hauptwerk dieses in Sizilien tätigen flämischen Malers (siehe Monreale; weitere Werke in Palermo und Catania), Nachfolger seines gleichfalls in Italien tätigen Landsmanns Gerard van Honthorst. – Der bäuerliche heilige Isidor „von Madrid" († 1130, kanonisiert 1622; Patron von Madrid) ist mit zwei Episoden seiner Legende dargestellt: Wasser aus dem Boden schlagend; ein Engel an seiner Statt mit einem Gespann pflügend.

Farbtafel XIV CALTABELLOTTA (Prov. Agrigent). – STADT [c 3]. Die an den Hängen der steilen Felsspitze des Monte Castello (949 m) mit den Resten einer Burg gelegene Stadt (mittlere Höhe 800 m), im Hinterland von Sciacca und etwa 15 km in Luftlinie vom Meer entfernt, hat im wesentlichen ihre mittelalterliche städtebauliche Struktur bewahrt. Eine Gründung in antiker Zeit war der Ort Bischofssitz bis zur Eroberung durch die Araber im 9. Jh., deren sprachliche Spuren der Ortsname verrät. 1302 fand hier der Friedensschluß statt zwischen Friedrich II. von Aragon und Karl von Valois, der den 1282 mit der sog. Sizilianischen Vesper ausgebrochenen Krieg zugunsten der Spanier beendete. – In der Kirche S. Lorenzo befindet sich die vollplastische Figurengruppe aus Terracotta einer Beweinung Christi von Antonino Ferraro aus Giuliana (datiert 1552).
Lit.: G. Gangemi/R. La Franca, Centri storici di Sicilia, vol. I (Palermo 1979), 169–173.

38, 39 CALTAGIRONE [d 4]. 608 m hoch gelegene Bergstadt, bedeutendes regionales Zentrum mit barocken Kirchen und Palästen; berühmt als alter Traditionsort keramischer Kunst in Sizilien (wichtiges Museum). Die im Jahre 1608 von dem Architekten Giuseppe Giacalone angelegte große gradlinige **Treppe* verbindet die unteren mit den hochgelegenen oberen Vierteln der Stadt, an der alten Hauptkirche endend. Der reizvolle Keramikdekor der Stufen ist neuzeitlich. – Im Zentrum der Stadt liegt der nur eingeschossige, aber in seinem prachtvoll reichen Rhythmus von Portalen und Fenstern vornehme **Palazzo della Corte capitaniale* (auf deutsch etwa: Sitz der Stadthauptmannschaft), um 1600 erbaut, mit seiner Ordnung großer dorischer Pilaster an den Ecken des Bauwerks und entsprechendem horizontalem Gebälk.

40 CALTAGIRONE. – S. GIORGIO VECCHIO [d 4]. Unter den schon frühzeitig nach Sizilien gelangten Werken altniederländischer Meister beansprucht das Tafelbild des Vrancke van der Stockt (dem das Bild mit großer Wahrscheinlichkeit zugeschrieben wird), Nachfolger des Roger van der Weyden als Stadtmaler von Brüssel um 1470/80, mit der sehr eigenwilligen Darstellung des **Gnadenstuhls* (110 × 73 cm) einen wichtigen Platz. Denn mit dem Bilde der Trinität sind zugleich verbunden die Themen des Jüngsten Gerichts (die Engel zu Seiten des Thrones) und der Passion (die Trauernden).
Lit.: „Caltagirone" (Palermo 1977) [Sammelband mit wichtigen Beiträgen verschiedener Verfasser]. – „Les Primitifs

Flamands. Répertoire des Peintures Flamandes au Quinzième Siècle". Giovanni Carandente, Collections d'Italie I: Sicile (Bruxelles 1968) 7–9. – Max J. Friedländer, Die altniederländische Malerei, Bd. 14 (1937), 86/87.

41 CALTANISSETTA. – S. Spirito [d 3]. Die in der weiteren Umgebung gelegene ehem. Augustiner-Chorherren-Kirche ist eine Gründung der frühen Normannenzeit, um 1100; doch dürfte der bestehende Bau, für den die Weihe von 1153 durch eine Inschrift überliefert ist, erst kurz vor diesem Datum errichtet sein. Die einschiffige Saalkirche mit ihrem **Drei-Apsiden-Sanctuarium* ist in Sizi-

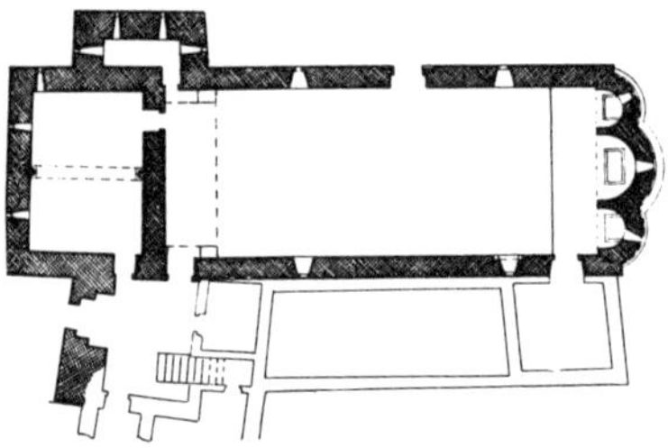

Caltanissetta, S. Spirito

lien nur noch in einer einzigen anderen, etwa gleichzeitigen Kirche anzutreffen; die Gliederung der Apsiden durch schmale Lisenen, die ähnlich auch in Cefalù und Gratteri vorkommen, weist für alle drei Kirchen auf Zusammenhänge mit dem Norden Europas, wie sie durch die diesen Bauten gemeinsame kirchliche Organisation und Beziehungen zu erklären sein dürften.
Lit.: G. Di Stefano/W. Krönig, Monumenti normanni . . . (1979).

42 CARONIA (302 m) [d 2]. 45 km östlich von Cefalù an der Nordküste auf einem Hügelrücken gelegen, zu Füßen eine kleine Ebene und die Mündung des gleichnamigen Wasserlaufs, über den eine in mehreren Bögen erhaltene Ruine einer **römischen Brücke* (2./3. Jh.) führt. Die schon in griechischer und römischer Zeit wichtige Stätte, Ausgangspunkt ausgedehnter Wälder, vor allem von Korkeichen, erhielt in der normannischen Epoche auf der Höhe ein **Kastell,* bestehend aus Mauerumwallung mit Türmen, in dessen Innerem sich Palast und Kapelle der Zeit Rogers II. (vor 1154) teilweise erhalten haben (in Privatbesitz).
Lit.: W. Krönig, Il castello di Caronia in Sicilia. Un complesso normanno del XII secolo (Roma 1977).

43–46 CASTELBUONO [d 2]. Einer der Hauptorte (423 m) in den Madonie, überragt von dem mittelalterlichen *Kastell* der Ventimiglia (seit 1595 Fürsten). In diesem befindet sich die **Cappella di S. Anna,* ausgezeichnet durch ringsum die Wände bedeckenden figürlichen Dekor aus Stuck, Werk des Giuseppe Serpotta, dessen berühmterer Bruder Giacomo teilweise mitarbeitete (1683). – An der Kirche *S. Francesco* befindet sich die Grabkapelle der Familie Ventimiglia, ein bemerkenswert origineller Zentralbau in Form eines hohen Achtecks, den man durch ein reich komponiertes **Portal* im rechten Querschiff betritt. Portal und Kapelle zeigen eine für Sizilien charakteristische Mischung von gotischen und Renaissance-Formen, die eine Datierung um 1500 wahrscheinlich machen (das älteste der drei Grabdenkmäler in der Kapelle, im Bilde sichtbar, ist von 1514). Dem gotischen Formen-Kanon gehören, außer den beiden seitlichen Fialen, vor allem die schlanken Spiralsäulchen des Portals an, die sich noch schlanker auch in jeder Ecke des Oktogons finden (das mit einem Klostergewölbe gedeckt ist), sowie die weiteren, tauartig gedrehten rahmenden Stäbe. Andererseits gehören Gesamtform und viele Einzelheiten (Gesimse) der Renais-

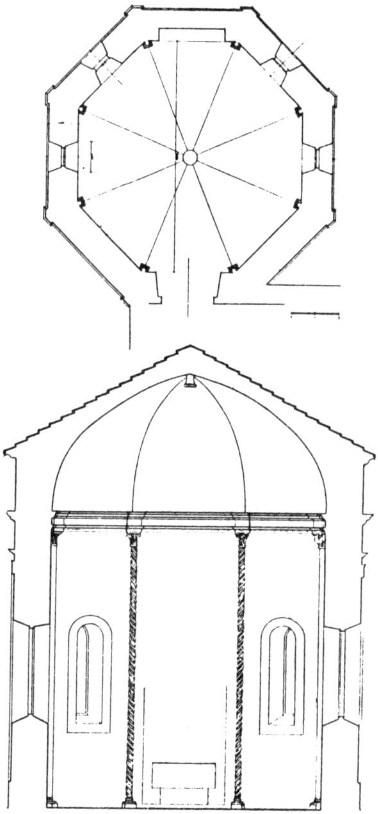

Castelbuono, Grabkapelle der Ventimiglia an S. Francesco

sance an, ebenso auch der Stil des plastischen Schmucks: die Gottesgestalt im bekrönenden Dreiecksgiebel, die Halbfigur der Madonna mit dem Christkind zwischen anbetenden Engeln im Bogenfeld. – In der *Matrice Vecchia* (Assunta), der alten Hauptkirche der Stadt, befindet sich ein bedeutendes Hauptwerk sizilischer Malerei, das im Jahre 1520 auf Bestellung hierher gelangte: das 7,50 m hohe und 4,80 m breite vierteilige **Altar-Retabel*, ein Polyptychon, das mit Recht als Werk des Palermitaners Pietro Ruzzolone gelten darf. Die verlorene obere Mitteltafel enthielt nach zeitgenössischer Aussage die Maria Assunta; das Ganze ist ein wichtiges Zeugnis für die bewußte Beibehaltung der feierlich-monumentalen spätgotischen Retabelform. – In der *Matrice Nuova* befindet sich ein **gemaltes Kruzifix* (4,30 × 3,49 m) aus der Zeit um 1500, das unter den nicht wenigen in Sizilien vorhandenen durch besondere Motive sich heraushebt. Über dem Kruzifix, zu dessen Füßen der Schädel Adams und die trauernde Magdalena sichtbar sind, wächst der Baum der Erkenntnis des Guten und Bösen heraus, um den sich die Schlange nach oben windet, wo der Pelikan seine Jungen mit seinem Blute nährt. Sündenfall und Erlösung sind dadurch vergegenwärtigt, während die anbetenden Engel zu den Seiten (sonst so kaum vorkommend) dem Ganzen den Charakter eines Andachtsbildes verleihen, verstärkt durch den reich geschnitzten und vergoldeten Rahmen.

47 CASTELVETRANO. – S. Domenico [b 3]. Die Ende des 15. Jh. errichtete Kirche erhielt in Altarraum und Chor eine reiche stuckplastische und malerische Ausschmückung in den Jahren 1574 bis 1580 durch Antonino Ferraro, das Haupt einer Künstlerfamilie aus dem nahen Giuliana. Stifter waren, wie schon im 15. Jh., Mitglieder der inzwischen gefürsteten Familie d'Aragona Tagliavia, die im kuppelüberwölbten Chor der Kirche ihre reichen Grabdenkmäler haben. Der große Wandabschnitt über dem spitzbogigen Choreingang enthält die vollplastische figurenreiche Darstellung des Stammbaumes Christi (nach Matthäus 1) in der Form der „Wurzel Jesse". Der **Blick in den Kuppelraum* zeigt ein reiches Bildprogramm, das sich über beide gewölbten

Raumteile erstreckt, wobei Vollplastik und Reliefs in Stuck, Malerei und architektonischer Rahmung zu einem kunstvoll dichten Gefüge vereint sind, anklingend an Formen der sog. Spätrenaissance und des Manierismus in Rom, zugleich vorausweisend auf die „totalen" stuckplastischen Dekorationen sizilischer Kirchenräume des 17. und 18. Jh. Zwei Inschriften geben mit den Daten 1577 und 1580 die Namen des Künstlers und des Bauherrn, ersteres verbunden mit einem gemalten Selbstbildnis. – Schon vor dem Erdbeben von 1968 und verstärkt seither, befindet sich dieses Hauptwerk spezifisch sizilischer Kunstformen leider in sehr bedrohlichem Zustand.
Lit.: A. G. Marchese, I Ferraro di Giuliana, I–III (Palermo 1981/2/4).

48 CASTELVETRANO (bei). – SS. Trinità di Delia [b 3]. Der dem byzantinischen Typus der Kreuzkuppelkirche zugehörige kleine Zentralbau, um 1880 vorzüglich restauriert, ist nächstverwandt den beiden Kirchen des gleichen architektonischen Typus, S. Nicola Regale im nahen Mazara und S. Maria dell'Ammiraglio (La Martorana) in Palermo, und dürfte daher zwischen 1140 und 1160 erbaut sein.

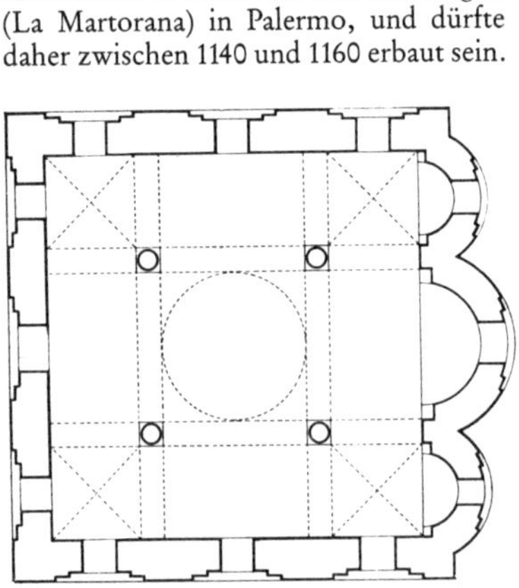

Castelvetrano, SS. Trinità di Delia

Obwohl historische Dokumente fehlen, ist die Annahme wahrscheinlich, daß es sich um eine Kirche des Basilianer-Ordens handelt. Charakteristisch für alle drei Kirchen ist die Verbindung eines ostchristlich-byzantinischen architektonischen Typus mit arabischen Einzelformen, vorherrschend bei den meisten Bauten der Zeit Rogers II. († 1154). Die einsam gelegene, jedoch mit einem landwirtschaftlichen Besitz verbundene Kirche ist heute Grabkapelle der Familie Saporito.
Lit.: G. Di Stefano/W. Krönig, Monumenti normanni . . . (1979).

49 CASTROREALE bei Barcellona. – Römische Villa [e 2]. **Mosaikfußboden* im Frigidarium der Thermen einer großen römischen Villa des 2. Jh. n. Chr., Fischer in einer Barke darstellend, umgeben von großen Fischen.

50 CATANIA. – Porta Garibaldi (ursprünglich: Ferdinandea) [e 3]. Das monumentale Stadttor öffnet sich mit seinen konkav zurückschwingenden Flügelbauten einladend in eine Hauptstraße der Stadt, die via Garibaldi (ursprünglich: via San Filippo), die axial auf die Fassade des Domes zuführt, wo die beiden geraden Hauptstraßen der Stadt in rechtem Winkel zusammentreffen. Das Tor wurde 1768 errichtet und benannt zu Ehren des jugendlichen Königs Ferdinand IV., der in diesem Jahre die Tochter der Kaiserin Maria Theresia, Maria Carolina, heiratete. Architekten sind Francesco Battaglia und sein Schwiegersohn Stefano Ittar für die Außenfront, deren pompöser Charakter als Triumphtor durch reichen statuarischen Schmuck betont wird: von den seitlichen militärischen Trophäen (mit den eleganten lateinischen Inschriften: Literis armatur und Armis decoratur – durch Bildung gewappnet, durch Waffen geschmückt) über die geflügelten Gestalten des Ruhmes sich emporgipfelnd zur Uhr

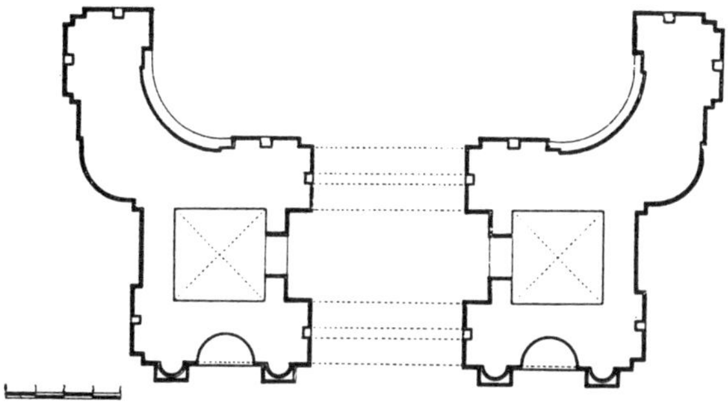

Catania, Porta Garibaldi (Ferdinandea)

mit dem bekrönenden Adler. Die strenge Ordnung der toskanischen Pilasterpaare erhält einen lebhaften Akzent durch die kontrastreiche Streifengliederung der Quader aus weißem Kalkstein und schwarzer Lava. Die schlichtere und zugleich strengere, rein frontale Innenseite des Tores hat eine Gliederung durch Halbsäulen.

51b CATANIA. – Piazza Mazzini (ursprünglich: piazza San Filippo oder piazza del mercato [e 3]. Der großartige Wiederaufbau der Stadt nach der fast totalen Zerstörung durch das Erdbeben von 1693, der ein Jahrhundert in Anspruch nahm, manifestiert sich städtebaulich in der neuen Systematik axialer Hauptstraßen und Platzanlagen. Die „Piazza San Filippo", inmitten der gleichnamigen Straße (heute via Garibaldi) und unweit von deren Einmündung in den Dom-Platz gelegen, ist das von demselben Architekten des Stadttores gleichzeitig geplante Beispiel eines quadratischen Platzes inmitten eines Straßenkreuzes, der durch die Seltenheit seiner Erhaltung zusätzliche geschichtliche Bedeutung besitzt. Die trotz leichter Verschiedenheiten und längerer Bauzeit geglückte Höhenbegrenzung der den Platz umgebenden Bauten (im Gegensatz zu anderen Straßen und Palästen), deren Einbeziehung in eine Kolossalordnung der Pilaster, vor allem aber die Säulen-Portiken vor allen Fronten, geben dem Platz Möglichkeiten des Verweilens und lebendiger Nutzung (Markt) verbunden mit nobler Wirkung.

51a, 52 CATANIA. – Piazza dell'Università [e 3]. In geringem Abstand vom Dom-Platz als dem Zentrum der Stadt und inmitten der von dort nach Norden ausgehenden wichtigsten städtischen Straße, der früheren via Uzeda, heutigen via Etnea, mit dem Blick auf das Massiv des Etna im Hintergrund, befindet sich der große, quadratische **Platz der Universität,* von bedeutenden Palästen umstellt (Architekt G. B. Vaccarini). Zur Linken die *Università* (Fassade im 19. Jh. erneuert), die ihrer großen Tradition entsprechend (als „Siculorum Gymnasium" 1434 gegründet) die typologisch bedeutsame Form eines quadratischen Baublocks hat mit **Innenhof;* dieser ist eines der ersten Werke von Vaccarini in Catania (1730). Die ringsum laufenden, doppelgeschossigen, offenen Loggien haben hier verschiedene Pfeilerformen in beiden Geschossen, keine Säulen. Zur prachtvollen Wirkung des Ganzen trägt hier wie auch sonst die schmuckreiche Zeichnung des Fußbodens entscheidend bei.

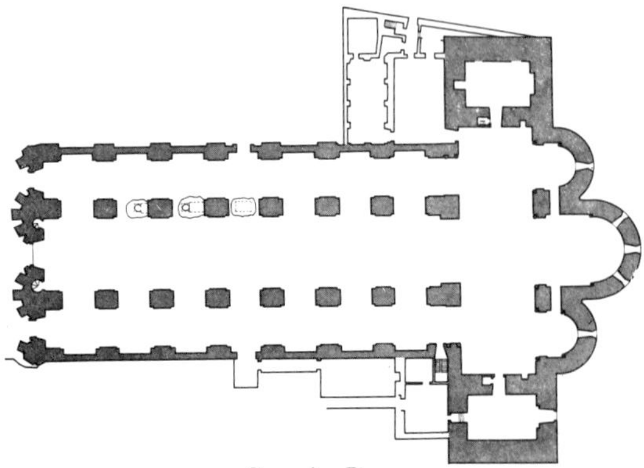

Catania, Dom

53–55 CATANIA. – Dom [e 3]. Wie die meisten sizilischen Bischofskirchen ist auch der Dom zu Catania eine Gründung aus der Zeit der ersten Generation der normannischen Eroberer aus dem Ende des 11. Jh. Mehrfach von Erdbeben beschädigt (1140 und 1169), weitgehend zerstört durch das die Stadt und das ganze südöstliche Sizilien tödlich treffende große Erdbeben von 1693, erhielt die Kirche durch den Wiederaufbau des Architekten Girolamo Palazzotto die heutige barocke Gestalt. Die reiche **Fassade,* 1736 (bzw. 1761) vollendet, ist ein Werk des Giovanni Battista Vaccarini, der hier 6 große antike Säulen aus dem zerstörten Langhaus der normannischen Kirche wieder verwendete, die ihrerseits aus römischen Vorgängerbauten stammten. Die **Fontana dell'Elefante,* auf dem Platz vor dem Dom, gleichfalls nach Entwurf von Vaccarini 1736, das berühmte Monument des Bernini in Rom zum Vorbild nehmend, ist zum Wahrzeichen der Stadt geworden: der Elefant aus schwarzer Lava als Träger eines ägyptischen Obelisken über Brunnenschale und hohem Sockel. – Vom normannischen Bau des 11. und 12. Jh. blieben im Außenbau erhalten und sichtbar **die drei Apsiden* mit ihrer zarten Blendarkaden-Gliederung. Darüber hinaus ergaben umfassende Restaurierungen verbunden mit Grabungen auch im Inneren der Kirche (1950–59), daß der bestehende Neubau im Langhaus innerhalb der ursprünglichen Maße und Mauern erfolgte und daß im Inneren der gesamte Ostteil der Kirche in seinem ursprünglichen Bestand unter dem barocken Dekor erhalten geblieben war, nämlich das durch seine abgetrennten, mehrgeschossigen Anbauten weit ausladende Querschiff mitsamt den drei Apsiden. Unser Bild zeigt den Blick in **Querschiff und linke Apsis* mit seinen für die Normannen-Zeit des 12. Jh. charakteristischen Spitzbögen und den in die Kanten eingestellten Säulen.

Lit.: G. Di Stefano/W. Krönig, Monumenti . . . (1979). – V. Librando, Il „rimarcabile affare del prospetto“ vaccariano della cattedrale di Catania, in: Scritti in onore di O. Morisani (Catania 1982) 379–414.

56 CATANIA. – Sant'Agata [e 3]. Die Kirche für das Nonnenkloster Sant'Agata (Patronin der Stadt), gegenüber der Nord-

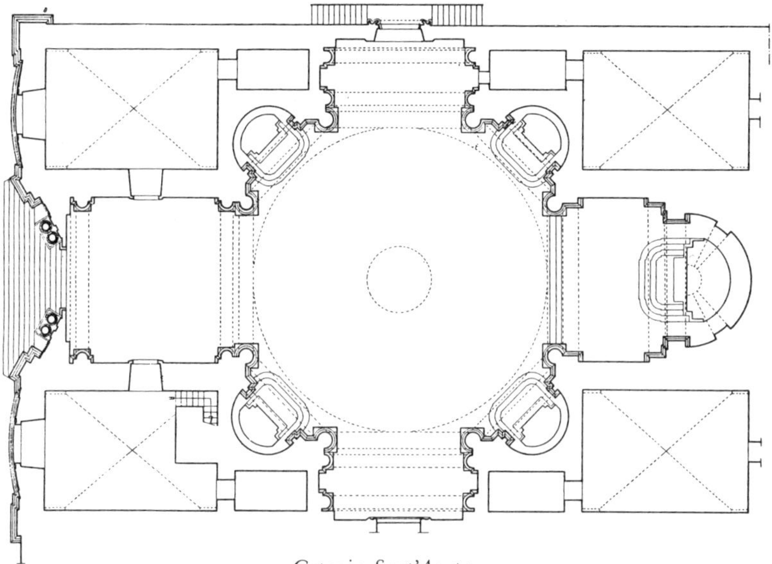

Catania, Sant'Agata

seite des Domes, ist ein Hauptwerk des Architekten Giovanni Battista Vaccarini; begonnen 1735, vollendet erst 1767, ein Zentralbau mit großer achtseitiger Kuppel und vier ungleich großen Kreuzarmen, von welchen der des Eingangs, dem Altarraum gegenüber befindliche der größte ist und zugleich die Nonnenempore enthält. Die dreiteilige Fassade ist fein kurviert, das Ganze jedoch einbezogen in den rechteckigen Baublock der Kloster-Anlage.

Lit.: R. Fichera, G. B. Vaccarini (1702–68) e l' architettura del Settecento in Sicilia, 2 vol. (Roma 1934). – S. Boscarino, La chiesa della Badia di S. Agata a Catania, in: Quaderni dell'Istituto di disegno, Univ. di Catania, I, 1965, 7–28 (Grundriß S. 15).

57, 58 CATANIA. – Via dei Crociferi: Jesuiten-Kolleg mit Kirche [e 3]. Die Via dei Crociferi, eine der architektonisch schönsten Barock-Straßen der Stadt, hat ihren Namen nach dem Orden der Crociferi (auch Camilliani genannt nach ihrem Gründer, dem hl. Camillo de Lellis, 1614), die als Krankenpflege-Orden ihren relativ bescheidenen Sitz im oberen Teil der Straße hatten. Diese ist geprägt durch Paläste und insbesondere vornehme Konventsgebäude geistlicher Orden und ihrer Kirchen, alle im 18. Jh. erbaut. Dem **Jesuiten-Kolleg* mit seiner Front von 7 Achsen, mit Portal und reichem Balkon in der Mitte, schließt sich die Fassade der zugehörigen Kirche *S. Francesco Borgia mit doppelten Säulenpaaren in zwei Geschossen an, wohl nach Entwurf von Angelo Italía ausgeführt. Unmittelbar daneben die gleich hohe Fassade von S. Benedetto, mit Kloster und Brücke über die Straße. Im Bilde ist auf der gegenüberliegenden Seite die konvex vorbuchtende Fassade der Kirche

S. Giuliano sichtbar, ein Ovalbau von Vaccarini (1739ff.). – Von den beiden *Höfen* des Jesuiten-Kollegs ist der erste durch den motivischen Reichtum der doppelgeschossigen Loggien ausgezeichnet: rundbogige Arkaden über toskanischen Säulen im Erdgeschoß, reich kurvierte Bögen mit phantasievollen Aufsätzen über Pfeilern im Obergeschoß.

59–61 CATANIA. – S. Benedetto [e 3]. Die Höhenunterschiede innerhalb der via dei Crociferi sind beträchtlich. Schon an den Fassaden müssen Treppen diese Unterschiede ausgleichen. In S. Benedetto, der Kirche der Benediktinerinnen, mußte die allzu große Differenz zwischen Straßen-Fassade und Kirchen-Innenraum durch Einschiebung einer **Vorhalle mit Treppe* überbrückt werden. Dies geschah auf eine künstlerisch vollendete Weise dadurch, daß auf halber Höhe ein Podest die Treppe unterbricht, nach beiden Seiten zu gerundeten Plattformen sich erweiternd, von denen Türen in die angrenzenden Klosterräume führen. Die Treppenläufe werden beiderseits von fein geschwungenen, niedrigen Balustraden gerahmt; auf ihren Eckpfeilern stehen je vier Statuen von Engeln, den in die Kirche Eintretenden begleitend; zu seiten des Eingangs die beiden Erzengel Michael und Gabriel. Für die Fassade gibt es nur das Datum 1762, aber keine Meisternamen; beides dürfte auch für das Vestibül gelten. – Der einheitlich dekorierte einschiffige Kirchenraum, von großer Ordnung doppelter Pilaster mit flachen Altarnischen umstellt und Nonnenempore über dem Eingang, hat eine reiche **Dekkenausmalung* erhalten mit dem Hauptbild der Glorie des hl. Benedikt von Giovanni Tuccari aus Messina, datiert 1726.

62 CATANIA. – La Collegiata (S. Maria dell'Elemosina) [e 3]. Die Kirche hat eine stolze Tradition: „cappella regia“ schon im 15. Jh. gewesen zu sein. Der Neubau, wohl noch von Angelo Italía entworfen, ist eine dreischiffige gewölbte Basilika. Die **Fassade* jedoch wurde erst später errichtet; sie ist das Werk des Stefano Ittar, für die das Datum 1768 überliefert ist. Das Neue und zugleich Originelle innerhalb der reichen Fülle architektonischer Lösungen im Sizilien dieser Epoche besteht in der vergleichsweisen Strenge der Säulenordnung zumal des Erdgeschosses, zusammen mit der römischen Tradition borrominesker Kurvatur, kombiniert mit dem spezifisch sizilischen Motiv der turmartigen Überhöhung der Mitte zur Aufnahme der Glocken.

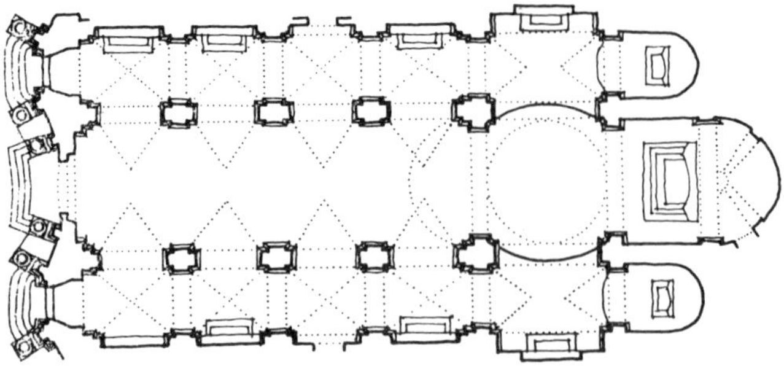

Catania, La Collegiata

63 CATANIA. – S. PLACIDO [e 3]. Mit der **Fassade,* dem einschiffigen Innenraum der weiblichen Ordenskirche S. Placido vorgelegt (Datum 1769), zeigt sich der Architekt Stefano Ittar auf geistvolle Weise um eine Lösung bemüht, die mit gleichen Formen und Motiven wie bei der Collegiata dennoch den anderen Erfordernissen einer Nonnenkirche gerecht wird. Trotz der geringen Breite der nur einschiffigen Kirche wird die Dreiteilung der Fassade mit konkaver Mitte beibehalten, allerdings an den Seiten nach hinten schräggestellt; dagegen konnte das Obergeschoß nunmehr die volle Breite des Erdgeschosses beibehalten, sogar mit drei Balkon-Öffnungen, was der Entfaltung der Nonnen-Empore nach beiden Seiten, nach innen und außen, entspricht. Gleichsam als Konsequenz ergaben sich daher in S. Placido die nahezu gleichwertige Behandlung beider Geschosse mit der bescheideneren Form von Pilasterordnungen sowie die größere Breite des dreiteiligen Glockenaufsatzes.

64–67 CATANIA. – BENEDIKTINER-KLOSTER UND -KIRCHE S. NICOLÒ L'ARENA [e 3]. Die gewaltige Klosteranlage der Benediktiner, eine der größten im Europa des 18. Jh., ist nur zu verstehen durch Bedeutung, Reichtum und Einfluß,

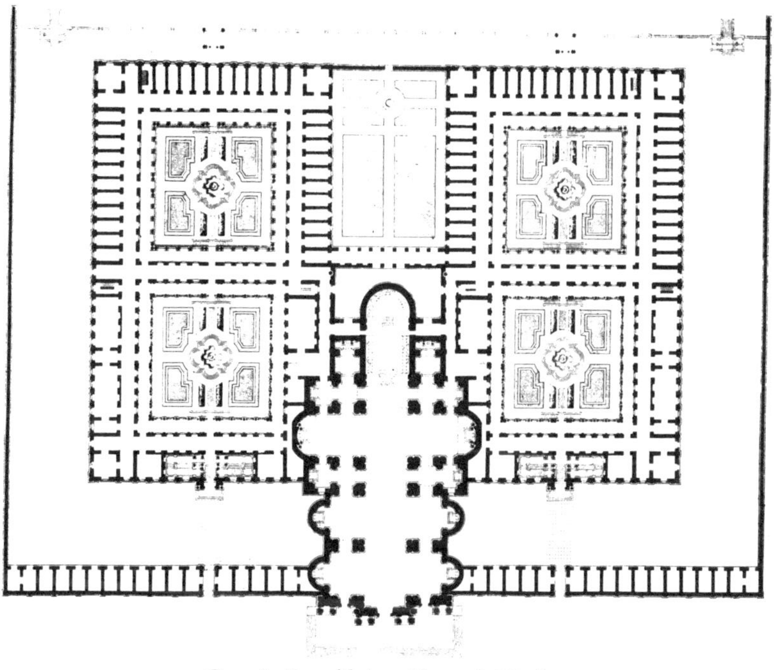

Catania, Benediktiner-Kloster S. Nicolò.
Gesamtgrundriß-Rekonstruktion

die das Kloster in langer Tradition besaß. Der Wiederaufbau nach der Katastrophe des Jahres 1693 begann auf Grund eines großen Planes von Antonio Amato (später auch sein Sohn Andrea Amato) an neuer, höher gelegener Stelle im Jahre 1702; er zog sich hin bis gegen Ende des 18. Jh. unter Beteiligung bedeutender Architekten. Dennoch blieb das Ganze ebenso unvollendet wie zumal auch die Kirche selbst. Das üppig dekorierte **Eingangstor* gibt den Blick frei auf die Fassade des Ostflügels des Klosters. Diese **Fassade,* in deren Mitte sich das Hauptportal befindet (das in zwei große Höfe führt, von vier im ganzen geplanten, aber nie ausgeführten), präsentiert mit ihrem überaus reichen plastischen Dekor der Balkon-Fenster und der Kolossal-Ordnung der Pilaster mit diamantierter Rustika-Quaderung die in den ersten Jahrzehnten des 18. Jh. in Catania vorherrschende Palast-Architektur. Vereinzelt wird das plastische Element architektonischer **Fensterrahmen* gesteigert zu figürlichen Pfeiler-Hermen, in bezeichnendem Wetteifer mit den bedeutendsten Palästen der Stadt. Seit 1731 ist Girolamo Palazzotto hier als Baumeister tätig; 1737–43 G. B. Vaccarini. – Der Ausbau der Kirche S. Nicolò des Klosters, der in den Ausmaßen größten Siziliens, zog sich bis gegen Ende des 18. Jh. hin; die **Fassade* blieb unvollendet. Mit Paaren mächtiger Vollsäulen auf hohen Sockeln, bei vortretender Mitte im Ganzen frontal konzipiert, ist die Wendung zum Klassizismus unverkennbar, ebenso wie er auch im großartigen, an Säulen reichen Treppenhaus des Klosters (um 1790) zur Herrschaft gelangt. Der von dem Architekten J. J. Hittorff in seinem Werk 1835 veröffentlichte Grundriß gibt die ideale Rekonstruktion des großen Komplexes mit den 4 Höfen, von denen nur 2 vollendet wurden.

68, 69 CATANIA. – Palazzo Biscari [e 3]. Unter den nicht wenigen bedeutenden Palästen, welche die Adelsfamilien im 18. Jh. neu errichteten, ist derjenige der Familie Paternò Castello, Fürsten von Biscari, der berühmteste. Der große Baukomplex hat eine lange Baugeschichte. Die Hauptbauzeiten liegen um 1707, um 1750 und in dem Jahrzehnt seit 1763. Die wichtigsten Architekten sind Girolamo Palazzotto und Francesco Battaglia. Ignazio Biscari, der Enkel des ersten Erbauers, ist Humanist und Philanthrop, Archäologe und Kunstsammler von Rang; er gewann zumal durch seinen bedeutenden Antiken-Besitz und sein Münzkabinett internationales Ansehen und erfreute sich zahlreicher berühmter Besucher, unter ihnen auch Goethe. Sein „museo" innerhalb des palazzo führte um 1750 zu baulicher Erweiterung. – Mit einem Teil befindet sich der Palast nahe am alten Hafen, dort heute stark eingeengt. Der überquellende plastisch-dekorative Reichtum der **Fassade,* vor allem an ihren Fenster-Rahmungen auf den Terrassen des Obergeschosses, stammt aus der ersten Bauzeit und hat manches Verwandte an gleichzeitigen Palästen sowie im großen Benediktiner-Kloster. Das Innere hat vor allem im großen salone mit seiner ovalen Deckenöffnung für die Musiker eine überaus reiche und feine Rokoko-Dekoration, an welcher auch der kleine **Treppenaufgang* zur Musiker-Empore teilhat (wohl um 1763/70).

Lit.: Vito Librando, Palazzo Biscari in Catania, in: Cronache di archeologia e di storia dell'arte (Univ. Catania) 3, 1964, 109–149. – Hélène Tuzet, La Sicile au XVIII siècle vue par les voyageurs étrangers (Strasbourg 1955).

70 CATANIA. – Römisches Amphitheater [e 3]. Von dem Lava-Strom des Etna-Ausbruchs im Jahre 1669 und dem Erdbeben von 1693 weitgehend zerstört und in der Folge überbaut, haben sich von

der sehr großen elliptischen Anlage von 125 × 105 m in den Außenmauern einige Reste der Erdgeschoß-Zone erhalten; die Erbauung erfolgte wahrscheinlich im 2. oder 3. Jh. n. Chr.

71 CATANIA. – STAUFISCHES KASTELL [e 3]. Von den drei Kastellen an der Ostküste Siziliens, die im Auftrag Kaiser Friedrichs II. errichtet wurden, ist das von Catania („Castel Ursino") wohl das am spätesten begonnene, jedenfalls 1239 im Bau befindlich; zugleich ist es das am besten wieder hergestellte (heute Museum). Seit dem Ausbruch des Etna von 1669 ist durch die Lavamassen die Uferlinie des bis dahin unmittelbar am Meer liegenden Kastells beträchtlich hinausgeschoben. Der Bau hält sich in der Form des Quadrats mit 4 runden Ecktürmen und den Abmessungen (50 m Seitenlänge) eng an das Vorbild des Kastells von Syrakus; in der Anlage von kleineren Türmen in den Seitenmitten und der inneren Disposition folgt es dagegen dem Kastell von Augusta. Die ideale Rekonstruktion (durch Giuseppe Agnello) des stark veränderten Baus ergibt eine erstaunliche, geradezu ideale Regelmäßigkeit der aus dem Quadrat entwickelten Gesamtanlage, Hinweise auf die nahe Verwandtschaft dieser sizilischen Bautengruppe mit dem 1240 von Friedrich II. begonnenen apulischen Achteckbau Castel del Monte.

Lit.: G. Agnello, L'architettura sveva in Sicilia (Roma 1935).

Farbtafel IX CEFALÀ. – ARABISCHES BAD [c 2]. Dieses in Sizilien einzigartige Bauwerk arabischer Kultur ist zwar leider schlecht erhalten, aber im ganzen unverändert geblieben. Unweit des Flusses Cefalà und einer Thermalquelle gelegen, einige Kilometer entfernt von dem Ort Cefalà Diana und seinem mittelalterlichen Kastell, besteht das Gebäude aus einem rechteckigen Saal von etwa 14 × 6,50 m mit einem Tonnengewölbe über 1,70 m

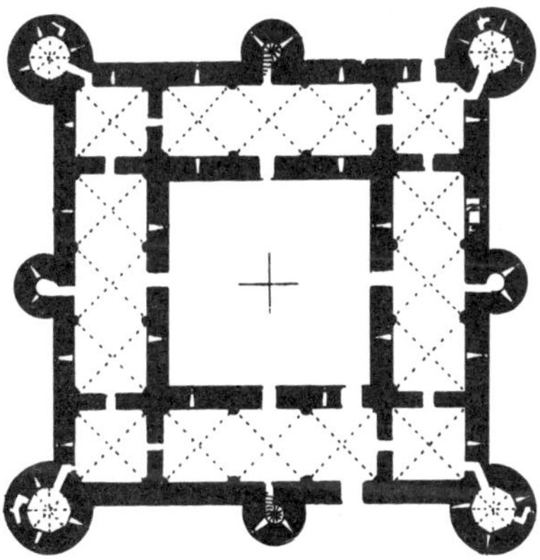

Catania, „Castel Ursino". Grundriß-Rekonstruktion

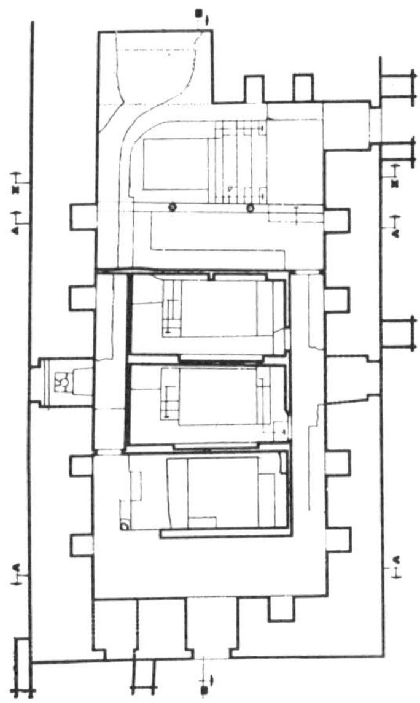

Cefalà, Arabisches Bad. Grundriß

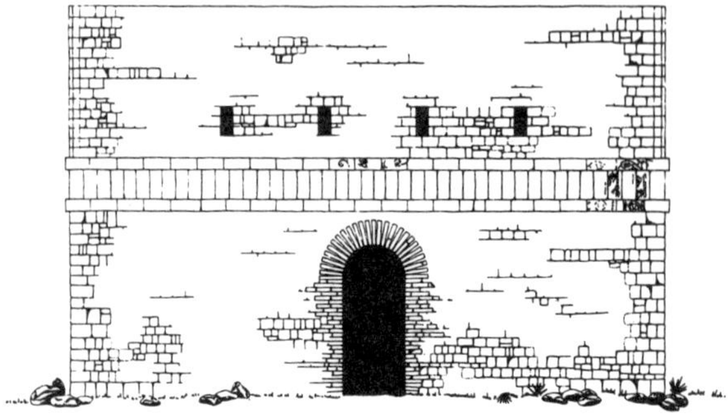

Cefalà, Arabisches Bad. Front

starken Mauern. Im Inneren sind drei niedrige, vertiefte Becken abgeteilt; ein Raumteil wird durch drei Arkaden über zwei Säulen abgetrennt. Rings um den Außenbau läuft ein breites, horizontales Ornament-Band fein skulptierter kufischer Inschrift zwischen schmäleren Ornamentbändern, im ganzen stark beschädigt und unleserlich geworden. Die Datierung ist strittig, ob in vor-normannischer oder normannischer Zeit; es handelt sich möglicherweise um den einzigen erhaltenen Bau aus der arabischen Epoche Siziliens.

Lit.: G. Di Stefano/W. Krönig, Monumenti . . . (1979) mit weiterer Literatur.

72–75, Farbtafel X, XI CEFALÙ. – Dom [d 2]. Die Stadt bewahrt in ihrem Namen und in Resten gewaltiger Quadermauern die Spuren ihrer griechisch-antiken Gründung; sie tritt jedoch ins helle Licht der Geschichte durch die Erhebung zum Bistum und den Bau der Kathedrale. Beides ist Werk des Normannenkönigs Roger II., der nach Erlangung dieser seiner Würde im Jahre 1130 am Pfingstfest 1131 die feierliche Grundsteinlegung vollzog und im Jahre 1145 zwei Porphyrsarkophage im Chor der Kirche aufstellen ließ, damit den Bau zu seiner Grabeskirche bestimmend. Da der König 1154 in Palermo starb und (gegen seinen zu Lebzeiten bekundeten Willen) im dortigen Dom beigesetzt wurde, konnten die beiden in Cefalù verbliebenen Sarkophage von seinen staufischen Nachfolgern nach Palermo verbracht und in Anspruch genommen werden. – Der bedeutende Bau, zu Füßen eines Felsens gelegen und die Stadt beherrschend, weist im ganzen, zumal aber in seiner Chorpartie starke franco- und anglonormannische Beziehungen auf. Besonders deutlich wird diese Beziehung zur nordeuropäischen Architektur in der Tatsache der in ganz Italien außergewöhnlichen, monumentalen **Doppelturm-Fassade*, die freilich in ihrer endgültigen Erscheinung ein rein sizilisches Werk geworden ist: die blockhaft geschlossenen, weit voneinander abstehenden Türme. Das **Innere* ist eine dreischiffige Säulenbasilika mediterraner Tradition, bei welcher die spitzbogigen Arkaden mit ihrer zart zurückgestuften Blendbogen-Rahmung als arabisch-islamisches Element bezeichnet werden müssen. Jenseits des mächtigen, auf großen Säulen ruhenden Triumphbogens führt das Mittelschiff auf den Altarraum, aus dessen Tiefe der von griechisch-byzantinischen Künstlern ausgeführte und allein hier vorhandene Figurenschmuck der Mosaiken aufleuchtet: im Apsis-Rund die Madonna orans mit

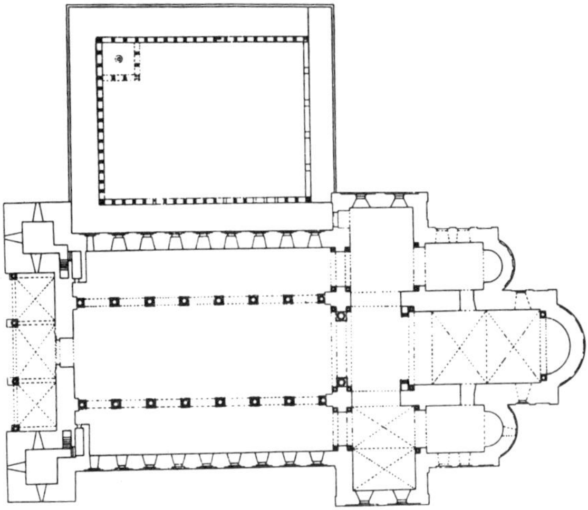

Cefalù, Dom mit Kreuzgang

den 12 Aposteln, beherrscht von der gewaltigen **Halbfigur des Christus Pantokrator* (des Allherrschers) im Goldgrund der Apsiswölbung, mit dem Segensgestus der Rechten, dem aufgeschlagenen Evangelienbuch in der Linken, das auf seinen beiden Seiten in griechischer und lateinischer Sprache die Selbstaussage Christi nach Johannes 8, 12 enthält: „Ich bin das Licht der Welt, wer mir nachfolgt wird nicht im Finstern wandeln, sondern das Licht des Lebens haben." Auf den 4 Kappen des schweren Kreuzrippen-Gewölbes im Chor (als solches bedeutsamer Beweis für die Übernahme der neuesten Wölbungsform aus der Normandie) befinden sich Mosaikbilder von Seraphim und Cherubim (auch diese mit griechischen Inschriften), somit der Christusgestalt unmittelbar zugeordnet.

Der rechteckige **Kreuzgang* mit seinen spitzbogigen Arkaden über Doppelsäulchen, mit dem ehem. Brunnenhäuschen an einer Ecke, leider schlecht erhalten, ist der früheste in Sizilien errichtete, wohl gleichzeitig mit dem Langhaus der Kirche erst nach 1154. Unter den figürlichen Kapitellen ist besonders bemerkenswert das **Doppelkapitell mit dem Motiv der Gaukler,* der vielfach bezeugten Akrobaten und Musikanten des Mittelalters. Sie stemmen mit ihren hinter den Kopf zurückgenommenen Beinen die Deckplatte in die Höhe.

Lit.: W. Krönig, Cefalù. Der sizilische Normannendom (Kassel 1963). – O. Demus, The mosaics . . . (1949).

76 CHIARAMONTE GULFI. – Chiesa Madre [e 4]. 640 m. Für die Chiesa Madre, eine dreischiffige Säulenbasilika, ist ein Anfangsdatum von 1536 überliefert und eine sich bis ins 18. Jh. hinziehende Bauzeit. Die **Fassade* erweist zumal in ihrem unteren Geschoß mit der flächenhaften Struktur seiner Pilasterordnung den Charakter des 16. Jh. Das erst späterem Brauch folgende turm-

artig aufgesetzte obere Glockengeschoß versucht nur allgemeine Angleichung.

77 CIMINNA. – Chiesa Madre (S. Maria Maddalena) [c 2]. Die Chiesa Madre der in 500 m Höhe gelegenen Stadt, eine dreischiffige Pfeilerbasilika wohl aus der ersten Hälfte des 16. Jh., erhielt im **Chor* die reiche Ausgestaltung durch einen stuckplastischen Figuren-Schmuck des Scipione Li Volsi. Haupt einer Künstler-Familie aus Tusa unterzeichnete er im Jahre 1621 den Vertrag für sich und seine Brüder Francesco und Paolo. Der Auftrag ist ganz offensichtlich angeregt durch das große Vorbild der Chor-Gestaltung des Domes in Palermo, Werk der Bildhauer-Familie Gagini (1507 begonnen, erst 1574 vollendet), die ihrerseits am Ende des 18. Jh. zerstört wurde. Nicht unwichtig ist aber auch die Feststellung, daß die Chiesa Madre S. Nicolò zu Isnello in ihrer Apsis einen Stuckdekor (weniger umfangreich als in Ciminna, jedoch künstlerisch feiner) mit großfiguriger Gottvater-Gestalt von Giuseppe Li Volsi erhielt, 1607 datiert. In allen Kompositionen kulminiert der Zyklus in der ganzfigurigen Gestalt Gottvaters in der Apsis-Kalotte.
Lit.: Filippo Meli, La Matrice di Ciminna, in: Scritti in onore di Salvatore Caronia (Palermo 1966) 151–173. – G. Di Marzo, I Gagnini . . . (Palermo 1880/83, Neudruck: Palermo 1978) 733–740. – G. Sommariva, Ciminna. Notizie storiche, economiche, artistiche (Palermo 1966).

78, 79 COLLESANO. – Chiesa Madre (S. Maria la Nuova) [d 2]. (468 m). Die **plastische Triumphkreuzgruppe* mit den Figuren von Maria und Johannes zu seiten Christi ist signiert von einem Bildhauer Silaro, 1555. Die Rückseite der Kreuzestafel zeigt die gemalte Darstellung des Auferstandenen, im Ganzen ein Werk, das in bewundernswerter Weise ein spezifisch mittelalterliches Thema kirchlicher Ausstattung zu einer zugleich neuen und traditionsreichen Lösung führt. – Das **marmorne Sakramentstabernakel* von 5 m Höhe, laut Stifter-Inschrift 1488 datiert, ist eines der monumentalsten dieser Gattung in Sizilien. Der dreiteilige und mehrgeschossige Aufbau zeigt unten zu seiten der Tabernakeltür mit der Taube des Hl. Geistes und anbetenden Engeln die vier Evangelisten, unter ihnen paarweise die vier Kirchenväter. Zu seiten des Kreuzigungsbildes Petrus und Paulus; darüber das Christgeburtsbild; im Scheitel des Ganzen die thronende Gestalt Gottvaters. – Es bleibt ungewiß, ob das Werk mit dem Namen des Bildhauers Domenico Gagini verbunden werden kann.

80 COMISO. – Chiesa Madre [e 4]. In 246 m Höhe am Hang der Monti Iblei gelegen, ist die Stadt nach dem Erdbeben von 1693 weitgehend neu erstanden. Die Chiesa Madre (S. Maria delle Stelle) ist eine dreischiffige Pfeilerbasilika mit einer Kolossalordnung von Pilastern, spitzbogigen Arkaden und bemalter flacher Decke. Die **Fassade* mit der strengen Frontalität des dreigeschossigen Aufbaus ihrer drei verschiedenen Pilaster-Ordnungen stellt eine ungewöhnlich steile, turmartig sich aufgipfelnde Lösung dar innerhalb verwandter Kirchen dieser Region.

81 COMISO. – SS. Annunziata [e 4]. Die Kirche, im oberen Teil der Stadt auf einer Terrasse mit schräg hinaufführender Freitreppe errichtet, ist ein Neubau von 1772–93 nach Entwurf von G. B. Cassione. Die prachtvolle Erscheinung des spätbarocken Inneren mit klassizistischem Einschlag ist bestimmt durch die Verwendung von Säulen auch in den Seitenschiffen. Die dreischiffige gewölbte Säulenbasilika erhielt eine schwere, wuchtige **Fassade* sowie eine Kuppel mit hohem, von Säulen umstellten Tambour (nach dem Vorbild von S. Giorgio in Ra-

gusa) erst in den Jahren 1877–85, Beweis für die Langlebigkeit des Barock in Sizilien.

82 DONNAFUGATA. – Schloss [d 4]. Das Schloß, etwa 20 km von Ragusa meerwärts und 310 m hoch gelegen, ist eine der größten Anlagen Siziliens mit hervorragendem Park; im wesentlichen eine Schöpfung des Corrado Arezzo, barone di Donnafugata (1824–95), einer umfassend gebildeten und ausstrahlenden, politisch und philanthropisch aktiven Persönlichkeit. Das Ganze ist ein romantischer Neubau des 19. Jh. mit verschiedenen Elementen: ein riesiger, von Zinnen bekrönter Baukörper, die gotisch vergitterte loggia einer venezianischen Palast-Fassade an der Hauptfront, mehrere Rundtürme. Donnafugata ist berühmt geworden durch den Roman „Il Gattopardo" („Der Leopard") des Giuseppe Tomasi Fürst von Lampedusa (Palermo 1896–1957 Rom), der, nach dem Tode des Verfassers veröffentlicht, ein Welterfolg wurde. Dem Schloß und seinem Ambiente ist in diesem Buch ein Denkmal gesetzt, obwohl der Autor selbst nie hier gewesen ist. Siehe auch: Palma di Montechiaro.
Lit.: A. Vitello, I Gattopardo di Donnafugata (Palermo 1963).

83 ENNA. – Kastell [d 3]. Die am höchsten gelegene (948 m) Provinz-Hauptstadt in der Mitte der Insel, schon im Altertum als „Nabel Siziliens" bezeichnet, besitzt in dem sogenannten Castello di Lombardia eine der umfangreichsten mittelalterlichen Befestigungsanlagen in beherrschender Lage. Da Baudaten fehlen, bleibt die Datierung ungewiß, für die in der Hauptsache das 14. Jh. angenommen werden kann, mit Ursprüngen schon im 13. Jh.

84 ENNA. – Torre di Federico [d 3]. Der isoliert auf einer Anhöhe sich erhe-

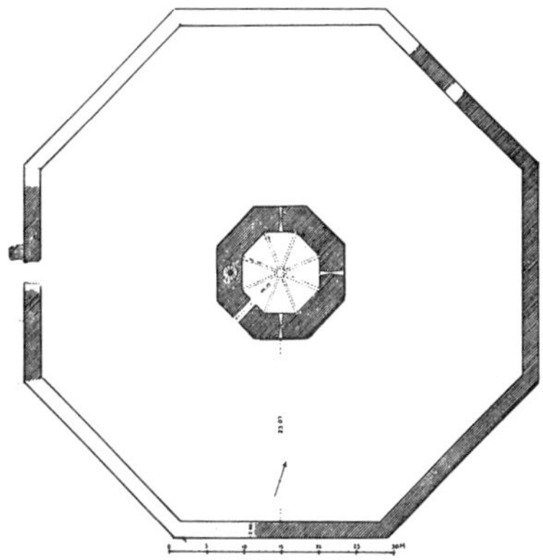

Enna, Torre di Federico

bende achteckige Turm von 26 m Höhe, seit jeher als Torre di Federico benannt, darf sehr wahrscheinlich mit Kaiser Friedrich II. († 1250) in Verbindung gebracht werden. Bei einem Durchmesser von 17 m hat der Turm eine gleichbleibende Mauerdicke von 3,50 m, in welcher eine Wendeltreppe ausgespart ist. Seine heutige Höhe verteilt sich auf drei Geschosse; die zwei Hauptgeschosse sind mit achtteiligen Rippengewölben über Konsolen gewölbt, während das niedrigere dritte Geschoß halb zerstört ist. In über 20 m Abstand umgab eine Mauer den achteckigen Turm, ebenfalls in der Form eines regelmäßigen Achtecks. Für den staufischen Ursprung des Baus spricht die erstaunliche Tatsache, daß sich ein als unmittelbares Vorbild zu bezeichnender Bau zu Egisheim im Elsaß befindet, dem Kernland der Staufer. Die Burg aus der zweiten Hälfte des 12. Jh. läßt trotz der wenigen noch erhaltenen Reste doch die ursprüngliche Anlage erkennen: ein achtseitiger „Bergfried", in einigem Abstand von einer gleichfalls achtseitigen Mauer konzentrisch umgeben, eine in dieser Regelmäßigkeit im Norden einzigartige Anlage

(Seitenlänge des Bergfrieds: 3,80 m; Seitenlänge der Ringmauer: 12 m).
Lit.: G. Agnello, L'architettura sveva in Sicilia (Roma 1935). – W. Krönig, in: L'art dans l'Italie méridionale. Aggiornamento dell'opera di Emile Bertaux (Roma, Ecole Française de Rome 1978), vol. III, p. 946/7.

85–87 ENNA. – DOM [d 3]. Die „chiesa madre" der Stadt ist ein Neubau nach 1446, dem Jahre der Vernichtung des Vorgänger-Baus durch Brand. Die **Apsiden* zeigen am reinsten die Formen einer von Spanien beeinflußten Architektur des späten 15. Jh., die für Sizilien auch noch im 16. Jh. typisch bleibt. Ausbau und Ausgestaltung der Kirche zogen sich hin durch das ganze 16. und auch noch das 17. Jh. Die reich skulpierten **Basen und Kapitelle* von einzelnen der gedrungenen Säulen des Langhauses der Kirche sind durch Inschrift als Werke von Giandomenico Gagini von 1560 gesichert; zwei marmorne Weihwasserbecken dürften etwa gleichzeitig sein. – Die Hauptapsis bewahrt noch ein gotisches Kreuzrippengewölbe, hat aber im übrigen ihren stuckreichen Schmuck einer figurenreichen **Marienkrönung* um 1595 durch Pietro Rosso erhalten, einen aus Bologna stammenden und in Palermo tätigen Meister.
Lit.: Antonino Ragona, Arte e artisti nel duomo di Enna (Caltagirone 1974, Auctoris editio).

88 ERICE. – CHIESA MADRE [b 2]. Die einzigartige Lage der kleinen Stadt auf einem isolierten Felsrücken von 751 m Höhe in unmittelbarer Nähe des Meeres und der Stadt Trapani, mit Blick auf die Egadischen Inseln, hat sie zugleich den Charakter eines alten Stadtbildes im ganzen glücklich bewahren lassen. Die Hauptkirche (Assunta) der Stadt und der schräg daneben stehende gewaltige Campanile sind in der 1. H. 14. Jh. errichtet. Portal der Kirche und zweiteilige Fenster des Turmes spitzbogig und mit den reichen Rahmenmotiven dieser Zeit. Der Turm zeigt durch seine Stellung und Größe, daß er als Festungsturm geplant und erst später als Glockenturm beansprucht wurde. Die dreischiffige Kirche (im Inneren durch neugotische Veränderung des 19. Jh. entstellt) hat in ihrer kleinen Allerheiligenkapelle ein Beispiel feingliedriger Spätgotik in dem Rippenwerk eines Sterngewölbes (1. H. 16. Jh.).

89 ERICE. – KASTELL [b 2]. Der großartige Baukomplex des mittelalterlichen Kastells (12.–14. Jh.) ist zusätzlich ausgezeichnet durch seine prachtvolle Lage.
Lit.: V. Scuderi, Arte medievale nel Trapanese (Trapani 1978).

90 ERICE. – S. PIETRO [b 2]. Der kleine Zentralbau elliptischer Form eines weiblichen Ordens ist ein Werk des vielbeschäftigten Architekten Giovanni Biagio Amico von 1745.
Lit.: V. Scuderi, Architettura e architetti barocchi del Trapanese (Trapani 1973) S. 46, Fig. 85.

91 ERICE. – MUNICIPIO [b 2]. Die lebensgroße Marmorgruppe der **Verkündigung Mariens,* aus der Chiesa del Carmine stammend, ist ein Hauptwerk des Antonello Gagini (1478/9–1536), 1525 datiert.

92, 93 FAVARA. – KASTELL DER CHIARAMONTE [c 3]. 330 m. Die Familie Chiaramonte ist die mächtigste der großen Feudalherren Siziliens im 14. Jh. Ihr Ursprungsgebiet ist die Gegend von Agrigent, und das 12 km von diesem entfernt liegende Favara ist einer der Stammsitze. Außer dem seit 1307 errichteten Palazzo Chiaramonte in Palermo (siehe Abb. 237), dem bedeutendsten Palastbau des Mittelalters in Sizilien, verdient der wohl etwas frühere Bau in Favara besonderes Interesse, zumal er als ein allseitig

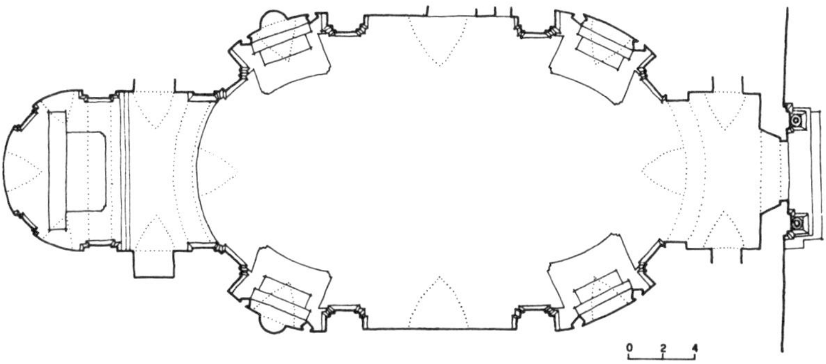

Erice, S. Pietro

freistehender quadratischer Block von 31 m Seitenlänge den wichtigen Schritt der Ausbildung des Palazzo-Typus, hervorgegangen aus dem Kastell-Typus, eindrucksvoll belegt. Der leider schlecht erhaltene zweigeschossige Bau mit innerem Hof ist in allen Räumen gewölbt und besitzt ein als piano nobile architektonisch reicher ausgebildetes Obergeschoß. Hier ist zumal der kleine rechteckige Kapellenraum zu nennen: ein aufwendig von je zwei flankierenden Säulchen gerahmtes **Portal* mit einem Architrav, dessen mittlere Reliefplatte ein Relieffries mit Wagenrennen geflügelter Eroten bildet. Es handelt sich um ein antikes Werk, dessen Maße genau der lichten Öffnung des Portals entsprechen, das daher zweifellos mit dem Portal zusammen von Anfang an eine Einheit bildete. Es handelt sich somit um ein interessantes Beispiel mittelalterlicher Wiederverwendung klassisch-antiker Kunstwerke. Das Innere, von reichster Formgebung auf engstem Raum, hat eine Kuppel mit hohem Tambour, Gratgewölbe (zerstört) und eine prachtvoll von dreifachen Säulchen gerahmte **Apsis*. In diesen Motiven ist der Anklang an Formen der Normannenzeit des 12. Jh. offensichtlich, in Schäften und Kapitellen der Säulchen zumal an den Kreuzgang von Monreale.

Lit.: Vincenzo Capitano, Il palazzo dei Chiaramonte a Favara (Palermo 1966). – G. Spatrisano, Lo Steri di Palermo . . . (1972).

94 FERLA. – S. Antonio Abbate [e 4]. 540 m. Der kleine Ort besitzt mehrere bedeutende Barock-Kirchen, von denen S. Antonio Abbate als die bedeutendste

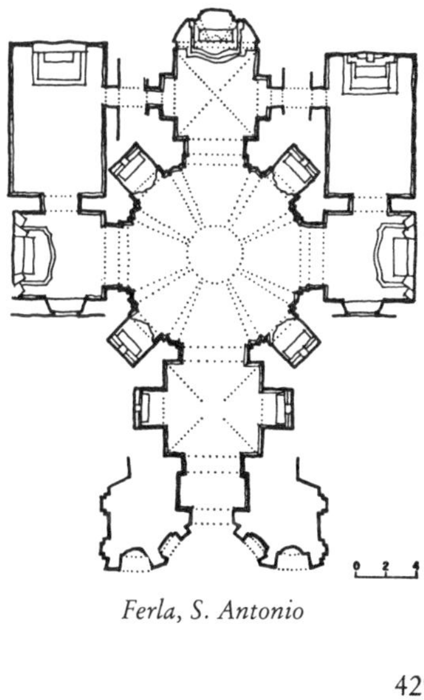

Ferla, S. Antonio

gelten darf. Dies gilt für die Anlage des Ganzen: ein achtseitiger, kuppel-überwölbter Zentralraum mit vier Kreuzarmen, kleinen Altarräumen auch in den vier Diagonalen sowie mit reicher plastischer und malerischer Ausstattung; es gilt auch für die leider nicht ganz vollendete **Fassade*, konkav geschwungen in allen drei Abschnitten ihrer beiden gleich stark mit Vollsäulen besetzten Geschosse, von gedrungenen Kuppeltürmen bekrönt.

95 FERLA. – S. SEBASTIANO [e 4]. Das **Portal*, an einer großen dreischiffigen Pfeilerbasilika mit Vierungskuppel, mit seinem außerordentlich wirkungsvoll komponierten architektonisch-plastischen Reichtum kulminiert in der zentralen Gestalt des jugendlichen Märtyrers und Titelheiligen der Kirche. Kontrastreich steht er zwischen den Gestalten zweier frommer Frauen und, ganz außen, zweier römischer Legionäre, während zwei gebückte, orientalische „Sklaven-Figuren" als Atlanten-Träger der eingerollten Voluten dienen.
Lit.: S. Boscarino, Sicilia barocca . . . (1981) Grundriß S. 179.

96 FICUZZA. – SCHLOSS [c 2]. 683 m. Das ehemalige Jagdschloß inmitten eines Waldgebiets gleichen Namens wurde errichtet 1803 durch den Architekten Giovanni Venanzio Marvuglia im Auftrag König Ferdinand IV., der 1799 vor den politischen Unruhen und der Besetzung durch die Franzosen aus Neapel nach Sizilien geflohen war. Der zweigeschossige strenge Quaderbau mit gerader Front und seitlichen Risaliten auf der **Rückseite* ist mit seiner maßvoll-schlichten Gliederung und dem schlichten Konsolengesims als einzigem bekrönendem Abschluß ein charakteristisches Werk des bedeutenden klassizistischen Architekten.
Lit.: S. Caronia, V. Marvuglia (Palermo 1934). – G. B. Comandé, G. V. Marvuglia (Palermo 1958). – V. Capitano, G. V. Marvuglia, I/II (Palermo 1984/85).

97 FORZA D'AGRÒ. – CHIESA DELLA TRIADE [e 2]. Der malerisch, nahe dem Meer und der Mündung des Flusses Agrò auf steiler Höhe, 429 m, gelegene kleine Ort, überragt von den Ruinen eines Kastells, war seit 1117 durch Schenkung des Normannen Roger (I.) an das gleichzeitig gegründete griechische Basilianerkloster SS. Pietro e Paolo im Tal dieses Flusses (siehe Agrò) mit diesem eng verbunden. Dieser Zusammenhang wird sinnfällig im Titel der Chiesa della Triade, mit welchem Wort die ostchristlich-byzantinische Bildform der Hl. Trinität genannt und bezeichnet wird: die Darstellung der 3 Engel bei Abraham und von ihm verehrt. Zwei wichtige Bildwerke in der Kirche geben überdies davon Kunde: ein Altarbild dieses Themas von dem Maler Antonio Giuffrè, um 1500, sowie ein seltenes, in den Formen der Spätgotik überreich aus Holz geschnitztes **Prozessions-Banner* (gonfalone; 1,40 × 0,90 m) der „Bruderschaft der SS. Triade", als Rahmen dienend für das gleiche gemalte Bild auf der einen Seite, die Madonna mit dem Kind auf der Rückseite, vielleicht ein Werk des Pietro De Saliba.
Lit.: Bottari, La pittura del Quattrocento in Sicilia (Messina – Firenze 1954).

98 GANGI. – TURM [d 3]. Der Campanile der Chiesa Madre (S. Nicola) in der 1011 m hoch gelegenen Stadt ist nach seiner monumentalen Form und nach seiner mehrfachen Funktion ein außergewöhnliches Exemplar seiner Gattung. In seinem Erdgeschoß bildet er eine geräumige offene Halle, Versammlungsstätte für die Bürger, wie sie in den Untergeschossen der Rathäuser in italienischen Städten vielfach begegnen. Diese Halle nimmt die

gedrungene Form eines Turmes an, der zum Wahrzeichen eines selbstbewußten Gemeinwesens wird. Erst danach ergibt sich die weitere Möglichkeit, diesen Turm als Campanile, als Glockenträger für die an ihn unmittelbar angebaute Hauptkirche zu nutzen. Die reichen Formen der spitzbogigen, zweiteiligen Fensteröffnungen mit ihren Mittelsäulchen und dem Wechsel der Öffnungen in den drei Geschossen verleihen dem Turm eine schmuckvolle Monumentalität; Entstehungszeit dürfte das spätere 14. Jh. sein. – In der Kirche befindet sich das 5 × 4 m große Bild des „Jüngsten Gerichts" (1629) von Giuseppe Salerno, der sich oftmals unter dem Namen Lo Zoppo di Gangi (der Lahme von Gangi) verbirgt.
Lit.: G. Spatrisano, Lo Steri di Palermo . . . (1972) S. 178.

99 GELA. – GRIECHISCHE FESTUNGSMAUER [d 4]. Eine der bedeutendsten griechischen Kolonien Siziliens, gegründet 689 v. Chr. von Einwanderern vornehmlich aus Rhodos und auch aus Kreta, liegt an der Südküste auf einem 45 m hohen, der Küstennähe parallel verlaufenden Hügelrücken. Von Gela aus erfolgte 581 v. Chr. die Gründung von Agrigent (Akragas). In Gela starb 456 v. Chr. der große griechische Dichter Aischylos. Die fast ganz moderne Stadt mit Industrie besitzt ein wichtiges archäologisches Museum in vorzüglichem Neubau am Ostende der Stadt, daneben die geringen Reste zweier dorischer Tempel. Am Westende der Stadt befinden sich die unter großen Sanddünen seit 1950 ausgegrabenen, hervorragend erhaltenen **griechischen Festungsmauern* von Capo Soprano aus der Zeit der Neubesiedlung der Stadt unter Timoleon seit 339 v. Chr., sorgfältige Quadermauern aus Sandstein, in den oberen Teilen ungebrannte Ziegel, mit einer kleinen Torpforte hinter geschütztem Vorsprung, das Ganze von modernem Plastik-Dach geschützt.
Lit.: Pietro Griffo/Leonard von Matt, Gela. Schicksal einer griechischen Stadt Siziliens (Würzburg 1964).

100 GESSO (bei Messina). – CHIESA DEI CAPPUCCINI [f 2]. Das **Altarbild* mit der Anbetung der Hirten stammt von Antonio Catalano d. Ä. (1560–1630).

101 GIARRATANA (Prov. Ragusa). – S. ANTONIO [e 4]. 582 m. Die Kirche befindet sich in beherrschender Höhenlage innerhalb der Stadt. Die **Fassade* mit ihren in beiden Geschossen kräftig vortretenden Säulenpaaren der Mitte hat vor sich eine Terrasse mit Freitreppe; sie findet ihren reichen und eleganten Abschluß in dem Glockengeschoß mit seiner Dreierarkade. Über dem Hauptportal der gekrönte spanische Doppeladler. – Das Innere ist eine dreischiffige, gewölbte Pfeilerbasilika mit Querschiff und Vierungskuppel. An der Westwand das Weihedatum der Kirche, 1783.

102 GIULIANA. – KASTELL [e 3]. Auf einem 734 m hohen Basaltfelsen liegt die Stadt und auf dessen höchster Stelle das

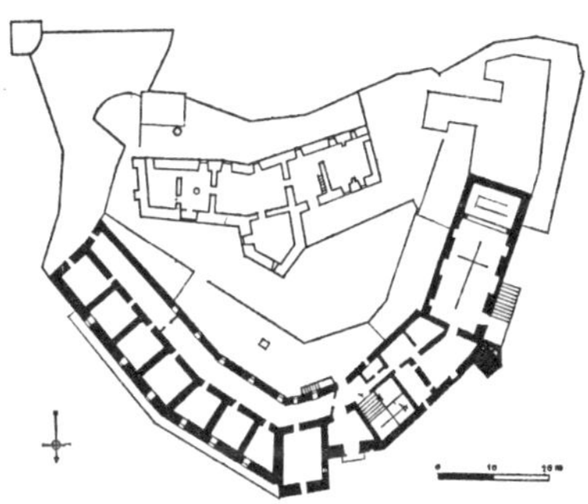

Giuliana,
Kastell und Kloster der SS. Trinità

mittelalterliche Kastell. Von dort ist der Felsrücken zur Stadt hin leicht abfallend, hinter dem Kastell jedoch steil. Durch diese Lage erklärt sich die besondere, ja originelle Form dieser Wehranlage. Mit zwei in stumpfen Winkel gegeneinanderstoßenden Flügeln ist die ganze Breite des höchsten Punktes gegen die Stadt abgeschlossen. In der Mitte beider Bauflügel aber befindet sich ein hoher, mehrgeschossiger, polygonaler Turm von vorzüglicher Quadertechnik, welcher derart vortritt, daß er bei vier Seiten seines vortretenden Polygons mit einer Kante in der Mittelachse liegt. Ähnliche Turmformen gibt es vereinzelt an Wehrbauten der Zeit Kaiser Friedrichs II. († 1250), der epoca sveva (Kastelle in Augusta, Bari, Prato), so daß die altüberlieferte Benennung als „castello di Federico II“ zutreffend sein könnte. – In den Jahren 1648–55 wurde in halber Höhe unmittelbar vor dem damals schon verlassenen Kastell Kloster und Kirche der SS. Trinità errichtet, in eigentümlicher Hufeisenform sich dem Gelände anpassend, Filialkloster der berühmten Abtei S. Maria del Bosco.
Lit: A. G. Marchese, Le chiese barocche di Giuliana (Palermo 1980), S. 13.

103 GRAMMICHELE. – Stadt [e 4]. 521 m. Nach der Zerstörung durch das Erdbeben von 1693 wurde die regelmäßige Neuplanung und Neuansiedlung der Stadt auf Veranlassung von Carlo Maria Carafa, principe di Butera e di Roccella, durchgeführt. Wie in Avola handelt es sich um ein Sechseck, das hier jedoch mit äußerster Konsequenz den geometrischen Gesamtplan beherrscht; denn auch der sehr große zentrale Platz ist ein Sechseck. Auf ihm befinden sich (von Anfang an geplant) Hauptkirche und Rathaus, und von hier aus gehen durch die Mitten aller 6 Seiten 6 axiale Straßen, die in der Mitte der 6 äußeren Stadtbezirke jeweils einen quadratischen Platz mit einem Straßenkreuz durchschneiden (Architekt: Michele da Ferla).

104 HERACLEA MINOA (ital.: Eraclea Minoa). – Griechisches Theater [c 3]. Eine von Selinunt aus im 6. Jh. v. Chr. gegründete griechische Stadt-Siedlung, etwa in der Mitte zwischen Selinunt und Agrigent an der Südküste, heute völlig einsam gelegen. Häufig umstritten und unter Kriegen leidend, ist die Stadt im 1. Jh. v. Chr. verlassen worden. Von den archäologischen Resten stammt das **Theater* wohl aus dem Ende des 4. Jh. v. Chr.; ein in den Felsen hineingetiefter halbkreisförmiger Zuschauerraum (cavea) mußte wegen des brüchigen Steins durch Plastik-Material geschützt werden.

105 HIMERA (ital.: Imera). – Griechischer Tempel [c 2]. Himera ist die am weitesten nach Westen vorgeschobene griechische Siedlung an der Nordküste Siziliens, 648 v. Chr. von Messina (Zankle) aus gegründet, an der Mündung des gleichnamigen Flusses gelegen. 480 v. Chr. brachten die vereinigten Griechen von Agrigent und Syrakus den Karthagern bei der Stadt eine entscheidende Niederlage bei. Zum Zeichen dieses Sieges wurde der wahrscheinlich dem Zeus Eleutherios (dem Befreier) geweihte **Tempel* errichtet, gleichzeitig mit denen in Agrigent und Syrakus. Die erhaltenen Reste lassen gleichwohl den dorischen Peripteros von 6 × 14 Säulen erkennen, dazu pronaos und opistodom zwischen Anten. Eine Reihe prachtvoll gemeißelter Löwenköpfe als Wasserspeier von der Dachrinne des Tempels befindet sich heute im Museum zu Palermo. Der totalen Zerstörung der Stadt durch die Karthager im Jahre 409 v. Chr., gleichzeitig mit der von Selinunt, dürfte auch der Tempel zum Opfer gefallen sein. – In unmittelbarer Nähe des in der Ebene gelegenen Tempels, jedoch in Hanglage und unweit von den Ausgra-

bungen der griechischen Stadt Himera, befindet sich der vorzügliche moderne Bau des archäologischen Museums mit den bedeutenden Funden der Grabungen.

106 ISPICA. – Chiesa dell'Annunziata [e 4]. Die Stadt ist eine der zahlreichen, nach dem großen Erdbeben von 1693 an anderer Stelle neu aufgebauten. Die Kirche der Annunziata mit ihrem hohen, isolierten Campanile ist ein etwas trockener Bau um 1720.

107 ISPICA. – S. Maria Maggiore [e 4]. Die kleine Kirche enthält einen umfangreichen Freskenzyklus des Olivio Sozzi (1696–1765), der in dieser Kirche auch seine Grabstätte hat. Das Deckenbild im Langhaus mit der figurenreichen Darstellung des **Mysteriums der Eucharistie* wiederholt ein Fresko gleichen Themas des Malers in der 1865 abgerissenen Kirche S. Giacomo della Marina zu Palermo. Auch der Maler Pier Paolo Vasta wiederholte in seinem Deckenbild der Kirche S. Maria del Suffragio zu Acireale von 1750 dieselbe gedankenreiche und bedeutende Komposition.

108 ITÀLA. – S. Pietro [f 2]. Die ehem. Basilianer-Klosterkirche in Itàla (194 m) gehört zu einer Gruppe von Kirchen des gleichen Ordens an der Ostküste, stets etwas talaufwärts gelegen, die, von der Toleranz der normannischen Eroberer begünstigt, um 1092 sich im Neuaufbau befanden. Vorzüglich die reiche Gliederung des Außenbaus mit verschränkten Bogenfriesen an der Flanke. Das Innere ist eine dreischiffige Säulenbasilika mit spitzbogigen Arkaden und gewölbtem Sanctuarium. Die Kuppel ist Rekonstruktion.
Lit.: Fr. Basile, Chiese siciliane . . . (1938).

109 LENTINI. – Chiesa della Fontana [e 3]. **Romanisches Weihwasserbekken:* die kapitellartige skulptierte Steinschale von 30 cm Höhe und 43 cm Durchmesser, ein außerordentliches Stück romanischer Skulptur wohl des späten 12. Jh., zeigt in ihrem Reliefschmuck unter dem oberen Rand giebelförmiger Satteldächer jeweils die allegorische Figur eines „Monats“ (nur Mai bis Dezember) mit seinem Attribut sowie einer kleinen Inschrifttafel mit Angabe des Namens; zwischen den Figuren große Löwenkopf-Masken; über den Dächern Tierfiguren. Im Bilde sichtbar sind Mai („Madius“) und Juni („Junius“).
Lit.: L. Belfiore, Un'acquasantiera medievale nella chiesa della Fontana a Lentini, in: Siculorum Gymnasium 1, 1948, 322–325.

110 LEONFORTE (Prov. Catania). – „Granfonte“ [d 3]. Der Ort (612 m) ist eine Gründung des principe Nicolò Placido Branciforte, dessen Initiative auch der „Granfonte“, die monumentale Viehtränke aus dem Jahre 1651 am Stadtrand, zu verdanken ist, mit dem Gleichklang ihrer 24 Wasser-Röhren unter einheitlicher Arkaden-Wand mit ihren lebhaft-bewegten Giebel-Aufsätzen ein prachtvolles Beispiel künstlerischer Lösung einer praktischen Aufgabe im sizilischen Barock.

111 MALETTO (Umgebung). – Ehem. Benediktiner-Abteikirche S. Maria di Maniace [e 2]. 695 m hoch an den Hängen des Etna gelegen. An diesem Ort, genannt nach dem griechischen Heerführer, der im Jahre 1040 einen Sieg erfocht gegen die Araber, wurde im 11. Jh. eine Kirche errichtet. 1173 erfolgte durch die Königin Margarete, Mutter Wilhelms II., die Gründung einer Benediktiner-Abtei, die große Bedeutung gewann in engen Beziehungen zu Monreale. Die dreischiffige, ungewölbte Basilika mit einfachen Pfeilern und spitzbogigen

Arkaden dürfte dem 14. Jh. angehören. Am besten erhalten ist das reich gegliederte **Portal* mit Säulchen im Gewände und figurierter Kapitellzone, wohl aus der ersten Hälfte des 13. Jh. Die Abtei wurde 1799 von König Ferdinand dem englischen Admiral Lord Nelson mit dem Titel eines Duca di Bronte übertragen als Dank für die Hilfe bei der Niederwerfung des Aufstandes in Neapel. Der ausgedehnte Besitz mit großartiger Parkanlage ist im Besitz der Erben (Viscount of Blidford). Ehem. Klostergebäude des 18. Jh.; große Eingangshalle auf quadratischen Pfeilern.

112–115 MARSALA. – Chiesa Madre (S. Tomaso da Canterbury) [b 3]. Die **Marmorstatue der Madonna mit dem Kind* (aus der Chiesa del Carmine stammend) ist ein gesichertes Werk des Domenico Gagini von 1491; eine der in Sizilien besonders zahlreichen Bildwerke dieser Gattung. Das **Altarretabel* mitsamt dem rahmenden Bogen der Sakramentskapelle ist ein Werk, das dem Bildhauer Bartolomeo Berrettaro 1518 in Auftrag gegeben, nach dessen Tod von seinem Bruder Antonino weitergeführt, schließlich 1530 von Antonello Gagini vollendet wurde. – Flämischer Bildteppich: Die kostbare und bedeutende Folge von 8 großen flämischen Bildteppichen aus der berühmten Manufaktur von Brüssel von etwa 1565–70, entstanden nach Entwürfen des von 1537–62 als Pedro Campaña in Sevilla tätigen Flamen Pieter Kempener († 1580 in Brüssel). Sie stellen Episoden dar aus dem jüdischen Krieg, der mit der Zerstörung Jerusalems durch die Römer unter Kaiser Vespasian und seinem Sohn Titus im Jahre 70 n. Chr. endete. Die Darstellungen folgen den antiken Historikern Tacitus und Flavius Josephus („De bello judaico"). Bildteppich 2 der Folge stellt dar: **König Agrippa vertritt vor Kaiser Vespasian die Sache der von Zerstörung bedrohten Stadt Tiberias* (350 × 364 cm). Die Teppichserie gelangte nach Marsala als Geschenk des Erzbischofs Antonio Lombardo von Messina im Jahre 1589 an die Chiesa Madre seiner Vaterstadt. Dieser auch als Diplomat bedeutende Geistliche war zweimal am Königshof Philipps II. in Madrid, dessen wertvolle Schenkung ihn offenbar bei Gelegenheit seiner Investitur als Erzbischof von Messina im Jahre 1584 erreichte, wo er 1595 starb, jedoch 1596 in der Chiesa Madre zu Marsala beigesetzt wurde. 1979 wurde die sorgfältige Restaurierung der Teppich-Folge vollendet und die würdige Neuaufstellung verwirklicht.
Lit.: C. Cusumano, Gli arazzi della Chiesa Madre die Marsala (Milano 1938). – V. Scuderi, Gli arazzi fiamminghi di Marsala (Marsala 1980). – N. Dacos, in: Bollettino d'Arte, vol. 65, 1980 (8), 1–44.

Das große **Altarbild der Darstellung im Tempel* von Antonello Riccio aus dem Jahre 1593 ist die vorzügliche Kopie eines berühmten Bildes gleichen Themas des Malers Girolamo Alibrandi von 1519 in Messina, das sich seit dem Erdbeben von 1908 in sehr beschädigtem Zustand im dortigen Museo Nazionale befindet. Auch dieses Bild ist Stiftung des Erzbischofs Antonino Lombardo von Messina an seine Vaterstadt, der damit die Kopie eines der repräsentativsten Werke der Malerei in Messina schenken wollte, selbst als Stifter mit pallium und gefalteten Händen in der linken unteren Bildecke dargestellt.
Lit.: Giovanni Previtali, La pittura del Cinquecento a Napoli e nel vicereame (Torino 1978).

116 MARSALA. – „Porta Garibaldi" (früher „Porta di Mare") [b 3]. Das Tor erinnert an die Landung von Garibaldi mit seiner Freischar der „Tausend" in Marsala am 11. Mai 1860, mit der er den Siegeszug gegen die bourbonische Herr-

schaft begann und die Einigung Italiens ins Werk setzte. Die Außenfront des Tores hat die Form eines Triumphbogens mit Attika, in den schweren Formen rustizierter Halbsäulenpaare mit Nischen zu seiten des Tordurchgangs, charakteristisch für die sogenannte Spätrenaissance der 2. H. des 16. Jh.

117–119 MAZARA. – KATHEDRALE S. SALVATORE [b 3]. Mazara, nach seiner Lage an der Südwestküste Siziliens und seiner Nähe zu Afrika, war im Altertum Landeplatz für die Phönizier, zugleich aber auch Hafen für die nahe Griechenstadt Selinunt, weshalb es denn auch im Mittelalter Selinuntina genannt wurde. Folgerichtig erscheint es, daß die arabische Eroberung der Insel im Jahre 827 hier begann. Seit dieser Zeit besteht der Rang der Stadt als einer der drei namengebenden Provinzen („Valli") Siziliens und deren Hauptstadt: Mazara del Vallo. 1073 von den Normannen erobert, erfolgte bald darauf, wohl um 1086, die Gründung des Bistums. Von der Kathedrale normannischer Zeit ist in der barocken Erneuerung seit 1694 die Gesamtdisposition innerhalb der ursprünglichen Mauern erhalten geblieben (Reste der Außengliederung an Chor und Querschiff): als eine dreischiffige Säulenbasilika mit Querschiff. **Westbau und Vierungskuppel* des Barock beherrschen an der Nordflanke des Domes den Platz, der an seiner Westseite von der festlichen Architektur des kirchlichen Seminargebäudes mit seinen zweigeschossigen Bogenhallen begrenzt wird (1710). Das **Innere des Domes* kulminiert in der großen freiplastischen Gruppe der Verklärung Christi in der Apsis, die traditionell mit dem Namen des Bildhauers Antonello Gagini verbunden ist († 1536), jedoch im Ganzen von seinem Sohn Antonino Gagini ausgeführt (der 1537 urkundlich genannt wird). Das nach Inhalt und Form in der abendländischen Christenheit ungewöhnliche Werk dürfte sich allein erklären durch die erst 1457 erfolgende Aufnahme des Festes der Verklärung und die Tatsache, daß der griechische Kardinal Bessarion (zuvor Patriarch von Nicäa), zwar in Rom residierend, 1449–58 Bischof von Mazara war und seiner Kathedrale eine Ikone der Transfiguration geschenkt hatte. Die große Figurengruppe wurde 1576 durch den szenisch-naturalistisch dargestellten Berg Tabor erweitert, 1600 dann nochmals durch einen vielfigurigen Stuck-Dekor (von den Brüdern Ferraro aus Giuliana) mit der Gestalt Gottvaters in der Apsiskalotte (neuerdings entfernt) und dem riesigen rahmenden Stuckvorhang.
Von der reichen künstlerischen Ausstattung sei an erster Stelle das **gemalte Kruzifix* genannt; unter den zahlreichen gemalten Kruzifixen in sizilischen Kirchen dürfte dieses das älteste sein. Nach vorzüglicher Restaurierung ist die stille Erhabenheit, die feinlinige Schlichtheit dieses stark der byzantinischen Kunst verpflichteten Bildwerks evident. Über dem Haupte Christi befand sich eine sehr zerstörte Inschrift in griechischer und lateinischer Sprache. Die Rückseite hat, ungewöhnlich genug, in fünf kleinen tondi in der Mitte das Christuslamm und an den vier Kreuzenden die Symbole der vier Evangelisten. Die Größe beträgt 315 × 219 cm. Die Herkunft aus Pisa ist zwar nicht auszuschließen, doch spricht vieles für eine Entstehung in Sizilien um oder bald nach 1200.
Lit.: G. B. Quinci, La cattedrale di Mazara (Marsala 1916). – V. Scuderi, in: Bollettino d'Arte 53, 1968, 152 ss.

120 MAZARA. – S. ELIGIO [b 3]. Die kleine, dem Kult entzogene Kirche, deren schönes Marmorportal des Bildhauers Bartol. Berrettaro von 1525 mit Reliefszenen aus der Geschichte des hl. Eligius an die Kathedrale übertragen wurde, ist eine

schlichte Saalkirche mit einer ungewöhnlich interessanten Kuppel vor dem Altarraum, die wohl schon um das genannte Datum geplant, jedoch erst gegen 1578 vollendet sein dürfte. Im kahlen Außenbau der Kuppel mit ihrem achtseitigen Tambour ist die Ähnlichkeit mit normannisch-arabischer Architektur des 11./12. Jh. zumal in Mazara selbst auffallend. Im **Innenraum der Kuppel* erfolgt die geistreiche Überführung des Quadrats in das Achteck der Fußzone des Tambours mittels Ecknischen in Muschelform, um darüber sogleich in doppelter Brechung in den 16seitigen niedrigen Tambour überzugehen, über dem sich die ebenfalls 16seitige, mit dünnen Rippen besetzte Kuppel wölbt. Hier ist die Tradition normannisch-arabischer Architektur aufgenommen und weitergeführt und mit spätgotischen (die Rippen!) sowie Renaissance-Elementen (die Muschelnischen; diese auch im Tambour) verbunden; originelle Mischformen, wie sie mehrfach an kleinen sakralen Kuppelbauten des 15. und 16. Jh. in Sizilien vorkommen und so nur hier möglich sind, ohne daß eine erneute Berührung mit der islamisch-arabischen Welt anzunehmen wäre.
Lit.: V. Scuderi, Arte medievale nel Trapanese (Trapani 1978).

121, 122 MAZARA. – Jesuitenkolleg und Kirche S. Ignazio [b 3]. Das **Jesuitenkolleg* ist in den Jahren 1672–96 erbaut worden, ein in dem Säulenhof toskanischer Ordnung mit fein gegliedertem Obergeschoß vorzügliches Werk des Ordens-Architekten Giacomo Napoli. Die zugehörige **Kirche,* leider sehr im Verfall, ist ein reizvoll-origineller Quervorbau mit Umgang, der sich zur kuppelüberwölbten Mitte in Arkaden über Säulenpaaren öffnet. Errichtet in den Jahren 1701–14, könnte der Entwurf von dem 1700 verstorbenen Baumeister des Ordens Angelo Italía stammen, der

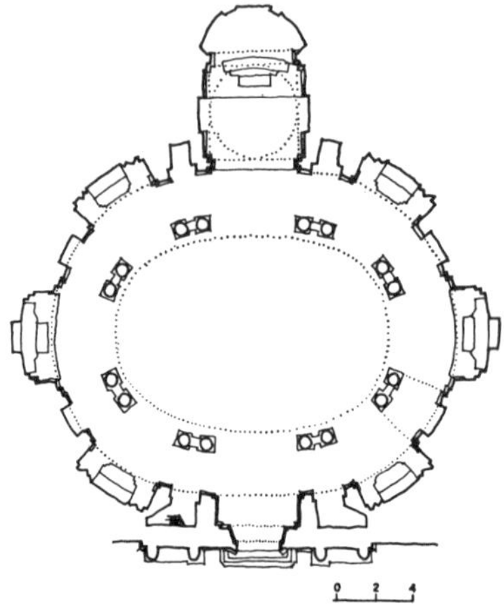

Mazara, Kirche des Jesuitenkollegs

schon in den Jahren 1681–84 hier tätig und dem anderen Meister zugeordnet war.

123 MAZARA. – Klosterkirche S. Michele Arcangelo [b 3]. Die Kirche, eine angesehene Gründung bereits des 12. Jh., ist ein seit 1637 für Benediktinerinnen neu errichteter einschiffiger Bau, dessen **Inneres* in der Folgezeit durch den außerordentlichen Reichtum aller ineinandergreifenden Künste seiner Ausstattung eine bedeutende, harmonische Einheit darbietet. Der reichen architektonischen Gliederung verbinden sich ein großer Statuen-Zyklus (um 1697) und eine Folge von Gemälden des Malers Tommaso Sciacca (um 1766), zu denen Orgel-Prospekt im Westen und Altarraum im Osten ebenso gehören wie der farbige Majolika-Fußboden.

124 MAZARA. – S. Veneranda [b 3]. Die Kirche der Benediktinerinnen ist ein reizvoller überkuppelter, kreisrunder Zentralraum mit Kreuzarmen, errichtet

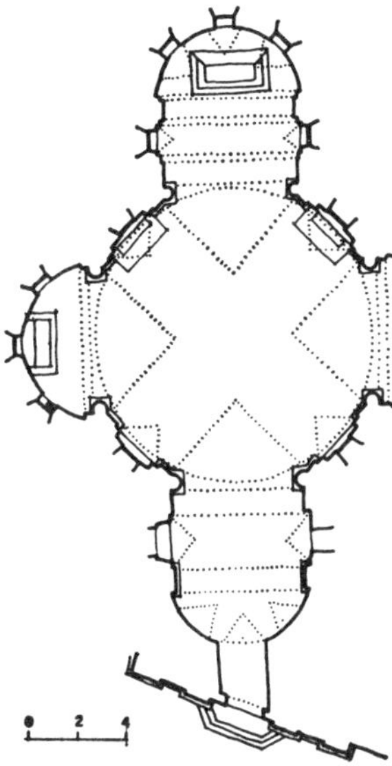

Mazara, S. Veneranda

wohl erst seit 1651. Dieser wurde ausgezeichnet, aber zugleich vollständig verdeckt durch die erst um 1750 errichtete, ungewöhnlich steil komponierte **Doppelturmfassade*, die auf alle stärker plastisch vortretende Gliederung zugunsten der Höhengliederung verzichtet hat in fein abgewogener Differenzierung; in ihrer Schrägstellung zum Baukörper der Kirche erweist sie sich als entscheidend in Rücksicht auf den Platz hin geplant.

Lit.: A. Rizzo Marino, Il monastero normanno di S. Michele di Mazara, in: „Trapani" 6, 1961 und 7, 1962. – V. Scuderi, Architettura e architetti barocchi del Trapanese (Trapani 1973) S. 22/23. – S. Boscarino, Sicilia barocca . . . (1981) Grundriß S. 107.

125–127 MESSINA. – DOM [f 2]. Die durch ihre Lage an der nach ihr benannten Meeresstraße gelegene wichtige Stadt, mit dem durch eine sichelförmige Landzunge geschützen, vorzüglichen Hafen, Einfallstor Siziliens vom Festland her, ist als Zankle eine der ältesten griechischen Siedlungen auf dem Boden der Insel, um 730 v. Chr. gegründet. Durch Kriegsereignisse, besonders aber durch die furchtbaren Erdbeben von 1783 und 1894 schwer getroffen, durch das vom 28. Dezember 1908 nahezu total zerstört, ist die Stadt ihrer bedeutenden monumentalen Vergangenheit weitgehend beraubt. Bewundernswert aber ist nicht nur der Wiederaufbau im Ganzen, sondern auch die geglückte bewahrende Rekonstruktion einiger wichtiger Bau- und Kunstdenkmäler.

So zeigt der Dom in seinem Wiederaufbau die Kirche in ihrer Gestalt normannischer Zeit, unter Roger II. († 1154) begonnen; die **Fassade* konnte wesentliche Teile der erhaltenen, skulptierten Portale des 15. und 16. Jh. einfügen. Der große seitliche Campanile ist völliger Neubau, im Gesamtumriß nach alten Ansichten, mit einer der größten und figurenreichsten mechanischen Spieluhren. An der linken Flanke der Kirche erhebt sich vor dem Querhaus die barocke **Mariensäule* von 1758, Werk des Giuseppe Buceti. Das **Innere des Domes* ist, wie alle Kathedralen normannischer Zeit, eine dreischiffige Säulenbasilika mit Querschiff und offener Balkendecke; drei Apsiden schließen sich unmittelbar an. Die Arkaden sind spitzbogig und von zart zurückgestuften Blenden gerahmt (ähnlich in Cefalù). Die Apsis-Mosaiken mit der großen Gestalt des thronenden Christus sind Kopie des verlorenen Originals. Ebenso ist die einheitliche Ausstattung beider Seitenschiffe mit Renaissance-Altären in Nischen mit Apostel-Statuen, des sog. „apostolato" (Werke des 16. Jh.), Rekonstruktion mit neuen Figuren.

128 MESSINA. – SS. Annunziata dei Catalani [f 2]. Die erst in späterer Zeit zu ihrem Beinamen gelangte Kirche dürfte in der Normannenzeit des ausgehenden 12. Jh. erbaut sein. Die ***Ostansicht* des Querschiffs mit Mittelkuppel und vorbuchtender Apsis (die beiden Nebenapsiden bleiben in der Mauerdicke verborgen) zeigt eine ganz besonders reiche architektonische Gliederung von Blendarkaden mit Säulchen und farbigen Steinintarsien, in dieser Form ohne Beispiel in Sizilien und festländische Einflüsse verratend.

129 MESSINA. – S. Maria della Valle [f 2]. Die im ausgetrockneten Flußbett malerisch gelegene Kirchenruine des ehem. Benediktinerinnen-Klosters der Badiazza oder S. Maria della Valle ist ein sehr bedeutender, in allen Teilen gewölbter Bau. Der zentralisierende Ostteil der Kirche mit der eingestürzten Kuppel nimmt Dispositionen der großen Kirchenbauten normannischer Zeit auf, doch scheinen Einzelheiten dafür zu sprechen, daß der Bau im wesentlichen erst der Zeit des Federico II d'Aragona (1296–1337) angehört, der im verlorenen Apsismosaik als Stifter genannt war.

130 MESSINA. – Bronze-Denkmal für Don Juan d'Austria [f 2]. Dargestellt ist in spanischer Feldherrntracht der Sieger über die Türken in der Seeschlacht bei Lépanto (1571). Das auf Beschluß des Senats von Messina schon im Jahre 1572 ursprünglich vor dem Palazzo Reale errichtete Denkmal ist das erste reine Standbild der Kunstgeschichte, d. h. die anspruchsvolle Form des individuellen, öffentlichen, des sog. modernen Standbildes, frei von jeder Verkleidung und jeder Allegorisierung; ein Werk des Andrea Calamech (Calamecca) aus Carrara (1524–89), mit drei bronzenen Reliefbildern der Seeschlacht sowie großer Inschrifttafel am Sockel. Der condottiero war ein unehelicher Sohn Kaiser Karls V. und der Regensburger Bürgertochter Barbara Blomberg. In der Stadt Regensburg wurde daher im Jahre 1977 eine Bronze-Kopie des Denkmals in Messina vor dem barocken Anbau des alten Rathauses errichtet. – Erwähnung verdient in diesem Zusammenhang das Bronze-Standbild Karls V., errichtet im Jahre 1630 auf der Piazza Bologni in Palermo, ein Werk des Bildhauers Scipione Li Volsi; wichtig ist die Tatsache, weniger das Werk selbst, das an Qualität erheblich zurücksteht hinter der Statue in Messina.

Lit.: H. Keutner, Über die Entstehung und die Formen des Standbildes im Cinquecento, in: Münchner Jahrbuch der bildenden Kunst, 3. F., Bd. 7, 1956, 138–168.

131 MESSINA. – Neptun-Brunnen [f 2]. Der Toscaner Giovanni Angelo Montorsoli (1507–63), Schüler und Mitarbeiter Michelangelos, ist der Schöpfer der beiden monumentalen Brunnen in Messina, mit denen die Stadt in einer bedeutenden Selbstdarstellung zugleich den wichtigen politischen Anspruch auf den Rang einer Hauptstadt („caput regni") in alter Rivalität mit Palermo erheben wollte. Der Orion-Brunnen (1547–50) vor der Dom-Fassade stellte die Statue des mystischen Stadtgründers in die Mitte, verbunden mit den Personifikationen von 4 Flüssen; der **Neptun-Brunnen* (1551–57) den meerbeherrschenden Gott zwischen Skylla (Scilla) und Charybdis (Cariddi), den beiden Meer-Ungeheuern, durch Mythos und Sage mit der für die Schiffahrt gefahrvollen Meeres-Straße von Messina verbunden (Homers Odyssee; Vergils Aeneis). Mit Widmungs-Inschriften an Karl V. und Philipp II., zugunsten dessen Karl V. 1556 abgedankt hatte, der 1535 mit der Flotte von Messina aus zu seinem Feldzug in Tunis aufgebrochen war.

Lit: Karl Möseneder, Montorsoli. Die Brunnen (Mittenwald 1979). – Sheila Ffollitt, Fra Giovanni Angelo Montorsoli's fountains at Messina: a problem in sixteenth century civic sculptural and city planning (Philadelphia/Pa., USA 1979).

132 MILI. – S. Pietro [f 2]. Die ehem. Basilianer-Klosterkirche S. Maria in Mili, 199 m hoch gelegen, gehört zu einer Gruppe von Kirchen des gleichen Ordens an der Ostküste, stets etwas talaufwärts im Gebirge gelegen, die der Gunst der normannischen Eroberer-Generation ihre Neubauten verdanken: eine griechische Urkunde Graf Rogers I. von 1092 bestätigt die Bauabsicht. Der einschiffige Bau hat ein dreiteiliges gewölbtes Sanktuarium mit Kuppeln und vortretender Apsis.
Lit.: Fr. Basile, Chiese siciliane . . . (1938).

133 MODICA. – Casa De Leva [e 4]. Die malerisch an einem steilen Felshang sich hinaufziehende Stadt, 449 m, hat an dessen Fußzone auch einen unteren Stadtteil, und zwar dort, wo zwei Bach-Täler zusammentreffen. Obwohl auch betroffen von dem großen Erdbeben des Jahres 1693, hat die Stadt einige Bauten der vorangehenden Zeit bewahrt. Ein reiches, allein erhaltenes **Kirchenportal* in der Casa De Leva, wohl der Zeit um 1400 angehörend, verbindet in breitflächiger Rahmung das Zickzack-Ornament normannischer Zeit und Herkunft mit frei stilisierten Pflanzenmotiven und abschließender Stern-Reihung.

134 MODICA. – S. Maria di Betlemme [e 4]. Die Kirche besitzt in der **Cappella del Sacramento* einen sehr originellen Zentralbau der Zeit um 1500; er öffnet sich zur Kirche in einem reich gestuften Portal, in dessen vielfältigen Motiven sich spätgotische und Renaissance-Formen mischen. Das quadratische Innere vermittelt durch vier mehrfach abgetreppte Ecknischen im Aufbau zu der achtseitigen Fußzone der Kuppel, die ihrerseits im Scheitel mit einer sechsseitigen Laterne durchbrochen ist. Der ungewöhnlich originelle Aufbau mit Motiven verschiedenster Herkunft und Tradition findet sich in mehreren kleinen Zentralbauten (Comiso, S. Francesco; Trapani, SS. Annunziata) und muß als typisch sizilisch angesehen werden.

135 MODICA. – S. Pietro [e 4]. Die Barockkirchen der Stadt nutzen die Hanglage zu großartiger Steigerung ihrer städtebaulichen Wirkung. Die **Fassade* von S. Pietro in der Unterstadt erhebt sich oberhalb einer Freitreppe mit reichem Statuen-Schmuck; in ihrer zwar rein frontalen, zugleich aber reichen Komposition mit rustizierten Pilastern und gesprengten Giebeln dürfte sie kaum vor 1720 erbaut sein. Das Innere ist eine stattliche dreischiffige Säulen-Basilika, in allen Teilen gewölbt.

136, 137 MODICA. – S. Giorgio [e 4]. In der Oberstadt gelegen, thront die Kirche über einer gewaltigen Freitreppe von 250 Stufen und führt in ihrer **Fassade* diese Höhenlage durch eine Steigerung der turmartigen Überhöhung der Mitte ihrer fünfachsigen Front zu einer äußersten Konsequenz. Die Verwandtschaft der Fassade mit derjenigen von S. Giorgio im nahen Ragusa, einem gesicherten Werk des Rosario Gagliardi, läßt dessen Urheberschaft auch für diesen Bau vermuten. Die spezifisch sizilische Fassaden-Form der Aufsetzung des Glockengeschosses in der überhöhten Mitte hat in diesen Kirchen bedeutende Lösungen gefunden, durch die konkav vorschwingenden Mittelteile und die starke Plastizität der vortretenden Vollsäulen wirkungsvoll gesteigert. – Das **Innere* ist auch hier eine drei-

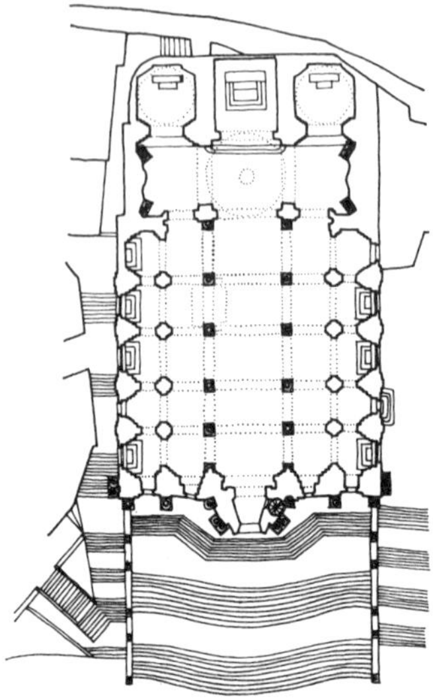

Modica, S. Giorgio

schiffige gewölbte Säulenbasilika; doch müssen bei dem Neubau des 18. Jh. jedenfalls Maßverhältnisse und Gesamtdisposition des Vorgängerbaus aus dem 17. Jh. bestimmend geblieben sein, wahrscheinlich aber noch mehr an erhaltener Bausubstanz. Dies geht eindeutig hervor aus dem prachtvoll in den Chorraum sich einfügenden vielteiligen Altarretabel von 8 × 6 m Größe; es ist ein Werk des Malers Bernardino Niger, 1573 datiert, und stammt noch aus dem Vorgängerbau der bestehenden Kirche. Das Werk, zunächst an die großen spanischen Altarretabel erinnernd, ist gleichwohl eine Fortführung der sizilischen Tradition großer Retabel (siehe Castelbuono) in den Formen der Hochrenaissance, welch letztere zumal in den einzelnen Bildfeldern sichtbar ist. In seinen drei Rängen stellt es unten die Hl. Familie dar zwischen den Heiligen Georg und Martin; in der Mitte die Anbetung der Weisen aus dem Morgenland zwischen der Darbringung im Tempel und dem 12jährigen Jesus im Tempel; oben die Auferstehung zwischen Pfingsten und Himmelfahrt, bekrönt von der Lünette mit der Gestalt Gottvaters.

138–150 MONREALE. – Dom S. Maria la Nuova [c 2]. Die ehem. Benediktiner-Abtei Monreale, nur 8 km von Palermo entfernt, in 300 m Höhe am Hang des Monte Caputo gelegen mit weitem Blick in die „Conca d'oro“ (die goldene Muschel), ist eine Gründung König Wilhelms II. im Jahre 1174. Der Name selbst, die Lage und die außergewöhnliche Monumentalität und Schönheit des ganzen Baukomplexes machen diese Tatsache deutlich. 1183 erfolgte die Erhebung zum Erzbistum. Beim Tode des nur 37jährigen Königs im Jahre 1189 dürfte alles im wesentlichen vollendet gewesen sein. Wille und Ehrgeiz Wilhelms II. waren es, nach dem Vorbild seines Großvaters Roger II., der mit der Gründung des Domes von Cefalù zugleich seine eigene Grabesstätte verbinden wollte, in Monreale das gleiche für sich und seinen verstorbenen Vater Wilhelm I. zu verwirklichen. Als königliche Gründung erweist sich das Ganze überdies durch die Errichtung eines eigenen Palastes neben der Kirche, so daß der Baukomplex Kirche, Konvent und Königspalast vereinigte. Unser Bild [138, 139] zeigt den langgestreckten Baukörper des Domes von Norden mit dem Seitenportikus und dem Rathaus, in welchem sich große Teile des Königspalastes aus dem 12. Jh. erhalten haben. Auf der abgewandten Südseite der Kirche liegen die um den Kreuzgang gruppierten Bauten des Konvents (Aufnahme *vor* Restaurierung der Wandflächen im Jahre 1959).
Der Wille des königlichen Stifters, in allen Teilen Höchstes zu verwirklichen, in bewußtem Bezug auf den Dom in Cefalù

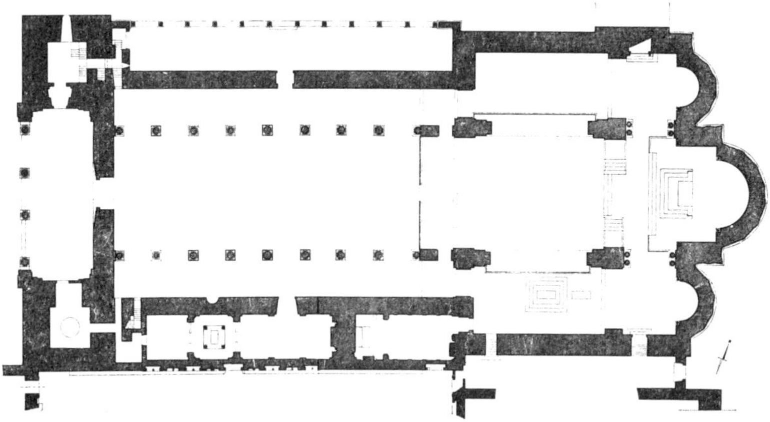

Monreale, Dom

und die Cappella Palatina in Palermo, zeigt sich auch in der Tatsache zweier monumentaler **Bronzetüren* mit ihren Bildfeldern für die Kirche, die beide aus berühmten Werkstätten der Zeit bestellt und auf dem Seeweg herbeigeschafft werden konnten; sie schmücken die Eingänge an den beiden allein zugänglichen Seiten des Domes. Das **Hauptportal mit der Bronzetür des Bonannus von Pisa* befindet sich an der Westseite zwischen den beiden Türmen; es bildet mit seinem abwechselnd reliefplastischen und musivischen Schmuck den sich breit entfaltenden Rahmen um die große Bildfläche der Bronzetür, die 1186 datiert und die größte ihrer Zeit ist (7,80 × 3,70 m). Die kraftvoll und knapp stilisierten Reliefszenen des Alten und Neuen Testaments mit ihren kurzen lateinischen Beischriften zeigen eine klare und herbe plastische Formensprache. – An der nördlichen Langseite befindet sich das kleinere **Seitenportal mit der Bronzetür des Barisanus von Trani,* von einem rechteckigen Mosaikband geometrischer Musterung gerahmt. Die Tür ist wie die andere ebenfalls signiert, jedoch ohne Datum und von bescheideneren Maßen (4,23 × 2,15 m); sie muß etwa der gleichen Zeit angehören. Der Stil ist sehr verschieden von dem der Haupttür; es überwiegen Einzelfiguren in den Bildfeldern, die ein flaches und zartes Relief zeigen und von feinen, gleichfalls flächenhaften Ornamentrahmen umgeben sind, im Ganzen stark byzantinischer Kunst verpflichtet.

Der reichste Außendekor der Kirche konzentriert sich auf den liturgisch bedeutsamsten Bauteil, die **Chorpartie mit den Apsiden,* die ursprünglich von Osten allein sichtbar war, machtvoll vortretend zwischen den angrenzenden Bauteilen von Königspalast und Klosterkomplex. Mit verschränkten Bogenfriesen, mehrfarbigen Steininkrustationen und geometrischen Mustern, die das Ganze gleichmäßig überziehen, zeigt sich hier eine verstärkt „orientalisierende" Gestaltungsweise, verglichen zumal mit dem Dom zu Cefalù. – Das Innere des Domes, als große dreischiffige Säulenbasilika das Vorbild des Domes von Cefalù aufnehmend, steigert dessen Maße und zumal die neu disponierten Ostteile der Kirche. Der größte aus dem Mittelalter überhaupt erhaltene **Bild-Zyklus von Mosaiken* bedeckt den gesamten Innenraum, die Vorbilder von Cefalù und der Cappella Palatina in Palermo überbietend. Er findet sein liturgisches Ziel in der feierlich repräsentativen Form der Bilder in der **Apsis*, der reich gestalteten Außengliederung entsprechend, und kulminiert wie in Cefalù in der riesigen Halbfigur des Christus Pantokrator der Apsiskalotte; in der Mitte der Zone darunter die thronende Gottesmutter mit dem Christkind umgeben von Erzengeln und den zwölf Aposteln. Zu seiten des Hochaltars sind die Mauerkanten durch dunkelrote Porphyrsäulen ausgezeichnet als Zeichen und Ausdruck der Würde und Hoheit dieses Ortes. – Den beiden Pfeilern am Choreingang ist zur Linken der Thron des Königs, zur Rechten der des Bischofs (nicht erhalten) zugeordnet, beiden ferner auch je ein Mosaikbild mit der Darstellung des Königs, beide Bild-Urkunden bedeutungsvoller Aussage: über dem Königsthron das **Bild des von Christus gekrönten Wilhelm des II.*, (auf dieser Seite auch der Eingang zum Königspalast, seit dem 16. Jh. Priester-Seminar); über dem Bischofsthron das Bild Wilhelms II., der als Stifter „seinen" Dom der Madonna darbringt (auf dieser Seite liegen die Klostergebäude). – Der ausgedehnte Bildschmuck der Mosaiken enthält im gesamten Langhaus große erzählerische Bildfolgen, und zwar im Mittelschiff solche des Alten Testaments (wie in der Cappella Palatina), beginnend mit der Schöpfungsgeschichte, in zwei Zonen übereinander, auf beiden Langseiten und auch um die **Westwand* sich hinziehend, in starker darstellend-erzählerischer Eindringlichkeit, die auch die neutestamentliche Bildfolge auszeichnet, welche in bewußter Sinngebung dem liturgisch bedeutsamen Ostteil der Kirche zugeordnet ist, während die Seitenschiffe Szenen der Wunder-Taten Christi enthalten.

Der an die Südflanke der Kirche sich anlehnende **Kreuzgang* des Domes ist einer der künstlerisch feinsten und reichsten des ganzen Abendlandes, ein Gipfel dieser Gattung überhaupt, um so erstaunlicher durch die Tatsache, daß erst ein Jahrhundert zuvor Sizilien durch die normannische Eroberung dem christlichen Kulturkreis wieder eingegliedert worden war. Er ist im besonderen Zeugnis für den ehrgeizigen Willen des königlichen Stifters. Um die quadratische Anlage ziehen sich vier Laufgänge, die sich zum inneren Garten in jeweils 26 Arkaden öffnen, die ihrerseits auf Säulenpaaren ruhen. In der Südwestecke befindet sich der ebenfalls quadratische, offene kleine Brunnenhof (leider allein an dieser Stelle sind einige Säulenpaare moderne Ergänzung). Auf der Grundlage der schlichten und gleichmäßigen Arkaden-Ordnung entfaltet sich ein um so größerer Reichtum künstlerischer Variationen, der hier nur knapp angedeutet werden kann. Die Paare der Säulenschäfte wechseln zwischen glatten und solchen mit farbigen Steinen inkrustierten, und innerhalb dieser nochmals in verschiedenen Mustern, die einer genau bestimmten Abfolge entsprechen. Nur an den vier Ecken des Kreuzgangs sind die zu einer Gruppe von vieren zusammentretenden Säulchen mit der besonders reichen Form fein reliefierter Schäfte versehen.

Die Doppelkapitelle der Säulchen-Paare zeigen eine erstaunliche Fülle figürlichen und ornamentalen bildhauerischen Reichtums christlicher und profaner Motive. Hervorhebung verdient das eine bedeutsame bildliche Urkunde darstellende **Doppelkapitell mit der Darbringung des Domes durch den königlichen Stifter Wilhelm II.* (mit der Krone auf dem Haupt) an die Madonna (mit empfangend ausgestreckter Rechter) und das auf ihrem

Schoß thronende Christuskind (mit segnender Rechter). Die Inschrift des lateinischen Hexameters: „König, der Du alles regierst, empfange die Gaben des sizilischen Königs."

Unter den Kapellen-Anbauten späterer Zeit ist die von Erzbischof Ludovivo II de Torres im Jahre 1596 vollendete und zugleich als seine Grabkapelle bestimmte **Cappella di San Castrense* die früheste. Der 1551 in Rom geborene bedeutende Geistliche spanischer Herkunft, seit 1588 Erzbischof von Monreale, 1606 Kardinal, 1609 in Rom gestorben und dort in seiner Titelkirche San Pancrazio beigesetzt, errichtete in Monreale einen in jeder Hinsicht durchdachten kleinen Bau in den strengen Formen nach-tridentinischer römischer Architektur, der für Sizilien eine Wende bedeutete. In dem schlichten rechteckigen Raum wölbt sich über der Altarmensa, die durch einen achteckigen Kuppelbaldachin über vier Säulen ausgezeichnet ist, eine hohe Tambourkuppel – also gleichsam doppelte Hoheitsformen! Dem Altar gegenüber auf der anderen Schmalseite des Raumes befindet sich eine **Nische mit der Marmorstatue des Erzbischofs Torres,* der im Motiv der „ewigen Anbetung" kniend dem Altar zugewendet ist, an welchem durch Inschrift und Kreuzsymbol die Stellung des zelebrierenden Priesters als hinter dem Altar („versus populum"), also im Angesicht des knienden Stifters, vorgeschrieben ist.

Die Benediktiner von Monreale, im 18. Jh. meist vornehmen Familien entstammend, verliehen der ihrem Ordensstifter gewidmeten Kapelle seit 1728 ein erneuertes, festliches Aussehen. Das marmorne **Altar-Relief der Glorie des hl. Benedikt* in der Cappella di San Benedetto ist ein Hauptwerk des Bildhauers Ignazio Marabitti, 1760 in Auftrag gegeben, 1776 signiert. In derselben Kapelle befinden sich zwei monumentale Grabdenkmäler von Erzbischöfen, von denen dasjenige des um Monreale besonders verdienten Francesco Testa (1754–73) gleichfalls ein Werk des Ignazio Marabitti ist, 1785 errichtet.

Lit.: E. Kitzinger, I mosaici di Monreale (Palermo 1960). – R. Salvini, Il chiostro di Monreale e la scultura romanica in Sicilia (Palermo 1962). – W. Krönig, Il duomo di Monreale e l'architettura normanna in Sicilia (Palermo 1965) [alle drei Bücher sind auch in englischer Sprache erschienen]. – A. Boeckler, Die Bronzetüren des Bonanus von Pisa und des Barisanus von Trani (Berlin 1953). – D. Malignaggi, J. Marabitti, in: „Storia dell'Arte" (Roma) 17, 1974, 1–61.

151 MONREALE. – LA COLLEGIATA DEL SS. CROCIFISSO [c 2]. Die Kirche birgt das sehr verehrte Kruzifix, nach welchem sie ihren Namen trägt, in ihrem großen rechteckigen Altarraum, an dessen rückwärtiger Außenwand dieses in einem riesigen, farbigen Majolika-Wandbild noch einmal dargestellt erscheint. Zu gleicher Zeit entstanden wie die um 1720 vollständig erneuerte Kirche, erhielt diese als Stiftung des in Rom residierenden Erzbischofs von Monreale, des Kardinals Francesco Giudice, vier große (alle 3,60 × 2,50 m) Gemälde des in Rom lebenden Malers Marco Benefial (1684–1764): Kreuzabnahme (1724), Die Frauen am Grabe (1724), **Auferstehung* (1725) und Himmelfahrt Christi (1727), bestimmt zur Ausstattung des Altarraumes. Es sind bedeutende Zeugnisse der virtuos bewegten Malerei des römischen Spätbarocks. Das Bild der Auferstehung Christi hat links unten die Signatur „Marcus Benefial pingebat anno jubilaei 1725", rechts unten das Wappen des Stifters (der im gleichen Jahr gestorben ist).

Lit.: Maria Grazia Paolini, Quattro tele del Benefial a Monreale, in: „Paragone" (Milano), 16, 1965, 70–81. – Ales. Giuliana Alajmo, Notizie inedite sulla Collegiata del SS. Crocifisso di Monreale (Palermo 1956).

152 MONREALE. – Municipio [c 2]. Das große Gemälde *„*Anbetung der Hirten*" (2,21 × 2,92 m) des niederländischen Malers Matthias Stomer (1600- nach 1644) in Palazzo Comunale von Monreale (seit der Restaurierung provisorisch im Museum zu Palermo) stammt aus dem dortigen Kapuzinerkloster, bei dessen Auflösung im Jahre 1866 es hierhin gelangte. Das Bild muß in den Jahren 1644–48 entstanden sein; es ist ein Hauptwerk des in Sizilien tätigen Malers, der, ähnlich wie sein gleichfalls in Italien tätiger Landsmann Gerard van Honthorst, die Thematik der „Nachtstücke" bevorzugte. In seinem Bilde der „Heiligen Nacht" hat er das Christkind selbst zur einzigen Lichtquelle des Ganzen gemacht, das durch einen volkstümlich-kraftvollen Realismus geprägt ist.
Lit.: W. Krönig, Matthias Stomer's „Anbetung der Hirten" in Monreale, in: Miscellanea Jozef Duverger (Gent 1968) 289–300. – H. Pauwels, De schilder Matthias Stomer, in: Gentse Bijdragen tot de Kunstgeschiedenis 14, 1953, 139–192.

153 MORGANTINA. – Treppenanlage auf dem Marktplatz (Agorà) der griechischen Stadt [d 3]. Erst seit 1955 haben amerikanische Ausgrabungen bedeutende Teile der Griechenstadt Morgantina (im Hinterland von Catania) zum Vorschein gebracht, einer Gründung zwar des 6. Jh. v. Chr., aber an diesem Ort auf älteren Siedlungsschichten und neben einheimischen Sikulern. Außer einer Reihe öffentlicher Gebäude ist auch die Agorà, der Marktplatz, bemerkenswert mit seiner * *Treppenanlage,* die zur Nutzung im Stehen oder auch Sitzen bei profanen oder sakralen Zusammenkünften diente, wohl aus dem Ende des 4. Jh. v. Chr.
Lit.: American Journal of Archaeology, 61, 1957 ss.; darin: A. P. Childs, Morgantina, past and future, vol. 83, 1979, 377–379. – "Morgantina Studies" (Princeton N. J. 1981) vol. 1 ss.

Farbtafel VIII MOZIA (Motya). – Archäologische Reste auf der Insel [b 2]. Die kleine Insel (deren Name seit dem Mittelalter S. Pantaleo) unmittelbar vor der Westküste Siziliens, nördlich von Marsala, liegt einzigartig inmitten einer Lagune vor dem offenen Meer, geschützt durch eine langgestreckte Insel, der Lage Venedigs vergleichbar. Die Gunst dieser Lage und die relative Nähe zu Karthago machte Mozia, seit dem 8. Jh. bereits ein phönizischer Ort, für die phönizisch-punische Großmacht in Afrika durch Jahrhunderte neben Palermo und Solunt zum wichtigsten Stützpunkt im westlichen Sizilien, Ausgangspunkt seiner langwährenden rivalisierenden Kämpfe mit den sizilischen Griechen. Das Ende von Mozia war die Eroberung und Zerstörung durch Dionisios I. von Syrakus im Jahre 397 v. Chr. – Die 1906 durch den Engländer Joseph Whitaker begonnenen, aber auch heute noch nicht abgeschlossenen archäologischen Grabungen und Forschungen haben wichtige Ergebnisse und Funde gebracht, welch letztere außer in Palermo auch in einem Museum auf der Insel bewahrt werden.
Ein Mauerring mit Türmen im Umfang von etwa 2500 m umgürtete die ganze Insel mit ihren Siedlungen und kultischen Stätten. Nahe dem Südtor befindet sich unter anderem eine Art kleinen Hafenbeckens, bekannt unter dem Namen Kothon, verbunden mit Anlagen, die neuerdings als eine Art Reparaturwerkstatt (Dock) für Schiffe erkannt sind. Die landschaftliche Schönheit der unbewohnten Insel mit ihrer Umgebung ist außeror-

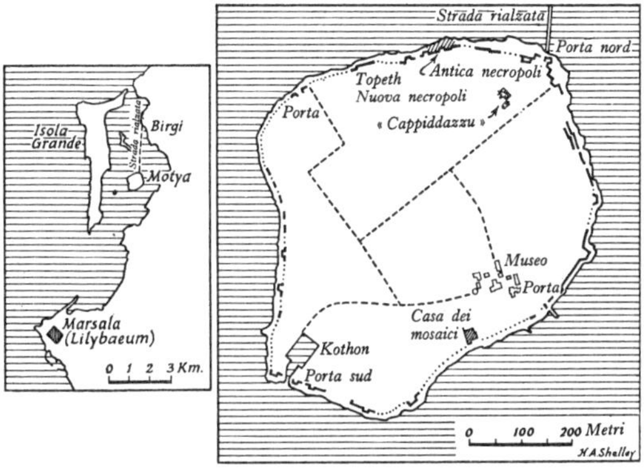

Mozia (Motya), Plan der Insel

dentlich. Besichtigung auf Anfrage in Marsala ist möglich.

Lit.: J. Whitaker, Motya. A Phoenician colony in Sicily (London 1921). – „Mozia I – IX" (Roma 1964–78) [Studi Semitici]. – B. Isselin/J. du Plat Taylor, Motya. A Phoenician and Carthaginian city in Sicily, vol. I (Leiden 1974).

154, 155 MUSSOMELI. – Kastell [c 3]. 787 m. Das Kastell ist nach Lage und Erscheinung einer der eindrucksvollsten Burgbauten des 14. Jh. in Sizilien. Erbaut (vielleicht unter Nutzung älterer Bauteile) von Manfred III. Chiaramonte († 1391), der 1374 als königliches Privileg die Herrschaft über Castronovo und Mussomeli erhielt; in einer Entfernung von 2 km vom gleichnamigen Ort, erklärt sich die Wahl dieses Bauplatzes durch seine besondere landschaftliche und strategische Bedeutung. Das im 14. Jh. mächtigste Adelsgeschlecht Siziliens der Chiaramonte errichtete eine große Anzahl weit gestreuter fester Kastelle und auch Paläste (siehe Favara; Palermo). Die mit Kreuzrippengewölben, teils auch mit Schwibbögen versehenen Räume sowie die kleine Kapelle führen Formen der staufisch-friderizianischen Kastell-Architektur weiter. Restaurierungen um 1900 veränderten manche Einzelheiten.

Lit.: E. Armò, Il castello di Mussomeli ed il suo restauro (Torino 1911). – G. Lanza Tomasi, E. Sellerio, Castelli e monasteri siciliani (Palermo 1968).

156 NARO. – Kastell [c 3]. Auf einem Bergrücken von 593 m Höhe gelegen, im Mittelalter Lehns-(Feudal-)Besitz der Familie Chiaramonte, deren im ganzen gut erhaltenes Kastell auf dem höchsten Punkt der Stadt im 14. Jh. errichtet ist, dem großen Jahrhundert dieser Familie: Ringmauer mit noch erkennbarem oberen Rundgang, zwei Rundtürmen und dem mächtigen rechteckigen Block des Hauptturms, des * *„Bergfried"* (Donjon). Dieser hat Tonnengewölbe, reich gerahmtes Portal und zwei teils vermauerte, ähnlich reiche zweiteilige Fenster im Obergeschoß.

157 NARO. – S. Francesco [c 3]. Die zahlreichen eindrucksvollen, vornehmlich barocken Kirchen und Konventsgebäude der Stadt befinden sich leider meist in schlechtem Zustand. Im Zentrum der Stadt liegt die Kirche S. Francesco, vor

1635 erbaut. Das anschließende ehemalige Konventsgebäude ist Rathaus der Stadt; bedeutend der Pfeilerhof. Die * *Kirchenfassade* ist das seltene Beispiel einer frühbarocken Stilstufe mit der dicht gedrängten Motivhäufung flächenhafter Komposition, bei welcher die Karyatidenpaare zu seiten des Portals besonders auffallen. Das Innere birgt als besonderes Kleinod die überreich dekorierte Sakristei mit dem Datum 1721.

158 NARO. – S. Agostino [c 3]. Die ehem. Kirche der Augustiner-Chorherren wurde seit 1707 durch den Toskaner Francesco Querni, wohl einen Ordensbruder, erbaut, dessen Entwurf im oberen Teil der * *Fassade* erst 1815 vollendet wurde.

159, 160 NARO. – S. Salvatore [c 3]. Die ehem. Kirche der Benediktinerinnen blieb in ihrer bedeutenden * *Fassade* unvollendet. Vorgesehen war eine Doppelturmfassade, die dem hohen, einschiffigen Kirchenraum zu breiter und monumentaler Wirkung verhelfen sollte. Im Inneren befinden sich zwei Grabdenkmäler der adligen Familie Lucchesi Palli, aus dem „Alten Dom“ stammend, von denen der * *Sarkophag des Giuseppe Lucchesi* aus dunkelgrünem Marmor, auf zwei Löwenpaaren ruhend, besondere Aufmerksamkeit verdient. Er wiederholt in allem sehr genau das berühmte Vorbild des Porphyr-Sarkophags Kaiser Friedrichs II. im Dom zu Palermo. Das gleiche geschah in einem weiteren Sarkophag der Familie, aus der gleichen Kirche stammend, dessen zerstörte Reste sich im Hof des Municipio befinden. Beide Sarkophage gehören zu einer Reihe weiterer Grabmäler sizilischer Adliger gleichen Typs aus der ersten Hälfte des 17. Jh. an verschiedenen Orten, welche diesen bewußten historischen Rückgriff vollziehen.

161 NARO. – La Madrice Nuova (ehem. Jesuitenkirche) [c 3]. Die Kirche besitzt eine **Sakristei*, die aus der Madrice Vecchia (dem „Alten Dom“) stammt; sie ist ein bemerkenswertes Werk harmonischer Ausstattung und Gestaltung der beiden Holzbildhauer Gabriele Terranova und Giuseppe Cardilicchia aus Agrigent, die diesen Auftrag im Jahre 1725 erhielten.

Lit.: Biagio Alessi, Naro. Guida storica e artistica (Agrigento – Palermo 1976). – Giuseppe Candura, Storia di Sicilia: Naro, Il Santo, La Comarca (Naro 1977).

162 NICOSIA. – S. Vincenzo Ferreri [d 3]. Der in Sizilien überaus tätige flämische Maler Guglielmo (Willem) Borremans (Antwerpen 1670–1744 Palermo) hat diese Kirche der Dominikanerinnen mit einem Freskenzyklus ausgestattet. Hauptbild ist das **Fresko der Decke* mit der Darstellung der Hl. Dreifaltigkeit, den hl. Vinzenz Ferrer krönend, mit weiteren Heiligen. Unsere Aufnahme gibt die untere Hälfte des Bildes; sie enthält auch die Signatur des Malers mit dem Datum 1717 (inzwischen von Bauschäden bedroht).

Lit.: Gioacchino Di Marzo, Guglielmo Borremans (Palermo 1912).

163 NOTO. – Dom SS. Nicola e Corrado [e 4]. Der Rang der Stadt Noto als einer der drei namengebenden Provinzen („Valli“) Siziliens und deren Hauptstadt (Val di Noto) bestand seit der arabischen Periode Siziliens im 9. Jh. und bis ins 19. Jh. Von dem Erdbeben des Jahres 1693 war die Stadt so schwer getroffen, daß ein Wiederaufbau an neuer Stätte beschlossen wurde, mehr in Küsten-Nähe und etwa 15 km vom alten Ort entfernt. Noto ist die schönste der sizilischen Barockstädte durch die Fülle bedeutender kirchlicher und profaner Bauten, die im Rahmen eines regelmäßigen Stadtplanes bei überschaubarer Hanglage zu außerordentlicher Wirkung gelangen. Der Dom, erst

seit 1844 Bischofskirche, erweist sich als Hauptkirche der Stadt durch seine zentrale Lage und die (in Sizilien seltene) in voller Breite dominierende **doppeltürmige Prachtfassade* über hoher Freitreppe.

164 NOTO. – S. Carlo Borromeo [e 4]. Die Kirche ist zusammen mit dem unmittelbar zugehörenden Jesuiten-Kolleg ein erstes Hauptwerk des in Noto führenden Architekten Rosario Gagliardi, 1730 begonnen, charakteristisch in der Auszeichnung ihrer konkaven **Fassade* durch die dreigeschossigen Ordnungen der Vollsäulen bei gleichzeitiger Einbindung in den Baukomplex.

165, 166 NOTO. – S. Chiara [e 4]. Die weibliche Ordenskirche S. Chiara mit ihrem Konvent und seiner charakteristisch abweisend verschlossenen Fassade an der gleichen, leider um 2 m abgesenkten Hauptstraße gelegen, ist ein ovaler Zentralraum. Die blockhafte **Fassade* überbaut die Vorhalle und die darüber befindliche Empore mit dem Nonnenchor und seinen Fenstern auf die Straße. Das längsovale **Innere* erhält durch die vollplastisch vor die Wand vortretenden Säulen mit ihren verkröpften Gebälken einen stark bewegten Ausdruck; paarweise in einem Rhythmus kleinerer und größerer Wandabschnitte zusammentretend, verstärkt sich die Bewegung nach oben in den Aufsätzen der Attika und den Statuen der 12 Apostel über den 12 Pfeilern; in deren Mitte über dem Chorbogen die Gestalt Gottvaters zwischen Engeln. Das Ganze, von R. Gagliardi entworfen, war jedenfalls 1748 schon im Bau.

167 NOTO. – S. Domenico [e 4]. Die Kirche, 1737 von R. Gagliardi begonnen, zeigt in der kraftvoll vorschwingenden konvexen **Fassade* mit ihren nochmals vortretenden Vollsäulen die unmittelbare Verwandtschaft mit den ähnlich komponierten Fassaden desselben Baumeisters in Ragusa (S. Giorgio, S. Giuseppe). In ihrem Inneren verbindet die Kirche auf hervorragende Weise eine längsgerichtete, dreischiffig-basilikale Raumform von nur drei Achsen mit einer einbeschriebenen zentralen Kreuzform, verwirklicht durch die zentrale Tambourkuppel und die vier, durch eingestellte Säulen vom Hauptraum abgetrennten Seitenräume, ihrer-

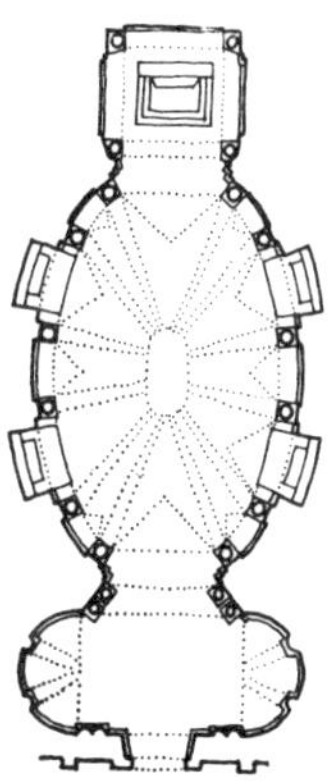

Noto, S. Chiara

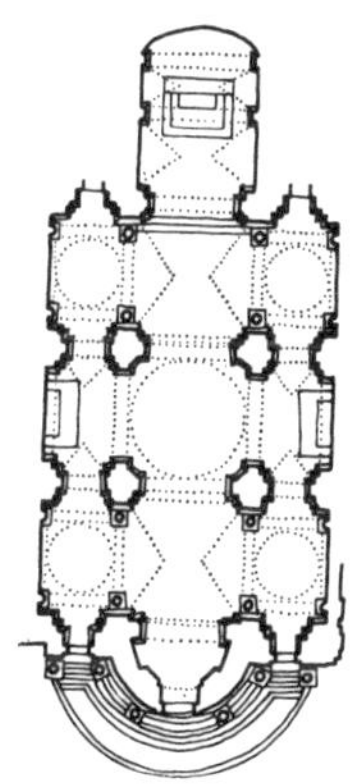

Noto, S. Domenico

seits mit kleinen Kuppeln gedeckt. Damit erweist der Bau seine besondere Eignung als Kirche des Dominikaner-, des Prediger-Ordens. Neben der Kirche das monumentale Portal des Klosters.

168 NOTO. – S. FRANCESCO UND KLOSTER SS. SALVATORE [e 4]. Die Kirche der Franziskaner in einer Front mit dem anschließenden Konvent präsentiert sich in ihrer der Tradition des Ordens entsprechenden relativen Schlichtheit, gleichwohl aber eindrucksvoll dank ihrem Standort oberhalb der großen Freitreppe. Nach erstem Wiederaufbau gehört das Bestehende einem erneuten Beginn von 1734 an. Auch hier ist R. Gagliardi sehr wahrscheinlich der Entwerfende sowohl der Fassade als auch des noblen, durch Schichtpilaster gegliederten einschiffigen Inneren. – Der Franziskanerkirche fügt sich seitlich die prächtige Rückfront des vornehmen Klosters SS. Salvatore an: zwei Geschosse mit Pilasterpaaren verdecken die Apsis der Kirche, teils mit Balkonaufsatz und Balustrade. Anschließend die turmartig überhöhte Ecke der Klostergebäude über geschwungenem Grundriß seiner Front, endigend in Balkonen und einem Belvedere mit nochmaliger Terrasse mit Bekrönung durch eine Pyramide – das Ganze einfallsreich, originell und zugleich repräsentativem Bedürfnis entsprechend.

169 NOTO. – PALAZZO VILLADORATA UND CHIESA DI MONTEVERGINE [e 4]. Die ansteigende Straße mit Palästen auf beiden Seiten führt axial auf die konkav zwischen seitlichen Türmen einwärtsschwingende Fassade der Chiesa di Montevergine, erbaut von Vincenzo Sinatra (das Datum 1762 am Chorbogen). Zur Linken der Palazzo Villadorata, wohl nach Entwurf von Paolo Labisi vor 1740 erbaut; er ist ausgezeichnet durch die prachtvoll skulptierten großen Konsolen der Balkone.

Lit.: Nicolò Pisani, Noto. La città d'Oro (Siracusa 1953). – C. G. Canale, Noto. La struttura continua della città tardo-barocca (Palermo 1976). – Atti del simposio sull'architettura di Noto (Siracusa 1979). – Spezialliteratur bei S. Boscarino, Sicilia barocca (1981). – Stephan Tobriner, The genesis of Noto. An Eighteenth Century Sicilian City (London 1982) [grundlegend].

170 PACHINO. – STADT [e 4]. Regelmäßige Stadtanlage (in 65 m Höhe) in rasterförmigem Grundriß seit 1758, mit orthogonalem Straßennetz und quadratischem Hauptplatz in der Stadtmitte.

Farbtafel IV PALAZZOLO ACREIDE. – GRIECHISCHES THEATER [e 4]. Die Stadt, 697 m hoch in den Monti Iblei gelegen, ist die Nachfolgerin der nahen Griechenstadt Akrai, 711 m hoch gelegen. Diese ist die erste von Syrakus aus im Jahre 664 v. Chr. erfolgte Gründung mit der Absicht der militärischen Sicherung ihres Hinterlandes. Unter den erhaltenen antiken Ruinen ist vor allem das Theater zu nennen, etwa aus dem Ende des 3. Jh. v. Chr., das bei kleineren Maßen im ganzen gut erhalten ist mit seinen 12 Stufen in 9 Sektoren.
Lit.: L. Bernabò Brea, Akrai (Catania 1956).

171 PALAZZOLO ACREIDE. – S. PAOLO [e 4]. Kirchen und Paläste des 18. Jh. bestimmen die Erscheinung der Stadt, die, wie zahlreiche andere dieser Region, von dem Erdbeben des Jahres 1693 stark betroffen war. Die **Fassade* von S. Paolo muß als die bedeutendste unter den Kirchen der Stadt bezeichnet werden, als deren Urheber wohl um 1750 der Architekt Vincenzo Sinatra nur vermutet werden kann. Die besondere Wirkung der für die Gegend und Epoche so charakteristischen dreigeschossigen Fassade mit vor-

tretenden Vollsäulen und Glockenturm-Überhöhung der Mitte kommt durch das Zusammentreffen mehrerer Faktoren zustande. Die Steigerung zur Mitte und nach oben setzt ein durch die zweimal gestufte Freitreppe, vor allem aber durch die tief schattende und zugleich seitlich ausladende Vorhalle; schließlich durch das gezielte Skulpturen-Programm: in der ebenfalls tief schattenden, triumphbogenartigen Mittelöffnung des Obergeschosses sieht man die „Erscheinung" (die „Epiphanie") des segnenden Christus zwischen zwei kleinen Engelfiguren; auf den beiden Seitenabschnitten die Statuen von je vier Aposteln, denen in der Mitte des Glockengeschosses die vier weiteren Apostel zur Zwölf-Zahl sich hinzufügen. Das Ganze darf somit in dem vorzüglich komponierten Ineinander von architektonischem Rahmen und figürlicher Darstellung als Konzept eines „Theatrum sacrum" gelten.

172 PALAZZOLO ACREIDE. – SS. Annunziata [e 4]. In der (wie auch sonst häufig) unvollendet gebliebenen Fassade der schlichten dreischiffigen basilikalen Barockkirche hat allein das **Portal* eine reiche architektonische Rahmung erhalten: zwei Paare gestuft angeordneter Spiralsäulen mit korinthischen Kapitellen und verkröpftem Gebälk, mit handwerklich überaus fein gearbeiteten, teils naturalistischen Motiven rahmen ein Portal von zarter, bereits klassizistischer Prägung.

173 PALAZZOLO ACREIDE. – Palazzo Judica [e 4]. Die für die meisten sizilischen Barockpaläste so charakteristischen Balkone des piano nobile geben mit den sie tragenden, weit vorkragenden steinernen **Konsolen* den lokalen Steinmetzen ein Betätigungsfeld phantasievoller Erfindung. Der ungewöhnlich große Balkon dieses Palazzo zeigt ein ebenso ungewöhnliches Ausmaß ungehemmter, frei erfundener Formen, sowohl in den Ungeheuern über dem Portal, als auch in der physiognomischen Variationsbreite des Ausdrucks menschlicher und kaum noch menschlich zu nennender Köpfe.

174–178, Farbtafel XVI PALERMO. – Kathedrale [c 2]. Der monumentale und langgestreckte Bau ist etwa gleichzeitig und gleichsam im Wetteifer mit dem nahen Dom in Monreale im späten 12. Jh. errichtet (nur eine überlieferte Inschrift in der Apsis von 1185) und später vielfach verändert, vor allem seit 1781 im Inneren in einem klassizistischen Spätbarock umgebaut. Die **Ostansicht* mit dem mächtigen Querschiff und den drei Apsiden gibt aber im wesentlichen noch die Form der späten Normannenzeit; nur die flankierenden Ecktürme erhielten erst im 14. Jh. ihren oberen Ausbau. Charakteristisch ist der reiche Flächenschmuck flacher, z. T. sich verschränkender Blendarkaden mit geometrischen Motiven und farbigen Steinintarsien, in welchem insgesamt arabisch-orientalischer Einfluß sich zeigt.

Die Kathedrale der Hauptstadt beherbergt die ehrwürdigen und bedeutenden **Grabmäler* des normannisch-staufischen Herrscherhauses, unter denen die vier Porphyr-Sarkophage mit ihren 6-Säulen-Baldachinen hervorragen. Der älteste ist derjenige von **Roger II.* († 1154). Dieser war seit 1130 König sowie Gründer und Förderer des Domes von Cefalù, den er als seine Grabeskirche ausersehen hatte, indem er im Jahre 1145 zwei Porphyr-Sarkophage im Chor aufstellen ließ. Nach seinem Tode jedoch wurde Roger im Dom zu Palermo beigesetzt, und zwar in einem sehr einfachen, neu gearbeiteten Porphyr-Sarkophag, allerdings ruhend auf zweimal vier prachtvoll gearbeiteten knieenden Trägerfiguren, die zu den frühen Skulpturen sizilisch-normannischer

Zeit zählen, wohl mit dem Datum 1154 zu verbinden. – Alle Versuche des Dom-Kapitels von Cefalù in den folgenden Jahren, das Recht der Grabeskirche gegen Palermo geltend zu machen, schlugen fehl; sie endeten mit der endgültigen Überführung der beiden Porphyr-Sarkophage im Jahre 1215 nach Palermo auf Veranlassung des Stauferkaisers Friedrich II., der sie für sich und seinen Vater Heinrich VI. († 1197 in Messina) in Anspruch nahm.

Das **Grabmal Friedrichs II.* ist das reichste der Porphyrsarkophage, auf Löwenpaaren ruhend und mit den je drei Relief-Rundbildern Christi und der Madonna zwischen den vier Evangelisten-Symbolen auf beiden Seiten des Sargdeckels. Es ist das für Roger II. in Cefalù ursprünglich vorgesehene Grabmal, mithin auch das älteste und zuerst gefertigte. Die dunkle Erhabenheit dieses Grabmals wird durch die alleinige Verwendung des Porphyrs auch für den Baldachin, seine sechs Säulen und das Giebeldach noch gesteigert. – Der Sarkophag der Kaiserin Konstanze, Tochter Rogers II., Gemahlin Heinrichs VI. und Mutter Friedrichs II. († 1198 in Palermo), hat zwar wie derjenige ihres Vaters Roger II. ebenfalls die Hoheitsform eines Baldachins erhalten, und zwar wohl um 1215, aber es geschah dies nicht in Porphyr, sondern in der reichen Form farbiger musivischer Inkrustation der Säulenschäfte und des Daches, ähnlich dem Kreuzgang zu Monreale. Die eigentliche Bedeutung und Absicht dieser Grabmäler wird sinnfällig durch die Verwendung des besonders harten und seltenen und bis dahin nur den Kaisern in Rom und Konstantinopel vorbehaltenen Porphyrs (der überdies nur im inzwischen islamisch gewordenen Ägypten gebrochen wurde); außerordentlicher Anspruch also des jungen südlichen Königreichs!

Lit.: Josef Deér, The dynastic porphyry tombs of the norman period in Sicily (Cambridge, Mass. 1959). – A. Zanca, La cattedrale di Palermo (1170–1946) (Palermo 1952).

Die Kaiserin Konstanze, Tochter König Alphons II. von Aragon († 1222 zu Catania), wurde auf Anordnung ihres Gemahls Friedrich II. im Dom zu Palermo beigesetzt. Als Sarg diente ein aus dem 3. oder 4. Jh. stammender **römischer Sarkophag* mit Darstellungen einer Löwen- und Hirsch-Jagd (man beachte die bedeutsame lateinische Inschrift). Bei der ersten Öffnung des Sarkophags im Jahre 1491 fand man außer zahlreichen weiteren Schmuck-Stücken die reich verzierte **Krone* (Farbtafel XVI), die nach dem damaligen Fundbericht das Haupt der Kaiserin geschmückt hatte und die bei der zweiten Öffnung im Jahre 1781 in einem Kästchen niedergelegt war. Diese Krone ist jedoch die des Kaisers, Grabbeigabe für seine erste Gemahlin, wohl zu deuten als in Erinnerung an die 1220 erfolgte Kaiserkrönung; sie hat die Form der ostchristlichen Kaiserkrone, des Kamelaukions, und muß in der griechischen Werkstatt des normannischen Königreichs zu Palermo gefertigt sein. Zur charakteristischen Helm-Form dieser Krone gehören der untere Reif und die vier Bügel, dicht besetzt mit Perlenschnüren sowie Vierpässen mit Emailplättchen, aus denen abwechselnd Edelsteine und Perlen mit ihren hohen Fassungen herausragen. Die vier Kalotten zwischen den Bügeln sind mit feinstem Goldfiligran bedeckt und gleichfalls mit kleinen Edelsteinen. Die untere Borte zeigt einen Fries von Palmetten, wie sie ähnlich an den Seitenwänden der Cappella Palatina zu Palermo und des Domes in Monreale vorkommen. Auch die seitlich herabhängenden „Pendilien“ mit gleichen Schmuck-Elementen gehören zu diesem Diadem, das so auch in den bildlichen Darstellungen der Normannen-Könige begegnet, hier aber in

dem einzigartigen Original einer Krone vor Augen steht.
Lit.: Josef Deér, Der Kaiserornat Friedrichs II. (Bern 1952). – Maria Accascina, Oreficeria di Sicilia dal XII al XX Secolo (Palermo 1974).

Das marmorne **Weihwasserbecken* des 15. Jh. ist zusammen mit seinem 1553 in Auftrag gegebenen und im Aufbau fast identischen Gegenstück am gleichen Ort eines der reichsten und aufwendigsten bildhauerischen Werke dieser Gattung überhaupt. Bei einer Gesamthöhe von 4,10 m erhebt sich über dem halbrunden, von einer figürlichen Wandkonsole getragenen Becken ein Aufbau von zwei großen Reliefbildern übereinander, die den sakramentalen Bezug des Wassers zum Thema haben, beide in feierlichen axialsymmetrischen Kompositionen: unten die Taufe Christi im Jordan, darüber die figurenreiche Szene einer Taufhandlung mit dem Taufbecken in der Bildmitte. Bekrönt ist das Ganze durch einen Baldachin, der in seinem ausgreifenden Halbrund oben dem Becken unten entspricht, dessen Würde damit ausdrucksvoll bekräftigend, mit einer Engelstatue auf dem Dachaufsatz. Weder für die Entstehungszeit noch für den Meister des Werks gibt es Urkunden. Meist wird der Name des Domenico Gagini genannt, doch ist auch die Beteiligung anderer Bildhauer wahrscheinlich sowie eine Datierung um 1470. Es sollte jedoch bei diesem ungewöhnlich anspruchsvollen Werk, das gleichsam die Bildform eines Altarretabels auf das Gerät des Weihwasserbeckens überträgt, der Zusammenhang wahrgenommen werden mit dem ebenso ungewöhnlichen, gewaltigen Bildhauer-Auftrag von 1507 an Antonello Gagini, den Hauptmeister der nachfolgenden Generation, für den Skulpturen-Zyklus im Chor des Domes zu Palermo. Der barocke Umbau der Kirche hat dieses Ensemble total beseitigt und seine zahlreichen Einzelstücke im ganzen Dom verstreut. – Ein einziges Mal ist die aufwendige Form wiederholt worden: nicht zufällig in dem 1486 datierten Weihwasserbecken der besonders reich ausgestatteten Cappella dei Marinai in der Kirche der Annunziata zu Trapani, heute im dortigen Museo Pepoli.

179 PALERMO. – S. Agostino [c 2]. Die Kirche der Augustiner-Chorherren aus dem späten 13. Jh. ist eine langgestreckte Saalkirche, die im 17. und 18. Jh. mehrfach verändert wurde. Im Inneren ist vor allem die reiche plastisch-figürliche Ausstattung zu erwähnen, mit welcher Giacomo Serpotta seit 1711 dem Ganzen das Gepräge gegeben hat. Erhalten hat sich die schlichte Fassade des 14. Jh. mit spitzbogigem Portal und schöner Fensterrose darüber. Der angrenzende **Kreuzgang* ist mit seinen Rundbogen-Arkaden über schlanken Säulen mit jonischen Kapitellen, hohen Architrav-Blöcken und Gewölben in allen vier Kreuzgang-Flügeln ein Werk der Zeit um 1560. Der leichte und lockere Charakter des Ganzen, zumal der dünnen Säulen, läßt im Vergleich mit Architektur-Formen des italienischen Festlandes an solche des 15. Jh. denken. Die späte Aufnahme von Renaissance-Formen in Sizilien wird hier deutlich. – In der Ostecke des Kreuzganges ist die schöne Architektur-Komposition der Fassade des Kapitel-Saals aus der Zeit um 1300 erhalten geblieben; in gleichmäßig reicher spitzbogiger Rahmung des Portals und der beiden zweiteiligen Fenster-Öffnungen an den Seiten.

180, 181 PALERMO. – S. Cataldo [c 2]. Die Kirche ist eine Gründung des Maio von Bari, der, 1154, im Jahre des Regierungsantritts von König Wilhelm I., zum Großadmiral, zur höchsten Würde des Staates ernannt, 1160 ermordet wurde. Der innerhalb dieses Zeitraumes

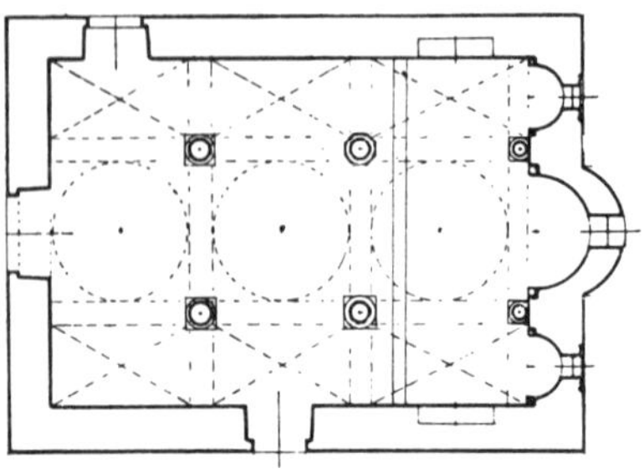

Palermo, S. Cataldo

errichtete Bau ist unmittelbar benachbart der von seinem Vorgänger im gleichen höchsten Amt des Staates, Georg von Antiochien, errichteten Kirche S. Maria dell'Ammiraglio. Dieser, ein orthodoxer Christ arabischer Zunge, errichtete „seine" Kirche in dem Typus der byzantinischen Kreuzkuppelkirche; Maio von Bari wählte für „seine" Kirche und ihr Patrozinium nicht nur einen apulischen Heiligen, sondern auch eine Bauform seiner apulischen Heimat, nämlich die dreischiffige Kuppelkirche, also dem lateinisch-westlichen Ritus zugehörig. Beiden relativ kleinen Bauten eignet ein Wille zur Monumentalität, deutlich in der vollständigen Wölbung und zumal in der Anwendung der Kuppel; was sie jedoch trotz des verschiedenen architektonischen Typus verbindet, ist ihre entscheidende Prägung durch arabische Formen: die sorgfältige Quadertechnik des blockhaften **Außenbaus* durch das zart gestufte Relief der konzentrischen Blendbögen gegliedert; bei S. Cataldo zumal das feine abschließende Gesims und das teilweise erhaltene horizontale Band kufischer Inschrift; ebenso auch die in ihrem nackten Rund sich erhebenden Kuppeln, deren Konstruktion im **Inneren* über gestuften Ecktrompen vom Quadrat zum Rund des Kuppelansatzes erfolgt. Die Säulen mit korinthischen Kapitellen (und einer originellen Ausnahme) tragen spitzbogige Arkaden, welche die gratgewölbten Seitenschiffe abtrennen. Die für diese Epoche so charakteristische Tatsache von christlichen Auftraggebern und arabischen Werkleuten ist hier deutlich.

Lit.: W. Krönig, Sul significato storico dell'arte sotto i due Guglielmi, in: Atti delle quarte giornate normanno-sveve (Bari 1981) 291–310.

182 PALERMO. – S. Caterina [c 2]. Kirche und Klosterkomplex der Dominikanerinnen im Zentrum der Stadt, ausgezeichnet durch die glanzvoll einheitliche Innendekoration des Barock. Als Bau 1566 begonnen, 1596 geweiht, folgt die Kirche dem Typus weiblicher Ordensbauten: einschiffig, kreuzförmig mit dominierender Vierungskuppel, mit Seitenkapellen und Westempore über dem Eingang. Die Fassade im Westen und die freiliegende Flanke zeigen die einfach-strenge Pilasterordnung dieser Zeit; im ganzen römischen Vorbildern verpflichtet. Das **Innere* der Kirche aber ist im Laufe des 17. und 18. Jh. im Zusammenwirken aller Künste mit einem Dekor überkleidet, bei welchem außer Reliefplastischem sich vor allem in der Technik der farbigen Stein-Intarsien ein Hauptelement sizilischen Barocks in großer Virtuosität zeigt.

Lit.: G. Lanza Tomasi/E. Sellerio, Castelli e monasteri siciliani (1968).

183 PALERMO. – Chiesa del Carmine [c 2]. Unter den zahlreichen **Kuppeln* der Barockkirchen in Palermo bildet diejenige der Chiesa del Carmine eine durch ihre Originalität auffallende Ausnahme. Denn außer dem häufigen Schmuck der Kuppelschale selbst durch farbige Majolika erfolgt hier die plastische Außen-Gliederung des Kuppel-Tambours nicht allein durch architektonische Glieder, sondern zusätzlich durch großformatige

Trägerfiguren, „Atlanten", die zwischen zwei Vollsäulen mit diesen zusammen das horizontale Gebälk stützen. Der Reichtum der Gliederung im Wechsel der Wandabschnitte von gerahmten Fenstern und plastisch vortretenden Elementen ist außerordentlich. Architekt des 1626 begonnenen Neubaus der Karmeliterkirche, einer dreischiffigen Säulenbasilika dorischer Ordnung, war sehr wahrscheinlich Mariano Smiriglio (1569–1634). Erst 1670 wurde die Kuppel errichtet, die dann 1680 ihre plastische Ausgestaltung durch die Bildhauer Andrea La Farina und Vito Surfarello erhielt, beide in der Folge auch im Inneren tätig. Dort auch vier Statuen von Francesco Messina, um 1680. Die beiden großen Querschiff-Altäre sind frühe Hauptwerke von Giacomo Serpotta, 1683/84, deren reiche Spiral-Säulen mit ihren kleinfigurigen Szenen eine virtuose plastische Meisterschaft beweisen.
Lit.: C. Nicotrà, Il Carmelo palermitano (Palermo 1960). – R. Garstang, Giacomo Serpotta . . . (1984), 219–222.

184, 185 PALERMO. – S. Domenico [c 2]. Der städtebaulich bedeutende Platz vor der Kirche der Dominikaner, die seit dem Mittelalter dort ihre Niederlassung hatten, erhielt seine endgültige Gestalt erst durch die seit 1724 nach Entwurf des bedeutenden Dominikaner-Architekten Tommaso Maria Napoli errichtete Mariensäule (vollendet durch Giovanni Amico). Auch die mächtige, erst 1726 vollendete, breit gelagerte *Fassade* der Kirche ist sein Werk; mit ihren Doppeltürmen und den vollplastisch in zwei Geschossen vortretenden Säulenpaaren bestimmt sie den Platz. Die Kirche selbst ist ein Bau des 17. Jh., eine dreischiffige, kreuzförmige Säulenbasilika toskanischer Ordnung, und seit dem 19. Jh. das Pantheon berühmter und verdienter Bürger Siziliens, die hier Grabdenkmäler und Epitaphien erhalten haben. An der Flanke der Kirche ist der Kreuzgang des 14. Jh. zum großen Teil noch erhalten. – In der reichen liturgischen Ausstattung verdient die Marmor-Gruppe einer *Pietà,* eines Vesperbildes (Höhe 82 cm), Hervorhebung, ein Werk des Domenico Gagini aus den 1460er Jahren. Das Andachtsbild dieser isolierten plastischen Gruppe, einer Bildprägung des deutschen Mittelalters aus der Zeit um 1300, ist in Italien vor der von dem jugendlichen Michelangelo in den Jahren 1498–1500 geschaffenen Marmor-Pietà für St. Peter in Rom kaum zu finden. Forschungen haben jedoch ergeben, daß im 15. Jh. deutsche plastische Vesperbilder in Italien vielfach in Dominikaner-Kirchen angetroffen werden und daß Pietà-Visionen im besonderen von dem hl. Dominikus und dem hl. Albertus Magnus überliefert sind. Die leider beschädigte, doch ausdrucksvolle Gruppe in Palermo, die in Sizilien nicht allein steht, bestätigt größere Zusammenhänge.
Lit.: H. W. Kruft, Domenico Gagini . . . (1972) S. 53. – W. Körte, Deutsche Vesperbilder in Italien, in: Kunstgeschichtliches Jahrbuch der Bibliotheca Hertziana, I, 1937, 1–138, 96ff.

186, 187 PALERMO. – S. Francesco Saverio [c 2]. Die ehem. Kirche des Jesuitenordens ist ein bedeutender und origineller Zentralbau, Werk des Ordensarchitekten Angelo Italia († 1700), 1684 von ihm begonnen, aber erst 1711 geweiht; seit dem letzten Krieg der angrenzenden Gebäude beraubt, jedoch mit *Fassade* und angrenzendem Campanile sowie beherrschender großer Tambourkuppel. Der *Innenraum* hat die Form eines griechischen Kreuzes mit vier halbrund endenden Kreuzarmen und der zentralen Kuppel über einer achtseitigen, durch toskanische Säulen bestimmten Mitte. In den Diagonalen befinden sich vier sechsseitige Kapellen über gleichartigen Säulen mit horizontalem Gebälk, zum Hauptraum

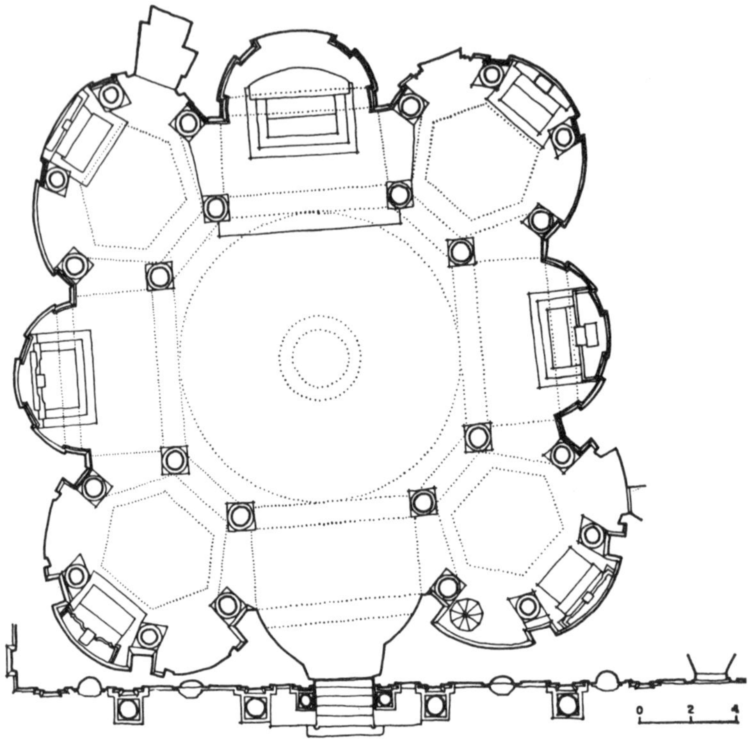

Palermo, S. Francesco Saverio

und zu den Kreuzarmen hin sich öffnend und zugleich nach oben hin, zu einem Emporengeschoß in der Attikazone über der gesamten unteren Säulenordnung, von kleinen Kuppeln mit Laternen überwölbt. – Der in Sizilien mit dieser seiner Form ziemlich allein dastehende Bau dürfte nicht ohne Kenntnis piemontesischer Barock-Architektur entstanden sein, wie etwa der Kirche S. Lorenzo in Turin von Guarini (der als Architekt zeitweise in Messina tätig war), durch Publikation leicht zugänglich, die hier geistreich variiert wird. Allein die Jesuitenkirche in Polizzi Generosa gibt eine einfachere Nachfolge des Palermitaner Baus. *Lit.:* A. Manganaro, La chiesa di San Francesco Saverio in Palermo ed il suo architetto (Palermo 1940). – V. Palazzotto, Angelo Italía e S. Francesco Saverio in Palermo (Palermo 1977, mit archit. Zeichnungen). – M. L. Stella, L'architetto Angelo Italía, in: Palladio, n. s., 18, 1968, 155–176.

188 PALERMO. – Chiesa del Gesù (Casa Professa) [c 2]. Die Jesuiten, seit 1549 in Palermo, begannen im späten

16. Jh. mit dem Bau der Kirche ihres Ordenshauses, der Casa Professa, die 1636 als Chiesa del Gesù geweiht wurde. Die große dreischiffige kreuzförmige Pfeilerbasilika mit Vierungskuppel und Seitenkapellen ist ausgezeichnet durch einen geradezu überströmenden plastisch-malerischen Reichtum ihrer Ausstattung, deren Vollendung sich bis zur Mitte des 18. Jh. hinzog. Alle Arten plastischer Formen in Stuck und Marmor, Relief und Vollskulptur, farbiger Stein-Inkrustation in Wandflächen und architektonischen Gliedern, verbunden mit einem gezielten theologischen Programm alles Bildlichen, vereinigen sich zu einer überwältigenden Gesamtwirkung. – In den drei großen Wandabschnitten der Apsis hinter dem Hochaltar betont Vollplastisch-Figürliches die besondere Bedeutung dieses Ortes: in der Mitte die Hl. Dreifaltigkeit; zu beiden Seiten in architektonisch durch doppelte Pilaster-Paare reich gerahmten Nischen zwei alttestamentliche Figuren-Gruppen, die thematisch vorausweisen auf das Sakrament der Eucharistie. Zur Linken ist es Abigail, die vor David niederknieend ihn versöhnt durch die Gaben von Brot und Wein; zur Rechten ist es die **Gruppe von Abraham und Melchisedek,* der König von Salem, „ein Priester Gottes des Höchsten" (Genesis 14, 18), der Brot und Wein herbeiträgt und Abraham segnet, den siegreich aus der Schlacht zurückgekehrten Heerführer. Das Ganze ist ein Geschehen auf einer Bühne, dazu vor gemaltem Hintergrund: „teatro sacro". Beziehungsreiche „praefiguratio" des Christus-Opfers im Alten Testament ist auch im kleinen Relief-Rundbild der Sockelzone die Darstellung der Opferung Isaaks durch Abraham. Während die seitlichen kleinen Figuren-Gruppen der mit Widder und Lamm spielenden Putten sich im Idyllisch-Spielerischen zu erschöpfen scheinen, ist die weitere Gruppe zweier Putten zu seiten eines auf einem Altar liegenden Lammes oben über dem Gebälk der Rahmenordnung eindeutiger Hinweis auf das geopferte Christuslamm, auf das die darunter befindlichen alttestamentlichen Szenen vorausweisen sollen. – Die beiden Figuren-Gruppen sind Werke des Gioacchino Vitagliano und müssen mit dem Datum 1704 verbunden werden. – Die Kirche, 1943 durch Bomben schwer getroffen, wurde im ganzen vorzüglich restauriert. In den angrenzenden Klostergebäuden befindet sich heute die bedeutende Biblioteca Comunale.

Lit.: G. Filiti SJ, La chiesa della Casa Professa della Compagnia di Gesù in Palermo (Palermo 1906). – D. Garstang, Giacomo Serpotta . . . (1984) S. 228–234.

189, 190 PALERMO. – S. Giorgio dei Genovesi [c 2]. Die genuesischen Kaufleute hatten eine bedeutende Handelsniederlassung und daher auch landsmannschaftliche (= „nazionale") Vereinigung (Confraternità) in Palermo mit einer eigenen Kapelle in S. Francesco. Im Jahre 1576 beschloß diese in Vereinbarung mit der Confraternità di San Luca, an Stelle von deren alter Kirche eine neue eigene, ihrem Patron gewidmete zu erbauen mit der Verpflichtung, der neuen Kirche auch eine Cappella di San Luca einzufügen. Architekt war der seit langem in Palermo ansässige Piemontese Giorgio Di Faccio († 1592), der auch an der Kirche S. Maria La Nova entscheidend mitwirkte. Die Jahreszahl 1591 an der Fassade von S. Giorgio darf wohl als Datum der Vollendung angesehen werden. Bei nur geringen Abmessungen und einem straffen Grundriß, der den dreischiffigen basilikalen **Kirchenraum,* das kurze Querschiff mit oktogonaler Tambourkuppel über der Vierung und den dreiteiligen Altarraum insgesamt in einer rechteckigen Gesamtform zusammenfaßt, muß der Bau als eine der bedeutendsten Manifestationen Siziliens zur Architektur der Renaissance

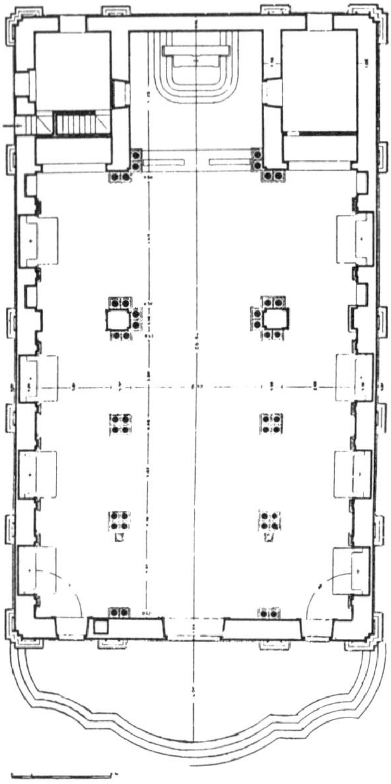

Palermo, S. Giorgio dei Genovesi

gewertet werden. Die Stützen sind Pfeiler, bestehend aus vier Säulen, welche Sockel und Architravblock gemeinsam haben – wobei besonders bemerkenswert ist, daß diese originelle Stützenform diejenige des normannischen Domes von Palermo (des späten 12. Jh.) ist, die hier verwandelt wiederkehrt. Die Vierungspfeiler verdoppeln die Säulen in einer zweiten Ordnung, dem ganzen Raum durch ihre Proportion ein Aussehen von schlanker Feinheit verleihend.

Das **Altarbild mit dem hl. Lukas, der die Madonna malt,* bestimmt für die Kapelle des Heiligen, ist ein Werk des Florentiner Malers Filippo Paladini aus dem Jahre 1601 und das früheste in der Reihe seiner sizilischen Werke. Das zumal seit dem 16. Jh. für den Patron der Maler bevorzugte Thema hat den Künstler zu einem anspruchsvollen Reichtum der Motive veranlaßt: Maria als Erscheinung, als Vision inmitten von Engeln; die Stilleben kraftvoll im Vordergrund, verbunden mit der Tiefenwirkung der Hintergrundszenen. – In die Jahre von 1601–14 drängt sich ein reiches Schaffen großformatiger Altarbilder von Paladini, verstreut über den weiten Raum fast ganz Siziliens, Bestätigung des großen Rufes des Malers, der in Mazzarino seßhaft geworden und dort gestorben ist.

Lit.: F. Meli, Matteo Carnilivari ... (1958) 151–158. – Mostra di Filippo Paladini: Catalogo a cura di M. G. Paolini e D. Bernini, Palermo 1967. – R. Patricolo, San Giorgio dei Genevesi e le sue epigrafi (Palermo 1980[2]).

191, Farbtafel XII PALERMO. – S. GIOVANNI DEGLI EREMITI [c 2]. Die Kirche wurde wahrscheinlich schon um oder vor 1140 und gleichzeitig mit der Cappella Palatina erbaut, mit vielen Schenkungen Rogers II. versehen (Diplom von 1148), und zwar auf dem Gelände anderer, wohl arabischer Vorgängerbauten, von denen schwer bestimmbare bauliche Reste sichtbar sind. Das Außergewöhnliche dieser kleinen Kirche lateinischen Kults und daher einfachen kreuzförmigen Grundrisses besteht in ihrer architektonischen Gestalt: Der kurze und schlichte **Längsraum* besteht aus zwei größeren quadratischen Raumteilen, der schmalere Querraum aus drei kleineren, alle mit Kuppeln über abgestuften Ecknischen, von denen die mittlere vor der nach außen vortretenden Apsis die höchste ist, während sich über dem nördlichen Querarm der Cam-

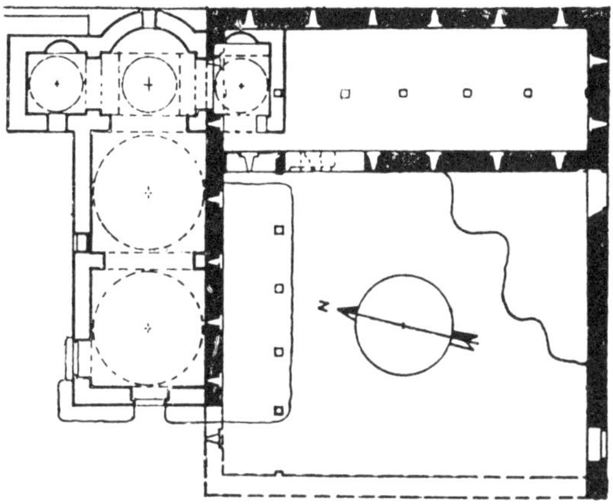

Palermo, S. Giovanni degli Eremiti

panile erhebt. Alles Mauerwerk ist glatt und völlig schmucklos in vorzüglichen Quadern mit einfachem, abschließendem Gesims, nur der Campanile in seinem Obergeschoß mit den Klangarkaden hat fein zurückgestufte, zarte Blenden. Das Ganze ist eine originelle Synthese verschiedener Kulturen mit starker Beteiligung arabischer Werkleute, wie dies nur im Sizilien der Normannenzeit möglich wurde. Die Reste der Konventsgebäude und der malerische **Kreuzgang* dürften etwas späterer Zeit angehören.

192 PALERMO. – S. Ignazio Martire all'Olivella [c 2]. Kirche der Oratorianer des hl. Filippo Neri (1515–1595), die seit 1593 in Palermo ansässig waren, begonnen um 1595 nach Entwurf des Architekten Antonino Muttone, 1622 im Jahre der Heiligsprechung des Ordensgründers geweiht: eine weiträumige dreischiffige Säulenbasilika mit Seitenkapellen, Querschiff und Vierungskuppel. Die Bauzeit zog sich lange hin. Innere Ausstattung, Kuppel und **Fassade* wurden erst im 18. Jh. vollendet. Im Gegensatz zu der verwandten Doppelturmfassade von S. Domenico lösten sich hier die beiden Türme frei heraus über nur *einem* gemeinsamen Geschoß der Fassade, auch hier nicht auf statuarischen Schmuck verzichtend. Giovanni Venanzio Marvuglia, im späten 18. Jh. verantwortlich für die immer noch unvollständige Ausgestaltung der Kirche, ist auch der Erbauer des Oratorio di San Filippo Neri rechts neben der Kirche von 1769: ein Bau programmatischer Wendung zum Klassizismus, der bei nur kleinen Abmessungen über seitlichen, von Säulen getragenen Architraven eine kleine gegliederte Tonnenwölbung hat. – Zur Linken der Kirche die ehem. ausgedehnten Klostergebäude, um zwei Höfe mit Säulenhallen gruppiert; heute Sitz des Archäologischen Museums.
Lit.: J. J. Hittorff/Zanth, Monuments modernes . . . (1835; Neudruck 1983) Grundriß.

193–196 PALERMO. – S. Maria dell' Ammiraglio (La Martorana) [c 2]. Die „Marienkirche des Admirals“ ist eine

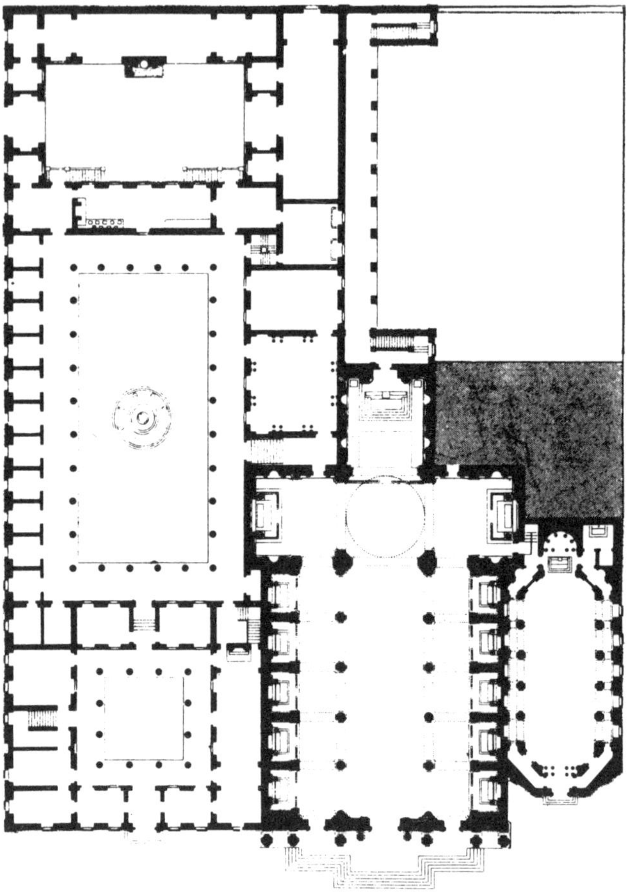

Palermo, ehem. Konvent und Kirche S. Ignazio Martire all'Olivella

Gründung des höchsten Staatsbeamten unter Roger II., des Großadmirals Georg von Antiochien (Giorgio di Antiochia), eines orthodoxen Christen arabischer Sprache, verbunden mit dem Datum von 1143. Der Bau folgt dem verbreiteten mittelbyzantinischen Kirchentypus der Kreuzkuppelkirche mit 3 Apsiden, quadratischem Grundriß mit einbeschriebener Kreuzform von 4 kurzen Armen mit Tonnengewölben und zentraler Kuppel über 4 Säulen mit achtseitigem Tambour

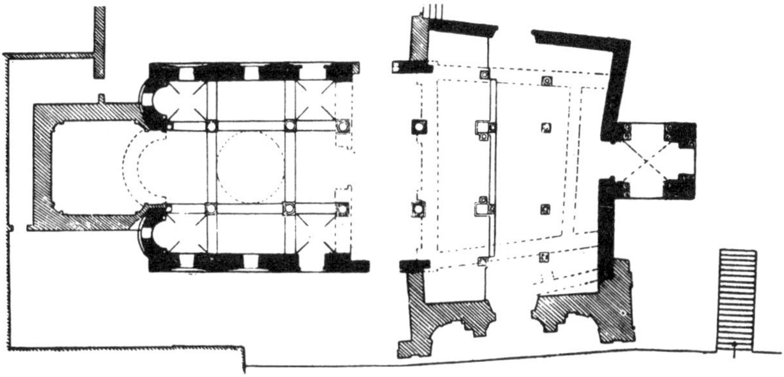

Palermo, S. Maria dell'Ammiraglio

sowie Kreuzgratgewölben über den 4 niedrigen kleinen quadratischen Eckjochen. Die architektonische Form des **Außenbaus* ist jedoch rein arabisch: die konzentrischen, zart zurückgestuften und leicht spitzbogigen Blenden. Der erst einige Jahrzehnte später erbaute Campanile, der beim Erdbeben des Jahres 1726 seinen Kuppelaufsatz verlor, ist ungewöhnlich reich in seinem mehrgeschossigen Aufbau mit verschiedenen Sonderformen der sogen. Polsterquadern (vgl. S. Spirito; S. Trinità) arabischer Herkunft und den an die Kathedrale von Laon erinnernden Ecktürmchen der Obergeschosse. Zwischen Turm und Kirche bestanden ursprünglich Vorhalle und Atrium, die ebenso wie die Hauptapsis einer Erweiterung der Kirche geopfert wurden und deren barocke Fassade (1728/30) sich nunmehr nach Süden wendet (hier wurde die Straße im 19. Jh. abgesenkt).

Das Innere birgt den kostbaren byzantinischen Mosaikenschmuck mit seinen griechischen Inschriften aus der Erbauungszeit. Er gipfelt in dem von den 4 huldigenden Erzengeln umgebenen, **thronenden Christus Pantokrator (Allherrscher) im Scheitel der Kuppel,* die sich erhebt über den 4 Ecknischen mit den Bildern der 4 Evangelisten, den 8 Propheten des Alten Testaments im Kuppeltambour. – Die beiden Hauptbilder der Marienkirche gelten der Darstellung von **Christgeburt* und Marientod, welch erstere die klassische ostchristliche Bildform mit der Gottesmutter vor bzw. in der Geburtshöhle zu Bethlehem und dem Bad des Neugeborenen zeigt. – In der Vorhalle befinden sich zwei Widmungsbilder: **König Roger von Christus gekrönt*; Georg von Antiochia zu Füßen der Madonna. Das Krönungsbild ist ein Dokument für das stolze Selbstverständnis Rogers, der für die neu erworbene Königswürde die bildliche Aussageform in Anspruch nimmt, die allein der Kaiser in Konstantinopel sein eigen nannte. – Im Inneren eine prachtvolle, von arabischen Werkleuten geschnitzte Holztür.

Im Jahre 1435 wurde die Kirche von König Alfons von Aragon den Benediktinerinnen des benachbarten Konvents übergeben, der seinerseits 1193 gegründet worden war von Eloisa Martorana. Seitdem trägt die Kirche zusätzlich auch diesen Namen. In der Folge erhielt sie nach

Beseitigung des Atriums im Westen ihre heute bestehende Erweiterung mit Anlage der Nonnenempore (Fresken des Flamen Guglielmo Borremans um 1717) sowie nach Beseitigung der Hauptapsis im Osten den Anbau eines erweiterten Altarraumes mit reicher barocker Ausstattung (Antonino Grano und Paolo Amato).

Lit.: O. Demus, The mosaics . . . (1949). – G. Di Stefano/W. Krönig, Monumenti . . . (1979). – D. Garstang, in: „Apollo" (London) vol. 122, nr. 285, 1985, 344–351 [die nachmittelalterlichen Teile der Kirche]. – E. Kitzinger, La chiesa di S. Maria dell'Ammiraglio (Palermo 1986) [vor dem Erscheinen].

197 PALERMO.– S. MARIA DELLA CATENA [c 2]. Die Marienkirche am alten Hafen von Palermo, der hier durch eine Kette geschlossen werden konnte (daher ihr zusätzlicher Name), ist ein hervorragend schöner Bau jener für Sizilien in der Zeit um und nach 1500 eigentümlichen Stilform, welche spätgotisch-spanische mit solchen der Renaissance des italienischen Festlandes verbindet. Sowohl die **Vorhalle* mit ihren drei flachbogigen Arkaden über Säulen mit antikisierenden Kapitellen, mit den fein ziselierten Formen der turmartigen Eckpfeiler und des Maßwerks an den abschließenden Gesimsen (dieses vor allem auch an den Apsiden) zeigt die Verbindung dieser beiden Elemente ebenso wie das Innere der dreischiffigen Säulenbasilika mit ihren verschiedenen Gewölbeformen (gotische Kreuzrippen- und Sterngewölbe und Tonnengewölbe in den Seitenschiffen). Die Kirche, um 1500 begonnen, war wohl kaum vor 1540 vollendet; Baumeister ist doch wohl Matteo Carnilivari, vielleicht in der Ausführung auch Antonio Scaglione, der an dem verwandten und fast gleichzeitigen Bau von S. Maria di Portosalvo nachweisbar ist.

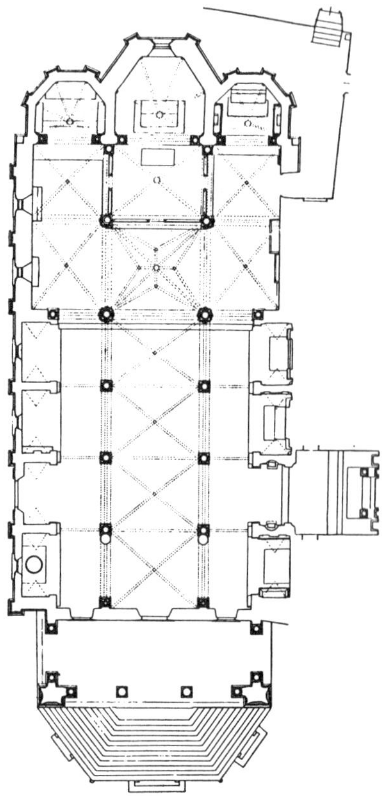

Palermo, S. Maria della Catena

Lit.: F. Meli, M. Carnilivari . . . (1958), S. 91–104. – G. Spatrisano, Architettura del Cinquecento in Palermo (1961), S. 51–70 (Grundriß). – F. Rotolo, M. Carnilivari. Revisione e documenti (Palermo 1985).

198 PALERMO. – S. MARIA LA NOVA [c 2]. Die Kirche einer gleichnamigen Bruderschaft wurde 1532 als Neubau einer älteren begonnen, was erklären kann,

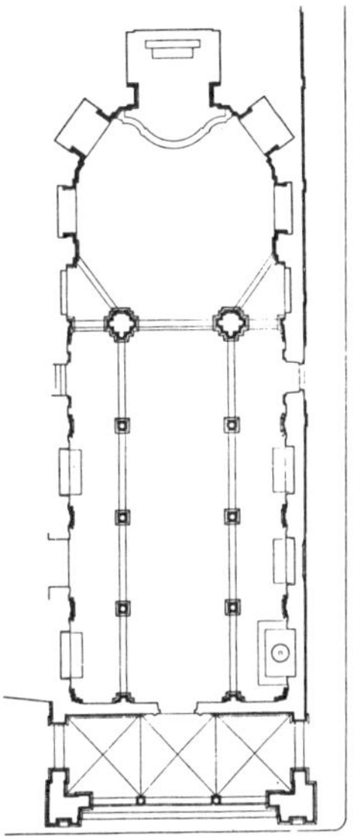

Palermo, S. Maria la Nova

daß man bei lang sich hinziehender Bauzeit und nur allmählicher Ersetzung des Altbaus mit der Erneuerung im Westen begann. Ältester Teil des bestehenden Baus ist daher die in drei Arkaden sich öffnende Vorhalle; sie folgt in ihren für Sizilien in dieser Zeit charakteristischen Formen katalanisch bestimmter Spätgotik dem Vorbild der Kirche S. Maria della Catena. Erst in den Jahren 1551–63 wurde durch Giovanni Spadafora das dreischiffige gewölbte Langhaus in den Formen der Renaissance errichtet, eine Basilika von vier Jochen mit weiten Arkaden über schlanken Säulen auf hohen Sockeln mit Gebälkstücken. Schließlich erfolgte die Errichtung des Chores in der bemerkenswert originellen Form eines gelängten Oktogons mit Seitenkapellen in der vollen Breite aller drei Schiffe durch den 1568 berufenen Giorgio Di Faccio (vgl. S. Giorgio) in einer Bauzeit bis 1582. Die ungewöhnliche Steilheit der Proportionen wird deutlich an den geknickten toskanischen Eckpilastern des Achtecks, über dem sich der Tambour mit seinen Fenstern und die Kuppel erheben. Im 18. Jh. wurde das Innere mit einer Stuckdekoration versehen.

Lit.: F. Meli, Matteo Carnilivari . . . (1958) 128–146. – G. Spatrisano, Architettura del Cinquecento . . . (1961) 87–99 (Grundriß).

199 PALERMO. – S. NINFA (dei Crociferi) [c 2]. **Epitaph des Giovanni (Sir John) Acton* (Besançon 1736–1811 Palermo, Admiral und Staatsmann; Minister König Ferdinands IV. in Neapel seit 1778). Im Dezember 1798 zusammen mit dem königlichen Hof bei Ausbruch der Revolution in Neapel und dem Einmarsch der Franzosen Flucht nach Palermo; 1800 dort Heirat; 1804 im Ruhestand als „duca di Modica“ mit weitem Besitz; 1811 in Palermo gestorben. Das klassizistische Grabmal darf als bedeutsames historisches Dokument nicht nur dieser für die bourbonische Periode des Königsreichs so wichtigen englischen Persönlichkeit bezeichnet werden, sondern speziell für die Periode des sizilischen Exils des Neapler Königshofes.

202 PALERMO. – S. ORSOLA [c 2]. Das große **Altarbild des hl. Hieronymus* stammt aus dem aufgelösten „oratorio“ einer Bruderschaft, der Compagnia di San Girolamo, und zeigt in der Mitte seiner motivreichen und dichten Komposition den gelehrten Kirchenvater schreibend am Pult und umgeben von einer Fülle realistisch geschilderter Einzelheiten im Vordergrund und zugleich in perspektivischer Tiefen-Verkürzung gegebener kleinfiguriger Nebenszenen. Es ist ein 1600 datiertes Hauptwerk des sich hier in seiner Signatur als „Il Zoppo di Gangi“

(der Lahme von Gangi) bezeichneden Malers, der, obwohl diesen Namen teilend mit dem Maler Giuseppe Salerno, hier mit Gaspare Vazzano zu identifizieren ist, der die Fresken in der Chiesa Madre zu Collesano schuf.
Lit.: M. R. Chiarello/T. Viscuso, Lo Zoppo di Gangi (Palermo 1975).

200, 201 PALERMO. – Chiesa della Pietà [c 2]. Die Kirche der Dominikanerinnen, deren Konvent im Jahre 1526 in den Besitz des benachbarten Palazzo Abatellis gelangt war, erhielt seit 1678 einen Neubau nach Entwurf des Dominikaner-Architekten Andrea Cirincione. Die **Fassade* jedoch ist Werk des Architekten Giacomo Amato (1643–1732) vom Orden der Crociferi, verbunden mit dem Jahr 1689, und gibt dem für weibliche Orden charakteristischen Saalkirchentypus eine steile, monumentale Front in zwei nahezu gleichwertigen Geschossen durch Vollsäulen in den Formen des römischen reifen Barock. Das reiche Innere des hohen einschiffigen Kirchenraumes mit weiträumiger Nonnenempore auf 4 Freisäulen über dem Eingang, mit einer Wandgliederung durch Kolossalpilaster in rhythmischem Wechsel größerer Altarnischen und kleinerer Musikemporen, erhielt eine zusätzliche üppige plastische und malerische Ausstattung, die sich durch Jahrzehnte hinzog. Das große Deckenfresko des Schiffs mit der *„*Glorie des Dominikanerordens*“ vor der Hl. Dreifaltigkeit ist ein Werk des Antonino Grano von 1708: figurenreich und lichterfüllt, mit allen Mitteln perspektivischer Verkürzung. Es verbindet sich mit dem reichen und zugleich maßvollen Stuckdekor der drei Meister ihres Faches: Giacomo, Giuseppe und Procopio Serpotta, die in einem Kontrakt des Jahres 1708 die gemeinsame Planung mit dem Architekten Giacomo Amato erkennen lassen. Hier ist einer der in seinem Reichtum besonders harmonischen Kirchenräume des Barock in Palermo entstanden.
Lit.: D. Garstang, Giacomo Serpotta . . . (1984) S. 129ff., 245–248.

203 PALERMO. – S. Spirito [c 2]. Die Kirche ist eine Gründung des Zisterzienser-Ordens (die erste in Sizilien, Tochter der Abtei Sambucina in Kalabrien, in der Filiation von Clairvaux) und ursprünglich außerhalb der Stadt gelegen. Ein Weihedatum von 1179 ist überliefert. Während der Grundriß den gleichzeitigen Kathedralen

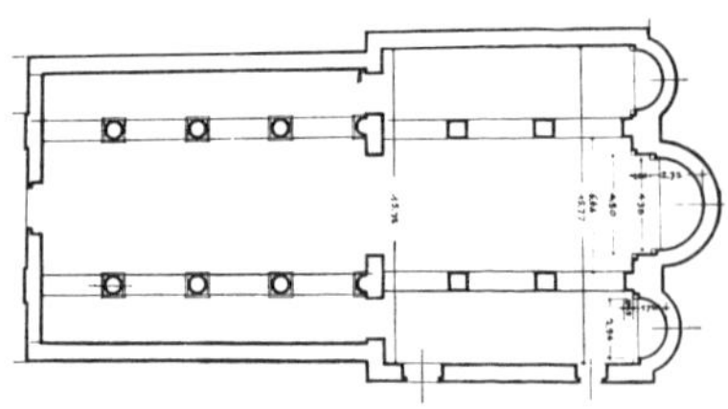

Palermo, S. Spirito

verwandt ist, bezeugt das **Innere der Kirche* die wahrhaft asketische und bilderfeindliche Gesinnung des Ordens auf eindrucksvolle Weise. Die ungewölbte Basilika hat in ihrem Chor einfache, quadratische Pfeiler ohne jede Gliederung, im Langhaus Rundpfeiler ohne Kapitelle, nur mit quadratischer Deckplatte versehen, alles in Quadern aufgemauert und im Dienste einer herben Einfachheit und Größe, in stärkstem Kontrast zur gleichzeitigen kirchlichen Baukunst Siziliens. Die Kirche erhielt später den Beinamen „dei Vespri“ nach dem berühmten Aufstand der „Sizilianischen Vesper“ im Jahre 1282, die von hier ihren Ausgang nahm. 1783 wurden alle Klostergebäude abgerissen und der Friedhof angelegt.

204, 205 PALERMO. – SS. Trinità (La Magione) [c 2]. Die Kirche ist eine zisterziensische Tochtergründung von S. Spirito (bei Palermo), zuerst 1191 erwähnt, doch wird sie bereits 1197 von Heinrich VI. dem Deutschen Ritterorden zugewiesen, deren „mansio“ sie wurde (daher der Name Magione). Der Bau ist nach schweren Schäden im letzten Krieg restauriert worden. Eine durchgreifende Restaurierung der Jahre 1920–24 hatte schon die klassizistische **Fassade* der Zeit um 1800 beseitigt zugunsten der ursprünglichen Form: drei Portale mit ringsum geführten Polsterquadern, einer besonderen Zierform, die im Zeitalter der Kreuzzüge aus dem Orient nach Sizilien und in die westliche Architektur gelangte. Zweifach gestufte spitzbogige Blendarkaden in flachem Relief gliedern nicht nur die Fassade, sondern den ganzen Baukörper. Die gleiche Form haben auch alle Bögen in dem weiträumigen und ungewöhnlich steilen Inneren. – Der allein erhaltene und der Kirche anliegende **Nordflügel des Kreuzgangs* mit seinen Paaren von Säulchen und spitzbogigen Arkaden ist unter allen sizilischen Kreuzgängen dem von Monreale am nächsten verwandt, freilich ohne dessen reichen plastischen und musivischen Schmuck.

206 PALERMO. – S. ZITA [c 2]. Die ehem. Dominikanerkirche des 15. Jh. hatte eine reiche Ausstattung, die in den Neubau vom Ende des 16. Jh. übertragen wurde. Dies geschah auch mit dem **Marmorbogen und Altarretabel* der Hauptchorkapelle, Werken des Antonello Gagini, die dieser 1504 in Auftrag erhielt und 1517 beendete. Beide befinden sich nicht mehr in der ursprünglichen Aufstellung, doch zeigen sie sich in Komposition und Thematik eng aufeinander bezogen. Der reiche Renaissance-Aufbau ist Florentiner Vorbildern verpflichtet; das Programm zeigt sich außer in den christlichen Hauptthemen der Mitte zusätzlich bestimmt einerseits durch die hl. Zita (mit zwei zugeordneten weiblichen Heiligen), andererseits durch Gestalten des Dominikanerordens. In der Predella zu seiten des Sakramentstabernakels die 12 Apostel; zu seiten des Hauptbildes der Christgeburt die Statuen der hl. Agathe und Oliva; im Aufsatz der Tod der hl. Zita, zu seiten die Statuetten des hl. Dominikus und des hl. Vinenz Ferrer. In der Lünelle Gottvater in Zuwendung zur emporgetragenen Seele der hl. Zita in der Sterbeszene darunter. Die seitlichen Pilaster des großen Bogens sind bedeckt mit Reliefszenen in paarweiser Entsprechung: unten die Wappen der Stifterfamilie Diana; darüber 5 Paare von Dominikanern, jeder als Profilgestalt an einem Buchpult in seiner Zelle sitzend, und zwar sind die unteren beiden Reliefpaare einfache Mönche, darüber je ein Paar Bischöfe, Kardinäle und Päpste des Ordens. In den Zwickeln des Bogens haben zwei Heilige des Ordens, Thomas von Aquino und Petrus Martyr, als frontale Halbfiguren in den beiden Medaillons gleichsam Ehrenplätze erhalten. Auf dem abschließenden Architrav-Relief die 4 Evangelisten, während in der Leibung der beiden seitlichen Pfeiler des Bogens über den nochmaligen Wappen der Stifter auf je vier Relieffeldern die Legende der hl. Zita dargestellt ist.

207 PALERMO. – ORATORIO DEL ROSARIO [c 2]. Der plastische Schmuck des neben S. Zita gelegenen Raumes ist eines der Hauptwerke des Giacomo Serpotta; in den Jahren 1685–88 im Kapellenraum und erst seit 1717 am Triumphbogen und Altarraum ausgeführt. Die **Eingangswand* wird durch einen riesigen gerafften Stuck-Vorhang eingenommen, von zahllosen Putten belebt und teils gerafft. In ihn sind eingelassen die kleinfigurigen, perspektivisch vertieften Reliefs („teatrini“) der „Mysterien des Rosenkranzes“, die das Thema des gesamten Innenraumes bilden: Auferstehung und Himmelfahrt Christi über dem (im Bilde) linken Ein-

gang, Pfingstfest und Himmelfahrt Mariens über dem rechten. Mitte der Eingangswand ist das Relief mit der Darstellung der für die vereinigte Christenflotte siegreichen Seeschlacht gegen die Türken bei Lépanto (1571) und der entscheidenden Fürbitte der „Madonna des Rosenkranzes“ in den Wolken über den Schiffen. Zusammenfassende Krönung der ganzen Wand ist das Relief der Marienkrönung durch die Hl. Dreifaltigkeit. – Bewundernswert ist der Reichtum an Motiven und an Differenzierung des Ausdrucks im einzelnen, etwa in den beiden Knaben unterhalb des Schlachtbildes zu seiten des „Kriegerischen Waffen-Stilllebens“ der Mitte: der linke, wohl ein Christ, offen und frei, die Hand auf einem Helm; der rechte, wohl ein Moslem, ist abgewandt, bekümmert, die Hand auf einem Turban. – Die Kapelle erhielt 1695 das von Carlo Maratta in Rom bestellte Altarbild der „Madonna des Rosenkranzes“.
Lit.: F. Meli, Giacomo Serpotta ... (1934). – D. Garstang, Giacomo Serpotta ... (1984).

208, 209 PALERMO. – ORATORIO DI SAN LORENZO neben S. Francesco [c 2]. Die Neugestaltung des kleinen Kapellenraumes durch Giacomo Serpotta begann 1699 mit den beiden großen weiblichen Tugendgestalten der *„*Caritas*“* und der „Hospitalitas“, der Liebe und Gastfreundschaft, zu seiten des Eingangs zum Altarraum. Wie stets bei den Planungen war das Bild-Programm, der concetto, bestimmt durch Titel und Patrozinium des Oratorio: die hll. Franziskus und Laurentius. Das **Altarbild* von Michelangelo da Caravaggio, 1609 dem genialen und zugleich unsteten Maler während seines Aufenthalts in Palermo in Auftrag gegeben, das letzte Werk seines allzu früh endenden Lebens (1573–1610), hatte eine völlig neue, verinnerlichte Formulierung des Weihnachtsthemas gefunden, die für diesen kirchlichen Raum bestimmt war: die Anbetung des Christkindes durch die hll. Laurentius und Franziskus zusammen mit den Hirten in einem dichten, durch die dramatische Gestaltung des Engels auf Mutter und Kind intensiv bezogenen Bildganzen. Es sind daher auch die acht figürlichen plastischen Szenen an den Wänden, die „teatrini“, solche aus dem Leben beider Heiliger, die nicht nur mit den 10 großen statuarischen Verkörperungen der Tugenden wechseln, sondern auch inhaltlich klar erkennbare, feinsinnige Beziehungen haben. Mit der Marter des hl. Laurentius und der Glorie des hl. Franziskus an der Westwand endet der Zyklus. Bewundernswert ist bei G. Serpotta, zumal bei den Statuen, die Verwandlung des Volkstümlich-Echten in große Kunst und sein überströmender Erfindungsreichtum. 1707 war dieses sein wohl reifstes Werk vollendet. – Das Altarbild Caravaggios (2,68 × 1,97 m) ist seit dem Diebstahl 1969 unauffindbar.
Lit.: D. Garstang, G. Serpotta... (1984).

210, 211 PALERMO. – ORATORIO DEI SS. PIETRO E PAOLO (dell'Infermeria dei Sacerdoti) [c 2]. Nahe dem erzbischöflichen Palast befindet sich das Hospital für die Priester (Infermeria dei Sacerdoti), als deren Kapelle das Oratorio dei SS. Pietro e Paolo nach Entwurf von Paolo Amato 1697 erbaut wurde. Unter seiner Leitung erfolgte die plastische Dekoration durch Vincenzo Messina seit Frühjahr 1698 mit seinen Helfern; für diejenige der beiden Altäre an den Seitenwänden wurde noch im gleichen Jahr Giacomo Serpotta hinzugezogen. Vincenzo Messina behauptet gleichzeitig und neben G. Serpotta einen selbständigen Platz mit seiner Kunst. Zu seiten des Altarbildes mit der Darstellung Christi als Schmerzensmann die Statuen der Apostelfürsten Petrus und Paulus; auf sie weisen auch hin zu beiden Seiten des

Triumphbogens die von feingliedrig eleganten, vollplastischen Engelgestalten gehaltenen gerahmten Rundreliefs mit der Schlüsselübergabe an Petrus zur Linken und der Bekehrung des Paulus zur Rechten. Die den Triumphbogen flankierenden Pilaster tragen in ihren Aufsätzen die Büsten zweier aus Palermo gebürtiger Päpste, um dann im Scheitel des Bogens die Verherrlichung des Papsttums in der von zwei Engeln flankierten Tiara gipfeln zu lassen. – Das **Deckengemälde* ist ein Werk des Filippo Tancredi (1655–1732), die Aufnahme Mariens in den Himmel darstellend. Die figurenreiche Komposition ordnet um die zentrale Mariengestalt zu Füßen die weiblichen Gestalten der christlichen Tugenden, zu Häupten die der Hl. Dreifaltigkeit, umgeben von Engeln, alle auf Wolken.

Lit.: D. Garstang, G. Serpotta . . . (1984). – Mariny Guttilla, Filippo Tancredi (Palermo 1974).

212 PALERMO. – Oratorio del Rosario neben S. Domenico [c 2]. Das Oratorium der Rosenkranzbruderschaft ist einer der von Giacomo Serpotta mit Statuen und Reliefs aus Stuck reich dekorierten Oratorien- und Kapellenräume, in denen sich seine Kunst als die eines großen Meisters zeigt. Die 1568 gegründete angesehene Bruderschaft hatte den Bau im späten 16. Jh. errichtet, 1624 das Altarbild bei van Dyck bestellt und in den folgenden Jahren mit einer Folge von bedeutenden Gemälden verschiedener Maler versehen, die zum Teil auch Mitglieder der Bruderschaft waren, unter denen vor allem Pietro Novelli zu nennen ist, der auch das Deckenfresko der Marienkrönung schuf. Erst in den Jahren 1710–17 erfolgte die zusätzliche, endgültige Ausgestaltung durch Serpotta. – Das **Altarbild* ist ein Hauptwerk des Flamen Anton van Dyck (1599–1641), der wie vor ihm sein großer Lehrmeister Rubens im Jahre 1621 in Genua seinen Italien-Aufenthalt begonnen hatte. 1624 war er in Palermo eingetroffen, wo er den Auftrag für das Altarbild der Rosenkranzbruderschaft erhielt: der hl. Dominikus empfängt den Rosenkranz von der Madonna im Beisein der fünf hll. Jungfrauen von Palermo. Unter ihnen ist die hl. Rosalia die Hauptfigur, deren Gebeine im gleichen Jahre entdeckt und die sogleich zur Ehre der Stadtpatronin von Palermo erhoben wurde, als Retterin von der Pestepidemie des gleichen Jahres, vor der van Dyck nach Genua floh, das unvollendete Gemälde mit sich nehmend. Erst 1627 wurde das Bild dort von ihm vollendet und nach Palermo gesandt.

213 PALERMO. – Albergo dei Poveri: Kirche [c 2]. Nur wenig außerhalb der Porta Nuova an der Straße nach Monreale wurde der in seinen Ausmaßen große „Albergo dei Poveri", die „Herberge für die Armen", das Armenhaus, mit seiner langgestreckten, strengen und kahlen Front zur Straße in den Jahren 1746–72 errichtet; Architekt war Orazio Furretto. Es war dies eine von König Karl III., dem Bourbonen, gleichzeitig auch in Neapel ergriffene soziale Maßnahme, wenigstens einem kleinen Teil der am Rande der Gesellschaft lebenden Elenden und Armen Hilfe zu leisten. In der Mittelachse des Ganzen befindet sich die zugehörige **Kirche*, umgeben von einem Säulenhof der herben toskanischen Ordnung; die beiden großen Flügel gruppieren sich beide um größere Höfe. Die strenge, etwas trockene architektonische Formensprache entspricht zwar der ausgehenden Barockzeit, ist jedoch in ihrem Anspruch für den hier gedachten Zweck darin zugleich charakteristisch für die Auffassung der Zeit, die sich als von den Leitmotiven „Palast" und „Kloster" auch bei dieser Bauaufgabe geprägt erweist.

Lit.: J. I. Hittorff/Zanth, Architecture moderne . . . (1835) Tafel 61.

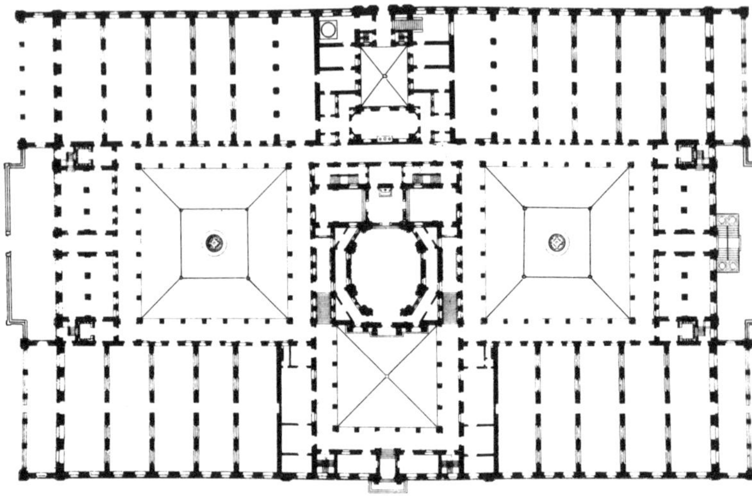

Palermo, Albergo dei Poveri

214 PALERMO. – Brunnen auf der Piazza Pretoria [c 2]. Im Herzen der Stadt vor dem Rathaus, begrenzt von zwei bedeutenden Kirchenbauten und der Via Maqueda, dazu nahe den „Quattro Canti", füllt der großartige Brunnen mit seinem mehrgeschossigen Rund fast den ganzen Raum des Platzes. Dieser Brunnen ist das Werk zweier Florentiner Bildhauer, des Francesco Camilliani († 1586; mehrfache Signaturen und das Datum 1555) und seines Mitarbeiters Michelangelo Naccherino, vollendet um 1555; ausgeführt im Auftrag des Don Pietro di Toledo, Vizekönig von Neapel, für seine Villa in Florenz. Durch den Tod des Auftraggebers kam es nicht zur Aufstellung. Die Stadt Palermo erwarb den Brunnen im Jahre 1573. Transport der 644 Stücke und Aufstellung (durch den Sohn Camillo Camilliani) nahmen Jahre in Anspruch.

Die ungewöhnliche Größe und Opulenz des Brunnens rechnete mit freier, parkartiger Umgebung; in Palermo hat man durch Absenkung des Platz-Bodens und Zufügung des äußeren Stufenrings dem Ganzen zu besserer Wirkung verholfen. Der zweigeschossige Aufbau ist durch vier flache Treppen verbunden und zugleich gegliedert, und in die konzentrische Ordnung des Ganzen ist der reiche figürliche Schmuck in symmetrischen Entsprechungen harmonisch eingefügt: In den vier durch die Treppen abgeteilten Abschnitten der unteren Plattform befinden sich vier Wasserbecken mit den vier liegenden Personifikationen der ursprünglich toskanisch benannten Flüsse, nunmehr aber als Palermitaner Wasserläufe umbenannt, jeweils flankiert von zwei Tritonen und Nereiden. Die vier Treppenläufe, unten und oben von Paaren antiker mythologischer und Götter-Gestalten flankiert, überbrücken ein rundes Wasserbecken, dessen Rückwände der zweiten, höheren Plattform angehören und deren Nischen große Tierköpfe zieren in der Funktion von Wasserspeiern. In

der Mitte des Wasserbeckens der oberen Plattform erhebt sich der steile Schaft dreier nach oben kleiner werdender Wasserschalen, bekrönt von einer Statuette – so daß das Wasser von dieser Höhe aus von Schale zu Schale herabströmt.
Schon Giorgio Vasari sprach von 15jähriger Arbeit des Bildhauers am Brunnenschmuck und bezeichnete diesen Brunnen als einen, der in seinem Reichtum in Florenz, ja in ganz Italien nicht seinesgleichen habe. Kein Zweifel aber kann darüber bestehen, daß die Stadt Palermo diesen Brunnen erworben hat im künstlerischen Wettstreit mit Messina um den Rang der Hauptstadt, den diese kurz zuvor durch die beiden stattlichen Brunnen des Toskaners Montorsoli bekräftigt hatte.
Lit.: Lia Russo, La Fontana die Piazza Pretoria in Palermo (Palermo 1961).

215 PALERMO. – „QUATTRO CANTI DI CITTÀ" [c 2]. Mitte der Stadt ist die Kreuzung zweier gradliniger Hauptstraßen: des von der Höhe der Porta Nuova im Süden der Stadt (neben dem Königspalast) zum alten Hafen, zur „Cala" und zur Porta Felice hinabführenden, schon aus arabischer Zeit (9.–11. Jh.) stammenden „Cassaro", des heutigen Corso Vittorio Emanuele, und der am 21. Dezember 1608 feierlich begonnenen „Via Nuova", später nach dem Vizekönig genannten Via Maqueda. Durch Abschrägung der Ecken (hinter deren einer die Kirche S. Giuseppe dei Teatini) bildet sich hier die achteckige „Piazza Vigliena" (der spanische Vizekönig), doch gemeinhin allein als „Quattro Canti di Città" bezeichnet. Die gleichmäßige architektonische und plastische Ausgestaltung dieser vier kurvig einwärtsschwingenden Palastfronten, in den Jahren 1609–20 vollendet, im statuarischen Schmuck sich noch weit länger hinziehend, ist von bedeutender städtebaulicher Wirkung. Mit dem „Teatro del Sole" dieses oktagonalen Platzes, in Permanenz von der Sonne beleuchtet, Werk des Architekten Giulio Lasso, gewann die Stadt Palermo Anschluß an die im 16. Jh. erfolgte neuzeitliche städtebauliche Systematik, wie sie z. B. in Rom in der Straßenkreuzung der „Quattro Fontane" erfolgt war, hier jedoch der gesamten Stadt eine neue Mitte gab. – Jeweils in drei Achsen und drei Geschossen gegliedert, nimmt die breitere Mitte im Erdgeschoß einen Brunnen auf mit den weiblichen Statuen je einer der vier Jahreszeiten und großen Inschrifttafeln; im Geschoß darüber die Nischenstatuen der vier spanischen Könige Karl V., Philipp II., III. und IV.; im Obergeschoß die vier Statuen der weiblichen Schutz-Heiligen von Palermo: Cristina, Ninfa, Oliva und Agata.
Lit.: Luciana Natoli di Cristina, Il Teatro del Sole, in: „Il Mediterraneo" (Palermo), nr. 4, 1967, 17–45. – Romualdo Giuffrida, Le Piazze de Palermo (Palermo 1982).

216 PALERMO. – PORTA NUOVA [c 2]. Die Porta Nuova befindet sich auf dem höchsten Punkt der Stadt neben dem Königspalast und am Ausgang des „Cassaro", der die ganze Stadt durchschneidenden, aus arabischer Zeit stammenden Straßenachse (heute Corso Vittorio Emanuele), die am Hafen endet, und der dort gelegenen „Porta Felice". Hier war 1535 Kaiser Karl V., von seinem siegreichen Feldzug in Tunis zurückkehrend, nach einer Woche des Aufenthalts in Monreale im Triumph durch das alte Stadttor in Palermo eingezogen. Zur Erinnerung daran beschloß der Senat der Stadt einen Neubau in Form eines Triumphbogens, der jedoch erst 1583 zur Ausführung kam. 1667 erfolgte nach starker Beschädigung durch eine Explosion eine Erneuerung. Die bedrängende Wucht der die Pfeiler und Pilaster übergreifenden Rustika-Quadern

wird noch gesteigert durch die vier weit überlebensgroßen nackten Dreiviertel-Figuren der in Hermen-Form aus den Pilastern herauswachsenden „Mauren“, der besiegten afrikanischen Gegner des Kaisers. In Gegensatz zu der militärisch-fortifikatorischen Architektur-Sprache des gesamten Unterbaus steht die graziöse Leichtigkeit der fünfbogigen offenen Säulenloggia oben, bekrönt von einem Pyramidendach mit Majolikaschmuck und dem Motiv großer Adler.

217–219 PALERMO. – NORMANNISCHER KÖNIGSPALAST [c 2]. Der Königspalast erhebt sich auf der höchsten Stelle der Stadt, dort, wo auch die Straßenachse des „Cassaro“ aus arabischer Zeit beginnt und die Stadt bis zum Hafen durchmißt. Auf arabischen Vorgängerbauten errichteten auch die normannischen Herrscher ihre Residenz, sich nunmehr auch künstlerisch das Erbe dieser ihrer Untertanen nutzbar machend. Die Bauteile verbinden sich mit den vor allem seit dem 16. Jh. von den Vizekönigen errichteten zu einem bedeutenden Komplex. Seit 1947 Sitz der Regionalregierung Siziliens. – Der Zeit sogleich nach Erlangung der Königswürde durch Roger II. (1130) müssen sowohl die Cappella Palatina (s. unten) angehören als auch die sog. ***Torre Pisana*. Dieser Bauteil der Anlage ist ein mehrgeschossiger Baublock quadratischen Grundrisses mit der charakteristischen Außengliederung konzentrischer spitzbogiger Blendarkaden in zarter Wandstufung. Das Innere zeigt im Hauptgeschoß einen zentralen gewölbten **Hauptraum* von quadratischem Grundriß und 15 m Höhe, der sich in der Mittelachse einer Seite in einer tiefen und hohen Nische erweitert, die ihrerseits in leicht einspringenden Seitenwänden und Tonnengewölben dem Raumganzen den Charakter erhöhten Ranges verleiht, vollends deutlich in einem ursprünglich vorhandenen Bildzyklus profaner Thematik, von dem nur geringe Reste erhalten sind. – Voll erhalten ist dagegen der Mosaik-Schmuck in dem benachbarten **sog. Roger-Zimmer*, jedoch wohl erst um 1160–70 entstanden, an Gewölben und Wänden; in der strengen Form symmetrischer Entsprechung paarweiser Darstellung von Hirschen, Bogenschützen und Jagdhunden, jeweils von Bäumen getrennt, wurden Motive der Jagd gegeben.

Lit.: E. Kitzinger, The mosaic fragments in the Torre Pisana of the Royal Palace in Palermo, in: Mosaïque. Recueil d' hommages à Henri Stern (Paris 1983) 239–243. – O. Demus, The mosaics ... (1949).

220–229 PALERMO. – CAPPELLA PALATINA [c 2]. Innerhalb des normannischen Königspalastes befindet sich die Kapelle

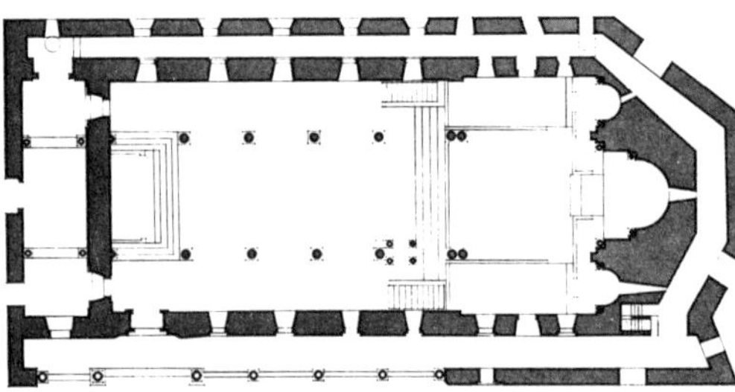

Palermo, Cappella Palatina

(S. Pietro), von Roger II. sogleich nach Erlangung der Königswürde im Jahre 1130 begonnen, 1140 geweiht. Es ist ein Raum, in dem ein Höchstmaß im Zusammenwirken aller Künste verwirklicht ist und auf einzigartige Weise der Wille dieses Herrschers und die Möglichkeiten des damaligen Siziliens sich manifestieren. Das **Innere* ist eine dreischiffige Säulenbasilika von feinster, schmuckreicher Durchbildung und als solche ein Kirchenraum lateinisch-römischen Kults; verbunden jedoch mit einem durch Stufen (über einer Krypta) erhöhten Chor- und Altarraum völlig selbständiger architektonischer Form: eines überkuppelten byzantinischen Zentralraums. An der inneren **Westwand des Mittelschiffs* befand sich, über Stufen erhöht, der Platz des Königs, beziehungsreich unter dem feierlichen axialsymmetrischen Bild des thronenden Weltenherrschers Christus zwischen den stehenden Apostelfürsten Petrus und Paulus. – In das Innere der Kapelle gelangt man von der kleinen Vorhalle durch die Türen der Seitenschiffe. Beide haben massiv gegossene zweiflügelige **Bronzetüren* von 2,50 m Höhe aus der Erbauungszeit, als Gegenstücke gleichartig gestaltet. Eine prachtvolle Akanthus-Rahmung umgibt die jeweils 4 verschieden großen Felder, gefüllt oben mit großen Rosetten und darunter großen Löwenköpfen sowie jeweils Paaren von kleinen Löwenköpfen, deren zwischen den Zähnen gehaltene Ringe teilweise fehlen (Abb. der Süd-Tür).
Lit.: U. Mende, Die Bronzetüren des Mittelalters 800–1200 (München 1983).

Die reiche Ausgestaltung aller Wände, Fußböden und Stufen durch farbige Stein-Inkrustationen betrifft ebenso das liturgische Mobiliar, wobei plastische Formgebung noch hinzutritt, wie auch **Schranken, Kanzel und Osterleuchter.* Dieser steht unmittelbar neben der Leseseite der Kanzel mit ihrem Adlerpult; er ist der reichste von allen in Süditalien erhaltenen und muß eine Stiftung Rogers II. († 1154) sein, der in der Kenntnis der bedeutenden liturgischen Ausstattung der (durch Abt Desiderius 1071 geweihten) Klosterkirche in Monte Cassino (uns nur noch aus den Quellen der Zeit bekannt) auch für seine Palastkapelle ähnliches zu verwirklichen suchte. In dem reichen plastischen Aufbau des Säulenschafts sind genau in dessen Mitte zwei Reliefbildnisse Christi vorhanden, auf gleicher Höhe, gleichsam mit dem Rücken gegeneinander: Das eine ist der aus dem Grabe Auferstehende mit einem Engel zu seiner Rechten, die Linke mit einem Becher erhoben; das andere ist der in der Mandorla Thronende, von vier Engeln umgeben und zu seinen Füßen ein Erzbischof mit Pallium, der historisch nur Erzbischof Hugo sein kann, womit der Leuchter in die Jahre 1151–54 datiert werden kann.
Lit.: M. Schneider-Flagmeyer, Der mittelalterliche Osterleuchter in Süd-Italien. Ein Beitrag zur Geschichte des Auferstehungsglaubens (Frankfurt–Bern–New York 1986).

**Mosaiken* bedecken die gesamten Wände des Inneren. Im Mittelschiff ist es in zwei Zonen übereinander ein Zyklus des Alten Testaments, beginnend mit den Bildern der **Schöpfungsgeschichte*, der Genesis, deren eindringlich-kraftvolle Gestaltung dem lapidaren Wort der Bibel (das in dem lateinischen Text der Vulgata beigegeben ist) einen gleichrangigen Ausdruck verleiht, während die Seitenschiffe Szenen aus der Geschichte der Apostel Petrus und Paulus enthalten. Dem Ostteil des Kirchenraumes, in dem das liturgische Handeln sich vollzieht, ist der neutestamentliche Bildzyklus zugeordnet. In eigentümlicher Weise ergibt sich dabei ein doppelter Zielpunkt: einerseits in der Apsiskalotte mit der Halbfigur des Christus Pantokrator (wie im Dom zu Cefalù)

nach lateinisch-westlicher Ordnung; andererseits in dem nach byzantinisch-ostchristlichem Vorbild gestalteten **Kuppelraum* mit der gleichen Halbfigur im Scheitel der Kuppel (wie in der Martorana) – die Gestalten der 4 Erzengel gleichsam vor sich und unter sich in feierlicher Frontalität; hinter und über sich 4 weitere Engel in anbetender Wendung zur Mitte. In den 4 Trompen der Kuppel die 4 Evangelisten und auf den Zwischenwänden Propheten des Alten Bundes; in der Fußzone der Trompen ringsum laufend die griechische Widmungsinschrift König Rogers mit der Jahreszahl 1143 (6651 nach ostchristlicher Zeitrechnung).
Lit.: O. Demus, The mosaics . . . (1949).

Während das Sanctuarium der Kapelle gleichsam seinen höchsten künstlerischen Ausdruck findet in den christlichen Mosaiken seiner Wölbung, besitzt das Langhaus „nur" eine **Holzdecke*, aber eine solche von größter Kunstfertigkeit, noch dazu vollständig bedeckt mit Malereien. Alles ist das Werk arabisch-islamischer Künstler, die hier in dem komplizierten Zellen-Gefüge der sogen. **Stalaktiten* (arabischer Fachausdruck: muqarnas) ein Meisterwerk realisierten, versehen mit dem größten heute erhaltenen **Zyklus profaner Malerei islamischer Kunst*: Frauen, auch Männer, Paare, meist sitzend, in verschiedenen Tätigkeiten, mit Musikinstrumenten, sowie zahlreiche Tierdarstellungen. – Von symptomatischer Bedeutung ist es, daß alle drei ethnischen und zugleich auch Konfessions-Gruppen des sizilischen Normannen-Staats in dem „Gesamtkunstwerk" der Cappella Palatina zu höchstem Ausdruck gelangen konnten.
Lit.: U. Monneret de Villard, Le pitture musulmane al soffitto della Cappella Palatina in Palermo (Roma 1950).

Ein weiteres Meisterwerk islamischer Kunstfertigkeit, in Ägypten um 1200 entstanden, ist seit 1309 im Inventar der Schatzkammer der Cappella Palatina nachweisbar: ein **Holzkästchen* mit dünnen Elfenbein-Intarsien, die mit schwarzem Mastix auf den Holzkern aufgeleimt sind, der dunkel hindurchscheint. Die Intarsien zeigen, eingebettet in Ornamente, verschiedene stark stilisierte Tiermotive, vor allem aber kunstvolle Bänder arabischer Schrift (40 × 23,5 cm; Höhe mit Deckel 39 cm); das Ganze mit Bronzebeschlägen versehen.
Lit.: U. Monneret de Villard, La cassetta incrostata della Cappella Palatina in Palermo (Roma 1938).

In der Mauer neben der Kapelle befindet sich die in weißen Marmor gemeißelte **dreisprachige Inschrift*, lateinisch, griechisch, arabisch, die von einer Uhr Kunde gibt (neben der sie sich befunden hat), die König Roger im Jahre 1142 hat machen lassen, im 13. Jahre seiner Herrschaft. Bemerkenswert ist die im Ausdruck verschiedene Sprachform der drei Inschriften, vor allem aber der Gegenstand einer Uhr, welcher Technik auch immer, als einer arabischen Erfindung. Die Inschrift bestätigt auf eindrucksvolle Weise die außergewöhnliche Synthese dreier Elemente in der sizilischen Kultur der Normannenzeit des 12. Jh.
Lit.: M. Amari, Epigrafi arabiche di Sicilia, I (Palermo 1875; Neuausgabe: Palermo 1971) S. 29–39. – G. Di Stefano/W. Krönig, Monumenti . . . (1979) S. 134.

Der **viersprachige Grabstein* (32×40 cm; zur Zeit provisorisch im Museum) ist ein einzigartiges Dokument der toleranten Kultur des 12. Jh. im Mehr-Völker-Staat des normannischen Sizilien. Dieses Epitaph, das Grisandus, „clericus regis Sicilie", seiner 1148 verstorbenen Mutter Anna setzte, befand sich zusammen mit einem weiteren, gleichfalls erhaltenen

dreisprachigen seines Vaters Drogus († 1153) ursprünglich in der Kapelle S. Michele, welche Grisandus „Gott und sich" erbaut hatte. – In den hellen Marmor der Tafel sind farbige Steinmosaiken eingelassen; beherrschend in der Mitte das griechische Kreuz mit dem Motto „Jesus Christus siegt". Zur Linken die lateinische, zur Rechten die griechische Inschrift; unten die arabische, oben die hebräische, deren Sprache jedoch arabisch ist, allerdings in hebräischer Schrift. – Wichtig die Feststellung, daß Münzprägungen Rogers II. mit dem Königstitel (arabisch) auf der Vorderseite gleichfalls das griechische Kreuz mit dem Christus-Motto auf der Rückseite zeigen (R. Spahr, Le monete siciliane . . ., 1976, Nr. 60).
Lit.: M. Amari, Le epigrafi arabiche . . . (1875); 1971, S. 201–214.

230 PALERMO (Umgebung). – FAVARA, Sommerschloß Rogers II. [c 2]. Die Favara, das berühmte Sommerschloß König Rogers II., bald nach der Erlangung der Königswürde (1130) begonnen, etwas außerhalb der Hauptstadt gelegen, wurde schon von den Zeitgenossen, zumal auch den arabischen, bewundert und gepriesen. Auf drei Seiten ursprünglich von einem künstlichen Teich umgeben, gruppierte sich um einen Hof mit Portikus die Vier-Flügel-Anlage, leicht zurückspringend in der nordöstlichen Ecke, die **nordwestliche Front*, die Hauptschauseite. Hier liegt die Kapelle sowie ein weiterer, im Inneren durch eine Nische mit Stuckdekor verzierter Raum, beide mit Eingängen versehen. Auch ist diese Seite im Gegensatz zum stark verbauten und verwahrlosten Zustand des Ganzen leidlich gut erhalten mit reicher Mauergliederung durch gestufte Blendarkaden und teilweise restauriert, was vor allem die Kapelle betrifft: ein kleiner kreuzgewölbter Saal mit winzigem Querschiff und Tambourkuppel sowie drei Apsiden innerhalb der Mauerdicke.
Lit.: Ad. Goldschmidt, Die Favara des König Roger von Sizilien, in: Jahrb. d. preuß. Kunstsammlungen 48, 1895, 199–215. – S. Braida, Il castello di Favara. Studi di restauro, in: Architetti di Sicilia I, 1965, n. 5–6, 27–34.

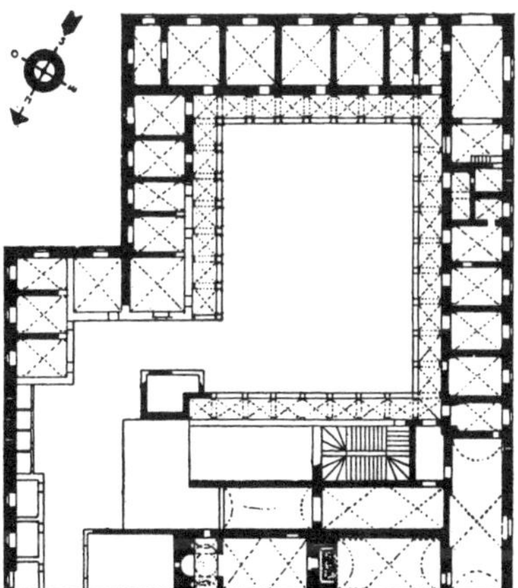

Palermo, Favara. Grundriß-Rekonstruktion

231 PALERMO. – LA CUBA, normannisches Königsschloß [c 2]. Das normannische Königsschloß, dem kurz zuvor errichteten Schloß der „Zisa" nächst verwandt, ist nach Aussage der unter dem bekrönenden Gesims ringsum laufenden, fragmentarischen arabischen Schmuck-Inschrift datiert: Sie nennt König Wilhelm II. und das Jahr 1180 (wohl das der Vollendung). Ursprünglich außerhalb der Stadt, inmitten eines Gartens und eines künstlichen Teiches gelegen, befindet sich der fast allein in seinem zart gegliederten, z. T. restaurierten **Äußeren* erhaltene Bau heute im Bereich einer Kaserne; im Inneren geringe Reste arabischer Stalaktiten-Dekoration.

232, 233 PALERMO. – La Zisa [c 2]. Von den normannischen Königsschlössern, in der und rings um die Hauptstadt Palermo, die den hohen Rang arabisch-islamischer Profan-Architektur bekunden, ist das unter dem Namen „Zisa“ das relativ am besten erhaltene Sommer-Schloß (der arabische Name war „El 'Aziz“, „Der Herrliche“, woraus italienisiert „La Zisa“ wurde); von Wilhelm I. (1154–66) begonnen, jedoch erst von Wilhelm II. (1166–89) vollendet, etwa in die Jahre 1165–80 zu datieren. Die Zisa präsentiert sich als kompakter Bau über rechteckigem Grundriß mit drei Geschossen und risalitartigen Vorsprüngen an den beiden Schmalseiten. Von Anfang an ist der Bau nur in einem größeren Zusammenhang von Parkanlagen mit Wasser zu verstehen: ein künstlicher Teich vor der Fassade mit einer durch eine Brücke zugänglichen kleinen Pavillon-Insel, wie sie unschwer rekonstruiert werden kann (zum Ganzen gehört auch die noch erhaltene Kapelle, ursprünglich durch einen Gang mit dem Hauptbau verbunden). Hinter den drei Portalen der **Eingangsseite* (Abb. 232: Zustand 1985) befindet sich ein gewölbter Korridor, den Bau in ganzer Breite durchmessend, zugleich Vestibül für die dahinter liegenden Räume. In seiner Mitte erhebt sich, entsprechend der gleichen Höhe des Hauptportals, zur vollen Höhe des Mittelgeschosses der **Brunnensaal*, prachtvollster Raum des Palastes mit dem reichen Schmuck seiner Mosaiken, seiner in die Kanten eingestellten Säulen und seiner Stalaktitengewölbe (die im übrigen in reichen Variationen auch in den anderen Räumen vorhanden sind). In der Tiefe seiner Rückwand entspringt aus erhöhter Wandnische eine Quelle, über eine Schräge hinabfließend, sich in einem kleinen Kanal und mehreren rechteckigen Becken sammelnd und mitten durch den Raum fließend, um sich schließlich in den Fischteich vor der Fassade zu ergießen. – 1971 erlitt der Bau einen Teileinsturz; seitdem ist eine umfassende Restaurierung in Gange, von der endlich auch die Einbeziehung der Umgebung zu erhoffen ist (1985).

Lit.: G. Di Stefano/W. Krönig, Monumenti . . . (1979), 103–108. – G. Caronia, La Zisa di Palermo. Storia e restauro (Bari 1983). – Ideale Rekonstruktion des ursprünglichen Zustandes: A. Goldschmidt (1898).

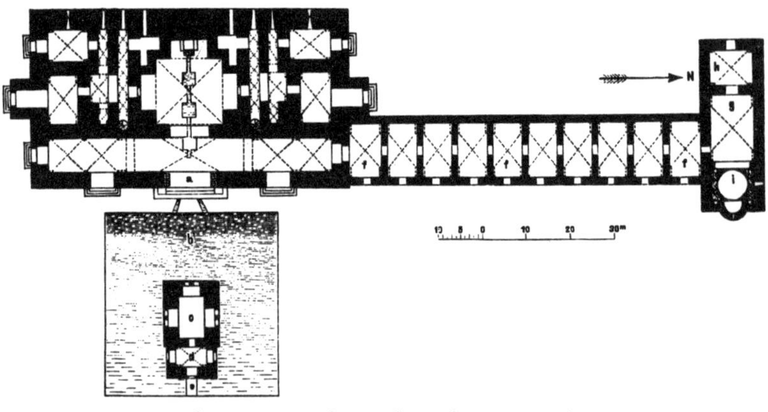

Palermo, Zisa. Rekonstruktion der Gesamtanlage

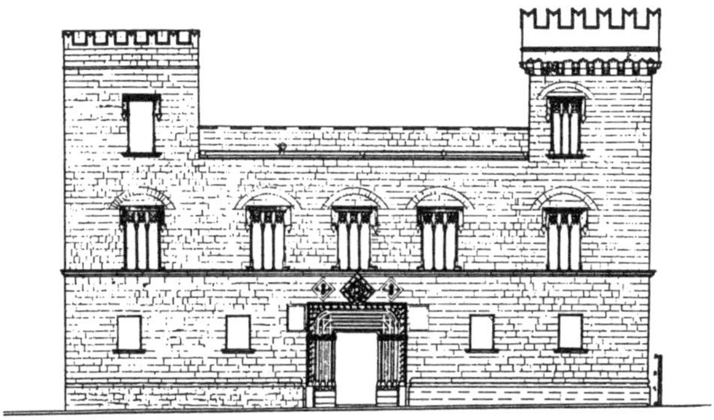

Palermo, Palazzo Abatellis. Front

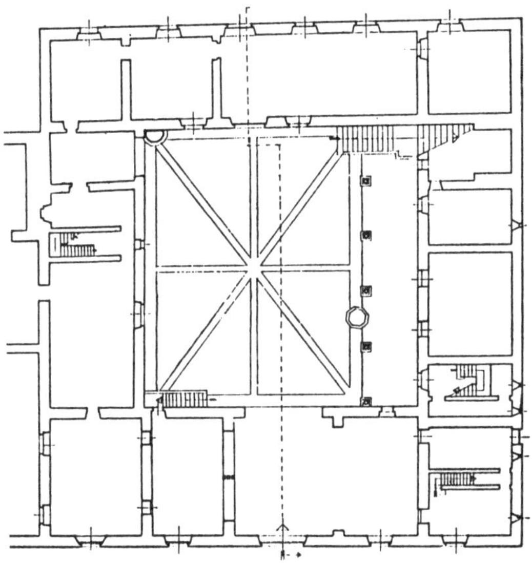

Palermo, Palazzo Abatellis. Erdgeschoß

234, 235 PALERMO. – Palazzo Abatellis [c 2]. Francesco Abatellis, Inhaber höchster Ämter und im Gefolge König Ferdinands von Spanien und Sizilien an dessen Feldzügen teilnehmend, schloß 1490 einen Vertrag mit dem aus Noto stammenden Baumeister Matteo Carnilivari über die Errichtung seines Palastes, mit dem er alles bisherige zu übertreffen plante, in Konkurrenz zumal mit einem anderen bedeutenden Handelsherrn, dem aus Pisa stammenden Guglielmo Ajutamicristo und dessen gleichzeitiger Bauunternehmung, mit der ebenfalls Carnilivari beauftragt wurde. Der Palazzo Abatellis, heute Sitz der Galleria Nazionale (Regionale) Siziliens, ist ein quadratischer Baublock, dessen Straßenseite und Hauptfassade in einer klaren Gliederung von fünf Achsen in beiden Geschossen in der Mitte des Erdgeschosses das reich gegliederte ***Portal* enthält und durch Turmausbauten an den beiden Ecken das fortifikatorische Element betont. Das Portal hat eine breite plastische Rahmung von rechtwinklig sich durchschneidenden Stäben, wobei die äußerste Stabrahmung das naturalistische Motiv spiralig umwindender Taue zeigt, die ebenso das mittlere der drei oberen Romben-Felder mit Reliefs umrahmt, in dem sich das Wappen des Erbauers befindet (die seitlichen zeigen kleine Schwerter). Zu seiten des Portals zwei urkundlich wichtige Inschrifttafeln mit dem Datum 1495. Der **Hof* hat auf einer Seite eine doppelgeschossige Loggia; schlanke Säulen tragen die über leichter Stelzung ansetzenden flachbogigen Arkaden. Von dem bedeutenden Architekten Carnilivari ist der Gesamtentwurf sowie die Ausführung des Erdgeschosses einschließlich der Loggia im Hof; alles weitere wurde von anderen Meistern in kurzer Bauzeit vollendet. Die gesamten Formen sind der in Sizilien wie im gleichzeitigen Spanien vorherrschenden spezifischen Spätgotik zugehörig.

236 PALERMO. – PALAZZO AJUTAMICRISTO [c 2]. Der Palazzo, gleichzeitig mit dem Palazzo Abatellis und von demselben Architekten in bedeutenden Abmessungen begonnen, hat einerseits schon 1494 eine veränderte Erweiterung durch Nicolò Grisafi erfahren, ist aber andererseits teils unvollendet geblieben, teils Ende des 16. Jh. stark verändert worden. Großartig ist vor allem im **Hof* der dreifach kontrastierende Rhythmus der doppelgeschossigen Loggia und des zinnenbekrönten Obergeschosses.

Lit.: F. Meli, Matteo Carnilivari ... (1958). – F. Rotolo, M. Carnilivari. Revisione e documenti (Palermo 1985).

237 PALERMO. – PALAZZO CHIARAMONTE (lo „Steri") [c 2]. Die Familie Chiaramonte ist die mächtigste der großen Feudalherren Siziliens im 14. Jh. Ihr Ursprungsgebiet ist die Gegend von Agrigent. Zahlreich sind ihre Burgen. Gewaltig ist ihr Machtzuwachs in großen Teilen Siziliens seit dem späten 13. Jh.; er wird sichtbar in dem seit 1307 in Palermo errichteten Palazzo Chiaramonte (meist bekannt unter dem Namen lo „Steri", von „hosterium"), an wichtiger Stelle innerhalb der Stadt (Hafennähe, Piazza Marina). Der Bau wurde begonnen von Manfredi I. Chiaramonte, Graf von Modica und Seneschall des Königreichs, bis 1380 weitergeführt, im zweiten Obergeschoß nie vollendet. Dem steilen Aufstieg der Familie folgte der jähe Sturz: 1396 wurde Andrea Chiaramonte vor seinem Palast in Palermo enthauptet als Rebell gegen König Martin I. von Aragon. Der mächtige Baublock ist ein Quadrat von 40 m Seitenlänge mit quadratischem Säulenhof, im Erdgeschoß zwei Arkaden auf jeder Seite, im Obergeschoß je drei. Die zur Piazza Marina gerichtete **Ostseite* zeigt ein Erdgeschoß von enormer Höhe: völlig abweisend, ungegliedert und ohne Eingang (das vorhandene Portal ist nach-mittelalterlich), das Obergeschoß mit prachtvollen Fenstern in Form von dreiteiligen Säulen-Arkaden unter gemeinsamer spitzbogiger Blendarkatur. Das Innere hat auf der flachen Balkendecke seines Hauptsaales berühmte Gemälde-Folgen, deren Darstel-

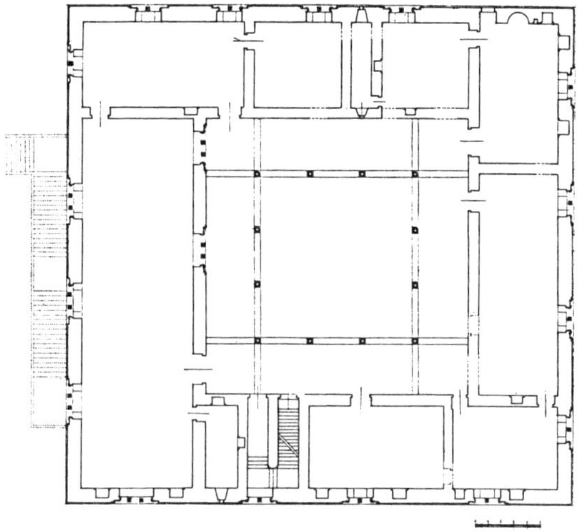

Palermo, Palazzo Chiaramonte (lo Steri)

lungen mittelalterlicher Legenden und Geschichten besonderes Interesse beanspruchen (Trojanischer Krieg; Tristan und Isolde). Nur Nord- und Südseite des Palastes hatten kleinere Eingänge; vor letzterer liegt die gut erhaltene Kapelle des Palastes: S. Antonio allo Steri.
Lit.: E. Grabrici E. Levi, Lo Steri di Palermo e le sue pitture (Milano – Roma 1932). – G. Spatrisano, Lo Steri di Palermo e l'architettura siciliana del Trecento (Palermo 1972).

238, 239 PALERMO. – PALAZZO SCLAFANI [c 2]. Der um 1330 errichtete Palazzo Sclafani ist unter den Palästen des 14. Jh. neben demjenigen der Familie Chiaramonte der großartigste, Rivalität und Macht der beiden Adelsgeschlechter dieser Zeit dokumentierend. Mehrfach Besitzer und Zwecke wechselnd, ist der hohe, dreigeschossige Baublock im ganzen gleichwohl leidlich gut erhalten in seiner flächenhaften Gesamtstruktur, mit seinen verschränkten Bogenfriesen um die zweiteiligen Fenster im Obergeschoß, mit dem spitzbogigen Portal und reicher Wappentafel und Adler darüber. Im Inneren zwei Arkadenhöfe, in deren einem sich ursprünglich das große Wandbild „Triumph des Todes" befand, das nach dem 2. Weltkrieg abgelöst und ins Museum gebracht wurde.
Das * *Wandbild „Triumph des Todes"* aus dem Palazzo Sclafani gelangte in das Museum im Palazzo Abatellis. In der auch maßstäblich bedeutenden Komposition ist beherrschend in der Mitte der auf skelettartigem Pferd reitende Tod, hinweg über gestürzte Päpste, Könige und Vornehme, alle von Pfeilen getroffen, bedrohlich zureitend auf eine vornehme jugendliche Gesellschaft, hinter sich lassend eine Gruppe von Elenden. Das um 1450 entstandene Fresko ist eine der letzten und großartigsten Fassungen dieses Themas, das im 14. Jh. mehrfach gestaltet wurde; in ihm scheinen die Ergebnisse aller großen Malerschulen der Zeit verei-

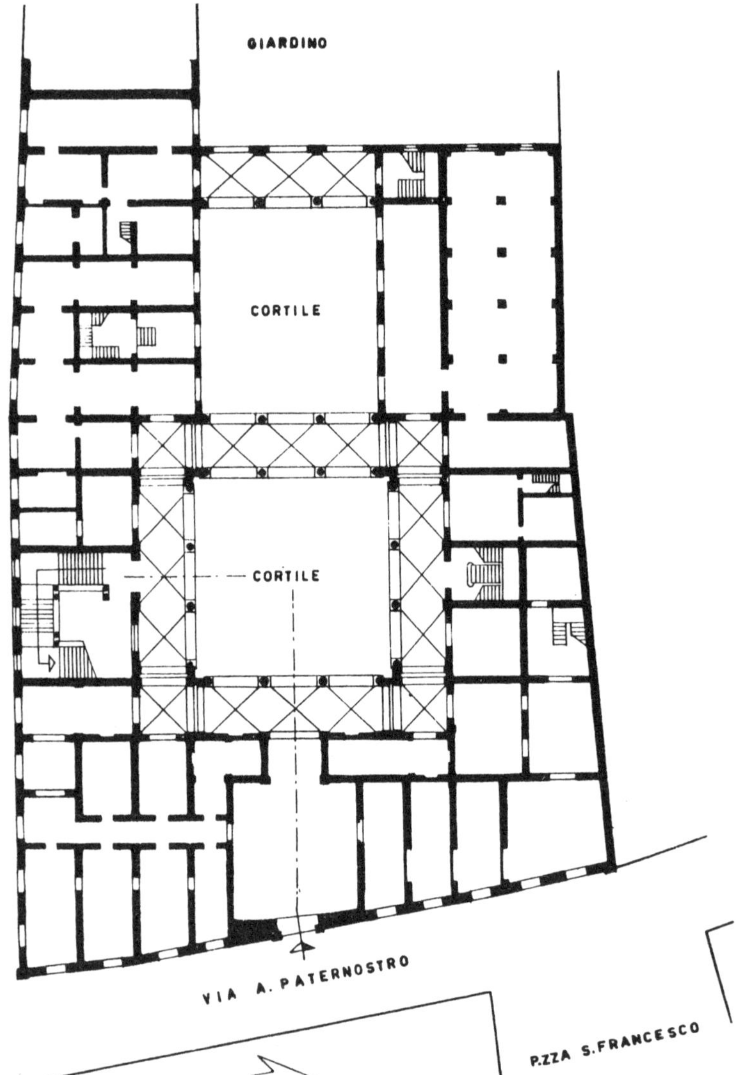

Palermo, Palazzo Cattolica

nigt, der anonyme Urheber daher besonders rätselhaft, zu vielfältigen Vermutungen Anlaß gebend (zuletzt: Pisanello).
Lit.: M. G. Paolini, Il Trionfo della Morte di Palermo, in: Rivista dell'Istituto Naz. d'Archeologia e Storia dell'Arte, N.S. 11/12, 1963, 301–369 (grundlegend). – M. Cutaia, L'autore del Trionfo della Morte di Palermo è il Pisanello? (Palermo 1983).

240 PALERMO. – PALAZZO CATTOLICA [c 2]. Der für den Fürsten Cattolica durch den Architekten Giacomo Amato zu einer bisher nicht mit Sicherheit zu ermittelnden Zeit (vielleicht schon vor 1700) errichtete Palast ist ungewöhnlich groß. Er ist angelegt um eine Mittelachse, die vom Eingang und dem Atrium ausgehend zwei Höfe durchmißt und auch noch einen ursprünglich dahinter liegenden Garten. Nur der größere vordere Hof ist rings von Säulenportiken umgeben; zum zweiten Hof hin erscheinen sie jedoch in doppelter Reihe, auf reizvolle Weise den Blick dorthin freigebend. Der engere zweite Hof aber, ohne seitliche Loggien, kann mit seinen zweifachen Doppelloggien schon vom Atrium aus in den Blick kommen, denn diese Doppelreihen tragen gleichsam auf ihrem Rücken jeweils eine Brücken-Verbindung zwischen den oberen Wohngeschossen der beiden seitlichen Flügel des tief gestaffelten Palastes. Geistreich wird somit ein praktischer Zweck mit reicher architektonischer Form verbunden.
Lit.: G. Lo Jacono, Studi e rilievi di palazzi palermitani dell' età barocca (Palermo 1962) fig. 2.

241, 242 PALERMO.– PALAZZO VALGUARNERA-GANGI [c 2]. Der Palazzo, wohl erst um die Mitte des 18. Jh. erbaut, ist ausgezeichnet durch die besondere Feinheit der Ausstattung seiner Innenräume. An erster Stelle zu nennen ist aber das **Treppenhaus*, das in seiner geistreichen Konzeption vielfältiger Wendungen und Durchblicke kaum seinesgleichen hat. Zwei getrennte Treppenläufe führen auf gemeinsame Plattform im piano nobile, wobei jeder seine um einen kleinen mittleren quadratischen Schacht mehrfach herumgeführten Stufen diagonal disponiert. – Die verschwenderische Fülle der Ausstattung in den einzelnen Salons, besonders des **Spiegelsaals* und des Ballsaals, an Wandschmuck, Deckengemälden, an kostbarem Mobiliar, großen Kronleuchtern und farbigem Majolika-Fußboden gibt die Stilstufe eines von Frankreich inspirierten Rokoko.
Lit.: G. Lo Jacono, Studi e rilievi . . . (1962) S. 115–134 (Grundrisse).

243 PALERMO. – VILLA DE CORDOVA [c 2]. Im Laufe des 18. Jh. begannen die Adelsfamilien, die in der Hauptstadt Palermo ihre Paläste besaßen, sich auch auf dem Lande ihre Villen zu errichten, um dort für mehrere Monate im Jahr das Leben verbringen zu können. Diese Villen gruppieren sich im ganzen um zwei Gegenden mäßigen Abstands von Palermo: in Bagheria und um die Straße nach Sferracavallo an der Landseite des Monte Pellegrino, in der sog. Piana dei Colli. – Die Villa De Cordova, wohl erst um 1750 erbaut, ist ein bedeutender Vertreter dieser Gattung, die zahlreiche geistvolle Varianten aufweist bei Einhaltung einiger verbindlicher Grundgegebenheiten. Zu diesen gehört die Tatsache der (im Gegensatz zum Stadt-Palast) nach außen verlegten, in den piano nobile führenden Freitreppe, die stets doppelläufig symmetrisch angelegt, eine Fülle verschiedener Lösungen ermöglichte. Sie führt hier in elliptischer Führung zugleich auf eine Terrasse vor dem Hauptgeschoß, die sich fortsetzt in zwei großen, mit Steinbänken versehenen weiteren Terrassen, die sich seitlich ausdehnen über den niedrigen, praktischen Zwecken dienenden Neben-

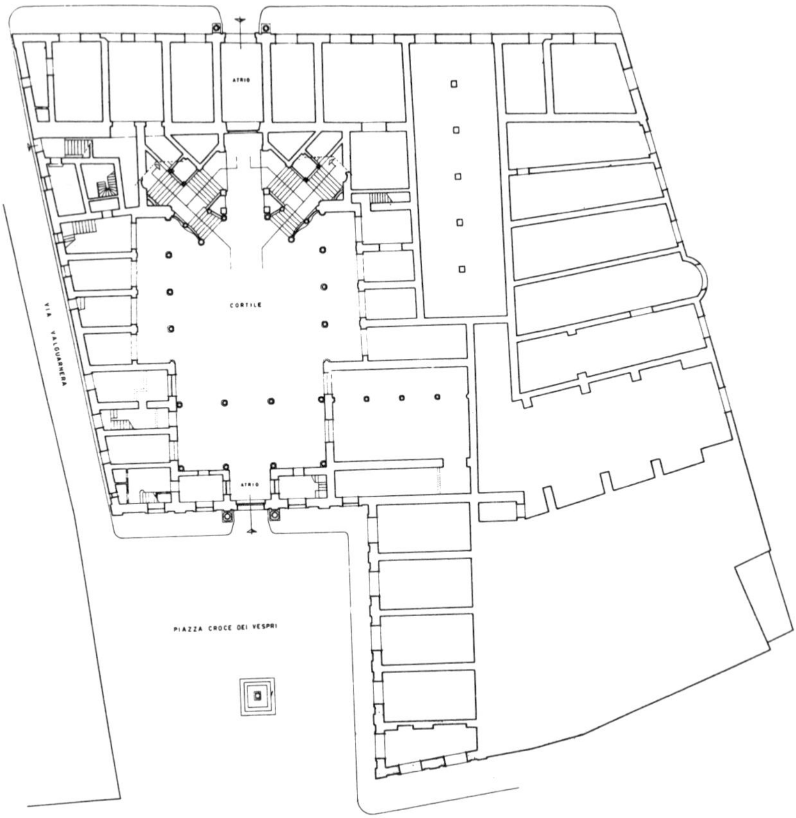

Palermo, Palazzo Valguarnera-Gangi

bauten, die den Hof flankieren. Die Dominanz des Hauptbaus macht hier wie stets die gesellschaftliche Stufung sinnfällig.

244 PALERMO. – Villa Belmonte [c 2]. Errichtet für Giuseppe Ventimiglia principe di Belmonte im Jahre 1800 durch Venanzio Marvuglia am Hang des Monte Pellegrino; ein Spätwerk des bedeutenden Architekten (siehe auch Bagheria und Ficuzza), zwar nunmehr programmatisch in klassizistischen Formen, aber doch in der Tradition der Bauaufgabe „Villa". Der 5achsige Mittelrisalit einer *„*Tempelfront*" jonischer Säulen mit Dreieckgiebel über schlicht-monumentalem Sockel-Geschoß tritt vor den querrechteckigen Baublock, während auf der Rückseite die beiden Obergeschosse durch eine Kolos-

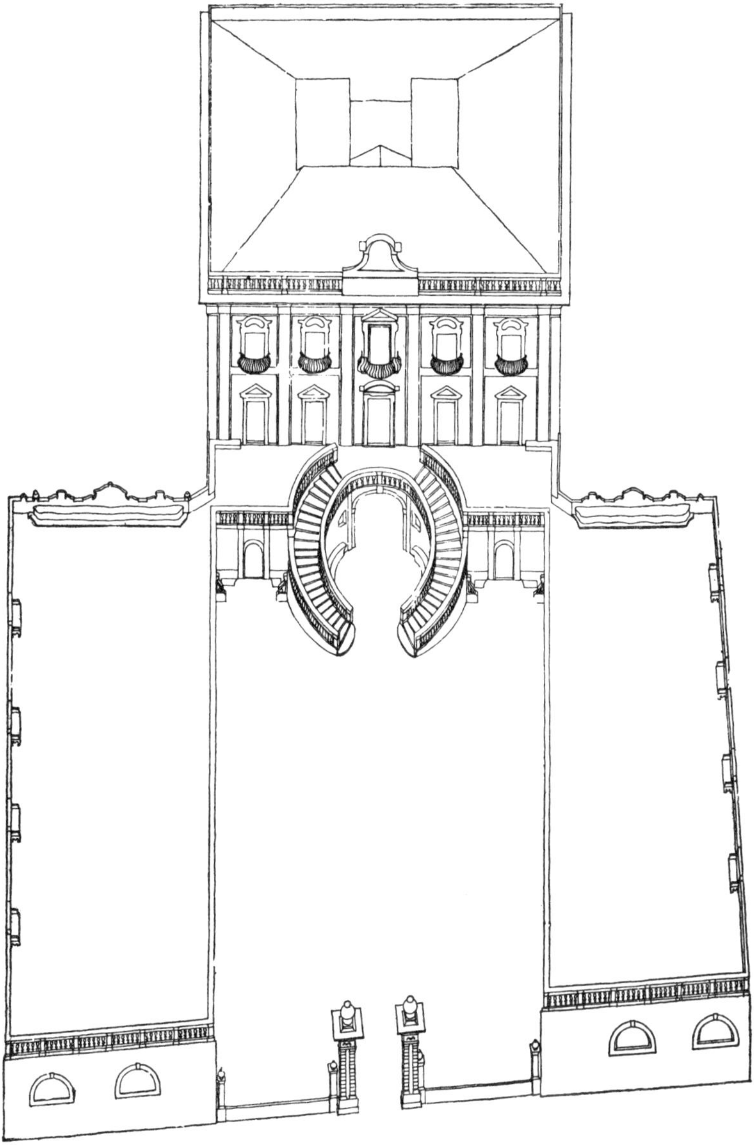

Palermo, Villa De Cordova. Axonometrische Gesamtansicht

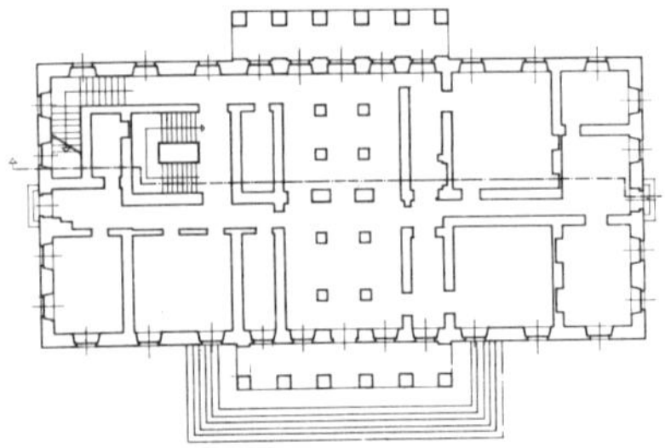

Palermo, Villa Belmonte

sal-Ordnung jonischer Pilaster zusammengefaßt sind, bei schlicht vorgezogener Mittelterrasse über dem Sockelgeschoß.
Lit.: M. De Simone, Ville Palermitane ... (1968) mit Grundrissen Taf. 43, 50. – V. Ziino, Contributo ... (1950) S. 12.

245 PALERMO.– „PALAZZINA CINESE“ [c 2]. Das „Chinesische Gartenhaus“, inmitten des weiten „Parco della Favorita“ auf der Landseite des Monte Pellegrino außerhalb von Palermo gelegen, wurde für König Ferdinand IV. und seine Gemahlin Maria Carolina bald nach 1799 erbaut, nach deren Zuflucht in Sizilien vor dem Einmarsch der Franzosen in Neapel. Architekt war Giovanni Venanzio Marvuglia, der für den König in den gleichen Jahren auch das Jagdschloß Ficuzza erbaute. Die „Villa“ ist ein spätes Beispiel der im 18. Jh. bedeutsamen Chinamode, die hier in geistvoller Weise zumal in der reizvollen Innen-Ausstattung durch den klassizistischen Architekten kombiniert und variiert wird. – In den Nebengebäuden hat das nach dem verdienstvollen Begründer benannte, nicht nur für die sizilische Volkskunde hoch bedeutende „Museo Etnografico Pitrè“ Aufstellung gefunden.
Lit.: M. De Simone, Ville Palermitane ... (Genova 1968) S. 303–311.

246 ´PALERMO. – EINGANGSTOR ZUM BOTANISCHEN GARTEN [c 2]. Der 1785 neu gegründete Botanische Garten erhielt ein monumentales **Eingangstor*, erbaut von dem französischen Architekten Léon Dufourny (1789) mit beidseitiger dorischer Säulenvorhalle und mittlerer Kuppel, zusammen mit zwei seitlichen gleich strengen Bauten nach Entwurf von Giuseppe Venanzio Marvuglia eine stilistische Einheit klassizistischer Architektur bildend. Der Bau ist ein bedeutsamer programmatischer Zeuge für die Aufnahme der griechischen dorischen Ordnung, wie sie erst im späten 18. Jh. seit der Wiederentdeckung der griechischen Tempel zumal in Sizilien und Süditalien in ganz Europa Tatsache wurde. Die Vorhalle ist bekrönt von 4 Frauen-Statuen, Verkörperungen der 4 Jahreszeiten; sie sind Werke des Gaspare Ferriolo.
Lit.: A. I. Lima, L'Orto Botanico di Palermo (Palermo 1978).

247 PALERMO. – TEATRO MASSIMO [c 2]. Einer der größten Theaterbauten Europas, Hauptwerk des bedeutenden Architekten Giov. Batt. Basile (1825–91), begonnen 1875 und erst von seinem Sohn Ernesto Basile 1896 vollendet. Damals erschien eine reich dokumentierte, großformatige Schrift: G. B. F. Basile, Il teatro massimo Vittorio Emanuele in Palermo (Palermo 1896, Alberto Reber; Neudruck: Palermo 1981).
Lit.: A. Samonà, L'eclecticismo del secondo ottocento: G. B. F. Basile, La cultura e l'opera (Palermo 1983).

Farbtafel VI PALERMO. – ARCHÄOLOGISCHES MUSEUM [c 2]. Die in einem Grab in Selinunt von einem Landmann 1882 in Fragmenten gefundene Bronzestatue eines jungen Mannes, bekannt unter dem Namen *„Ephebe von Selinunt“*, wurde von ihm an den Bürgermeister von Castelvetrano für 50 Lire verkauft und

ist daher Eigentum dieser Stadt. 1926 restauriert (und eine Zeitlang in Palermo ausgestellt), wurde die Statue 1962 gestohlen, 1968 wieder aufgefunden und danach einer gründlichen Untersuchung und Restaurierung unterzogen. Seitdem „provisorisch“ ausgestellt im Saal der Metopen von Selinunt des Archäologischen Museums von Palermo. – Diese einzige Bronzefigur von Selinunt, von lebensvoller Strenge und den Metopen verwandt, ist entstanden etwa in der Zeit 480–460 v. Chr. (vgl. Selinunt).
Lit.: Ernst Langlotz, Die Kunst der Westgriechen in Sizilien und Unteritalien (München 1963).

248 PALERMO. – Museo Regionale im Palazzo Abatellis [c 2]. **Bildnisbüste der Eleonora d'Aragona:* Die Infantin Eleonora d'Aragona, Gemahlin des Guglielmo Peralta, des Herrn von Sciacca und Vizeregenten Siziliens, 1405 in ihrem Kastell zu Giuliana gestorben, wünschte laut Testament im Kloster S. Maria del Bosco beigesetzt zu werden, dessen Wohltäterin zu Lebzeiten sie gewesen war. Die erst später von Francesco Laurana wohl nach 1480 geschaffene Marmorbüste der Verstorbenen befand sich (nachweisbar erst seit 1600) verbunden mit dem Grabmal als dessen Bekrönung in S. Maria del Bosco. Von dort gelangte sie nach der endgültigen Auflösung des Klosters im Jahre 1866 aus Gründen der Sicherung und Erhaltung in das Museum zu Palermo. Die Marmorbüste, „posthumes Idealbild“ der längst Verstorbenen, ist ein Hauptwerk des aus Zara stammenden Künstlers und der Quattrocento-Skulptur in Sizilien insgesamt, freilich aus dem ursprünglichen Zusammenhang gelöst; eines der großen Meisterwerke der Porträtplastik in Italien überhaupt.

249 PALERMO. – Palazzo Speciale-Raffadali [c 2]. **Büste des Pietro Speciale* von Domenico Gagini: Pietro Speciale, einer vornehmen, aus Noto gebürtigen Familie entstammend, war Prätor von Palermo und Herr von Alcamo und Calatafimi (seit 1457), wie die Inschrift ausdrücklich sagt, Sohn des Vizekönigs Nicolò Speciale (1423–32). Er hatte im Chor der Kirche S. Francesco zu Palermo seit 1454 eine Familien-Grablege und 1463 dem Domenico Gagini den urkundlich bezeugten Auftrag gegeben für ein Grabmal seines früh verstorbenen Sohnes Antonio (Liegefigur des Toten erhalten), das zugleich auch die beiden Porträtbüsten von Pietro und Antonio enthalten sollte. Die Herkunft der im Palazzo Speciale-Raffadali im Treppenaufgang befindlichen Büste aus der im späten 16. Jh. baulich veränderten Chorkapelle von S. Francesco ist wahrscheinlich. Die Aufstellung der Büste sowie die Inschrift und ihre sprachliche Form lassen einen nachträglichen, nicht ursprünglichen Charakter erkennen und damit womöglich auch den der angebrachten Jahreszahl 1469. – Die vielfach dem Francesco Laurana zugeschriebene Bildnisbüste ist in ihrer eindringlichen Charakterisierung der kraftvollen, selbstbewußten Persönlichkeit ein bedeutendes plastisches Werk, und nach Aussage der Quellen als eines des Domenico Gagini anzusehen.
Lit.: H. W. Kruft, Dom. Gagini und seine Werkstatt (München 1972).

250, 251 PALMA DI MONTECHIARO. – S. Maria del Rosario [c 4]. Die Stadt, 160 m hoch gelegen, die 1861 in ihrem Namen das nahe mittelalterliche Kastell Montechiaro aufgenommen hat, ist eine Gründung des Carlo Tomasi principe di Lampedusa im Jahre 1637. Die Familie der Gründer und Lehnsherren der Stadt waren auch ihre engagierten Bauherren; sie gründeten im 17. Jh. das Kloster S. Maria del Rosario, in das mehrere Glieder der Familie eintraten. Im Jahre 1666

erhielt der aus dem nahen Licata stammende Jesuiten-Architekt Angelo Italía (1628–1700) den Auftrag des Giulio Tomasi di Lampedusa für den Bau der hoch gelegenen ***Hauptkirche* (S. Maria del Rosario), deren bedeutende, durch Doppeltürme und breite, vorgelagerte Freitreppe zu voller Wirkung kommende zweigeschossige Fassade einen wichtigen Ausgangspunkt in der sizilischen Architektur des Barock bildet. Die dreischiffige kreuzförmige Säulenbasilika erhielt erst im Jahre 1683 ihre Wölbung mitsamt der Kuppel. Zwei kleine Oratorien flankieren, etwas weiter zurückliegend, den Baukörper. – Die ***Architektur des Klosters*, an den Langseiten mit ihren hoch gelegenen schmucklosen Fenstern von betonter zweckbestimmter Unzugänglichkeit, gelangt in der Ecklösung ihres Portals mit Freitreppe und übergiebeltem Obergeschoß mit dem Seitenflügel über offener Halle zu bedeutender Wirkung. Das Ganze ist ein Werk verschiedener, nicht genau bestimmbarer Bauzeiten. – Berühmt geworden ist der bescheidene Ort durch den Roman „Il Gattopardo" (Der Leopard) des Giuseppe Tomasi, Fürst von Lampedusa (Palermo 1896–1957 Rom), der nach dem Tode des Verfassers ein Welterfolg wurde (siehe auch Donnafugata).
Lit.: G. Lanza Tomasi/E. Sellerio, Castelli e monasteri siciliani (Palermo 1968). – M. L. Stella, L'architetto Angelo Italía, in: „Palladio", n. s. 18, 1968, 155–176. – A. Vitello, I Gattopardi di Donnafugata (Palermo 1963).

252 PANTÀLICA. – Nekropolen [e 4]. Im Hinterland von Syrakus, in den steilen Felshängen in der Nähe des Flusses Anapos befinden sich die ausgedehnten Nekropolen von Pantàlica, tief in die Felsen eingeschnittene Grabkammern, meist der vorgriechischen Zeit des 13.–8. Jh. v. Chr. angehörend. Die Funde befinden sich im Museum zu Syrakus.

253 PATERNÒ. – Normannisches Kastell [e 3]. 279 m hoch, auf den Hängen des Etna gelegen. Das Normannenkastell ist, wie diejenigen von Adrano und Motta S. Anastasia rings um den Etna zur Sicherung von Catania angelegten, eine Gründung der ersten Generation der normannischen Eroberer unter Roger I., etwa 1070–80. Typus des rechteckigen, mehrgeschossigen „Donjon", jedoch in der heutigen Baugestalt wesentlich dem 14. Jh. angehörend. Vorzüglich restauriert. Bedeutende innere Disposition; Museum.
Lit.: G. Agnello, L' Architettura civile e religiosa in Sicilia nell'età sveva (Roma 1961) 85–118.

254 PARTANNA. – Chiesa Madre (Verklärung Christi) [b 3]. Partanna, 407 m hoch gelegen, ist die wichtigste Stadt unter den kleinen Orten im Tal des Belice im westlichen Sizilien, die durch das Erdbeben von 1968 weitgehend zerstört wurden; sie hat gleichfalls sehr gelitten. Unter mehreren Kirchen ist vor allem die bedeutende Chiesa Madre zu nennen, eine 1579 begonnene, aber erst 1676 geweihte pompöse Säulenbasilika mit ihrem reichen Stuckdekor, der zusammen mit der vollplastischen Gruppe in Stuck der „Verklärung Christi" in der Hauptapsis ein Werk des Vincenzo Messina ist (1702–04). Das zumal in dieser monumentalen Form als Apsis-Schmuck in der westlichen Christenheit seltene Thema ist durch das Vorbild der nahen Bischofskirche von Mazara angeregt; leider weitgehend zerstört. – Das gleiche gilt auch von dem reichen Stuckdekor des Vincenzo Messina in der rechten ***Nebenapsis*, der Cappella del SS. Sacramento: in den fünf unteren Wandabschnitten die Statuen der vier Evangelisten um die Herz-Jesu-Strahlen-

glorie in der Mitte (darunter kleine Reliefszenen); in der Zone darüber vier (sitzende) Prophetenfiguren; die Gestalt Gottvaters in der Himmelsregion der Apsiskuppel – das Ganze deutlich beeinflußt von der umfassenden figürlichen Apsisdekoration der Gagini im Dom zu Palermo (dort 1780 beseitigt).
Lit.: A. Varvaro Bruno, Partanna nella storia, nell'arte, nella fede e nel folclore (Palermo 1956). – B. Patera, Partanna, in: Cronache parlamentari siciliane, 12, Palermo 1970. – D. Garstang, Giacomo Serpotta . . . (1984) 148.

255 PETRALIA SOPRANA. – Kapuziner-Kloster [d 3]. Mit 1147 m der malerisch höchstgelegene Ort der Madonie in der Provinz Palermo, hat Petralia Soprana in seinen Bauten den ursprünglichen Charakter im wesentlichen bewahrt. Vor dem Ort liegt das barocke, halb verfallene ehemalige Kapuzinerkloster, eine Saalkirche mit alter Ausstattung, einem überaus reich skulptierten **Portal* und einem kleinen Kreugang von vier Flügeln mit niedrigen toskanischen Säulen von 4×5 Achsen.

256 PETRALIA SOTTANA. – Chiesa della Trinità (Badia) [d 3]. Die 1000 m hoch gelegene Schwester-Stadt in den Madonie hat in der Chiesa della Trinità (Badia) ein **steinernes Altar-Retabel*, das als ein gesichertes Werk des Giandomenico Gagini anzusehen ist, des ältesten Sohnes des bedeutenderen Vaters. Es handelt sich um eines der größten Werke dieser Gattung in Sizilien, in 23 Einzelszenen das Leben Christi darstellend, doch dergestalt, daß in der Mittelachse übereinander die Bildfelder des Gekreuzigten, des Auferstandenen und des gen Himmel Auffahrenden dominieren, bekrönt im Dreiecksgiebel von der Trinität zwischen Engeln.

257 PIETRAPERZIA. – Chiesa Madre (S. Maria) [d 3]. Der 523 m hoch gelegene Ort wird beherrscht von der Ruine des Kastells der Familie Barresi. Bedeutende Teile der palastartigen Front des 15. Jh. mit Diamantquaderung finden sich transferiert im Kastell zu Trabia. In der monumentalen Chiesa Madre (S. Maria), einer der bedeutendsten klassizistischen Kirchenbauten Siziliens, begonnen 1792, befinden sich mehrere Grabdenkmäler der Familie Barresi, teils aus den Ruinen von Kastell und Kapelle stammend. Unter ihnen das **Grabmal der jung verstorbenen Laura Barresi* von Antonello Gagini mit dem Datum 1532. Über den Figuren der vier Kardinaltugenden Klugheit, Gerechtigkeit, Tapferkeit und Mäßigkeit der Sarkophag mit der jugendlichen „Entschlafenen“, die rechte Hand im aufgeschlagenen Buch, unter der auf sie herabblickenden Madonna mit dem Kind.

258 PIANA DEGLI ALBANESI. – Chiesa Madre (S. Demetrio) [c 2]. Der Ort, 700 m hoch gelegen, ist die wichtigste Siedlung von orthodoxen Christen aus Albanien, die, vor den Türken im Jahre 1488 fliehend, hier eine neue Heimat fanden, noch heute als griechisch-unierte Katholiken an ihren Traditionen festhaltend (daher auch öfter der Name „Piana dei Greci“). Die Stadt ist Sitz des Bischofs und Hauptort der im ganzen fünf Orte mit albanesisch-griechischen Gemeinden in Sizilien. Die Hauptkirche, S. Demetrio, besitzt eine bedeutende Ausmalung des Pietro Novelli (1603–47) aus den Jahren 1641–42: in der Mitte der polygonalen Apsis der Auferstandene, zu seiten die vier griechischen Kirchenväter; darüber die Apostel und in der **Apsiskalotte* Gottvater, umgeben von den Erzengeln und Cherubim.
Lit.: Salvatore Petrotta, Albanesi di Sicilia. Storia e cultura (Palermo 1966). – G. Millunzi, Dei pittori monrealesi Pietro Antonio Novelli e Pietro Novelli suo figlio, in: ASS 36/37, 1911/12.

259 PIAZZA ARMERINA. – Dom (SS. Assunta) [d 3]. Die in 721 m Höhe prachtvoll gelegene, an bedeutenden Kirchen und Palästen reiche Stadt ist seit 1817 Bischofssitz. Der Dom (SS. Assunta) ist eine dreischiffige kreuzförmige Pfeilerbasilika mit Vierungskuppel, 1627 nach Entwurf von Orazio Torriani begonnen, im ganzen und zumal in der Fassade den strengen Charakter einer vorbarocken Stilstufe bewahrend. Der vom Vorgängerbau stammende seitliche Campanile mit seinen reichen spätgotischen Formen aus der Zeit von etwa 1420 (vgl. auch den Dom zu Agrigent) ist in den Neubau einbezogen; ein barockes Portal, gerahmt von Paaren gedrehter Spiralsäulen, aus dem Jahre 1719 verleiht dem Ganzen einen glücklichen Akzent.

260 PIAZZA ARMERINA. – Chiesa del Carmine [d 3]. Der kleine **Kreuzgang* mit seinen jonischen Säulen und quadratischen Eckpfeilern ist ein Beispiel harmonischer Renaissance-Architektur des 16. Jh.

261 PIAZZA ARMERINA. – S. Andrea [d 3]. Die außerhalb der Stadt gelegene Kirche ist eine Gründung normannischer Zeit, ein einschiffiger kreuzförmiger Bau; er enthält in seinem Inneren bedeutende Reste gut restaurierter Wandgemälde. Unter ihnen befindet sich eine große Komposition des 15. Jh. (294 × 200 cm) mit der Darstellung Christi als Schmerzensmann im Grabe stehend, das zugleich die Form einer Altarmensa hat, verbunden mit der Fülle von einzelnen Bild-„Zitaten" der Passion, die als **Darstellung der sog. Gregorsmesse* bekannt sind. Einmalig aber ist in diesem Bilde die Darstellung des die Messe zelebrierenden Papstes unmittelbar unter der Christusgestalt; er steht hinter dem Altar im Beisein von 12 Kardinälen, womit der Bezug auf das Geschehen des Gründonnerstags und die Einsetzung der Eucharistie anschaulich gemacht ist. Damit ist zugleich eine unmittelbare Nähe zu derjenigen Form des Abendmahlsbildes verwirklicht, das als „Apostel-Kommunion" mit dem als Priester die Gaben austeilenden Christus häufig in der östlichen, selten dagegen in der westlichen Kunst ist. Durch die ausführliche Inschrift ist der Papst als Pius II. (1458–1464) bezeichnet und damit das Bild datiert.

Lit.: Littorio Villari, Storia della città di Piazza Armerina (Piacenza 1981). – Ignazio Nigrelli, Piazza Armerina medievale (Milano 1983).

262–264 PIAZZA ARMERINA. – Römische Villa [d 3]. Die ausgedehnte römische Villa „al Casale", knapp 6 km von der Stadt entfernt, etwa 550 m hoch gelegen, wurde erst seit 1929 fortlaufend ausgegraben: sie ist nach ihrer baulichen Ausdehnung und dem Umfang ihrer Bodenmosaiken außerordentlich. Da als Entstehungszeit das frühe 4. Jh. angenommen werden muß, hat die Forschung auf Grund mehrerer Indizien einen kaiserlichen Auftraggeber und Besitzer angenommen; sowohl Maximianus Herculius als auch sein Sohn Maxentius sind genannt worden, doch ist auch ein Angehöriger italischer Aristokratie möglich. – Die eingeschossige Anlage betritt man durch einen monumentalen dreifachen Toreingang (1), durch den man in einen Hof (2), weiter durch ein Vestibül (3) in das zentrale rechteckige **Peristyl* gelangt mit seinem großen Brunnenbecken, von korinthischen Säulenhallen (10 × 8) umgeben. Alle anderen Räume gruppieren sich um diesen Hof, so auch die Thermenanlage nahe dem Eingang (8–12) sowie ein weiterer elliptischer Hof (41) auf der entgegengesetzten Seite mitsamt dem großartigen Trikonchensaal (46). An die Schmalseite des Peristyls grenzt der 70 m lange große Korridor, an den Enden halbrund schließend. Von ihm gelangt man in der

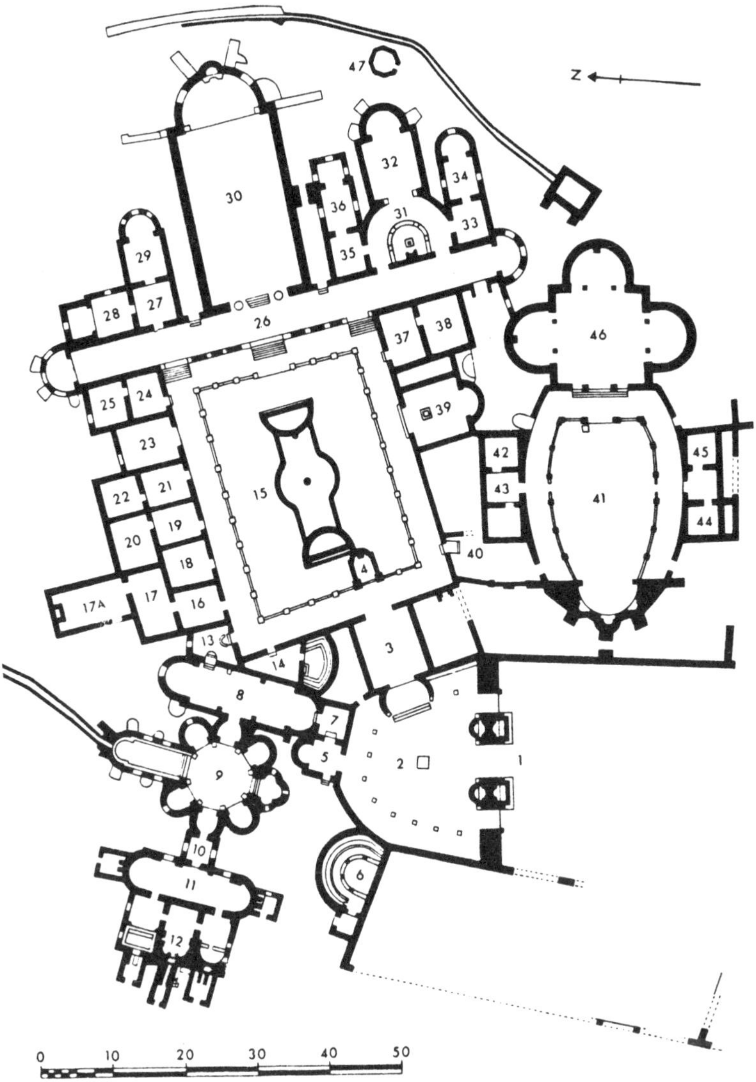

Piazza Armerina, Römische Villa

Achse des Peristyls in den großen Saal mit halbrunder Apsis, die „Basilika“.
Die vielfältigen Themen der **Mosaikdarstellungen* in allen Räumen und ihre beziehungsreiche Anordnung können nur angedeutet werden: Odysseus und Polyphem; Orpheus; Hercules; Wagenrennen; Fischfang. Als dominierend erweist sich jedoch das Jagdthema, das vor allem die ganze Fläche des großen Korridors einnimmt (26): wilde Tiere aus Afrika und Asien, Gazelle und Elefant, Rhinozeros und Nilpferd; das Einfangen dieser Tiere und ihr Abtransport zu Schiff für die Vorführungen im Amphitheater zu Rom; **berittene Jäger und Tiere* in freier Wildbahn: ein gefleckter Panther, der im Sprung sich einer fliehenden Gazelle bemächtigt. – Der **Saal mit den Mädchen* in gymnastischen Übungen überrascht durch die modern anmutende Darstellung in der Vielfalt der Bewegungen der 10 Gestalten in zwei Reihen übereinander. Beginnend oben links: Lauf mit sog. Sprung-Hanteln, mit sog. Luftball (Follis); zwei Läuferinnen. Unten: die Prämierung von Siegerinnen; links die Siegerin in einem Spiel mit Rad in ihrer Linken empfängt die Siegeszeichen, die ihr von links gereicht werden, während rechts von ihr eine andere Palme und Siegeskrone bereits empfangen hat. – Insgesamt wie zumal in den Jagdszenen ist der Zusammenhang mit den Mosaiken des römischen Nordafrika evident. Meister und Werkstätten müssen von dorther gekommen sein.
Lit.: ist umfangreich und wächst ständig, da die wissenschaftliche Diskussion anhält. Knapp und vorzüglich ist: G. V. Gentili, La villa imperiale di Piazza Armerina (Roma 1971) [Ministero della Pubblica Istruzione, „Itinerari“ . . . Nr. 87]. Vom gleichen Verfasser größere Bildbände: 1959, 1962. – H. Kähler, Die Villa des Maxentius bei Piazza Armerina (Berlin 1973). In dem Band: „Palast und Hütte“. Symposion Berlin 1979 (Mainz 1982) zwei wichtige Beiträge (in deutscher Sprache) von G. Manganaro und S. Settis. – Eine gute Synthese: R. J. A. Wilson, Piazza Armerina (London–New York 1983). – A. Carandini/A. Ricci/M. de Vos, Filosofiana, la villa di Piazza Armerina, 2 Bde. (Palermo 1982).

265 POLIZZI GENEROSA. – Chiesa Madre [d 3]. Das altniederländische **Triptychon mit der thronenden Madonna* zwischen vier musizierenden Engeln in der Mitteltafel (158 × 123 cm), den Heiligen Katharina von Alexandria und Barbara auf den Flügeln, ist das Hauptwerk eines Brüsseler Malers vom Ende des 15. Jh., dem Max J. Friedländer den Notnamen „Meister mit dem gestickten Laub“ gegeben hat. Das schon 1523 in dem 917 m hoch gelegenen Bergort (südlich von Cefalù) dokumentierte Werk altniederländischer Malerei (eines der zahlreichen nach Sizilien gelangten) gewinnt besonderes Interesse durch den Nachweis, daß das Notenblatt des singenden Engels zur Linken in Worten und Noten die berühmte Motette des Walter Frye enthält: „Ave Regina Celorum Mater Regis Angelorum . . .“, eines um 1450 am burgundischen Herzogshof tätigen Musikers.
Lit.: Max J. Friedländer, Die altniederländische Malerei, Bd. 4 (1926) S. 118 ff.; Bd. 14 (1937), S. 95. – Les Primitifs Flamands. II. Répertoire des Peintures Flamands au Quinzième Siècle: Giov. Carandente, Collections d’Italie, I: Sicile (Bruxelles 1968) S. 27–30.

266, 267, 273 RAGUSA (500 m) – S. Giorgio [e 4]. Die auf zwei getrennten Berghängen an tiefen Schluchten malerisch liegenden Städte Ragusa Superiore und Ragusa Ibla bilden heute eine Einheit, beide nach dem Erdbeben von 1693 neu erstanden. Der **Blick auf das ältere Ragusa Ibla* zeigt in der beide Teile verbindenden Talsenke den barocken Campanile der reich ausgestatteten Kirche S. Maria dell'Itria (1739); rechts daneben und tiefer gelegen die Fassade der Chiesa delle Anime del Purgatorio; auf der Höhe die erst 1820 vollendete Tambourkuppel von S. Giorgio. Die **Fassade von S. Giorgio*, Hauptwerk des Architekten Rosario Gagliardi (dessen Entwürfe sich in der Sakristei befinden), 1744 begonnen, erst 1775 vollendet, ist zusammen mit dessen Kirche S. Giorgio im nahen Modica eine der prachtvollsten Lösungen des sizilischen Barock: städtebaulich beherrschend oberhalb einer großen Freitreppe in starker Plastizität der auf die vorbuchtende Mitte hin sich steigernden Vollsäulen und turmartig emporgipfelnd im dritten Geschoß. (Ähnlich auch die Fassade von S. Giuseppe desselben Architekten am gleichen Ort.) In der Kirche befindet sich die Tafel mit der **Glorie des hl. Nikolaus*, eines von drei Altarbildern des Palermitaners Vito d'Anna (1720–69).

268 RAGUSA. – SANTA MARIA DELLE SCALE [e 4]. Die Kirche hat im Neubau nach dem Erdbeben von 1693 zumal in ihrem **Inneren* noch Teile ihres früheren spätgotischen Baus aus dem 15. Jh. bewahrt; die portalartige Öffnung zu einer Seitenkapelle mit ihrer reichen Rahmung und zusätzlichem plastischem Schmuck.

269 RAGUSA. – „ALTE KANZLEI" (Cancelleria Vecchia) [e 4]. Die Schmalseite des Palastes ist ein kleines Meisterwerk barocker Architektur auf engem Raum in ansteigendem Gelände: eine kleine Treppenstraße überbauend, blickt die einachsige Schmalseite ebenfalls von kolossalen Pilastern gerahmt mit Portal und Balkonfenster auf den kleinen Vorplatz. Zur Rechten werden Campanile und Kirche von S. Maria dell'Itria sichtbar.

270, 271 RAGUSA. – PALAZZO COSENTINI [e 4]. Einer der repräsentativen Palastbauten des 18. Jh.: eine Kolossalordnung von Pilastern auf hohen Sockeln faßt beide Geschosse zusammen; von denen der piano nobile durch reich gerahmte Fenster und die so charakteristischen Balkone über skulptierten Konsolen ausgezeichnet ist.
Der **kleine Palasthof* mit symmetrischer doppelläufiger Freitreppe zum „piano nobile" mit seiner frontalen dorischen Säulenordnung gibt eine barocke Tradition sizilischer Villen und Paläste in einer reizvollen, nunmehr in klassizistischer Form weitergeführten neuen Lösung.

272 RAGUSA. – CHIESA DEI CAPPUCCINI VECCHI [e 4]. In der schön gelegenen Kirche befindet sich als eines von drei Bildern des Pietro Novelli (1603–47) das Hauptwerk der **Himmelfahrt Mariae*.
Lit.: G. Gangi/G. Leone, Ragusa barocca (Palermo 1982). – G. Di Stefano, Pietro Novelli (Palermo 1940).

274 ROCCAVALDINA (Prov. Messina). – PALAST DER FAMILIE VALDINA [f 2]. Die Adelsfamilie spanischer Herkunft der Valdina erwirbt 1509 das Kastell (341 m), dessen ältere Teile etwa aus dieser Zeit stammen. Um 1600 wird der Bau palastartig erweitert, wahrscheinlich durch den Toskaner Camillo Camilliani. 1623 erhält Pietro Valdina den Rang und Titel eines Marchese della Rocca und der Ort und die Familie seitdem den Namen Roccavaldina.
Lit.: G. Lanza Tomasi/E. Sellerio, Castelli e monasteri siciliani (Palermo 1968).

275 ROMETTA (früher auch: Rametta, Prov. Messina). – CHIESA DEL SALVATORE [f 2]. Der Ort, 593 m hoch gelegen, ist berühmt durch seinen heldenhaften Widerstand gegen die arabische Eroberung Siziliens, der es als letztes Bollwerk erst im Jahre 925 erlag. Die kleine Chiesa del Sal-

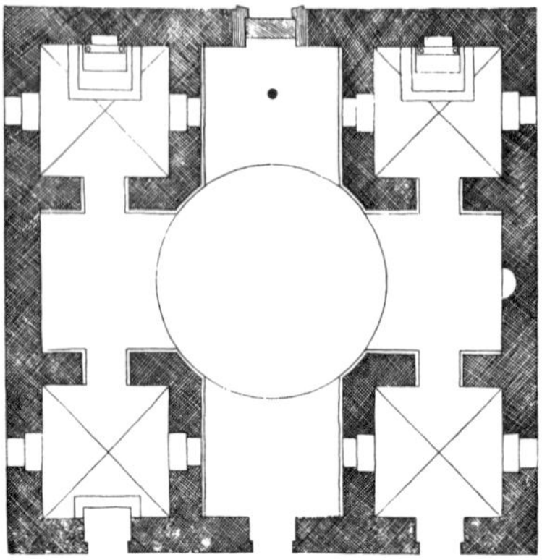

Rometta, S. Salvatore

vatore ist ein eigenwilliger Zentralbau byzantinischer Prägung: einem quadratisch-kubischen, altertümlichen Mauerblock ist ein gleicharmiger, kreuzförmiger Raum einbeschrieben, in dessen Mitte sich eine niedrige, außen achtseitige Kuppel erhebt. Die Entstehungszeit ist schwer bestimmbar, vielleicht der Zeit vor 925 angehörend (B. Pace), vielleicht erst normannischer Zeit des 12. Jh. (O. Demus).
Lit.: B. Pace, Arte e civiltà della Sicilia antica, vol. 4 (Roma 1949) S. 356–360, Grundriß. – G. Agnello, L'architettura bizantina in Sicilia (Firenze 1952) 304/5. – O. Demus, in: Byzantin. Zeitschr. 47, 1954, 166/169.

276, 277 SAN FILIPPO DI FRAGALÀ (bei Frazzanò). – EHEM. BASILIANER-KLOSTER [e 2]. 730 m. Das östliche Sizilien hatte auch unter arabischer Herrschaft (9.–11. Jh.) seinen überwiegend griechischen Bevölkerungsanteil bewahren können und damit zugleich auch das griechische Mönchtum der Basilianerklöster. Die normannischen Eroberer (seit 1061 bis 1091), von Messina kommend, begünstigten die Griechen und ihre Klöster, und Roger I. im Jahre 1090 im besonderen dieses Kloster, einsam in hohem Seitental gelegen; es wurde erst Ende des 15. Jh. Benediktinern übergeben; seit 1866 verlassen. – Die schlichte einschiffige Kirche mit Querschiff und drei Apsiden hat diesen Aufbau sowie die Anlage im ganzen aus der Gründungszeit bewahrt. Das schöne **Seitenportal* mit farbiger Steininkrustation dürfte der ersten Hälfte des 12. Jh. angehören.
Lit.: Fr. Basile, Chiese siciliane ... (1938). – G. Lanza Tomasi/Enzo Sellerio, Castelli e monasteri siciliani (Palermo 1968). – C. Filangeri, Monasteri basiliani di Sicilia (Messina 1980), 36–54.

278 S. LUCIA DEL MELA. – CHIESA DELL'ANNUNZIATA [e 2]. Das große **Tafelbild der thronenden Madonna* mit dem Christkind und Vorhang haltenden Engeln (2,05 × 1,24 m) dürfte um 1400 entstanden sein und verrät enge Beziehungen zur venezianischen Malerei.
Lit.: St. Bottari, La pittura del Quattrocento in Sicilia (Messina – Firenze 1954).

279 S. LUCIA DEL MELA. – CHIESA MADRE (S. Lucia) [e 2]. Das **Hauptportal*, wohl ein Werk des Gabriele di Battista vom Ende des 15. Jh., zeigt unter der Halbfigur des segnenden Christus im Tympanon die Madonna mit dem Kinde zwischen den hll. Lucia und Agathe.

280, 281 S. MARIA DEL BOSCO (bei Bisaquino). – EHEM. BENEDIKTINERABTEI [c 3]. Die in 831 m Höhe einsam gelegene ehem. Benediktinerabtei, seit der Säkularisation 1866 ein landwirtschaftlicher Betrieb, ist ein bedeutender Baukomplex, leider in Verfall; die Kirche ist seit dem Erdbeben von 1968 Ruine. Die bestehenden Bauten wurden seit 1593 neu errichtet; sie bieten im ganzen ein wichtiges Zeugnis einer sonst in Sizilien wenig präsentierten Epoche der ersten Hälfte des 17. Jh. Die Kirche auf abfallendem Gelände zum Chor auf gewaltigen Substruktionen; die **Fassade* in rechtem Winkel zu einem Flügel des Klosters mit Balkon, flankiert von einem mächtigen Campanile, hat jene schwere und strenge, blockhafte Flächenstruktur ihrer hellgrauen Steinfarbe, die auf dem Festland für das ausgehende 16. Jh. charakteristisch ist. Im übrigen zogen sich Bau und Ausstattung noch durch das ganze 18. Jh. Nach 1866 verschwand das gesamte bewegliche Kunstgut des Klosters. Darunter befand sich auch das Grabmal der Eleonora d'Aragona, Wohltäterin des Klosters, gestorben auf ihrer Burg im nahen Giuliana im Jahre 1405, auf deren Sarkophag die berühmte Marmorbüste von Francesco Laurana ihren Platz hatte, heute im Museum zu Palermo ganz aus ihrem ursprünglichen Zusammenhang gelöst.

Der **erste Kreuzgang* des Klosters, beide mit zentralen Brunnenanlagen, kann in Verbindung gebracht werden mit dem aus Mailand gebürtigen Baumeister Antonio Muttone, der 1605–11 hier tätig war. Die in Sizilien seltene architektonische Form der sogen. Serliana in den Säulengängen des Kreuzgangs, das heißt der Bogen zwischen seitlichen graden Gebälken (mit kleinen Wandnischen darüber), findet dadurch eine Erklärung. Der zweite Kreuzgang hat Säulenarkaden über hohen Plinthen.

Lit.: A. Schirò, Il monastero di S. Maria del Bosco di Calatamauro (Palermo 1894). – G. Lanza Tomasi/E. Sellerio, Castelli e monasteri siciliani (Palermo 1968).

282, 283 SAN MARTINO DELLE SCALE. – Benediktiner-Abtei [c 2]. Die im bergigen Hinterland unweit von Palermo gelegene altangesehene Benediktiner-Abtei führt ihre Geschichte bis ins 6. Jh. zurück. Im heutigen umfangreichen Baubestand finden sich nur geringe Reste aus der Zeit der Neugründung im 14. Jh. Kirche und mehrere Kreuzgang-Höfe gehören der Zeit vor und nach 1600 an, aus welcher auch das reich geschnitzte Chorgestühl stammt. Es dominieren im ganzen die imposanten Klostergebäude, die in den Jahren von 1763–86 im Auftrag des Abtes Settimo durch die bedeutenden Architekten Venanzio Marvuglia (1729–1814) errichtet wurden. In ihnen manifestiert sich der Ausklang des Feudalzeitalters, der in der Aufhebung des Klosters im Jahre 1812 Tatsache wurde. Als Hauptwerk einer noch ganz in der Tradition des Barock weit ausgreifenden, in den Formen aber frühklassizistischen Architektur präsentiert sich zumal die 132 m breite, dreigeschossige Hauptfront von 21 Achsen mit ihrem Mittelrisalit von sieben Achsen und dem doppelläufigen monumentalen **Treppenhaus* im Inneren. Der Bildhauer Ignazio Marabitti schuf die Reitergruppe des hl. Martin mit dem Bettler und den Brunnenaufbau mit der Figur des Flusses Oreto (1784). – Ein Hauptwerk des Malers Pietro Novelli von 1635 ist das **Altarbild* mit der bedeutenden Komposition des hl. Benedikt inmitten weiterer Gründer von Mönchs- und Ritterorden unter der Gestaltengruppe der Hl. Dreifaltigkeit.

Lit.: Gregorio Frangipane, Storia del Monastero di S. Martino presso Palermo (Assisi 1905). – G. Lanza Tomasi/E. Sellerio, Castelli e monasteri Siciliani (Palermo 1968) – G. Di Stefano, Pietro Navelli (Palermo 1940). – A. Lipari/U. Mirabelli, Il coro dell'Abbazia di S. Martino delle Scale (Palermo 1985).

284 SAN PLACIDO CALONERÒ (Prov. Messina). – Ehem. Benediktiner-Kloster [f 2]. Knapp 3 km von der Küste entfernt in schöner Hügellage, beherbergt es in seinen großen Gebäuden heute eine Scuola agraria. Erhalten haben sich außer einer schlichten Kapelle vor allem zwei

gleich große quadratische Kreuzgänge mit rundbogigen Arkaden über Säulen jonischer Ordnung mit Gebälkstücken, auf niedriger Brüstung stehend, 7 Achsen auf jeder Seite. In der Mitte des einen Kreuzgangs befindet sich ein **achtseitiges Brunnenhaus* mit Kuppel über gleichfalls jonischen Säulenarkaden; die Inschrift mit dem Datum 1582 dürfte wohl auf das Ganze zu beziehen sein. Im architektonischen Aufsatz der Eingangstür zum (gewölbten) Refektorium befand sich eine Büste Karls V. (gesondert aufgestellt) mit lateinischer Inschrift, die darauf hinweist, daß der Kaiser im Jahre 1535 vom Feldzug in Tunis zurückgekehrt, vor seinem Einzug in Messina hier übernachtete.

285 SCIACCA. – Il Steripinto [b 3]. Die am afrikanischen Meer gelegene wichtige Handelsstadt, schon von der Griechenstadt Selinunt als Hafen genutzt und in der Antike als Thermalbad bekannt, hat eine große Anzahl historisch bedeutsamer Bauten, beginnend mit normannischer Zeit (S. Nicolò la Latina). – Der als Steripinto bekannte Palast ist laut Inschrift auf dem Architrav des Portals von Antonio Noceto 1501 erbaut. Schmuckreich (dies etwa besagt der Beiname) sowie zugleich ins Präziöse und Zierliche die ihrer Herkunft nach fortifikatorischen Motive verwandelnd: kleiner geböschter Sockel mit Wulstband (zugleich Geschoß-Teilung); die diamantiert zugespitzte Rustika-Quaderung im ganzen (auch sonst im 15. Jh. in Sizilien: Kastell der Familie Baresi in Pietraperzia, teilweise transferiert in Trabia; Trapani); der Zinnenkranz auf dem Dach. Die zweiteiligen Fenster mit ihren dünnen Mittelsäulchen gehören dem „katalanisch-spanischen" Motivschatz des 15. Jh. in Sizilien an.

286 SCIACCA. – Chiesa Madre (S. Maria Maddalena [b 3]. In der Kirche befindet sich ein vielteiliges marmornes **Sakramentstabernakel*, ein typisches Werk der späteren Generation der Gagini, des Antonino. Fehlende Urkunden und das überraschend späte inschriftliche Datum 1581 lassen Zweifel aufkommen. Die vollständige Erhaltung aber gerade dieses Werks im Gegensatz zu den beiden anderen nur schlecht und unvollständig erhaltenen Tabernakeln des Antonino in Ciminna (1538 ff.) und Palermo, S. Antonio Abate (1551–61) macht es um so wichtiger. Der dreigeschossige Aufbau zeigt über der Predella 6 Passionsszenen, darüber die Kreuzigung zwischen Petrus und Paulus und oben den Auferstandenen mit der Gestalt Gottvaters im Scheitel des Ganzen.

287 SCIACCA. – S. Margherita [b 3]. Die Kirche ist eine der künstlerisch bedeutendsten der Stadt, gestiftet von Eleonora d'Aragona im Jahre 1342, nach vollständiger Erneuerung seit 1595 sich als große einschiffige Saalkirche darstellend. Ein gotisches Hauptportal an der Westseite, ein bedeutendes, mit Skulpturen versehenes von 1468, dem Francesco Laurana zugeschriebenes an der Langseite führen in das **Innere*, das durch die überaus reiche stuckplastische und malerische Ausstattung des Orazio Ferraro (aus Giuliana) überrascht (vgl. Castelvetrano). Die Ausschmückung zog sich bis weit in das 17. Jh. hinein; an dem Zyklus großer Gemälde ist vor allem Giovanni Portaluni beteiligt (1629). Die dem Kult entzogene Kirche ist leider dem fortschreitenden Verfall überlassen.

Lit.: I. Scaturro, Storia della città di Sciacca (Napoli 1925). – Salvatore Cantone, Sciacca Terme. Guida turistica della città (Sciacca 1982). – P. A. Piazza, Sciacca (Palermo 1983).

288 SCICLI.– Chiesa Madre [e 4]. Die Stadt, in 212 m Höhe in einer Mulde zwi-

schen zwei steilen Felsen gelegen, präsentiert sich nach dem Erdbeben von 1693 als eine Barockstadt des 18. Jh. mit ansehnlichen Kirchen und Palästen. Die Chiesa Madre (ehemals S. Ignazio), erbaut als Kirche des Jesuitenkollegs, folgt im ganzen der basilikalen Anlage wie in der festlich reichen, jedoch strenge Frontalität bewahrenden **Fassade*, in ihren zwei durch Pilaster gegliederten Geschossen, den für den Orden typischen Formen; auch die beiden originell leicht zurückgesetzten, niedrigen seitlichen Türme entsprechen dieser Tradition.

289 SCICLI. – Kirche und ehem. Kloster der Karmeliter [e 4]. Die Chiesa del Carmine mit dem anschließenden Konventsgebäude (heute Amtsgericht) ist von einem Ordensarchitekten der Karmeliter erbaut, mit ähnlichen architektonischen Motiven wie die Chiesa Madre die Komposition der Fassade bestreitend, die hier schmaler und straffer einem maßvoll dekorierten einschiffigen Kirchenraum vorgesetzt ist.

290 SCICLI. – S. Bartolomeo [e 4]. In der **Fassade* der Kirche hat der turmartig überhöhte Typus des sizilischen Südostens, der monti iblei, eine besonders wirkungsvolle Lösung gefunden (vgl. Palazzolo Acreide; Buccheri). Das „crescendo“ der zur Mitte hin vermehrten und zugleich stärker vortretenden Vollsäulen gipfelt in dem Kuppelaufsatz des dritten, des Glockengeschosses; die reine Frontalität der Ordnungen läßt einen freilich immer noch stark barocken Klassizismus erkennen, der auch das reich dekorierte einschiffige Innere prägt. Ein Weihedatum von 1763 ist überliefert, doch dürfte die Ausführung noch weit darüber hinausgegangen sein.

291 SCICLI. – Palazzo Spadaro [e 4]. Der Palast gibt auf gültige Weise den herrschenden Typus der Zeit: bei zweigeschossigem Aufbau besteht axialer Bezug zwischen großer Ladenöffnung im Erdgeschoß und reich gerahmten Fenstern mit Balkons im piano nobile, wobei der durch das Eingangstor betonten Mitte in beiden Geschossen eine reichere architektonisch-plastische Ausbildung zukommt.

292 SCICLI. – Palazzo Beneventano [e 4]. Innerhalb der sizilischen Palast-Architektur des 18. Jh. stellt dieser Bau eine äußerste Möglichkeit dar in dem überquellenden Reichtum und den bizarren Formen der plastischen Fassaden-Gestaltung. Die axiale Beziehung zwischen den großen Öffnungen des Erdgeschosses und den Tür-Öffnungen mit Balkonen im Obergeschoß, dem piano nobile, erfährt ein Höchstmaß an figürlich-grotesker Formgebung in den großen Köpfen der Bogen-Scheitel unten und den Balkon-Konsolen oben. Die sogen. kolossale Pilasterordnung der Palastecke erfährt durch die phantasievolle Erfindung einzelner, die traditionelle Rustika ersetzender Motive nahezu völlige Auflösung. Das Karikaturhafte wird erreicht in den beiden Köpfen mit geöffneten Mündern unterhalb des Familien-Wappens der adligen Besitzer. – Bisher sind weder Baumeister noch Bauzeit des Palastes bekannt, der im späteren 18. Jh. errichtet sein muß.

293, Farbtafel V SEGESTA. – Tempel [b 2]. Die griechischen Ruinen von Segesta, der unvollendet gebliebene Tempel und das Theater, gehören nicht zu einer Stadt der Griechen, sondern der einheimischen Elymer, die, obwohl stark hellenisiert, doch in Selbständigkeit und Spannung zu den griechischen Nachbarstädten lebten, vor allem zu Selinunt. Der dorische Tempel ist unvollendet, ohne Cella und Dach; allein die Peristasis, die Säulenhalle von 6 × 14 Säulen auf hohem Stylobat, ist vorhanden. Es blieb bis vor kur-

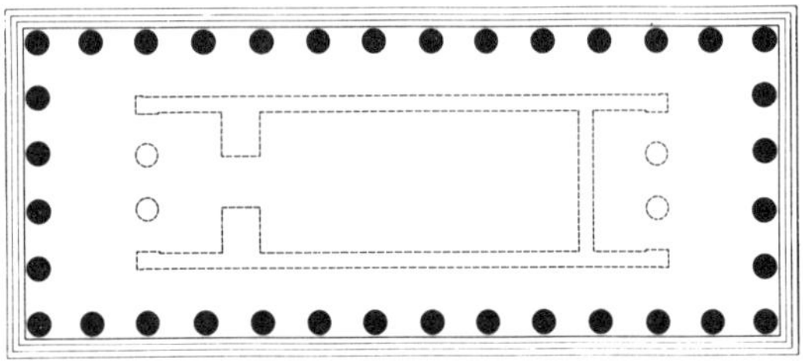

Segesta, Tempel

zem ungewiß, ob diese offene Halle einem ungriechischen Kult genügen sollte oder, wahrscheinlicher, sich durch geschichtliche Ereignisse erklärt, etwa den Krieg mit Selinunt 416, die Niederlage der Athener vor Syrakus 413 oder die durch den Hilferuf von Segesta ausgelöste Expedition Karthagos von 409, die zur Zerstörung von Selinunt und auch von Himera führte. Neue Grabungen im Inneren haben jedoch die Gewißheit erbracht, daß die Voraussetzungen für die Fronten und auch für die Mauern einer Cella gegeben waren, daß also im Grundriß eine entsprechende Rekonstruktion anschaulich gemacht werden kann. Der hohe Grad an Vollkommenheit und letzter erreichter Ergebnisse des griechischen Tempelbaus trotz fehlender Vollendung läßt nicht nur auf griechische, vielleicht athenische Werkleute schließen, sondern auch auf Entstehung in den angegebenen Jahren. Stufenbau und Säulen zeigen noch die grobe Oberfläche des Steins nebst den Bossen vor dem Versetzen der Werkstücke und vor ihrer feineren Bearbeitung; die Säulen sind noch ohne Kanneluren. Von besonderer Bedeutung ist jedoch die erst in jüngster Zeit gemachte Entdeckung des Rests eines weiteren großen dorischen Peripteros-Tempels am südlichen Abhang des Stadtberges, außerhalb der Stadt und von einem Temenos umgeben, weitgehend von Geröll verschüttet. Deutlich einer älteren Stilstufe etwa um 460/50 v. Chr. angehörend, erweist sich damit die schon frühzeitige Hellenisierung von Segesta und die Tatsache, daß der bisher allein bekannte unvollendete Tempel bereits in einer Tradition stand.

Lit.: D. Mertens, Der Tempel von Segesta und die dorische Tempelbaukunst des griechischen Westens in klassischer Zeit (Mainz 1984) Tafel 26/12 Grundriß.

294 SEGESTA. – Theater [b 2]. Das Theater, ganz offensichtlich angelegt für eine weite Aussicht, teils bis zum fernen Meer, dürfte erst hellenistischer Zeit um 200 v. Chr. angehören. Von der halbrunden in den Fels gehauenen „cavea" blickt man auf die Grundmauern des Szenen-Gebäudes, dessen ideale Rekonstruktion, zweigeschossig mit Säulen und Pilastern sowie seitlich vorspringenden Flügeln, aus erhaltenen Resten möglich ist, in römischer Zeit erneuert.

295–299, Farbtafel VI SELINUNT (ital.: Selinunte) [b 3]. Selinunt ist die am weitesten nach Westen vorgeschobene Siedlung der Griechen auf Sizilien, nahe dem Bereich der Elymer (Segesta), vor allem aber der Phöniker und Karthager, 628 v. Chr. oder vielleicht schon früher von Megara Hyblaia bei Syrakus gegründet. Von der Blüte der Stadt im 6. und 5. Jh. zeugt vor allem noch heute die Reihe der großartigen Tempelbauten, und zwar insgesamt 7 „Peripteroi“, die freilich durch ein Erdbeben wie hingemäht daliegen, deren teilweise Aufrichtung seit Jahren im Gange ist. Von der furchtbaren Zerstörung durch die Karthager im Jahre 409 konnte sich die Stadt nur noch teilweise erholen.

Die **Akropolis* ist eine Felsterrasse von knapp 50 m Höhe, nach Süden zum Meer hin gerichtet, beiderseits von kleinen Flußtälern begrenzt; auf ihr befanden sich 4 Tempel; jenseits dieser Täler in West und in Ost befinden sich weitere Heiligtümer: im Westen das der Demeter Malophoros, im Osten (von dort der normale Zugang) der Hügel mit den drei großen Tempeln E, F und G. Während sich auf der Akropolis außer bewohnten Vierteln 4 der wichtigeren Tempel befinden, dehnte sich das eigentliche Stadtgebiet weiter landeinwärts aus. Die Befestigung der Akropolis ist in bedeutenden Resten erhalten. Vorzügliche Quadertechnik des 5. Jh. sondert sich von der flüchtigeren aus späterer Zeit. – Teilweise wieder aufgerichtet sind die Säulen des Tempels C der Akropolis (die Metopen-Reliefs im Museum zu Palermo). – Besonders eindrucksvoll aber ist neben und aus den Trümmerbergen des **Tempels E* auf dem Osthügel dessen umfassende Wiederaufrichtung; die Weihe an Hera darf als wahrscheinlich gelten. Er ist unter allen dorischen Peripteroi von Selinunt der späteste, reifste und einer der vollkommensten Tempel seiner Gattung. Mit 6×15 Säulen und den Maßen von 25,32×67,74 m im Stylobat kehrt er sich ab vom Riesenmaß des unvollendet gebliebenen, um 520 v. Chr. begonnenen benachbarten **Apollon-Tempels G* und zu klassischen Maßen zurück. Die relativ straffe und gestreckte Form des Aufbaus bezeichnet die klassische Höhe des dorischen Tempels, zu welcher die im Museum zu Palermo bewahrten **Metopen-Reliefs* [Farbtafel VI] der beiden Frontseiten gehören. Ihre Verwandtschaft und Ähnlichkeit mit dem Zeus-Tempel zu Olympia ergeben eine Datierung in die Jahre zwischen 465 und 450. – Der riesige ältere Apollontempel G blieb unvollendet, offenbar schon wegen seiner alles Menschliche übersteigenden Maße, endgültig sodann durch die Katastrophe von 409.

In den etwa 13 km entfernten **Steinbrüchen der „Rocche di Cusa“* bei Campobello sind zahlreiche Werkstücke in verschiedenen Zuständen ihrer Herauslösung aus dem umgebenden Stein erhalten: Säulentrommeln von 3,40 m unterem Durchmesser, Architravstücke sowie Einzelstücke zu seiten des alten Transportweges.

Zu dem **„Epheben von Selinunt“* [Farbtafel VI] vgl. unter Palermo, Archäologisches Museum.

Lit.: Koldewey/Puchstein, Die griechischen Tempel ... (1899). – J. Hulot/G. Fougères, Sélinonte (Paris 1910). – D. Mertens, Der Tempel von Segesta ... (Mainz 1984) Grundriß T. 26/8. – M. Sant-

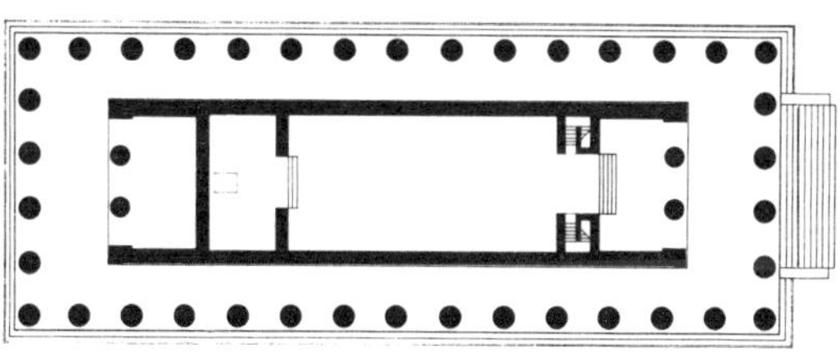

Selinunt, Tempel E

angelo, Selinunt (deutsche Ausgabe) (Rom 1954). – V. Tusa, La scultura in pietra di Selinunte (Palermo 1984).

300 SOLUNTO. – Ruinen der antiken Stadt [c 2]. Ursprünglich eine der drei wichtigsten punisch-karthagischen Städte des westlichen Sizilien (mit Palermo und der Insel Mozia), hatte Solunto zu dieser Zeit seine Lage in der Ebene nahe dem jetzigen antiken Bergort, zwar in Meeresnähe, aber etwas landeinwärts an dem kleinen hier mündenden Flußlauf. Die regelmäßige Anlage der großartig auf dem Hang des Monte Catalfano gelegenen antiken Stadt läßt sogleich erkennen, daß sie erst der griechisch-römischen Zeit seit dem 4. Jh. v. Chr. (römisch seit dem 3. Jh. v. Chr.) angehört. An den rechtwinklig sich durchkreuzenden Straßen liegen gut erkennbar öffentliche und private Bauten, unter ihnen die als „ginnasio" bezeichneten Reste eines hellenistisch-römischen Hauses mit den dorischen Säulen seines Peristyls. Etwa um 200 v. Chr. muß die Stadt von ihren Einwohnern endgültig verlassen worden sein.

301 SPERLINGA. – Kastell [d 3]. Die Ruinen-Reste eines mittelalterlichen Kastells auf steilem Felsen von 750 m Höhe über dem gleichnamigen Ort sind von schönster landschaftlicher und „ambientaler" Wirkung. Es ist aber insbesondere der außergewöhnliche von der Natur vorgegebene Tatbestand eines riesigen kahlen Felsrückens, der selbst als Festung genutzt worden ist durch Aushöhlung zahlreicher, mit Bedacht angelegter Räume sowie eine lange und steile, in den Fels gehauene Treppe, die auf den Scheitel des Felsens führt. Es ist noch offen, ob hier nicht Anlagen sehr viel älterer Zeiten vorliegen. Schon im 12. Jh. erwähnt, wird die Anlage im Jahre 1239 unter den „castra exempta" Kaiser Friedrichs II. genannt, ihm persönlich unterstellt und damit ihre Bedeutung dokumentierend. Große Teile des Ganzen wurden 1914 wegen Baufälligkeit abgetragen. Das Erhaltene gehört verschiedenen Zeiten an; im Bilde erkennbar ist der untere Palastbau mit Doppelfenster aus dem 14. Jh. und Renaissance-Portal des 16. Jh. Vorbildliche Maßnahmen zur Sicherung des einzigartigen Bestandes in den Jahren 1981–83. Auch der Ort selbst hat Anteil an dem System von Felsenwohnungen.

Lit.: G. Lanza Tomasi/E. Sellerio, Castelli e monasteri siciliani (Palermo 1968).

302, 303 SYRAKUS (ital.: Siracusa). – Dom (innerhalb des ehem. Athena-Tempels) [e 4]. Syrakus ist die erste dorische Kolonie auf Sizilien, 733 v. Chr. von Korinth aus gegründet. Die mächtigste Griechenstadt der Insel hat von zweien ihrer Tempel größere Reste bewahrt, beide auf der Halbinsel Ortygia, dem ältesten Teil der Stadt: den Apollon-Tempel aus der Frühzeit des 6. Jh. und den **Athena-Tempel*, einbezogen in den Dom, die Bischofskirche der Stadt. Lebendige geschichtliche Kontinuität ist damit eindrucksvoll sichtbar. Dieser große Peripteros-Tempel von 6 × 14 Säulen wurde nach dem Sieg der Griechen über die Karthager bei Himera im Jahre 480 v. Chr. errichtet, und zwar gleichzeitig mit dem in gleicher Form in Himera selbst errichteten Tempel. – Etwa im 7. Jh. n. Chr. wurde der Tempel zu einer dreischiffigen christlichen Basilika umgebaut (der gleiche Vorgang am sogen. Concordia-Tempel in Agrigent): die Wände der Cella von Arkaden durchbrochen, diese selbst dadurch zum Mittelschiff gemacht; die vermauerte Peristasis bildete nunmehr die Außenwand der **Seitenschiffe* und damit des ganzen Baus, wobei die dorischen Säulen im Inneren, aber auch am Außenbau, den Flanken, sichtbar blieben (nach neuzeitlicher Restaurierung). Nach dem großen

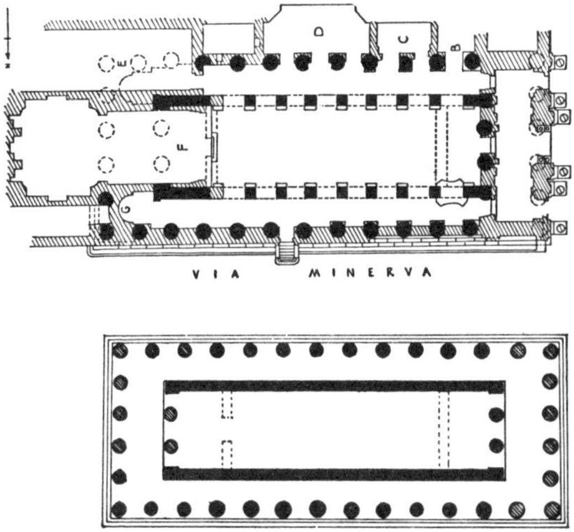

Syrakus, Dom im ehem. Athena-Tempel und Rekonstruktion des Athena-Tempels

Erdbeben von 1693 wurde vor allem die **Fassade* in den Jahren 1728–54 nach Entwurf von Andrea Palma (1644–1730) neu aufgeführt, die durch die außerordentliche Plastizität ihrer stark vortretenden Vollsäulen in beiden Geschossen übereinander dem ganzen Dom-Platz mit seinen Barock-Palästen einen bedeutenden Mittelpunkt gibt, verstärkt durch die prachtvoll sich einfügenden Statuen des Bildhauers Ignazio Marabitti: im Obergeschoß die Statue der Madonna zwischen S. Marziano und S. Lucia, zu seiten der Freitreppe die Statuen der Apostel Petrus und Paulus (1753 ff.).
Lit.: M. Guido, Sicily: An Archaeological Guide (London 1967) Grundriß S. 178.

304 SYRAKUS. – GRIECHISCHES THEATER [e 4]. Durch seine Größe, seinen Standort und seinen Rang in der Geschichte des griechischen Dramas der klassischen Zeit ist das Theater von Syrakus eines der bedeutendsten der Antike. Das weite und hohe Halbrund seines Zuschauerraumes, der cavea (griechisch: theatron), eingetieft in den gewachsenen Fels, mit einem Durchmesser von etwa 140 m und der außerordentlichen Höhe von ursprünglich wohl 67 Sitzreihen (vorhanden 42). Acht Treppen teilen die cavea in neun Keile; oberhalb der 23. Sitzreihe ist ein Umgang (griech.: diazoma), der den Sitzraum in einen oberen und einen unteren Rang teilt. In dieser Höhe vermitteln zwei seitliche, in den Fels gehauene Straßen bequemen Zugang für die Zuschauer. Der mehr als halbrunde Spiel-Raum, die Orchestra mit dem Bühnengebäude (griech.: skene), ist in den antiken Jahrhunderten vielfach ebenso verändert wie die Anlage im ganzen, von der nur gleichsam der Umriß erhalten ist. – Historisch gesichert ist die Anwesenheit des Aischylos in Syrakus und die Aufführung seiner Tragödie „Die Perser" im Jahre 476 v. Chr., wohl fast gleichzeitig hier und in Athen; des weiteren die Aufführung seiner Tragödie

„Die Etneer“, verfaßt und aufgeführt zum Preise der Neugründung der Stadt Aitne (Etna) am Südhang des gleichnamigen großen Vulkans durch Hieron I. von Syrakus. Hier wurden die Werke der großen attischen Tragiker des 5. Jh., Aischylos, Sophokles und Euripides, aufgeführt, und diese Tradition ist im 20. Jh. in alljährlichen Festspielen an dieser Stelle erneuert worden.
Lit.: L. Polacco/C. Anti, Il teatro antico di Siracusa, 2 Bde. (Rimini 1981).

305 SYRAKUS. – Kastell Euryalos [e 4]. Die weit außerhalb der antiken Stadt gelegenen Festungs- und Verteidigungsanlagen des Kastells Euryalos gehören zu den großartigsten der antiken Welt. Ihre Bedeutung kann nur verstanden werden aus der geographischen Lage und der historischen Situation ihrer Entstehung. Der Stadt Syrakus ist landeinwärts nach Nordwesten eine weite Felsterrasse vorgelagert mit der Vorstadt Epipolai. Von dieser Seite aus erwies sich die Verteidigung der Stadt als gefährdet bei der Belagerung durch die Athener 414 v. Chr., zumal auch wenig später, als man nach der Eroberung der an der Südküste gelegenen Griechenstädte Selinunt, Agrigent und Gela durch die Karthager in den Jahren 409–405 deren weiteres Vordringen befürchten mußte. In einer gewaltigen Anstrengung wurde daher in den Jahren 402–397 unter Dionysos d. Ä. die gesamte felsige Hochebene mit Mauern umgeben. Bei etwa dreieckiger Gesamtform dieses Felsplateaus vereinigen sich Nord- und Südmauer spitzwinklig zusammentreffend im äußersten Punkt, etwa 7 km von der Stadt entfernt, der zugleich als Ausfalltor in das Landesinnere besonderer Sicherung und Befestigung bedurfte. So entstand hier die Festung, bestehend aus einem mächtigen System von starken Mauern, mehreren Türmen (in Stümpfen erhalten), drei tief in den Felsen eingehauenen Gräben und einem Netz **unterirdisch ausgehöhlter Gänge* und Treppen.

306, Farbtafel II SYRAKUS. – Die „latomia del paradiso“ [e 4]. Die latomie, die antiken Steinbrüche der Griechenstadt am Südrand der Epipolis gelegen, lieferten das Material für die Großbauten der Stadt; so besonders die „latomia del paradiso“. Innerhalb dieser befindet sich der wegen seiner Form treffend mit dem Namen **„Ohr des Dionysos“* versehene große Eingang, der mit Recht sehr berühmt ist. Von dort gelangt man in die weiträumige **„grotta dei cordari“*, die Grotte der Seiler, die hier von altersher ihr Handwerk betreiben; besonders eindrucksvoll auch deshalb, weil Wände und Decke das System der Aussägung des Steinmaterials erkennen lassen . . . Die latomie wurden auch tragische Aufenthaltsräume für die gefangenen Athener im Jahre 413 v. Chr. nach dem Scheitern ihrer großen Angriffs-Expedition gegen Syrakus im Peloponnesischen Krieg.
Lit.: Giuseppe Salonia, Le latomie di Siracusa (Siracusa 1981).

Farbtafel III SYRAKUS. – Der Altar Hierons II. [e 4]. Der riesige Altar Hierons II., nach seinem Erbauer so genannt, wurde errichtet innerhalb der Jahre 241–215 v. Chr.; er befindet sich in der Nähe des (griechischen) Theaters aus etwa der gleichen Zeit. Der Altar hat die Form eines gewaltigen, lang gestreckten Rechtecks von 198 m Länge und 22,80 m Breite und war bestimmt für die großen Opfer, die alljährlich dem Zeus Eleutherios (dem Befreier) von der Stadt dargebracht wurden. Erhalten ist von der in ihrer Art und wenigstens teilweisen Erhaltung außergewöhnlichen Anlage nur die in den gewachsenen Fels hineingehauene Basis, während der hohe, aus Quadern gefügte Aufbau verschwunden ist. Die Zugangsrampen befanden sich auf den beiden Schmalseiten.

307 SYRAKUS. – Palazzo Montalto [e 4]. Der Palast der Familie Mergolesi (heute: Montalto) zeigt in den reichen **Fensterformen* über feinem, horizontalem Gesims im piano nobile, dem Ober- und Wohngeschoß, den aus den Formelementen der normannischen und staufischen Periode hervorgegangenen Stil des späteren 14. Jh., besonders wirksam in einer aus geglätteten Quadern gefügten Front.

308, 309 SYRAKUS. – Palazzo Bellomo [e 4]. Der bedeutende und im ganzen vorzüglich erhaltene mittelalterliche Palast beherbergt das Museum der Stadt, das alle Kunstschätze nach-antiker Zeit vereinigt. Die zweigeschossige glatte und strenge **Fassade* ist in ihrem hohen Erdgeschoß im wesentlichen aus der Erbauungszeit um 1250, nur von den zwei (originalen) ganz kleinen Fenstern und dem großen spitzbogigen Portal unterbrochen. Das bewohnbare Obergeschoß hat dreiteilige Fenster mit den dünnen Säulchen, typisch für die katalanisch geprägte Architektur des späteren 15. Jh., in welchem der Umbau des Palastes erfolgte, der sich zumal im Inneren zeigt. Der **Innenhof* hat eine offene Halle mit achteckigen Pfeilern und flachbogigen Arkaden sowie eine schöne Freitreppe mit fein profilierter Brüstung. Auf dem Treppenabsatz ein Portal, über dem sich eine außerordentlich reich dekorierte fensterartige Aedicula im Stil katalanischer Spätgotik befindet, wohl aus der Zeit um 1500.

310 SYRAKUS. – Palazzo del Senato [e 4]. Dem Dom benachbart ist der reich gegliederte Palazzo del Senato (heute: municipio), erbaut 1629–33 von Giovanni Vermexio, einem spanisch-sizilischen Architekten, der zusammen mit seinem Bruder Andrea in Syrakus aktiv war. Mehr als andere Städte der Region hat Syrakus in dem Erdbeben von 1693 Bauten der vorangehenden Zeiten bewahren können. Charakteristisch für die frühe Stilstufe des Barock ist die dichte Flächengliederung beider Geschosse durch Pilasterpaare, Statuen-Nischen und Fensterrahmen.

311 SYRAKUS. – Palazzo Beneventano del Bosco [e 4]. In der bedeutenden Barock-Architektur der Stadt, die nach 1693 verstärkt deren städtebauliches Gesicht prägte, ist der Palazzo Beneventano del Bosco eines der großen Werke der Spätzeit, 1779–88 errichtet von Luciano Alì, wirkungsvoll in seinem zweigeschossigen Aufbau mit axialer Betonung der Fassade durch Tor und Balkon, sich fortsetzend und steigernd in der dreiachsigen Fassade des ersten **Hofes mit ihrem Treppenaufgang* und den Paaren von Doppelsäulen in beiden Geschossen übereinander.
Lit.: G. Agnello, L' Architettura aragonese-catalana in Siracusa (Roma 1942). – G. Agnello, I Vermexio architetti ispanosiculi del secolo XVII (Firenze 1959). – G. Agnello, Siracusa nel Medioevo e nel Rinascimento (Caltanissetta-Roma 1964). – G. & S. Agnello, Siracusa barocca (Caltanissetta-Roma 1961).

312, 313 SYRAKUS. – Staufisches Kastell [e 4]. Der im historischen Sinn falsche Name als „Castello Maniace“ bezieht sich auf den griechischen Admiral Georgios Maniakes, der 1038 die Stadt für wenige Jahre von den Arabern zurückerobern konnte und an dieser Stelle ein Kastell errichtet hatte, von dem jedoch nichts erhalten blieb. Zusammen mit den Kastellen in Catania und Augusta an der Ostküste Siziliens ist das von Syrakus auf Befehl von Kaiser Friedrich II. seit etwa 1234 errichtet; zwar ist allen drei Bauten gemeinsam der quadratische Grundriß, aber in der Anordnung der Türme und der Disposition des Inneren sind sie erheblich unterschieden.

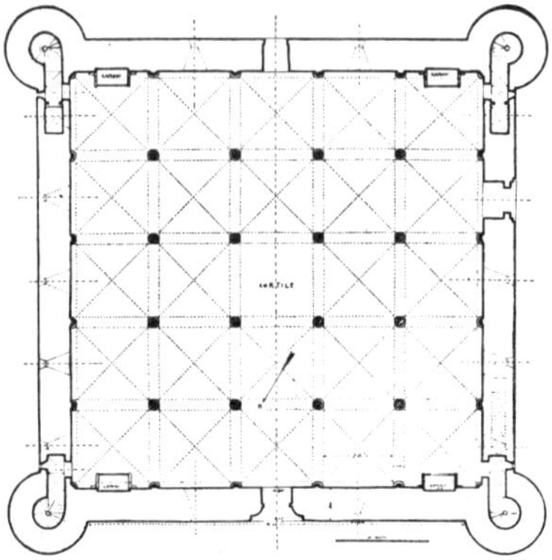

Syrakus, „Castello Maniace"

In der beherrschenden **Lage* auf der schmalen Felsenzunge im Meer an der äußersten Spitze der Halbinsel Ortygia der alten Griechenstadt erhebt sich der stark zerstörte Bau (das Erdbeben von 1693, die Pulverexplosion von 1704) auf quadratischem Grundriß von 51 m Seitenlänge mit 4 runden Ecktürmen, von weiteren Bastionen im 16. Jh. umbaut. Das großartige **Hauptportal*, von den Formen zisterziensischer Gotik bestimmt, hat gleichwohl in den Löwen über den Kapitellen der Säulchen ein Element normannisch-romanischer Zeit. Zu seiten des Portals finden sich die beiden Postamente für die antiken Bronze-Widder, die dort bis 1448 standen und deren einer im Museum zu Palermo erhalten ist, bemerkenswertes Zeugnis für die bewußte Hochschätzung und Wiederverwertung antiker Kunst im Kreise Friedrichs II. Über dem Portal das Wappen Karls V., in spanischer Inschrift als Kaiser und spanischer König bezeichnet, mit der Jahreszahl 1545 und dem weiteren Datum 1614. Das weitgehend zerstörte und verbaute **Innere* des Kastells ermöglicht gleichwohl eine sorgfältig begründete ideale Rekonstruktion (durch Giuseppe Agnello) als eine große offene, auf Säulen ruhende Halle von 5×5 = 25 quadratischen, kreuzgewölbten Raumteilen, wobei nur das mittlere Quadrat als Hof („impluvium") offengeblieben wäre. Weitere Freilegungen (um 1980) haben an dieser Stelle den neuen Tatbestand ergeben, daß die 4 Stützen dieses mittleren Quadrats die besondere Form von Drei-Säulen-Bündeln haben (der Grundriß ist entsprechend zu korrigieren). Die erhaltenen Teile des Inneren zeigen die hervorragende Schönheit und Sorgfalt der Quadertechnik, der Wandsäulen und Bauornamentik, die in den 4 Ecken des großen Hallenraumes teils erhaltenen, teils zu erschließenden Kamine und Durchgänge zu Ecktürmen und Treppenaufgängen innerhalb der Mauerdicke, die zu dem nicht erhaltenen, jedoch mit Sicherheit anzunehmenden Obergeschoß hinaufführten.

Lit.: G. Agnello, L'architettura sveva in Sicilia (Roma 1935).

314 SYRAKUS. – S. LUCIA [e 4]. Wohl schon im 6. Jh. wurde außerhalb der Stadtmauern an der Stelle, an welcher nach der Tradition die hl. Lucia (283–303) das Martyrium erlitt, eine Kirche zu ihren Ehren errichtet. Der bestehende Bau, in seiner Anlage aus dem 12. Jh. stammend, ist mehrfach verändert und außen mit einem barocken Portikus versehen. Das bedeutende Altarbild, das **Begräbnis der hl. Lucia* darstellend, ist von Michelangelo da Caravaggio 1609 während seines Aufenthalts in Sizilien geschaffen; es ist sein letztes Werk, neuerdings gründlich restauriert.

Lit.: „Cararaggio in Sicilia". Il suo tempo, il suo influsso. Catalogo (Palermo 1984).

Farbtafel I TAORMINA. – GRIECHISCHES THEATER [e 2]. Die in etwa 220 m Höhe auf dem Hang des Monte Tauro nahe dem Meer gelegene Stadt, das antike Tauromenion, wurde zu einer griechischen Stadt erst im Jahre 392 v. Chr. in Ablösung des unweit und direkt am Meer gelegenen Naxos, der ältesten griechischen Siedlung auf Sizilien (um 750 v. Chr.). Die einzigartige Lage der Stadt mit den Blicken auf die Meeresküsten und das Gesamtbild des Etna verschafften Taormina Weltruf; zumal das antike Theater, in seiner Anlage noch aus dem 3. Jh. v. Chr., jedoch in römischer Zeit ganz erneuert und ausgebaut, fasziniert durch dieses Panorama. In der Größe seines Halbrunds, der cavea, und mit dem teilweise wieder aufgerichteten Szenen-Gebäude und seinen Säulen ist dieses Theater zugleich eines der bedeutendsten Siziliens.

315 TAORMINA. – Dom [e 2]. Neben verschiedenen wichtigen Resten römisch-antiker Architektur bewahrt die Stadt eine Reihe bemerkenswerter Bauten. Der Dom (Chiesa Madre, S. Nicola), eine kleine dreischiffige Basilika, verbindet auch in seiner Fassade mittelalterliche Elemente (die Fenster) mit dem barocken Hauptportal von 1636, reizvoll sich zusammenfügend in den Platz und seinen gleichzeitigen Barockbrunnen mit den Kentauren (als dem Wappen der Stadt) und dem seitlichen Seepferdchen.

316 TAORMINA. – Palazzo Santo Stefano [e 2]. Der Palazzo der Familie De Spuches, duchi di Santo Stefano, ist unter den Palästen der Stadt hervorzuheben durch die prachtvoll differenzierte Gliederung seiner drei Geschosse und ihrer „gotischen" Fensterformen in dem turmartig steilen Aufbau sowie durch die farbige Steininkrustation der bekrönenden Gesimse. Ähnlich auch der als Badia Vecchia bezeichnete Palast. Die Datierung ist ungewiß; doch dürfte das späte 14. Jh. wahrscheinlich sein.

317 TAORMINA – Palazzo Corvaja [e 2]. Der Palazzo (nach dem letzten Besitzer im 16. Jh. genannt) wurde im 15. Jh. errichtet (zum Teil ältere Reste; reizvoller Innenhof), zeigt in Portal und Fenstern charakteristische Formen der katalanischen Spätgotik (dünne Säulchen; geschweifte Bogenformen).
Lit.: M. Santangelo, Taormina e dintorni (Roma 1950), deutsche Ausgabe: Taormina und Umgebung (Rom 1955). – A. Dillon, Interpretazione di Taormina (Società Editrice Internazionale Torino Catania 1948).

318 TERMINI IMERESE (Umgebung). – Brücke [c 2]. Die Brücke über den Fluß „San Leonardo" an der Straße nach Trabia, 1721 erbaut von Agatino Daidone, im Hintergrund der Monte San Calógero (1326 m), ist eindrucksvolles Beispiel einer wirkungsvoll gestalteten Brückenbaukunst. Passierbar auch für Wagen mit Pferdegespann, überwindet sie den Höhenunterschied beider Uferseiten durch ansteigende Rampen, die rechtwinklig umbiegend den nochmals kräftig ansteigenden Brückenbogen gewinnen lassen. – Eine weitere Brücke über den Fluß, mehr landeinwärts, 1625 datiert, hat eine mittlere große, spitzbogige Hauptarkade (leider eingestürzt) mit beiderseits je einem kleineren Bogen.

319 TRECASTAGNI. – Chiesa Madre [e 3]. Der Ort, 586 m, an den Hängen des Etna. Unser Foto zeigt das Innere der Chiesa Madre vom Altarraum und der Vierung aus gegen den Eingang. Die Kirche ist ein sehr bemerkenswerter, in Sizilien fast einzigartiger Renaissance-Bau des späten 16. Jh., welcher toskanischen, zeitlich vorangehenden Bauten ähnlich ist. Eine dreischiffige, kreuzförmige Basilika mit Pfeilern und in allen Teilen gewölbt, von großer Klarheit, ja Zartheit und Leichtigkeit aller architektonischen Glieder.

320–325 TRAPANI. – Santuario dell'Annunziata [b 2]. Das mit einem Kloster der Karmeliter verbundene Santuario dell'Annunziata mitsamt seinen Kapellen muß als die bedeutendste kirchliche Bautengruppe der Stadt bezeichnet werden. Schon im 13. Jh. an dieser Stelle gegründet, erheblich landeinwärts und damals im Abstand von der auf einer schmalen Landzunge gelegenen Stadt, ist von dem dreischiffigen Kirchenbau des 14. Jh. nur die Fassade erhalten mit reichem Portal und der Fensterrose darüber. Völlig neu errichtet seit 1742 durch den Architekten G. B. Amico als einschiffige, aber aufwendige und gewölbte Saalkirche mit vollplastisch vor die Seitenwände vortretenden Säulen mit hohen Gebälkstücken und Attika sowie einer querovalen Kuppel vor dem Altarraum. Unter mehreren um und bald nach 1500 an die Kirche angebauten und mit Kuppeln versehenen Kapellen ist die 1498 begonnene, im Scheitel des Chores für das berühmte Gnadenbild der Madonna errichtete **Cappella della Madonna* die älteste. Der in den Jahren 1531–37 im Auftrag des Eigentümers und Stifters Francesco del Bosco errichtete monumentale **Eingangsbogen* aus Marmor ist ein Werk des Bildhauers Antonello Gagini (1478–1536), dessen Gesamtentwurf unter Beihilfe der Söhne Antonino und Giandomenico ausgearbeitet und schließlich von Giacomo vollendet wurde. Im Giebeldreieck die beherrschende Gestalt Gottvaters; auf den beiden tragenden seitlichen Pilastern je fünf Rundbilder mit den in starkem Relief vortretenden Halbfiguren von Propheten des Alten Testaments, der Portalöffnung zugewandt, in deren oberen Zwickeln die beiden Rundbilder der Verkündigung Mariens das marianische Thema der Kapelle anzeigen. Die Marmorstatue der Muttergottes mit dem Christkind, der *„*Madonna von Trapani*", das am meisten verehrte Gnadenbild Siziliens, in vielen Kopien und Wiederholungen anzutreffen, ist ein Meisterwerk pisanischer gotischer Skulptur der Zeit um 1350, wohl ein Werk des Nino Pisano selbst oder ihm sehr nahestehend.

Die **Cappella dei Marinai* (Der Schiffer), seit 1514 geplant, aber erst um 1540 vollendet, ist ein reizvoller Zentralbau, dessen quadratischer **Raum* von einer Kuppel über Ecknischen (Trompen) überwölbt und durch eine Apsisnische erweitert ist. Ein maßvoller Reichtum fein ausgeführter architektonischer Gliederung zeichnet das Innere aus. Das prachtvolle Motiv der großen Muschel in der Halbkuppel der Apsis wird in geringerer Größe wiederholt in den vier Ecknischen als Kuppelträgern und kleiner noch in den halbrunden Wandnischen auf allen Seiten des Raumes sowie in der Wandrundung der Apsis. Gerahmt sind alle diese Nischen durch Pilasterpaare mit horizontalem Gebälk. Im ganzen wie im einzelnen handelt es sich um die Architektursprache der italienischen Renaissance, welcher jedoch in origineller und bezeichnender Weise Motive der spanisch-katalanischen Spätgotik zugeordnet sind: in den reich profilierten Bogenrahmungen um die vier Ecknischen mit diamantierten kleinen Quadern und gedrehten Taustäben. Der Charakter des Spätgotischen herrscht am **Außenbau* noch stärker vor, dessen blockhafte Geschlossenheit durch die seitlichen Türmchen zusammen mit der Apsis und deren gemeinsame, schlanke gotische Dienstsäulchen eine besondere Gliederung erhält, eingebunden in die Horizontalbänder vierfacher Geschoßteilung. Die wenigen Öffnungen, Fenster und vermauertes Portal, zeigen dagegen die gleichen Motive wie im Inneren: Pilastergliederung und Muschelnischen, wobei es durchaus gegeben erscheint, daß die Dominanz dieser Motive als bewußte berufliche Anspielung auf die Kapelle der „marinai" gemeint ist.

Der an die Annunziata angrenzende vornehme Baukomplex des ehem. **Karmeliterklosters* beherbergt die bedeutenden Kunstsammlungen des Museo Pepoli. In der durch mehrere Jahrhunderte nicht abreißenden Bautätigkeit des Ordens, ermöglicht durch die reichen Gaben für das verehrte Gnadenbild der Madonna, wurde um 1650 der große **Klosterhof* errichtet. Die Klarheit der auf allen vier Seiten in beiden Geschossen gleichen Säulen toskanischer Ordnung erweist den unmittelbaren Anschluß an Formen des 16. Jh. auf dem Festland. Das **Treppenhaus* ist in seiner weiträumigen Entfaltung und der festlichen, breiten Öffnung des Obergeschosses ein bedeutender Erstling barokker Treppenhäuser in Sizilien, wenn man das überlieferte Datum von 1639 für den Baubeginn des Klostergebäudes in Rechnung stellt.

326, 327 TRAPANI. – Kirche des Jesuitenkollegs [b 2]. Unter den nicht wenigen Kirchen des Barock in Trapani ist diejenige der Jesuiten eine der frühesten; sie ist ein Werk des aus Messina stammenden und in Sizilien vielfach tätigen Ordens-Baumeisters Natale Masuccio (1561–1619), der seine Schulung in Rom erhielt. Die Bauzeit fällt in die Jahre 1606–1638 (Weihedatum). Das System der dreischiffigen gewölbten Säulenbasilika (mit Kuppel im Altarraum) hat in diesem **Innenraum* eine interessante Rhythmisierung dadurch erfahren, daß weitere Arkadenjoche mit schmäleren Architravjochen wechseln, daß also das berühmte Motiv der „Serliana" den ganzen Raum gliedert, ein System, das in Sizilien mehrfach Nachfolge fand (in Messina und Mazara), in Trapani selbst in der Chiesa dell'Itria. Als Hochaltarbild dient eine große Relieftafel der Immaculata von Ignazio Marabitti (1766); darüber die große plastische Gruppe der Hl. Dreifaltigkeit. Die zweigeschossige **Fassade*, in einer Front mit dem angrenzenden Kolleg des Ordens, ist von einem kraftvollen, plastischen Reichtum: geschichtete Rahmenpilaster unten, kannelierte oben, dazu eine attika-artige Zwischenzone mit großen männlichen Masken-Köpfen und statuarischem Schmuck, der im Obergeschoß zu vollen plastischen Statuen gelangt.

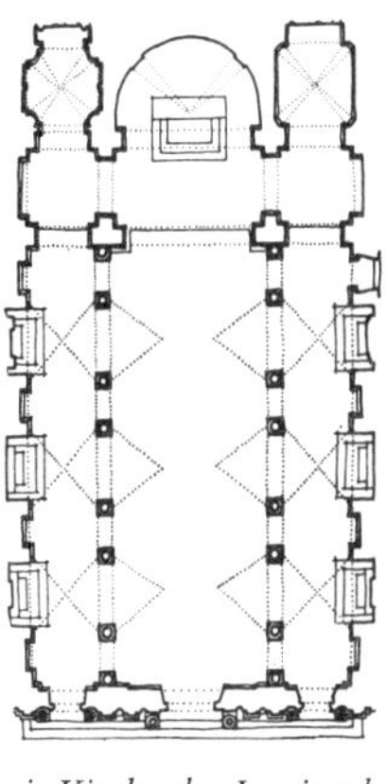

Trapani, Kirche des Jesuitenkollegs

328 TRAPANI. – S. Lorenzo [b 2]. Die seit 1635 als schlichte dreischiffige Säulenbasilika errichtete Kirche, inzwischen Bischofskirche der Stadt, wurde seit 1740 durch den Architekten Giovan Biagio Amico (1685–1754) erweitert und bereichert; und zwar im wesentlichen durch eine Vorhalle und eine **Kuppel*, deren achtseitiger Tambour durch vier kleine, gleichfalls überkuppelte Rundtürme flankiert wird, eine reizvoll-originelle architektonische Lösung, die offensichtlich zugleich der statischen Absicherung dient.

329 TRAPANI. – S. Maria di Gesù [b 2]. Die nach 1528 errichtete dreischiffige ehem. Franziskanerkirche zeigt in der Gesamtanlage und der polygonal endenden Apsis die auch zu dieser Zeit

noch ungebrochene spätmittelalterliche Bauweise. Die ** Hauptapsis* mit ihrem vielteiligen Rippengewölbe über hoch ansetzenden Wanddiensten überrascht durch die vergleichsweise seltene Form eines sechsteiligen, also „paarigen" Polygonteils, bei welchem eine Rippe statt einer Wandseite in der Mittelachse erscheint.

330 TRAPANI. – PALAZZO RICCIO DI S. GIOACCHINO [b 2]. In der reichen Architektur barocker Paläste der Stadt gehört der Palazzo Riccio di S. Gioacchino zu den frühesten, wohl in den ersten Jahrzehnten des 17. Jh. errichteten. Der dreigeschossige ** Hof* mit seiner trotz enger Grenzen wohldurchdachten Entfaltung der Säulenordnungen und Arkaden mit leicht gedrückten Bögen toskanischer Ordnung in den beiden unteren Geschossen verrät darin noch einen Rest spanischer Form-Tradition.

331 TRAPANI. – PALAZZO CAVARRETTO [b 2]. Der Palazzo behauptet durch den festlichen Reichtum seiner Eingangsfront (um 1700) einen besonderen Platz. Die verschiedenen Geschoßhöhen sind in der durchdachten Form der angewandten rahmenden Säulenordnungen und mit hohen Plinthen und gelängten Konsolen vorzüglich gemeistert.

332 TRAPANI. – PALAZZO „LA GIUDECCA" (auch Ciambra genannt) [b 2]. Der mit keiner historisch gesicherten Besitzerfamilie zu verbindende Palast dürfte im frühen 16. Jh. errichtet sein. Mit dem Reichtum seiner zierlichen und spielerischen Formen, ihrer Herkunft nach aus dem fortifikatorischen Bereich stammend und in historischem Zusammenhang mit spanisch-katalanischer Architektur, gehört er zu einer Gruppe ähnlicher sizilischer Bauten, von denen der Palazzo Steripinto in Sciacca (Abb. 285) der bekannteste ist. Diamantiert zugespitzte Rustika-Quaderung, die hier sogar die reichen Portal- und Fensterrahmungen umgibt, ferner der Zinnenkranz des ** Turmes.*

333 TRAPANI. – FESTUNGSINSEL „LA COLOMBAIA" [b 2]. Vor dem Hafeneingang gelegen, hat sie als ihren Kernbau den achteckigen Turm aus dem 14. Jh., der im 16. Jh. zu einer Festung erweitert und um 1670 unter dem Fürsten von Ligny als Vizekönig nochmals weiter ausgebaut wurde.

Lit.: V. Scuderi, Arte medievale nel Trapanese (Trapani 1978). – V. Scuderi, Architettura e architetti barocchi del Trapanese (Trapani 1973). – H. W. Kruft, Die Madonna von Trapani und ihre Kopien, in: Mitteilungen des Kunsthistorischen Instituts in Florenz 14, 1970, 297–322.

334 TYNDARIS (ital.: Tindari) [e 2]. 280 m. Eine der spätesten Gründungen der Griechen an der Nordküste, 396 v. Chr. durch Dionysios I. von Syrakus zum Schutze seiner Stadt vor den Karthagern angelegt. In prachtvoller Lage auf einem Felsrücken in Meeresnähe sind bedeutende architektonische Reste erhalten. Das ** Theater*, in seinem Ursprung vielleicht aus dem Ende des 4. Jh. v. Chr., ist in römischer Zeit erneuert, verändert und mit Szenengebäude versehen. – Die *sog. Basilika*, wohl aus dem 2. Jh. n. Chr., offenbar ein öffentlicher Versammlungsraum, dessen Hauptraum mit seinen Querbögen gewölbt war und zugleich mehrgeschossig.

335 VITTORIA. – CHIESA MADRE [d 4]. 169 m. Die Stadt ist eine der nach dem Erdbeben von 1693 im 18. Jh. schachbrettartig neu angelegten Städte im Südosten Siziliens; sie hat ihren Namen von der Tochter Vittoria Colonna des Vize-

königs Marcantonio Colonna. Die Chiesa Madre (S. Giovanni) ist eine stattliche dreischiffige Säulenbasilika mit Querschiff und Vierungskuppel in einem bereits klassizistischen Barock. Auch die **Fassade* mit ihrer reinen Frontalität und ihren schlanken, ja zarten Pilastern in drei differenzierten Ordnungen übereinander, unter Verzicht auf Säulen, dokumentiert diese neue Stilstufe des 18. Jh. Geblieben ist die traditionelle starke Überhöhung durch ein drittes, das Glockengeschoß; originell ist die Bereicherung durch die beiden kleinen seitlichen Kuppelaufbauten. Aufschlußreich der Vergleich mit der Fassade der „Madonna della Grazie" am gleichen Ort, da sie bei großer Ähnlichkeit die unmittelbar voraufgehende Stilstufe darstellt.

336 VIZZINI. – S. Giovanni Battista [e 4]. Vizzini, 619 m, ist eine der nach dem Erdbeben von 1693 wieder aufgebauten Städte in den Monti Iblei mit barocken Kirchen und Palästen. Die Kirche S. Giovanni Battista ist eine große dreischiffige Pfeilerbasilika mit hoher Tambourkuppel über der Vierung, in allen Teilen gewölbt und mit maßvoll feinem Stuckdekor, ganz in Weiß; die **Fassade* dreigeschossig mit dem bedeutenden Aufwand der Vollsäulen in den beiden Hauptgeschossen und ihrem „crescendo" zur Mitte hin. Besonders erwähnenswert ist auch der Palazzo Cafini; er zeigt in seiner Front von drei Stockwerken und vier Achsen eine außerordentlich reiche und bewegte Durchbildung: die mittlere, breitere von drei symmetrisch komponierten Achsen ist vorschwingend mit Portal und großem Balkon im Obergeschoß, kleinen Seitenportalen; das Ganze ist durch kolossale seitliche Schichtpilaster gerahmt und verbunden.

CHRONOLOGIE DER ABGEBILDETEN WERKE

Vorgeschichtliche Zeit

Pantalica, Nekropolen: 13.–8. Jh. v. Chr.

Griechische Zeit

Selinunt, Die Tempel: 6.–5. Jh. v. Chr.
Selinunt, Steinbrüche: 6.–5. Jh. v. Chr.
Selinunt, Akropolis: 5. Jh. und später
Selinunt (Palermo), Metopen und Jünglings-Statue: 5. Jh. v. Chr.
Agrigent, Die Tempel: 5. Jh. v. Chr.
Syrakus, Athena-Tempel im Dom: 5. Jh. v. Chr.
Syrakus, Kastell Euryalos: 5.–4. Jh. v. Chr.
Syrakus, die „latomie" (Steinbrüche): 5. Jh. v. Chr. und später
Segesta, Tempel: 5. Jh. v. Chr.
Himera, Tempel: 5. Jh. v. Chr.
Syrakus, Theater: 4. Jh. v. Chr. und später
Heraclea Minoa, Theater: 4. Jh. v. Chr.
Morgantina, Marktplatz: 4. Jh. v. Chr.
Gela, Festungsmauern: 4. Jh. v. Chr.
Mozia (Motya), archäologische Reste: 4. Jh. v. Chr.

Hellenistische Zeit

Segesta, Theater: um 200 v. Chr.
Palazzolo Acreide, Theater: 3. Jh. v. Chr.
Solunt, Peristyl eines Hauses: 3. Jh. v. Chr.
Tyndaris, Theater: 3. Jh. v. Chr. und später
Taormina, Theater: 3. Jh. v. Chr. und später
Syrakus, großer Altar Hierons II.: 3. Jh. v. Chr.

Römische Zeit

Agrigent, sogen. Grabmal des Theron: 1. Jh. v. Chr.
Tyndaris, sogen. Basilika: ca. 2. Jh. n. Chr.
Castroreale, Mosaikfußboden: 2. Jh. n. Chr.
Catania, Amphitheater: 2.–3. Jh. n. Chr.
Caronia, römische Brücke: 2.–3. Jh. n. Chr.
Agrigent, Phaidra-Sarkophag: 3. Jh. n. Chr.
Palermo, römischer Sarkophag (der Kaiserin Konstanze): 3.–4. Jh. n. Chr.
Piazza Armerina, römische Villa und Mosaiken: 4. Jh. n. Chr.

Arabische Epoche (9.–11. Jh.)

Cefalà, arabisches Bad: Datierung ungewiß und umstritten

Normannische Epoche: spätes 11. und 12. Jh.

Rometta, Chiesa del Salvatore: byzantinischer Zentralbau, zeitlich schwer bestimmbar
Paternò, Kastell: gegr. 1070/80, jedoch später
Adrano, Kastell: gegr. 1070/80, jedoch später
Aci Castello, Kastell: gegr. 1076, jedoch später
Mazara, Dom: um 1086 ff., später umgebaut
Catania, Dom: um 1090, später umgebaut
S. Filippo di Fragalà, Basilianerkirche: nach 1090
Mili, Basilianerkirche: 1092 ff.
Itàla, Basilianerkirche: 1092 ff.

Agrò (Tal des), Basilianerkirche: 1116ff., 1172
Cefalù, Dom mit Mosaiken und Kreuzgang: seit 1131ff.
Palermo, Königspalast: 1131ff.
Palermo, Cappella Palatina mit Mosaiken-Zyklen und Ausstattung: 1131ff.
Palermo, Sommerschloß Favara: nach 1131
Palermo, S. Giovanni degli Eremiti: um 1140
Messina, Dom: um 1140ff.
Castelvetrano, SS. Trinità di Delia: ca. 1140–60
Palermo, Königspalast: dreisprachige Inschrift: 1143
Palermo, S. Maria dell'Ammiraglio mit Mosaiken: 1143ff.
Palermo, Dom, Grabdenkmäler der normannisch-staufischen Herrscher: 1145 und später
Palermo, viersprachiger Grabstein: 1148
Adrano, Brücke: 12. und 14. Jh.
Caltanissetta, S. Spirito: Weihe 1153
Caronia, Kastell mit Palast und Kapelle: vor 1154
Palermo, San Cataldo: 1154–60
Palermo, Zisa: etwa 1165–80
Palermo, S. Spirito: Weihe 1179
Palermo, Cuba: um 1180 voll.
Monreale, Dom mit Mosaiken-Zyklen im Inneren, Konventsbauten um den Kreuzgang und Königspalast: seit 1174ff.
Monreale, Bronzetür des Bonannus: 1186
Monreale, Bronzetür des Barisanus: ca. 1186
Palermo, SS. Trinità: um 1190–97
Messina, SS. Annunziata: spätes 12. Jh.
Palermo, Dom: spätes 12. Jh. mit späteren An- und Umbauten
Lentini, Chiesa della Fontana: Weihwasserbecken: E. 12. Jh.
Mazara, Dom: gemaltes Kruzifix: um 1200

STAUFISCHE EPOCHE: 13. JH.

Syrakus, Kastell: seit etwa 1234 erbaut
Catania, Kastell: 1239 im Bau
Augusta, Kastell: etwa 1238–42
Maletto, Portal der Abtei Maniace: vor 1250
Giuliana, Kastell: wohl vor 1250
Enna, „Torre di Federico": wohl um 1250
Syrakus, Palazzo Bellomo: um 1250 und später
Enna, Kastell: 13.–14. Jh.

14. JAHRHUNDERT

Messina, S. Maria della Valle: wohl um und nach 1300
Favara, Kastell der Chiaramonte: um 1300
Palermo, S. Agostino: Kapitelsaal: um 1300
Palermo, Palazzo Chiaramonte: 1307ff. bis 1380
Erice, Chiesa Madre und campanile: 1. H. 14. Jh.
Palermo, Palazzo Sclafani: um 1330
Trapani, SS. Annunziata, Marmorstatue der „Madonna von Trapani": um 1350 (Nino Pisano)
Bivona, Portal der Chiesa Madre: 14. Jh.
Naro, Kastell: 14. Jh.
Caccamo, Kastell: wesentlich 14. Jh.
Mussomeli, Kastell: 14. Jh.
Sperlinga, Kastell: verschiedene ältere Zeiten; 14. Jh.
Aci Castello, Kastell: normannisch und 14. Jh.
Adrano, Kastell: 14. Jh.
Paternò, Kastell: 14. Jh.
Erice, Kastell: wesentlich 14. Jh.
Gangi, Turm: 14. Jh.
Baida, ehem. Zisterzienser-Kloster: 1385ff.
Syrakus, Palazzo Montalto: spätes 14. Jh.
Taormina, Palazzo Santo Stefano: E. 14. Jh.

Modica, Kirchenportal in Casa De Leva: um 1400

15. bis gegen Mitte des 16. Jh.: sog. „spanisch-sizilische Spätgotik“

S. Lucia del Mela, SS. Annunziata: Tafelbild „Thronende Madonna“: um 1400
Piazza Armerina, Campanile des Domes: um 1420
Palermo, Palazzo Abatellis, Wandbild „Triumph des Todes“: um 1450
Ragusa, S. Maria delle Scale: 15. Jh.
Taormina, Palazzo Corvaja: 15. Jh.
Enna, Dom, Apsiden: 2. H. 15. Jh.
Caltagirone, S. Giorgio Vecchio, Altarbild „Gnadenstuhl“ (Vrancke van der Stockt): um 1470
Palermo, Palazzo Abatellis: 1490 ff.
Palermo, Palazzo Ajutamicristo: 1490 ff.
Polizzi Generosa, Chiesa Madre, Triptychon (Brüsseler Meister): E. 15. Jh.
Castelbuono, Matrice nuova, gemaltes Kruzifix: um 1500
Forza d'Agrò, Chiesa della Triade, „Gonfalone“: um 1500
Modica, Sakramentskapelle an S. Maria di Betlemme: um 1500
Castelbuono, Grabkapelle (Oktogon) der Ventimiglia: um 1500
Sciacca, Palazzo „il Steripinto“: 1501
Trapani, Palazzo „La Giudecca“: A. 16. Jh.
Palermo, S. Maria della Catena: ca. 1500–40 (M. Carnilivari)
Trapani, Cappella dei Marinai, Außenbau: 1514–40
Castelbuono, Matrice Vecchia, Altarretabel (Pietro Ruzzolone): um 1520
Trapani, S. Maria di Gesù: 1528 ff.
Erice, Chiesa Madre, Allerheiligenkapelle: 1. H. 16. Jh.

Mitte des 15. bis Ende des 16. Jh.: „Renaissance-Formen“ in Skulptur und Malerei

Palermo, S. Domenico, Marmor-Pietà: um 1460 (Dom. Gagini)
Palermo, Pal. Speciale-Raffadali, Büste Pietro Speciale: „1469“ (Dom. Gagini)
Palermo, Dom, Weihwasserbecken: um 1470 (Dom. Gagini?)
Palermo, Pal. Abatellis, Büste Eleonora d'Aragona: um 1480 (Franc. Laurana)
Collesano, Chiesa Madre, marmornes Sakramentstabernakel: 1488
Marsala, Chiesa Madre, Marmorstatue der Madonna: 1491 (Dom. Gagini)
Alcamo, Chiesa Madre, Seitenportal: 1499
S. Lucia del Mela, Chiesa Madre, Portal: E. 15. Jh. (Gabriele di Battista)
Palermo, S. Zita. Altarretabel und Marmorbogen: 1504–17 (Ant. Gagini)
Marsala, Chiesa Madre, Altarretabel: 1518–30 (Bartolomeo Berrettaro)
Alcamo, Chiesa Madre, Altarretabel: 1519 (Ant. Gagini)
Petralia Sottana, Chiesa della Trinità: 16. Jh. (Giandomenico Gagini)
Erice, Municipio, Marmorgruppe „Verkündigung Mariae“: 1525 (Ant. Gagini)
Mazara, Dom, plastische Gruppe „Verklärung Christi“: nach 1530 (Vater und Sohn Gagini)
Trapani, SS. Annuziata, Cappella della Madonna, Eingangsbogen: 1531–37 (Antonello Gagini)
Pietraperzia, Chiesa Madre, Grabmal Laura Barresi: 1532 (Ant. Gagini)
Messina, Orion-Brunnen: 1545–50 (G. A. Montorsoli)
Messina, Neptun-Brunnen: 1551–57 (G. A. Montorsoli)
Collesano, Chiesa Madre, Triumphkreuzgruppe: 1555 (P. Silaro)
Palermo, Brunnen der Piazza Pretoria: „1555“ (Franc. Camilliani)

Enna, Dom, Säulen und Kapitelle: 1560 (Giandomenico Gagini)
Marsala, Chiesa Madre, flämische Bildteppiche: 1565–70
Messina, Bronze-Standbild Don Juan d'Austria: 1572 (A. Calamech)
Modica, S. Giorgio, gemaltes Altarretabel: 1573 (Bernardino Niger)
Sciacca, Chiesa Madre, Sakramentstabernakel: 1581 (Antonino Gagini)
Marsala, Chiesa Madre, Altarbild „Darstellung im Tempel": 1593 (Ant. Riccio)
Palermo, S. Giorgio, Altarbild „St. Lukas malt die Madonna" von Filippo Paladini: 1601

Mitte des 16. bis Anfang des 17. Jh.: „Renaissance-Formen" in der Architektur

Mazara, S. Eligio: 1525–78
Piazza Armerina, Kreuzgang des Karmeliterklosters: 16. Jh.
Palermo, S. Maria La Nova: 1551–63 (G. Spadafora)
Mazara, Porta Garibaldi: 2. H. 16. Jh.
Palermo, S. Agostino, Kreuzgang: um 1560
Alì Superiore, S. Agata: um 1570–1600
Castelvetrano, S. Domenico, Stuckplastik: 1574–80 (Ant. Ferraro)
Palermo, S. Giorgio dei Genovesi: 1576–91 (Giorgio Di Faccio)
S. Placido Calonerò, Kreuzgänge: um 1582
Palermo, Porta Nuova: 1583
S. Maria del Bosco, ehem. Benediktinerabtei: 1593 ff., 1. Kreuzgang: 1605–1611
Adrano, Klosteranlage S. Lucia: 1595 ff.
Enna, Dom, stuckplastische Gruppe der „Marienkrönung": 1595 (Pietro Rosso)
Sciacca, S. Margherita, Gesamtdekoration: nach 1595 (Orazio Ferraro)
Trecastagni, Chiesa Madre: E. 16. Jh.
Palermo, S. Orsola, Altarbild „hl. Hieronymus": 1600 (Lo Zoppo di Gangi)
Caltagirone, Palazzo della Corte Capitaniale: um 1600
Roccavaldina, Palazzo: um 1600

17. und 18. Jahrhundert

Naro, S. Salvatore, Sarkophag Giuseppe Lucchesi: A. 17. Jh.
Trapani, Palazzo Riccio: 1. V. 17. Jh.
Isnello, Chiesa Madre, Stuckplastik: 1607 (Giuseppe Li Volsi)
Caltagirone, große Treppe: 1608
Trapani, Jesuitenkirche: 1608–38
Palermo, Oratorio di S. Lorenzo, „Anbetung der Hirten" von Caravaggio: 1609
Syrakus, S. Lucia; Altarbild „Begräbnis der hl. Lucia" von Caravaggio: 1609
Palermo, „Quattro Canti di Città": 1609–20 (Giulio Lasso)
Gesso, Cappuccini, Altarbild „Anbetung der Hirten": um 1610 (A. Catalano d. Ä.)
Ciminna, Chiesa Madre, Stuckplastik: 1621 (Scipione Li Volsi)
Piazza Armerina, Dom: 1627 ff.
Palermo, Oratorio del Rosario (bei S. Domenico), Altarbild von Anton van Dyck: 1627
Syrakus, Pal. del Senato: 1629–33 (Giov. Vermexio)
Naro, S. Francesco: vor 1635
Palermo, Bronzestandbild Kaiser Karl V.: 1635 (Scipione Le Volsi)
S. Martino delle Scale, Benediktiner-Abtei, „der hl. Benedikt als Ordensstifter" von Pietro Novelli: 1635
Taormina, Chiesa Madre, Hauptportal: 1636
Petralia Soprana, Kapuziner-Kloster: 17. Jh.
Ragusa, Cappuccini, „Himmelfahrt Mariae" von Pietro Novelli: 1638
Trapani, Karmeliterkloster (Museo Pepoli): 1639 und später

Piana degli Albanesi, S. Demetrio, Chorgemälde von Pietro Novelli: 1641/42
Leonforte, Brunnenanlage: 1651
Bagheria, Villa Butera: 1658
Trapani, Festungsinsel „La Colombaia“: um 1670
Palermo, Chiesa del Carmine, Kuppel: 1670 bis nach 1680
Castelbuono, Capp. S. Anna im Kastell, Stuckdekor: um 1683 (Gius. Serpotta)
Alcamo, Jesuitenkirche: 1684 ff.
Palermo, S. Francesco Saverio: 1684–1711
Palermo, Oratorio del Rosario: 1685/88 und seit 1717 (Giac. Serpotta)
Palermo, Chiesa della Pietà, Fassade: 1689 (G. Amato)
Mazara, Dom, Umbau: 1694 ff.
Agrigent, S. Spirito, Stuckplastik: um 1695 (Giac. Serpotta)
Mazara, S. Michele Arcangelo, Inneres: 1697
Palermo, Oratorio SS. Pietro e Paolo, Stuckdekor: 1698 ff. (Vinc. Messina)
Palermo, Oratorio SS. Pietro e Paolo, Deckengemälde von Filippo Tancredi: ca. 1698 ff.
Palermo, Oratorio di San Lorenzo: 1699 ff. (Giac. Serpotta)
Mazara, Jesuitenkolleg: E. 17. Jh.
Palermo, Palazzo Cattolica: um 1700
Trapani, Palazzo Cavarretto: um 1700
Bagheria, Villa Cattolica: um 1700 ff.
Mazara, S. Ignazio: 1701–14
Alì Superiore, S. Agata, Chorgestühl: um 1702
Partanna, Chiesa Madre, Stuckplastik: um 1702 ff. (Vinc. Messina)
Palermo, Chiesa del Gesù, Statuengruppe „Abraham und Melchisedek“: 1704 (G. Vitagliano)
Alcamo, S. Paolo, Stuckplastik: 1704/8 (Vincenzo Messina)
Naro, S. Agostino: 1707 ff.
Catania, Palazzo Biscari: 1707 ff., 1750–70
Palermo, Chiesa della Pietà, Fresko „Glorie des Dominikaner-Ordens“: 1708 (A. Grano)
Buccheri, Chiesa della Maddalena: 1708 ff.
Mazara, Seminargebäude: um 1710
Bagheria, Villa Valguarnera: 1714 ff. (T. M. Napoli)
Bagheria, Villa Palagonia: 1715 ff. (T. M. Napoli)
Nicosia, S. Vincenzo Ferreri, Fresken von G. Borremans: 1717
Mazara, S. Veneranda, Fassade: um 1720
Ispica, SS. Annunziata: um 1720
Modica, S. Pietro, Fassade: um 1720
Termini Imerese, Brücke: 1721
Alcamo, S. Chiara, Stuckplastik: 1722 (Giac. Serpotta)
Alcamo, S. Francesco di Paola, Stuckplastik: 1724 (Giac. Serpotta)
Monreale, Collegiata, Tafelbild „Auferstehung Christi“: 1725 (Marco Benefial)
Naro, ehem. Jesuitenkirche, Sakristei: 1725 ff.
Catania, S. Benedetto, Deckengemälde: 1726 (G. Tuccari)
Palermo, D. Domenico, Fassade: um 1726
Palermo, S. Maria dell'Ammiraglio, Seitenfassade: 1728–30
Syrakus, Dom, Fassade: 1728–54
Catania, Via dei Crociferi: 18. Jh.
Noto, Dom: 18. Jh.
Catania, Benediktiner-Abtei und Kirche: 18. Jh.
Palermo, S. Ignazio Martire, Fassade: 18. Jh.
Chiaramonte Gulfi, Chiesa Madre: 18. Jh.
Comiso, Chiesa Madre, Fassade: 18. Jh.
Vizzini, S. Giovanni Battista: 18. Jh.
Avola, Stadtanlage: 18. Jh.
Grammichele, Stadtanlage: 18. Jh.
Pachino, Stadtanlage: 18. Jh.
Ferla, S. Antonio Abbate: 18. Jh.
Ferla, S. Sebastiano: 18. Jh.
Palazzolo Acreide, SS. Annunziata: 18. Jh.
Palazzolo Acreide, Pal. Judica: 18. Jh.

Scicli, Karmeliterkirche: 18. Jh.
Scicli, Chiesa Madre: 18. Jh.
Noto, S. Carlo Borromeo: 1730 ff. (R. Gagliardi)
Catania, Universität: um 1730
Noto, S. Francesco und SS. Salvatore: 1734 ff.
Catania, Dom, Fassade und Elefanten-Brunnen: 1736 ff.
Catania, Sant'Agata: 1736–67 (G. B. Vaccarini)
Acireale, S. Sebastiano, Deckenfresko: 1737 (P. P. Vasta)
Noto, S. Domenico: 1737 ff. (R. Gagliardi)
Noto, Pal. Villadorata: vor 1740
Trapani, S. Lorenzo, Kuppel: 1740 ff. (G. B. Amico)
Ragusa, S. Giorgio: 1744–75 (R. Gagliardi)
Erice, S. Pietro: 1745 (G. B. Amico)
Noto, S. Chiara: um 1748 (R. Gagliardi)
Ispica, S. Maria maggiore, Deckenfresko „Mysterium der Eucharistie": vor 1750 (Olivio Sozzi)
Palermo, Palazzo Valguarnera Gangi: um 1750
Palermo, Villa De Cordova: um 1750
Palazzolo Acreide, S. Paolo: um 1750
Modica, S. Giorgio, Fassade: um 1750
Ragusa, Alte Kanzlei: Mitte 18. Jh.
Ragusa, Pal. Cosentini: Mitte 18. Jh.
Scicli, S. Bartolomeo: 2. H. 18. Jh.
Scicli, Pal. Spadaro: 2. H. 18. Jh.
Scicli, Pal. Beneventano: 2. H. 18. Jh.
Messina, Mariensäule: 1758 (Giuseppe Buceti)
Catania, Piazza Mazzini: 1760 ff.
Catania, S. Benedetto mit Atrium: wohl um 1760
Catania, Porta Garibaldi: 1768 ff.
Catania, La Collegiata, Fassade: 1768 (St. Ittar)
Catania, S. Placido, Fassade: 1769 (St. Ittar)
Comiso, SS. Annunziata, Fassade: 1772–93; Kuppel: 1875 ff.
Syrakus, Pal. Beneventano: 1779–88 (Luciano Alì)
Buccheri, S. Antonio Abate: um 1780
Giarratana, S. Antonio: Weihe 1783

„Klassizismus": Ende 18. bis Anfang 19. Jh.

Palermo, Oratorio di S. Filippo Neri (neben S. Ignazio): 1769 (V. Marvuglia)
S. Martino delle Scale, Benediktiner-Abtei: 1763–86 (V. Marvuglia)
Palermo, Botanischer Garten, Eingangstor: 1789 (Léon Dufourny)
Catania, Benediktiner-Abtei, Treppenhaus: um 1790
Bagheria, Villa Villarosa: 1790–92 (Marvuglia)
Pietraperzia, Chiesa Madre: 1792 ff.
Vittoria, Chiesa Madre: Ende 18. Jh.
Palermo, Villa Belmonte: um 1800 (Marvuglia)
Palermo, Palazzina Cinese: 1800 ff. (V. Marvuglia)
Ficuzza, Jagdschloß: 1803 (Marvuglia)
Ragusa, Palasthof: A. 19. Jh.
Palermo, S. Ninfa, Epitaph G. Acton: † 1811

19. Jahrhundert

Palermo, Teatro Massimo: 1875–91 (G. B. Basile)
Donnafugata, Schloß: 2. H. 19. Jh.

KÜNSTLERVERZEICHNIS

BIBLIOGRAPHIE

Das Verzeichnis enthält eine Auswahl wichtiger Literatur, vor allem zusammenfassender Werke. Weitere Literatur-Angaben zu einzelnen Orten und Kunstdenkmälern befinden sich jeweils am Ende der Texte zu den Abbildungen. Erfolgt dort die Angabe in verkürzter Form, so ist der entsprechende Titel unverkürzt in der „Bibliographie" zu finden. Andererseits ist eine Anzahl von wichtigen, allein im Text-Teil genannten Werken nicht nochmals in die Bibliographie aufgenommen.

Allgemeines

Pecora, A., Sicilia (Torino 1968) [Le regioni d'Italia, vol. 17].

Amico, V. M., Dizionario topografico della Sicilia (tradotto ed annotato da G. Di Marzo, 6 vol.) (Palermo 1855; Neudruck 1975). [Erstausgabe: Lexicon topographicum siculum, I–III, Palermo–Catania 1757–60.]

Wegner, M., Sizilien, von Einheimischen und Fremden erlebt. Charakterstudie einer Weltinsel (Berlin 1964).

Reise-Führer

Sicilia. Guida d'Italia del Touring Club Italiano (Milano 1968; Neuaufl. 1986).

Peterich, E., Italien. Ein Führer, Band 3 (München 1963).

Geschichte

Storia della Sicilia (verschiedene Verfasser), I–X (Napoli 1977–81).

Holm, Ad., Geschichte Siziliens im Altertum, I–III (Leipzig 1870/74/98).

Freeman, E. A., Geschichte Siziliens, dt. Ausgabe von B. Lupus, I–III (Leipzig 1895–1901).

Finley, M. J., Ancient Sicily to the Arab Conquest (London 1968).

Mack Smith, D., Medieval Sicily 800–1713 (London 1968).

Mack Smith, D., Modern Sicily: After 1713 (London 1968).

Amari, M., Storia dei Musulmani di Sicilia, I–III (Firenze 1854–72[1]; Catania 1933–38[2], ed. C. A. Nallino).

Caspar, E., Roger II. (1101–54) und die Gründung der normannisch-sicilischen Dynastie (Innsbruck 1904; Neudruck: 1968).

Chalandon, F., Histoire de la domination normande en Italie et en Sicile, I–II (Paris 1907; Neudruck: New York 1960).

Norwich, J. J., The Normans in the South 1016–1130 (London 1967).

Norwich, J. J., The Kingdom in the Sun 1130–1194 (London 1970). Beide Bücher auch in dt. Ausgaben.

Lill, R., Geschichte Italiens in der Neuzeit (Darmstadt 1986[3]).

Archäologie

Bernabò Brea, L., La Sicilia prima dei Greci (Milano 1966[3]); deutsche Ausgabe: Alt-Sizilien. Kulturelle Entwicklung vor der griechischen Kolonisation (Köln 1958).

Tusa, Seb., La Sicilia nella preistoria (Palermo 1983).

Pace, B., Arte e civiltà della Sicilia antica, I–IV (Roma 1935–49).

La Sicilia antica (verschiedene Verfasser) ed. E. Gabba & G. Vallet, 2 Bde. in 5 Teilen (Napoli 1980).

Koldewey, R., & Puchstein, O., Die griechischen Tempel in Unteritalien und Sizilien, 2 Bde. (Berlin 1899).
Mertens, D., Der Tempel von Segesta und die dorische Tempelbaukunst des griechischen Westens in klassischer Zeit (Mainz 1984).
Gruben, G., Die Tempel der Griechen (München 1980³).
Langlotz, E., Die Kunst der Westgriechen in Sizilien und Unteritalien (München 1963).
Guido, M., Sicily: An Archaeological Guide (London 1967); dt. Ausgabe: Sizilien. Studienreiseführer zu den klassischen Stätten (Stuttgart 1969).
Tusa, V., & De Miro, E., Sicilia occidentale (Roma 1983) [Itinerari archeologici].
Meister, Kl., Das griechische Sizilien. Antike Berichte für den Reisenden von heute (Zürich 1969) [Lebendige Antike].

Kunstgeschichte. Allgemeines

Bellafiore, G., La civiltà artistica della Sicilia (Firenze 1963).
Bottari, St., L'arte in Sicilia (Messina–Firenze 1962).
Der Architektur Siziliens ausschließlich gewidmet sind folgende Bände: Atti del VII congresso di storia dell'architettura Palermo 1950 (Palermo 1956). – Von der Zeitschrift „Palladio“ (Roma), n. s. vol. 16, 1967 & 17, 1968.
ASS = Archivio Storico Siciliano (Palermo).

Kunstgeschichte. Speziell

Führer, J., & Schultze, V., Die altchristlichen Grabstätten Siziliens (Berlin 1907).
Agnello, G., La pittura paleocristiana della Sicilia (Città del Vaticano 1952).
Messina, A., Le chiese rupestri del Siracusano (Palermo 1979).
Orsi, P., Sicilia bizantina, vol. I (Roma 1942).
Agnello, G., L'architettura bizantina in Sicilia (Firenze 1952).
Agnello, G., Le arti figurative nella Sicilia bizantina (Palermo 1962).
Di Stefano, G., & Krönig, W., Monumenti della Sicilia normanna (Palermo 1979²) mit Bibliographie.
Demus, O., The Mosaics of Norman Sicily (London 1949).
Cott, P. B., Siculo-Arabic Ivories (Princeton University 1939).
Calandra, E., Breve storia dell'architettura in Sicilia (Bari 1938).
Ganci Battaglia, G., & Vaccaro, G., Aquile sulle rocce: Castelli di Sicilia (Palermo 1968).
Giuffrè, M., Castelli e luoghi forti di Sicilia. XII–XVII secolo (Palermo 1980).
Mazzarella, S., & Zanca, R., Il libro delle Torri. Le torri costiere di Sicilia nei secoli XVI–XX (Palermo 1985).
Hittorff, J. I., & Zanth, L., Architecture moderne de la Sicile (Paris 1835; kommentierter Neudruck: Palermo 1983).
Bellafiore, G., Architettura in Sicilia (1415–1535) (Palermo 1984).
Pirrello, A., La decorazione a mischio a Palermo nei secoli XVII e XVIII (Palermo 1935).
Ziino, V., Contributo allo studio dell'architettura dell '700 in Sicilia (Palermo 1950) [= die Villen]. Neudruck in dem Band: Vittorio Ziino architetto e scritti in suo onore (Università di Palermo 1982).
Blunt, A., Sizilischer Barock (Frankfurt am Main 1972; Sicilian Baroque, London 1968).
Boscarino, S., Sicilia barocca. Architettura e città 1600–1760 (Roma 1981) mit Bibliographie.
Garstang, D., Giacomo Serpotta and the

Stuccatori of Palermo 1560–1790 (London 1984).
Di Marzo, G., I Gagini e la scultura in Sicilia nei secoli XV e XVI. Memorie storiche e documenti, I–II (Palermo 1880/83; Neudruck: Palermo 1978, in 3 Bänden).
Kruft, H. W., Domenico Gagini und seine Werkstatt (München 1972).
Kruft, H. W., Antonello Gagini und seine Söhne (München 1980).
Daneu, A., L'arte trapanese del corallo (Palermo 1964[1]; Milano 1975[2]).
La Monica, G., Gibellina. Ideologia e utopia (Palermo 1981).

Numismatik

Holm, Ad., Storia della moneta siciliana (Bologna 1965; Neudruck aus: Storia della Sicilia nell'antichità, vol. 3, 1898).
A Catalogue of the Greek Coins in the British Museum: Sicily, by R. St. Poole (London 1877; Neudruck: Bologna 1963).
Spahr, R., Le monete siciliane dai Bizantini a Carlo d'Angiò (582–1282) (Zürich & Graz 1976).
Spahr, R., Le monete siciliane dagli Aragonesi ai Borboni (1282–1836) (Palermo 1959).

FOTONACHWEIS

Alinari, Florenz: 10, 11, 25, 39, 40, 43, 56, 69, 74, 75, 85, 87, 91, 116, 117, 119, 128, 131, 140, 141, 144, 145, 152, 156, 175, 176, 177, 178, 180, 181, 191, 193, 194, 195, 196, 197, 200, 203, 206, 207, 208, 209, 212, 215, 219, 222, 223, 225, 227, 248, 249, 250, 253, 254, 259, 265, 285, 303, 307, 308, 309, 310, 311, 314, 322

Archiv des Verfassers: 1, 2, 3, 17, 21, 22, 30, 41, 51, 55, 83, 108, 121, 122, 124, 146, 157, 160, 161, 163, 166, 182, 188, 214, 216, 219, 224, 234, 235, 239, 268, 284, 294, 312, 334

Giov. Bertolini, Trapani: 13, 14, 15, 18, 19, 47, 90, 118, 120, 320, 321, 323, 324, 325, 326, 327, 328, 329, 330, 331

Bibliotheca Hertziana, Rom: 23, 48

Bildarchiv Foto Marburg: 313

Prof. Vincenzo Capitano, Palermo: 92

Istituto storia dell'arte, Università di Catania: 54

Deutsches Archäologisches Institut Rom: 7, 105, 295

Fototeca Unione, Rom: 300, 304

Dr. Klaus Gallas, München: 99

Galifi Grupi, Taormina: 8, 315, 316

Konrad Helbig, Wiesbaden: III, V, VI, VIII, IX, XI, XII, XIII, XIV, XV, XVI, 110, 275

Hirmer, München: 4

Prof. Helmut Keutner, Florenz: 130

A. F. Kersting, London: 72, 127, 138, 247

Prof. H. W. Kruft, Augsburg: 9, 77, 112, 113, 157

G. Leone, Ragusa: 38, 52, 57, 64, 65, 66, 67, 76, 82, 94, 133, 134, 136, 159, 164, 165, 167, 168, 260, 267, 270, 272, 273, 288, 289, 290, 291, 292, 319

Löbl-Schreyer, Bad Tölz: II, VII

Luce, Rom: 135, 230, 233

Antonino Marchese, Giuliana: 102

Melo Minnella, Palermo: 6, 12, 20, 26, 27, 28, 31, 34, 35, 36, 44, 49, 58, 59, 60, 62, 63, 70, 71, 79, 84, 89, 93, 95, 96, 98, 101, 126, 129, 153, 154, 155, 158, 171, 172, 173, 179, 183, 199, 213, 231, 232, 237, 243, 245, 246, 271, 278, 299, 301, 305, 317, 318, 332, 333, 336

Werner Neumeister, München: I, IV, X, 5, 50, 53, 68, 80, 81, 88, 104, 106, 115, 137, 184, 192, 237, 263, 264, 297, 298, 302, 335

Palermo, Soprintendenza alle gallerie e opere d'arte della Sicilia: 37, 45, 46, 97, 100, 107, 108, 109, 111, 115, 151, 190, 201, 202, 218, 258, 261, 279

U. Pfistermeister, Fürnried: 29, 73, 164, 252, 262, 266, 293, 306

Publifoto, Palermo: 16, 114, 123, 185, 186, 187, 188, 198, 210, 211, 226, 236, 240, 241, 242, 244, 283, 286, 287

SAS, Società Aerofotogrammetrica Siciliana: 24, 103, 170 (Autorizzazione nr. 225 v. 15. 5. 78 u. 372 v. 1. 10. 76)

Enzo Sellerio, Palermo: 32, 33, 78, 142, 143, 147, 148, 149, 174, 204, 205, 220, 221, 228, 229, 251, 255, 256, 274, 277, 280, 281, 282

Ulrich Zimmermann, Ispra: 42

Vlado Zoric, Bagheria: 162